Fourth Edition

PUDNER'S NURSING THE SURGICAL PATIENT

原著 [英] Ian Peate [英] Jay Macleod
主审 吴高松
主译 卢 芳 孙慧敏

原书第 4 版

PUDNER 外科护理学

中国科学技术出版社
·北 京·

图书在版编目（CIP）数据

PUDNER 外科护理学：原书第 4 版 /（英）伊恩·佩特 (Ian Peate),（英）杰·麦克劳德 (Jay Macleod)
原著；卢芳，孙慧敏主译 . — 北京：中国科学技术出版社，2023.3
书名原文：Pudner's Nursing the Surgical Patient, 4E
ISBN 978-7-5046-9638-0

Ⅰ . ① P… Ⅱ . ①伊… ②杰… ③卢… ④孙… Ⅲ . ①外科学—护理学 Ⅳ . ① R473.6

中国版本图书馆 CIP 数据核字 (2022) 第 220048 号

著作权合同登记号：01-2022-6728

策划编辑　王久红　焦健姿
责任编辑　刘　阳
文字编辑　弥子雯
装帧设计　佳木水轩
责任印制　徐　飞

出　　版　中国科学技术出版社
发　　行　中国科学技术出版社有限公司发行部
地　　址　北京市海淀区中关村南大街 16 号
邮　　编　100081
发行电话　010-62173865
传　　真　010-62179148
网　　址　http://www.cspbooks.com.cn

开　　本　889mm×1194mm　1/16
字　　数　791 千字
印　　张　26.5
版　　次　2023 年 3 月第 1 版
印　　次　2023 年 3 月第 1 次印刷
印　　刷　运河（唐山）印务有限公司
书　　号　ISBN 978-7-5046-9638-0/ R·2972
定　　价　198.00 元

Elsevier (Singapore) Pte Ltd.

3 Killiney Road, #08–01 Winsland House Ⅰ, Singapore 239519

Tel: (65) 6349–0200; Fax: (65) 6733–1817

译者名单

主　审　吴高松

主　译　卢　芳　孙慧敏

副主译　王　敏　李　璇　钟　君　潘　虹　王　荣　刘　艳

译　者（以姓氏汉语拼音为序）

丁晓敏	武汉大学中南医院
段　梅	武汉大学中南医院
高亚喃	武汉市中心医院
顾希茜	武汉大学中南医院
黄　琦	武汉大学人民医院
李　晨	武汉大学中南医院
李　欢	武汉大学中南医院
李晓娟	武汉市中心医院
李　璇	武汉大学中南医院
李　樱	武汉市中心医院
刘茜茜	武汉大学中南医院
刘　艳	武汉大学人民医院
刘雨晨	武汉大学中南医院
卢　芳	武汉大学中南医院
马　蕙	武汉大学人民医院
毛晓岚	武汉大学中南医院
潘　虹	武汉市中心医院
邱　晶	武汉市中心医院
孙慧敏	武汉大学中南医院
汤星星	武汉大学中南医院
汪　丹	武汉市中心医院
王静怡	武汉大学中南医院
王　敏	武汉大学中南医院
王　荣	武汉大学人民医院
赵瑞文	武汉大学中南医院
钟　君	武汉大学中南医院
周卓慧	武汉市中心医院

内容提要

本书引进自 Elsevier 出版社，由英国直布罗陀卫生局卫生研究学院院长、《英国护理杂志》主编 Ian Peate 教授，以患者为中心，依据循证研究成果，与当代外科护理全新发展同步，汇集了外科护理的所有关键原则编写而成。全书分上、下两篇，不仅简述了外科护理的基础，还全面涵盖了外科所有主要领域的腔镜微创手术和开放手术的日间护理实践的新发展和新技术；同时在上版的基础上增加了患者安全、知情同意、护士在当前立法中的角色等内容；并将心理学的内容，融入到日间手术和围术期护理，相信无论是护理专家还是助理护士，又或是其他外科医护专业人员都能从书中获益。

补充说明

本书收录图表众多，其中部分图表存在第三方版权限制的情况，为保留原文内容完整性计，存在第三方版权限制的图表均以原文形式直接排录，不另做中文翻译，特此说明。

书中参考文献条目众多，为方便读者查阅，已将本书参考文献更新至网络，读者可扫描右侧二维码，关注出版社医学官方微信"焦点医学"，后台回复"PUDNER 外科护理学"，即可获取。

原著者名单[1]

Katie Adams, FRCS, Consultant Colorectal & General Surgeon Department of Colorectal Surgery Guy's & St Thomas' NHS Foundation Trust, London, UK

Adèle Atkinson, MEd, BA(Hons), RN, RNT, ENB 264, SFHEA, Formerly Associate Professor, School of Nursing, Faculty of Health, Social Care & Education, Kingston University & St. George's, University of London, Kingston Hill Campus, Kingston upon Thames, UK

Claire Badger, BN (Hons) Nursing, Post Grad Dip Perioperative Specialist Practice, MSc Advancing Practice, MSc by Research in Clinical Practice, Consultant Nurse Lead Pre-Operative Assessment Service, University Hospitals Coventry and Warwickshire, Coventry, UK

Melanie Baker, RD, BSc (Hons), MSc, Clinical & Speciality Lead, Nutrition Support Team, Nutrition & Dietetic Service, University Hospitals of Leicester NHS Trust, Leicester, UK

Kevin Barre, RN BSc(Hons) MRes PgCHSCE SFHEA, Senior Lecturer, School of Health Sciences, University of Brighton, Brighton, UK

Louise Best, PGdip, BSc (Acute Clinical Care), NMP, Advanced Nurse Practitioner in Cardiac Surgery, Royal Sussex County Hospital, Brighton & Sussex University Hospitals, Brighton, UK

Chris Brunker, MRes, RGN, Clinical Nurse Specialist, Neuro-ICU, St George's University Hospitals NHS Foundation Trust

Nigel Conway, MSc, BA(Hons), PGCert, RODP, Programme Leader, Faculty of Health & Life Sciences, Department of Psychology, Health & Professional Development, Oxford Brookes University, Oxford, UK

Ali Curtis, RN DipN, Bsc (Hons), Matron and Clinical Operations Manager, Benenden Hospital, Cranbrook, Kent, UK

Nuala Davison, B.Nurs (Hons) in Adult Nursing, Clinical Nurse Specialist in Obesity Surgery, Department of General Surgery, Chelsea and Westminster Healthcare NHS Foundation Trust, London, UK

Marie Digner, Deputy Divisional Director of Operations/Clinical Manager, Diagnostics and Support Services Division, Bolton Hospitals NHS Foundation Trust, Greater Manchester, UK

Giles Farrington, RODP MAcadMEd, Senior Operating Department Practitioner, Operating Department, York Teaching Hospital NHS Foundation Trust, York, North Yorkshire, UK

Helen Gibbons, MSc, PGCert Medical Education, BA Hons, Clinical Lead Nurse Education Course Director MSc Clinical Ophthalmic Practice, Moorfields Eye Hospital NHS Trust, London, UK

Efua Hagan, DipHE Operating Department Practice, Bsc Health Studies, Practice Development Operating Department Practitioner, King's College Hospital, NHS Foundation Trust, London, UK

Fiona Hibberts, BSc (Hons) RN, MSc, PGCert, FHEA, Head of the Nightingale Academy/Consultant Nurse, Guy's and St. Thomas' NHS Foundation Trust, London, UK

Barry Hill, MSc. PGCAP. BSc (Hons), DipHE. O.A. Dip.

SFHEA); NMC: TCH, RN, Director of Employability for Nursing, Midwifery and Health, Programme Leader BSc (Hons) Adult Nursing, Northumbria University, Faculty of Health and Life Sciences (HLS), Department of Nursing, Midwifery and Health, Newcastle upon Tyne, UK

Jane Holden, RN ENB 264; BA Hons; PGC; MSc, Lead Clinical Nurse in Plastic Surgery, Department of Plastic Surgery, St. George's University Hospital's NHS Foundation Trust, London, UK

Bhuvaneswari Krishnamoorthy, BSc (Hons), DNDM, DRCS, NMP, MPhil, PhD, SFHEA, PFHEA, FFPCEd, Postdoctoral NIHR fellow and Senior Lecturer for MSc Surgical Practice, Edge Hill University and Manchester Foundation Trust, Manchester, UK

Georgina Lewis, BSc MSc, Surgical Care Practitioner (Gynaecology), Gloucestershire Hospitals NHS Foundation Trust, Gloucestershire, UK

Joseph Mahaffey, RODP, DipHE, Divisional Clinical Educator Surgery, Women's and Oncology Division, Oxford University Hospitals NHS Foundation Trust, Oxford, UK

Jo Mahoney, BSc (Hons), RN, V300, National Clinical Specialist Pre-Operative Assessment, Spire Healthcare, London, UK

Sarah McKenna, DipHE ODP, Associate Lecturer for Oxford Brookes University and Resuscitation Officer (Operating Department Practitioner) Great Western Hospital Foundation Trust, Swindon, UK

Julie McLaren, RN, BN, BSc Hons, AFHEA, Lecturer School of Health and Life Science University of West of Scotland, Lanarkshire, UK

Janice Minter, BSC Adult Nursing, Lead Cancer Nurse, St Georges University Hospitals NHS Foundation Trust, London, UK

Helen Ord, Senior Specialist Dietitian, Training and Education, Nutrition and Dietetic Service, University Hospitals of Leicester NHS Trust, Leicester, UK

Chloe Rich, RODP, FHEA, PCTHE, BSc (Hons), DipHe, Programme Lead; Senior Lecturer, Operating Department Practice, University of Bolton, Bolton, UK

Deborah Robinson, MSc Ed, ODP, Faculty Director of Professional External Engagement, Faculty of Health Sciences, University of Hull, Hull, UK

Madhini Sivasubramanian, RN, RSCN, RNT, Paediatric ICU Nursing, FHEA, MSc, PGdip, PGCE (Mphil/PhD), Senior Lecturer Adult Nursing. Simulation Lead, University of East London, Stratford, London, UK

Lee Wadsworth, RGN MSc Clinical Nursing V300, Nurse Clinician/Clinical Trainer, A & L Healthcare Consultancy & Training, Macclesfield, Cheshire, UK

Ashleigh Ward, MSc PgDip BScHons RN, Lecturer, Faculty of Health Sciences and Sport, University of Stirling, Stirling, UK

Kate Woodhead, RGN, DMS, Director, KMW (Healthcare Consultants) Ltd, Leeds, UK

Anne Wright, BSc (Hons)Nursing, Post Grad Dip Advanced Clinical Practice, Senior Sister Preassessment Services, Hywel Dda University Health Board, Withybush General Hospital, Haverfordwest, Pembrokeshire, UK

---

❶ 谨对所有之前版本参编人员的付出表示感谢，没有他们，该新版就不可能顺利出版。

译者前言

　　近年来，随着外科手术和技术的不断更新和临床实践的快速发展，外科护理需求的复杂性日益凸显，护理人员需要及时更新护理理念和知识体系。*Pudner's Nursing the Surgical Patient* 之前的版本对外科理论和临床实践都起到了重要指导作用，得到了读者的广泛赞誉。

　　本书引进自 Elsevier 出版社，由英国直布罗陀卫生局卫生研究学院院长、《英国护理杂志》主编 Ian Peate 教授，以患者为中心，依据循证研究成果，与当代外科护理全新发展同步，汇集了外科护理的所有关键原则编写而成。全书分上、下两篇，不仅简述了外科护理的基础，还全面涵盖外科所有主要领域的腔镜微创手术和开放手术的日间护理实践的新发展和新技术；同时在上版的基础上增加了患者安全、知情同意、护士在当前立法中的角色等内容，并将心理学的内容，融入到日间手术和围术期护理，非常适合各级外科医护专业人员阅读参考，希望本书能对国内同行的外科护理理论及临床实践起到一定的指导作用。

　　此次，我们借助湖北省乳腺甲状腺学会和湖北省乳腺甲状腺学会护理分会的优质学术平台，组织湖北省多家医院的护理学专家共同翻译本书，力求将原著内容准确地传达给读者，让读者更好地理解知识要点与精髓。经过多番审阅修订，最终由学会核定终稿。由于中外语言表达习惯及术语规范存在一定差异，中文翻译如有疏漏或欠缺之处，恳请读者和同道批评指正。

　　最后，衷心感谢全体译者的辛勤工作！衷心感谢大家对湖北省乳腺甲状腺学会和湖北省乳腺甲状腺学会护理分会的支持！

武汉大学中南医院甲乳外科护士长

中华护理学会造口、伤口、失禁护理专业委员会专家库成员

湖北省乳腺甲状腺学会护理分会主任委员

湖北省医学会伤口、造口护理专业委员会副主任委员

原书前言

我们很荣幸能与 Elsevier 出版社合作，对 *Pudner's Nursing the Surgical Patient, 3E* 进行修订。之前的版本收到了读者的广泛赞誉，本书对他们的外科护理研究和临床实践都起到了重要的推动作用。

在全新的 *Pudner's Nursing the Surgical Patient, 4E* 中，我们努力保持初心，希望帮助读者将外科护理的理论概念与临床实践应用联系起来。我们保留了 Rosie Pudner 多年来成功的应用方法，确保读者能够洞察并理解不断变化的外科护理领域。

全书共 24 章，每一章都经过了原著者或新著者的全面审阅和更新，内容涵盖新的外科手术和技术进步、临床实践的发展、人口老龄化、护理需求的复杂性、长期环境日益严峻的挑战，以及与生活方式有关疾病流行等内容。

自上一版以来，英国护士和助产士理事会（Nursing and Midwifery Council，NMC）的"未来护士：注册护士能力标准"[1] 和"护理协会能力标准"[2] 发布并实施，同时修订了守则[3]。我们对其在第 4 版中给予了适当的调整，新的护理标准正在创造机会重新定义注册护理实践的本质。

在过去 10 年里，日间手术护理有了相当大的发展，现在许多手术都是安全的，只需一个白天或一个晚上的住院时间，这改变了外科护理的提供方式。英国日间手术协会和患者支持的服务模式转变对患者和服务提供者有好处，使患者能够尽快恢复正常生活。由于术后观察时间短、监测不严密，门诊手术仅适用于低风险、无严重合并症，以及围术期重大事件发生可能性低的患者。

不管医学如何发展和进步，为接受手术的患者提供护理的关键是以患者为中心。与之前的版本一样，全新第 4 版使用了现有的证据基础，在此基础上提供护理实践，并为脆弱的患者提供护理，因为他们要进行术前准备、接受手术和从手术中恢复。

本书主要是写给那些为外科患者提供护理和支持的护士，当然不可能将外科患者所需要的治疗与其他相关医疗方面的治疗分开。本书还会向读者推荐其他来源的信息，以及其他专家护理方向的著作和相关网站。

本书对本科护理学生和实习护士很有帮助，重点关注成人患者的护理。全新版本依旧特色清晰，易于理解，为护理实践提供了有益的启发。

全书分两篇。上篇主要介绍外科护理方面的内容，偏重于正在接受外科手术的患者护理。下篇则着重于外科护理的特定领域，提供了有关手术程序和必要护理的详细讨论，帮助读者理解手术干预的复杂性。

本书以患者为中心，采用解决问题、基于证据的方法对患者进行护理，对接受手术的患者所需要的护理进行了讨论，并与英国国家指南和标准保持一致。个案研究和护理计划是以解决问题的方法来护理患者。全新版本鼓励读者反思他们的护理实践，利用批判性思维，确保护理是安全的和富有同理心的。

新版本的重要特点是参考了最佳可用证据和研究证据，因为护士需要可靠的证据基础作为指导。书中各章除了提供参考文献外，还提供了拓展阅读及相关网站的介绍，以鼓励读者更深入地钻研，扩展他们的知识储备，并对此产生好奇心。

希望本书能为更多读者提供理论与实践兼备的指导，使更多患者得到安全有效的外科护理。本书并不需要从头到尾地阅读，读者可以根据自己需要照顾的外科患者来选择阅读相关内容。

各章均由在外科领域执业的专家和积极从事临床实践的学者撰写，以达到进一步巩固理论与实践联系的目的。

我们希望本书对读者的护理工作有帮助，我们喜欢这本书，希望你也会喜欢它。我们期望通过本书，鼓励更多人深入探索令人兴奋和发展中的外科护理领域。从 Rosie Pudner 手中接过本书的修订再版工作是一种荣幸，也是一种有价值的经历，为我们提供了延续她宝贵财富和推动外科护理热情的机会。

Ian Peate & Jay Macleod

参考文献

[1] Nursing and Midwifery Council (NMC). (2018a). *Future nurse: Standards of proficiency for registered nurses.* Available at: <www.nmc.org.uk/globalassets/ sitedocuments/educationstandards/future-nurse-proficiencies.pdf>.

[2] Nursing and Midwifery Council (NMC). (2018b). *Standards of proficiency for nursing associates.* Available at: <www.nmc.org.uk/globalassets/

sitedocuments/educationstandards/nursing-associates-proficiency-standards.pdf>.

[3] Nursing and Midwifery Council (NMC). (2018c). *The code. Professional standards of practice and behaviour for nurses, midwives and nursing associates.* Available at: <www.nmc.org.uk/standards/ code>.

致 谢

感谢我的伴侣 Jussi Lahtinen 和 Frances Cohen 女士对我的支持。感谢健康研究学院图书馆的工作人员 Gibraltar 和伦敦 RCN 图书馆。　　　　　　　　　　　　——Ian

感谢我的妻子 Jo，我的孩子 Connor 和 Mia，以及我的家人，感谢他们在我努力写作的过程中不断支持、鼓励我。　　　　　　　　　　　　——Jay

感谢那些为早期版本撰写各章内容的各位编者和初创者 Rosie Pudner。　　　　——Ian & Jay

目　录

下篇　特定领域的外科护理

上　篇
外科护理基础
The basis of surgical care

第1章 术前评估
Preoperative assessment

Claire Badger　Marie Digner　Jo Mahoney　Ali Curtis　Lee Wadsworth　Anne Wright 著　　王　敏 译

主要目标

- 了解临床术前评估门诊的发展背景。
- 了解术前评估的类型、目的和细节。
- 掌握术前检查的基本原理和指南，并熟练运用指南管理和优化患者。
- 理解麻醉同意的法律和伦理方式。
- 了解全球范围内生活方式和合并症对健康的影响以及如何改善患者结局。
- 掌握如何照顾和管理高危患者。
- 概述术前评估的方案、审查、政策和指南的制订原则，以及政策在实践中的应用。
- 概述术前评估关键指南。

需要思考的问题

- 如何理解"预康复"和"康复"？
- 护士进行体格检查时需要掌握哪些关键技能?
- 择期手术患者进行初步术前评估的理想时间是什么时候？为什么?

一、概述

传统择期手术患者一般在术前 1 天入院，由初级医生进行检查，了解其健康状况和有无其他合并疾病，然后进行常规检查和特殊的术前准备，如肠道准备。这通常会导致患者的不便和不必要的留院过夜，并且涉及与医疗机构的费用问题；延迟发现患者合并其他疾病常常会造成手术在当日取消。为了解决这些问题，在 20 世纪 80 年代中期，针对择期手术患者的术前评估（preoperative assessment，POA）服务应运而生（Sabin，1985；Pring et al，1987）。

术前评估门诊尽管不是一个新概念，但其发展较慢。20 世纪 90 年代末，"英国国家预约入院方案"推动了术前评估的快速发展（1998；McLeod et al，2003），方案中将术前评估视为患者临床路径的重要组成部分，通过预约可以有效合理地安排手术室的使用。随后英国及爱尔兰麻醉医师协会（Association of Anaesthetists of Great Britain and Ireland，AAGBI）出台的文件《术前评估和麻醉医师的作用》（2001），作为现代机构最佳实践建议（Janke et al，2002）。至此，术前评估衍生为围术期过程中的一个独特专科。

2010 年，AAGBI 进一步强调了术前评估概念，指出术前麻醉评估服务可以减少择期手术的取消率，降低并发症发生率和死亡率，从而改善患者结局和就医体验。现在，皇家麻醉医师学会（Royal College of Anaesthetists，RCoA；2019）也建议大多数患者应去术前准备门诊进行评估。

（一）术前评估目的

评估程序的目的是核查麻醉和择期手术的安全性。重点是识别风险、优化健康问题、提供信息和减少患者焦虑。该程序重点评估心血管/呼吸系统和潜在的气道困难。此外，还应评估社会学因素，某些患者可能因缺乏家庭支持，导致延迟出院或取消当日手术。

术前评估团队目标要让患者在心理和生理上尽可能适应手术和麻醉，这个过程称为优化，应利用好从术前评估到手术当日这一时期来实现这一过程。

医患共同决策应该贯穿患者整个就医过程中。有证据表明，积极参与治疗的患者比被动接受治疗的患者有更好的疗效。"加强康复计划"（RCoA，2019）中也提到这一点。

（二）术前评估时机

择期手术者开始术前评估的理想时间是在决定手术后立即进行，但必须意识到，对于某些患者来说，这是不方便或者不合适的。例如，对于接受意外或令人痛苦诊断的患者来说，尽管术前指导很有用，但它不应偏离患者的个人需求。

在这种情况下，一旦决定手术就应该尽快进行术前评估，以确保患者做好充分准备，知情并安全地进行手术。

早期术前评估可以确定患者的病情是否需要进一步检查或治疗，并且可以采取早期行动来防止预约手术的取消，最大限度地提高手术室的利用效率。此外，可以开始制订出院计划，明确护理需求。

（三）评估类型

美国麻醉医师学会（American Society of Anesthesiologists，ASA）分类是一种用于评估术前患者健康状况的系统。一级手术（如日间手术）可以是一站式服务（表 1–1）。除指导外，安排诸如血液检查之类的检查依据可能是基于专业判断、患者个人的临床需求，以及基于证据的特殊专业要求。如果这对患者来说不可能或不方便，则应与患者约定在适当的时间内返回。小型日间手术的 ASA 1 患者可以用电话或其他电子设备进行评估，然后根据获得的信息再确定是否需要进一步评估（RCoA，2019）。这有助于合理分配资源，为那些需要更复杂的评估和术前管理的患者提供更多的时间。

ASA 2、3 或 4（表 1–1）分类需要住院进行复杂手术和术前检查的患者通常是与医生面对面地进行术前评估。虽然以这种方式进行全面评估会耗费大量时间和资源，但有助于临床团队确保患者在术前进行了所有适当的检查。此外，有助于识别合并症并告知相应的团队，以及任何特定的需求如药物或血液管理、重症监护 2 级或 3 级（Intensive Care Society，2009）的入院或出院计划，都可以在入院前作出计划。

术前评估在英国国家卫生服务体系（National Health Service，NHS）、私人医院或私人诊所进行。

表 1–1 美国麻醉医师学会分类

ASA 分类	定 义	示例（包括但不限于）
ASA 1	健康人	健康、不吸烟、不饮酒或少量饮酒
ASA 2	有轻微系统疾病的患者	轻度疾病，无实质性功能限制。包括（但不限于）：吸烟者、社交性饮酒者、妊娠、肥胖（$30kg/m^2 < BMI < 40kg/m^2$）、控制良好的糖尿病和（或）高血压，以及轻度肺部疾病
ASA 3	有严重系统疾病的患者	有实质性的功能限制；一种或多种中度到重度疾病。包括（但不限于）：糖尿病或高血压控制不良、慢性阻塞性肺疾病、病态肥胖（$BMI \geq 40kg/m^2$）、活动性肝炎、酒精依赖或滥用、植入起搏器、射血分数中度降低、终末期肾病、经皮冠状动脉介入治疗<60 周，以及有心肌梗死、CVA、TIA 或 CAD/支架史>3 个月
ASA 4	患有威胁生命的严重系统性疾病的患者	包括（但不限于）：最近（<3 个月）的 MI/CVA/TIA 或 CAD/支架、持续性心脏缺血或严重瓣膜功能障碍、射血分数严重降低、败血症、弥散性血管内凝血、急性肾病或 ESRD 未定期透析

BMI. 体重指数；CAD. 冠状动脉疾病；CVA. 脑血管意外；ESRD. 终末期肾脏疾病；MI. 心肌梗死；TIA. 短暂性脑缺血发作［改编自 *ASA Physical Status Classification System* (ASA, 2014).］

然而，越来越多的术前评估正在初级保健场所中进行，以使患者能更早地开始预康复活动。在这些情况下，术前评估应遵循与二级保健相同的指导方针和流程，确保采取一致的方法，避免不必要的取消。在二级保健中评估的患者可能需要转回他们的全科医生（general practitioner, GP）以获得专家意见和（或）优化。

（四）术前评估诊所类型

术前评估诊所可由不同的从业人员以多种方式提供，包括电话、面对面、一站式诊所，以及最近越来越多的在线数字化的评估。术前评估服务通常是由护士组成的专家团队主导，他们负责评估患者是否适合麻醉和手术，并安排必要的检查或转诊。不过，初级医生、麻醉医生、药剂师或物理治疗师也可以提供这些服务。在英国，最常见的仍是面对面和电话评估的混合方式，护士主导术前诊断的诊所，麻醉医生、物理治疗师和药剂师给予支持，而麻醉医生领导的诊所，可以为有更复杂需求的患者提供服务。

无论采用哪种方法，术前评估作为围术期患者路径中的一个必要组成部分，最好由多专业团队共同提供。

二、术前评估的核心要素

（一）病史采集

采集病史应从患者主诉开始，其目的是获得患者目前病情的完整情况、首次就诊原因及预约手术。这将包括确认他们对主诉的理解。病史和体格检查将决定哪些检查（如果有的话）是必需的，或者患者是否需要转诊到初级保健机构进行进一步的检查，然后才能进行手术。手术的紧急程度将决定是否有时间实现必要的健康改善，或者手术是否在患者接受相关手术风险的情况下进行（Walsgrove，2011）。

既往病史应包括患者经历过的所有疾病，包括任何慢性或急性疾病，如甲状腺疾病、糖尿病和高血压。详细的医院就诊、住院，以及患者定期去看全科医生的任何原因都应该记录下来。应对下列领域进行更详细的评估（Esland，2018）。

1. 心血管病史　麻醉会增加急性心脏事件发生的风险。重要的是，确定患者可能有哪些心血管危险因素（如果有的话）、症状表现以及如何处理。心功

能、心律失常、瓣膜病和周围血管疾病都需要详细的评估（Janke et al，2002）。

2. 呼吸系统病史　全身麻醉会显著影响呼吸功能。要确定患者存在哪些（如果有的话）呼吸危险因素，以及患者症状如何。

需要进一步探讨是否存在呼吸困难、咳嗽或痰液，根据手术的紧急程度和严重程度，可能需要术前转诊给呼吸物理治疗师。

3. 胃肠 / 肝 / 内分泌病史　胃病，如反流、消化不良或裂孔疝，可增加吸入性肺炎的风险。术前用药和（或）改变生活方式（如减肥和减少酒精摄入）管理这些疾病可预防进一步的并发症。

肝病可导致麻醉药物代谢受损，也可能对凝血有影响，导致出血增加和区域阻滞后潜在的脊髓血肿。

酒精摄入也会对凝血机制产生影响，因此应对其加以探讨。酒精摄入量高的患者也可能经历酒戒断，因此可能需要酒精依赖服务的早期干预。

4. 肾病史　肾脏疾病围术期的主要危险是肾功能进一步恶化或发展为急性肾损伤，如果不及时治疗，可能导致肾衰竭（Doyle & Forni，2017）。应获得患者详细的肾脏疾病史，详细病因，是否是新诊断、稳定或进展。药物史应包括治疗指征，如高血压、糖尿病等。

5. 手术 / 麻醉史　无论之前患者经历了多小的手术，包括手术日期在内都应该记录下来。以前手术留下的瘢痕会对再次手术产生影响。早期诊断有助于减少或避免手术并发症。

麻醉并发症的识别，如气道困难、术后恶心和呕吐，需要进一步探讨。应获得以前的麻醉记录 / 图表，以确定是否需要进一步检查。应根据麻醉医生的转诊意见，以确保对潜在的气道问题进行了计划。

6. 用药史　详细的用药史对术前给予正确的药物管理建议至关重要。建议患者带上他们最新的处方药副本。非处方药（如草药、补充疗法）、毒品、成瘾和滥用药物也应记录在案。

此环节还应询问患者是否存在药物过敏、药物敏感性、相互作用或禁忌证的问题。清楚地记录各药物过敏 / 相互作用的细节，描述药物反应和其他不良反应。

大多数药物可以在围术期继续使用，这样有助于避免手术和麻醉的并发症。对于更复杂的病例，

可能需要专家的建议。

参考《围手术期药物手册》（2017 年）以及当地认可的药物管理指南，来确定患者是否需要在术前对其药物进行调整（UKCPA，2017）。

一些草药疗法 / 补充疗法的药理作用尚不清楚。这些药物的不良反应包括增加出血倾向。鉴于此，建议在手术前 2～3 周内停止用药（ASA，2003）。

应向患者提供明确的书面指导或者根据其需要（如盲文、大字、适合其文化的语言）酌情建议何时停止用药，以及手术推迟到何时再做。

7. 家族史　明确患者有无家族性疾病，如高血压、冠状动脉疾病、卒中、糖尿病，或者是否会出现手术或麻醉不良反应都是非常重要的。还有一个重要情况是恶性高热，它是一种常染色体显性遗传疾病，其特征是首先导致肌肉僵硬，随后温度升高。在麻醉前需要进一步的检查（Dougherty & Lister，2015）。

8. 社会史 / 功能评估　良好的社会史对于发现任何患者可能延迟出院的问题很重要。了解家庭环境和到医院的距离可帮助确定患者是否适合日间手术或手术入院时间。

无论患者是日间手术还是住院手术，都要提前制订出院计划。确定患者得到了出院支持，或者是否需要其他服务机构的参与，对患者安全和防止再次入院是非常必要的（Edward & Fitzgerald，2012）。

确定患者如何管理他们的日常活动，包括饮食和液体摄入、排泄、运动睡眠模式、沟通、情绪和应对策略，可以了解患者的功能。这也有助于明确患者的术后处理。

记录患者完整的吸烟史，并建议、支持和鼓励患者戒烟或建议暂时戒烟（NICE，2013）。在英国，吸烟被认为是早死和可预防死亡的最大原因［Action on Smoking and Health（ASH），2015］。吸烟的患者在术前、术中和术后更容易出现一系列并发症（Theadom & Cropley，2006）。

9. 静脉血栓评估　住院治疗增加了由于行动不便而发生血栓的风险。英国国家卫生与临床优化研究所（National Institute for Health and Care Excellence，NICE）指南（NG89）建议，可以通过简单的步骤预防血栓风险。风险评估应作为常规术前评估的一部分（NICE，2018）。

2014 年，英国全党派议会血栓小组（All-Party Parliamentary Thrombosis Group，APPTG）将静脉血栓栓塞（venous thromboembolism，VTE）确定为一个国际患者安全问题（APPTG，2014）。后弗朗西斯时代的审查患者安全议程再次强化这一点。

尤为重要的是，所有护士或相关卫生保健人员都有机会获得当地认可的静脉血栓栓塞风险评估和预防指南。向患者提供有关静脉血栓的风险和预防措施的口头和书面信息（Blann，2011）。风险评估和静脉血栓的预防管理证据应记录在患者病历中。

10. 要特别考虑到的因素

(1) 老年人：越来越多的 65 岁以上的患者，常合并多种基础疾病、身体虚弱或认知障碍，这些情况都会增加术后不良结局的风险。这些患者的术前评估和术前准备可能需要更长的时间，以及需要更多不同的医疗专业人员参与。应该评估患者术后谵妄的风险、术后功能下降，考虑复杂的出院问题，并回顾审查多种药物治疗的情况（Key & Swart，2019）。尽管认为虚弱是术后不良预后的一个重要预测因素，但如何更好地评估和诊断，尚还缺乏共识（Partridge et al，2012）。目前在术前评估中使用的虚弱评估工具，如 Edmonton 衰弱量表或 Edmonton 报告衰弱量表（Rolfson et al，2006）。

(2) 弱势人群：如果患者缺乏做出手术决定的能力，参与其治疗的临床医生需要遵循《2005 年心理能力行为规范》（Crown Copyright，2007），并确保他们遵守当地政策和程序。

(3) 病态肥胖者：肥胖麻醉协会（Society for Obesity and Bariatric Anaesthesia，SOBA）建议使用 STOP-Bang 问卷对体重指数 $\geq 35kg/m^2$ 的患者进行筛查（Nightingale & Redman，2016）。该工具可以在术前进行测试，并对围术期和术后的管理提供建议，同时也是筛查阻塞性睡眠呼吸暂停（obstructive sleep apnoea，OSA）的最佳有效工具。

（二）临床检查

术前评估中的临床检查是为了获得患者信息和根据患者临床史而确认其诊断，包括在麻醉状态下的治疗计划和并发症的预防。临床检查以临床医学为核心的传统系统方法进行，由接受良好教育、有胜任力的专业人员评估解剖结果，并通过视诊、触诊、叩诊、听诊的方法评估。在常规检查后的术前评估中，临床医生尤其要注意患者身体的三大系统的评估，即呼吸系统、心血管系统和腹部系统。如果有必要，同样的原则也适用于其他身体系统（Pickard，2011）。

准确记录检查结果便于医疗团队手术当天与麻醉医生进行有效沟通（Key & Swart，2019）。传统上，是将纸质文档插入到患者的病历中，但随着术前评估成为电子病历 IT 解决方案的一部分，数字化记录是未来的趋势。目前已有许多术前评估计算机化软件包，可就术前检查和优化计划提供建议，并在患者完成健康问卷后对风险进行分层。这些患者可以在预约术前评估时或在家中远程完成（Kenny，2011）。

1. 一般检查 体格检查从门诊医生看到患者时就开始进行了。术前评估通常注意患者从等候区到会诊室的步行过程中的一般举止、外表，以及站立和行走的方式。身高、体重、血压、脉搏和氧饱和度都是必要的观察值，记录基线数据，确保顺利地进行手术和护理计划的实施（Innes et al，2018）。

2. 呼吸系统检查 全面的呼吸检查是基础，应包括气道检查，以确定患者的哪些解剖或病理特征可能提示气道管理困难，如面部异常、下颌骨后退、张口困难或颈部屈伸困难、齿列不良或缺失（Pickard，2011）。有几种床边试验可以使用，其中 Mallampati 分类（图 1-1）是最常见的，但也可能是主观的。

3. 心血管检查 应根据标准的心血管检查来记录心血管系统体征。术前评估时必须识别出使用了内部心脏设备（如起搏器、除颤器和循环记录器）

的患者，以确保手术中使用的任何技术，特别是透热术，不会对患者或设备造成伤害（Higgins & Hill，2017）。

（三）择期手术的术前检查

术前检查的目的是提供附加的诊断和预后信息，以补充患者的临床病史。除了 NICE（2016a）指南外，每家医院可能都有当地的指南，这些指南建议在小、中、大或复杂手术前为患者提供哪些检查，并考虑 ASA 身体状态分类评估的特定合病症（ASA，2014）。不必要的检查只会消耗患者的精力与财力，增加患者的焦虑，没有改善患者预后或围术期管理的情况下会导致延误。作为术前评估和健康优化的一部分，检查仍然是一项大工程，支出总额仍然很大（Czoski-Murray，2012）。遵循检查指南可以通过简化临床决策和减少昂贵的检查来提高效率。检测结果在初级保健转诊中也要携带，以避免重复检测。

1. 血液检查

(1) 全血计数：全血细胞计数（血红蛋白、白细胞计数和血小板计数）主要用于评估未确诊的贫血或血小板减少症，因为这些情况需要在手术前进行干预纠正，以降低围术期心血管事件发生的风险。

(2) 肾功能：肾脏功能测试 [估算肾小球滤过率（estimated glomerular filtration rate，eGFR）、电解质、肌酐、随机尿素水平] 确定患者是否有肾脏疾病或急性肾损伤（acute kidney injury，AKI）风险，如那些接受腹腔手术的患者，同时有糖尿病、心力衰竭、

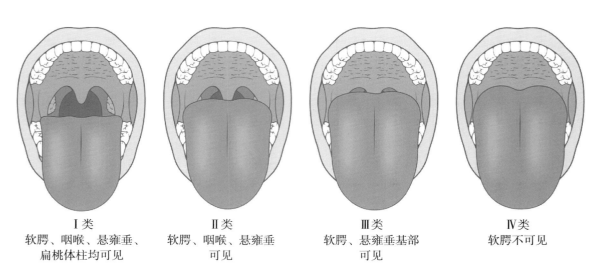

Ⅰ 类
软腭、咽喉、悬雍垂、
扁桃体柱均可见

Ⅱ 类
软腭、咽喉、悬雍垂
可见

Ⅲ 类
软腭、悬雍垂基部
可见

Ⅳ 类
软腭不可见

▲ 图 1-1 **Mallampati 分类**

引自 Pardo, M., Miller, R. (2018). *Basics of anesthesia*, 7th edition. Philadelphia: Elsevier.

肝脏疾病、eGFR＜60ml/(min·1.73m²)、65 岁以上，或术前使用肾毒性药物。

(3) 止血：慢性肝病和（或）服用抗凝血药物的患者应考虑到这一点。应尽可能使用床边检测可立即获得结果（根据当地指南）。

(4) 分组与保存：这应该由当地的政策来决定，以防止不必要的订购血液。

(5) 糖化血红蛋白：糖化血红蛋白（HbA1c）反映过去 3 个月的糖尿病控制情况以及手术时血糖控制的稳定性。对于未确诊的糖尿病患者和过去 3 个月内已有 HbA1c 检测结果的糖尿病患者，不需提供这种检测。糖尿病可导致住院时间延长、术后感染、心肌梗死、急性肾损伤、住院费用和死亡率增加（Barker，2015）。然而，术前优化糖化血红蛋白水平的影响尚未在随机临床试验中得到评估。

(6) 镰状细胞筛选：术前不应常规进行镰状细胞病或镰状细胞特征的检测。到成年时，该疾病的临床表现很明显，而发现一个未知的特征也不会改变患者的管理和护理。当患者接受镰状细胞治疗时，应告知其手术团队。

2. 其他检查

(1) 心电图（electrocardiogram，ECG）（静息）：对于已知心血管、肾脏或糖尿病合并疾病的患者，或者年龄超过 65 岁且在过去 12 个月内没有进行心电图检查的患者，应该提供或考虑这一检查，以检测潜在的心脏疾病，并为围术期的任何变化提供基线数据。

(2) 超声心动图（静息）：如果患者有心脏杂音和心脏病任何症状，包括呼吸困难、晕厥前期、晕厥、胸痛或心力衰竭的迹象或症状，应考虑超声心动图（静息）。在此之前，应做静息心电图，并与麻醉医生讨论检查结果。

(3) 心肺运动测试（cardiopulmonary exercise testing，CPET）：在术前评估中，这用于评估高危患者在手术过程中对生理应激的反应。然而，CPET 对围术期发病率和死亡率的预测，以及利用其结果来指导术前优化和围术期管理的意义尚不确定。

(4) 肺功能测试：肺功能测试（肺活量测定法，包括呼气峰值流速、用力肺活量和用力呼气容积）和动脉血气分析被考虑用于已知或疑似呼吸系统疾病的患者，并预测对发病率和死亡率有显著影响的围术期肺部并发症。

(5) 多导睡眠监测：用于诊断和监测阻塞性睡眠呼吸暂停和其他睡眠障碍的治疗反应性。阻塞性睡眠呼吸暂停影响了 9%～24% 的人口（Singh et al，2013），尤其是那些肥胖的人，而且在手术前经常无法确诊。它是心血管、神经系统、内分泌疾病和全因死亡的独立危险因素。然而，目前还没有强有力的证据证明术前评估和 OSA 的诊断是否改善围术期的预后。

(6) 耐甲氧西林金黄色葡萄球菌（methicillin-resistant *Staphylococcus aureus*，MRSA）的筛选：这对避免院内交叉感染具有重要意义。如果医院提示感染，可以实施隔离措施。

(7) 妊娠检查：有生育能力的女性入院时可以进行该项检查，择期手术通常可以不做此项检查，但紧急情况必须进行，因为麻醉和手术会给女性和胎儿带来风险。

（四）麻醉的知情同意

有关麻醉及其相关风险、益处和可能的后果的信息，最好在住院手术前以书面形式尽早提供给患者。知情同意是一个涉及外科医生和其他多学科小组成员的共同参与的过程，可能需要不止一次的讨论。为了进行另一种治疗而进行的麻醉不需要单独的签字表。医生可以将知情同意的签署委托给经过适当培训、充分熟悉这一程序的合格卫生专业人员。所提供的信息的性质和数量应根据患者的情况而定，以便他们做出是否接受麻醉的决定。应核实患者的理解情况，提供提问的机会，并在患者病历中明确记录护士和麻醉医生的讨论（Yentis et al，2017）。

三、术前评估优化

（一）生活方式

充分证据表明，术前戒酒可以减少感染、改善伤口愈合、降低心律失常的发生率，以及减少出血的风险。其公认的最佳时间周期是术前 3～8 周（Tønnesen，2009）。酒精也是高血压和心房颤动发生的危险因素。因此，如果我们怀疑患者有酒精依赖，应鼓励其戒酒，或者寻求初级卫生保健团队的帮助。例如，酒精使用障碍鉴别测试等评估工具适用于那些可能表现出酒精依赖迹象的患者（WHO，2001）。

加强有氧锻炼可提高机体承受大手术生理压力的能力，并降低围术期不良预后发生的风险。护士和其他医疗从业者应该鼓励患者在术前和术后增加活动，这是康复策略的一部分。世界卫生组织（World Health Organization，WHO）建议人们每周进行150min 的"中等"强度运动或 75min 的高强度运动。除了有氧运动之外，还应该包括肌肉力量和阻力训练（Ayyash et al，2017）。

应鼓励所有患者在手术前戒烟（Tønnesen et al，2009）。应该为患者提供适当的帮助和资源，如患者信息传单、初级保健团队的帮助、戒烟服务、移动设备应用程序或药剂师。

如果在麻醉和手术前有需要，应鼓励患者减轻体重（AAGBI，2010），因为这可能会促进伤口愈合、降低血压、减少呼吸道并发症的风险，以及降低 OSA 的风险。

术前评估作为一种理想的和及时的机会对患者短期和长期的健康起到促进作用。RCoA（2018）资源，"更快更健康"，提供了患者的书面和数字信息，鼓励患者为手术做准备（NHS Health Education England，2019）。作为"让每次接触都有价值"的举措，术前医生应提供简单的干预措施来解决患者存在的生活方式问题。可通过提供生活方式方面的建议来帮助优化初级保健。这样可有助于提高生存率，降低围术期发病率和缩短住院时间（AAGBI，2010）。

（二）合并症

ASA（2014）指出，随着患者体重的增加，相关合并症的发生率也会增加，现在将 BMI≥40kg/m^2 患者归类为 ASA 3 类（ASA，2014）。STOP-Bang 评分在 5 分或以上的患者需要进行睡眠研究和持续气道正压通气（continuous positive airway pressure，CPAP）治疗（Danjoux & Habgood，2017）。OSA 筛查已纳入了最新的 NICE 术前检查指南（NICE，2016a）。

贫血是一种可以治疗的疾病，而不仅仅是一种不正常的化验结果。优化策略主要为铁疗法，包括静脉注射铁、维生素 B_{12}、叶酸和促红细胞生成素。围术期团队应采取一切可能的措施，避免因与此相关的风险增加而输血（Lavies & Kotte，2017）。简单的临床评估措施如脉搏和呼吸频率增加，是识别贫血患者的有效工具。

英国糖尿病协会（2018）公布英国有 380 万糖尿病患者。术前评估中糖尿病患者的管理注重深入的评估和优化；HbA1c≤69mmol/mol。《外科糖尿病患者术前管理 AAGB 指南》（Hartle et al，2016）详细指导了如何在术前评估中管理包括胰岛素在内的所有糖尿病药物。因 HbA1c 不适合手术、生活方式不佳或服药依从性差的患者，应转回他们的全科医生进行调整（Diabetes UK，2016）。

高血压患者有器官受损的危险，如心脏和肾脏。因此，其管理和护理应包括尿素和电解质检测、eGFR 和记录 12 导联心电图，主要用于识别心房颤动、左束支传导阻滞和左心室肥厚。有证据表明，如果患者的血压低于 180/110mmHg，且没有靶器官受损，则仍应进行手术（Sear，2017）。关于药物管理，有证据支持，血管紧张素转换酶（angiotensin converting enzymes，ACE）1 或血管紧张素 Ⅱ 受体拮抗药（angiotensin receptor blocker，ARB）应该停止一次，其他大多数降压药可以继续服用，考虑到术中低血压的风险和患者的舒适度，可以停用利尿药（Sear，2017）。

心房颤动增加血栓栓塞的风险（Enga et al.，2014）。护士应通过简单的触诊脉搏来识别未确诊的患者。不规则的脉搏是心房颤动的明显临床体征，可以通过心电图得到证实。这些患者可能需要推迟手术，直到进行心脏成像排除了器质性心脏病（Gallagher & Gonna，2018）。在实践中，患者被转回全科医生进行检查。对于已经确诊为心房颤动并治疗过的患者，应评估其心室反应，因为心动过缓可能提示 β 受体拮抗药服用过多或心动过速治疗不佳。这两种情况都需要转至全科医生进行调整，如果是有症状、心动过速的心房颤动，则需要转到急诊科。

（三）药品管理

大多数类型的手术前都需要停止使用华法林等抗凝药物或阿哌沙班等新型口服抗凝药物（novel oral anticoagulant，NOAC）。普遍的共识是，手术前 5 天应停用华法林，CHADS$_2$ 升高或最近 CHA$_2$DS$_2$-VASc 评分（4 以上）的患者可能先需要使用低分子肝素（Keeling et al，2016）。停用 NOAC 有点复杂，因为它要求医生考虑特定的药物、手术出血风险和患者的 eGFR（UKCPA，2017）。英国血液学会（2016）指出，外科医生"必须评估每个患者的出血风险，并与他们讨论出血风险和围术期抗凝计划。该计划包括患者出院的计划，都必须清楚地记录在病历中"。

在实践中，外科医生可参考血液科、心内科医生或麻醉科医生在围术期抗凝管理计划中的意见。阿司匹林是最常用的抗血小板药物之一，除非有出血进入封闭空间的风险，否则一般可以继续服用。氯吡格雷单药治疗具有更强的抗血小板作用，其在许多情况下可继续服用，但在可能导致出血进入封闭空间的手术或脊髓麻醉时应停用。

为治疗急性冠状动脉综合征 / 心肌梗死而植入药物洗脱冠状动脉支架的患者应接受至少 12 个月的双重抗血小板治疗。这种方案不应被择期手术中断，因为这可能会增加支架血栓形成的风险。最常见的治疗方案是阿司匹林和氯吡格雷的联合治疗，但也使用其他抗血小板药物。如果是急诊手术，医生应寻求麻醉医生的建议，而麻醉医生可能会与心内科专家讨论这个问题（UKCPA，2017）。

其他需要审查的药物是含雌激素的产品，如口服避孕药和激素替代疗法。最近 NICE 的指南规定了 4 周的戒断期（NICE，2018），但一致的建议是，这两种产品都应该在大手术前 4～6 周停止使用，尤其是术后需要长期固定卧床以及所有的下肢手术（UKCPA，2017）。然而，在许多情况下，这些患者在手术前很短的时间内就进行了术前评估，而且根本没有建议停止使用含雌激素药品的时间。那么，静脉血栓栓塞评估对这类患者尤为重要。这类患者可能被视为高风险患者继续治疗，采取更严格的干预措施。

四、方案、政策和指南

英国医疗质量委员会（Care Quality Commission，CQC）针对 NHS 和独立急症医院的检查标准规定，基于风险的 POAs 应按照指南完成（CQC，2017）。为了在术前评估中安全有效的实践，实践必须以循证批准的方案、政策和指南、教育和能力评估为基础。在术前评估中，应采取已商定的服务措施和审查，以保证提供安全、质量、效率和公平的服务。

英国 RCoA（2019）指南指出每家医院都应该按照已发布的国家指南批准书面政策、方案或指南，要涵盖术前诊断实践的关键领域（框 1-1），制订标准，减少差异。然而，工作人员必须注意方案和指南之间的区别（Knight & Kenny，2011），注意指南提供了最佳实践建议。

术前评估服务是麻醉医生责任的一部分（RCoA，

框 1-1　已公布的英国国家指南批准书面的方案、政策和指南

每家医院都应遵循已公布的英国国家指南批准书面的政策、方案或指南，包括

- 分配给麻醉医生在门诊和病房进行术前护理的时间。手术之前要有充足的工作计划
- 术前检查
- 术前输血顺序
- 贫血的管理，包括肠外铁治疗，以减少异体输血的风险
- 糖尿病的管理和抗凝治疗，包括新的抗凝药物
- 术前禁食计划和术前碳水化合物饮料的摄入
- 抗酸预防
- 乳胶和氯己定过敏
- 在围术期发生并发症时，将护理级别升级到重症监护
- 继续常规药物
- 当地方案中关于给手术患者使用血栓预防药物的方案，包括静脉血栓栓塞的风险评估，识别低、中、高风险的患者，以及每个级别推荐的预防方法（包括局部麻醉患者的给药时间）
- 将患者由护士主导的诊所转介给医务人员作进一步检查
- 术前妊娠检查
- 使用 WHO 手术安全核对表
- 复杂患者（如阿片类药物耐受患者）急性疼痛的处理
- 心脏起搏器（包括植入式复律除颤器）的围术期管理

经 Royal College of Anaesthetists 许可转载，引自 Chapter 2: Guidelines for the Provision of Anaesthesia Services for Preoperative Assessment and Preparation 2019.

2019），因此麻醉医生应该参与术前评估诊所的方案、政策和指南的制订（NCEPOD，2002a）。为确保采用多学科方法，应酌情纳入术前评估的首席注册护士和其他学科的临床医生。起草指南时应考虑当地情况，使用关键的证据来源，并应经常审查（Knight & Kenny，2011）。这些文件在术前评估的临床环境中被视为工作工具而很容易获取。在与主要利益相关者协商后，可在政策中采纳与英国国家指南不同的地方标准，然后通过医院临床管理委员会批准。

术前评估可以识别出患者以前没有注意到的健康状况的变化或一个新临床发现。临床工作人员应该掌握术前诊断以外的关键指南知识，例如，NICE 和苏格兰校际指南网络（Scottish Intercollegiate Guidelines Network，SIGN）与当地转诊途径，使患者获得长期的健康收益。此类指导可包括在二级和初级保健中对高血压的管理（Hartle et al，2016；NICE，2016b）。

术前评估和规划可以提高效率（NHS Modernisation Agency，2003），方案、政策和指南应包括行政管理程序，以提高术前诊断服务的有效性，包括以下几点。

- 诊所预约，确保有效的处理能力和需求管理。
- 患者跟踪系统，以维持流程，确保患者不会在术前评估过程中丢失（Hill & Jackson，2018）。
- 作为术前评估咨询做准备时收到的医疗记录。
- 术前评估文件，如为术前评估会诊准备的综合路径、风险评估和患者信息。

应进一步采用确保遵守患者报告结果测量（Patient Reported Outcome Measure，PROM）（NHS England，2017）和英国国家联合注册（NJR，2017）同意管理的方案和政策。

英国国家指导方针

南安普顿大学（Janke et al，2002）和 NHS 现代化机构（2003）的早期工作是确立术前评估指南的基础。现在，英国国民保健制度、医学协会、皇家学院和医学基金会提供了大量的英国的国家性指南和研究，以支持术前和围术期实践，其中一些可供进一步阅读。

RCoA（2019）的《术前评估和准备提供麻醉服务指南》为需要麻醉或镇静的患者提供了一个清晰的英国的国家框架，并提供了每年更新的建议。自 2004 年成立以来，术前协会在全国术前评估的发展中发挥了关键作用，通过共识、公开的指导、研究和审查建立了术前医学领域的最佳实践。美国麻醉医师协会［Association of Anaesthetists，AoA；formerly Association of Anaesthetists of Great Britain & Ireland（AAGBI）］发布了关于麻醉医生在术前评估（AAGBI，2010）、肥胖（AAGBI & SOBA，2015）、糖尿病（AAGBI，2015）和痴呆（AoA，2019）等方面的作用的指导意见。

首先，注册护士必须根据《护理和助产理事会（Nursing and Midwifery Council，NMC）行为守则》（NMC，2018）保持安全有效执业所需的知识和技能，并且负有责任，包括通过授权和组织政策和方案来执行任务的权利（Royal College of Nursing，2019）。除了健全的方案、政策和指导，还应该在临床实践环境中培养好奇心，并利用资源和访问研究数据库来巩固知识。

五、研究与审查

所有完成术前评估的人员都应接受全面的术前临床评估技能培训（NCEPOD，2002b）。培训和胜任力将确保从业人员具有将政策与实践联系起来的知识和技能（Hill & Jackson，2018）。

"我们只能改进我们可以衡量的东西"（Darzi，2008）。临床管理的基石是审查，它通过批判性和客观的检查得以加强（RCoA，2012）。为此，术前评估服务应该有一个指示板，其中包括商定的服务度量和审查方案，以及已建立的报告路径和服务改进。

《RCoA（2012）麻醉持续改进审查处方纲要》包括了对术前评估诊所建议指标和目标的审查，最近的《RCoA（2019）指南》包括了可以在术前评估中进行的定期审查清单（框 1-2）。通过审查进行的客观检查可能突出进一步培训的潜力，如果合适，可能导致政策变化，并在临床管理会议上通过跨专业团队更新和沟通（Hill & Jackson，2018）。

框 1-2　术前护理的审查

- 提供给患者术前信息的有效性
- 麻醉医师术前会诊记录
- 麻醉同意书
- 术前评估服务的有效性
- 术前访视（患者等待时间，一站式访视的比例）
- 术前气道评估
- 成人和儿童的术前禁食
- 适当的术前用药
- 血栓预防
- 麻醉方法选择：全身麻醉、局部或区域性麻醉
- 由于术前评估失败，手术当天取消

经 Royal College of Anaesthetists 许可转载，引自 Chapter 2: Guidelines for the Provision of Anaesthesia Services for Preoperative Assessment and Preparation 2019.

Francis 报告（2013）明确指出："对方案、政策和指导的审查不应被视为保证安全和质量的唯一方法。在遵守标准方面，直接观察实践，与患者、护理人员和工作人员的直接互动，以及对记录的审核应优先于对政策和方案的监测和审核"（Francis，2013：88）。

术前评估服务的改善不能仅仅通过实施已批准的方案、政策和指南来实现，还需要具备将政策应

用于实践的知识和技能，并在此基础上建立健全临床管理框架，以确保安全和质量。

有时间承担其他任务，同时确保患者知情，并确保其麻醉和手术的安全。

要点总结

- 由于需要管理有限的医疗保健资源，护士主导的术前评估作为一种服务被得到认可和重视。它减少了手术日的取消率，改善了患者的体验，并在减少初级医生的工作时间后帮助解决了劳动力短缺问题。今后，术前评估通过利用比较熟练和注册的护士来支持劳动力和缓解招聘压力，这使药剂师和医务人员

反思性学习要点

- 描述 ASA 的分类，并批判性地讨论其使用的优缺点。
- 护士如何确保术前评估以患者为中心，并关注到患者个性化的需求？
- 在临床实践中，政策和方案的审核是如何进行的？

第 2 章　围术期护理
Perioperative care

Kate Woodhead 著　李樱 译

主要目标
- 给出围术期的定义。
- 深入探讨患者在手术过程中的需求，以及如何适应对个体生理和心理需求。
- 明确围术期环境对患者的一些危害，以及如何主动将其影响降至最小。

需要思考的问题
- 如何理解"围术期"？
- 请描述"安全手术挽救生命"的手术清单。
- 如何定义麻醉？

一、概述

对于患者、护士和其他医务工作者来说，围术期医疗场所和手术室是一个跌宕起伏具有戏剧性的地方，通过媒体描述，大多数人对于这种环境中的角色以及所做的贡献有了先入为主的观念。然而，对于许多人来说，进入围术期医疗场所和手术室的时候是他们感觉最脆弱或最害怕的。对于患者来说，他们睡着了，而且不确定自己是否会醒来，以及他们会发生什么；对于实习护士来说，这是一种陌生的感觉，首先他们觉得无法与其他环境联系起来；而对于其他医务工作者来说，他们觉得自己仿佛进入了一个非常神秘的环境。确保在整个手术过程中为患者提供最高标准的护理，是围术期护士职责的基础要求。当围术期护士进行评估、准备、计划和实施护理时，与患者的互动和交流是必不可少的，即使患者处于睡眠状态，这些工作也要悄悄地进行。

本章将阐明以患者为中心的围术期护理，要求护士具有高水平的专业的素养和对环境透彻的了解，以此来确保护士为患者提供安全、高效且无害的护理。

（一）围术期

围术期是指患者手术前、术中、术后的 3 个阶段。就本章而言，围术期是指从患者通过手术室门到达手术室的那一刻起，直到患者术毕通过手术室门离开手术室的那一刻。

（二）择期或急诊手术

外科手术可以大致分为择期手术和急诊手术。择期手术的目的是使患者处于最佳健康状态且在影响生活质量及危及生命之前进行手术。例如，腹股沟疝发生嵌顿时，可能会危及患者生命。临床医生决定手术是否为紧急，取决于患者病情是否恶化或者是否可以安排在外科医生、医院和患者均方便的时间（NCEPOD，2004）。

现在，大多数择期手术的患者在手术当天到达医院，且已经进行了预评估，根据当地政策，他们在入院时处于空腹状态（Radford & Palmer，2012）。

急诊手术可能是由于外伤或意外、胃肠道阻塞或脏器穿孔所致。这些损伤可能随时危及生命，因此手术将在决定手术后几分钟内进行。其他紧急情况可能需要在受伤后 24h 或 48h 内进行手术，在这两种情况下，患者的术前准备时间显著缩短，患者病情变化迅速。从日间病例评估到将不稳定的外科患者转移到手术室，围术期团队在许多具有挑战性的临床场景中需要多种技能。患者的安全护理需求贯穿整个围术期护理；良好的沟通是实施围术期护理的重要手段（Radford & Palmer，2012）。

本章的重点将放在择期手术患者的护理上，因此所讨论的许多原则适用于接受任何手术的患者。

二、术前护理

（一）患者准备

围术期的环境是动态的，且随着麻醉和外科技术的发展而不断变化。但是在从业者的努力下，已经为患者创造了一个安全的环境。在患者到达之前就要做好围术期环境准备，工作人员可能获得患者信息的唯一的途径就是检索手术室列表，该列表在手术前 16～24h 生成并每日更新（AfPP，2016）。该列表至少包括了患者的姓名、年龄、性别和手术流程等详细信息，这将利于围术期护士充分准备自己的工作，以确保安全的手术环境。例如，了解患者的年龄可以使麻醉医生和康复护士准备正确的设备来管理该患者的呼吸道；该程序将确定患者对计划位置的耐受性以及大概的手术时间（AfPP，2016）。无论如何，与术前评估门诊的联络人也可以帮助突出患者的特定需求，例如，行动不便、听力障碍或需要临床医生额外干预的患者（Oakley，2010）。此外，患者需要有机会在平静的情境中了解更多关于麻醉技术、术后疼痛缓解和手术风险的信息（AAGBI，2010）。

（二）会见并问候患者

患者由护工或病房护士或两者一起护送至手术室。病房工作人员必须检查患者的身份、手术同意书、患者病历和准确的手术标记，并确保患者在转运到手术室之前已完成所有的资料归档（AfPP，

2016）。可以使用轮椅或转运床转运患者至手术室，或者在患者健康情况允许且患者愿意的情况下，患者可以和陪护一起步行去手术室。根据每个单元内的设施不同，患者要么被送至等候区，要么送至接待处。由于即将手术和对工作人员及环境的陌生感，此时的患者可能会感到压力和焦虑。因此，围术期护士必须与患者进行有效沟通，以确保患者（及其亲属）放心，同时应关注信息的传递（Radford & Palmer，2012）。围术期护士此时的准确评估将利于甄别任何可能影响护理计划的临床变化。

监护人或父母可陪同儿童到手术室，因此应将家庭因素纳入围术期护理计划。当在手术期间无法照顾孩子时，父母会感到焦虑，因此必须考虑到父母以及孩子的需求。

相较于儿童和成人，青少年患者有着不同的需要。他们可能对自己的手术有顾虑，在向其父母提供信息的同时又要确保他们隐私的保密性，这可能是一种微妙的平衡（McArthur，2012）。老年患者可能会感到困惑，需要额外的解释和安慰。有经验的护士将评估老年患者的皮肤状况、活动能力和一般情况，作为患者健康和安全舒适的指标（Hehir，2012）。

应称呼患者的名字，护士应向患者作自我介绍。应根据当地政策填写术前检查表。

（三）手术中的患者安全

2009 年，英国国家患者安全局（National Patient Safety Agency）实施了 WHO 的"挽救生命安全手术"的手术核查表，该表可以适时修改以适应实际情境，通常以 5 个步骤来实现更安全的手术（AfPP，2016）。该表的制订旨在提高团队合作，并将手术期间可能发生的最常见和可避免的患者安全风险降至最低（Wicker，2015）。这是一个简单的工具，可帮助所有团队在围术期护理的关键阶段集中于 3 个关键安全检查点：麻醉诱导前、皮肤切开前和团队离开手术室前（WHO，2008）。

所有在围术期团队工作的专业人员都有责任确保患者不会因他们的护理而受到伤害（WHO，2008）。

WHO 制订了一套核心标准，手术团队将遵守以下规定。

- 对正确患者的正确手术部位进行手术。

- 使用已知的方法来防止麻醉给药造成伤害，同时保护患者免受疼痛。
- 意识到危及生命的气道或呼吸功能丧失，并做好有效准备。
- 识别并有效地为出血风险做好准备。
- 避免使用任何已知会导致患者过敏或不良反应的药物。
- 始终如一地使用已知的方法来降低手术部位感染的风险。
- 防止器械或纱布意外滞留在手术伤口中。
- 固定并准确识别所有手术标本。
- 有效沟通和交流关键的患者信息，确保手术安全进行。

安全手术的 5 个步骤（Vickers，2011）在安全手术核查表中又增加了 2 个要素：简要情况介绍会，所有团队成员在手术当天逐个患者讨论其手术安排，主动预测和解决问题；最后的汇报，指的是团队所有成员讨论"经验教训"。

"安全手术挽救生命患者安全挑战"认同现代手术的复杂性，并将安全手术核查清单作为减少可能错误的手段（WHO，2008）。

当患者到达手术室时，需要进行额外的检查，如表 2-1 所示。

围术期护士还需要在文化、宗教、民族和种族信仰方面为患者提供公平和适当的护理。这将涉及对宗教习俗、家庭角色和文化取向的知识素养和理解。

三、麻醉期间的护理

麻醉护士将根据已知信息或麻醉医生转达的信息来准备麻醉室、麻醉机器和所有其他设备，以确保维持一个安全的环境，以便在麻醉期间提供安全护理。这包括准备麻醉设备以及应用与年龄、病史和手术程序有关的麻醉知识和技能，以确保满足患者的个人需求：例如，如果患者是老年人，则在护理其皮肤时需要采取额外的预防措施；如果患者因文化不同有语言障碍，可能需要翻译。

麻醉协助可由专业护士或手术部医生提供。麻醉医生不能单独进行安全的麻醉实施；任何时候都需要适当的协助（AAGBI，2018）。

麻醉护士的角色有很多方面，包括技术、沟通、临床和监督技能。必须避免一些可能造成沟通障碍的情况，如问候患者时戴口罩，有不适当的背景噪音如谈话声和电话声，以及执行操作时缺乏解释等。麻醉医生的一个明确职能是促进患者的健康，充当患者权益的拥护者，并提供专业的方法以履行其职责（Chilton & Thompson，2012）。沟通并不总是语言上的，使用触摸、握着患者的手和仅仅是陪伴也可以为患者提供额外的支持。麻醉护士可能还需要移除患者的假牙、眼镜、假肢或假发来为手术做准备。对于患者可能失去尊严的情况，肯定、安慰和保持敏感性是进一步降低患者焦虑的关键（AfPP，2016）。

在患者到达麻醉室时，在麻醉诱导前进行第一次"挽救生命安全手术"的手术核查表。它被称为"签到"，并将患者纳入最终安全检查，以确认其身份、手术部位、皮肤标记，以及任何可能出现的风险，如气道梗阻或预期失血。

麻醉是指失去痛觉、压力、温度和身体部分或全部的触觉（Bryant & Knights，2015）。在决定麻醉类型时（如全身麻醉或局部麻醉），麻醉医生将受到计划手术类型和技术、患者风险因素、个人技能及患者偏好的影响。

全身麻醉可分为 3 个部分，被称为麻醉三位一体。其三要素是指镇静催眠（失去知觉）、镇痛和运动丧失（防止运动）。不同的外科手术需要不同的麻醉程度。手术刺激和疼痛可引起心动过速、高血压、出汗和呕吐等一系列生理反应。镇痛药会降低身体对这种刺激的反应，从而可以预防或减少术后并发症（Bonnet & Marret，2005）。麻醉技术和药物治疗的发展，允许麻醉医生调整麻醉三位一体的每个部分的比例，以适应个人的要求。对于需要肌肉轻微放松或不需要肌肉放松的手术，麻醉医生可使用静脉注射药剂诱导麻醉（对于有针头恐惧症的患者可以使用气体麻醉），并使用静脉注射药剂或挥发性药剂维持麻醉；让患者通过连接到适当的呼吸系统上的面罩或喉罩自动呼吸气体。在诱导麻醉后需要放松肌肉的地方，给予肌肉松弛剂，通过气管插管或喉罩维持患者的气道，并将患者连接到呼吸机。麻醉的第三部分是镇痛。这是通过使用不同种类的药物来实现的，这些药物可以阻断神经冲动对疼痛的刺激。术中使用芬太尼等阿片类镇痛药是因为其作用时间短，可以滴定以满足患者的需要（Stanley，2014）。

表 2-1　术前检查表

项　目	基本原则
患者姓名 / 出生日期	确保这是一个有正确记录的患者，把出生日期作为额外的检查，因为同名患者可能在同一个病房
同意	书面同意更佳，因为它提供了书面证据（AfPP，2016）。同意书应明确说明手术程序，无缩写，并应由患者签字（例外情况如未成年人、危及生命的紧急情况、法律或精神不健全）[Royal College of Surgeons，（无日期）]，并由有能力执行该程序的合格从业者执行。要使其同意有效，必须告知患者该程序、其预期结果、益处、潜在风险和替代方案（AfPP，2016）。围术期护士必须检查患者对手术的理解，以保障他们的自主权（Reid，2005）
手术部位已标记	侧面或位置用不可擦除的标记清楚地标记，以避免混淆。然后应该用患者的病历、X 线片和手术单来确认。执行该程序的人员有责任确保正确的一面 / 位置被标记（AfPP，2016）
最后饮食	• 患者必须在术前禁食，以最大限度地减少接受全身麻醉时吸入胃内容物的风险，这可能是致命的（AfPP，2016；RCN，2013）。皇家护理学院建议限制成年人的禁食禁饮时间——手术前 2h 可以摄入透明液体（水、茶和咖啡，不含牛奶），固体食物或含有牛奶的饮料禁食时间为 6h。手术当天不建议嚼口香糖和甜食（RCN，2013）。必须给予患者足够的信息来理解和认识术前禁食的重要性，以及如果不遵守这些说明的后果，即手术将被推迟或取消（AfPP，2016） • Liddle（2014）发现术前长期禁食可导致脱水、焦虑、电解质失衡和血糖紊乱。某些患者群体特别容易出现这种并发症，包括老人、孕妇、儿童和危重患者。减少禁食时间将减少术后恶心和呕吐，并改善伤口愈合、舒适度和术后结果
过敏	识别过敏，以最大限度地降低患者在手术过程中的风险。过敏物质应包括弹性石膏、特定药物（抗生素、琥珀胆碱或任何含有鸡蛋或坚果的药物）、碘和乳胶等液体，并注意患者对麻醉剂或输血的不良反应（AfPP，2016）
牙齿状况	在插管过程中，牙套、牙冠、假牙或松动的牙齿可能会脱落或损坏，并可能危及气道。假牙如果安装得很紧，并且如果患者通常不按常规取出假牙，可以在整个手术过程中由麻醉医生自行决定是否留在原处
首饰	• 一些珠宝因宗教或文化原因而佩戴，如果移除可能会导致冒犯，因此围术期护士必须尊重患者的需求。伊斯兰教和锡克教女性可以戴上黄金或玻璃手镯或鼻石和结婚戒指来表示结婚，如果不影响静脉或手术通路，该协会建议保留这些（AfPP，2016）。一些身体穿孔可能会干扰手术或损害气道，如果需要，可能会被移除 • 保护好所有戒指和其他珠宝，以确保它们不会在翻身或移动患者时丢失（AfPP，2016）
佩戴任何假体	• 助听器对于患者与手术室工作人员沟通至关重要，因此可以留在室内，直到患者到达麻醉室并即将接受麻醉。然后，应将助听器取出并交给康复人员，以便他们在患者恢复意识后插入助听器 • 眼镜也同样可以带进手术室 • 不应佩戴隐形眼镜，因为在手术过程中，隐形眼镜可能会变干并划伤角膜 • 其他假体，如假发、假眼和义肢，应在手术前移除，并保留在病房以确保安全。然而，患者可能会对此表现出焦虑，应尽一切努力在围术期维护患者的尊严和尊重（AfPP，2016）
医疗和护理记录	• 所有医疗和护理记录应伴随患者到手术室，以便对患者的病史进行准确评估，从而提供安全的围术期护理 • 文件包括术前评估、血液测试、X 线片和基础观察结果（AfPP，2016）

引自 AfPP，2016；RCN，2013；Liddle，2014

局部麻醉为患者提供可逆的局部感觉丧失，从而减少疼痛，促进手术进程（Wicker，2015）。局部麻醉技术包括外周神经阻滞（将局部麻醉药注射到神经丛）、中枢神经轴阻滞（在蛛网膜下腔或硬膜外腔注射局部麻醉药，用于下腹部或下肢手术及术后镇痛）、浸润麻醉（在手术切口周围或插管前注射局部麻醉药）（Chilton & Thompson，2012）。

在局部麻醉期间，患者处于清醒或镇静状态，因此需要所有围术期工作人员的额外安慰和支持。临床工作人员的尽职尽责对于维护其他患者的隐私并确保在手术过程中尽量减少噪音和干扰至关重要，这些噪音和干扰可能会分散患者的注意力，从而导致他们移动。相反，如果手术时间长，患者可能难以在不舒服的手术台上保持静止，因此可能会使用镇静药或全身麻醉和局部麻醉的组合来产生药物诱导的耐受状态。在这种状态下，患者可能被唤醒，并且还应该能够对命令或身体刺激做出反应（Williams，2014）。

麻醉医生协会推荐了麻醉和恢复期间的最低监测标准。在麻醉诱导期间，这包括脉搏血氧饱和度监测、无创血压监测、心电图和二氧化碳图监测（在呼吸末时测量呼出气体中的 CO_2 浓度）（AfPP，2016）。对于那些接受复杂手术或因合并症而存在高风险的患者，监测尿量、体温和有创监测（如中心静脉压和动脉压）是必不可少的。

在麻醉诱导期间，所有人员必须保持冷静，尽量减少噪音和各种干扰，因为当患者失去意识前听力是最后消失的。

在维持阶段，麻醉护士将观察和监测患者的健康状况。可以给患者戴上眼罩，以防止角膜擦伤并保持眼睑闭合，以防止由于眼部反射减少而导致角膜干燥。

四、术中护理

患者和工作人员的安全在整个围术期环境中至关重要，积极的临床风险管理方法包括确定和采用策略来降低风险（Vincent，2016）。在整个术中阶段，患者是很脆弱的，完全依赖于围术期团队来确保他们不会受到伤害。其中一些风险已经通过患者身份识别、知情同意和麻醉室的患者监测得到解决。术中，这种临床风险与患者体位、感染风险、深静脉血栓形成和体温过低有关。这份清单并不详尽，但确定了每个接受手术的患者的一些潜在风险。围术期护理团队致力于在患者进行手术时将伤害降至最低。

在进行第一次切口之前，小组将停下来检查他们是否在正确的手术部位和侧边进行手术。安全手术的其他关键方面，如是否有任何预期的关键事件，也在此时得到解决。这被称为"手术前的冷静期"。

（一）手术通路和手术体位

正确摆放患者体位有利于手术的实施，这需要整个团队的协调与合作（表 2-2）。处理准则手册建议相关团队在移动和给患者安置体位之前进行风险评估。评估将包括患者的身体状况、干预的性质和患者的个人需求。在对患者进行定位时，应考虑避免神经和关节损伤，避免机械创伤，如剪切力、摩擦、烧伤和软组织损伤，并确保麻醉患者始终得到良好的身体支持，特别强调自然体位以及对皮肤、神经和骨突的保护（AfPP，2016）。

神经损伤是体位摆放不良的结果，直接压迫导致该区域缺血，例如，如果手臂悬在手术台边缘，则桡神经损伤；肘部支撑不当造成的尺神经损伤；使用截石位时由于压迫造成的腓骨神经损伤。因此，围术期护士必须确保所有机械辅助设备和支撑物都

表 2-2　常见手术体位

手术体位	描述和潜在风险	应用场景
仰卧位	• 患者仰卧，双臂交叉并固定在胸部，或躺在与身体成不到 90° 的托手板上以防止臂丛神经损伤；或自然放在身体两侧 • 应该使用腰部支撑物来防止术后背痛 • 脚踝的减压装置不应使膝盖过度伸展，因为这可能会导致受伤	• 全身麻醉患者；患者上、下手术台时；腹部、乳腺和下肢手术
侧卧位	• 患者侧卧，头部、胸部后部和骨盆由衬垫支撑。手臂固定好，可以进行静脉输液。膝盖之间应该放一个枕头，以防止骨头接触时受到压力	• 髋关节手术 • 肾脏手术 • 胸部手术
俯卧位	• 患者俯卧，头部支撑在头垫上或转向一侧，手臂放置应防止肩肘外展，可以放在头部上方，也可以放在侧面。胸部必须得到支撑，以允许腹部运动进行呼吸	• 脊柱外科手术 • 神经外科手术
头低足高位	• 患者处于仰卧位，头朝下倾斜。腹部器官由于重力作用向横膈膜处下降，从而保证有更大的手术入路。腿可以在膝盖处弯曲，以增加稳定性	• 下腹部手术，如腹式子宫切除术 • 下肢手术，如静脉曲张
截石位	• 患者仰卧，双腿放在支撑杆上。可以支撑小腿到脚踝或只是固定脚踝。当桌子的末端被移走时，患者的手臂被固定在胸部。双腿同时抬高、降低和定位，以防止背部损伤、骶髂韧带损伤和骨盆不对称 • 没有充分填充的截石棒直接施加于腿内侧或外侧的压力不会造成损伤 • 应该使用腰部支撑物来防止术后背痛	• 妇科手术 • 泌尿外科手术 • 直肠外科手术 • 产科手术

引自 Wicker，2015

用了软垫包裹，并与其他常用设备一起使用，如凝胶垫、头枕、头环和肩部支撑物（Wicker，2015）。

在手术台上移动患者时，可能会产生剪切力，从而导致组织损伤未被发现。皮肤风险评估应在手术开始和结束时进行，并根据当地政策使用专门设计的工具进行记录。使用凝胶床垫或类似的减压辅助物可以在更大范围内重新分配压力（Pirie，2012）。

手术中常见的皮肤压力损伤部位是肘部、脚跟、臀部和骶骨。英国 NICE 的指导建议，应对那些将在一段时间内无法行动的人采取风险评估和预防措施，包括手术期间（NICE，2014）。患者的风险随着手术时间的增加而增加，但所有接受手术的患者都有术中压疮的风险。

（二）预防深静脉血栓形成

深静脉血栓形成是一种严重的术后并发症，围术期护士的行为会影响患者的预后。深静脉血栓形成是静脉止血、组织或血管壁损伤和凝血活性增加的结果。NICE 指南规定了对每个患者的风险评估，以使围术期团队能够决定血栓栓塞预防采用机械或药物方案（NICE，2018）。

（三）维持正常体温

患者在手术过程中热量丢失的影响会导致许多术后并发症，包括手术部位感染的可能性增加，以及心脏和代谢困难。围术期护士可以采取各种措施来控制和保持患者在整个手术过程中的温度在 36℃ 以上，包括控制环境温度（21～24℃），使用暖风毯、加热静脉注射液、冲洗及备皮液，以及监测患者的核心温度（NICE，2016）。

（四）围术期环境中的感染控制

围绕每一个外科手术的许多实践，例如，患者在手术前洗澡和外科皮肤消毒，都是为了减少手术部位感染的可能性。预防感染包括各种重要组成部分，所有这些都旨在降低患者感染的风险（表 2-3）。设定无菌区和使用完美的无菌技术是洗手护士和团队其他成员需要始终增强意识的一项基本技能。

（五）外科实践的技术和进展

微创外科手术、药物治疗（特别是在麻醉中）和电子设备（激光、机器人辅助）的发展彻底改变了患者的外科手术途径，改变停留时间，减少恢复时间，增加早期恢复正常活动的可能性（Esmail & Wrona，

表 2-3　感染控制实践

项　目	感染控制
手术室设计	• 医院手术室的位置 • 每小时至少换气 20 次的通风系统 • 定期预防性维护 • 访客通道控制
清洗	• 患者之间的清洁 • 终末处理 • 根据用途使用正确清洁剂的政策 • 医疗废物和被服的正确处理
员工	• 穿防护服：洗手服、帽子和鞋子 • 适当使用个人防护设备和标准预防措施 • 正确使用口罩 • 手部卫生 • 利器的安全处理和处置 • 基于证据和最佳实践的洗手服和隔离衣的穿脱技术 • 无菌技术的维护 • 正确的灭菌和消毒程序
患者准备	• 如果绝对必要的话，在手术前用剪刀而不是剃刀来脱毛 • 酒精类皮肤准备液的使用 • 识别危险因素，如老年、肥胖、营养不良和其他并发症 • 手术干预，如手术部位、手术持续时间、伤口污染（如肠内容物、脓液）

引自 AfPP，2016；Wilson，2019

2013）。随着新技术的引入，围术期护士必须了解每种新设备、药物或程序的原理和细节，并确保已经进行了风险评估，所有工作人员都接受了关于设备及其潜在危险的适当培训。护士对自己的行为负责，并应确保自己和他们的团队不会伤害患者（Nursing and Midwifery Council，2018）。微创并非新技术，但仍有风险，常用来减少手术中的出血。详情见表 2-4。

（六）纱布和仪器计数

无菌区对患者的风险管理包括仪器的使用和处理；标本的护理和处理；纱布、针头和仪器计数。在侵入性手术过程中，疏忽使用有缺陷的设备并将异物留在患者体腔内是违法的，因为所有临床工作人员都有责任照顾患者（AfPP，2016）。在整个手术过程中，所有纱布、仪器、针头和其他利器必须随

表 2-4　电刀手术的风险

电刀手术的风险	预防措施
设备绝缘不完整	• 确保所有设备，包括电缆、手术仪器和负极板，都完全绝缘，任何有故障的设备都应立即拆除，并按照医院政策进行报告 • 在整个手术过程中，始终确保手术电外科设备保存在绝缘容器内 • 使用时不要缠绕回流电极电缆
使用含酒精的液体 • 含酒精的液体用于在手术前准备手术部位。然而，如果液体聚集在患者的皮肤或手术单中，那么它可能被电外科手术产生的火花点燃，导致烧伤	• 确保如果使用含酒精的制备液，允许其干燥或用无菌拭子除去，确保手术单不接触酒精 • 避免任何液体接触电外科装置
替代途径 • 由于患者与其他导体接触，或者患者佩戴了起搏器，导致电通路出现意外	• 患者身上的负极板应尽可能靠近手术部位，以减少通过患者的路径长度 • 确保正在接触的患者没有碰到金属，如扶手、梅奥桌架或金属浸渍杆 • 对于带起搏器的患者，应避免透热疗法，如果不能避免，则应采取预防措施，尽量减少电流的干扰
烟雾吸入 • 研究表明，手术烟雾对每天暴露在外的围术期团队是有害的。这些风险来自烟雾颗粒物中发现的生物和化学危害（AfPP，2016）	• 使用专用排烟装置 • 佩戴符合的呼吸面罩 • 定期更换过滤器并维护手术部门
患者准备 • 患者准备不正确可能意味着一个区域的电流密度增加并导致烧伤	• 确保负极板 / 回流电极清洁，如果是一次性的，切勿重复使用 • 如果患者毛发多，将接极板放在肌肉区域，远离骨突或瘢痕组织，并在定位前直接去除接极板前的毛发，以确保与接极板和皮肤良好接触 • 如果患者在手术过程中被移动，请确保极板保持完整或用另一个极板替换 • 记录板在患者身上的位置以及前后的皮肤状况

引自 AfPP, 2016；Wicker, 2015

时清点，并根据当地政策在所有侵入性手术的"纱布盘"上记录。由洗手护士和巡回护士进行计数。手术结束时，外科医生被告知计数是正确的，并记录在患者的护理计划中（AfPP，2017）。

（七）患者转移至复苏室前的准备

在手术团队和患者离开手术室之前，应完成安全手术核对表的"签出"部分，以确认手术圆满完成，并让团队成员思考下一次可能需要改进的地方，并汇报在外科手术单的最后。

手术结束时，完成患者的围术期护理计划，详细说明手术过程；患者体位；透热板和其他设备的位置；由于透热板的位置和位置引起的皮肤状况；确认针头、纱布和仪器计数正确的签名；皮肤闭合；是否存在任何引流管或导管（AfPP，2016）。患者准备好转移到监护室或麻醉后护理病房，这可能涉及将患者转移到床上。

保护患者的尊严和维护他们的安全至关重要。

一旦患者被转移，手术室可以根据当地医院的政策进行清洁消毒灭菌，并为下一个患者做好准备。

五、术后护理

在本章中，作者将使用术语"复苏室"来表示手术室中患者从麻醉和手术中恢复的区域。该区域也被称为麻醉后监护病房（post-anaesthetic care unit, PACU）。从麻醉中苏醒是有潜在危险的，患者需要密切观察直到完全康复。无论在什么时间进行择期手术或紧急手术，都必须配备适当人员及复苏设施（RCoA，2019）。

康复护士是一个技术娴熟、知识渊博的专业人员，能够快速有效地应对患者病情的任何变化。在围术期环境中，康复护士有最大的自主权，因为他们在复苏室负责术后患者自入至出期间的护理，只有在需要时才请求医疗援助。复苏室护士还必须具备麻醉和手术室技术的专业知识。

当患者从手术室转移到复苏室时，患者住院旅程的术后阶段就开始了。然而，每个患者的准备工作在患者到达之前就已经开始了。检查所有设备，如复苏、氧气和监测设备，必要时获取额外资源，如患者保温设备、镇痛泵或枕头（如果患者需要坐起来）。患者的年龄也会影响所需设备的大小，尤其是对儿童而言。

麻醉医生和围术期团队的一名护士陪同患者前往恢复区。护士在监测生命体征和进行更详细的评估之前，会立即评估并建立通畅的患者气道。英国和爱尔兰麻醉医生协会指出，在患者恢复气道控制、呼吸和心血管稳定并能够交流之前，必须按照护士与患者的一对一比例观察患者（AAGBI，2013）。

（一）气道

- 患者的气道必须通畅，没有血液或黏液。
- 必须实现充分的通气，这可能需要调整头部 / 颈部位置或气道辅助，如 Guedel 或喉罩气道。
- 患者的体位也可能影响通气，因此患者可能需要变换到不同的体位。
- 立即通过氧气面罩或鼻导管进行氧疗。氧浓度通常是 40%。禁忌证包括慢性阻塞性气道疾病或需要特定氧浓度的疾病的患者。
- 脉搏血氧仪用于监测血氧饱和度。

（二）呼吸

- 观察胸部的运动，以确保双侧均匀运动，并感觉空气从口腔中进出。
- 呼吸音不清晰意味着呼吸道阻塞，必须采取措施解除阻塞。护士可以支撑患者的气道。然而，呼吸阻塞时并不总是存在杂音，当气道完全梗阻时是听不见呼吸音的。
- 肤色（嘴唇、甲床）可能表明发绀。
- 呼吸频率包括深度和模式，其可能是未来呼吸或心脏骤停的早期迹象。

（三）循环

- 一旦气道建立，就可以监测血压和脉搏。
- 灌注状态的评估包括意识状态、皮肤温度、脉搏和血压，作为所有重要器官灌注的指标。
- 应观察伤口和引流管是否有出血迹象。

应该记住，监护仪会提醒工作人员注意状况的变化，但医务人员能凭借持续的密切观察和评估察觉到患者状况的细微变化，而无须依靠监护仪。

一旦初步评估完成，护士可以通过麻醉医生和手术室 / 麻醉护士的总体交接来收集大量信息。这包括患者的病史、外科手术、生命体征、用药（尤其是镇痛药）、失血、静脉输液、导管和引流。它将详细说明手术期间发生的任何不良事件，并强调术后期间的任何潜在问题。麻醉医生将为每位患者概述任何具体的术后说明：例如，镇痛方案、氧疗和任何额外的监测要求。

护士可以进行更彻底的患者评估，包括以下几点。

- 检查意识水平和保护性反射恢复的迹象。
- 静脉输液：类型、速度和静脉通路通畅。
- 引流管：类型、引流量和速度。
- 导尿管：通畅性、引流颜色和量。
  监测将包括以下几点。
- 温度（体温过低仍然是一个潜在的风险）。
- 动脉或肢体手术后的脉搏和感觉。
- 伤口部位。
- 石膏固定装置。
- 受压部位（AfPP，2016；Wicker，2015）。

所有术后评估和观察必须记录在患者的病历中。对每个患者来说，术后早期阶段都充满了潜在的并发症。复苏室护士通过在监护仪的帮助下对患者进行持续的视觉评估，在发现、预防和管理危及生命的危险情况方面发挥着至关重要的作用。

对患者来说，从麻醉中醒来可能是一次可怕的经历。在这一阶段和整个康复过程中，与患者的持续沟通对于减轻患者的焦虑至关重要。甚至在患者恢复意识之前，护士在做任何操作时都要与患者沟通，因为听觉是第一个恢复的感觉。

复苏室通常是用窗帘或屏风隔开的大区域。维护保密性、隐私性、尊严和尊重是所有复苏室护士面临的挑战，因为他们必须兼顾个人需求和患者安全。

（四）患者的疼痛管理

应使用疼痛评估工具来量化患者的术后疼痛，同时认识到疼痛是一种主观且高度个性化的体验。美国临终关怀护士协会建议这种评估应该在手术前进行（ASPAN，2003），因为在术后阶段，如果患者昏昏欲睡、精神混乱或哭泣，很难对其进行准确的评估。复苏室护士可以观察到非语言线索，如坐立不安、愁眉苦脸和过度换气（Cox，2012）。缺氧、体温过低、焦虑、恶心、疲劳和疼痛都是身体对手术的应激反应的症状。术后疼痛会放大这些反应、延迟恢复正常功能，并损害伤口愈合，使患者易于感染。

镇痛药可以通过多种技术和途径给药，即肌内注射、静脉推注、患者自控镇痛泵（patient-cntrolled analgesia，PCA）、硬膜外或直肠给药。复苏室护士必须具备了解和管理不同的使用方法和镇痛药的知识和技能，并监测不良反应的发生率和严重程度。自控镇痛泵很受患者和临床医生的欢迎，因为它避免了注射，消除了患者接受镇痛的延迟，并允许患者更好地控制自己的疼痛。自控镇痛泵是一种更有效的阿片类药物给药方式，因为它避免了肌内注射引起的血药浓度高峰和低谷（Chumbley，2009）。对患者的评估是持续进行的，以监测疼痛缓解的效果。如果疼痛得到控制，那么患者应该能够在手推车 / 床上轻松移动，深呼吸，并且通常感觉更舒服，更不焦虑。必须在患者的护理计划中记录评估和采取的措施。关于外科患者疼痛管理的更多详细信息，请参见第 8 章。

（五）术后恶心和呕吐的处理

术后恶心和呕吐（postoperative nausea and vomiting，PONV）是一种严重的术后并发症，会给患者带来压力、不适和额外的疼痛。文献普遍认为，25%～30%的患者在全身麻醉后会出现恶心和呕吐，这对患者来说非常不愉快（Pierre & Whelan，2013）。从最初感到恶心到呕吐，这可能导致脱水和延迟恢复时间（Smedley & Quine，2012）。

Pierre 和 Whelan 将术后恶心和呕吐的患者风险因素确定为不吸烟者、女性以及既往旅行史或术后恶心和呕吐病史。风险的增加取决于手术类型，包括经口、耳鼻喉或腹腔镜，以及手术中是否使用阿片类药物。风险评分后然后确定患者的管理和治疗，包括一般措施，如减少禁食时间，术前使用非阿片类镇痛药，以及药物预防，如昂丹司琼或地塞米松。

术后恶心和呕吐通常是自限性的，但如果时间长了，会使患者变得虚弱。患者可能会脸色苍白，并在呕吐前出现过度吞咽或流涎以及心动过速。可能会出现并发症，如胃内容物的误吸和反流、由于

肌肉收缩损伤伤口内的缝线而导致的伤口裂开、术后出血、低血压和休克，这些都会导致术后恢复和出院延迟（ASPAN，2003）。如果术后恶心和呕吐发作时间延长，可能会出现电解质失衡和脱水，尤其是儿童。复苏室护士必须防止低血容量，确保足够的水分，并可能需要服用止吐药。

其他术后并发症包括以下几点。

- 肺部并发症（上呼吸道阻塞、气胸、胃内容物误吸）。
- 休克。
- 神经并发症（患肢失去知觉）。
- 心血管并发症（低血压、心律失常、心肌缺血）。
- 术后出血。
- 糖尿病患者，低血糖或高血糖（AAGBI，2013）。

（六）加强康复计划

加强康复是最初为日间手术设计的一系列多模式策略的产物，在手术前、手术中和手术后准备和优化患者，确保快速康复和出院。加速康复计划对患者有利，使患者更早出院，腾出床位，减少医疗费用（ERPP，2010）。

（七）将患者转回病房

患者在复苏室的停留时间有很大差异，这取决于患者、麻醉剂的类型、手术程序和术后恢复情况。美国麻醉医生协会认定麻醉医生负责将患者从复苏室送回病房，尽管这通常委托给有能力的执业医师（AAGBI，2013）。转回病房的标准通常由当地制订，但应与麻醉科共同商定。复苏室护士必须向负责护理该患者的护士提供详细信息（AAGBI，2013）。

（八）病房的一般术后护理

病房护士随后护送患者回到病房，在整个过程中密切监测患者的情况。将患者安置在病房后，定期记录生命体征和系统观察可以发现术后并发症的早期征兆。对患者的密切监测可以在患者出现并发症时立即采取措施。观察结果最初应每 30min 记录一次，并与患者基线值和恢复中的观察结果进行比较，以评估患者的整体情况。随着患者病情的改善，观察及其记录频率可以降低（表 2-5）。

护理的目的是让患者在依赖 - 独立的连续过程中前行。

表 2-5　一般术后护理

观察	措施和理由	并发症
意识水平	• 患者很容易被唤醒 • 患者逐渐意识到周围的环境 • 患者可以说出他们在哪里，发生了什么事	不能被唤醒或者意识模糊的患者 • 检查入院护理和医疗记录 • 检查在手术室或恢复室的用药 • 立即通知医务人员
呼吸	• 监控速率、深度和胸部运动 • 呼吸应该通畅 • 肤色为粉红色或基于个体患者的基线评估 • 警惕发绀和缺氧的迹象 • 尽快让患者坐直有助于肺部扩张和氧合	• 呼吸频率降低可能表明早期呼吸停止 • 呼吸频率降低可能是由于服用了镇痛药或其他药物，护士应了解患者所接受的治疗及其潜在的不良反应 • 护士在给患者输氧时必须了解患者的病史
脉搏	• 对照基线记录进行监测和评估 • 监测频率和不规则性 • 护士需要了解在手术室和复苏室使用的药物，因为它们会影响脉率	• 脉率上升可能表明出血导致循环量减少 • 心律失常可能表明心脏有问题，因此可能需要做心电图 • 心动过缓可能表明对药物的反应或心脏骤停。立即通知医务人员
血压	• 对照基线记录进行监测和评估 • 护士需要注意在手术室和复苏室的给药情况，因为它们会影响血压 • 血压应该回到患者的正常范围内	• 低血压可能表明出血或缺乏液体补充 • 低血压也可能表示疼痛或恶心
体温	• 体温可能在手术过程中发生明显变化，在病房中应该监测患者体温	• 体温下降可能表明体温过低，这是对手术创伤或麻醉药物的反应。可以使用暖风、提高室温和加强空气加热系统 • 体温升高可能预示术后感染；通知医务人员以便采取适当措施
疼痛和恶心	• 通过评分或监测患者的疼痛和恶心 • 镇痛药的类型和比例必须根据患者的需求 • 护士需要了解患者的过敏反应以及在手术室和复苏室使用的任何药物	• 不安、激动、困惑和非语言线索表明疼痛程度增加 • 坐立不安、低血压和唾液分泌过多可能表示恶心
液体摄入	• 根据手术情况，鼓励尽快摄入液体 • 如果进行静脉输液，准确记录液体摄入量 • 观察输液部位、输液速度和输液类型	• 口服应该是渐进的，如果患者感到恶心，应该停止，直到患者更舒服一些 • 如果静脉注射部位堵塞或损坏，可能需要根据患者的情况和术后需要重新注射 • 输血需要仔细观察和监测
出量	• 每个术后患者都应该在他们的记录上注明何时排尿 • 必须检查导尿管的通畅性和尿流量 • 必须记录尿液的颜色、气味和量	• 不安和激动可能表明膀胱充盈。必须帮助和鼓励患者排尿 • 如果插入导管，确保通畅，无堵塞；如果没有尿液排出，可根据医嘱进行膀胱冲洗
神经血管的状态	• 监测颜色、温度、感觉和运动，以及受影响肢体的血液循环	• 报告病情的任何变化，因为这可能反映了血供受阻或神经损伤 • 敷料和石膏模型也可能限制血液供应，可能需要放松或重新涂抹
伤口和引流物	• 观察是否有过多失血或出血 • 确保引流通畅	• 失血过多可能意味着进一步出血。可以应用进一步的伤口加压包扎，并密切观察患者的整体身体状况

引自 AfPP, 2016; Hamlin, et al, 2016

六、结论

对于实习护士和患者来说，进入围术期的环境都是一个令人畏惧的景象。然而这对于外科患者围术期是必不可少的一部分。

围术期护理被认为是技术性的，协助外科医生或麻醉医生，"协助者"不是真正的护理。作者希望通过提供一个护理常规，让那些手术室手术的患者明白并且接受护理常规要求的高标准护理。

每个围术期护士，无论他们的角色是什么，都要对他们的实践负责，作者已经证明围术期护理的概念是以个人风险评估和预防伤害为中心的。

要点总结

- 广泛介绍了在患者手术经历的术前、术中和术后阶段，护理人员在围术期环境中提供的整体护理。
- 定义患者的围术期和护士在提供个性化患者护理中的角色。
- 讨论了良好沟通技巧的重要性。
- 深入探讨患者在手术过程中的需求，以及如何适应个体的生理和心理需求。
- 确定手术室所有三个区域中每个患者的潜在风险，以及为防止这些风险发生而采取的措施。

反思性学习要点

- 为什么在整个手术过程中必须清点所有的纱布、器械、针头和其他利器？
- 复苏室护士的角色和作用是什么？
- 患者在手术过程中热量丢失会有什么影响？

第 3 章　日间手术

Day surgery

Efua Hagan　著　　顾希茜　译

主要目标

- 掌握日间手术的概念和内涵。
- 了解日间手术的历史与发展。
- 陈述日间手术的优点和缺点。
- 讨论日间手术中使用的外科技术和麻醉技术。
- 描述日间手术患者的术后恢复。
- 讨论日间手术患者的出院标准。

需要思考的问题

- 什么手术类型的患者适合做日间手术？
- 请列出三种日间手术常用的麻醉方法。
- 怎样理解日间手术康复的第二阶段？

一、概述

（一）什么是日间手术

日间手术也被称为非卧床护理、日间病例手术和门诊手术。英国和爱尔兰医疗机构将日间手术定义为患者入院进行已计划好的检查或手术并在当天出院。日间手术出院患者与住院手术出院患者不同，他们几乎没有在病房停留过（Quemby & Stocker，2014）。日间手术患者出院前也需要在病区进行术后康复，这个病区是专为这类患者设计的特殊康复单元。英国日间手术协会认为日间手术是一个过程，而不是一个程序（BADS，2016）。

（二）日间手术的历史和发展

James H. Nicoll 教授是日间手术的奠基者，被称为日间手术之父。1901 年《英国医学杂志》的一篇文章报道了他在格拉斯哥进行了约 9000 例日间儿科病例手术。James H. Nicoll 教授进行日间病例手术的动机源于对感染风险和缺少床位的担忧（Quemby & Stoker，2014）。James H. Nicoll 教授对患者实施日间手术、护士随访和早期活动，违背了当时医疗界对于手术后患者卧床休息的主流建议。因此，直到 1951 年密歇根州和次年美国洛杉矶的首家日间手术机构开业，日间手术才获得资助得以发展。1969年 James Calnan 在英国哈默史密斯市开设了第一家日间手术机构。英国皇家外科学院（Royal College of Surgeons，RCS）在 20 世纪 80 年代发现只有不到 15% 手术患者实施日间手术，随后建议 50% 的手术病例应以日间手术方式进行。由于低年资医生经验缺乏，手术时间较长，英国皇家外科学院建议高年资医生进行日间手术加快患者周转时间。1989年英国日间手术外科协会（British Association of Day Surgery，BADS）成立。1995 年，BADS 和其他 11 个组织机构联合成立了国际日间手术外科协会（International Association for Ambulatory Surgery，IAAS）。

二、日间手术的优点

日间手术的经济效益体现在住院手术患者等待例数减少、住院医疗资源可用性增加。日间手术患者将有望得到高质量、高效和经济的医疗服务。日间手术例数的增加减少了住院手术患者的等待时间。同时，日间手术具有术后并发症发生率低、交叉感染风险低、便于审查的特点（Jacson，2012）。

调查数据显示患者对日间手术治疗的满意度更高（Darwin，2015），相比在医院，大多数患者更喜欢在家中进行术后调养。患者可以在熟悉的环境中调养恢复避免不必要的住院时间，降低对日常生活的干扰。日间手术不是一个新的照顾理念，它在 20 世纪一直被使用。现在日间手术的优势显而易见，也越来越被大众所接受。

日间手术对公共医疗卫生服务来说是个好消息；现在，日间手术每年约占择期手术的 80% 并且仍有增长空间（Appleby，2015）。Appleby（2015）研究显示，2013—2014 年，22% 患者为住院手术病例，78% 患者为日间手术病例，随着非急需护理和手术技术的发展，到 2023—2024 年将会有 13% 患者选择住院手术，87% 患者选择日间手术，日间手术病例增加 22%。这一数据表明，日间手术是受患者欢迎的选择。

大多数外科单元都可以建立日间手术病区。1990年，审查委员会制订了编号为 20 的"一篮子手术程序目录"，并且在 2001 年进行了更新（Darwin，2015；Anderson et al，2016）（框 3-1）。BADS 基于手术的复杂性、时长和麻醉方式颁布了更详细的手术程序名单，其中 50% 的手术程序可以进行日间手术（Quemby & Stocker，2014）（框 3-2）。根据（BADS，2016）颁布的手术目录名单（扩展版），每种手术有四种可能的治疗方案（表 3-1）。有些手术患者可能需要更长的恢复时间。这类患者需要在晨会交班时就开始手术。例如，眼科手术需要专科设备和能够充分培养临床医生潜力的培训体系。

框 3-1　审查委员会的 25 个"一篮子"手术程序目录

- 睾丸固定术
- 包皮环切术
- 腹股沟疝修补术
- 乳房肿块切除术
- 肛裂扩张及切除术
- 痔疮切除术
- 腹腔镜胆囊切除术
- 静脉曲张剥脱结扎术
- 经尿道膀胱肿瘤切除术
- 杜普韦特拉挛缩切除术
- 腕管减压术
- 腱鞘囊肿切除术
- 关节镜探查术
- 踇外翻矫正术
- 金属置入物取出术
- 白内障摘除术（有／无人工晶状体）
- 斜视矫正术
- 鼓膜切开术
- 扁桃体切除术
- 黏膜下组织切除术
- 鼻骨折切开复位术
- 蝙蝠耳矫正术
- 刮宫术／宫腔镜检查
- 腹腔镜探查术
- 终止妊娠术

框 3-2　英国日间手术外科协会"推车"手术程序目录

- 腹腔镜疝修补术
- 胸腔镜交感神经切除术
- 颌下腺切除术
- 甲状腺部分切除术
- 浅表腮腺切除术
- 乳房肿块广泛切除及腋窝清除术
- 尿道切开术
- 膀胱颈切口造瘘术
- 激光前列腺切除术
- 经宫颈子宫内膜切除术（TCRE）
- 眼睑成形术
- 经关节镜半月板切除术
- 经关节镜肩部减压术
- 乳腺切除术
- 鼻成形术
- 牙科手术
- 鼓室成形术

表 3-1　英国日间手术外科协会手术程序目录（2016）

治疗选择	根据住院时间选择
操作室手术	手术室外相对清洁环境中进行的手术操作，如全科医生外科手术
日间手术	传统日间手术
23h 日间手术	患者在 24h 内入院、出院
72h 内的日间手术	患者在 72h 内入院、出院

三、日间手术的缺点

培训和教育方案的制订增加了医护人员对日间手术照护途径的兴趣，并改变其对日间手术相关的负面态度。随着麻醉术前评估标准的提高和持续发展，从业者和医生需要在这一领域接受更多的教育。考虑到患者的家庭环境，一些患者觉得他们会给亲属带来负担。这可以通过对患者进行全面的术前评估来解决，包括提前制订出院计划和高质量的患者健康宣教。让患者了解日间手术可能是他们的最佳选择，降低他们的焦虑水平。日间手术患者须符合手术指征，需要一名照顾者在术后 24h 照顾他们，也需要一个合适的家庭休养环境。然而，医疗服务人员可能无法评估环境是否合适这一点（Jackson，2012）。

四、日间手术的护理

日间手术护理不同于病房或手术室护理，因为护士有可能在日间手术外科单元的所有区域工作。大多数计划中的日间手术单元都有术前评估、麻醉、手术、康复和病房区域。所有在日间手术单元工作的护士都应该在轮转的培训体系中接受训练，成为多技能、胜任各领域护理工作的护理人员。护理人员可以通过成为合格的麻醉护士、手术室护士和康复护士，以及熟练地进行手术前后的患者评估来扩大自己的临床实践范畴（Bailey et al，2019）。

护理人员的轮转制培训可有效维持较高工作满意度、工作效率和良好的职业道德水平。具有全科知识储备的护理人员使患者受益，突出了日间手术单元护士的专业角色。轮转制度可以防止护理工作变得过于常规，使护理人员能够胜任不同外科手术患者的护理工作（Bailey et al，2019）。

护理人员应该接受密集的训练获得各种技能，便于护士迅速适应日间手术病房中的轮转工作。她

们需要手术室护理技能、麻醉技术知识和术后护理的技术，同时还需具备良好的沟通技巧和人文关怀态度（Bailey et al，2019）。

（一）日间手术护理：患者照顾

日间手术现在被奉为 NHS 的"标准"，关键是要确保日间手术机构安全、有效的运行。接受日间手术的患者需要仔细筛选。手术患者必须符合日间手术的手术指征以便患者当天即能出院。如果术后恢复时间需要 1 天或者更久，对患者的影响会较大。住院治疗和出院后家庭康复将影响患者的社会生活。这将对日间手术的结局产生影响，需要提供必要的帮助和准备，实现患者满意和顺利康复。日间手术患者对手术治疗的恐惧和焦虑情绪应该被客观评估并给予干预（Anderson et al，2016）。

（二）日间手术的术前评估

第 1 章深入讨论了手术患者术前评估的作用。然而，值得注意的是，在日间手术中术前评估是患者手术日流程的基本组成部分。NMC（2018）指出，护理人员必须把接受护理服务的患者利益放在首位，将患者的护理和安全作为主要关注点，并确保患者的需求得到识别、评估和反馈。

术前评估是日间手术的首要环节。尤其在日间手术广泛开展的初期，日间手术患者有非常严格的纳入、排除标准。术前评估时充分告知患者相关信息，可降低其压力水平，有利于术后居家护理，参与术前评估的医务人员应接受相关培训。接受过术前评估培训的护理人员通常也会咨询有经验麻醉医生的意见，对病情复杂的患者进行反复评估，以免延误手术。

术前评估通常在日间手术单元内的指定区域进行，使患者和家属能够对医院环境有一定熟悉，并在入院时见到可能参与患者护理的工作人员（Anderson et al，2016；Bailey et al，2019）。

（三）进入日间手术病房

患者进入日间手术病房后，护理人员要在很短的时间内对患者进行护理评估、制订护理计划、实施护理措施，以满足患者需求。实施优质护理应使用有效的沟通技巧来传达信息，理解患者的恐惧和焦虑。保持良好沟通、维持放松心态、提供明确易懂信息是日间手术优质护理的基础。日间手术单元

的护理人员应该认识到，对患者来说手术是一个应激事件，无论手术大小，它都是患者焦虑的主要根源。然而，日间手术的情况可能看起来轻微，但没有所谓的"轻微的"全身麻醉。

患者进入日间手术病房时，护理人员要告知患者常规护理内容，提供充分的术前信息和指导。患者可能处于焦虑和紧张的状态，护理人员应评估其对术前信息的掌握程度，并留有时间让患者提问。护理人员要再次核查患者术前评估问卷，以便发现首次评估后患者健康状况有无变化，测量和记录患者的基线观察结果。确保术后有 1 名成年人照顾者带他们回家并在术后第 1 个 24 小时如影随形地照顾患者。这可以保障患者安全，因为全身麻醉可能会影响患者的协调能力和记忆力。因此，在患者入院过程中，应仔细核查患者的出院安排。

五、日间手术中的麻醉

没有所谓的"轻微的"全身麻醉。日间手术的麻醉技术在不影响患者恢复和术后出院的基础上必须确保实施充分麻醉与镇痛。因此，麻醉技术是在最大限度减少患者疼痛的水平上个性化定制的。通过避免使用可以延长住院时间的麻醉药物，以减轻患者的术后疼痛。此外，还将使用止吐麻醉技术来降低术后恶心和呕吐的发生率。显而易见，日间手术单元的麻醉技术应由麻醉医生主导。

理想的日间手术患者麻醉技术能产生低水平的心肺抑制，且麻醉诱导平稳、迅速。麻醉技术须有助于日间手术快速周转，无术后疼痛、恶心、呕吐症状的发生，使患者以最小的后遗效应快速恢复精神运动状态，允许立即出院。

患者可从病房走进手术室，在手术床或转运床上接受麻醉诱导。1 名护士或手术医生将护送患者进入手术室，确保手术患者身份的准确性。直到麻醉诱导结束，护士或手术医生一直守护在患者身边。

AAGBI 建议，日间手术应该由麻醉医师主导。规培麻醉医师也必须接受系统教育与培训，以便掌握日间手术患者麻醉管理的能力（Anderson et al，2016）。

麻醉技术

日间手术患者的麻醉技术需要根据患者情况个性化制订。目的是减少术后不良反应，加速术后康复。

最常用的麻醉诱导剂是异丙酚，它能够快速诱导，便于气道管理，尤其针对使用喉罩气道（laryngeal mask airway，LMA）的患者。维持患者麻醉状态有两种方法，一种是使用吸入性气体，如七氟烷和地氟烷；一种是全静脉麻醉技术（total intravenous anaesthetic technique，TIVA），这种技术减少对吸入剂的需要，降低了术后恶心、呕吐的发生率，有利于患者术后完全恢复认知功能（Quemby & Stocker，2014；Darwin，2015；Anderson et al，2016）。

预防性口服镇痛药如对乙酰氨基酚已被推荐为首选药物。在一个高速周转的日间手术单元，使用这些药物可以节省时间，因为患者能够更早的下床活动。然而，考虑药物对肾功能的影响，药物剂量需要个性化调整（Darwin，2015）。

可以在手术过程中给予镇痛，以确保患者尽可能处于无痛状态，例如，根据患者术中情况的需求使用芬太尼和阿芬太尼。日间手术镇痛的其他形式还包括使用局部麻醉药和非甾体抗炎药（nonsteroidal anti-inflammatory drug，NSAID）预防术后伤口疼痛。

如果患者需要通气，会给予肌肉松弛剂，包括去极化和非去极化两类。去极化肌肉松弛剂与乙酰胆碱作用相似，乙酰胆碱是一种神经递质，在体内被血浆胆碱酯酶自然分解。在英国临床使用的唯一去极化肌肉松弛剂是琥珀胆碱，在需要快速气管插管时使用。

非去极化肌肉松弛剂通过阻断神经肌肉交界处的终板膜的受体位点来发挥作用。非去极化肌肉松弛剂的作用必须被逆转，可以通过使用抗胆碱酯酶如舒更葡糖、新斯的明和格隆溴铵来完成。罗库溴铵越来越多地被用作琥珀胆碱的替代品，因为它的不良反应更少，并且使患者更快地恢复自主呼吸（Dean & Chapman，2018）。

如果患者要插入喉罩气道，首选 i-gel，因为它插入速度更快，并在设备上提供更佳的光纤视图。喉罩气道的缺点是，它不能用于胃饱胀或有反流病史的患者，因为它无法保护气道不受呕吐物影响，患者有误吸的风险。当然，这类患者也不符合日间手术的纳入标准（Dean & Chapman，2018）。

六、日间手术的麻醉复苏

日间手术的恢复可以分为两个不同的阶段：第一阶段恢复，患者直接从手术室出来；第二阶段恢复，通常是在患者出院的时候。在第一阶段的康复中，患者的护理与麻醉后患者的护理相同，即气道和疼痛管理，必要时给予术后恶心和呕吐的管理。日间手术患者的康复与住院患者的康复不同，患者将不会被允许"睡过去"，因为主要目的是出院。所有的护理措施和适当镇痛药都将给予患者，使患者更快进入第二阶段的恢复和顺利出院。

（一）第一阶段的恢复

大多数患者会在第一阶段的恢复阶段维持气道直至患者醒来。根据喉罩气道插管装置的类型，去除气道内分泌物，排气取出装置，通常鼓励患者自己取出。i-gel 是一种不需要充气的喉罩气道插管装置。

第一阶段恢复的两个最重要的领域是管理患者疼痛和预防术后恶心、呕吐。这些是患者不能从日间手术单元出院回家，而必须住院治疗的主要原因（Rae，2016）。

1. 疼痛管理　预防疼痛通过对患者预评估进行管理，在预评估中，患者被告知将会发生什么以及如何治疗疼痛。麻醉技术会包括患者恢复期无痛策略，每个单元都有患者术后回家的镇痛方案。显然，术后避免使用阿片类药物，而使用其他镇痛药，但是如果患者确实需要阿片类药物，不能停用。当这种情况发生时，要积极处理，患者必要时需住院治疗。

2. 术后恶心和呕吐的管理　术前对患者术后恶心和呕吐发生情况进行风险评估是很重要的，以便在术中进行适当管理。注重术中液体管理和局部阻滞或 NSAID 的使用，可以降低术后恶心和呕吐的发生率（Apfel et al，2012；Quemby & Stocker，2014；Darwin，2015）。

（二）第二阶段的恢复

一旦患者意识清醒，疼痛控制达到适当水平，术后无恶心和呕吐发生，所有观察结果均在正常范围内，将进入第二阶段的恢复。这将因日间手术护理单元而异。有些单元的患者躺在床上／手推车上，而有些单元的患者躺在躺椅上。护理人员要把握时机鼓励患者下床活动，并开始进食。一旦患者达到预定的出院标准，将安排患者回家。

七、日间手术患者出院标准

在日间手术单元，通常由护士按照医务人员事先制订的方案安排患者出院。麻醉医师和外科医生完成患者术后查房后，护理人员负责评估患者是否适合出院。所有患者都必须符合医务人员事先制订的一系列出院标准（框 3-3）。如果护士关注到患者的病情变化，麻醉医师或外科医生应返回日间手术单元，重新评估患者。

> **框 3-3　出院标准**
>
> - 患者保持清醒、有定向力
> - 患者可以耐受饮食和液体，即不呕吐
> - 患者已排尿，尽管许多日间手术单元并不坚持这样做
> - 患者感到舒适、活动自如，即无疼痛
> - 基线观察结果良好
> - 伤口观察结果良好，即伤口敷料干燥、没有新鲜出血
> - 安排后续随访（若有需要）
> - 提供活动辅助工具，如助行器（若有需要）
> - 全科医生给患者提供出院证明
> - 提供文字或书面的出院信息
> - 提供出院带药（若有需要）

未能达到所有这些标准意味着患者将延迟出院或转移到住院病房。医务人员不能做出任何妥协，因为患者安全是至关重要的，只有符合出院标准的患者才能出院回家。Rae（2016）总结了各类研究，提出患者重新入院的原因有术后恶心和呕吐、尿潴留、疼痛、出血、胸痛和药物不良反应等。

接受日间手术的患者要在接受全身麻醉后的几个小时内回家好好护理自己，需要大量的教育和支持。日间手术单元的护士有责任在有限的时间内，在患者出院前进行健康宣教。

术后信息

以书面和口头说明的形式提供清晰的术后信息很重要，因为患者在全身麻醉后理解和记忆信息的能力可能会受到影响（Quemby & Stocker，2014；Bailey et al，2019）。因此，护理人员发展和保持高水准的人际关系和健康宣教技能非常重要。很多患者有不切实际的期望，认为他们在医院待的时间短，就会在回家前完全康复。因此，强调患者的健康教

育和指导的重要性。出院前，护士必须核查患者是否了解他们的居家护理，提供联系人信息以及如何应对紧急情况的信息，提供有关疼痛管理和伤口管理的建议。还应提供下一步预约、缝合／拆钉和具体术后护理指导的细节（框 3-4）。

框 3-4　患者出院指导

- 如果需要，如何以及何时服药
- 如何进行伤口护理，例如，何时拆除敷料
- 伤口缝线／缝合钉没有移除的情况下何时洗澡
- 何时做什么康复锻炼
- 何时返回工作岗位
- 术后何时开始开车
- 关于饮食和液体的建议，如术后 24h 内避免饮酒
- 是否需要进行门诊随访
- 何时拆除缝线／缝合钉
- 如何应对术后恶心和头晕
- 术后可以进行和不可以进行的活动，例如，出院后 24h 内不开车或操纵机器

康复理疗师可以在患者出院前进行指导，指导术后锻炼注意事项和助行器的正确使用方法，同时进一步提供书面指导意见。

安排患者出院的护士应确保患者完全了解麻醉药物产生的影响，以及术后 24 小时内不开车或饮酒的重要性。照顾患者的陪同人员负责从日间手术单元接走患者，因为患者不得独自开车或乘坐公共交通回家。护士有责任确保患者住院期间直至出院后的安全，须确保充分安排患者术后护理，并在必要时使用辅助设施。告知患者必须遵守医生的安排。以及不遵守严格的标准可能会给患者带来不愉快甚至危险的后果，医护无法承担。

八、结论

本章讨论日间手术患者的护理原则。尽可能追踪患者整个日间手术的全流程。日间手术是团队的合作，在该区域内工作的护理人员须熟练掌握多个领域的护理技能。随着新型手术技术的发展和日间手术护士角色重要性的增强，护理专业发展空间广泛。

大多数患者更喜欢在医院待一天或半天，然后回到自己熟悉的环境中康复，因此，日间手术也更受患者欢迎。

要点总结

- 符合日间手术指征的患者普遍欢迎和接受这种手术方式。
- 日间手术带来的经济效益通过减少手术排队时间和节省成本体现。
- 麻醉技术和手术方案必须根据患者的出院结局而调整。
- 出院计划和患者教育是日间手术单元护士职责中的重要内容。

反思性学习要点

- 日间手术单元如何进行患者疼痛管理？出院时给予患者什么样的管理建议？
- 患者日间手术后没有成年照顾者陪同回家，怎么处理？
- 描述你所在医院日间手术单元医务人员的角色和职责。

第 4 章　外科患者围术期的压力与焦虑

Perioperative stress and anxiety in the surgical patient

Chloe Rich　著　　刘茜茜　译

主要目标

- 论述成人围术期压力和焦虑的概念。
- 评估导致外科患者压力和焦虑的关键因素。
- 重视缓解外科患者压力和焦虑的益处。
- 运用缓解外科患者压力和焦虑的各种方法。

需要思考的问题

- 外科患者的压力是如何表现出来的？
- 描述护士在缓解外科患者压力和焦虑方面所起的作用。
- 列举可能使外科患者产生压力的因素，并描述如何消除或减少这些因素。

一、概述

本章将探讨外科患者围术期压力和焦虑的概念，包括当前的影响因素和降低患者压力和焦虑的方法。长期以来，人们一直认为手术是造成心理压力的原因。压力可以定义为机体对外部需求的反应，包括生理、心理和情绪的调节或反应（Kumar & Bhukar，2013）。压力源是任何引起生理应激反应的生理或心理威胁，如对安全和健康的威胁，或者疼痛（Hannibal & Bishop，2014）。

手术创伤是引起内分泌系统、中枢神经系统和免疫系统的心理生理应激反应的一种已知的身体应激（Ramos et al，2008）。压力反应始于大脑中负责处理情绪数据的杏仁核，杏仁核将威胁信息传递给下丘脑，而下丘脑反过来唤起交感神经系统的反应。

下丘脑首先激活肾上腺髓质（腺体）分泌肾上腺素和去甲肾上腺素进入血液循环，可增加心率、

呼吸频率，升高血压；还可以扩张支气管，收缩小动脉，刺激汗液分泌，瞳孔扩张和减少胃肠道活动，使循环血量为重要器官和肌肉提供能量。肾上腺素会触发葡萄糖和脂肪从临时存储区释放到血液循环中，以平衡增加的能量消耗。这种短期反应是一个炎症过程，其功能是破坏入侵的微生物（Hannibal & Bishop，2014）。

然后，下丘脑释放促肾上腺皮质激素释放激素，刺激脑下垂体合成并分泌促肾上腺皮质激素（adrenocorticotropic hormone，ACTH）进入血液循环。ACTH 作用于肾上腺皮质区，在压力源开始大约 15min 后触发糖皮质激素（皮质醇）的系统持续释放（Dedovic et al，2009）。皮质醇的作用包括促进葡萄糖和脂肪代谢，抑制非重要器官系统，减少炎症，从而实现对压力的管理。

刺激的威胁性或恐惧感对每个个体来说是主观的。这种未来威胁的内在预期是焦虑。杏仁核通过

启动交感神经和神经内分泌应激反应来应对恐惧或危险，以恢复体内平衡（Mora et al，2012）。压力和焦虑是相互关联的，围术期的医务工作者可以直接参与它们的识别和管理中。

二、外科患者的焦虑

焦虑是人体对感知到的生理或心理威胁的"警报"反应（Ahmetovic-Djug et al，2017）。专家认为，有些人天生就更容易感到恐惧和不适，但过去的事件也有可能成为某种特定焦虑的触发器（Alanazi，2014）。焦虑的患者通常表现出紧张的行为，对越来越多的刺激更加敏感和警觉（Muglatti & Komarik，2008）。

Kindler 等（2000）提出围术期焦虑可分为三类：对未知的恐惧、对不适感的恐惧和对生命的恐惧。围术期焦虑的常见诱因包括等待手术、害怕残疾、担心术后疼痛、丧失独立性、对未知的担忧、与家人分离和死亡（Ay et al，2014；Yilmaz et al，2012）。其他学者认为，诱因还包括担心术后恶心和呕吐、脸被遮盖、插管、陌生人信任感缺失以及担心在手术中醒来（Mitchell，2010；Pierre & Whelan，2012；Gilmartin & Wright，2008）。

术前焦虑还与患者的某些因素有关，包括文化程度低（Chan et al，2004；Wang et al，2008）、女性（Ayral et al，2002；Jawaid et al，2007；Perks et al，2009）、年龄（Chan et al，2004）、手术范围和类型（Jawaid et al，2007）、婚姻状况（Karanci & Dirik，2003）和社会支持水平（Lincoln et al，2005）。女性、有文化、独居、社会支持水平较低的患者，围术期焦虑水平明显较高（Yilmaz et al，2012）。

随着区域和局部麻醉在外科手术中的应用越来越多，医务人员还必须考虑这些技术的不同关注点。总体来说，在局部或区域麻醉下进行手术的患者不会那么焦虑（Mitchell，2012a）；但当他们看到自己的身体被"切开"，麻药消退太快，并且能感觉到医生在做什么时，还是担心手术过程会很痛苦（Mitchell，2008）。

腹腔镜手术技术的推广以及麻醉实践的进步，再加上英国国家医疗服务体系面临降低成本和提高患者满意度的压力，大大减少了手术患者住院的需要。日间手术的发展也极大地增加了不需要住院的手术种类，总体上提高了患者对手术过程的满意度（McWhinnie，2018）。但是，这种现代方法限制了围术期医务人员与患者互动、缓解患者焦虑以及在手术当天提供信息的能力（Jlala et al，2010）。日益复杂的日间手术程序要求医生在短时间内为患者提供详细的康复信息，这在术后护理病房体现最为明显。

最后要考虑的是减少在麻醉室中进行麻醉诱导。麻醉医生强烈认为，在麻醉室中麻醉患者最重要的原因是环境安静，干扰少，对患者体验有积极的影响（Velzen et al，2015）。英国皇家麻醉医生学院和 AAGBI 的 NAP5 报告（2014）特别指出，迄今为止缺乏公开发表的关于在手术室与在麻醉室麻醉患者之间的焦虑水平差异的证据。一部分接受调查的患者更喜欢在麻醉室中麻醉，因为麻醉室感觉更温暖、更小、更舒适，看上去不那么技术化、不那么吓人，也更熟悉。相比之下，另一部分人更喜欢在手术室里麻醉，因为那里感觉更宽敞、明亮、通风，色彩更好，而且他们不希望在麻醉后被转移。这种差异进一步证实了焦虑是主观的，应在个体患者的基础上进行管理。NAP5 报告的结论是，各科室应排除将患者焦虑作为使用麻醉室进行诱导的主要原因。

三、缓解外科患者焦虑的益处

围术期焦虑虽然严重影响患者预后，但仍认为其是患者手术经历的正常部分（Mitchell，2012b）。焦虑的生理反应包括心动过速、高血压、体温升高、出汗、肌肉紧张、恶心，以及触觉、嗅觉或听觉增强（Alanazi，2014；Pritchard，2009）。患者还可能表现为手抖、口干、头痛、背痛和"斑点状"皮肤（Keegan，2003），所有这些症状都可以帮助医生识别患者的焦虑。心理影响包括坐立不安、注意力不集中、神经过敏、不可预测性和表达不合逻辑的想法（Robinson et al，2013）。这些负面情绪会增加影响免疫系统行为的可能性，例如，睡眠不足、营养不良和活动减少（Vileikyte，2007），进而延迟伤口愈合和恢复。围术期焦虑可能会持续影响患者的日常活动能力和生活质量（Wong et al，2010）。

众所周知，焦虑会加重气道反应性疾病，如慢性阻塞性肺疾病（chronic obstructive pulmonary disease，COPD）和哮喘，并会增加患者全身麻醉期间支气管痉挛的风险（Kocaturk & Oguz，2017）。它直接与麻醉剂诱导期间不良事件发生率的增加和患者围术期康复有关，包括术后疼痛增加，镇痛和麻醉药量增加，以及使患者暴露于更大的生理变化和血流动力学变化，如低血压、心动过缓和呼吸抑制（Caumo & Ferreira，2013；Pritchard，2009）。

作为"战斗或逃跑"反应的一部分，焦虑的患者会出现外周血管收缩和舒张（Pritchard，2009），这使得医生插管更加困难。由于多次尝试以及相关的疼痛和不适，焦虑水平会再次上升。总体而言，围术期焦虑与住院时间延长和患者满意度下降有关（Caumo & Ferreira，2013）。

四、缓解外科患者焦虑的方法

有学者认为，长时间等待并信息缺乏、不够尊重、同理心不足，都增加了患者和家属的焦虑，导致人们对医疗体系的信心下降（Jangland et al，2009）。因此，简单的安抚措施、信息随时更新可能会对患者的整体手术体验有很大的影响。由于感觉和反应性增强，焦虑的患者对手术环境的反应更大。诸如机器上的报警声、不熟悉的医疗设备以及打开手术器械时的噪音等因素都能显著增加患者的焦虑（Haugen et al，2009）。随着越来越多的患者在手术室接受麻醉，更应考虑到这些因素，并做出相应的解释和安抚。

众所周知，长时间的等待会导致无聊和焦虑，而一个干净和高效的环境可以唤起专业和安全感（Mottram，2011）。有意识的手术患者当在手术室内接受了更多的视线、声音和气味时，可能会产生额外的恐惧和不适。建议在麻醉前及时与患者沟通，在整个手术过程中提供一些身体的接触，减少环境给患者带来的影响，并允许患者在麻醉中或麻醉后有人陪伴，这些都是有益的（Mitchell，2012b）。围术期医护人员熟悉手术环境、手术程序和患者将面临的体验，这对他们利用非药物干预来缓解患者焦虑是非常有利的。每位护士必须确保自己的行为可使患者的利益最大化，包括帮助患者管理和应对围术期的压力和焦虑（Nursing and Midwifery Council，2018）。

（一）提供信息和有效沟通

与患者建立和保持有效的治疗性沟通是减少围术期焦虑的第一步。治疗性沟通可以定义为通过积极倾听（聆听、理解和相信患者）来表现出对患者的照顾、真诚的关心和同理心，以及将患者视为一个独立的个体来对待（Levett-Jones，2014）。重要的是要记住，每位手术患者都会想起他们自己以前的经历和焦虑，也将有自己应对压力和焦虑的方式。

患者教育被广泛用于减少围术期焦虑，基于患者需求的教育效果最佳（Wongkietkachorn et al，2018；Ndiosi & Adebajo，2015；Ndiosi et al，2015）。这要求在提供教育之前评估患者的个性化需求，以确保信息和传递方法能够支持患者的应对方式。Grieve（2002）提出了一种受欢迎的模型，即个体应对焦虑的四种主要方式：警惕型、回避型、波动型和弹性型。警惕型应对方式的患者需要更多的信息来减少焦虑，而回避型的患者喜欢少量的信息；波动型的患者通常需要少量的信息，但在某些情况需要更详细的信息，而弹性型的患者能够适应提供给他们的任何信息。

医务人员必须确定患者的应对方式，以防止患者焦虑无意中升高，例如，使用宣传单或视频演示向回避型的患者提供扩展信息。因此，护士或医生可以与患者共享决策，以确定出于安全起见，他们需要提供的信息范围，以及患者希望获得的任何进一步信息。与传统的患者教育相比，使用基于需求的教育方式可以减少焦虑，提高整体满意度，所需时间也更少（Wongkietkachorn et al，2018）。这与强调学习应该匹配个人背景和需求的成人理论是一致的。

总体而言，提供有关手术环境和安全程序的简单说明，消除常见的误解，可以使患者放心，并帮助他们感到更加自在（Mitchell，2010）。有效的言语交流，包括说话的语气和语速，可以传达理解、同情或同感和认可。但是，使用专业语言可能会妨碍患者做出知情决定的能力，任何仓促的或患者不感兴趣的言论都可能会增加他们的焦虑（Pritchard，2011）。积极倾听，给予患者积极的非语言交流和鼓励，反过来可以让患者安心，并在治疗关系中建立信任（Kornhaber et al，2016）。研究表明，接受全身麻醉的患者可能比局部麻醉或半身麻醉的患者需要更多的信息（Mitchell，2012a）。需要注意的是，不能假定患者会记住所有被告知的内容，因为焦虑会干扰理解和记忆。

护士和医生还可以采取其他措施来减轻患者的焦虑，包括增强自我效能、增强自我控制能力以及使用自我疗法（Mitchell，2012b）。在适当的情况下，提供次要选择和让患者参与决策过程是提高患者自我控制意识的最有效措施。可以简单地让他们选择衣着，或询问他们希望测量哪只耳朵的温度。提高自我效能重点在于增强患者对手术经历的应对能力。自我效能程度高的患者手术后恢复更快（Brembo et al，2017）。使用积极的话语让他们放心，缓解对关键方面的担忧，如疼痛控制和术后康复等，最终将提升他们对体验的积极态度。自我疗法的目的是使用支持性干预措施，包括医疗保健专业人员或亲属在身体和情感上的近距离存在。它可以从社会支持、乐观态度和认知应对策略 3 个方面来考虑，例如，使用"您入睡后，护士会不断巡视"和"所用的药物非常安全有效"之类的短语，可以减少患者的负面想法（Chan et al，2012）。

（二）替代疗法

为减轻外科手术患者焦虑，目前正在进行的干预研究有虚拟现实、智能手机应用程序、术前麻醉访视、催眠疗法、手部按摩、芳香疗法和针灸。所有的干预手段都有一定的支持证据，但需要进一步的研究来形成有根据的结论。

1. 音乐疗法　音乐疗法是一种有效减轻手术患者压力和焦虑的干预措施（Wu et al，2017；Wakim et al，2010；Arsian et al，2008）。大多数回顾性研究表明，听音乐对患者心理和生理结局都具有积极影响。患者接受音乐疗法可能会降低血压、呼吸频率和心率（Lee et al，2014；Hu et al，2013），以及减少恐惧、焦虑和术后疼痛的感觉（Lin et al，2011）。在不同的临床条件或医疗保健系统中，所得结果没有显著差异，研究强烈表明，当患者能够选择他们所接触的音乐类型时，会出现更有利的结果。在适当的情况下，允许患者在术前、术中、术后听自己选择的音乐或从家里带一个便携式音乐设备，可以培养一种熟悉感，并增强患者的自我效能感。研究认为，音乐的节奏不仅能分散患者对周围环境的注意力，产生积极的想法，还能减少神经递质的分泌和自主神经系统的活动。总之，音乐疗法是一种简单、安全、经济有效的干预手段，可以帮助患者降低焦虑水平。

2. 认知行为疗法　认知行为疗法（cognitive behavioural therapy，CBT）是一种结合认知和行为干预以减少压力和焦虑症状的心理治疗形式。这种技术包括心理教育、认知重建、暴露疗法和（或）放松训练。这些干预旨在改变与焦虑情绪相关的消极和非理性思维模式。大量试验发现，认知行为疗法是治疗特定焦虑症的有效方法，包括广泛性焦虑症、恐慌症、社交焦虑症、创伤性应激障碍和强迫症（Heilmann et al，2016；Aust et al，2016；Dao et al，2011）。学者建议，术前接受认知行为疗法治疗的患者，并在手术过程中仍继续使用，其围术期焦虑水平将大大降低。

3. 放松技术　放松和冥想在缓解焦虑方面有着巨大的潜力（Appukuttan，2016）。必须指出的是，缓解围术期焦虑最有效的技术还需要进一步的研究，而这种干预技术需要患者事先接受学习，然后才能实施。

充分证据表明，冥想疗法是减轻手术患者焦虑症状的有效疗法（Chen et al，2012）。冥想一直被证明可以降低可能会引起生物学焦虑反应的皮质醇、肾上腺素和去甲肾上腺素水平（Brand et al，2012）。冥想通过训练个人调节和控制思想，以减少焦虑，调节应对机制，促进对压力的平静反应。这种方法涉及一整套的用于调节呼吸和身心的生物、行为和认知变化。

深度放松或腹式呼吸是帮助患者减轻紧张感和防止过度通气的重要技术（Appukuttan，2016）。腹式呼吸是通过有意识地收缩膈肌来实现，以进行平滑、缓慢和有规律的呼吸。它减少了胸部张力，每次呼吸为身体提供了更多的氧气，并减少了呼吸的整体工作量（Ma et al，2017）。

想象放松训练是一种身心干预，利用患者自身的想象和心理过程，通过感官对一个物体、地点、事件或情境形成心理表征（Felix et al，2018）。例如，让患者想象自己正站在温暖的阳光下，在沙滩上，聆听海浪拍打海岸的声音。这种技术侧重于用令人愉悦的图像来取代消极或压力的感觉，已证实其可以有效地降低腹腔镜减重手术患者的焦虑水平（Felix et al，2018）。目前需要用更大的样本、更多样化的样本收集更多的证据，以形成对其总体有效的有根据的结论。

（三）药物干预

RCOA（2012）对术前镇静来缓解患者焦虑的立场是，术前用药不应成为成人术前缓解焦虑或抑制焦虑的主要手段。但是，有充分的证据支持，在非药物手段不能减轻患者焦虑的情况下，可使用术前镇静。皇家麻醉医生学院提出了一个最佳实践标准，即麻醉医生有机会在这些情况下对 100% 的手术病例进行术前镇静用药，但得认识到这种做法的常见障碍，包括患者入院就立即进行手术、入院名单顺序或时间的变更，以及当日设备无法供应需要镇静的患者。镇静药物的选择取决于个人、手术的性质、使用的麻醉剂以及其他因素，如康复设施。这种性质的术前用药不仅可以缓解焦虑，还可以增强麻醉作用，提供一定程度的术前遗忘。

术前给药最常见的镇静药物是苯二氮䓬类，如咪达唑仑、劳拉西泮、替马西泮和地西泮（BNF，2019）。这些药物可以口服、滴鼻或静脉注射，通常是在患者到达手术室后由麻醉医生给药。地西泮可产生伴有遗忘的轻度镇静，并在服用数小时后会再次出现嗜睡。替马西泮的作用时间短，比地西泮起效快，其抗焦虑和镇静作用可持续约 90min。劳拉西泮产生的镇静作用比替马西泮更持久，并有明显的失忆效果。咪达唑仑通常是麻醉医生首选的苯二氮䓬类药物，因为它镇静和抗焦虑作用迅速，并且恢复速度也快。老年人、心排血量低或反复给药的患者应慎用，静脉给药时咪达唑仑具有深度镇静作用。这些药物常见的不良反应包括意识模糊、头晕、嗜睡、低血压、恶心和呕吐、呼吸抑制、疲劳和睡眠障碍。因此，必须权衡给药的风险与患者焦虑水平。常服用苯二氮䓬类药物或酒精依赖或药物滥用的患者通常需要比平时更高的剂量，以对抗药物的耐受性。苯二氮䓬类药物的不良反应可以用氟马西尼来治疗和逆转，但由于其半衰期较短，可能需要二次给药以防止再次镇静。可乐定和右美托咪定是镇静用药的替代药物，其镇静作用是药物的不良反应。

五、结论

围术期的压力和焦虑仍然是外科患者的一个持续的威胁，对他们的身心健康和幸福产生负面影响。这一领域需要进行更多的研究，以弥补现有的知识差距。正如本章所讨论的，医护人员可以采用许多干预措施来降低患者的焦虑水平。非药物技术包括基于需求的患者教育和有效的治疗沟通，是减轻患者焦虑水平的最有效和最安全的干预措施。

其他替代技术如音乐疗法，已被证明是有效的，但可能还没有得到充分应用，因为方便患者携带自己的设备或为每个患者准备一个现成的设备存在困难。进一步的替代疗法，如放松技术和认知行为治疗，在最近的研究中已显示出积极的效果，但由于需要人力和资源来指导患者和加强训练，其目前应用受到限制。

如果无法通过以上技术缓解患者的高度焦虑，可以给患者使用术前镇静，最常见的是苯二氮䓬类药物，具有镇静、抗焦虑和遗忘的作用。在使用这些药物或护理术前镇静的患者时，护士或医生必须了解潜在的不良反应和逆转过程。

要点总结

- 与外科患者建立并保持有效的治疗沟通是减轻围术期焦虑的第一步。
- 患者教育被广泛用于缓解围术期焦虑，基于患者的需求教育提供了最有效的途径。
- 音乐疗法是一种缓解外科患者压力和焦虑的有效方法。
- 放松和冥想疗法在缓解焦虑方面有着巨大的潜力。
- 充分证据表明，在非药物手段不能减轻患者焦虑的情况下，可使用术前镇静。

反思性学习要点

- 什么是"谈话疗法"？
- 什么是正念？如何练习？
- 描述补充疗法和替代疗法之间的区别。

第5章 手术患者的伤口愈合

Wound healing in the surgical patient

Nigel Conway 著　潘 虹 译

主要目标

- 描述皮肤结构和功能。
- 讨论伤口闭合的不同机制。
- 讨论伤口愈合的正常生理和可能影响伤口愈合的因素。
- 列出伤口愈合中使用的各种方法。
- 讨论外科伤口引流管的使用和护理。
- 讨论手术患者伤口的护理原则。
- 讨论伤口愈合的潜在术后并发症。

需要思考的问题

- 急性和慢性伤口的特征是什么?
- 描述伤口愈合的阶段以及护士在优化伤口愈合中的作用。
- 什么是肿瘤坏死因子?

一、概述

伤口可分为两大类型。

- 急性伤口,包括手术和创伤伤口。
- 慢性伤口,包括静脉和动脉溃疡、糖尿病性溃疡和压力性溃疡。

本章探讨急性伤口愈合。

皮肤系统是由皮肤、毛发、指甲和外分泌腺组成的器官系统。根据患者的手术治疗干预,手术伤口由皮肤和下层结构上的切口形成。外科手术通常在清洁、经过特殊设计的手术室环境中进行,无菌和感染预防是重点。

常见的普通手术切开和伤口示例见图5-1。

大多数手术伤口都是一期愈合,医疗保健专业人员的干预极少。这些年来,手术切口的类型、手术方法、伤口闭合所用的方式和材料的类型,以及在诊治过程的耗时长短发生了变化,这反过来影响了当代伤口处理的方法。

外科伤口处理的主要原则如下。

- 实现伤口愈合。
- 避免并发症(如感染)。
- 实现最佳的患者舒适度和疼痛控制。
- 考虑患者的身体形象并确保瘢痕美观。
- 促进患者尽快恢复正常或接近正常的生活方式。

可以通过术前评估、计划、护理实施、患者教

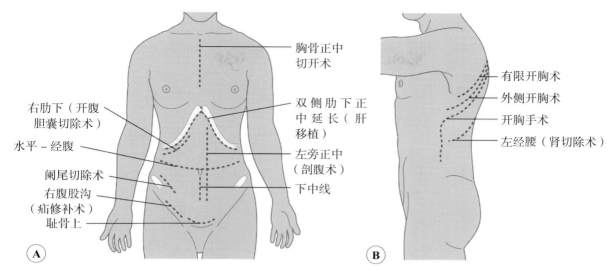

▲ 图 5-1　成人躯干常见的手术切口部位
引自 https://thoracickey.com/surgery-for-adults-2/.

育以及伤口恢复 / 愈合的评估，最大限度地减少手术伤口的围术期和术后并发症。充分地认识和理解皮肤的解剖结构和功能，伤口愈合的基础结构和生理以及可能干扰此过程的因素，对于优化伤口护理标准至关重要。

这种知识和理解对于评估具有手术伤口的患者和后期管理（关于清洁和应用适当伤口敷料的）至关重要。

几乎每个护士在职业生涯的某个阶段都会照顾有伤口的人，有些护士每天都会照顾这类患者。所有护士都应遵守当地的政策和规程，知道如何识别、评估和有效治疗常规伤口。护士必须提供循证护理，确保患者的安全至关重要。NMC（2018）要求护士根据现有的最佳证据，最大可能地评估需求并提供治疗或治疗建议或提供帮助（包括预防性或康复护理）。这些原则适用于促进伤口护理。

二、皮肤的结构和功能

皮肤是皮肤系统中表面积最大的器官。它覆盖了身体并为底层结构提供了保护。身体不同部位的厚度各不相同，色素沉着也有所不同（Tortora & Derrickson，2017）。

皮肤具有以下 5 个主要功能。

- 防护：作为物理屏障，保护底层结构免受轻微的机械伤害，如化学物质和气体、细菌入侵、脱水、冷、热和紫外线（ultraviolet，UV）辐射。

- 感觉：作为人体的感觉器官，它包含许多对温度、化学变化、疼痛、触摸、压力和振动敏感的神经末梢，促进对外部环境的感知觉过程。

- 温度调节：在保持恒定的核心温度方面起着至关重要的作用。皮肤表面的热传导、对流或辐射促进了体内平衡。汗液的分泌和蒸发有助于降低体温。血管舒张和收缩的循环机制有助于控制体温。

- 排泄：水、盐和其他有机物质通过皮肤排泄。

- 维生素 D 的合成：紫外线对皮肤的作用刺激皮肤细胞从 7- 脱氢胆固醇中合成维生素 D，从而间接促进肠 / 肠中钙的吸收。

皮肤也具有吸收能力。该生理因素可在临床上用于管理治疗 / 药物以下几种。

- 雌激素。

- 三硝酸甘油酯（glyceryl trinitrate，GTN）。

这些激素 / 药物可以用作缓释皮肤贴剂，使该物质通过皮肤缓慢吸收（Montague & Watson，2005）。

注意：如果个人不小心将化学药品洒到皮肤上，这种吸收能力也可能产生负面后果，这些化学物质（如石油化工物质、挥发性麻醉剂）可能被吸收进入循环系统，继而对人体产生有害的生理效应。

皮肤是复杂的多边结构，由表皮、真皮和皮下组织组成（图 5-2）。现在将讨论这些层和每一层内的结构。

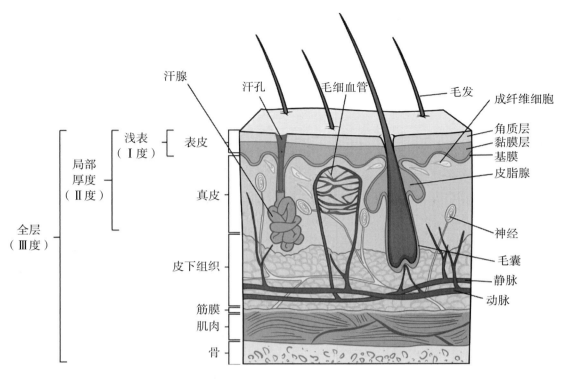

▲ 图 5-2　皮肤的解剖结构（此图彩色版本见书末）

引自 Klas K.S.A., (2013), Chapter 20, Burns. In Sole, M.L., Klen, D.G., & Mosely. M.J; Introduction to critical care nursing (6th edn.). Elsevier Inc.

（一）表皮

表皮是最浅层，与真皮相连。它是无血管的，从下面的真皮层吸收营养。表皮由角化的层状鳞状上皮细胞组成。

此层中有四类细胞：角质形成细胞、黑色素细胞、朗格汉斯细胞、Merkel 细胞。

上皮细胞产生于基底层，并在 40～56 天内逐渐向上迁移。

根据身体所处的位置，表皮有不同的厚度（五层细胞中的四层）。第一层紧邻真皮，是基底层。细胞分裂在这里发生，细胞浸入真皮，进入周围的汗腺和毛囊。角蛋白是由在这一层的角质形成细胞产生的。角蛋白是一种不溶性蛋白质，可抵抗温度和 pH 的变化，并有助于防水和保护皮肤。在表皮中也有 Merkel 细胞（图 5-2 和图 5-3），Merkel 细胞与感觉神经元的末端接触，参与触觉。第二层是棘层，其中包含刺状细胞或棘细胞和朗格汉斯细胞（Tortora & Derrickson，2017）（图 5-4）。

刺状细胞或棘细胞是产生角蛋白的表皮细胞，其名称源于它们刺状的外观。这些"刺"形成了众多

细胞内连接或桥梁，防止分离的。它们构成表皮的棘层（刺层），并为下层组织提供连续的网状保护层。朗格汉斯细胞参与免疫应答，并被认为在过敏性或免疫性皮肤疾病中发挥作用（Beldon，2010）。

第三层为颗粒层（图 5-3），角质形成细胞变平并聚集成层状颗粒。层状颗粒的分泌减缓了体液的流失和异物的进入（Tortora & Derrickson，2017）。

第四层为透明层，可见于手掌和脚底的厚皮（即过度磨损和撕裂的区域）。该层中的细胞开始发生核变性，包含大量角蛋白。

第五层也是最后一层为角质层，由多层完全由角蛋白填充的死细胞组成。由于摩擦和洗涤，这些细胞不断地从体表脱落（脱屑）。它们还具有吸收多余水分的能力（Montague & Watson，2005）。

（二）真皮

真皮位于表皮之下（图 5-2），是构成皮肤的主要部分，提供力量和弹性。它由含有胶原蛋白和弹性纤维的结缔组织、血液和淋巴管、感觉神经末梢、毛囊、汗液和皮脂腺形成。在真皮 – 表皮交界处，黑色素是由黑色素细胞在阳光的照射下产生的。黑

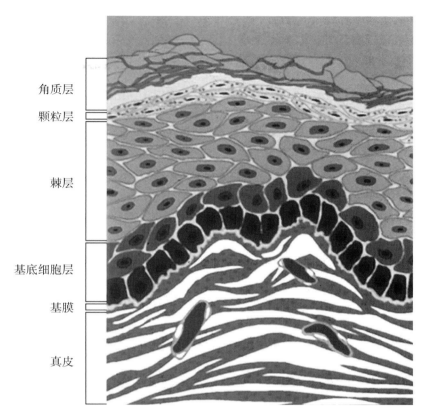

角质层
颗粒层
棘层
基底细胞层
基膜
真皮

▲ 图 5-3　表皮层（此图彩色版本见书末）

引自 Bennon, S.D (2011). Epidermal layers and papillary dermis, In; Fitzpatrick, J.E., & Morelli, J.G., Dermatological Secrets Plus (4th edn.). Elsevier Inc.

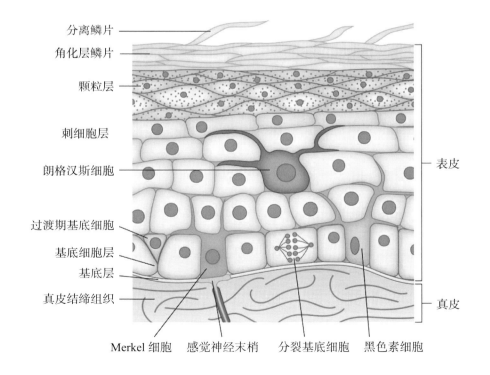

分离鳞片
角化层鳞片
颗粒层
刺细胞层
朗格汉斯细胞
过渡期基底细胞
基底细胞层
基底层
真皮结缔组织

表皮

真皮

Merkel 细胞　　感觉神经末梢　　分裂基底细胞　　黑色素细胞

▲ 图 5-4　表皮层内的特殊细胞（此图彩色版本见书末）

色素为不同的身体结构（如头发、虹膜和皮肤）提供颜色。黑色素的主要功能是保护人体免受紫外线的伤害（Tortora & Derrickson，2017）。

真皮的上部为乳头区，由一系列称为真皮乳头的波状组成（见图 5-2）。这种结构上的波动防止在皮肤上施加剪力时表皮从真皮上脱落。网状层是真皮的剩余部分。它由致密、不规则排列的结缔组织组成，其中包含相互交错的胶原网状纤维和椎间弹性纤维束。毛囊、感觉神经和汗腺位于这些纤维的间隙中（Montague & Watson，2005）。

真皮由基质、结缔组织和细胞构成。基质是无定形基质，类似于凝胶。这种凝胶为结缔组织提高了庞大的体积。胶原蛋白、弹性蛋白、纤维连接蛋白和其他细胞通过它渗透。这种凝胶状物质由水、电解质、糖蛋白和蛋白聚糖组成，由成纤维细胞合成（Waugh & Grant，2018）。

胶原蛋白、网状纤维和弹性蛋白纤维是由位于真皮中的中胚层纤维产生的。胶原蛋白是一类具有极大拉伸强度的结缔组织蛋白。这些纤维聚在一起形成厚束，其中形成许多交联，增加了它们的整体结合强度。胶原蛋白是重要的结构支持，还可以控制其他细胞功能，包括细胞形状和分化。抗坏血酸是胶原蛋白形成所必需的。

胶原蛋白有不同的类型，其中 I 型和 III 型在伤口愈合中很重要（Penelope et al，2018；Rangara et al，2011）。I 型通常与 III 型胶原物理结合。在伤口愈合的早期阶段，III 型胶原蛋白占主导地位。在康复的后期阶段，I 型合成更占优势。网状纤维形成真皮中的框架，并包裹胶原蛋白束。黄色分支弹性蛋白纤维为皮肤提供弹性和回弹（Tortora & Derrickson，2017）。

在真皮中发现的其他细胞包括以下几种。

- 成纤维细胞：在与胶原蛋白和弹性蛋白合成相关的胶原蛋白束之间发现。
- 组织巨噬细胞（组织细胞）：游走的吞噬细胞。
- 组织肥大细胞：在血管和毛囊附近产生组胺和肝素。
- 白细胞：中性粒细胞、淋巴细胞和单核细胞是不断在血管之间移动的短暂细胞（Peate & Muralitharan，2016）。

皮肤血管位于真皮内，交感神经供应丰富。根据环境和其他因素（如使用药物），这种交感神经

供应可以使血管舒张和血管收缩。淋巴管位于真皮内，负责排出可能从组织中漏出的过量组织液和血浆蛋白。

真皮包含三种神经末梢的感觉神经，每种神经末梢对特定的刺激做出反应。毛囊位于真皮中，每个毛囊周围都有自己的血液和神经供应。

表皮的基底层下倾包绕毛囊，因此上皮化过程可以在该区域发生。汗腺（小汗腺和大汗腺）从表皮呈卷曲管状向下生长。皮脂腺是毛囊发育过程中的外生长物，产生的皮脂可以防水，并对真菌和细菌感染具有一定的作用（Waugh & Grant，2018；Peate & Muralitharan，2016；Tortora et al，2014）。

（三）皮下层（脂肪）

脂肪组织位于真皮下方，是三酰甘油的来源，三酰甘油是潜在的能量来源。脂肪组织能隔离身体，防止热量散失，并起到减震的作用，有助于防止对下层结构的伤害。

组织被承载血管和神经的隔膜分为叶。构成脂肪组织的细胞由单个大脂肪球包围的脂肪核组成（Waugh & Grant，2018）。

在脂肪层下方为肌肉结构，在肌肉层下方为器官结构，具体取决于解剖区域。图 5-5 显示了背侧和腹侧体腔区域，并概述了其中的主要身体器官。

为了描述、诊断或外科手术目的，根据解剖特征和器官位置，可进一步将腔划分为多个区域。这种解剖学知识有助于伤口的计划、评估和护理（图 5-6）。

三、伤口愈合的机制

伤口愈合有 3 种机制：一期愈合、二期愈合和三期愈合（延迟一期愈合）。

- 一期愈合：通过机械方式（如外科缝线、缝合针、组织黏合胶）将皮肤边缘拉到一起并保持对合。这种愈合方法适用于大多数手术切口（见图 5-1）。
- 二期愈合：伤口保持开放状态，促进肉芽生成、收缩和上皮化。如果存在广泛的组织丢失，表面积大或存在感染，则采用该方法。
- 三期愈合（延迟一期愈合）：最初将伤口保持在开放状态，使肉芽形成。3～5 天后，可通过接近皮肤边缘或应用植皮术来实现伤口闭

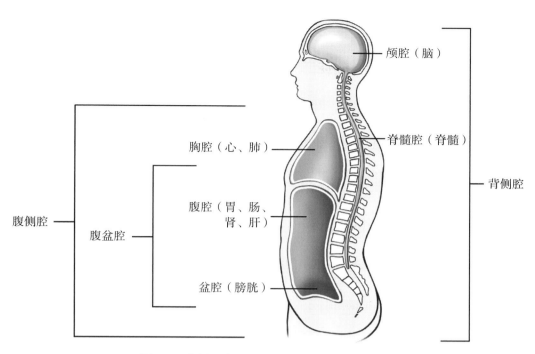

▲ 图 5-5　背侧和腹侧体腔及其分支和解剖内容

引自 Brookes, D.L., & Brookes M.L., (2016). Basic medical Language (5th edn.). Elsevier Inc.

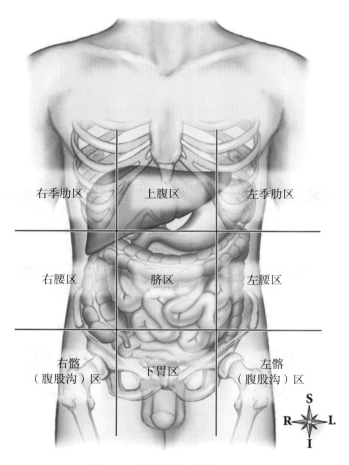

▲ 图 5-6　成人的常见腹部手术区域

引自 Patton, K.T., (2014). Survival Guide for Anatomy & Physiology (2nd edn.) Elsevier Inc.

合。该方法适用于存在高污染风险和可能感染、血供差或局部过度肿胀的伤口（如骨科创伤）。以这种方式管理伤口，以降低感染的风险，帮助改善血液供应，并在最终皮肤闭合前减轻肿胀（Wicker & Dalby，2017）。

四、伤口愈合的过程

这是一个复杂的系统过程，包括细胞、化学和物理的相互作用。该过程可分为伤口愈合的多个阶段。伤口愈合是一个连续的过程，因此各阶段之间存在重叠。

伤口愈合的阶段包括止血（出血）、早期炎症期、晚期炎症（破坏性）期（图 5-7，第 1 阶段和第 2 阶段），增生期（包括上皮化和收缩）以及成熟或重塑期（图 5-7，第 3 阶段和第 4 阶段）。这些阶段受多种介质（如生长因子）控制。生长因子是从多种细胞分泌的蛋白质，这些细胞在皮肤修复中起可溶性介质的作用。其作用通过带有伤口靶细胞的特定受体位点或细胞膜表面在局部发挥作用。它们刺激生理信号网络，有助于调节、协调和控制伤口愈合过程中细胞的相互作用（Wicker & Dalby，2017；Peate & Glencross，2015）。

（一）止血和早期炎症

此阶段从受伤开始出现，大约持续 3 天。身体对伤口的即时反应是试图阻止任何出血并防止微生物进入。由于血小板和受损细胞中血清素和其他化学介质的释放，此区域的血管发生收缩。血管收缩有助于减少伤口中的血液流动。

伤口中血管的损坏会导致血小板变得黏稠并聚集在一起形成血小板血栓，进一步减少失血量。血管内皮损伤也会引起凝血级联反应，导致伤口形成纤维蛋白血栓（Hussey & Bagg，2011）。

炎症也是对创伤的自然反应。其他生化介质，包括前列腺素被释放到伤口中，引起血管舒张，增加了毛细血管的通透性和疼痛纤维的刺激。通透性增加使介质、血浆蛋白、抗体、嗜中性粒细胞和单核细胞迁移到伤口和周围组织中。

中性粒细胞和巨噬细胞吞噬伤口间隙中存在的坏死组织的任何微生物。伤口和周围区域会出现红肿、灼热和疼痛，并可能丧失功能（Beitz，2016；Wicker & Dalby，2017）。

（二）晚期炎症（破坏性）阶段

此阶段发生在损伤后 2～5 天。多形核白细胞（多形体）和巨噬细胞继续吞噬过程，清除伤口上的碎片或微生物。组织巨噬细胞还通过产生生长因子如血小板衍生生长因子（platelet-derived growth factor，PDGF）、转化生长因子（transforming growth factor，TGF）、白细胞介素（interleukin，IL）和肿瘤坏死因子（tumour necrosis factor，TNF）来控制伤口的愈合（Department of Health，2011；Nicks et al,

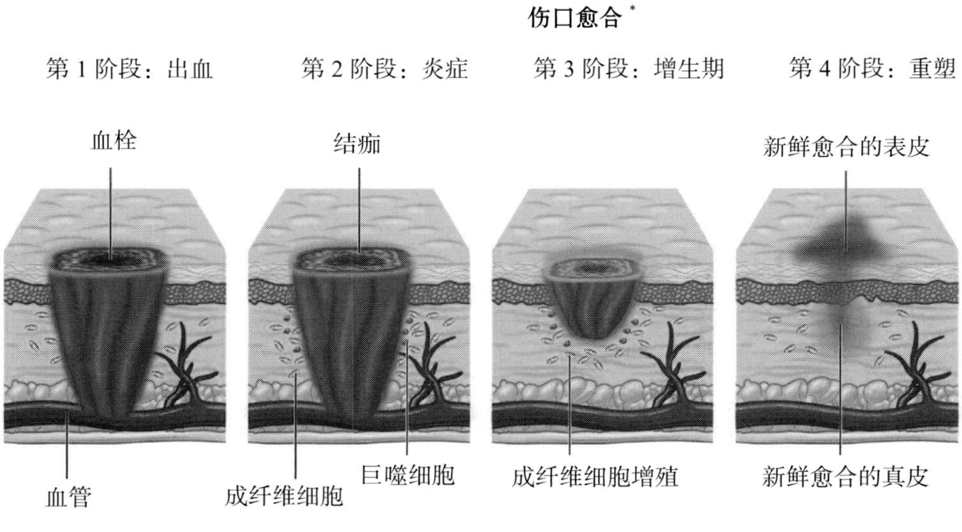

伤口愈合 *

第 1 阶段：出血	第 2 阶段：炎症	第 3 阶段：增生期	第 4 阶段：重塑

▲ 图 5-7 康复阶段

引自 Jain, S., & Tanwar, R (2018). *Surgery for Medical Graduates*. Elsevier India.

*. 伤口愈合包括成纤维细胞、结缔组织细胞和巨噬细胞，巨噬细胞是由于感染而形成的

2010)。

这些生长因子刺激血管的生长（血管生成）。该过程需要大量的资源和能量。大量的热量和液体会流失，尤其是在开放性伤口中。

（三）增殖期（包括上皮化和收缩）

此阶段发生在 4～28 天，但在某些伤口中可能会更长。巨噬细胞继续吞噬细胞碎片和微生物。巨噬细胞通过单核细胞衍生生长因子（monocyte-derived growth factor，MDGF）将成纤维细胞吸引到受损区域。在含有维生素 C、亚铁、营养素、氧气和弱酸性环境中，成纤维细胞会产生胶原纤维，这些纤维以随意的方式沉积。

维生素 C 在愈合的这一阶段至关重要，因为它参与胶原蛋白中脯氨酸的羟化反应生成羟脯氨酸，有助于胶原纤维的交联。内皮细胞对各种生长因子的分泌做出反应，并形成新的毛细血管，然后向伤口内生长。此过程称为血管生成，其受缺氧环境的刺激。胶原纤维基质为新的毛细血管形成支架，而新的毛细血管为生长提供了营养物质和氧气（Flannigan，2013；Moores，2013）。

该过程通常被称为肉芽化，因为二期愈合的伤口，伤口床呈红色和颗粒状。随着创面缺损被新形成的组织填满，巨噬细胞和成纤维细胞的数量减少。

在该阶段中，伤口的收缩也可能在二期愈合中发生。收缩的过程被认为与伤口中的肌成纤维细胞有关。肌成纤维细胞是具有成纤维细胞和平滑肌细胞特征的细胞，具有收缩特性，可缩小伤口的表面积（Flannigan，2013）。

上皮化是该阶段的最后阶段。伤口边缘的上皮细胞分裂并穿过伤口表面迁移，直至遇到其他上皮细胞。当这种情况发生时，迁移就停止了，这一过程称为接触抑制。如果毛囊的残余物仍存在于创面中，上皮细胞将从表皮区域迁移并穿过创面，直到遇到其他上皮细胞。维持湿润环境可提高上皮形成率，因为它可使上皮细胞更容易在伤口表面迁移（Tortora & Derrickson，2017；Hess，2010）。图 5-8 显示了此过程。

（四）成熟阶段

这是伤口愈合的最后阶段，发生在 15～365 天。原来在创面的Ⅲ型胶原蛋白会转化为Ⅰ型胶原蛋白，然后按照伤口内的张力线铺设并交联，从而为瘢痕组织提供强度。随着这种重塑过程的继续，细胞活动随着伤口内的营养血管的相应减少和闭合而减少。瘢痕较周围组织看起来更苍白、更平滑。对于某些人来说，该过程可能导致增生性瘢痕（瘢痕增厚），而瘢痕组织形成是由于愈合过程中的局部干扰，瘢

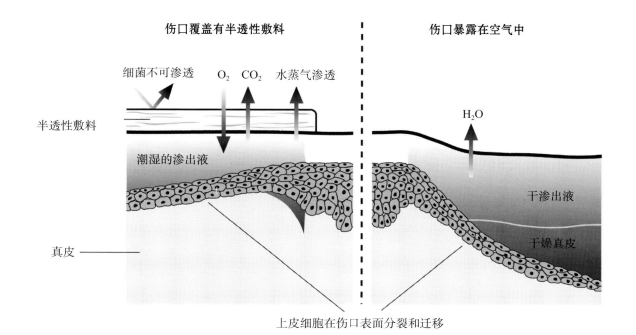

▲ 图 5-8　在潮湿和干燥的环境中伤口愈合中的上皮形成

痕组织延伸到伤口边缘之外（Beitz，2016）。

五、影响愈合过程的因素

许多因素会影响愈合过程，减缓愈合速度或完全损害愈合。这些因素可以分为内在因素、外在因素和社会心理因素（框 5–1）。

框 5–1 影响伤口愈合的因素	
内在	**外在**
• 高龄 • 脱水 • 疾病过程 • 血液供应受损 • 营养不良 • 缺氧	• 药物疗法 • 感染 • 伤口处理不当 • 肥胖 • 手术技术不佳 • 吸烟 • 压力 • 伤口温度
社会	**心理**
• 贫困 • 住房条件差 • 文化 / 宗教信仰 • 患者生活方式	• 患者的动机 • 治疗的一致性 • 患者 / 护理人员的知识和理解 • 身体形象改变

（一）内在因素

1. 高龄 炎症反应降低，增加了微生物入侵和感染的风险。老化过程降低了成纤维细胞的活性和迁移。胶原蛋白的新陈代谢减少，导致胶原蛋白更加薄弱，无法支撑真皮中的血管，从而使这些血管更容易受损。血管生成和上皮化较慢（Tortora & Derrickson，2017；Mufti，2016）。高龄还通常与多种医疗问题有关，这些问题可能影响伤口愈合和呼吸问题（影响外部和内部呼吸氧合）。

2. 液体摄入 / 脱水 脱水会影响新陈代谢。随后的电解质失衡会损害细胞功能和修复。液体摄入的指南建议，每天 2~2.5L 液体是有效的新陈代谢和细胞功能所必需的（Dorner et al，2016）。

3. 疾病过程 癌症、糖尿病、炎症性疾病、黄疸和影响免疫应答的疾病均可影响伤口愈合（Mufti，2016）。癌症患者可以通过化疗或放疗来杀灭癌细胞。化疗对于细胞的杀伤作用是非选择性的，因此对其他非恶性细胞（如伤口内新形成的上皮细胞）也有杀伤作用。放疗对局部血管有纤维化效应，可

能会损害伤口区域的血供。在癌症末期，患者可能会由于吸收毒素而导致慢性营养不良，出现恶病质。

糖尿病由于与之相关的新陈代谢改变，可延缓愈合（Beitz，2016）。高血糖对吞噬作用有不良影响，因此增加了感染的风险。糖尿病也与胶原蛋白合成减少有关，导致拉伸强度降低和毛细血管生长迟缓。

黄疸可能会影响伤口的拉伸强度，并与腹部伤口裂开有关。伤口裂开是一种手术伤口沿切线破裂的手术并发症（Brindle & Creehan，2016）。

尿毒症导致愈合过程中的增殖阶段延迟，即组织肉芽形成延迟（Maroz & Simman，2014）。

4. 伤口供氧不足 休克、贫血、动脉血供受损或慢性阻塞性气道疾病的患者，长时间缺氧可引起伤口供氧不足。由于中性粒细胞无法到达伤口，炎症延迟，胶原蛋白合成和上皮生长受损。缺氧会导致局部缺血和即将形成的组织受损。饮用大量咖啡、浓茶、碳酸饮料或摄入过多的咖啡因会导致血管收缩，进而导致组织灌注受损（Waugh & Grant，2018；Dorner et al，2016）。

5. 营养状况受损 伤口愈合需要充足的蛋白质、热量、维生素 C 和 K、锌和铜。由于摄入不足，吸收异常或需求量大幅增加而导致供应不足会损害伤口愈合，降低瘢痕的拉伸强度，增加伤口裂开的风险，增加感染风险及瘢痕愈合不良的风险（Dorner et al，2016；Arnold & Barbal，2006）。

（二）外在因素

1. 药物治疗 类固醇和 NSAID 可降低正常的炎症反应。皮质类固醇还可抑制成纤维细胞和胶原蛋白的合成，长期使用会导致"薄纸"皮肤，容易受损。细胞毒性药物会延缓炎症反应、抑制蛋白质合成并抑制细胞复制。免疫抑制药物会降低白细胞活性，延缓炎症反应并增加感染风险。如果剂量不正确，抗凝治疗可能会导致大量出血，并可能形成伤口内血肿。伤口血肿是常见的伤口并发症。血肿会导致伤口边缘隆起和变色、不适和肿胀。血液有时会经缝线渗漏（Bates-Jensen，2016）。

2. 感染 由于入侵的细菌与巨噬细胞和成纤维细胞竞争氧气和营养物质，愈合延迟。炎症期延长，胶原蛋白合成延迟，上皮形成可能被阻止。感染会导致炎症细胞因子的产生，导致局部组织进一步破

坏，进而导致脓肿的形成和伤口的破裂（Tortora & Derrickson，2017；van Driessche，2016）。

3. 伤口管理不当　对患者及其伤口的评估不正确，或者未评估伤口情况，可能会导致对患者伤口的管理不当。伤口敷料使用不当会导致周围皮肤浸渍，或敷料黏附在创面。浸渍是指长时间暴露于潮湿环境下导致皮肤软化和破裂，其会延迟愈合过程，增加不适或疼痛（Bates-Jensen，2016）。

4. 肥胖　肥胖会导致清洁伤口的感染风险增加，尤其是腹部手术伤口。肥胖使伤口组织的灌注减少，可导致伤口感染并裂开。肥胖患者伤口上的张力程度导致收缩减少，裂开的风险增加（Morello，2016）。

5. 吸烟　吸烟具有血管收缩作用，抑制上皮化，可影响免疫反应，并可引起瘢痕问题（Broughton et al，2006）。吸烟者的瘢痕宽度可能比非吸烟者大，与非吸烟者相比，吸烟者的瘢痕颜色更浅。吸烟还会导致维生素 C 缺乏，维生素 C 是组织修复的重要因素（Beitz，2016；Wound Healing，2017）。

6. 手术技术不佳　如果在手术过程中处理任何类型的组织不当，都会使其"失活"（即失去力量和活力），从而为感染提供了一个合适的部位。如果未能止血或未将引流管插入无效腔中，则可能形成血肿。通过施加在伤口边缘的压力也可以造成组织损伤，也是微生物生长的理想环境。透热疗法的不当使用可能导致愈合问题，如果缝线或缝合钉应用过紧，会增加组织创伤和组织死亡的风险，以及美容效果不佳（Charoenkwan et al，2017；Brindle & Creehan，2016；Kirk，2010）。

7. 压力　应激心理问题会通过影响内分泌，神经和免疫系统而影响患者的健康和伤口愈合。手术的应激也可刺激交感神经系统，并一直持续到术后。由于缺氧、低体温、疼痛和低血容量引起的应激刺激交感神经系统，过量的去甲肾上腺素引起血管收缩和外周灌注改变，减少了这些解剖区域可用于愈合的氧气。糖皮质激素的释放也可能损害炎症反应（Tortora & Derrickson，2017；Bootun，2013；Broadbent & Koschwanez，2012）。

8. 温度　应根据愈合的阶段确定换药的频率，伤口清洁溶液的使用和温度（Jaszarowski & Murphee，2016）。室温的变化（21～22℃）也可能降低伤口内温度。细胞分裂发生在正常的体温下。就算下降 1℃

也可能会影响正常的有丝分裂细胞分裂并延缓伤口愈合（Peate & Glencross，2015）。

（三）社会和心理因素

1. 社会因素　贫穷可能导致营养摄入不足。它还会影响患者在寒冷天气中获得足够热量的能力，从而导致外周血管收缩和伤口血供减少。住房条件差也会导致卫生水平降低，增加感染的潜在风险。文化和宗教信仰可能对饮食、卫生和接受医疗干预产生影响。因此，患者的生活方式可能会影响愈合，特别是如果患者吸烟、饮酒过量或滥用药物（Beitz，2016）。

2. 心理因素　患者或其护理人员的动机不足可能会影响治疗的一致性，因为他们可能缺乏维持推荐的伤口治疗方案的能力。已知对伤口愈合的心理影响包括压力、应对方式、积极作用、环境丰富和社会支持（Beitz，2016）。心理因素通过催产素、垂体后叶加压素、肾上腺素和皮质醇等介质发挥诸如血管大小和白细胞分布等生理效应（Broadbent & Koschwanez，2012）。同样值得考虑的是手术后所产生的瘢痕和可能改变的患者身体形象对手术后患者的影响（关于改变的身体形象的信息见第 7 章）。

六、皮肤闭合的方法

伤口闭合的目的是实现伤口边缘对合形成一个坚固的瘢痕，同时对功能的干扰最小，并具有良好的美容效果。在伤口一期愈合中，可以使用各种类型的缝合材料、缝合钉、黏合剂条和组织黏合剂将皮肤边缘结合在一起，并将其对合固定，直至愈合。

伤口闭合和技术的选择取决于以下几点。
- 最佳的临床证据或指南。
- 组织类型。
- 伤口位置。
- 外科医生的偏好。

（一）缝线

缝合线用于促进愈合，通过消除伤口中的无效腔，重新对齐组织平面和保持皮肤边缘对齐，直至愈合和伤口不再需要缝合材料支撑。缝线可用于辅助止血。但是如果缝合过紧，可能导致组织创伤或周围组织坏死。缝合技术的类型、打结的技术，以及组织的宽度都会影响伤口的强度和愈合（Goodman

& Spry，2014；Kirk，2010）。

缝线材料的选择在于其强度、处理特性和吸收特性。在各种情况下，不同类型的组织、器官和身体部位都需要使用不同类型的缝合材料（Conway et al，2019）。缝合材料的选择取决于组织可能愈合的速度、伤口部位将承受的拉力或者压力、伤口可能的生长情况，以及缝线是否能提供暂时或永久的支撑（Ethicon，2019a；Kirk，2010）。外科医生将选择一种缝合材料，这种材料在伤口愈合时，相对于伤口本身强度增加，其拉伸强度会降低。

1. 缝合材料的类型 可吸收或不可吸收（表 5-1）。

可吸收缝合线是由水解材料制成的，多形核细胞释放的蛋白水解酶或水作用于缝合线可以导致材料分解（Conway et al，2019）。

随着温度的升高或酸碱度（pH）的变化，水解作用增强。不可吸收的缝合线由抗酶消化的材料制成，因此在应用于皮肤（如尼龙缝线）时需要去除。

不可吸收的皮肤缝合线会根据伤口部位和伤口承受的张力大小而保留不同的时间（框 5-2）。

任何不可吸收的缝合线材料如果放置时间过长，都可能导致过度瘢痕形成，成为感染灶，导致缝线脓肿或窦道形成（Kirk，2010）。

非吸收性缝线可以以补片形式留在疝修补术中。普理灵可用于原位缝合血管和移植物。

缝线材料可以是单股或编织的。单股缝线由单条光滑的材料制成。这种光滑度使它们易于处理并减少组织创伤。编织缝线增加了操作和打结的功能。但是这些特征也可能增加感染的风险，因为材料的编织特性容易滋生细菌。

没有一种缝合材料适合所有用途，材料的选择取决于伤口的类型和位置。伤口中的每种缝合材料

表 5-1 缝合材料的类型

缝 线		类 型	吸收时间	使用范围
可吸收性外科缝线	快微乔	编织缝线	42 天	皮肤、会阴、头皮、口腔
	单乔	单股缝线	90～120 天	皮下、肌肉
	薇乔	编织缝线 单股缝线	56～70 天	结扎、缝合所有组织，除非需要延长对合 眼科：仅手术
	抗菌薇乔	编织缝线	56～70 天	结扎、缝合所有组织，除非需要延长对合
	普迪思	单股缝线	180～210 天	所有组织，除非需要无限期缝合
	德胜	多股缝线（涂层）	60～90 天	
不可吸收的缝合材料	普里灵	单股缝线	不可吸收的残留物被包裹在组织中	心脏、筋膜、皮肤、血管
	爱惜良	单股缝线		筋膜、皮肤、神经、血管
	爱惜邦	编织缝线		血管、心脏
	尼龙	编织缝线		大多数人体组织、皮肤
	聚酯纤维	单股缝线		大多数人体组织
	慕丝	编织缝线		结扎大多数组织（埋藏）、皮肤
	蚕丝	扭曲缝线		眼科
	不锈钢	单股缝线 / 多股缝线		心脏、胸椎
	普罗诺福	单股缝线		心脏、血管

引自 Ethicon, 2019b; Wicker & Dalby, 2017; Brindle & Creehan, 2016

框 5-2　去除不可吸收缝线的时间
• 头颈部皮肤：2～5 天（译者注：原著似有误，已修改）
• 上肢：7 天
• 躯干或腹部：10 天
• 下肢：14 天
• 固位线：2～6 周

引自 Ethicon，2019b

都会刺激其自身的炎症反应，这可以持续大约 7 天。

2. 缝合技术　缝合技术的选择取决于组织的类型、部位和伤口大小（Alexander & Trott，2012；Kirk，2010）。缝合技术的 3 个因素如下。

- 缝线结扎的松紧度。
- 组织咬合的大小。
- 缝线之间的距离。

如果不解决这些因素，那么伤口愈合可能会受损并导致美容效果不佳。结扎太紧的缝线如果肿胀，可能导致伤口边缘的血管受损，从而导致组织坏死、愈合延迟和美容效果不佳。缝线结扎得太松也可能导致瘢痕美容效果不佳，因为伤口边缘还没有结合在一起，从而使伤口张开。伤口边缘的重叠也可能导致裂开或在瘢痕内引起脊凸。缝线太靠近伤口边缘会导致缝合线从伤口边缘拉开，对伤口造成进一步的创伤。

缝线可以是连续的，也可以是间断的。采用连续插入法，用一针连续缝合切口，两端系在皮肤上，确保沿切口的张力相同，如皮下缝合、连续重叠针迹、毯式针迹和褥式针迹缝合线（图 5-9）。当插入普里灵皮下缝线时，通过切口两端的珠将其固定在适当的位置（图 5-9）。使用连续缝线的缺点是，如果缝线断裂，则伤口边缘不会结合在一起，因此必须重新插入缝线。

间断缝线是指缝线沿着切口单独打结和切割，例如，上下针迹间断、垂直或水平针迹间断（图 5-10）。产生更强的切口线，避免皮肤边缘断流。腹部切口通常采用分层方法闭合，其中每层均采用连续或间断缝合单独闭合（Phillips，2012；Kirk，2010；Price & Sinclair，2008）。

有时会在引流管周围使用荷包缝线。这是一种围绕开口的连续缝合线，因此一旦引流管被移除，边缘就可以拉在一起。

当伤口存在严重污染、组织过度损伤、伤口

Ⓐ　皮下缝合

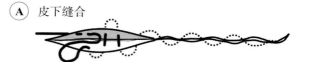

Ⓑ　连续重叠针迹

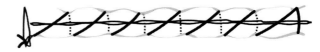

Ⓒ　毯式针迹

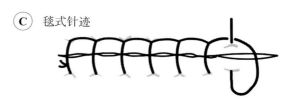

Ⓓ　褥式针迹

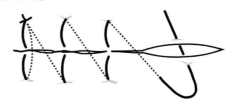

Ⓔ　角质层下 Prolene 缝合线和小珠

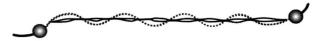

▲ 图 5-9　连续缝合技术的类型

反复缝合或患者非常肥胖的风险时，可使用保留或深张力缝合线，它们主要用于腹部手术。通过将保留缝线穿过伤口的所有层，并用大号非吸收性缝线以及较小的间断缝合线对合皮肤边缘，可以减少张力并将伤口边缘固定在一起直到愈合。在固定缝线上放置一个支撑垫或塑料套筒，可防止缝合线切入皮肤。

3. 拆线　拆线的时间段取决于伤口的位置（框 5-2）、皮肤状况，以及任何可能延迟愈合过程的潜在疾病，如类固醇治疗。在拆线时，重要的是要确保在皮肤上方的缝合材料不会被拉过皮肤边缘，因为微生物可能会被拖入下层组织中，从而引起感染。

在间断缝合中，通过线结提起每个缝合层，并在线结下方，尽可能靠近皮肤，再将其从皮肤中抽出的部位进行切割。然后将缝线向被切断的一侧拉出，以避免将皮肤边缘拉开的风险。重要的是要确保缝线没有任何部分被留下，因为它作为异物可能引起局部炎症反应（Bogdanske et al, 2013）。

在连续的表皮下缝合中，要剪断缝线的一端，然后将缝线轻轻拉离切口，确保在该过程中支撑伤口，因为这可能会使患者非常不适。在带珠的表皮下普理灵缝线中，将缝合线的一端切断并将珠状缝合线移除，同时牵拉对侧珠状缝合线。在其他类型的连续缝合中，需要对缝线进行几次切割，以确保清除所有缝合材料，而不会对下层组织造成污染。

（二）吻合钉

使用吻合钉缝合皮肤在瘢痕的外观方面具有优势。这种闭合方法省时且具有无痛去除的好处（Conway et al, 2019）。挤压吻合器时，将打开的吻合钉抵靠在吻合器鼻部内的钉砧上。这一动作使吻合钉腿弯曲，使其穿透外翻的皮肤边缘，最终呈矩形（图 5-11）。它们可止血且不会引起组织坏死。

将拆钉器的下罐插入缝合钉下方并闭合拆钉器的两边，取出缝钉。把缝钉放在拆钉器底部的 V 形固位槽中，以确保被正确移除。挤压拆钉器的手柄，可将其从皮肤上去除。

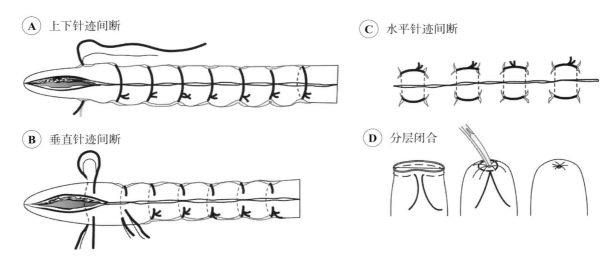

Ⓐ 上下针迹间断

Ⓑ 垂直针迹间断

Ⓒ 水平针迹间断

Ⓓ 分层闭合

▲ 图 5-10　中断缝合技术的类型

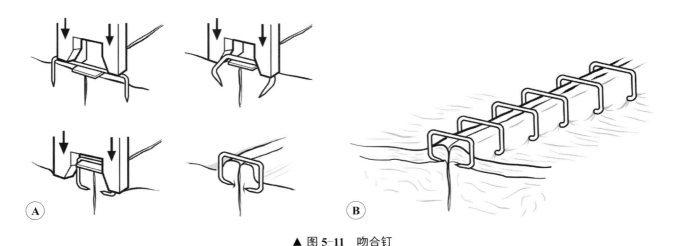

▲ 图 5-11　吻合钉
A. 皮肤吻合钉的形成；B. 原位皮肤吻合钉

（三）黏性皮肤胶带

黏性皮肤胶带用于某些类型的皮肤闭合，尤其是当瘢痕的外观被患者重视时。该技术还可以控制皮肤边缘的炎症（Broughton et al，2006）。面部和腹部松弛的皮肤适合通过胶带进行伤口闭合，而关节上的皮肤经常运动，因此胶带的黏附有限，无法成功闭合伤口（Alexander & Trott，2012）。重要的是在使用胶带之前，皮肤边缘要干燥（Kirk，2010）。

胶带也可与表皮下连续缝线联合使用，为伤口闭合提供额外支持，如乳房重建手术。黏性皮肤胶带通常保持在原位，直至自行脱落。如果伤口渗出物渗漏，可能需要小心揭除皮肤胶带，然后重新粘贴，直至伤口愈合。

（四）组织黏合剂

该方法可用于轻微撕裂伤，尤其适用于儿童，因为它不需要麻醉。对合伤口边缘，在闭合伤口的外表面涂抹少量胶水，保持约30s（Conway et al，2019）。这种闭合伤口的方法是快速、有效且相对无痛的，总体并发症低（Hazalina et al，2011）。

（五）局部负压

这是一种无创技术，通过均匀施加负压来促进伤口愈合（NICE，2018）。有种一次性泵，它使用硅酮黏合剂边界内的氢纤维技术（凝胶）吸收、锁定伤口渗出液和微生物，并带有泡沫层以帮助在敷料上分配负压。治疗完成后，或在这些一次性设备制造商确定的固定期限（如30天）之后，应将泵丢弃。

该技术的另一个示例是将泡沫敷料切成伤口的形状并涂在伤口上，然后用透气薄膜覆盖。连接抽吸管并将其连接到真空装置上，设置所需压力大小和类型。负压可以设置为连续或间歇，可以根据患者的舒适度、伤口类型和所使用的系统（Yesuel）在50mmHg（0.07bar/6666Pa）和200mmHg（0.27bar/26664Pa）之间进行管理（Yesuel & Kyong-Je，2019；Bates-Jensen，2016）。

泡沫敷料应每48小时更换一次，伤口有感染时，则需要每天更换2次。如果在网状皮肤移植物上使用局部负压疗法，则泡沫在3～5天内不应更换。老式泵还使用一个罐来收集渗出液。该罐可成为细菌的储存器，可增加感染的风险。因此，应根据制造商和当地准则定期更换储液罐。

使用局部压力的技术会对组织产生非压缩力，促使小动脉扩张。这样可以改善血流、促进湿润环境，并有助于肉芽组织的增殖。这种方法还有助于减少伤口内细菌的定植量，并可清除该区域多余的液体，从而减轻水肿（Bates-Jensen，2016；Beitz，2016）。局部负压的使用使得二期愈合中伤口逐渐闭合，如伤口裂开或植皮后。

负压治疗禁用于器官、肌腱或血管外露的伤口，创面有恶性肿瘤或存在瘘管的伤口，应慎用于有活动性出血伤口的患者、凝血障碍或服用抗凝血药的患者（Netsch，2016）。

（六）氨甲环酸

这是一种用于治疗或预防过多失血的药物。可口服、局部或静脉注射给药。氨甲环酸可以显著减少术后失血、加速引流管的拆除并缩短住院时间（Mu et al，2019；Ren et al，2017）。

七、伤口引流的使用

进行手术引流的原因如下。

- 预期伤口内有液体或细胞碎片积聚。
- 从腔或坏死组织间隙中清除空气、血清或液体。

手术引流管的插入为体液提供了通向体表的通道，否则液体可能会被截留或积聚在伤口空间内。这可以降低感染发生率，允许组织更紧密贴合，促进愈合过程（Findik et al，2013）。液体的引流沿引流管表面进行，液体的流动受引流管孔径、形状和孔数的影响。

手术引流管是一种异物，可引起局部炎症反应；对重要结构（如血管）造成压力，进而导致压力性坏死，皮肤上的微生物可进入伤口，引起感染（Durai & Ng，2010；Durai et al，2009）。

3～4天后，清洁伤口中因引流管导致感染的风险显著增加，局部组织机械损伤的风险也明显增加（Carlomango et al，2013；Ikeanyi et al，2013）。手术引流可以是治疗性的也可以是预防性的（Wicker & Dalby，2017）。治疗性引流是为了清除在解剖区域聚集的细菌、坏死组织和其他感染物质（例如，排脓或去除过量的炎症介质，以减少对愈合组织的进一步损害）。这也减少了坏死组织的空间，改变了伤口的液体环境，并降低了细菌污染的风险。可以通过针吸或插入引流管进行治疗性引流（Findik et al，2013）。

进行预防性引流的原因有很多，其中之一是为了防止伤口内发生感染（Wicker & Dalby，2017）。它通常用于外科手术后生理性液体可能聚集的地方，或者当内脏的吻合或闭合可能漏液时使用。这种方法也可用于将体液沿另一条路径改变方向以使吻合口得到休息，例如，在胆总管探查后插入 T 形管，或者在尿流改道后插入肾造瘘管。如果难以实现止血，则插入手术引流管可早期诊断继发性或反应性出血。它可以防止血肿的形成，当血清肿或血肿可能影响皮瓣愈合时使用。它还可用于乳房切除术、截肢和整形重建手术（Durai et al，2009）。

（一）伤口引流管的类型

引流管有多种类型（框 5-3），它们采用被动或主动引流方法。

框 5-3 　外科引流的类型
被动引流 • 细目丝网 • Penrose 引流 • 波纹引流 • Yeates 引流 • T 形管 **主动引流** • Redivac 抽吸引流 **封闭式 / 水下引流** • 胸管引流

主动和被动引流方法均应有效清除积液，避免损坏周围组织，避免感染的风险，并易于清除（Durai et al，2009）。

在封闭式 / 水下引流时，管端位于密闭瓶中的水下，因此大气无法进入引流管。必须确保瓶子始终低于伤口水平。如果瓶子高于伤口，瓶内的水会回流到伤口中。胸腔引流管可从多个腔中排出空气和流体（Wicker & Dalby，2017；Wicker & O'Neil，2010）。

被动引流可通过两种方法实现。

• 封闭系统在重力或毛细血管作用下通过引流管排入袋中。
• 开放系统引流到袋中或敷料中，取决于毛细

血管的作用、重力或体腔压力的变化（如腹内压）。

这种类型的引流管必须向上插入，以便于引流。这种类型的引流管示例为 Penrose 引流管、波纹引流管和 Yeates 引流管（图 5-12）。主动引流系统利用真空压力（图 5-13）来促进引流。

这些引流管常通过在靠近主要切口部位的插入。引流管更加坚硬，以防止其在真空施加的负压下塌陷。引流管通常通过环形缝线固定在皮肤上。

注：在骨科手术中，可以使用石膏模型，在这种情况下，不能使用环形缝合固定引流管，便于后期移除。这种引流方式还有助于更准确地记录引流液的量（Zinn，2012）。

（二）手术引流管的护理

应使用最少的操作和无菌技术以减少感染的风险。可以在引流 / 皮肤入创口周围使用无菌的"小孔"敷料吸收渗出液。

被动引流应在引流管上方放置无菌吸收性敷料或在引流管上放置引流袋以收集引流液（Durai et al，2009；Simpson & Brooks，2008）。

处理引流液时应采取全面预防措施（如排空引流瓶或移除外科引流管）。应定期检查引流系统的通畅

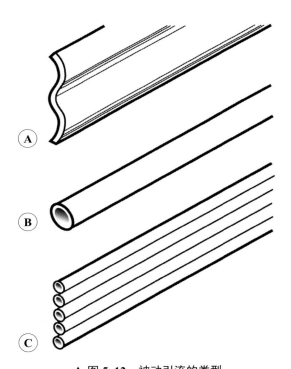

▲ 图 5-12　被动引流的类型

A. 波纹引流；B. Penrose 引流；C. Yeates 引流

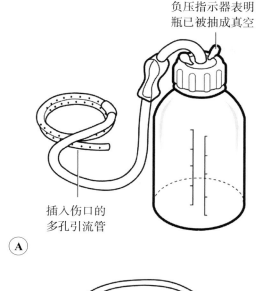

负压指示器表明
瓶已被抽成真空

插入伤口的
多孔引流管

Ⓐ

Ⓑ

▲ 图 5-13　主动引流的类型
A. 高真空伤口引流；B. 风琴折状圆柱形引流管

性，以确保伤口部位的液体自由引流。应监测并记录伤口引流液的量。在术后最初 24h 内，手术伤口引流量可能较多，应在接下来的 24h 内减少。伤口引流量过多需报告，因为这可能表明出血，可能需要进一步检查或可能导致液体和电解质损失。

引流管、引流袋或引流瓶应妥善固定，并放置在易于观察的位置。防止引流管扭结、堵塞或意外脱出（例如，将患者从床上转移到椅子上或从床上转移到手术推车上）。应定期检查引流管周围区域，以发现感染迹象；由于引流管移动引起的局部创伤，周围皮肤可能会发炎。还应评估引流管对患者造成的任何不适的疼痛程度。

（三）拔除外科引流管

当引流停止、脓腔闭合、伤口修复完成或存在引流相关并发症的风险（如感染、组织长入或阻塞）时拔除引流管。在拔除引流管之前，要征求患者的同意，告知患者将要发生的事情，以减轻焦虑和恐

惧。患者也可能需要使用镇痛药，在进行拔除之前，必须给予他们足够的时间。按照通用预防措施和当地政策的指导，医疗保健专业人员拔除引流管时应佩戴手套。如果引流管上有留置 / 固定缝线，应切断并取出该缝线，以便完全取出引流管。

对于主动吸力引流系统，应在拔除引流管之前释放瓶内的真空，以减少拔除过程中对组织的创伤（Wicker & Dalby，2017）。在拔除引流管时，需要在引流部位上方使用少量吸水性敷料，还应观察该敷料是否有过量渗漏。

在被动引流的情况下，一些外科医生将要求每天缩短引流时间，以促进伤口底部的愈合。在引流管缩短 1～2cm 之前，需要切断保留缝线。为了将引流管保持在原位或回抽到伤口中，可以在引流管中插入无菌安全针。引流管每 24～48 小时缩短1～2cm，直至脱落。然后应在引流部位应用少量吸收性敷料，直至愈合，并密切监测渗出量。

八、手术伤口患者的护理原则

手术伤口是人为造成的伤口。护理的主要重点是监测伤口愈合的过程，以便及早发现问题，并采取适当的干预措施，以减少伤口感染的发生率，并改善术后效果。

（一）手术部位感染的危险因素

决定伤口感染发展的 2 个核心因素如下。

- 伤口内细菌的毒性。
- 宿主的抵抗力。

框 5-4 对伤口进行了手术分类。这些分类与紧急伤口感染的发生率密切相关。在择期手术中，伤口污染的程度与手术的类型有关（即清洁、清洁 - 污染、污染或脏污）。

框 5-4　伤口的外科分类

- **Ⅰ级**：清洁手术伤口，在非支气管、泌尿生殖道或胃肠道开放的情况下进行手术
- **Ⅱ级**：清洁 - 污染的伤口，在支气管、泌尿生殖道或胃肠道开放的地方进行手术
- **Ⅲ类**：污染的伤口，存在非化脓性炎症的开放性新鲜创伤性伤口或切口
- **Ⅳ级**：污染的创面，陈旧性创伤性伤口和涉及脓肿或内脏穿孔的伤口

引自 Wicker & Dalby，2017；Zinn & Swofford，2014

与伤口感染发展相关的其他重要因素还包括以下几点。

- 基础性疾病。
- 年龄。
- 住院时间。
- 备皮。
- 手术干预的持续时间。
- 围术期干预。
- 伤口引流的使用。
- 预防性抗菌药物 / 抗生素的使用。
- 手术部位皮肤准备。
- 伤口闭合的方法。
- 黏附敷料的使用。

值得注意的是，手术部位的感染直到手术后 30 天内都可能出现，因此，对患者术后和回家后的警惕和监测仍然非常重要（Shiffman & Low，2019；Tanner et al，2009）。

1. 基础性疾病 COPD、营养不良、低蛋白血症、过度饮酒和高血糖都会增加手术部位感染的风险（Dorner et al，2016；Leaper，2010）。

2. 患者年龄 知道患者年龄很重要。儿科患者需要比成人需要更细的缝线，儿童的年龄也将决定拆除缝线与否。可吸收缝线可避免手动拆线，可作为儿科患者的首选。感染风险也会随着年龄的增长而增加。老年患者的皮肤组织弹性下降，同时由于衰老过程、药物治疗或可能的疾病，皮肤变得更薄和更脆弱，导致瘀伤或其他损伤的发生率增加（Wicker & Dalby，2017；Davis，2009）。

3. 住院时间 在急诊滞留时间延长可使院内获得耐药性升高，例如，MRSA 和其他潜在感染性菌群（Rosman et al，2015）。术前和术后住院时间越长，患者发生伤口感染的风险就越高。

4. 术前淋浴和洗澡 理想情况下，患者在手术前 1 天或手术当天，在穿上干净的手术服之前进行淋浴或洗澡。建议使用肥皂，而不是更强的皮肤消毒（Wilson et al，2015；NICE，2008，2013a，2013b）。

5. 备皮 已发现剃须，尤其是用剃须刀时，增加了手术部位感染的风险（NICE，2008，2013a，2013b）。然而，对于某些体型（如多毛患者），可能需要脱毛以减少伤口愈合和敷料相关的干扰和并发症（如窦道的形成、去除敷料时的疼痛和不适）。手术前立即使用电动刮毛器是首选方案（Wilson et al，2015）。

6. 手术环境和手术干预持续时间 应使用一个有效的换气通风系统并定期监测。手术室的门应保持关闭，人员流动应保持在最低限度，以方便通风系统。手术室工作人员人数应保持在最低限度，所有设备应在进入手术室环境前应进行清洁（Wilson et al，2015；Department of Health，2011）。伤口感染率与手术时间之间可能存在一定的相关性（Haridas & Malangoni，2008；VilarCompte et al，2008）。

7. 围术期干预 围术期低体温会刺激体温调节血管收缩，导致皮下氧合力降低。随着核心体温的下降，伤口感染的风险增加。NICE（2017）和 Wilson（2015）建议所有患者应在手术前 1h 内评估其围术期低体温的风险。理想情况下，应该使用能反映人体核心温度的解剖部位。除非需要急诊手术，否则对于所有核心温度低于 36℃ 的患者应在麻醉诱导前 30min 在外科病房或急诊科开始主动升温。

患者的核心温度应每 30 分钟持续测量和记录，直到手术结束，且术后也可以继续监测。

8. 外科引流的使用 伤口引流可以清除无效腔和减少血肿。还应注意的是，引流管也可能成为微生物进入的通道。这种风险应该通过良好的无菌技术和伤口管理策略来降低。

9. 预防性抗生素的使用 特定类型的手术（即植入假体或假体材料）会增加感染的风险。机会性微生物可能会感染植入的材料（Brattler et al，2013）。应参考当地抗生素处方指南，包括适当的外科预防。NICE（2008）提供了在正确时间范围内针对特定类型的手术使用正确抗生素的指导。

10. 手术部位备皮 皮肤切开前立即用洗必泰（Hibiscrub）或聚维酮碘（Betadine）、酒精液体消毒，以去除皮肤表面暂驻菌和病原微生物，并减少常驻菌的数量（Kamel et al，2012；NICE，2008）。

（二）外科技术

可以观察到不同外科医生或手术团队的手术技术差异。这方面的例子包括手术中对组织的处理、透热疗法的过度使用，以及不同临床医生缝合伤口方法的不同。

手术部位感染的可靠报告和记录对于审核手术结果，通知医院感染控制团队、外科团队、围术期和外科病房团队都非常重要。

医院感染控制团队监测实践和感染率，该团

队负责预防、监测、调查和控制感染。他们还为各级工作人员提供咨询和教育（Health Protection Scotland，2014）。

感染控制小组通常由以下人员组成。

- 感染防控主任。
- 感染防控医生。
- 抗菌药剂师。
- 感染防控护士或医生。
- 感染防控护理服务管理人员。

该小组与各科室的工作人员密切合作，监测和分析感染率数据，包括审计感染发生率相关的手术室、外科病房和手术团队结果（Wilson，2012）。

（三）术后潜在的伤口并发症

手术后常见并发症包括出血、血肿、感染、伤口裂开、窦道形成和瘘管形成。

1. 出血　出血通常发生在手术时，术后即刻和术后 10 天（继发性出血）。术中止血失败或血管结扎失败可导致术后早期出血，继发性出血通常与感染有关。

围术期出血可影响成纤维细胞功能，特别是胶原蛋白的产生；在缝合时，会导致缝合线变弱。

通过观察引流管或伤口敷料上的渗血可以目测出血。在严重情况下，患者可能必须返回手术室，使用透热疗法结扎或密封出血点（Peate & Glencross，2015）。

2. 血肿　组织内的血液聚集会产生内部压力，这反过来又会限制血液供应，从而导致组织缺血。血肿会对组织产生毒性作用并滋生微生物，从而增加感染的风险。可以通过靠近切口的凸起硬区检测到血肿，或者在拆除缝线或皮钉后释放出来。血肿的释放可以通过对伤口进行温和的无菌探查来实现，以引流收集的血浆液，即由血液和血清组成的稀薄、水样、粉红色的液体（Brindle & Creehan，2016）。

3. 手术部位感染　伤口感染会延迟愈合和患者出院，增加资源压力。手术部位感染（surgical site infection，SSI）可以定义为当患者的局部和全身防御系统崩溃时，微生物侵入组织对伤口造成的感染（Jenks et al，2012）。值得注意的是，手术部位的感染可能在手术后 30 天内发生，但如果进行假体或植入手术，则可能会延长至术后 12 个月（Mangram et al，1999）。

手术部位感染的来源可以是原发性的（从社区或内源性来源获得，如消化性溃疡穿孔后），也可以是继发性或外源性的［从手术室获得的医源性感染（health care-associated infection，HCAI），即由于手术室或外科病房空气过滤不良或不足，洗手依从性差、手术时或手术后的污染，如伤口处理不当或吻合口漏］。

继发性或医源性感染包括呼吸道感染（如呼吸机相关肺炎）、尿路感染（导尿管相关感染）、菌血症（与血管导管相关）和手术部位感染（Jenks et al，2012）。

手术部位感染可细分为以下几点。

- 浅表手术部位感染（当感染涉及手术后 30 天内切口皮肤及皮下组织时）。
- 深部手术部位感染（深部肌筋膜层感染）。
- 器官间隙感染（如吻合口漏后腹腔脓肿）。

手术部位感染风险的发生率还会因其他因素而增加，例如，ASA 生理学评分（表 5-2）、手术类型、手术时间和伤口分类。

在一个类别中添加"E"表示急诊手术，急诊手术定义为延误治疗将导致患者生命或身体部位的威胁显著增加。

许多伤口感染发生在出院后。鉴于越来越多的小型手术在门诊进行，发展日间手术及相关的法律法规（即延迟返回工作、患者收入损失），以及更广泛的术后并发症及感染率监测至关重要。因此当前医院的监测方法必须认识到这些方法（Rhee et al，2015）。

伤口感染的诊断基于临床标准（即炎症、发热、流脓、伤口疼痛和可能破裂的症状）。然而早期炎症阶段也有可能被误认为是门诊 / 日间手术患者伤口感染的开始。原发性或继发性愈合的外科伤口可能表现出不同的特征（框 5-5）。

伤口感染可根据临床症状和伤口拭子阳性结果确诊，应在抗生素治疗前取拭子。值得注意的是，拭子还可能携带其他污染物以及引起感染的病原微生物（Alavi et al，2010）。因此，临床医生必须采用与他们的具体实践领域相关部门所提倡的伤口拭子方法。获得尽可能多的患者信息对实验室调查和发现感染微生物是很重要的。创面分泌物的微生物学、培养和敏感性可以确定病原微生物和给出使用抗生素的最佳处方。如果不及时治疗，伤口感染可导致更严重的全身感染，如淋巴结炎、菌血症、败血症甚至死亡。

表 5-2 美国麻醉医师学会生理学评分

ASA PS 分级	定 义	示例分类
ASA I	很正常健康的患者	健康，不吸烟，不饮酒或少量饮酒
ASA II	全身轻度疾病的患者	轻度疾病，没有实质性的功能限制。包括（但不限于）：当前吸烟者、社交饮酒者、怀孕、肥胖（体重指数 30~40kg/m²）、控制良好的糖尿病 / 高血压、轻度肺部疾病
ASA III	严重系统性疾病的患者	实质性功能限制。一种或多种中重度疾病。包括（但不限于）：控制不良的糖尿病或高血压、慢性阻塞性肺疾病、病态肥胖（体重指数 ≥40kg/m²）、活动性肝炎、酒精依赖或滥用、植入起搏器、射血分数中度降低、终末期肾病接受定期透析、早产儿纠正后月龄 <60 周、心肌梗死病史（>3 个月）、心血管疾病、短暂性缺血发作或冠状动脉疾病 / 支架
ASA IV	患有严重性全身疾病的患者，对生命构成持续威胁	包括（但不限于）：近期（<3 个月）发生的心肌梗死、心血管疾病、短暂性缺血发作或冠状动脉疾病 / 支架、持续性心肌缺血或重度瓣膜功能障碍、射血分数重度降低、败血症、弥散性血管内凝血、腹水再灌注透析或未接受定期计划透析的终末期肾病
ASA V	预期不进行手术将无法存活的濒死患者	包括（但不限于）：破裂的腹 / 胸动脉瘤、大面积创伤、颅内出血伴占位效应、严重心脏病或多器官 / 系统功能障碍导致的肠缺血
ASA VI	宣布脑死亡的患者，切除其捐献的器官	—

在初级保健中，拭子仍然是获取伤口样本的常用方法。另一种方法是抽吸脓液进行活检。如果使用适当的技术，伤口拭子可以为细菌培养提供样本。如果伤口没有化脓，则应在擦拭前对其进行清洁（Siddiqui & Bernstein，2010）。清洁去除表面材料上存在的微生物，这些微生物可能与导致病理的细菌不同。伤口应该用无菌生理盐水清洗。棉签、藻酸盐或人造丝棉签可用于表面清创伤口。有其他文献表明，在采集拭子样本之前清洁伤口是不必要的。但是，如果未清洁伤口，采集的样本可能包含多种微生物，这些生物体可能与紧急感染无关并导致数据具有误导性（即混合细菌感染而不是单个菌株）（Rajan，2012；Bowler et al，2001）。

对于计划进行可能涉及污染、清洁污染或清洁手术但涉及植入物或假肢的患者，建议使用抗生素预防。伤口脏或感染的患者可能需要额外的抗生素（Borchardt & Rolston，2012）。给药前必须考虑抗生素的不良反应。在开始麻醉前单剂量的抗生素可能是必要的。如果患者在手术过程中需要止血纱条，也有必要提前给抗生素。如果手术时间超过抗生素的半衰期，可能需要重复注射。

注意：最佳抗生素剂量应保证在手术切口时在组织中有抗生素，因此需要在手术干预或切口开始前

30min 给药（Wicker & Dalby，2017；NICE，2017）。

已经设计了一些评分系统来评估疑似伤口感染的患者常用的 3 种方法。

- 附加治疗、浆液排出、红斑、脓性渗出物、深部组织分离、细菌分离、住院时间延长 14 天（无菌法）。该方法首次开发用于心胸外科手术，在第一周手术伤口的出现和感染的紧急临床后果的时候使用（van Walraven & Musselman，2013）。
- 南安普顿伤口评估量表。这种方法最初是为疝手术患者设计的；它使外科伤口愈合能够根据特定的标准进行分级，通常给出一个标准（JBI Library，2011）。然后，这可以分为以下四类。
  - 正常愈合伴轻度淤伤和红斑。
  - 红斑加上其他炎症迹象（轻微并发症）。
  - 透明或血性分泌物（伤口感染）。
  - 严重血肿。
- 疾病控制中心（Centres for Disease Control，CDC）。该方法基于感染风险随数值评分增加而增加的原理。根据以下 4 个患者因素中的每一个的 0-1 分计算。
  - 腹部手术。
  - 手术持续 2h 或以上。

括伤口感染。

使用评分系统来评估可能的伤口感染，为临床医师提供了一系列工具来审核手术结果，并告知进一步的临床干预和资源的最佳利用。

4. 裂开　这是指手术闭合的伤口部分或完全分离。任何手术伤口都可能发生裂开；然而，更常见的与腹部开腹手术后的腹部伤口有关，导致腹部破裂。其他开裂可能与胸骨切开术、会阴切开术和剖宫产有关（Brindle & Creehan，2016）。

伤口裂开可分为早期或晚期。

- 早期伤口裂开：发生在愈合的早期阶段，更多地与使用的手术缝合技术（即缝合类型或缝合技术）相关。
- 晚期伤口裂开：归因于感染导致的伤口分离。

伤口裂开也可能是由于框 5-6 中列出的其他风险因素。

沿切口线两侧缺乏皮肤隆起，加上从伤口有浆液血性液体流出，可能表明伤口裂开了。患者也可能报告，"有东西掉出来了"，感觉到了"温暖潮湿"的感觉。

完全裂开将需要进一步的外科手术干预和伤口探查，去除任何失活的组织并闭合伤口。

部分裂开可以用适当的敷料（如海藻酸盐或氢纤维）轻轻填充或局部使用负压。

5. 窦道形成　窦道是通向体表的盲端轨道（图 5-14）。通常是由脓肿或异物引起的，这些异物具有刺激性和感染性，例如，缝合材料或向内生长的毛发。可以通过切口线上或身体其他部位（如藏毛窦）不愈合或反复破裂来识别。治疗鼻窦最有效的方法

框 5-5　识别手术伤口感染的标准
传统标准
• 脓肿
• 蜂窝织炎
• 排除浆液性渗出液，伴有感染、丝蛋白、血脓肿
附加标准
• 延迟愈合
• 变色
• 易出血的脆弱肉芽组织
• 突发疼痛或压痛
• 在伤口底部有突起
• 上皮 / 软组织粘连
• 异味
• 伤口破裂
手术伤口一期愈合
• 蜂窝织炎
• 脓 / 脓肿
• 延迟愈合
• 红斑 ± 硬结
• 浆液脓性渗出物
• 恶臭
• 血清脓性渗出物
• 伤口破裂 / 扩大
• 局部皮肤温度升高
• 水肿
• 浆液渗出伴红斑
• 肿胀伴渗出液增加
• 突发疼痛 / 压痛
手术伤口二期愈合
• 蜂窝织炎
• 脓 / 脓肿
• 延迟愈合
• 红斑 ± 硬结
• 浆液脓性渗出物
• 渗出液增加
• 恶臭
• 出现囊袋
• 血清脓性渗出物
• 伤口破裂 / 扩大
• 变色
• 易出血的脆性肉芽组织
• 局部皮肤温度升高
• 水肿
• 突发疼痛 / 压痛

引自 van Driessche, 2016; Scales & Huffnagle, 2013

－手术受到污染。

－患者出院时有 3 种或 3 种以上诊断，但不包

框 5-6　与伤口裂开相关的危险因素	
• 伤口闭合	• 患者年龄
• 伤口张力	• 急诊手术
• 外科医生、外科医师或手术团队的经验	• 血肿
• 肥胖	• 糖尿病
• 肾衰竭	• 黄疸
• 贫血	• 营养不良
• 伤口感染	• 腹压升高
• 皮质类固醇	• 细胞毒治疗
• 放射治疗	• 慢性咳嗽

引自 Wicker & Dalby, 2017

是手术切除和去除异物或打开窦道，以促进伤口底部健康肉芽组织的生长。

6. 瘘管形成 瘘管是连接两个内脏的异常轨道（图 5-14），例如，直肠和阴道之间或内脏和体表之间。瘘可能发生在胃肠道吻合术（如乙状结肠切除术）后。这种类型的伤口会渗出大量液体，检查液体将确定瘘管的来源（Nix & Bryant，2016）。瘘管可自行愈合，因此可以采用保守治疗，目的是维持以下几项。

- 瘘管周围皮肤的完整性。
- 液体和电解质平衡。
- 营养支持。
- 使用适当的造口术或伤口引流系统。

（四）对患者和伤口的评估

对患者一般状况的持续评估是必不可少的；如果需要，应确定可能影响愈合的因素并为进一步的治疗干预提供信息（Bates-Jensen，2016；Netsch，2016）。

伤口评估应包括以下几项。

- 闭合方法。
- 是否有引流管。
- 是否有并发症的指征。

如果伤口正在愈合，则应观察是否有正常的炎症迹象，常见于手术后的最初几天（Wicker & Dalby，2017；Brindle & Creehan，2016）。

如果伤口出现发炎并且怀疑有临床感染，则应根据最佳实践和当地指南对患者进行治疗。

应在以下方面观察二期愈合的手术伤口。

- 创面外观。
- 伤口大小。
- 伤口形状。
- 伤口深度。
- 渗液量和类型。
- 是否存在任何并发症（如坏死、脱落组织或感染）。

伤口评估应采用结构化方法进行并清楚记录，以便记录信息基线，告知伤口愈合、一般监测和沟通的进展情况。应审查当地指南和伤口评估工具的使用，以便为构建评估过程和相关文件提供框架。

（五）伤口管理

应为患者及其特定的伤口类型保持最佳的愈合条件和环境。需要考虑患者的营养状况和总体健康状况等因素。如有不足之处，则应予以纠正。这意味着如果可能，患者应处于最佳身体状况，并保持与患者/伤口界面相关的最佳环境。

伤口应保持温暖、湿润，并采取措施避免更换敷料时对伤口造成疼痛和创伤。有多种伤口敷料材料和产品可供选择。表 5-3 中列出了其中的一些示例。在选择最合适的敷料产品时，应考虑以下因素（Wicker & Dalby，2017；Bates-Jensen，2016；Peate & Glencross，2015）。

- 患者（如舒适度/生活活动）。
- 患者的职业。
- 伤口是如何产生的。
- 愈合类型。

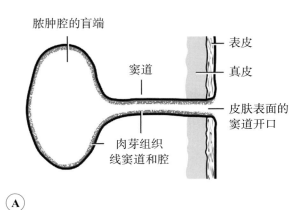
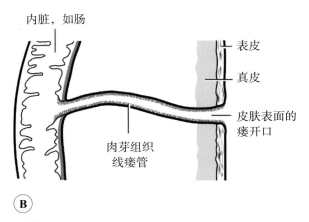

▲ 图 5-14 窦道和瘘管的区别

A. 窦；B. 瘘

表 5-3　伤口敷料材料和产品的示例范围（仅为代表性，并非全部）

类　别	商品名称	产品信息
水凝胶	IntrasiteGel Nu-Gel Purilon Gel GranuGel Actiform Cool Curagel Geliperm Hydrosorb	非黏附性、非吸收性，水和淀粉基产品。它们有助于干燥、坏死或腐蚀的伤口进行自体溶解清创。凝胶应涂在伤口上，约 5mm 厚，小心不要沾到周围的皮肤上，因为这会导致其浸渍。如果使用了不同的敷料，它应该切割到合适的伤口大小。伤口应轻轻覆盖，或松散地填补空洞，以防止水分流失。半渗透性敷料可以使用 3～5 天后根据渗出物的多少移除
水胶体	Granuflex DuoDerm Comfeel Tegasorb Hydrocoll Aquaol	与伤口接触后，水胶体变成凝胶，对感染和微生物形成屏障。这种敷料可用于各种范围的渗出性伤口，如压疮、手术伤口、肉芽肿或坏死的伤口。这种敷料有助于对干燥、松软和坏死的伤口进行补液和清创。值得注意的是，这种敷料会促进感染伤口上厌氧菌的生长
半透膜	Opsite C-View Hydrofilm Mepore Film	可作为一期愈合伤口或二期愈合伤口的敷料。无菌、透明的薄膜。用涂有聚氨酯黏合剂的塑料片制成。一些水和空气蒸汽可以通过，但液体和细菌不能透过。不适合用于湿的伤口，不吸收渗出物。如果皮肤内膜的水分传导不良，就会导致水分积聚、皮肤起皱和敷料移动。敷料应无张力粘贴，否则会导致皮肤起水疱
藻酸盐	Aquacel Kaltostat Tegagen Seasorb Algosteril	这类敷料可以吸收很多倍于其自身重量的渗出物，经常部分或完全变成凝胶（如海藻酸盐可以吸收其重量的 30 倍） 这类敷料对潮湿的伤口很有用 有丝带或方形的，可以放在伤口上或放入伤口内，这些敷料促进肉芽生长，使患者感到舒适
泡沫	Alevyn lyofoam Mepilex Tielle	以聚氨酯或硅树脂制造。它们传输水分、水蒸气和氧气。这些敷料提供隔热作用。聚氨酯能高度吸收，防止外部伤口渗漏。硅树脂用于吸收渗出物，保护伤口周围区域免受额外的损害
闭塞性敷料		目前的观点是，这种敷料通过伤口渗出液的水平增加细胞的增殖和活性，而渗出液又含有对伤口愈合有用的蛋白质和细胞因子
低吸附 （非黏附和膜）	NA ultra Melonin Tegapore Tricotex Release Exu-Dry Mepital Mesorb	用于轻微渗出的伤口，有吸收层。膜敷料结合二次吸收敷料可用于不同的伤口渗出物（从低到高）
除臭敷料	Carboflex Actisorb Silver 200 Clinsorb Lyofoam C Carbonet	用于真菌和恶臭的伤口。敷料可能含有木炭布，它可以吸收气体分子。其他混合使用的材料，如泡沫、银、吸收垫和藻酸盐
蜂蜜	Activon Msitran	具有抗菌、消炎和清创功能
生物创面产品	Hyaluronic acid	敷料有助于改善吞噬作用。它们模拟愈合过程并提供良好的组织修复，用于神经性糖尿病足溃疡和静脉性腿溃疡
抗菌敷料	Cadexomer Iodine （Iodoformn, Lodosorb）	0.9% 浓度的碘，在伤口的液体被吸收时缓慢释放。保湿敷料，可吸收分泌物，提供抗菌环境。 注意：甲状腺疾病患者慎用。这种敷料的其他类型包含银离子，这是有效的对抗抗生素耐药性的有机体

引自 Wicker & Dalby, 2017；Adis Medical Writers, 2014；Broussard & Powers, 2013；Tickle, 2013；Bennet-Marsden, 2010

- 伤口部位和类型。
- 产生的渗出液量。
- 伤口的大小和深度。
- 患者是否过敏。
- 组织灌注。
- 类型和伤口周围皮肤状况。
- 临床医生可用的实际敷料。

1. 一期愈合的手术伤口 最初使用敷料以保护伤口并吸收过量的渗液。24～48h 后揭除敷料。如果没有渗漏或渗液，则可以暴露伤口。出于美观和舒适的原因，个别患者可能更喜欢在伤口上使用小敷料。只有在有渗漏或渗出液，或者怀疑有临床感染时才应更换敷料。

如果已实现止血且渗液极少，则可在切口上使用透气敷料或薄膜敷料，并留在原位直至拆线或取出缝钉为止。这种方法允许在无须移除敷料的情况下监测伤口愈合情况，此外患者还可淋浴或沐浴。

切口很少需要清洁，除非有过多的渗漏或渗出液，此时应在更换敷料之前，用生理盐水轻轻清洁伤口（Weir & Schulz，2016；Brindle & Creehan，2016），保持体温。

2. 二期愈合的手术伤口 伤口可能会被吸收性敷料填充，以促进止血、吸收渗出液并帮助在伤口底部形成颗粒组织。

用于此目的的传统外科敷料是浸有抗菌溶液的纱布条。随着时间的推移，这些敷料会变干，导致敷料黏附在创面上。揭除时，干燥的敷料会对创面造成创伤，通常表现为出血以及患者的疼痛和不适。表 5-3 列出了可用于此目的的其他更适用的敷料（如泡沫）。这些较新的产品不会过多地黏附在创面上，并且可以在移除时而不会造成过多的创伤、疼痛或不适。局部负压也可用于促进伤口闭合。

可能需要清洁伤口来去除伤口边缘的过量渗出液。患者也可以通过用温水淋浴和冲洗伤口来促进这一点。使用无菌技术或使用防腐剂溶液可能会对正常愈合产生不利影响（Weir & Schulz，2016）。新型伤口敷料的应用需要遵循特定敷料制造商的说明和当地指导。

随着愈合的进行，渗出液的量会减少，腔的形状会改变，变浅并最终出现上皮化的迹象。需要检查伤口敷料以保护新的上皮组织。

3. 感染的伤口 如果伤口被感染，重点是去除脓液、灭活组织或积聚的液体，以及进行适当的抗生素治疗。伤口边缘还可能包含需要释放的分泌物。需要冲洗伤口以去除任何脓性物质。可能需要使用引流袋，这有助于监测未来的伤口分泌物和液体类型，并有助于保持患者清洁和干燥。一旦分泌物减少，可以检查伤口敷料并应用适当的新型敷料（表 5-3）。局部抗菌敷料（即含有银离子）可用于此处（van Driessche，2016；Dumville et al，2013）。

九、出院建议

强有力的指导和信息对于告知患者如何最好地在家处理伤口至关重要。可能还需要通知患者的护理人员或亲属。

如果患者在缝线或拆钉前出院，他们还需要返回医院或去看全科医生来安排拆线 / 拆钉。

告知患者的信息还应包括伤口感染的迹象，以及如果发生这种情况该采取的措施。如果仍然需要包扎伤口，则需要告知患者何时、何地，以及由谁更换。这可能需要考虑到患者的正常生活活动。

患者会想知道一旦愈合，他们是否必须继续使用伤口敷料，以及他们是否可以淋浴或洗澡。伤口愈合后，患者就不需要敷料，但如果瘢痕因衣服摩擦而受到刺激，轻敷料可能有助于保护瘢痕。一些患者可能还会觉得瘢痕对触碰非常敏感，因此更喜欢使用轻薄的敷料。这些患者也将能够正常淋浴和沐浴，为了避免出现不适，使瘢痕保持干燥可能会有所帮助。

如果伤口仍有渗出，患者也可以淋浴 / 洗澡，但之后需要使用合适的敷料。患者信息应始终包括联系电话，以防出现与伤口有关的疑虑或问题。

十、再生医学

人类干细胞研究提供了一个独特的机会，为再生医学或治疗（如伤口管理和愈合）提供未分化和分化细胞。伤口修复和愈合是复杂的，受多种因素影响。选择合适的干细胞对于研究人员和临床医生来说仍然是一个挑战，以实现针对伤口愈合的最理想结果。

临床实验室研究表明，与其他伤口闭合技术（如皮肤移植）一起使用时，可以改善皮肤纹理、厚度和轮廓。

基底层中的内源性表皮干细胞可以使皮肤再生，

但在创伤情况下通常没有足够数量的内源性干细胞来促进伤口的完全修复。因此，为伤口愈合提供额外干细胞的外源性方法是未来帮助伤口愈合的潜在治疗策略。

胚胎干细胞可以证明在皮肤组织的修复和再生方面优于成体干细胞，因为它们具有自我更新的能力和无限供应分化的角质形成细胞或角质形成细胞祖细胞。然而，与胚胎干细胞相关的研究也引发了棘手的伦理问题。最近的研究表明，成体干细胞现在可能比以前认为的更有效（Nourian Dehkordi et al，2019）。干细胞的潜在来源如下（Kanji & Das，2017）。

- 多能干细胞。
- 间充质干细胞。
- 脂肪源性的干细胞。
- 造血干细胞。

十一、结论

本章涵盖了皮肤的结构、伤口愈合的机制、皮肤闭合的方法、手术伤口患者的护理原则、伤口处理和愈合，以及再生医学。这些信息得到了同行评审文献的支持，以帮助医疗保健从业者将理论应用于实践。

手术伤口是预先设想好的伤口。围术期手术团队将致力于降低并发症的风险，包括感染。一个关键的紧急主题是，通过医疗保健从业者的术前护理和评估方法，向患者提供的信息和教育，以及对愈合过程的评估，可以最大限度地减少术后并发症。

要点总结

- 手术伤口可以通过一级、二级或三级阶段愈合。
- 许多因素会影响伤口愈合并增加感染风险。
- 手术引流管有助于组织更紧密地贴合，并可以降低感染的发生率。
- 术后伤口并发症通常与感染有关。
- 应评估患者及其伤口，以便制订最佳的干预方案。
- 除非有过多渗出液或存在化脓物质，否则不需要清洗伤口。
- 伤口敷料应保持最佳愈合环境，并且在移除时不会引起疼痛或创伤。
- 出院前应向患者和（或）照顾者提供有关如何处理伤口的指导。

反思性学习要点

- 影响伤口愈合过程的内在因素和外在因素有哪些？
- 心理问题如何影响患者的健康和伤口愈合，护士在帮助减少心理因素对伤口愈合产生负面影响的方面扮演什么角色？
- 缝合技术的选择取决于什么？

第6章 营养与手术患者
Nutrition and the surgical patient

Helen Ord Melanie Baker 著 丁晓敏 译

主要目标
- 手术患者营养不良的原因和后果。
- 营养风险的识别。
- 预防和治疗营养不良的方法。
- 营养护理的监测和评价。

需要思考的问题
- 你怎么理解营养不良？
- 哪些因素会影响营养不良？
- 比较注册营养师和注册护士在满足患者营养需求方面的作用。

一、概述

营养不良状况与术后并发症之间的关系已被公认超过80年（Studley，1936）。最近，有前瞻性研究表明营养不良与手术结局呈负相关（Ho et al，2015；Panis et al，2011）。

在所有医疗保健专业人员中，护士与患者的接触最为频繁，在识别营养问题和确保通过各种途径提供足够的营养方面发挥着关键作用。为了确保良好的营养，与医生、营养师、药剂师和其他专业人员交流护理观察和护理评估，与患者的直接护理一样重要。

本章旨在提供关于手术患者营养不良的原因和后果的背景信息，强调评估营养风险和为手术患者提供充足营养的重要性；并将描述护士如何在营养护理的计划、提供和评价中发挥积极作用。

二、营养不良

营养不良可以被定义为一种营养状态，在这种状态下，能量、蛋白质和其他营养素的缺乏或过剩（或失衡）会对组织/身体形态（体型、体格大小和组成）、机体功能和临床结局产生明显的不利影响（Elia，2003）。营养不足（而不是营养过剩）是本章的重点和关注点。

据估计，英国有超过300万人受到营养不良的影响，英国医院住院患者"营养不良"的总体平均患病率被报告为29%，然而老年人的患病率更高。更具体来说，外科病房报告的患病率为26%（Russell & Elia，2014）。

营养不良可能很难识别，尤其是对于超重或肥胖的患者。营养不良的形成可能会非常缓慢，这使得早期阶段很难发现。手术患者营养不良的主要原因如下。

- 诊断或手术类型可能会增加患者发生营养不良的可能性。
- 导致食物摄入减少和（或）营养流失增加的潜在疾病过程。
- 创伤和手术的代谢反应。
- 禁食阶段。
- 食欲降低和营养摄入减少，这可能会进一步受到疼痛、恶心、焦虑和抑郁的影响。
- 不熟悉或不好吃的医院食物。

还有许多社会因素，如贫困和社交隔离，会增加营养不良的风险。高危人群包括老年人（65 岁以上）、患有长期疾病或慢性进展性疾病，以及滥用药物的人群（Bapen，2018）。

营养不良会影响身体的每个系统，是术后并发症的危险因素。营养不良的不良影响包括免疫反应受损、肌肉力量下降、伤口愈合不良或延迟、手术伤口开裂、吻合口破裂、术后瘘管的形成和伤口感染风险增加（Sanders et al，2019；Verma et al，2018；Llop et al，2012）。

此外，营养不良的患者往往精神萎靡，几乎没有吃喝或从事其他治疗活动的欲望。营养不良导致更多医疗服务的使用［包括（再）入院、住院时间延长、全科医生出诊次数增加、处方费用增加］。2011—2012 年英格兰成人和儿童营养不良相关的支出估计为 196 亿英镑，约占卫生和社会保健总支出的 15%，而且随着人口老龄化，这一数字还会增加（Elia，2015）。

三、识别有营养不良风险的患者

（一）营养筛查

早期识别营养不足（或可能出现营养不足）的患者至关重要。没有单一的客观测量指标可以准确定义患者是否营养不良。这促进了营养筛查工具的发展，现在有各种各样可用的工具，大多数的工具都考虑了当前的体重和身高（体重指数，以 kg/m^2 为单位）、最近无意识的体重减轻，以及未来进一步体重减轻的可能性。营养不良可能是由于营养摄入不足或患者吸收能力差，和（或）营养丢失多，和（或）由于分解代谢等原因导致营养需求增加。

NICE（2006）建议使用营养不良通用筛查工具（Malnutrition Universal Screening Tool，MUST）（Elia，2003），这是一种经过验证的工具，适用于所有护理

环境（图 6-1）。将体重指数、非计划性体重减轻和急性疾病当前的营养摄入的分数相加，以确定营养不良的低、中或高风险等级，从而制订具体的处置指引。所有患者都应接受筛查，筛查应在与患者第一次接触时及之后定期进行（NICE，2006；NICE，2012；Department of Health，2014）。对手术患者进行营养筛查将有助于确保尽早开始营养治疗，并在出现营养风险时尽快进行治疗。

（二）营养评估

营养筛查将识别出需要对营养状况进行更详细、深入评估的患者。营养评估应该由营养师等专家来进行。临床表现、身体状况、饮食、人体测量（如测量脂肪、肌肉储存量或肌肉功能）和生化指标都应考虑在内。营养评估确定个体的营养需求已经或正在得到满足的程度，然后据此制订解决营养不足的计划。

四、手术患者的营养需求

当营养摄入不足以满足需求时，身体会分解自身组织，为身体功能提供必要的能量 / 营养。在一般的饥饿状态中，代谢适应随着利用脂肪组织中的脂肪来满足能量需求而发生。随着饥饿的发展，代谢率下降，身体试图保存消耗的组织，但身体储存的蛋白质会发生分解，分解的蛋白质最初来自骨骼肌。没有食物，在 40～60 天内会发生死亡（Pichard & Jeejeebhoy，1994）。

与一般的饥饿相比，创伤和手术会引起代谢应激反应，导致身体储存的脂肪、蛋白质和糖原的分解代谢，释放用于愈合和免疫反应的底物。这导致在营养摄入经常受损的时期出现肌肉组织的丢失。

在择期手术中，可以采取措施减少手术压力，其中营养方面的考虑至关重要。加速康复外科（enhanced recovery after surgery，ERAS）方案旨在帮助恢复，并考虑术前营养优化、限制术前禁食、碳水化合物的摄入和术后营养的早期恢复（Varadhan et al，2010）。

营养需求

1. 能量 在疾病（创伤、外科手术或脓毒症 / 感染）的分解代谢阶段，代谢率增加，能量需求被证明会增加（Barak et al，2002）。虽然在此期间提供营养支持很重要，但并不能阻止代谢变化。目标应该是

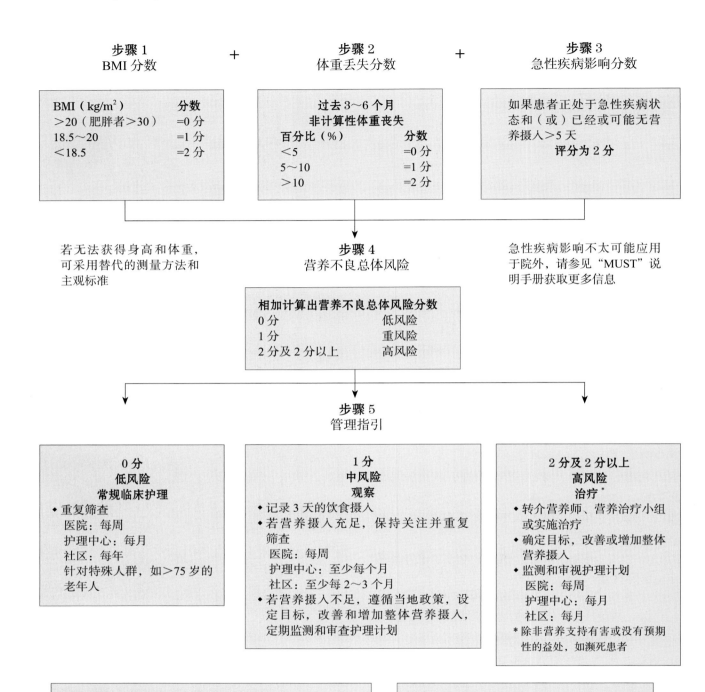

▲ 图 6-1 "MUST"流程图总结了"MUST 得分"的计算过程

"营养不良通用筛查工具"（"MUST"）经 BAPEN（英国肠外和肠内营养协会）许可在此呈现，有关"MUST"的更多信息，
参见 www.bapen.org.uk。© BAPEN（2012）

提供均衡的营养支持，以减少体重的损失，同时避免过度喂养的负面影响。

营养不良的个体如果继续没有营养摄入或营养摄入不足，再喂养时有发生代谢并发症的风险（通常称为再喂养综合征）（Friedli et al，2017）。当向营养不良的患者提供过量、不均衡的营养支持时，可能会出现临床表现和生化指标的异常，包括急性微量营养素缺乏（尤其是 B 族维生素）、液体和电解质失衡（低磷血症、低钾血症、低镁血症）和器官功能障碍（心力衰竭）。重要的是，缓慢地推行营养支持（无论是通过口服、肠内或肠外营养途径），同时进行生化指标的监测（NICE，2006）。

在疾病的分解代谢阶段之后，个体进入恢复阶段，此时他们不再代谢亢进并且可以利用额外的营养。在这个阶段，适当增加摄入量以补充身体储存的肌肉和脂肪量。最近，针对外科手术和癌症人群，研究了将营养支持和体力活动结合起来的干预措施，以促进恢复正常功能（Hall et al，2018）。

2. 蛋白质 蛋白质由氨基酸链组成，构成体内所有细胞的主要结构和功能成分。体内的蛋白质不断被分解和重新合成，这种平衡因创伤或手术而改变。尝试通过提供大量蛋白质和能量来恢复瘦肉（肌肉）质量和改善氮平衡，可能会导致高血糖等并发症，并且与提供标准量相比，已被证明没有额外的益处（Ishibashi et al，1998）。

血液蛋白的水平（如白蛋白 / 前白蛋白）历来被用作营养不良的标志。白蛋白水平下降通常出现在手术之后（Cuthbertson & Tompsett，1935）、创伤期、感染期炎性标志物（如白细胞计数和 C 反应蛋白）升高时（Fleck et al，1985）。因饥饿而营养不良的患者通常白蛋白水平正常（Lee et al，2015）；因此，在出现分解代谢的手术患者中，较低的白蛋白水平更可能表明疾病的严重程度，而不是单纯的营养不良。

3. 液体和电解质 水是人体组织的重要组成部分，占总体重的 50%～70%，存在于细胞内和细胞外液中。液体从饮用的液体、进食或者通过其他途径（如肠管喂养或静脉输液）供给的食物中摄入。它随尿液、粪便、皮肤汗液排出，也从肺部呼出。手术患者可能会从引流管、造口、瘘管增加体液和电解质的流失，必须严格地记录并适时更换管道。

手术后，患者通常需要静脉（intravenous，IV）输液。虽然在手术期间可能需要大量的液体来恢复血容量，但术后过量提供静脉输液［尤其是高钠液体，如 0.9% 氯化钠（生理盐水）］已被证明会增加并发症（Brandstrup et al，2003）。术后液体超负荷会导致水肿，并延迟正常胃肠功能（胃排空和排便）恢复（Lobo et al，2002）。

对患者的液体和电解质需求进行个体化评估至关重要，而护士在确保不滥用静脉输液方面发挥着关键作用。应保留详细的液体平衡表，尽管这些平衡表没有考虑不可觉察的损失（如出汗）。定期（每日）测量体重是体液平衡的最佳临床测量方法，但在住院患者中通常不进行常规测量。

4. 微量营养素 充足的维生素和矿物质对于身体的最佳功能至关重要。微量营养素缺乏很常见，尤其是在某些人群中，如老年人（Finch et al，1998）。在手术患者中，微量营养素的吸收可能因吸收不良、胃肠动力不足或肠黏膜缺失而减少。一些微量营养素如维生素 C（抗坏血酸）和锌对于伤口愈合至关重要。

患者应至少摄入每日推荐量 100% 的微量营养素，并且在可能的情况下，应通过摄入食物和液体来满足这一要求。如果膳食摄入量不足或需求量增加，则可能需要多种维生素和矿物质的复合制剂以确保足够的摄入量。由于潜在的毒性、药物营养相互作用和竞争性生物利用度问题，应尽可能避免使用单一营养补充剂，但可能需要纠正已经确定的某一营养素的缺失。一般来说，过量或"大剂量"服用维生素或矿物质并无益处。食品标准局提供了有关维生素和矿物质安全上限的指南（FSA，2003）。

五、手术患者营养支持的证据

（一）术前营养支持

如果严重营养不良的患者需要手术干预，应设法提供一段时间的营养支持，但由于潜在的疾病过程，如癌症或炎症性肠病，改善营养状况可能很困难（Weimann et al，2017）。

根据传统方法，患者术前至少要禁食 12h。这些延迟已被证明是不必要的，大多数患者现在可以在麻醉 2h 前服用清流质（Brady et al，2003）。

（二）术后营养支持

欧洲肠外和肠内营养学会（European Society of

Parenteral & Enteral Nutrition，ESPEN）建议，如果预计患者无法进食超过 5 天或经口摄入量无法维持 50% 以上超过 7 天，则应提供口服营养补充剂或肠内营养（Weimman et al，2017）。

（三）术后营养支持的时机

历来外科医生都对术后重新进食液体 / 食物制订了严格的方案，尤其是在胃肠道手术后，通常从少量的水开始（30～60ml/h），然后在肠道功能恢复后进食流食和"清淡饮食"。然而"清淡饮食"没有统一的定义，但通常包括脂肪含量适中、纤维含量低的食物，如汤、鸡蛋、鱼、土豆、酸奶和冰淇淋。尽管这种做法很普遍，但是其益处从未被研究证实。最近，研究比较了手术患者早期重新进食液体 / 食物与常规护理，在大多数情况下可以立即重新开始口服营养（Lewis et al，2001）。

在某些情况下，如在上消化道大手术后（如食管切除术或全胃切除术），恢复经口摄入确实会出现延迟，因此应考虑提供其他形式的营养支持。在小肠中放置肠内饲管（在手术室中插入鼻空肠管或空肠造口管）可进行术后早期喂养，但常规使用存在不同的做法（Weijs et al，2015）。

六、营养支持的方法

要满足患者的营养需求并不总是那么容易。一旦确定了营养状况不佳患者，实施营养护理计划和改善营养摄入对改善结局至关重要。对手术患者营养支持的目标是改善或维持营养状况，促进伤口愈合，减少术后并发症和缩短恢复期。营养支持可通过以下方式提供。

- 经口摄入：食物和饮料，口服液体补充剂。
- 肠内管饲：鼻胃管、胃造口术或空肠造口术。
- 肠外喂养：通过中心或外周静脉。

（一）改善经口膳食摄入

治疗应始终根据个人的需要量身定制，但总的来说，如果一位患者能够吞咽和消化食物，那么第一步应该采取鼓励"食物优先"的方法。认识到这个问题是重要的第一步。一旦患者和参与他们护理的人都意识到这个问题，通常增加食物摄入量的简单措施可能就足以显著改善营养的摄入。为了取得成功，整个病房团队必须持续地提供这些服务，并且需要与所有为患者提供食物的人保持良好的沟通。

可以在病房采取许多措施来帮助改善患者的食物摄入，包括以下几种。

- 食物选择。如果帮助患者从医院菜单中做出选择，那么选择的食物要更偏向他们会吃的东西，并且符合他们的食物偏好、种族和文化需求。必须考虑患者的特定饮食需求，并且必须有健全的系统来确保满足这些需求（例如，患有乳糜漏、食物过敏、肾功能不全和糖尿病的患者）。应鼓励食欲差的患者选择高热量、高蛋白的食物。医院菜单上的汤和冰淇淋等食物通常只提供少量蛋白质和卡路里，而患者仅吃这些不太可能满足他们的营养需求。

- 订餐流程。想一想订餐流程如何服务于您提供护理的患者。营养不良的患者通常会发现订餐具有挑战性，那些感到困惑、患痴呆或难以传达其需求的患者可能需要额外的支持或系统来实现。膳食计划表会是一个有用的资源，患者亲属和护理人员可以帮助填充表格，然后用于确保订购适合的食物。

- 误餐。如果错过了一顿饭（因为患者不在病房里），那么应该有替代品（如果没有热餐提供，则应提供三明治或小吃盒）。

- 给予鼓励。花时间向患者解释吃得好有助于他们的康复，并给予鼓励说明其重要性，这将会有所帮助。

- 少食多餐，餐间零食。如果患者胃口不佳，他们可能不会在一餐中吃掉所有提供的食物。鼓励"少而频繁"的方法要好得多。应在两餐之间提供高热量和高蛋白的零食，以增加一天的膳食摄入量。一些患者发现他们能够在一天中的某些时间吃得更多，成功的护理计划要考虑到这一点。

- 协助喂食。帮助进食对于改善食物摄入很重要。使用红色托盘系统的方法，以识别需要帮助的患者，并确保与病房中所有需要帮助的工作人员进行沟通（Age Concern，2006；Bradley & Rees，2003）。患者需要的帮助程度可能会有所不同；有些人可能只需要帮忙打开包装或需要适应性餐具，而另一些人则需要有人喂他们。报告仍强调，患者在进餐时并不总是能获得所需的支持（Vizard & Burchard，2015）。

- 考虑食物和患者的位置。研究表明，将食物放在患者够不到的地方的情况并不少见，而且托盘里的食物后来被原封不动地拿走（Age Concern，2006）。在床上吃饭可能很困难，重要的是食物摄入量受无法吃饭的限制。

- 告诉家属们。家属们通常很乐意尽其所能提供帮助，提供额外的鼓励和来自家里合适的食物。他们通常可以提供有用的信息，说明哪些营养策略会有所帮助。

- 治疗潜在病症。不合适的假牙或口腔状况不佳可能会造成进食困难，而牙科建议可能有助于克服这些问题。恶心、呕吐、便秘和抑郁都会影响食物的摄入。使用止吐药、泻药、抗抑郁药或食欲刺激药进行治疗可能会有所帮助。

- 环境。食物的呈现，以及当时环境中的气味、声音和景象，都会对食用的摄入量产生很大影响。引入了"保护进餐时间"的概念，以减少在进餐时间的非紧急临床活动，使患者可以不受干扰地进餐，并让护士有时间监督进餐并提供帮助。在该系统已被启动的地区报告了对患者护理的积极影响［National Patient Safety Agency（NPSA），2008］。

- 营养饮品。应该鼓励饮用比茶、咖啡或水更能提供营养的饮料。这可能包括：全脂牛奶；牛奶饮料，例如，喝巧克力或麦乳精饮料；汤，特别是浓缩的或"含奶油的"品类；或者以牛奶为基础的补充饮料（如 Complan、Aymes Retail、Meritene strength and energy）。可以在两餐之间或者在无法管理膳食时提供这些饮品。

- 记录食物摄入量。很难清楚地了解患者所吃掉的食物量，因为一天中会有不同的员工参与送餐和收餐。应在每餐结束时记录食物摄入量，清楚地描述所吃的食物和数量。护士和助产士协会［Nursing and Midwifery Council（NMC）（2018）］在《准则》中明确规定护士必须确保清晰、准确地记录为人们提供的护理措施。然后回顾这些图表，以了解患者所吃的食物是否为患者提供了足够的营养。在摄入不足的情况下，应转诊给营养师。评估患者应该吃的食物的数量和种类很重要。"Eatwell 指南"展示了应该吃的食物种类以提供均衡的摄入（Public Health England，2016）。完成食物记录表是每个人都需要协助的职责；重要的是确保它不被忽视。

提高食物摄入量需要耐心和良好的多学科团队合作。为了获得成功，营养和补充水分被视为是必要的护理，并且与药物和其他类型的治疗一样重要（Royal College of Nursing，2011）。我们不应该低估许多细小的简单变化会对患者一天的摄入量产生的影响。重要的是，尽管采取了这些措施，但仍需关注进展时，应将患者转诊给专科医生。

《准则》有 4 个关键主题（NMC，2018）：护士必须以人为本，有效实践，维护安全，促进专业精神和信任。这 4 个主题都与确保满足患者的营养需求相关。

营养补充剂 如果仅靠食物无法弥补营养不足，则可以使用口服营养补充剂，其中一些补充剂是处方药。口服营养补充剂在医院和社区环境中的益处已被证明，可改善能量和蛋白质摄入、身体组成、功能和临床结果（Stratton et al，2003）。我们可采取许多措施来帮助患者配合，并确保补充剂能实现潜在的益处。

许多补充性饮料在冷藏后味道更佳，因此最好在患者准备饮用时将它们从冰箱中取出。患者在打开包装盒时可能需要帮助，并且应在适当的时间分发饮料，通常最好是在两餐之间。积极介绍补充剂，解释其内容及其利于恢复也会有所帮助。许多患者发现他们更喜欢在一段时间内慢慢啜饮（查看制造商关于补充剂可以在病房温度下放置多长时间的指导）。大多数补充剂都有多种口味，找到适合患者的口味很重要。除了补充饮料外，还可提供粉剂、布丁和小容量饮品。

口服营养补充剂在手术患者的治疗中发挥一定的作用，但应在正确评估食物摄入量并设定营养目标后使用。营养师的意见将确保使用最合适的产品。

（二）肠内营养

对于具有胃肠道功能的患者，可能需要通过在胃（鼻 - 胃或胃造口）或小肠（鼻 - 空肠或空肠造口）中放置喂养管来提供肠内营养，这些患者包括：

- 无法进食，例如，口腔手术、上消化道手术或吞咽困难。

- 能够进食但不能达到足够的营养摄入量，例如，严重营养不良的患者；因吸收不良而需求增加的患者；或者接受过胃肠手术且进食能力有限的患者。

喂养管的选择取决于许多因素，包括身体的解剖结构、预期的治疗时间、舒适度，以及临床医生置入管道的专业知识。每种类型的肠内喂养管的管理要求也有所不同，例如，如果管道移位，如何更换该管道将取决于其最初置入时是在床旁操作还是通过内镜、放射或外科手术放置的，以及管道是如何固定的（内部球囊或缝合）。

1. 鼻饲　当需要管饲的时间少于 3～4 周时，通常使用鼻胃管（nasogastric tube，NGT）。用于管理营养、液体、药物的鼻胃管应符合 EnFIT（非静脉管道兼容的）[国际标准（ISO）80369-3]。对于大多数患者常使用细孔径管。在放置过程中，导管可能会在咽部盘绕或进入呼吸系统；因此，在使用前必须通过测试抽吸物的 pH 或进行胸部 X 线检查来确认胃内置入的位置（NHS Improvement，2016）。pH 的安全范围是 0～5.5（NPSA，2005）。虽然腹部 X 线检查曾经被认为是金标准，但它只是在置管操作时确认了导管的位置。听诊是不可靠的，绝不能用作确认鼻胃管位置的唯一方法（Methany et al，1990）。

2. 胃造口喂养　当预计需要长期喂养时，可以在手术期间、放射影像下或内镜控制下将胃造口管直接放入胃中。后者被称为经皮内镜下胃造口术（percutaneous endoscopic gastrostomy，PEG）。管子通过内部固定环或球囊固定在胃中，外部固定装置可防止管子在内部的移动。

PEG 置入的禁忌证包括之前接受过胃部手术、食管梗阻（如癌症）和凝血障碍。在放置之前应考虑治疗目标、预期治疗时间和使用饲管的长期影响。建议将患者转介到多学科团队进行评估，以避免并发症/不适当的置管（National Confidential Enquiry into Patient Outcome And Death，2004）。

3. 幽门后喂养　胃部以外的肠内喂养可用于上消化道手术（食管切除术）后，或者在胃排空延迟的情况下进行喂养。

管道可以通过鼻子置入并向前推进通过幽门，用于鼻十二指肠或鼻空肠喂养。双腔管道可用于进行十二指肠/空肠喂养配合胃抽吸。

直接插入空肠并通过前腹壁引出的长期留置的管道，对接受过胃部手术或幽门梗阻的患者有用。

4. 肠内营养的管理　有多种方法可用于管理肠内喂养，最合适的方法应根据个人情况进行评估后选择。可以通过电子营养泵或使用肠内注射器给予肠内喂养。

- 肠内营养泵。这种方法通常用于刚开始肠内管饲的患者、重症监护患者或耐受性差的患者。它避免了一次性将大量营养液注入胃肠道。常见的输注速度为 25～100ml/h。患者每天通常被喂食 18～24h，但可以在更短的时间段内输注喂食。夜间喂养可用于补充患者的口服摄入量。
- 大剂量喂食。这包括通过注射器喂食 200～400ml 的流食。将食物或液体倒入注射器中，注射器连接到给药装置并松开夹子以使其流过，或者将食物吸入注射器，然后在 15～30min 内缓慢推入饲管，方法取决于注入容量和患者的耐受性。这种技术在医院环境中并不常见，但它确实更多地模仿了正常的饮食模式，并为患者提供了更多的活动灵活性。因为胃囊被绕过，因此这种技术很少用于直接喂食进入小肠的患者。

白天可以通过水冲洗的形式给予额外的液体，并有助于防止管道堵塞。如果通过肠内喂养管给药，应使用液体制剂，并应与药房沟通，了解用药途径和作用方式（即某些药物可能不适合通过空肠途径给药）。

肠内制剂是一种无菌、专门设计的营养液，可通过肠内营养管喂养。各种不同的肠内喂养配方有不同的营养成分（如高能量、含纤维）。有些制剂被设计为让某些患者有更好的耐受性，例如，为胰腺功能降低/吸收不良的患者提供多肽基的制剂。尽管在某些情况下可能会使用标准方案，例如，在肠内喂养的最初几天或在重症监护期间，但所有患者的肠内喂养方案都应根据个体评估来设计。

（三）肠外营养

肠外营养是将营养物质直接输送到血液中，不经过摄入、消化和吸收。它被建议用于肠道衰竭，通过口服或肠内营养无法输送或充分吸收营养物质时（NICE，2006）。可能需要肠外营养的手术患者如下。

- 有肠瘘或穿孔，需要让肠道休息。
- 有术前或术后肠梗阻。
- 接受了广泛的外科手术切除，导致出现短肠。
- 有麻痹性肠梗阻。

- 对肠内喂养不耐受，例如，不受控制的呕吐或腹泻。

虽然肠外营养是一种有效的营养支持方法，但只能在营养支持专家或肠衰竭小组的指导下使用，因为它与危及生命的脓毒症、代谢和血栓并发症有关。肠外营养可通过中心或外周静脉输注。途径的选择取决于静脉通路、预计的治疗时间和患者的营养需求。在理想情况下，应使用已知来源的单腔专用导管，由接受过无菌技术培训的护理人员使用（Loveday et al，2014）。在任何时候都应遵守严格的肠外营养管理方案。

肠外营养袋应在药房的无菌单元中配制，在理想情况下，在病房中不得再进行任何的添加。虽然有一系列"全合一"现成的营养袋可供使用，但它们不含微量营养素，除非进行进一步的添加，否则不推荐使用（NICE，2006）。某些高浓度（高渗性）的肠外营养液需要通过中心静脉途径输注，由于高血流量，营养液会发生快速稀释。其他低渗性混合物可短期通过外周途径使用，但这些可能无法满足患者全部的营养和电解质需求。

大多数肠道衰竭的原因是短期的和自限性的，但有些患者可能需要长时间的肠外营养，而且这些患者通常病得很重，有多种临床问题。对患者和其家属的情感支持至关重要，因为情绪低落可能是一个主要问题。需要在家里进行长期肠外营养的患者可以联系患者支持小组，例如，经静脉和鼻胃管途径进行营养治疗的患者（www.PINNT.com）。

七、伦理

伦理考量是营养护理各方面的基础。营养筛查是一种合乎伦理的行为，因为未能识别和治疗营养不良的患者已被证明会增加并发症的风险。在制订护理计划时，患者的意愿是最重要的，卫生专业人员必须以中立和清晰的方式仔细解释所有营养治疗建议的依据。有能力对其护理做出知情决定的患者可能会拒绝任何干预措施，卫生专业人员需要敏感性来确定其原因。在目前的英国法律中，通过管道喂养被视为医学治疗。与任何其他医疗干预一样，其获益必须与带来的风险或负担相平衡。在复杂的情况下，例如，在患者接近生命的尽头或者缺乏能

力时的人工喂养，通常通过建立营养管理目标和伦理框架来帮助进行（Royal College of Physicians，2010；British Medical Association，2018）。

八、监测营养支持

监测是重要的，以确保营养支持的管理有效和安全，并发现和治疗并发症。个体监测计划将考虑患者的基本诊断、治疗目标和喂养途径 / 类型，还包括对营养状况（体重、人体测量）、营养摄入、水合状态、实验室测量（血清生化）的评估，以及在适用情况下，还要考虑胃肠道耐受性和肠内 / 肠外喂养装置（NICE，2006）。需要衡量目标的依从性、可接受性和有效性；这将有助于决定是否仍然采用当前的策略或需要考虑其他形式。

要点总结

- 良好的营养状况对于减少并发症、促进伤口愈合和缩短住院时间至关重要。
- 营养不良在外科手术患者中很常见，但未被充分认识和治疗。
- 所有手术患者都应在手术前后进行营养筛查。
- 任何被确定为营养不良或有营养不良风险的患者都必须制订个性化的护理计划来满足他们的需求，并应定期审查该计划。
- 营养支持的提供可以是：①口服：饮食和营养补充剂；②肠内营养；③肠外营养。
- 营养不良的患者应能够获得营养师和专科医院营养小组的帮助。

反思性学习要点

- 您会采取什么策略鼓励最近接受过胃肠手术的人进食？
- 在您工作的护理区域中，如何评估一个人的营养状况？
- 进行一项文献综述：关于确保鼻胃管正确置管，或何时对手术患者进行肠外营养的安全、有效的循证方法。

第7章　身体形象改变与手术患者
Altered body image and the surgical patient

Adèle Atkinson　著　　汤星星　译

主要目标
- 讨论身体形象和身体形象改变的意义。
- 讨论对于身体形象的感知。
- 讨论手术对于身体形象的影响。
- 识别身体形象改变对身体现实、身体呈现和身体理想的影响。
- 讨论社会支持和应对策略。
- 突出强调外科护士在发生身体形象改变的患者中所起到的支持作用。

需要思考的问题
- 对于身体形象这个术语你是怎么理解的?
- 概述悲伤反应。
- 应对机制和防御机制的不同之处是什么?

一、概述

外貌作为我们身份组成的一个方面,与"我们是谁"的概念是紧密相连的。身体形象承载着非常重要的意义,与自我概念、自尊和身份保持着一致性。外科手术的本质是一种对患者身体和自我的创伤性侵入,并且会对患者造成临时或永久性的改变。有些改变可能是完全没有预料的或者只在患者出院后出现。身体形象改变的问题,以及它可能对患者生存质量及自我概念的影响程度,逐渐成为我们护理手术患者时需要考虑的重要因素。本章主要讨论关于患者进行计划/择期手术的问题,但也会适时地强调关于患者进行急诊手术方面的问题。

二、什么是身体形象

身体形象是一个被广泛应用却定义不清的术语。身体形象的概念通常被认为是包含行为的心理和社会方面。在最简单的层面上,身体形象被用来描述我们如何思考和感受我们的身体(Schilder,1935 cited in Newell,1999)。同时,身体形象的概念也是多层面的,它反映了一个人对于其身体功能和外貌的认知和态度(Cash et al,2005)。

其他学者也强调了身体形象的动态和不断变化的本质,以及外部变化能够改变人们对于身体形象的认知(Bailey et al,2016;Ferrer-Garcia & Gutierrez-Maldonado,2012)。

人们的外貌及行为受社会影响。年轻人的主要社会文化价值观、外表的吸引力、身体的健康和健全不断通过媒体和社交得到加强。即使是在 21 世纪，仍然有证据表明，抛开性别、年龄、智力和社会经济地位等变量，在很多情况下，外貌有吸引力的人都比其他人更受青睐（Converse et al，2016）。

更多证据表明，对于身材、身体功能和外表的认知及感觉也是身体形象的组成部分，并且对于自尊水平也有影响（Bailey et al，2016）。这也就意味着身体形象其实是一种心理体验，这种心理体验聚焦于人们有意或者无意的态度及感觉。没有单一、静态的身体形象，因为身体形象总是在被修正的过程之中，被个体根据现况所塑造。

Price（1990a）确定了身体形象的 3 个主要方面。在平衡状态下，这 3 个方面构成了一个健康的身体形象和幸福感（图 7-1）。这三个组成部分如下。

- 身体现实：身体现实即身体本身，会因生活变化而受到影响。这些变化包括成长、怀孕、瘢痕、抽烟等。
- 身体理想：身体理想即个体理想中的身体形象，受到媒体（包括社交媒体）、社会规范等的影响。
- 身体呈现：身体呈现即我们向世界所展现的身体形象。这种展现受到时尚、同龄人的压力等的影响。

由于基因组成、身体成熟过程、衰老或其他环境因素所形成的自然结果，造成了人们身体形象的改变和随之而来的自我概念的改变。因此，大部分

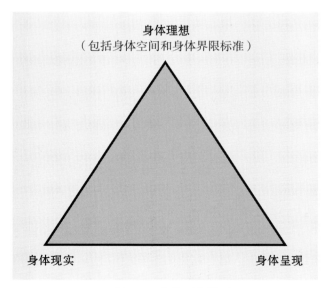

▲ 图 7-1 身体形象模型

的人都经历过对这 3 个方面的不满意。

身体形象对个人自我形象的影响是一个比较容易理解的概念。因为它表明，自我形象是建立在重视他人评价和尊重他人的基础上的，身体形象在社会中被用来协商和发展自我价值感。人们对于是什么组成了"自我"这一主题的看法是一场无尽的争论。但是，也许可以公平地说，自我形象是我们对于自己的社会价值的评估，对于我们的自信、积极性和成就感是很重要的。

三、身体形象改变的认知

对于身体形象的认知是根据生活中自然变化的事件而调整的，如青春期、怀孕和衰老，然而，不可预测或者不可避免的身体形象改变，例如，由于手术创伤而造成的变化，有时会对身体形象造成久远的影响。这些可能会改变人们对于身体呈现的认知，进而改变对自我形象的认知。

身体形象是一件非常个人化的事情，并且取决于个人的经历和适应能力。思想和身体是紧密相连的，因此，当身体发生变化时对情绪健康也会产生影响，反之亦然。由于身体形象影响自我概念，因此，它也能决定一个人的行为。当人们感到不适时，就不会更多的关注自己的外表。比如不洗头、不化妆或者不剃胡须。这样做的后果是，当人们照镜子时，他们的外表会强化他们的感受。由于身体形象紊乱是一种个体经历的身体感知到的被扰乱的状态，因此我们可以设想手术的结果可能会对个体的生活质量产生影响。同时，个体也许不得不对这样一个事实而妥协，即手术不是一个选择问题，手术治疗带来的后果可能和疾病本身一样糟糕。例如，肠癌切除术后形成的造口。

某些手术除了会引起对疼痛甚至生命威胁的恐惧外，还会引起特定的恐惧，如乳腺切除、回肠造口、结肠造口或尿道造口形成、截肢和某类整形手术，在这些手术中，身体缺损的恐惧会给患者造成非常大的压力。这些恐惧可能与患者日常生活中的改变息息相关，从而对自我概念认知产生改变。

关于身体形象改变的概念和心理影响已经被充分研究，特别是与疾病或者损伤状态下变化更加明显的，例如，关于肿瘤、烧伤、造口、乳腺切除和皮肤病这些领域的研究（Lehmann et al，2015；Ablett & Thompson，2016；Fang et al，2013；

Williams，2013；Pellard，2006）。

手术会对人体造成改变，例如，置入一个伤口引流管、鼻胃管或者静脉输液，都可能导致身体形象紊乱。因此，整体护理应该将身体形象改变作为一个人健康的不可或缺部分考虑其中。在护理患者时，护士扮演着独特的角色，护士能够与患者交谈，在对话过程中护士会重新审视身体形象改变对患者的意义和影响。受损或改变的身体形象以及自我形象的认知可能在很大程度上影响患者的康复。而这一前提是医务人员能充分理解身体形象改变对患者的意义，以及个人承受的压力和影响这些压力的因素。

人们的经历塑造其认知和行为。护士需要帮助患者来应对手术带来的影响，并且由于护士参与决定患者需求之中，因此，对于心理认知，不能局限于表面，护士还要洞察更深层次的方面，这是非常重要的。例如，在某些情况下，一个小瘢痕可能会比一个大瘢痕更能使患者感到焦虑。因此，身体形象改变是由患者来定义而不是医务人员。

由于身体形象改变认知的主观性，对于身体形象变化认知效果的评估也是复杂的。护士在回顾身体形象以及身体形象本质方面可能已经有些经验，因为他们会护理身体受到创伤或者濒死的患者。这些经验通常能够加深对患者的理解和共情。

四、身体形象改变的反应

由于身体呈现和身体理想的潜在变化，患者住院可以被视作是对身体形象的威胁（Bolton et al，2010）。一个人面对身体形象改变时的反应取决于很多因素。这些因素主要与他们的性格，他们看待、评价自己身体的方式，以及他们应对压力的能力紧密相连。另外，这也取决于他们身体形象改变的性质，包括这个改变是怎么造成的，这个改变是可见的、明显的还是隐秘的，如子宫切除。这可能涉及对未来的调整抑或可能危及生命。身体形象改变带来的意义可能会影响一个人的工作、社交或者性生活，并且被认为对人们未来的生活方式会产生负面影响。然而，也有一些患者并不认为身体形象改变是一种威胁或问题，这应该由护士来识别。这可能是因为患者相信手术可以给他们带来更积极的身体形象，如肥胖手术。因此，我们不应该去假设手术患者会用消极的方式来应对身体形象改变。

文化问题与身体形象也是密切相关的。因此，在护理患者时我们要考虑到患者不同的文化背景。Kocan 等（2016）认为在现实中女性乳房是非常重要的器官，女性在经历乳腺切除手术后可能会觉得自己不再有吸引力，并且会改变她们平时的穿衣风格。他们还发现，有些女性在之后会回避社交场合。这强调了身体形象改变会影响患者如何看待他们的家庭成员和他们生活或工作的社区。英国是一个多元文化的国家，因此我们必须要考虑到不同的文化。举个例子，非洲裔加勒比人可能会对瘢痕形成的潜在可能性感到焦虑，不过，所有的患者都应该被当作独立的个体来对待，我们要避免对文化的刻板印象。

身体一些特殊部位的手术也会影响身体形象。手术所造成的乳房、子宫或生殖器伤口对女性来说具有重要意义，因为这些与他们的生殖功能密切相关。同时男性生殖器手术与男性生殖和性功能相关。女性可能会把这些手术看作是女性特征和身体理想的丢失，而男性经历前列腺手术或者睾丸切除术可能会害怕勃起功能障碍和丢失他们的男子气概。

乳房手术，无论是肿块切除还是乳房切除，都会改变乳房的形状，从而影响身体现实，也可能会影响女性在社会中的角色（Kocan & Gursoy，2016）。在西方社会，人们过多地强调完美乳房的形状和大小，因此对于一些女性来说，乳房手术后乳房形状和大小的改变会导致其心理创伤。

如果患者有一个造口，无论是临时还是永久的造口，似乎都会导致身体形象的恶化（Bullen et al，2012）。这可能会改变他们在社会或者文化群体中的位置，并可能会导致被孤立。在做饭、吃饭和照顾孩子方面与他们的家庭分离，并被逐出他们之前做礼拜的地方。在一些案例中，他们可能被永久地认为是不洁的和不能触碰的。

脸也极其重要，这是因为脸等同于吸引力。因此面部手术可能会改变患者对于他们吸引力的认知，使患者担心其他人会带着厌恶来看待他们（Shanmugarajah et al，2012）。如果面部手术干扰到患者的进食和说话能力，将会更加强化患者缺失吸引力和无助的感觉。

截肢不仅会改变身体形象（Holzer et al，2014），而且会对身体形象进行延伸，这是因为患者要穿戴假肢，并且可能会用到拐杖、手杖或者轮椅来走动。

我们不应该忽略隐藏的身体形象改变，因为这也可能会对患者产生影响。包括妇科手术或者子宫切除术造成的生育能力丧失。另外，被衣服遮住的皮肤受损部位在夏季或者在进行某些体育活动时（如游泳）都更加容易被暴露。一个手臂顶端有瘢痕的患者为了不暴露其瘢痕，可能会选择穿短袖而不是无袖的衣服，而一个大腿顶端有瘢痕的患者可能不会穿短裤。

由于身体形象改变而产生的冲突、焦虑，能够很好地被护士识别。这些反应通常表现为悲伤反应形式（Kubler-Ross，1969；Parkes，1972）。一些手术可能会使一个人看起来或者感觉起来与他人不同，对患者来说，这是一个主要挑战。患者可能会对失去曾经的身体形象感到悲伤，对于经历造口、截肢或其他残缺性手术的患者，这种悲伤会加剧。然而，这种悲伤不局限于可以看见的身体形象改变，许多患者也会为看不见的改变，例如，关系、生活方式，以及失去个人自由感到悲伤。一个女性在经历子宫切除术后会有失落感，这是因为她觉得她丢失了女性特征。同样地，一个男性在经历睾丸切除术后会有失落感，这是因为他觉得他的男性特征受到了手术影响。

身体形象的丧失会引起一种悲伤反应，这会让患者产生不安全感，尤其是当这个人将这种改变视为危机的时候。紧张和抑郁是典型的反应，认识到这两种反应是理解患者压力的关键。有时这些反应被医疗团队认为与实际手术事件的重要性不相符。然而，悲伤、丧失和哀悼都是与身体形象变化有关的术语，不管是什么原因，在患者出院后还会持续很长时间。

身体形象改变的患者也可能会遭遇丧失，Dewing（1989）研究了丧失的 4 个阶段。

- 冲击：最初的震惊和愤怒会导致对康复的沮丧和悲观情绪。那些经历了突然的创伤性的身体变化、很少或根本没有时间去接受关于手术的信息或者做好准备的患者，如急诊手术的患者，会加剧这种反应。
- 逃避：对缺失部位的哀悼和渴望回到以前的自己的一个阶段。这通常是运用否认、逃避和情绪撤退的应对机制。
- 承认：面对问题，重温事件，探索原因和寻求信息来帮助应对机制。
- 重建：认识到丧失的意义，接受并使用应对机

制来为未来做打算。

应对机制通常被人类无意识的使用，是人类控制恐惧和焦虑的正常反应。Wright（1993）观察发现，某些类型的行为防御机制可能揭示与身体形象有关的危机（框 7-1）。护士在护理身体形象发生变化的患者时可以运用适当的技巧来促进患者适应。

框 7-1　行为防御机制的类型

- 被动：情绪或情感的变化会导致悲伤或退缩反应，患者不希望参与自己的治疗，可能会觉得自己无法接受。积极性差，丧失目标和主动性。
- 否认：患者拒绝去看或触碰身体发生改变的部位，他们甚至会否认该部位的缺失，而是试着像之前一样继续使用。与身体形象变化的分离表明了现实的扭曲，这是心理失衡的一个明显标志。治疗关系可能受到这种阻力的威胁。
- 安慰：患者持续地寻求他人的关注，来证明自己仍然是可被接受的。有时他们会发表自我诋毁的言论以期得到他人的称赞。这可能是一种强有力的肯定，即个人的吸引力不取决于健全的身体现实。
- 孤立：患者自我强化，因为他们觉得自己是不被接受的，害怕会遭到排斥。
- 敌意：患者对于自己遭遇的强烈抗议。这也是一种对医疗行业的愤怒和抗议，通常与悲伤和丧失有关。

引自 Wright，1993

不管是什么原因造成的身体形象改变，突然发生创伤性改变的患者，如接受了急诊手术后，可能会经历更大的困难来接受失去的感觉，他们需要更多的时间来接受这件事和他们对这件事的感受。如果患者可以去讨论，更重要的是被允许去讨论对于即将到来的手术的恐惧和焦虑，将促进患者更加健康的应对机制，更好地重新融入身体形象。术前评估诊所为患者提供了一个非常好的场所去讨论他们对于手术的看法。Price（1990b）认为支持网络在帮助患者适应身体形象变化方面也起着重要作用。

（一）术前阶段

一想到即将进行的手术及其潜在的后果，自然而然地会造成患者的恐惧心理。术前阶段，护士可以和患者一起讨论手术当天的流程，引导患者谈论他们对于手术的恐惧和焦虑，以及在住院期间可能发生的事件，患者也可以自由地表达他们对于身体形象变化的担忧。一项重要的研究对护理实践产生了影响，该研究发现告知患者术后可能会经历的身体形象变化，通常情况下可以减轻患者的术后疼痛（Hayward，1975）。Garretson（2004）发现术前告知

患者未来护理和治疗的相关信息能够减轻患者术后的压力。因为这样可以降低循环中肾上腺素量，从而减轻疼痛。一些患者可能已经上网搜索过他们的手术，应该花时间去和他们讨论网上搜到的信息和实际会发生的信息之间的差异。患者来到日间手术室，他们仍然会感到紧张。尽管术前时间很短，护士也要花时间和患者讨论他们对于手术的担忧。如果一个患者因急诊手术被收治，那么护士和患者讨论的时间将更短。

在术前不同阶段有 4 种主要压力，即失去对事件的控制、对未知的恐惧、失去尊严、缺乏隐私。

1. 失去对事件的控制　对患者来说，要在外科住院以及要调整到患者状态是非常有压力的，住院会减弱他们的自信。失去独立和熟悉的环境对患者的身体理想造成了威胁。医务人员通常不会有这种感觉，因为对他们来说，病房是一个熟悉且没有威胁的环境。为了适应病房环境，患者通常会放弃抵抗和被动地接受照护。

手术也许会很小，如一个小囊肿的切除，手术也可能会很大，如肠道手术。无论是什么样的手术，外科护士都应知晓，护士应了解患者对于身体形象可能改变的感知的敏感性，不管这个改变有多小，这样可以尽可能地促进患者对事情的控制和维持患者的身体理想和自尊，例如，告知患者身体形象变化的相关信息，以便于患者意识到在伤口愈合后以及长期都可能会出现瘢痕（病例学习 7-1）。

病例学习 7-1

　　Colin 是一个 24 岁的卡车司机，他和女朋友以及两只狗一起居住。他被诊断为藏毛窦。在经过一个疗程的抗生素治疗后，他的症状并没有得到改善。Colin 因拟行藏毛窦切除术而被收治入院。

　　注解：藏毛窦通常是由于臀沟周围的毛发向内生长而导致的一种疾病，这种疾病会导致脓肿形成。术后伤口一般需要 3 个月的时间来愈合。

反思以下问题。

- Colin 可能会有哪些焦虑？护士怎么去减少他的这些焦虑？
- 思考一下伤口看起来会是什么样？伤口会疼吗？

对患者进行有效、全面的术前评估，可以收集关于他们对当前身体形象的有价值的信息，还可以从患者自身的经历中推断出他们在压力时期的应对机制。

患者及其家人也可以会见专科护士，专科护士可以向他们提供更多关于外科手术过程的信息；讨论他们对手术后的期望；如果合适的话，提供相关支持团体的详细信息。

为患者提供即将到来的手术的相关信息可以帮助患者融入其中，从而使患者保持一种掌控感（Wilson Barnett，1978）。用照片向患者说明他们术后可能的样子可以帮助患者消除疑虑。住院程序应当确保与患者协商，来促进患者对事件的掌控感，并帮助患者对将要接受的护理或治疗进行知情的选择。这也有助于患者在医院过程中保持他们的个性。

有时候，患者是无法去控制自己的，如麻醉或从麻醉中后复苏时。在这些情况下，是需要护士去照顾患者的。对于患者来说预料到这些情况的发生是非常重要的，并且相信他们的需求会受到尊敬地对待。因此，手术护士应该意识到在术前阶段，缺乏掌控会使患者感到脆弱。

2. 对未知的恐惧　护士需要认识到，患者对于即将到来的会影响他们身体形象的手术的焦虑，也许会使患者在入院时就采用防御行为。护士似乎会低估手术对身体形象的影响，这可能是由于他们对手术常规和术后的影响太过于熟悉。护士从之前的经验中可以了解到手术后产生的瘢痕是暂时的，但是患者并不知道这些，并且对于自我身体或者影响身体潜在预期的变化感到非常恐惧。

患者一般会有许多的担忧和焦虑，如手术部位看起来会是什么样和他人会如何反应。例如，部分或全部乳房切除，或者造口形成。这些担忧也许不会被察觉，但是对于护士来说，花时间和患者讨论他们的担忧以及倾听他们的感受是非常重要的。护士应该如实告知患者预期的身体形象变化，并且允许患者去谈论他们身体形态和功能即将发生改变的现实。例如，用照片来展示术前和术后的身体形象。患者也会担心他人会如何反应，害怕被排斥。在这个时候和患者讨论潜在的应对机制也是合适的。

转送患者到手术间的这段时间是患者压力最大的时候。在这段时间内护士要意识到患者可能会需要支持。对于许多患者来说，相较于手术，他们更担心麻醉。麻醉会引起患者的恐惧，因为麻醉会使人失去意识，在某种程度上来说等同于死亡。

3. 失去尊严　对于手术患者来说，其中一个担忧就是在麻醉状态下身体失去意识和失去对自己身体的控制。这种担忧可能会被之前不好的经历而放大。在手术期间，所有的医务人员都应该始终照顾患者的尊严，这是非常重要的一点。

由于术前身体准备的需要，出现了一些更加实际性的问题，这可能会影响患者的身体现实（Price，1990b）。例如，在手术部位进行标记，取下义齿、隐形眼镜、卸妆、卸除指甲油和取下珠宝首饰。这些东西对患者的身体呈现和自我价值来说可能是很重要的部分。

取出义齿会使患者感到尴尬和特别的脆弱，因为这通常只在私下完成并且会非常严重地改变患者的身体呈现。另一个让患者感到脆弱的地方是取出他们的隐形眼镜或者助听器。如果隐形眼镜或助听器被过早取出，患者可能会感到焦虑，因为他们看不到或者听不到他们周围正在发生的事情。因此，义齿和隐形眼镜的取出应该在患者将要离开病房 / 日间手术病房前。助听器应该在麻醉间取出，以便于患者知道正在发生的事情和回答问题。

4. 失去隐私　在患者的皮肤表面进行手术部位标记是一个重要的保证患者安全的方法。医务人员应该知晓这可能会影响患者的隐私和与身体现实有关的身体形象，并且要告知患者这样做的原因。关于假体以及沟通细节，护士应该始终遵循当地的政策和程序。

（二）术中阶段

如前所述，麻醉状态下失去对身体的控制，伴随着尊严和隐私的丧失是患者感到恐惧的原因之一。尽管对于医生来说最大化的暴露手术部位是至关重要的，但手术护士的责任是作为患者的拥护者尽可能地保住患者的尊严。

越来越多的手术是在硬膜外麻醉或局部麻醉下完成的。因此在手术过程中保持患者的尊严并且确保患者术前已经完全知晓术中会发生的情况是非常重要的。这对于可以自行进入手术室的日间手术患者来说同样重要。

（三）术后阶段

下面我们将要讨论的许多因素都会影响患者的身体现实，因为手术直接改变了它。身体呈现也会被改变，如置入引流管、伤口敷料或瘢痕。这些会对患者的身体理想造成直接的影响，因为患者可能发现很难去通过向朋友和社会上其他人展现自己的方式来实现他们的身体理想。

手术后，对患者的评估首先从生理状况开始，通过观察和监测患者的生命体征和意识状态，以及相关的特殊护理，如其他章关于专科手术描述的那样。

患者的舒适度和关于身体形象的感知可能不会变得明显或成为一个问题，随着患者的警觉的提升逐渐意识到了这些问题。这可能与患者恢复意识和意识到正在进行静脉输液有关。或者意识到瘢痕会长期存在有关，这将改变患者的身体现实。

术后，由于需要鼻胃管、尿管、伤口引流管和静脉输液等管道，患者会发现他们的身体形象已经延伸了或被破坏了，从而影响了他们的身体呈现。护士应该尽快地向患者强调必须置入管道的原因，以及管道是临时性的还是永久性的。例如，临时性的管道可能对身体形象造成的威胁很小（Price，1990a）。这可能是因为患者不需要进行长期的调整。尽管如此，直到管道拔除之前，患者都会一直感到悲伤，意识到这一点对护士来说很重要。如果这些变化是永久的，那我们的目标就是帮助患者去接受他们"新的"身体形象。

鼻胃管尤其会使患者感到痛苦，因为它占据患者的面部，使患者的脸不对称，而且无法隐藏。管道的角度应该尽可能地让患者感到舒适，不要去拉扯鼻孔或使鼻孔变形，并且要注意鼻腔的清洁，因为患者不可能去擤鼻子。鼻胃管会改变患者的身体现实，因为患者变得更加依赖护士，尽管时间很短。用最少量的胶带去固定管道，以保持管子牢固，并防止皮肤拉扯，以免造成患者脸部变形。另外，护士也要时刻查看患者的视线没有被眼前的管道弯曲部分所遮挡。

对于许多患者来说导尿管的存在可能会很痛苦，因为它是侵入性的和可见的。适当的保护导尿管是至关重要的，以减少尿道损伤和可能的疼痛以及不适。尿袋应该挂在床旁的挂钩上。一旦患者移动，挂在钩子上的尿袋会影响患者的身体活动，护士应该使用一些更加谨慎的方法，如附腿尿袋。

伤口引流管也可能是个问题，尤其是如果连接了引流装置的话，尽管留置的时间通常很短。如果患者是可移动的并且手术部位仍然有伤口引流管，可以使用与导尿管相同的谨慎原则来携带伤口引流管，从而有助于保持患者的身体外观。

静脉输液的位置应该考虑患者的舒适度和能力。例如，除非某些医学原因，否则非优势手是最佳选择。选择非优势手可以让患者使用优势手和保持一些独立性，这是维持患者个人控制的一个重要因素。

脱掉手术服并且尽快地让患者穿上自己的衣服，对患者来说是一种有限的控制恢复。患者自己的衣服比手术服更可取，因为这不仅可以提高患者的尊严，还被发现可以缩短患者的住院时间（Stephenson，2018）。这也代表了患者有限控制感的恢复。当患者可以再次戴上自己的假牙 / 眼镜 / 助听器等时，也可以恢复控制感。

大多数的手术都会留下伤口。可能是一个切口或者一个更大的伤口，它可能需要二次愈合。如果伤口是显而易见的，患者会竭尽全力地确保伤口被遮盖住以免被其他人看到（Neil，2000）。如果患者不想要别人关注他们的伤口，那么伤口敷料的颜色是很重要的，因为很少有敷料能跟皮肤融为一体。有些敷料产品体积很大，可能会妨碍患者穿他们想穿的衣服或者鞋子（Atkinson，2002）。

所有的伤口，包括那些微创手术造成的伤口，愈合后都会留痕。Brown 等（2010）发现大多数关注瘢痕的患者都有小的或者不可见的瘢痕。这与 Young 和 Hutchison 的早期研究相呼应（Young & Hutchison，2009）。他们还发现男性和女性对手术后的瘢痕都有同样的担忧。两项研究都发现人们通过穿不同的衣服来掩盖他们的瘢痕。在外科患者的护理中，倾听患者担忧的重要性怎么强调都不为过。用以前患者的照片可能会帮助患者了解他们术后将有多少瘢痕。

还有一点我们要记住，如果被影响的身体部位对患者来说特别重要，那么患者可能会花很多年的时间去适应一个新的身体形象。

术后疼痛通常是患者最大的焦虑之一，并且作为术前评估一部分，对疼痛的恐惧应该进行讨论，尽管对于经历急诊手术的患者来说不太可能。疼痛对身体形象来说可能是一种挑战，因为它是一种身体体验，有时是不可预料的且总是让人不快的。Price（1990b）相信疼痛影响身体形象，受疼痛影响的人

可能不再信任他们的身体，因为他们不知道什么时候疼痛会来。外科护士必须让患者安心，虽然术后疼痛有时是不可避免的，但是疼痛是可以被控制的，并且在术后，患者不应该承受疼痛或者不适。对于术后疼痛患者的评估和护理措施将在第 8 章中详细讨论。

疼痛会产生焦虑，降低疼痛耐受力，因此，焦虑的患者会感到更加的疼痛（Wall & Melzack，1984）。必须确保患者不断地获得信息以及能够谈论他们的担忧和焦虑。尽早摆脱术后疼痛通常有利于焦虑的减少、疼痛敏感度的降低、更早的术后活动以及镇痛药总需求量的减少。

（四）社会支持和应对策略

维持身体完整性的渴望是一种来自心灵深处的需求，这种渴望通常都是藏在内心深处，只有当身体形象受到威胁时才会出现。人们寻求社会对他们外貌的认可，特别是当他们面对疾病、创伤或手术时。对身体形象的感知方式的改变有时会特别具有威胁性，以至于引发危机。尽管可以通过提供信息和倾听患者焦虑的形式来提供心理支持，但是许多人在应对手术导致的身体变化时仍然有困难。在康复过程中帮助患者进行心理调整，使患者获得满意的身体形象，有助于患者形成更加积极的自我概念和自我价值感。

人们对压力的心理应对方式非常的不同。有时会直接地和理性地面对问题（主动应对策略），有时会不面对现实（回避应对策略）。伴随着压力而来的情绪和身体紧张会令人不适，它会扰乱人们的心理平衡，而人们的反应就是试着去减少压力。

社会支持可以帮助调节压力对个人的冲击，它指的是一个人从其他人或群体那里得到的安慰、关心、尊重或帮助（Sarafino & Smith，2017）。这可以通过家人或朋友、同事或当地的支持团体来实现。社会支持可以分为 5 种主要类型（Sarafino & Smith，2017）。

- 情感支持：向个体表达同情、关怀和关心，比如陪伴、提供慰藉。
- 尊重支持：表达对个体的积极关注、与他人的正面比较。这促进了个体的自我价值感。
- 实际性支持：从某人那里获得直接的经济援助或家庭帮助。

- 信息支持：就个人表现提供意见或反馈。
- 网络支持：在一群有着相似兴趣、活动的人中为个体提供归属感。

患者如果能够与经历相似治疗的人谈论他们的焦虑，会形成更加积极的观念。患者的伴侣、直系亲属和亲近的朋友都应该被纳入咨询范围，这样可以帮助他们理解患者所失去的和患者需要时间来接受失去的事实。患者及他们的伴侣和（或）家人通常向护士寻求表达他们忧虑的机会，因此，与患者及他们的直系亲属建立良好的人际关系，能够促进各方适应性和成熟地应对。患者需要或收到的支持类型会根据情况而定，尽管不是所有患者都能得到他们想要的社会支持。例如，独自生活的老年人、不喜欢社交的患者或那些不寻求帮助的患者。然而，社会支持可以直接地减少压力。例如，改变一个人对某种情况的看法（患者将瘢痕视作身体现实）或通过给患者提供信息，让他们冷静下来，减少焦虑。

个体对感知到的压力所做的处理被称为"应对"。应对被视为人们尝试去管理压力源需求和可利用资源之间的感知差异的过程（Aust et al，2016）。Webb 等（2015）等强调了个性化应对，提出一个人的经历和个性决定了什么样的事情会被认为是压力源，以及这个人可能会采取什么样的应对机制。对压力进行管理不是必须要解决它，但是应对压力所做的努力可以帮助改变患者对差异的认知，去容忍或接受伤害或威胁，抑或去避免或逃避压力。应对并不是一个单独的事件，而是一系列不间断地对人与环境之间转换关系的动态评估和重新评估（Lazarus & Folkman，1984）。因此，对正在发生的事情进行重新评估会影响随后的应对，即对身体完整性的感知变化的调整和适应。

Lazarus 模式将应对划分为两种类型。

- 以问题为中心的应对：患者会主动地去尝试处理问题和试着将问题看作是可以处理的，例如，患者购买和使用硅凝胶药膜来减轻术后增生的瘢痕组织。
- 以情绪为中心的应对：患者尝试去应对与问题相关的感受。通过行为方法如饮酒或和朋友谈心，或使用认知方法如合理化，抑或通过否认不愉快的事实如否认乳房肿块是恶性的并认为它只是一个囊肿。

随着互联网越来越多地被用作一种关键资源，以问题为中心的应对策略似乎比以情绪为中心的应对策略更有益、更积极（Aust et al，2016）。正念也会帮助患者追求更多的以问题为中心的应对策略（Atkinson，2015）。移动技术带来了多种多样的与健康相关的应用软件。患者现在可以使用应用软件来帮助他们应对手术带来的影响。尽管这些软件似乎与特定的担忧相关联，如术后疼痛（Lalloo et al，2017）。但是我们必须要记住这些软件产生影响的证据基础还不清楚，因此，如果患者想使用这些软件，那么要与患者进行讨论，这也许会给他们带来帮助。

个人的应对能力取决于两个心理因素——对威胁的认知程度和个人的自我强度，即人们如何使用他们的心理应对机制。思考病例学习 7-2 所描述的情境。

病例学习 7-2

Brown 是一位 52 岁的女性，在 20 岁时遭遇了一次坠马事故而进行了膝关节以下的截肢手术。现因切除残肢端的神经瘤被收治入院。此时，你作为护士正在与她谈论此事，她提到她从来没有看过她的残肢，因为她无法承受。与她交谈时你发现她责怪那次事故阻止了她从事护理工作。

反思以下问题。

- 负责护理 Brown 女士的护士要怎么鼓励她去直视自己的残肢端？
- 思考一下你怎么去帮助她挖掘自己对于那次事故的感受。

焦虑和结果的不确定性也可能会导致防御机制的使用（Drageset & Lindstrøm，2003）（见框 7-1）。Aust 等（Aust et al，2016）发现使用更注重情感的应对策略的人往往需要更长的时间来解决问题，在这种情况下是身体形象的改变。护士在帮助患者和其家人去应对感知到的身体形象变化方面的关怀作用是很重要的，然而这也是一些护士发现很难去处理的地方，护士更愿意去处理一些具体的和熟悉的患者需求。患者需要在一个信任和自信的氛围中去表达他们的感受，护士可以帮助促进这样的表达，这本身就是治疗。NMC 要求所有护士、助产士和护工

都要遵守《守则》中所涉及的职业和伦理标准（NMC，2018）。《守则》由 4 个主题组成。

- 以人为先。
- 有效实践。
- 维护安全。
- 促进专业和信任。

评估一个患者的身体形象是复杂的，因为它有很多方面。第一次见面时，患者可能不会说出全部情况，因为信息通常要经过一段时间才会透露出来。护士可以观察患者的反应和穿着，并听患者说话，例如，患者可能不保持眼神接触，或者他们可能穿着深色衣服来转移注意力。评估也要考虑到对身体形象的潜在威胁，如因手术而引起的焦虑。这也有助于护士反思是什么导致了其他患者的问题，并将这些原因牢记在心。

护士以积极的态度回应患者是很重要的，这有利于建立护患之间的信任关系。当患者开始信任护士时，才有可能开始与护士探索他们的身体形象。Price（1995）发现患者谈论的是他们对自己身体的感受，而不是聚焦于当下。Neil 和 Barrell（1998）发现，在他们的研究中，患者带来了照片来展示她在受伤前后的样子，以此来表明她是如何感觉到自己的整个身体都发生了变化，尽管这些照片展示的不是伤口所在的区域。

在忙碌的外科病房运用冗长的评估工具来评估身体形象可能不太现实。Price（1990a）建议，当护士通过观察、反思和有效地沟通来了解患者的情况，然后可以量身制订出一个概述患者的关注和看法的护理计划，就大大减少了对广泛和正式的评估工具的需求。

了解人们的各种应对策略，以及患者可以利用不同的社会资源，将有助于护士预测和理解患者的反应。沟通和主动倾听会建立信任。外科护士理解患者为什么会有这样的反应，以及帮助患者克服身体形象改变方面的问题的能力所需要具备的知识和技能，都与良好的人际交往能力、信任、同理心和感动有关。

五、结论

外科护士必须意识到手术带来的侵入性影响是很重要的，不管影响看起来有多小。并且，要对身体形象的个人意义有一个清晰的理解。这包括对压力反应的影响的认识，以及当患者面对身体形象的改变时，能够以积极的方式应对所需要的心理社会调整。运用策略可以建立与患者之间的信任，如主动倾听技巧和积极关注，都会有望帮助患者面对他们改变的身体形象。

要点总结

- 外表是身份认知的一个重要方面。
- 身体形象与自尊和自我价值相关。
- 对手术造成的身体形象紊乱、损害和变化的认知因人而异，同样地，对于术后身体形象变化的反应也因人而异。因此，对于身体形象的相关护理必须个性化。
- 在整个评估过程中，对手术患者关于身体形象的担忧、焦虑和恐惧的评估应该被考虑进去。
- 外科护士应该意识到潜在、围术期的会导致患者身体形象改变的情况。
- 术后疼痛对患者的身体形象来说也可能是一个挑战。
- 患者对感知到的身体形象变化的反应可能与悲伤反应相关联。
- 外科护士在将敏感意识和支持策略纳入外科患者的护理中发挥着重要角色。

反思性学习要点

- 为了帮助他们应对术后身体形象变化，你需要在术前解决哪些关键问题？
- 在整个手术期间（围手术期）你如何帮助患者去面对一个新的或不同的身体形象？
- 社交媒体在影响人们身体形象方面起到了什么样的作用？

第 8 章　外科患者疼痛的概念
Concepts of pain and the surgical patient

Sarah McKenna　著　　赵瑞文　译

主要目标
- 疼痛分类。
- 急性疼痛的一般处理原则。
- 急性疼痛的影响因素。
- 疼痛评估。
- 疼痛的生理反应及急性疼痛管理不佳的危害。
- 术后镇痛的实施方法。
- 术后急性疼痛管理中的药理学。
- 急性疼痛服务团队。

需要思考的问题
- 疼痛不仅是一种症状；它也是一种健康状况。对此你怎么理解？
- 护士有哪些疼痛评估工具？
- 疼痛是如何让人感觉到孤独的？

一、概述

疼痛是一种复杂、多维的体验，并且对于正在经受疼痛的人而言是独有的。疼痛常被视为病情正在变差的一种警示信号，也是患者就诊的常见原因。

尽管对于患者而言，在手术后无痛是不切实际的，但是术后疼痛不应被视为恢复过程中不可避免的部分，可以假定患者不应遭受不必要的痛苦。护士有减轻疼痛的道德义务，《人权法案》（1998 年）第 3 条（Human Rights Act，1998）中规定："任何人不得受到酷刑、不人道或有辱人格的待遇或惩罚。"

此外，术后疼痛管理不善可引起多种有害的生理反应，并可能延迟患者术后恢复乃至出院。很难

说单靠良好的疼痛管理就可缩短住院时间，因为这仅仅只是患者病程的一部分，但我们可以合理地预设，疼痛程度可控的患者发生术后并发症的发生率较低，因此可能恢复得更快。

二、疼痛分类

英国疼痛协会（2019）（The British Pain Society，2019）指出，疼痛是通过脊髓和特殊的神经纤维进入大脑的信号来传递的。这些信号通过释放一种化学物质沿着神经纤维传导，这些物质被称为神经递质。此外，该协会还将疼痛分为三类。

- 急性疼痛：短期疼痛，如脚踝扭伤。
- 慢性疼痛：长期疼痛，如背部疼痛或关节炎。

- 周期性或间歇性的疼痛：时有时无的疼痛，如牙痛。

（一）急性疼痛

是近期发作且持续时间有限的一种疼痛。它通常有发病原因和可识别的开始和结束。术后急性疼痛是伤害性疼痛。痛觉是用来描述有害或破坏性刺激的处理的术语，伤害性感受信息是通过特定疼痛纤维传递的，这些疼痛纤维被称为痛觉感受器。当局部肿胀压迫感觉神经末梢时，组织损伤便启动炎症的过程。炎症过程中的化学介质，如缓激肽、组胺和前列腺素，会增强神经末梢对疼痛刺激的敏感性，从而加剧了疼痛。虽然疼痛并不是一种愉快的体验，但有学者（Waugh & Grant，2018）认为它通过激活保护屏障而间接促进愈合。

然而，这个过程增加了痛觉感受器对疼痛的敏感性。这种伤害性疼痛的感觉可能有所不同，这取决于它是来自于皮肤、肌肉还是软组织（归类为躯体疼痛）。来自内脏器官的疼痛被归类为内脏疼痛。

急性疼痛还与交感神经系统的刺激有关，交感神经系统可导致多种潜在的有害生理反应的激活。

（二）慢性疼痛

可定义为持续或间断地持续 3 个月或更长时间且对传统内科或外科治疗无反应的疼痛。慢性疼痛通常会持续数月至数年，超过受伤或疾病治愈所需的预期时间。慢性疼痛可以完全破坏正经历慢性疼痛的人及其身边的人的正常生活。慢性疼痛在本质上是复杂的和多层面的，这也就导致了人们会寻求不同的治疗方式。值得注意的是，急性疼痛控制不佳会导致慢性疼痛。Correll（2017）指出，在医疗保健部门，术后慢性疼痛作为外科手术的潜在结果被认识不足，术后慢性疼痛持续数月至数年，影响数百万患者。Correll 还指出术后慢性疼痛的高发生率与截肢、开胸、心脏手术和乳房手术相关，其他危险因素包括术前疼痛、心理因素和术后急性疼痛的强度。

（三）神经性疼痛

是指由原发性神经系统损伤或功能障碍导致的疼痛。患者经常将神经性疼痛描述为灼热痛、放射痛或刺痛，这种疼痛也可能与感觉异常有关，如麻木和痛觉过敏。神经性疼痛可发生在如带状疱疹病毒感染后、截肢手术后，也可能与糖尿病（糖尿病神经病变）等疾病有关。识别神经性疼痛是术后疼痛管理的重要组成部分。医护人员应该警惕疼痛加剧的迹象，当阿片类药物的剂量增加但镇痛效果微弱或无效，可能是神经性疼痛。英国国家处方局（Joint Formulary Committee，2019）指出，有证据表明，阿片类镇痛药，如盐酸曲马朵、吗啡和盐酸羟考酮对神经性疼痛有效。然而，使用吗啡和羟考酮需在专科医生的监督下进行，而曲马多只能在其他治疗无效时使用。

疼痛行动（2019）（Action on Pain，2019）是一个支持并为疼痛患者提供建议的慈善机构，该机构定义了许多其他类型的疼痛（表 8-1）。

值得注意的是，任何类型的疼痛都会因心理因素而变得复杂。对经历疼痛的人来说，由这些心理因素引起或加重的疼痛是真实的。这种疼痛可能需要药物治疗和心理治疗。

三、急性疼痛治疗的一般原则

患者自控的镇痛效果应该使患者感到舒适，或疼痛处于可以接受的水平，且恶心、呕吐或过度镇静等不良反应最小。必须定期评估和记录疼痛，并及时干预。疼痛评估尽可能鼓励患者参与，并应进行动态评估，在改变体位或咳嗽时进行测量，或在可能引起疼痛的操作过程中进行测量。

疼痛评分的记录可能不一致。2012 年，英国皇家学院引入了英国国家早期预警评分系统（National Early Warning Scoring，NEWS），NEWS 在大多数医疗保健部门使用，疼痛评估也包括其中，以期提高一致性。2017 年 12 月，NEWS 2 的推出提高了急诊室疼痛管理的依从性和患者安全（Royal College of Physicians，2017）。

作为疼痛评估的一部分，镇痛药的效果也必须定期评估和审查。过去，治疗疼痛应该使用最强效的镇痛药，阿片类镇痛药是中重度疼痛的主要治疗药物。然而，英国皇家麻醉师学院（RCOA，2019）指出，阿片类药物对急性疼痛的效果可能不如具有其他作用机制的药物有效。尽管他们提倡静脉注射阿片类药物治疗急性疼痛，但在疼痛严重时，必须使用最合适的阿片类药物治疗途径，同时根据当地政策实施。硬膜外镇痛和镇痛泵可用于所有手术患者，而间歇性静脉注射阿片类药物仅限于术后恢复病房或重症监护病房，而不是普通病房。

表 8-1　疼痛类型

触摸痛	由不被视为疼痛的刺激引起的疼痛，或者与刺激区域不同部位的疼痛
感觉缺失	不可逆转的神经外科并发症。当神经（通常是三叉神经）被手术或物理创伤而损伤，导致身体部分部位的感觉减弱或完全消失，但疼痛仍然存在
爆发痛	正在治疗中的慢性疼痛的加重或恶化。可能需要调整治疗方法来缓解疼痛。疼痛通常发作得很快，可以持续几分钟到几个小时
复杂区域疼痛综合征 1（反射性交感神经营养不良）	由中枢或周围神经系统功能障碍引起的慢性疾病。受影响区域的皮肤颜色和温度发生显著变化。疼痛与单一神经的分布不一致，运动时疼痛加剧
复杂区域疼痛综合征 2（烧灼痛）	与部分受损的周围神经相关的烧灼性疼痛。患者皮肤通常寒冷、潮湿、肿胀，随后发生萎缩
痛觉过敏	感知改变，通常轻微不适的刺激会引起严重的疼痛。痛觉过敏通常是神经性疼痛综合征的组成部分
痛觉过度	由于神经元受到重复和长时间的刺激引起的感知改变
特发性疼痛	一种疼痛诊断，通常患者疼痛持续时间超过 6 个月，且没有生理原因和特定的心理障碍
恶性疼痛	与疾病相关，如影响周围组织的癌症肿块导致的疼痛（更常见于骨骼肿瘤中）。可能是肿瘤本身的结果或肿瘤治疗的结果，如放疗或化疗
感觉异常	皮肤刺痛、扎痛或麻木的感觉，没有明显长期的生理影响。慢性感觉异常表明神经细胞或神经元的功能有问题
幻肢痛	感觉到截肢肢体的存在而持续出现的剧烈疼痛和刺痛感。在最初受伤后截肢延迟的情况下更常见
心因性疼痛	完全或大部分与心理障碍有关，即一个人有持续性的疼痛并且有心理障碍，但没有证据表明这种障碍会导致疼痛

多模式镇痛包括使用不同类型的药物，每种药物都以不同的方式促进镇痛。定期的静脉注射或口服对乙酰氨基酚可以产生有效的镇痛效果；对乙酰氨基酚与阿片类药物同时使用，可提高镇痛效果（Furyk et al，2018）。

（一）急性疼痛的影响因素

疼痛是身心的复杂相互作用，术后疼痛管理的结果受到许多因素的影响。例如，医护人员和患者的态度也许会阻止患者接受足够的镇痛药。一项研究显示，患者的疼痛体验影响了他们对术后疼痛管理的态度和策略。该研究结果指出，疼痛经历和应对策略是高度多样化和个性化的。因此，医护人员必须以患者为中心进行疼痛管理，确保其个性化和客观性，以期优化镇痛效果（Angelini et al，2018）。对参与术后护理的所有医护人员进行教育，改变其消极的态度至关重要。

对患者的疼痛史进行全面评估很重要，包括关于手术史、以前和现在镇痛药的用药史，以及对镇痛药如成瘾或不良反应等的恐惧或误解。

目前需要阿片类药物或药物滥用障碍的患者，如果接受手术，对阿片类药物的需求会更高。这是因为重复使用时耐药性会导致阿片类药物药效降低（Volkow & McLellan，2016）。其他因素如患者的年龄，也会影响镇痛药的需求。老年患者可能存在像关节炎之类的其他持续疼痛问题。除了镇痛药（复方制剂），他们可能服用各种不同类型的药物，并且他们可能对疼痛保持忍耐，也许会觉得这只是衰老生活的一部分。

患者的性格对疼痛表达的方式影响很大。看起来安静舒适的患者经历的疼痛不一定像表现的那样，而一个不停打滚表达疼痛的患者可能在经历与疼痛无关的东西。外向性格的人比内向性格更有可能抱怨和表达他们的痛苦。如果是这样，那么外向者可能会得到更多的镇痛药。Chester 等（2019）发现与缺乏自我效能的患者相比，自我效能高的患者经历的疼痛更少，并相信他们的疼痛可以改善。

护士的文化背景可以影响他们评估疼痛的方式，同时，我们必须认识到文化偏见会影响疼痛的评估，并在实践中进行反思。此外，文化信仰也可以强烈地影响对疼痛的感知和疼痛的表达方式，这将影响治疗的结果。Givler 和 Maani-Fogelman（Givler，Maani-Fogelman，2019）指出，文化差异将影响疼痛和姑息治疗的决定。他们建议，专业人士疼痛治疗时应了解患者的文化信仰，并改变方式与时机的选择，甚至是对患者进行疼痛治疗的必要性。NMC（Nursing and Midwifery Council，2018）明确表示，护士必须准确地识别、观察和评估接受患者正常或身心健康恶化的迹象，包括对其疼痛的评估。

遗憾的是，尽管阿片类药物已经在疼痛管理中普遍使用，但在一些文化环境中并不能公开接受。虽然这种情况在手术干预和疼痛管理方面可能具有挑战性，但这些患者也应得到医护人员的尊重，并应寻求替代的疼痛管理方法（Yim & Parsa，2018）。

以前的疼痛经历也可能反映在个人对疼痛的反应中。这些反应中有许多是在童年时期学习的，并伴随着个人信念和应对机制一直带到成年生活中。因此，在不同人身上，类似的刺激无论是在持续时间还是强度上不一定会产生相同的疼痛。因此，有一种误解，认为某一特定的外科手术或损伤会对不同的患者产生可预测的疼痛水平。最近，Yang 等（2019）确定，术后疼痛控制不良的 9 个预测因素，并建议在开发特定学科的临床护理路径时考虑这些预测因素，以改善疼痛结果并指导未来手术疼痛的研究。这 9 个预测因素包括以下几点。

- 年轻人。
- 女性。
- 吸烟史。
- 抑郁症病史。
- 焦虑症病史。
- 睡眠困难。
- 较高的体重指数。
- 术前疼痛。
- 术前镇痛药的使用。

重要的是要考虑疼痛对患者意味着什么，以及这与手术的意义是如何一致的。例如，接受关节置换的患者知道这可能会提高他们的生活质量，而接受过癌症手术的患者可能会因为病情的潜在影响而感到焦虑。

（二）疼痛评估

疼痛评估是有效疼痛管理的核心，重要的是患者尽可能参与。应向患者提供多学科护理，重点应放在自我管理策略上，使患者成为自己疼痛管理方面的专家（Royal College of Anaesthetists，2015）。

确定患者用什么词来描述他们的疼痛，这样患者和护士之间的沟通才是有效的。护士和其他医疗保健专业人员可能用其他词汇，可能使患者认为这只是指严重或极度的痛苦，而不是疼痛，这也会阻碍他们进行日常活动。

急性或术后疼痛评估往往侧重于疼痛强度。尽管这似乎是一种过于简单的措施，但它也是一种帮助尽快提供治疗的工具。急性疼痛护理中最常见的测量方法之一是疼痛分级量表（Bedinger & Plunkett，2016）。它使用如"无疼痛""轻度疼痛""中度疼痛"和"重度疼痛"来描述疼痛的程度。在口头描述的旁边添加数字，以帮助患者使用该工具，并让护士了解患者的疼痛程度。

使用疼痛分级量表进行疼痛评估（图 8-1）对一些患者来说可能很困难，如老年人或认知受损的患者。老年人的疼痛评估不仅从认知受损的角度来看很复杂，而且其他共存的疼痛问题也可能与术后疼痛并存。认知受损患者可能面临着如何让人知道他们处于疼痛状态的挑战，这可能使疼痛评估更加困难。因此，Schofield（2018）建议使用其他疼痛评估工具，如面部表情或行为评估工具。Abbey 疼痛量表是一种行为评估工具，使用 6 个指标来帮助测量痴呆症患者的疼痛，AAGBI 建议，所有接受手术不能说出自己疼痛的痴呆患者必须使用 Abbey 疼痛量表评

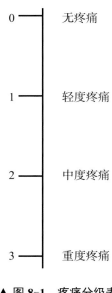

▲ 图 8-1 疼痛分级表

估疼痛（AAGBI，2019）。

尽管患者在使用某些工具的能力上存在差异，但通常有必要对疼痛评估工具进行标准化，以避免医护人员在同一家医院的不同区域使用时产生不确定性。接受择期手术的患者应在手术前接受疼痛评估工具的测量，并且提供给他们关于如何使用该工具的信息，以及如果疼痛没有得到有效控制该如何做的信息。术前评估诊所是进行术前宣教的理想环境，尽管患者当时得到了大量的信息，在入院时还需要重新评估、宣教。

（三）疼痛的生理反应及疼痛管理不善的危害

由于交感神经系统的刺激，严重的急性疼痛可能在生理上造成伤害。交感神经系统的作用是在受到压力时保护身体，刺激会引起几种被称为"手术应激反应"的生理反应。原因是皮质醇和生长激素等激素的释放，血糖水平升高，以及液体和电解质失衡。新陈代谢的增加将导致分解代谢的增加，需要更高水平的氧气。

管理不善的急性疼痛可能对老年人或那些既往有心脏疾病的人危害性更大，因为这会导致心脏的工作负荷的增加。心脏被迫代偿工作，则需要更多的氧气，如果患者因疼痛无法正常呼吸，会进一步加剧导致氧气供应降低。由于年龄的原因，老年患者的循环血容量可能较低，肌肉质量减少，肾功能降低，从而导致药物清除率减少（Wu，2018）。Wu（2018）还指出，老年患者由于肾功能下降而面临更高的药物蓄积风险，而安全的阿片类药物剂量和可能导致呼吸抑制或过量的药物剂量之间界限很小。此外，老年患者经常服用多种药物可能使他们更容易出现药物不良反应。

四、术后实施镇痛的方法

强阿片类药物是治疗手术后疼痛的一线方法。镇痛药的给药途径取决于手术的类型和患者的治疗环境。例如，持续硬膜外镇痛的患者可能需要在高依赖病房中进行护理，而接受日间手术的患者则需要短效阿片类药物，使他们能够按计划回家。

（一）口服给药

口服镇痛药是患者最容易接受的给药途径，尽可能作为首选。然而，口服给药很少于术后即刻使用，因为肠道动力通常降低，或者手术类型可能使

此途径变得不可能。如果口服给药使用不当，可能会出现药物的吸收延迟，如果患者存在恶心或呕吐，那么药物的吸收量会非常小。

（二）直肠给药

如对乙酰氨基酚和 NSAID 等镇痛药是可以经直肠给药，尽管这种方法可能不会被患者接受，因此在经直肠给药前必须获得口头同意和记录。至于药物吸收无法预测，一些非甾体抗炎栓剂可以直接刺激直肠组织。静脉注射对乙酰氨基酚和 NSAID 的广泛应用减少了术后经直肠给药的需求。

（三）静脉注射给药

静脉注射是一种快速使用镇痛药的方式，包括阿片类药物、对乙酰氨基酚和一些 NSAID。通过这种途径使用阿片类药物通常仅限于医护人员与患者比例较高的临床区域，如麻醉后监护病房。静脉途径起效快，很容易控制疼痛水平，但它需要护士在给药期间和之后的一段时间内与患者待在一起。最佳做法是，在给药期间纳洛酮应可立即获得，并且给予阿片类药物的护士应继续负责保管药物中任何未使用的部分，直到不再需要；对于任何剩余的药物可以根据当地政策和程序进行丢弃和记录。

（四）肌内注射给药

肌内注射途径可用于临时按需给药的阿片类药物，由于有更广泛、更有效的镇痛方法，这种方法很少使用。肌内注射给药通常有以下几个失败的原因。因为打针很痛，大多数患者不喜欢这种方式；护士代替患者控制疼痛，因此很多患者在疼痛的时候担心会打扰到护士，尤其是在护士看起来很忙的时候；此外，肌内使用阿片类药物的说明和管理可能不充分，药物代谢动力学也不准确。

（五）患者自控镇痛

患者自控镇痛是一种常用的术后镇痛方法，许多患者已经从中受益。患者自控镇痛使患者能够在设定的参数内快速自行镇痛。患者也可能更喜欢患者自控镇痛而不是其他镇痛方法，因为他们是自己控制疼痛，不需要提醒护理他们的护士，以获得快速缓解疼痛。患者自控镇痛的目的是保持血浆阿片类药物水平保持在一个一致的有效水平，不会引起镇痛的高峰和低谷。

患者自控镇痛经常用于术后的成人和儿童。使

用它的标准是患者在身体上能够使用设备，并且他们有能力理解这个设备。一些患者可能认为患者自控镇痛不适合他们，因为他们可能不希望控制术后的疼痛，或者他们可能将使用阿片类药物与药物成瘾联系起来。

为了帮助确保使用患者自控镇痛的最佳实践，必须采取步骤来降低风险，如设备的标准化和使用规定的指南。为了满足个别患者的需要，指南中所做的任何改变都必须由处方医生绝对明确，并且观察参数可能也需要改变。使用的给药管路必须设计用于患者自控镇痛，包括一个用于安全连接静脉输液的单向阀端口和一个防止重力诱导虹吸的反虹吸阀。所有使用患者自控镇痛设备的医护人员必须接受使用培训，并长期持续进行。

重要的是，所有医护人员在照顾使用患者自控镇痛患者的时候可以正确地管理设备，包括能够根据处方表检查泵的参数设置，并监控和确认给药量和给药需求的数量（如无效的需求）。每班护士接班时应正确记录。医护人员还必须能够排除设备的潜在问题，并根据需要更换患者自控镇痛注射器或输液袋，以确保患者没有中断镇痛，还需不断评估镇痛效果。

1. 患者自控镇痛术语说明　理解患者自控镇痛使用的术语是很重要的。推注剂量是患者根据患者自控镇痛成功控制疼痛自行使用的镇痛药的剂量。单次推注应该在最小的不良反应下提供良好的镇痛效果。患者自控镇痛经常使用吗啡，需要时每 5 分钟推注 1mg 剂量，是大多数成人患者的标准剂量。可这似乎与我们应该提供个性化镇痛药的观点相悖，但处方的一致性对于帮助降低风险是必要的。

锁定时间是患者自控镇痛泵不提供任何剂量镇痛药的时间。必须告知患者这段时间内无论按多少次给药按键，患者自控镇痛都不会给出镇痛药。锁定时间通常在 5～10min。

当设置患者自控镇痛时，可能需要以静脉负荷剂量的形式进行初始镇痛，因为患者使用少量药物可能不足以治疗严重疼痛。负荷剂量有助于建立一个有效的镇痛水平，然后患者可以通过患者自控镇痛维持该水平。负荷剂量要由接受过正规培训的医生或护士进行。负荷剂量的镇痛量取决于患者的个人镇痛需求。负荷剂量可单独进行注射，但理想情况下应使用电子患者自控镇痛泵上的"临床医生优

先"功能给予（Anaesthesia UK，2017）。

2. 患者的健康教育　在使用患者自控镇痛设备之前，患者必须明确了解如何使用该设备。如果患者正在接受紧急手术，或者如果他们太早得到很多信息，而没有再次去重新检查他们对如何使用患者自控镇痛的理解，使用患者自控镇痛设备会变得很困难。Ocay 等（2018）指出，尽管使用患者自控镇痛有许多优点，但对设备安全的担忧仍然存在，他们建议仔细选择患者和评估患者，并对患者、家属和医疗保健提供者进行全面教育。

3. 患者自控镇痛的常见问题　如果患者没有得到足够的镇痛，护士应该检查患者是否正确使用了患者自控镇痛设备。必须检查泵的历史数据，因为患者可能由于缺乏了解而未能完全充分的使用泵。如果患者未正确的使用患者自控镇痛，可以提供进一步的建议和支持，以帮助患者获得最大的益处。

护士还应确保患者服用简单的镇痛药，如对乙酰氨基酚等，并确保这些与患者自控镇痛一起使用。如果没有开常规的简单镇痛药，那么护士有责任要求复查镇痛药处方。如果患者已最大限度地使用患者自控镇痛，并接受了其他镇痛药，但疼痛水平仍然无法控制，那么必须检查他们的用药方案。恢复镇痛可能需要静脉"补救"剂量，或者增加患者的单次推注剂量。除了术后镇痛药外，医护人员还可以维持其基础的阿片类药物需求剂量，并提供输液加患者自控镇痛或开具更高的患者自控镇痛剂量。这种方法也适用于其他定期服用阿片类的患者，包括那些患有癌症或慢性非恶性疼痛问题的患者。

在患者自控镇痛的基础上肌内给予阿片类药物是不合适的，因为它的效果不可预测，并且可能导致过度镇静和呼吸抑制。虽然吗啡是用于患者自控镇痛最常见的药物，但也会使用其他药物，包括二氢吗啡、芬太尼和羟考酮。

通过任何途径使用的阿片类药物都有可能导致过度镇静和呼吸抑制。无论何时开处方和使用，照顾患者的医护人员必须能够尽早识别问题，并遵循指南，对患者进行管理和护理。使用患者自控镇痛的患者只能在医护人员接受过正确培训的临床区域接受 24h 的护理。所有医护人员必须了解并严格遵守此规定，包括开具处方者。为所有接受患者自控镇痛的患者提供吸氧治疗，如果呼吸速率下降到每分钟 8 次以下，氧气应该立即增加到 15L，并且必须请

医生对患者进行复查（Royal Cornwall Hospital NHS Trust，2018）。

有人可能会争辩说，如果患者单独使用自控镇痛，那么自然的控制方式是当发生过度镇静，泵会自然停止。然而，过度镇静也是有可能的，特别是如果另一个人代替患者按了控制按钮，或者误认为是呼叫铃的情况下。患者自控镇痛的基本原则只要求患者按控制按钮，但如果他们处于昏昏欲睡而不能按下按钮，那么他们也就不会这么做。然而，如果是另一个人，如家庭成员或医疗保健专业人员按下按钮，这将代替自然控制回路，在这种情况下患者很容易发生药物过量。应该积极劝阻看护人按患者自控镇痛按钮，并必须告知其这样做的潜在危险。如果患者无法了解如何使用患者自控镇痛，或者无法在没有提示的情况下满足自己的需求，则必须停止患者自控镇痛，并使用其他镇痛方法（Soffin & Liu，2018）。

如果患者的镇静剂水平为难以唤醒或无法唤醒，则必须取掉患者自控镇痛设备，并密切观察患者，直到镇静水平有所降低。密切观察意味着由一名称职的护士进行直接观察，该护士能够持续监测镇静、呼吸频率和氧饱和度。在这种情况下，由于镇静而引起的意识水平的下降很可能伴随着呼吸功能的下降，例如，氧饱和度和呼吸频率的降低。如果护士担心患者的呼吸功能和镇静水平，那么护士应必须立即将此告知医生，并确保如果需要的话，可以快速使用纳洛酮，以逆转阿片类药物的作用。根据当地政策在什么时候使用纳洛酮以及护理人员是否能够应用它。

患者可能表现出阿片类药物过量的其他迹象，如瞳孔狭窄（肌萎缩症）和发绀。阿片类药物的其他潜在不良反应，如瘙痒、恶心和呕吐、低血压和便秘，将在本章的药理学部分进行讨论。

（六）局部麻醉

1. 脊髓注射（腰部麻醉） 直接在硬脑膜下方注射到脑脊液（cerebrospinal fluid，CSF）中的药物被称为"脊髓"或"椎管内/鞘内"注射。注射局部麻醉被称为"脊髓麻醉"，而注射阿片类药物则被称为"脊髓镇痛"。一些患者将在脊髓麻醉下进行手术（代替或补充全身麻醉剂），这些药物的效果可能会持续几个小时。一些患者可能有联合脊髓硬膜外注射（combined spinal epidural，CSE）；这也是一种脊髓注射，使用相同的导管进行硬膜外注射。

脊髓麻醉会产生持续数小时的运动阻滞。医护人员可能会担心的是患者坐起来或他们在这个过程中活动起来。在一般情况允许的情况下患者可以坐起来，但应等到腿部有足够的力量才可以让患者运动，即使如此，最初的运动也必须在2名临床医护人员的监督下进行。通过让患者弯曲膝盖并进行直腿抬高来测试运动能力，可以评估股四头肌的力量。患者可能因为骶骨自主纤维阻滞而出现尿潴留。但在没有局部麻醉的情况下，脊髓注射阿片类药物不会导致运动阻滞。

2. 脊髓注射/脊髓麻醉后的潜在并发症 脊髓注射的潜在并发症是硬膜后穿刺头痛，通常被称为脊髓性头痛。头痛是由于脑脊液通过脊髓针刺穿的硬脑膜孔渗出，脑脊液通过硬脑膜流出，导致脑脊液的压力下降。头痛可能很严重，坐位时头痛加剧，因为这会导致脑脊液压力进一步下降。患者可能会感到恶心，畏光和屈颈时疼痛。应鼓励患者躺下休息，根据自己的能力逐渐坐起来，并保证这种情况不会危及生命。使用如对乙酰氨基酚等简单的镇痛药可能有效，同时应该鼓励患者喝大量的液体以增加脑脊液的水平。如果患者不能喝水，则需要静脉输液来保持水分。如果头痛不能解决，那么可能需要使用"血贴片"。即从患者身上取少量血样，注射到硬膜外间隙，以封闭硬脑膜上的小孔。含有咖啡因的饮料也可以有助于缓解脊椎性头痛，因为头痛是由血管扩张引起的，咖啡因会收缩血管，有助于缓解症状。

3. 硬膜外镇痛 硬膜外（epidural）镇痛包括向硬膜外间隙注射药物。"epi"的意思是上面；因此，这意味着注射是在硬脑膜上方的间隙进行的。许多患者在大手术后会接受硬膜外镇痛，大多数中心使用阿片类药物和局部麻醉剂的混合物持续输注，来提供均衡的镇痛。硬膜外注射的阿片类镇痛药部分会通过硬膜外静脉和脂肪吸收，但大多数会通过硬脑膜扩散到脑脊液中。它们呈螺旋向上上升到大脑，但也作用于脊髓后角的阿片受体，模仿内源性阿片类药物的作用。含有阿片类药物和局部麻醉药的持续硬膜外输注有可能提供良好的镇痛，同时产生交感神经阻滞。

接受含有阿片类药物的持续硬膜外输注的患者

在硬膜外注射药物期间不应通过任何其他途径接受阿片类药物，因为这可能会导致阿片类药物过量。这种情况也有例外，对于那些有阿片类药物需求的患者来说，除了硬膜外镇痛外，还需要维持他们通常的阿片类需求。

硬膜外的方案并不适合所有患者。麻醉师应该向患者解释风险和可能产生的不良反应，并评估实施该手术是否安全。硬膜外手术的绝对禁忌证是患者不同意该手术。如果患者的手术是择期的，则应在入院前获得所有信息，并且必须在手术前给予口头同意，并根据 AAGBI 最新的关于知情同意和麻醉的指南进行相应的记录（AAGBI，2017）。

在以下情况下应慎用（非绝对禁忌）。

- 出现凝血障碍，或者患者正在接受抗凝治疗，可能会增加出血进入硬膜外间隙的风险。
- 任何的脊柱解剖结构异常都可能使椎管或硬膜外间隙变窄，并可能使硬膜外导管难以定位。
- 主动脉瓣狭窄的存在可能会降低身体在低血压时的能代偿力。同样，任何未经治疗的低容量血症都会加重硬膜外局部麻醉引起的低血压。
- 头部损伤的患者不适合在硬脑膜损伤的情况下采用硬膜外穿刺。
- 局部或全身感染都可能使患者面临脑膜炎或硬膜外脓肿的风险。

4. 硬膜外麻醉患者的护理 急性疼痛护理的主要作用是以病房为基础的硬膜外护理的管理。急性疼痛护士的主要任务是对医护人员进行硬膜外麻醉管理方面的教育、标准化设备、审计问题，并确保按照当地政策对患者进行适当观察，将风险降到最低。所有护理硬膜外患者的护士都必须了解局部麻醉剂和阿片类药物的潜在影响，以及如何处理潜在的问题，包括硬膜外设备的管理。

当地政策将规定对持续硬膜外镇痛患者进行观察的类型和频率。建议测量血压、心率、呼吸速率和氧饱和度、疼痛水平、镇静和恶心、呕吐情况，在最初 24h，至少 2h 测量并记录一次，硬膜外注射期间至少 4h 测量并记录一次。此外，感觉和运动阻滞的监测必须至少每 4 小时进行一次，另外，当不同的护士接管患者，或者患者报告疼痛增加时，都要观察硬膜外部位。

硬膜外麻醉应该能使患者从动态存在的疼痛中得到缓解；他们应该能够移动，能够深呼吸和咳嗽，如果有疼痛存在的话，疼痛程度最小。如果患者的疼痛阻碍了这些活动，在向麻醉医师或急性疼痛服务机构寻求帮助之前，医护人员应遵循当地的指南来处理。患者很少会报告疼痛突然增加，除非硬膜外导管脱落、断开连接或因任何其他原因而中断输液。疼痛的增加很可能伴随着血压、心率的升高和低于手术水平的感觉障碍。如果患者报告疼痛，那么护士必须检查感觉水平、硬膜外部位和一般观察结果，以及是否使用了其他镇痛药，如对乙酰氨基酚。改变患者的位置，以刺激硬膜外血流向下流动，同时增加硬膜外输注的速率可能有效。然而，如果这些措施不能在 30min 内改善疼痛水平，那么应该寻求建议，因为患者可能需要由急性疼痛服务机构或麻醉师根据指南进行"补充治疗"。

"补充治疗"包括通过硬膜外注入更多的镇痛药以恢复镇痛。如果使用局部强麻醉药，那么必须提醒患者在"补充治疗"后，伤口部位麻木程度可能会增加。如果患者为腰椎硬膜外麻醉，那么他们可能在"补充治疗"后大约 2h 会存在运动阻滞，双脚由于血管扩张作用而感到温暖（NHS，2017）。由于局部麻醉药的血管扩张作用，"补充治疗"可能会导致低血压，而且由于给药速度的原因，这种情况可能发生得非常快。因此，除了监测患者的心率、镇静和疼痛程度外，每隔 3～5 分钟监测和记录患者的血压也是有必要的。还应监测感觉水平和运动功能。如果在大约 1h 的时间内"补充治疗"不能帮助改善患者的疼痛水平，可以建议使用另一种镇痛方法，因为花更多的时间试图纠正疼痛可能会导致患者对硬膜外麻醉失去信心。使用"补充治疗"很耗时，患者可能不会在任何时候都能进行此类干预，如在夜间和周末。而患者自控的硬膜外镇痛等方法可以降低对"补充治疗"的需求。

低血压是所有含有局部麻醉药的硬膜外麻醉可能产生的不良反应，可在任何时候发生。低血压可导致大脑缺氧，并导致肾脏、心脏和肠道等其他器官的灌注不足。虽然局部麻醉药由于血管扩张作用而引起低血压，但使用较低浓度的局部麻醉和佐剂的硬膜外方案发生低血压的概率会小很多。如果患者血压低于正常收缩压，并伴有尿量下降，那么可能只需要检查他们的液体平衡和胶体溶液的使用，特别是如果他们感觉良好的话。然而，如果患者出现头晕、恶心或反应迟钝等症状，则必须紧急检查，因为它们可能需要更多的临床干预。如果低血压对输液量的增加没有反应，那么可能需要给予血管收缩剂，如麻黄素。麻黄素刺激 α 和 β 肾上腺素能受体，可引起血管收缩，它要求在所有接受硬膜外麻醉患者护理的地区都可以静脉使用，且所有医护人员必须熟悉如何配置和给药。

如果硬膜外麻醉患者感到恶心或呕吐，特别是伴有头晕或眩晕，可能是由于硬膜外注射的阿片类药物所导致的。另外，恶心和呕吐也可能是由于低血压引起的，如果发生呕吐，应经常检查患测量者的血压。尿潴留可能是阿片类药物的不良反应，因为它们可以减少逼尿肌收缩或干扰尿道的放松，并可增加膀胱的张力（NICE，2019）。

照顾接受硬膜外镇痛患者的护理人员也必须能够识别局部麻醉毒性的迹象。这可能是由于药物过量或意外静脉给药。其体征和症状见框 8-1，如果患者报告有任何早期症状，则必须停止硬膜外麻醉并立即寻求医疗帮助（Sekimoto et al，2017）。

框 8-1　局部麻醉毒性的症状

早期神经系统症状

- 口周和（或）舌麻痹
- 金属味
- 头晕
- 眩晕
- 视力听力受干扰（无法集中注意力和耳鸣）
- 定向力障碍
- 嗜睡

严重的呼吸与循环系统症状

- 低血压
- 心律失常
- 心动过缓
- 心脏骤停
- 呼吸骤停

硬膜外麻醉患者出现头痛可能是由几种原因引起的，应立即进行调查。麻醉记录将详细说明在硬膜外放置期间遇到的任何问题，如硬膜穿刺，或者是否使用联合脊髓硬膜外注射。这两种方法都会刺穿硬脑膜，导致脊椎性头痛。麻醉记录应是从手术室到复苏室和从复苏室到病房或日间手术病房的移交的一部分，以确保所有医护人员都知道患者的术中治疗。

通过患者自控的硬膜外镇痛等技术可以进一步

提高硬膜外镇痛效果。患者自控硬膜外镇痛除了使患者可以连续输液外，还可以使用连接到硬膜外的输液泵进行硬膜外给药。这可能会减少护理人员的干预，因为患者一开始感到疼痛就可以自行给药，而不是等待临床干预。可以通过添加其他药物，如可乐定或肾上腺素，以增强阿片类药物和（或）局部麻醉的作用，这意味着可以使用较低浓度的镇痛药，进而降低这些药物可能的不良反应。

5. 感觉阻滞水平的检测　对于接受持续硬膜外镇痛患者，有一项特殊的观察记录，就是感觉水平，尽管当地政策将决定这一特殊观察的重点。麻醉师将放置硬膜外麻醉，提供适当水平的感觉阻滞，预计感觉阻滞在插入水平上下展开 2～3 个皮肤层。例如，位于第 8 和第 9 胸椎之间的硬膜外区域预计将阻断第 6 和第 12 胸椎之间的供血区域。

感觉水平可以使用冰块或神经系统测试针来测试，以确定皮肤上感觉的变化。进行这项测试的基本原理是，患者在硬膜外溶液扩散所覆盖的皮肤水平上对冰或针刺的感觉减少，因此在相同的水平上不会感到疼痛。感觉阻滞的高度至少应该在手术伤口的顶部，定期检查感觉水平将有助于监测这一点，确保硬膜外输液的速率可以根据需要进行调整。这项测试在不同的护理环境中会有所不同，由于医护人员的教育、患者的理解以及使用的硬膜外溶液的类型，测试结果可能不一致，因为那些含有低浓度局部麻醉药的测试可能使这一测试变得困难。

相反，可以提出检查感觉水平的另一个原因，即确保感觉水平没有上升超过第四胸神经（T_4）的皮肤水平。如果硬膜外导管补充治疗或硬膜外导管移位，就可能发生这种情况。硬膜外感觉水平高于 T_4 可阻断心脏加速神经，导致呼吸困难、心动过缓和低血压。此时应停止硬膜外输液，并紧急检查患者，以防呼吸和（或）心脏骤停。

6. 硬膜外镇痛可能出现的并发症　硬膜外应通过阻断感觉神经来提供镇痛，对运动神经的影响最小。必须及时评估是否存在持续的双侧运动阻滞，这可能是并发症如硬膜外血肿或硬膜外导管的移位的表现。如果导管已经移动，运动阻滞将会伴有收缩压突然下降。可能需要暂时停止硬膜外输液，以确保存在正常的运动功能，然后以较低的速度重新启动硬膜外输液，以防止这种情况复发。

如果患者存在腰椎硬膜外阻滞，一定程度的运动阻滞可能不可避免，通常是单侧的。运动阻滞会延迟患者活动，阻碍康复，并可能导致由于感觉减退而出现骶骨或卧位压疮的发展。定期检查受压区域是腰椎硬膜外患者护理的组成部分。运动阻滞可通过让患者移动双脚、屈膝、直腿抬高来测试。如果怀疑有硬膜外血肿，则需要立即进行检查。硬膜外血肿可能会导致硬膜外插入部位出现严重的背痛，并伴随着腿部感觉和运动的改变。如果不及时治疗，硬膜外血肿可导致永久性瘫痪。硬膜外导管放置或取出后最有可能形成血肿；因此，必须及时服用抗凝血药，以确保硬膜外手术能够实施，并应制订相关硬膜外麻醉和抗凝药物使用（包括皮下注射肝素）的指南，以帮助降低这种风险。

五、急性疼痛治疗中的药理学

（一）阿片类

阿片类药物是用于中重度疼痛的强效镇痛药。它们通过与中枢神经系统中的阿片受体结合来发挥作用，模仿内源性阿片类药物的作用。这些受体可分为 3 种主要类型：μ、κ 和 δ。大多数阿片类药物与 μ 受体有不同程度的亲和力，因此，这种受体类型与疼痛、呼吸抑制和兴奋有关；δ 受体与较高水平的疼痛有关；κ 受体与焦虑有关。对受体的亲和力决定了阿片类药物被归类为激动药（具有最大作用）、部分激动药（作用较小）、抑制药（具有阻断作用）或激动药 / 抑制药（对一个受体有作用，但对另一个受体有阻断作用）。

阿片类药物的疗效因人而异，也取决于给药途径和给药频率。如果可能，阿片类药物应个体化使用。阿片类药物对中枢神经系统中的阿片受体有直接作用，因此有可能引起一些不良反应，包括呼吸抑制、镇静、恶心、呕吐和便秘（NICE，2016）。呼吸抑制可能是由于延髓的呼吸中枢受到抑制，导致潮气量和呼吸频降低，以及对缺氧的反应的减弱。如前所述，呼吸频率的改变可能是呼吸功能的晚期指标，应首先考虑患者的镇静程度。

通过任何途径给予的阿片类药物都会引起恶心和呕吐，因为它们会刺激延髓中的化学触发器受体区。术后服用阿片类药物相关的恶心需要被认定是术后问题，因为术后恶心和呕吐不仅是一种不愉快的经历，还可能导致出血、伤口破裂、吸入性肺炎、液体电解质失衡等并发症（Lim et al，2016）。

所有阿片类药物的作用都可以被阿片类药物抑制药纳洛酮逆转。纳洛酮的半衰期约为 1h，比大多数阿片类药物的半衰期都要短（Scarth & Smith，2016）。因此，在使用期间必须密切监测患者的镇静剂水平，因为如果患者再次进入镇静状态，可能需要更多剂量的纳洛酮。纳洛酮也是一种治疗瘙痒的药物。这可能是由于阿片类药物引起组胺的释放。瘙痒可以用对乙酰氨基酚等抗组胺药物来缓解，但如果瘙痒让患者非常痛苦，可以使用小剂量的纳洛酮来逆转这种效果。以这种方式给药必须仔细，以避免逆转阿片类药物的镇痛作用。

吗啡仍然是术后疼痛管理中最常用的阿片类药物，其他非肠外镇痛药的效果也以之为参照。吗啡是一种纯 μ 受体激动药，可肠外或口服给药。

芬太尼也常用于术后疼痛。它是一种人工合成的脂溶性阿片类物质，对 μ 受体具有很高的亲和力，其效力是吗啡的 50～100 倍。芬太尼不能口服给药，因为它有很高的首过代谢率，但可以硬膜外、椎管内或静脉给药。

一旦患者能够服用口服镇痛药，应鼓励口服给药。然而，不应该假设患者将不再需要有效的镇痛药。吗啡可以作为片剂口服，也可以作为应急药服用。潜在的不良反应与其他给药途径相同。

羟考酮是一种可替代的口服阿片类制剂，可在术后口服或非肠外给药。羟考酮是一种半合成的阿片类药物，结构上与吗啡相似，是一种对 μ 和 κ 受体具有亲和力的全阿片激动剂。口服时，与其他口服阿片类药物相比，它的首过代谢较少，效力是口服吗啡的 2 倍（Scarth & Smith，2016）。

曲马朵是一种中枢作用镇痛药，具有多种作用模式，用于治疗中度至重度疼痛，它作用于 5- 羟色胺能和去甲肾上腺素痛觉感受器。曲马朵作为镇痛药单独使用通常不能提供足够的镇痛效果，在非癌症的疼痛中，很少有证据表明曲马朵的使用时间超过 3 个月（World Health Organization，2014）。

羟考酮和曲马朵两种物质都参与了中枢神经系统的疼痛调节。曲马朵是一种有效的中重度疼痛镇痛药，可口服或肠外使用，对治疗神经性疼痛有效。在术后环境中，它比吗啡更有优势，因为它对 μ 受体的亲和力较低，因此可能导致较少的呼吸抑制和肠道活动减慢。曲马朵虽然具有 μ 受体活性，但不是一种受控药物；因此，它更便于医护人员的管理。

曲马朵不应用于癫痫患者，因为它可以降低癫痫发作阈值，对于正在服用选择性 5- 羟色胺再摄取抑制剂（selective serotonin reuptake inhibitor，SSRI）药物的患者慎用，因为 5- 羟色胺水平升高，镇静和可能的 5- 羟色胺综合征的风险增加。

（二）非甾体抗炎药

NSAID 为大多数患者所熟悉，是用于急性疼痛管理有用的补充药物。单独使用 NSAID 很难有效缓解术后镇痛，但是使用非甾体抗炎药可提高阿片类镇痛的效果。非甾体抗炎药具有镇痛、解热和抗炎作用，它们通过抑制环氧化酶（cyclo-oxygenase，COX）而发挥作用。这一作用抑制前列腺素的合成。COX 有两种亚型：COX-1 和 COX-2。COX-1 是一种具有保护作用的正常组分，总是处于活性状态，合成前列腺素来调节和维持体内平衡。抑制 COX-1 将导致特定前列腺素的这种保护功能的降低。COX-2 只在组织损伤或炎症期间才具有活性，因为炎症过程会产生大量的前列腺素。

NSAID 的镇痛作用与抗炎作用直接相关，虽然也有一定的中枢作用，但在损伤部位主要是外周作用。前列腺素只是炎症过程的一部分；因此，抑制前列腺素合成只会减少炎症反应，因为其他介质如缓激肽和组胺不受影响。解热作用是通过阻断调节正常体温的下丘脑中的前列腺素来实现的。表 8-2 详细说明了前列腺素的作用和 NSAID 阻断前列腺素的作用。前列腺素的完全阻断效应可能在几天内不会发生；因此，如果 NSAID 的处方时间有限，不良反应的发生率可能会降低。长期服用和高剂量服用的不良反应更大。

大多数 NSAID 会在一定程度上阻断 COX-1 和 COX-2，但新型 NSAID 可以阻断 COX-2，这些被称为 COX-2 选择性消炎药。小剂量布洛芬被认为是胃肠道和心血管风险较低的首选 NSAID，用于可以口服药物的患者，是缓解术后疼痛的简单 NSAID。所有的 NSAID 都有可能引起不良反应，但通过仔细记录患者的病史，尽可能短时间内开具出最低有效剂量以及提供清晰简明的患者信息，可以降低发生不良反应的可能性。

对于骨科手术或骨折患者是否使用 NSAID 存在一些争议，因为 NSAID 可能对骨愈合有负面影响，尤其是对成人。已发现 NSAID 对儿童骨愈合的影响较小（Wheatley et al，2019）。

（三）对乙氨基苯酚

对乙氨基苯酚是一种简单的镇痛药，用于治疗

表 8-2　非甾体抗炎药的不良反应

前列腺素存在的部位	前列腺素的保护作用	NSAID 效果	使用 NSAID 的注意事项
消化系统	减少胃酸分泌；抑制胃蛋白酶原的释放；刺激黏液和碳酸氢盐分泌和黏膜血流	抑制前列腺素的胃肠道保护功能，导致肠道黏膜腐蚀、胃炎、出血；这些药物本身也是酸性的，如果它们进入到胃黏膜中，那么它们就会直接刺激胃肠道	患者可能需要胃保护剂。双氯芬酸钠 - 米索列醇中含有一种名为米索前列醇的前列腺素衍生物来减少胃痉挛；NSAID 的最低剂量应在尽可能短的时间内使用。NSAID 不能提供给有消化不良或消化道溃疡的患者；建议患者饭中或饭后服用，如果有消化不良或者呕血、便血应停止服用；无论如何使用 NSAID 均有不良反应的患者停用
泌尿系统	肾血流依靠前列腺素 E2；前列腺素也可以调节水钠平衡和肾小球滤过率	减少肾血流、肾小球滤过率及尿排出；水钠紊乱也许会导致水潴留及高血压	对于血容量不足、血清尿素和电解质水平紊乱、脱水、心力衰竭的患者，不应使用 NSAID；对服用血管紧张素转换酶抑制药或利尿药物的患者应慎用；对年龄超过 65 岁的患者应慎用
血液系统	聚集血小板；当组织损伤时产生血栓	可能会导致出血时间的延长和抑制血小板形成（可逆的）；减少血小板的聚集；减少血栓素的形成	不应该给有凝血问题或口服华法林的患者开药；建议患者报告不明原因的擦伤或出血
呼吸系统	保护机制不明确	导致中重度的抑制反应；有哮喘史的成年人以及鼻炎患者更容易发生	如果患者之前服用过阿司匹林或非处方的 NSAID 且没有过敏等反应，那他也可以使用其他 NSAID；如果患者在出现气短、气促、面部水肿和（或）身体上出现丘疹时停止服用 NSAID

轻度至中度疼痛，一种很可能为大多数患者所熟悉的药物。大多数患者会报告在他们生命中的某个时间服用此药。对乙氨基苯酚经常作为急性疼痛管理中的多模式镇痛的一部分定期使用，因为它可以作为前药丙帕他莫口服、直肠和静脉注射，因此这种药很容易应用到不同的患者群体和不同的情况。

口服对乙氨基苯酚可与弱阿片类药物结合，形成复方口服镇痛药。复方药物的例子是含可待因的对乙氨基苯酚和含有二氢可待因的对乙酰氨基酚。可待因被肝酶代谢为吗啡。然而，重要的是从业者要认识到，有些人的酶有变异，可以导致少量的吗啡代谢或根本没有代谢，因此，它不能提供足够的疼痛缓解作用。

对乙氨基苯酚是非常危险的，在 24h 内服用 5g 对乙氨基苯酚就会导致肝脏问题。统计数据显示，2016 年过量服用对乙氨基苯酚导致死亡人数比 2015 年增加了 11%；报告指出，由于意外中毒和对乙氨基苯酚很容易获得，死亡人数可能增加（Office for National Statistics，2017）。对乙氨基苯酚不是肝病患者或酗酒患者的禁忌证，但这些患者可能需要减少剂量。

（四）局部麻醉药

局部麻醉药通常用于硬膜外溶液，但一些患者可能有局部麻醉神经阻滞，作为麻醉药的一部分，以提供平衡的术后镇痛。局部麻醉阻滞的例子有下肢手术的股神经阻滞和上肢手术的臂丛阻滞。局部麻醉药的工作原理是可逆地阻断神经细胞内的钠通道。然后，穿过神经膜的离子流动减少，从而抑制冲动的传导和随后进入中枢神经系统的感觉的输入。如果需要血管收缩，肾上腺素可以在局部麻醉药中加入肾上腺素。血管收缩会通过减少对全身循环的吸收来延长阻滞作用，也将降低系统毒性的风险。

局部麻醉的潜在风险包括毒性，这很可能发生不经意的静脉注射。丁哌卡因是一种常见的局部麻醉药，用于腹腔和局部麻醉阻滞。丁哌卡因很容易与神经细胞中的钠通道结合，但分离速度缓慢。如果患者服用有毒剂量的丁哌卡因，缓慢的分离可能会导致致命的心律失常。其他局部麻醉药可能心脏毒性较小，但其效力可能会降低。

（五）佐剂

除了镇痛药外，其他药物还经常用于治疗急性疼痛。增强镇痛药作用而实际上没有镇痛作用的药物被称为佐剂。三环抗抑郁药物，如阿米替林，被频繁使用，尽管它们在疼痛管理中的使用是"超说明书使用"，这意味着它们是在制造商的许可使用之外开的，这一点必须在治疗开始前向患者解释。抗惊厥药物如卡马西平、加巴喷丁和普雷巴林可用于急性神经性疼痛，N- 甲基 -D- 天冬氨酸（N-methyl-D-aspartate，NMDA）受体抑制药如氯胺酮，也可用于治疗阿片类药物耐药的急性疼痛。

六、急性疼痛服务团队

医院应配备急性疼痛服务团队，并制订标准，确保患者获得安全、有效、最佳的疼痛缓解，而不会增加不良反应。它是通过教育医护人员和患者关于疼痛管理和设备来实现这一点的。重点应是临床医护人员，特别是各领域护士的教育和支持上，以确保在地方一级加强实践，而不是让医护人员被急性疼痛服务小组淘汰。教育可以在临床期间进行，包括在病房查房期间，也可以在正式学习日进行；无论使用何种形式，教育都必须始终包括相关的实践技能，包括设备的管理。技能框架可以支持这一点。涉及疼痛管理的关键事件必须以支持性的方式管理，利用反思来确保该事件被当作学习经验。急性疼痛服务包含在医疗服务中，并参与其他卫生专业人员的教育，包括实习麻醉师、医学生、药学学生和理疗师。

与其他团队成员相比，临床领域的医生可能在患者术后花的时间最多。可以认为，医生是使患者获得最佳疼痛缓解的最佳人选，因此，急性疼痛服务团队的支持作用非常重要。

许多急性疼痛治疗小组都是由高级医生领导的。急性疼痛服务的领导需要专业的临床技能和知识，角色不断发展，并能够支持越来越多的患者，以及发现术后疼痛管理的方法。急性疼痛服务团队还帮助护理非术后急性疼痛患者，如急性背痛患者；急性疼痛服务团队的从业者可能承担高级角色，如处方护士、身体评估和放置神经阻滞导管的角色。使用和发展这些技能可以带来巨大的工作满足感，但重要的是，从事这些技能的核心目的是改善患者获得治疗的机会。

急性疼痛服务团队不仅有责任挑战旧的做事方式，而且要找到更有效的解决方案，同时在任何时候保持安全。只有这样，才应该考虑这项服务的持续发展，如引入新药物和新技术，如患者自控硬膜外镇痛。所有的术后镇痛实践都应得到指南的支持，包括开具镇痛药的指南。

最后，急性疼痛服务团队并不是孤立地工作。该团队可能与其他疼痛相关团队密切合作，如慢性疼痛团队和姑息治疗团队。该团队也是更广泛的医院团队的一部分，团队成员的良好沟通对于确保实践的安全性和一致性至关重要。直到最近，急性疼痛服务团队的成立几乎是独一无二的，但随着危重护理团队的引入，这种情况发生了变化。

要点总结

- 疼痛是一种主观而复杂的体验：一种身心的相互作用。过去的经历、文化和背景会影响疼痛的反应。
- 动态评估患者疼痛，尽可能让患者参与进来。
- 急性疼痛引起的生理反应可能是有害的。
- 急性疼痛管理不善可导致慢性疼痛。
- 使用含有局部麻醉药的硬膜外可能有助于减少对手术时的应激反应。
- 多模式镇痛是良好术后镇痛的基础。强力阿片类药物应该与常规处方的简单镇痛药一起使用，可节省阿片类药物的效果。

反思性学习要点

- 急性疼痛和慢性疼痛的主要区别是什么？
- 如何定义疼痛？
- 为何患者的疼痛会有不同的性质？

第 9 章　术后出院计划
Discharge planning following surgery

Julie McLaren　著　　毛晓岚　译

主要目标

- 阐明和描述出院计划的过程，并将其与各种医疗环境联系起来。
- 理解不同患者在出院计划上的差异。
- 认识到沟通、多学科合作、患者及家属共同参与在成功的出院计划中的重要性。

需要思考的问题

- 谁可能参与了出院计划，他们的角色和职责是什么？
- 护士在出院计划中扮演什么样的角色？
- 出院计划应该在什么时候开始以及评估出院的适宜性？
- 在出院计划中可能会面临的挑战和障碍是什么？

一、概述

本章将介绍与患者出院计划过程有关的背景、目的和各种注意事项，其目的是提供知识以帮助所有类型手术后出院的"最佳实践"。

根据英国 NHS（2018）的改进报告，患者出院应该是一个持续过程，而不是一个一次性事件。每个患者都应该有出院计划，从患者入院就应该开始准备。成功的出院计划是为了在任何手术后，给患者提供从医院到家庭的平稳过渡，包括缩小存在于复杂病例之间的差距。好的出院计划还可以帮助患者取得积极的效果，有助于社区护理，并降低护理成本。

在手术后，术后恢复期对患者来说可能很难。在此期间，患者会觉得自己特别脆弱。每一位入院的患者，无论其医疗状况如何，不管是急诊入院还是择期入院，都应制订出院计划，并且该计划应始终以患者为中心。然而，当出院计划中不考虑患者

的个人需要时，就有可能增加患者住院时间，甚至有出院后再入院的风险。这一点对于医务人员制订一个成功、高效、及时的出院计划非常重要。

多年来，关于如何让患者出院的关键原则可能没有改变。然而，对于出院的过程和管理已经转变为更加强调缩短出院计划的制订时间，这是因为患者在早期康复阶段就出院了，平均住院时间缩短了，因此，用来制订出院计划的时间被大大地减少。然而，关于什么是好的出院计划，一直存在着争议，即什么是一种有效的出院计划，执行出院计划的正确方式是什么，从而使得每位患者获得最佳的健康、社会和经济结果。

由于医疗保健服务和外科手术的发展，医院里的老年患者人数不断增加，需要考虑到患者的脆弱性增加，并且存在着多种疾病，因此，这一患者群体往往具有复杂性，且在出院计划过程中也可能处于弱势。本章将详尽地考虑他们的需要。本章还讨

论了什么是出院计划，以及使这个过程成功所需的各种要素，并提出了一些需要考虑到的出院计划的复杂性和挑战。

有研究（Shepperd et al, 2013；Mabire et al, 2018；Kothari & Guzik，2019）指出，患者出院后往往得不到他们需要的护理。这反过来可能导致患者再入院，这对患者、家属和照护者来说都是很重的负担。本章还将讨论在出院过程中可能造成失败的方式有哪些，以及如何规避。重点关注在直接造成出院计划失败的因素上。

- 患者和医护人员沟通不良。
- 多学科之间的沟通障碍。
- 对患者缺乏恰当的评估。
- 过度依赖非正式护理，社区护理缺乏或不够及时。
- 忽视最弱势群体的特殊需要。

二、什么是出院计划

Weiss 等（2015）认为，出院计划是指在患者出院前制订个性化出院计划，目的为了在出院后及时进行出院计划和协调服务，改善患者结局，降低护理成本，减少再次入院的风险，促进以社区为基础的健康管理。

Shepperd 等（2013）在 Cochrane 综述中描写到，出院计划是世界各地医疗保健系统中的一个共同要素。出院计划的目的是减少患者的住院时间，减少不必要的再入院，并加强对患者出院后服务的利用和管理。这些都可以通过制订个性化的出院计划来实现。

为使患者顺利出院，应及时制订出院计划。定期评估每个患者出院的最佳时间点，并协调好医院与患者出院后所在机构之间的沟通。

（一）评估

出院计划是为了确保患者从医院到家庭顺利过渡，从入院到出院，不同时间段对患者身体、心理和社会等多方面进行评估，其中一些评估如运动功能、认知、家庭环境、家庭/照顾者支持以及社会心理和文化影响，往往可以在入院时进行。而其他风险评估，例如，知识和信息不足，可以在患者快出院时完成。患者其他方面的评估应当由多学科小组的成员在患者住院期间进行，包括心理状况、静

脉给药（抗生素、化疗药）、家庭环境、家人和朋友的支持。评估还应包括考虑患者出院准备情况，例如，他们的需求、愿望和能力，以及他们是否做好了有效和安全出院的准备。评估时机和评估管理对患者顺利出院有着直接的影响。一般来说，在整个住院期间应持续进行评估，以确保就出院准备和出院后需要的护理做出明智的决定。然而，就像所有医疗领域一样，如果没有进行评估和（或）有效沟通，就可能会由于对个人情况和个人需求（包括社会环境、交通需求和社区服务要求）的误解而影响出院计划。

（二）择期手术的患者

当患者来医院接受择期手术时，通常会在手术日期前几天甚至几周进行预约。这期间是一个非常好的与患者和家属一起讨论以及组织出院计划的机会（如果合适的话），使医患之间的每一次接触都具有价值。从患者和医护人员的角度出发讨论对于出院的预期以及可能会发生的延期。这有利于出院计划或支持性措施的尽早落实，也可以确保在出院时不会发生任何不必要的延期。

（三）紧急手术的患者

在紧急入院的情况下，立即开始准备出院计划是具有挑战性的，而且往往不太可能。然而，在患者入院接受手术的 24h 内，在适当和可行的情况下仍应尽快地进行出院计划。

三、政策和指南：出院计划

无论择期入院还是急诊入院，都应遵循出院指南，以确保过程的顺利进行。这些指导方针应该考虑以下几点。

- 尽早说明出院的大致日期和时间。
- 辨别该患者出院会是简单的还是复杂的。
- 明确患者出院后需要什么（如果有的话），以及如何支持他们。
- 确认该患者需要满足哪些要求才能安全出院。

在某些情况下，特别是在日间手术中，有大量的直接和简单的出院。在这种情况下，护士应该遵循一种相当标准化的流程，这通常适用于他们特定的实践领域，但一般情况下，是基于以下 NHS 改进中的指导原则。

- 入院前或入院时开始规划：应不断更新和

评估。

- 识别患者的需求是简单的还是复杂的，以及可能的护理途径：一个简单的出院，是多学科成员在病房就可以完成的。资金问题、居住地的变化、增加的健康或社会需求以及虚弱的患者都可能使出院变得复杂。
- 在患者入院 24h 内制订临床管理计划。该管理计划应以结合多学科小组成员和患者在出院护理方面的想法。
- 利用行政人员或经过专门培训的护士，协调出院或转院过程。
- 在入院 48h 内设定预期出院日期，应尽早估计，以指导计划出院。然后可以根据对患者的评估来重新评估和更改出院日期。
- 每天查看临床管理计划。
- 如果可以的话，让患者和家属或者照顾者参与其中，以便于确保能够更好地管理出院期望和出院复杂性。
- 做住院超过 7 天的出院和转院计划。
- 在预计出院日期前 48h 完成出院清单（通常可在患者电子或纸质记录中找到）。
- 每天针对患者出院和转院做出决定。

四、交流与协作

从专业人员（如护士、医生、治疗师和营养师）那里获得专业指导意见，是成功制订一份出院计划的基础。其中包括成功地将所有领域的护理和支持结合起来，以提供从医院到家庭或下级医疗机构的平稳过渡。有效的出院协调包括多学科团队成员之间的有效沟通，出院后良好的护理安排，以及医务人员之间成功的患者信息共享。多学科团队成员的参与程度视患者入院时间而定，即 17 点后入院的患者，通常不会由医疗或相关专业人员（比如治疗师、营养师）查看，直至第二天病房查房。

护士、多学科团队成员和其他涉及患者出院的专业人员以及服务之间的沟通和协调不足，可能增加不良事件的风险，比如延迟出院、患者再入院和术后护理不足。

英国 NICE（2013）指南中解释，在住院期间和出院后的医疗服务之间的沟通缺陷可能导致患者的重要信息错误传达，进而导致出院延迟，或回到社区后的不良管理。

（一）角色和职责

出院计划应该由护士、社工或者其他医疗专业人员来进行。患者是否可以出院通常是由患者的管床医生做出的决定。然而，通常情况下，虽然护士一般不负责做出院决定，但却是承担和执行实际出院计划最合适的人选（Nordmark et al, 2016）。多学科团队认为这是护士的职责，主要是因为护士往往是在患者日常护理的最前沿，他们最适合为患者及其家属/照顾者做好出院准备。护士观察每个患者的日常需求和个人情况，以及他们的病情变化。

虽然护士和社工是出院计划中的关键角色，出院计划的成功还必须有其核心成员之间的合作，以及其他参与特定患者的出院的人，比如药剂师、转运服务人员和适当的治疗师。在这种协作中，关键信息的交流和共享应该有效地进行。

对于负责出院计划流程的指定人员（通常是护士或出院协调员）来说，确保在适当的时间范围内有效组织任何随访或预约也是必不可少的。负责人还应该负责识别成功出院所需的任何其他服务。这些服务还可能涉及医生和家庭成员，并确保出院计划中有他们的联系方式。

还必须与社区中可能提供的其他服务进行有效沟通，特别是与患者的全科医生进行信息共享。任何医疗专业人员，即任何负责照护该患者的多学科团队的成员，都应该及时完成和更新涵盖了患者住院详细信息和为患者成功出院所做的任何计划的出院小结。该出院小结应提供给照顾患者的社区服务机构，特别是患者的全科医生。在出院当天，还应向患者提供一份出院小结。

（二）患者/家庭成员/照顾者的参与

所有患者（如果合适的话，还有照顾者和家属）都应该参与与他们手术前、手术中和手术后的护理需求相关的决策，包括出院计划的决策。患者通常是最了解和最适合讨论他们潜在的术后需要的人，应该给他们机会提出问题或说出他们的担心。越早讨论，多学科团队为出院计划做准备越好，组织得越好。

家属和照顾者在患者出院计划中扮演着重要角色，特别是在患者没有康复时需要做出出院决定的时候。这是成功出院的一个重要因素，也关系着患者满意度和术后结果。所有参与患者出院计划的多学科团队成员都应该认识到，照顾者和家属提供了大量的关于患者的信息，并可能提供关于患者个人情况和要求的详细信息。当患者和家庭成员／照顾者不参与出院计划时，可能会导致出院后自我管理相关知识缺乏、增加风险。

（三）以患者为中心的出院计划

以患者为中心的护理在整个医疗保健过程中至关重要，应纳入出院计划的过程。NICE（2015）指南指出，每个患者都应该被视为一个独立、平等的个体，他们可以对自己的护理做出选择，在整个过渡过程中，他们应该得到应有的尊严和尊重。NICE（2016）指南还建议，从医院到家庭／护理机构的过渡以患者为中心，并以康复为指导。在出院计划中，医护人员应关注每一位患者的整体需求，并鼓励患者参与。然而，在实践中，医务人员自身的限制、态度和行为往往会让这一目标落空。尽管如此，什么对患者来说是重要的总是被问；收集与患者有关的所有信息是必要的，应该包括他们的个人动机和目标，他们的社会和经济状况，以及他们的具体护理需求，包括任何出院所需的额外的支持服务的要求。以患者为中心并为个人量身定制的出院计划通常可以降低术后再入院的风险（Shepperd et al，2013），这表明个性化的出院计划和量身定制的支持可以大大减少不必要的再入院。

五、有复杂需求的患者

在某些情况下，需要考虑到有复杂需求的手术患者，如虚弱患者或老年患者。这些患者往往需要来自其他领域的更多支持和投入，如社会工作、物理治疗和职业治疗。一些额外的照顾需求，需要社区提供的服务来满足，如提供专业设备（如医院式病床）、照顾者提供日常支持以帮助患者完成日常生活，或者定期护士随访（如给药）。正是因为这种补充服务加入，使出院计划成为一个复杂的过程。NICE（2018）指南解释，对有复杂需求的患者来说，建立在稳健计划基础上的高效、及时的出院计划，是从医院过渡到家庭或护理机构的重要因素。计划和执行不当的出院可能导致患者预后不良，包括住院时间延长。它还可能具有危险性，直接影响患者的安全。

与任何其他出院计划流程一样，有复杂需求的

患者的成功和安全出院在很大程度上依赖于在医院和社区中参与照顾患者的所有医疗保健专业人员。为反映医疗保健的其他方面，有复杂需要的患者的出院计划必须考虑以患者为中心的整体情况，包括个人情况、偏好、身体功能水平、病史和出院时的支持。NMC（2018）规定，护士须倾听患者的意见，并对他们的意愿和担心做出回应。护士须与他人合作，确保提供有效的护理，须承认和尊重人们对自己的健康和幸福所能做出的贡献。

当患者出院需要任何形式的额外帮助时，必须遵循特定的步骤，以确保出院安全、正确地进行。

- 如果患者住在社会护理机构（如护理之家或疗养院），则应在入院时详细记录，并定期向他们提供最新情况和出院计划。
- 在患者住院期间和手术后，应对患者的支持需求进行评估。
- 患者出院前应向患者原先的护理机构发送出院小结或其他适当的沟通方式，告知预期出院时间和日期，以及患者预期的能力和所需要的支持。

当有复杂需求的患者出院时，需要记住的一件重要的事情是，患者在虚弱时期不会做出任何重要的决定，例如，改变目前的护理安排和选择进入长期护理。对于任何住院无家可归的患者，与当地政府（或同等机构）保持联系有助于确保该患者在出院时得到适当的支持。英国女王护理协会（Queen's Nursing Institute）（2015）使用健康评估工具为无家可归者的护理提供指导。

（一）老年护理

由于外科手术技术的进步以及更好的保健和社会护理，英国人口老龄化日益严重。随着人们寿命的延长，入院患者往往存在多种疾病、慢性疾病、认知能力下降和复杂需求的情况。据英国卫生部（2016）报告，在医院中，年龄较大的患者占床位的比例最高（62%）。该患者群体通常很脆弱并且恢复缓慢，有证据显示 65 岁及以上的老年患者不必要的住院时间有所增加（Department of Health，2016）。Pellet（2016）在一份女王护理协会的报告中指出，与其他年龄组相比，年龄在 75 岁及以上的患者再次入院的风险更高，特别是如果在出院时没有得到足够的支持。延迟出院和不必要的住院往往否定了患

者最初入院的原因，老年患者出院时往往比入院时更不独立（Age UK，2016）。卫生部（2016）同意这一点并解释，对老年患者来说，较长的住院时间可能会使得他们原来的健康结局恶化，增加其长期护理需求。卫生部（2016）也说道，增加老年患者的住院时间可能会影响 NHS 和地方政府的财务压力，因此，老年患者在入院后必须有一个明确、有计划的出院计划。否则，我们也许会面临危险又代价高的后果，且再入院率会更高。

护理老年外科患者所面临的挑战 老年患者术后面临的最大挑战之一是食物和（或）液体摄入量的下降。对于某些患者，还可能会因入院时营养不良而进一步恶化，营养不足意味着患者有不必要的长时间住院的风险，容易再次入院，生活质量显著下降，因此，出于这个原因，从入院和整个出院计划的开始，都应特别重视老年患者住院期间在营养师的帮助下（必要时）的营养摄入。

护士还必须考虑有关自理能力和手术干预的其他问题。独立是指很少或不需要他人帮助的日常生活能力。但是，手术干预有可能剥夺一个人的（暂时或长期的）独立性，这可能会导致患者在健康需求和社会护理上依赖他人，这可能会对他们的健康和幸福感产生负面影响。RCN（2018）明确说明了老年患者延迟出院的影响，并明确整个护理团队有责任了解这些负面影响。

老年患者不必要的住院，例如，由于手术后出院延迟，可能会有肌肉萎缩的危险，这反过来又会使患者更容易跌倒，在上楼梯和下床等活动变得困难。如果在入院和出院计划中没有意识到这一复杂的护理领域，则可能导致患者术后再次入院，在某些极端情况下，可能导致患者在出院后死亡（Berian et al，2016）。鼓励患者独立的一个好的例子是帮助患者每天起床，然后穿衣服。但是，老年患者可能仍需要社区中的一些短期或长期护理支持才能尽可能独立生活，比如提供居家护理服务或让患者住在生活支持机构或养老院。

（二）有额外护理需求的患者出院指南

成功出院需要其他护理支持的患者的一些准则包括以下几点。

- 尽早非正式通知护理机构患者的功能水平和预计出院日期。

- 将护理机构管理者纳入出院计划流程（如果合适的话）。
- 提供或获照顾患者的指定联系人。
- 确保将所有服务的全面通信和适当的文档提供给护理提供者。
- 带回家的药品应在出院前一天安排好。
- 及时安排将患者安全地从医院转移到家庭／护理机构。
- 与患者、家属或者照顾者进行清晰的沟通，提供准确的信息、预期和时间表。

六、健康教育

确保患者及其家属或照顾者做好出院准备的一个重要方面是提供有效的健康教育。提供支持性教育性的出院模式可以确保患者在出院过程有掌控感，并且对出院后自我管理能力有信心。在教育过程中，可以给患者提供重要的信息，包括术后可能出现的并发症和它们的预警信号。术后恢复的前 30 天是术后患者最容易发生出血、感染等术后并发症的时间，这些并发症有的在出院后才会出现（Kang et al，2018）。如果患者在入院期间没有为出院准备接受足够的健康教育，那么并发症和再入院的风险就会增加。

从本质上说，提供有效的术后教育可以潜在地防止多达一半的手术后再入院。如果所提供的术后教育未达到正确的水平和量，患者可能容易发生伤口感染、肺栓塞和深静脉血栓等术后并发症，从而导致不良后果，比如患者再入院。

（一）如何及何时对患者进行术后健康宣教

如何以及何时与患者进行宣教，以及宣教的内容，能直接关系到患者能否在家中成功康复。在宣教时要考虑到可能影响患者学习的因素，包括性别、年龄和手术类型。出院健康教育的成功也与患者的健康知识水平有关（Weiss et al，2015）。例如，与那些缺乏健康知识的人相比，具有健康知识的人与医疗团队能更有效地沟通，能够表达他们的需求和他们的决定能够为其术后恢复提供帮助（McMurray et al，2007）。对于那些卫生知识较少的人来说，交流和讨论他们的需求可能是一项有挑战的事，并可能在与其讨论或向其讲授有关出院计划的内容时造成障碍。还必须考虑到患者个人的学习需求和能力。

教育必须以一个人能够理解的水平和语言进行，同时确保它提供所有关键和重要的信息。这可能意味着需因人施教，例如，有些患者可能更喜欢口头指导，有些可能更喜欢运用视觉辅助来进行，还有一些可能需要提供多次的信息，才能够消化这些知识。

Kang 等（2018）建议，对患者进行教育和教学的最有效方法是将其融入患者的整个住院期间，这能使患者能够就其护理和出院做出明智的决定。但是，一定不能只在出院当天对其进行健康教育，因为当天的其他因素可能会影响患者的学习。在进行患者教育时，护士应从整体上考虑患者，并以人为本，向患者进行说明和演示，而不要提供一个单一的解释。这能让患者对关键问题进行有效的理解，同时也可以帮助护士有效地了解患者可能遇到的潜在障碍或挑战。

（二）术后宣教内容

在出院教育内容上，患者及家属 / 照护者应了解如何照顾自己或亲属，了解正常愈合过程是什么，如何监测术后并发症的症状。还应该向患者提供适当的支持和社区服务建议，以及在他们担心自己的康复时，能够获得的联系方式和实用建议。

七、出院带药

从历史上看，药剂师在出院过程中的作用受到限制，通常仅在最后一刻才发生。但是，将药房纳入出院计划过程中是必不可少的。应及时安排和提供出院时需要带回家的药物，而不是在出院前一天提供，以避免出院当天长时间的等待和延误。根据 NICE（2013）指南，大多数英国医疗保健信托基金都鼓励在住院期间尽早分发出院药物。英国大多数医疗保健信托基金也严重依赖患者自用药物的使用和供应，要求患者在入院前将其带入医院。护士在出院药物组织中的职责仍然至关重要，护士是识别患者是否需要开具出院药物的最佳人选。

护理人员和药剂师对出院用药的有效安排，使患者体验整体受益，能够确保患者及时出院。

八、出院计划的障碍和挑战

清空住院部床位的压力是患者在康复过程中过早出院的一个不利因素。除此之外，医疗保健经济和微创手术的压力越来越大，这意味着患者一旦

恢复了基本的活动能力后就可以尽早地出院。这些压力不应该意味着医疗保健中发生计划外或不协调的出院。但是，病床管理通常会导致出院情况不佳（NHS Executive，2000）。更快地出院使得他们讨论、合适的宣教和计划以及安全出院的时间减少。当急匆匆出院时，对于安排社区支持（如地区护士探访）的时间会受到限制。更少的时间花在以患者为中心的出院计划上。这是护理团队长期以来所关心的，因为他们需要足够的时间来收集所有相关信息，才能确保制订以患者为中心的高效的出院计划。

NICE（2015）详细介绍了成功进行出院计划的障碍，包括沟通不畅、专业设备提供不足、缺乏护理（特别是家庭护理包），以及在提供出院药物和从医院运送方面存在延误。NICE（2015）还报告，缺乏时间来确保选择合适的人来保证出院计划是以患者为中心。

九、结论

在当代医疗保健实践中，改善出院计划的动力从未如此强烈。这是因为技术的进步意味着延长生命的手术是可能的，特别是由于总体人口老龄化。同时，医院病床的压力和强调社区提供标准护理，鼓励了患者快速出院。矛盾的是，就在进行彻底而有效的出院计划的同时，实现这一目标的时间却大大减少了。

展望未来，通过更好的专业间沟通和更多地考虑以患者为中心的出院计划，可以促进出院计划的改善和减少再入院等目标。

本章讨论了出院计划的各种主题、原则和目标，当护士和其他医务人员考虑出院计划的"最佳实践"方法时，对于手术后的老年患者，必须强调本章讨论的这些问题。

要点总结

- 出院计划是一个复杂的过程，需要所有的多学科团队成员参与。
- 糟糕的出院计划会导致患者再次住院，在情感和经济上给患者、患者亲属和医疗经济造成相当大的损失。
- 出院计划对所有出院的患者都很重要，但某些患者群体，例如，老年人、独居者、无家可归

者和照顾他们的老年人，尤其容易受到伤害。

- 出院计划必须尽早开始，甚至可能在入院前就开始，着重于身体、心理、情感和社会健康需求。

反思性学习要点

- 概述在提供以患者为中心的出院时必须考虑

的关键因素。

- 在您工作的地区，关于转诊到社区医疗团队的当地政策和程序是什么？

- 在不违反保密原则的情况下，您如何向医疗和社会护理团队的其他成员提供有关患者出院的信息？

下　篇
特定领域的外科护理
Nursing care for specific surgical procedures

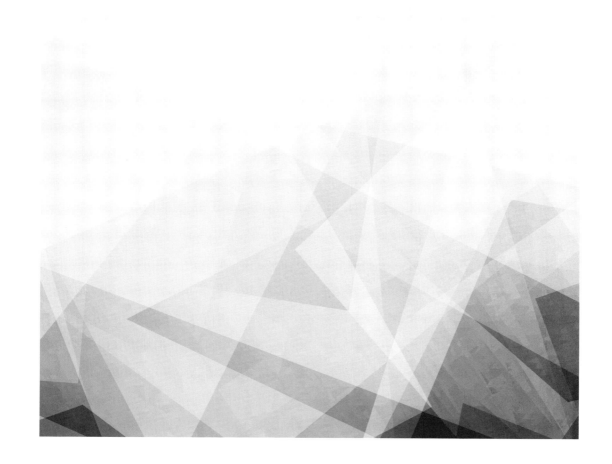

第 10 章　神经外科手术患者
Patients requiring neurosurgery

Chris Brunker　著　　李　晨　译

主要目标

- 简要概述颅骨和大脑的解剖结构。
- 讨论颅内压现象和颅内压升高的危险。
- 讨论神经外科手术的适应证、不同的手术入路和神经外科手术。
- 描述神经系统疾病的常见症状和表现，以及患者可能接受的检查。
- 描述术前评估、专科神经病学观察以及基础观察在神经病学中的特殊意义。
- 描述接受颅内手术的患者的整体护理，提高对神经功能缺损及神经系统疾病长期后果的认识。

需要思考的问题

- 脑部疾病如何影响日常生活，如饮食和保持个人卫生？
- 什么会导致颅内压力升高？
- 脑部疾病如何影响工作和家庭生活？

一、概述

想象一下，在寒冷晴朗的日子里，你走在繁忙的人行道上。现在想想你的大脑必须做什么才能完成这个基本任务。你以平稳的顺序移动头部、躯干、手臂和腿，不断适应你脚下不平坦的人行道和街道的坡度。你在判断位置和预测人和车辆的路径时整合视觉和听觉。你做出一个又一个决定：向左移动一点以避开某人，加速挤过那个缝隙并赶上在你前面闲逛的人。下一个路口的灯会及时改变还是应该沿着街道走得更远？你注视公交车两侧的广告和陌生人的谈话。当你在阴暗和光亮处走动时，你的瞳孔会收缩和扩张，你将外套裹得更紧一点以抵御寒冷，你闻到了汽车尾气，尝到了早餐的余味。你时不时地吞下口中的唾液，随着加速或减速，你的呼

吸、心率和血压会发生变化。而你并没有考虑这些，你只是在走在路上。

我们通常会忽视我们大脑惊人的复杂性。有时只有当疾病改变了我们的大脑以及我们对世界的感知、体验和行为方式时，我们才意识到我们有多么理所当然。大脑使一切成为可能，从咀嚼一口食物到写歌剧。大脑是每个人的记忆、个性、希望和恐惧，每个大脑都是独一无二的。

二、大脑解剖和功能概述

人脑由大约 100 亿个神经细胞（神经元）组成，其中每个神经元与其他神经元期间有大约 10 000 个可能的连接（突触），这创造了一个难以想象的复杂系统。然而这个拥有复杂系统的惊人器官却很小，只有约 1350g。它很软，很容易遭到损坏，它需要持续

的氧气和葡萄糖供应，而且只有在特定的温度范围、酸碱平衡、体液和电解质水平下，才能正常运转。

（一）头骨

大脑完全包裹在头骨中。融合成对的骨头形成一个覆盖于头部表面之下，在大脑下方运行的基地。脊髓从颅底的一个开口处伸出（枕骨大孔）。

（二）脑膜

脑膜有三层。硬脑膜相当厚（就像细皮革）并黏附在头骨的内表面，有 2 个褶皱向内突出：大脑镰将左右大脑分开半球，而小脑幕从脑干和小脑部分将上脑分开。硬脑膜下方是硬膜下腔隙。蛛网膜比硬脑膜细得多，就像一个蜘蛛网一样顺延大脑表面的轮廓。蛛网膜下面是蛛网膜下腔。软脑膜是附着在大脑表面的一层非常细的膜。

（三）脑脊液与脑室

蛛网膜下腔充满淡黄色的脑脊液。在大脑结构的中间有 4 个脑脊液填充的脑室：2 个（左右侧）在大脑半球，较深的第三中线以及第四中线在脑干的水平处。脑脊液通过狭窄的管道在系统中循环。脑脊液有利于保持特定阈值的压力、温度和化学平衡，以保持大脑的正常形状。

（四）脑血管系统

两对动脉供应大脑。椎动脉向上延伸至脊柱的前表面，进入颅骨并连接形成基底来供养脑干和小脑的动脉。两个颈内动脉深入进头骨。成对的交通动脉将这些供血血管连接起来，形成 Willis 环和脑动脉分支，供应大脑。大脑控制血流量和颅内动脉血的压力，缓冲大脑循环以此来避免全身血压的波动或下降。这种自动调节可能会在急性脑部疾病中受损，导致大脑功能减退或者过度灌注。

静脉血流入硬脑膜的鼻窦，然后流入颈静脉并向下至锁骨下静脉并返回心脏。这个系统中没有瓣膜，有效的引流依赖于血管通畅度、重力以及颅内压和胸膜腔内压的差异。

（五）脑干

脑干承载最基本和最重要的功能，由三部分组成。中脑负责处理视觉和听觉信息，将运动信号从上脑传递到大脑脊髓。脑桥参与感官分析、动作和各种姿势，是一个网状激活网络，这个网络是连接大脑皮层的通路。延髓是控制心率和血压的心血管中心，同样也是控制呼吸的呼吸中枢。

（六）脑神经

脑神经形成直接神经通路，将大脑和身体的其他部分和外部世界连接起来。有十二对神经，其中十对与脑干相连；另外两对进入前头骨并直接延伸接入大脑。

（七）小脑

小脑是脑干后面的一个独特区域，其主要功能是协调运动。它将眼球运动与身体运动联结协调起来，能够对运动物体进行视觉跟踪。

（八）边缘系统和下丘脑

边缘系统由大脑深处的结构（丘脑、下丘脑、杏仁核和海马体）组成，可以帮助协调运动，保持身体内环境的平衡，也是原始驱动和情绪的生物底基，比如饥饿、干渴、恐惧、挑衅和攻击。边缘系统也参与记忆的形成和提取。

（九）脑垂体

从下丘脑投射下来的是脑垂体，就像一个被茎联结的小球茎。下丘脑和垂体对大脑的发育、身体的自主神经和激素系统至关重要。垂体位于一个小颅底的骨腔，靠近视神经的交叉点；垂体瘤的第一个迹象可能是出现视力问题。

（十）大脑皮层

大脑或大脑皮层分为四对叶：额叶、颞叶、顶叶和枕叶。左脑控制右半边身体，反之亦然。大部分复杂的工作依赖于大脑多个区域的综合协调，但特定的大脑区域确实表现出显著的特殊功能。枕叶负责视觉，顶叶负责感官信息和知觉，颞叶负责听觉和平衡，额叶负责运动以及更高层次的功能，如认知、决策和判断以及个性。词汇和语法通常由大脑的左侧控制，其他涉及语言的方面（如重音和语调）则是靠右脑控制。

（十一）灰质和白质

皮质神经元的细胞体集中在一个厚厚的外层：灰质。灰质具有其特有的皱纹和褶皱。连接传递神经元冲动的轴突纤维，被捆绑在更深、更苍白的核心——"白质"中。在计算机断层扫描（computed tomography，CT）中，灰质密度更大，看起来比白质更苍白。

（十二）颅内压

头骨像一个坚硬的盒子，里面完全装满了内容物：大脑、血管和脑脊液。事实上，头骨稍微有点过满，有轻微的内部压力，即颅内压（intracranial pressure，ICP），正常情况下颅内压在 0~15mmHg。如果其中一个头骨的内容物膨胀并占据了更多的空间（框 10-1），那么另外一个必须占用更少的空间，否则颅内压就会上升。颅内压上升的后果很严重，因为它将会压缩毛细血管并减少含氧血液的流动，引起继发性缺血，导致肿胀，并进一步提升颅内压。如果这个循环不停止，压力会持续增加并引发不良后果——大脑将会通过小脑幕自我减压。这个压力"锥"会压迫脑干，导致患者死亡。

框 10-1 引起颅内压升高的原因
• 血肿
• 脓肿
• 脑水肿
• 肿瘤
• 动静脉畸形
• 脑积水

三、神经外科适应证

（一）肿瘤

肿瘤会占据颅骨内的空间，使颅内压升高，并破坏了大脑中的邻近结构。如果脑瘤生长不能受到控制，它将是致命的。

神经元在成人大脑中不会分裂和繁殖，因此不会形成肿瘤。但原发性肿瘤可能由胶质细胞（生长分布于神经元的支持细胞）或脑膜层生长而来。胶质瘤根据入侵的程度分级（Santosh，2014；Kleihues et al，2017）。低级胶质瘤是良性的，相对容易从健康组织中分离。高级胶质瘤具有侵袭性和恶性的特点，而且不能被完全切除，预后效果差。脑膜瘤是良性的，生长相对缓慢，与脑组织的区别明显。这个特点使它们相对容易移除，尽管这取决于它们的位置，并不总是可以完全被移除（Jalali et al，2017）。肿瘤也可能由与颅骨神经相关的支持细胞发展而来，尤其是听觉神经。继发性肿瘤（转移）是由身体其他部位癌症的扩散导致，预后取决于原发疾病的病程和脑扩散的程度。

（二）自发性血肿

自发性颅内出血可能是脑血管畸形（见下文）、肿瘤或高血压的结果。血肿会损伤周围组织，引起颅内压升高。手术清除血肿可以挽救生命，但不能弥补出血对大脑造成的损伤。

（三）脑积水

脑积水是由于生产过剩、吸收不足或循环受阻而导致的脑脊液过量。脑积水可能是急性的（出血时脑脊液中的血液会减缓再吸收和堵塞导水管）、慢性的（感染可能会在导水管上留下瘢痕，减少流量），或者是先天性的。脑积水会导致颅内压升高，如果不清理多余的脑脊液，可能会导致致命的后果。

（四）感染

细菌感染可导致脓肿或脓胸形成。这种感染可能是由于颅骨破裂（如穿透性骨折引起的伤口或受感染的手术部位），或者是由邻近颅骨的生理部位（耳朵、鼻窦或嘴巴）所导致的感染。全身感染，如肺结核和艾滋病病毒也可以产生脑脓肿。脑膜（脑膜炎）或脑组织（脑炎）感染很少需要手术介入。

（五）创伤

头部外伤可导致颅骨骨折，导致颅骨间出血进而损伤大脑组织（表 10-1）。受损组织肿胀增加了颅内压，为继发性缺血和进一步损伤创造了条件。如果不能制止，可能会导致患者死亡。对于修补颅骨、清除血肿、切除由脑组织受损造成的肿胀来说，手术是必需的。

（六）脑血管畸形

脑动脉可能会产生动脉瘤（血管连接处薄弱），或形成一束异常血管，被称为动静脉畸形（arteriovenous malformation，AVM）。在许多情况下，只是当它们破裂才会被发现，导致蛛网膜下腔或脑内出血，这些情况具有很高的死亡率和发病率。外科和介入放射学的目的就是通过阻断、绕过或消除异常，从而防止其进一步破裂。蛛网膜下腔出血增加了脑血管痉挛的风险，脑动脉血管长时间地收缩可能导致额外的脑缺血和梗死，最终会导致残疾或死亡（Mestecky，2011）。

（七）帕金森病

帕金森病是一种由位于大脑半球深处的基底节

表 10-1　颅内出血的发生部位

硬膜外	头骨和硬脑膜之间	动脉出血，通常与颅骨外伤有关。在高压下快速膨胀
硬膜下	在硬脑膜和蛛网膜之间	静脉性出血，有时是自发的，但通常是创伤造成的。缓慢扩张
蛛网膜下	在蛛网膜和软脑膜之间	动脉出血。可能是外伤或动脉瘤破裂造成的
脑室内	在脑室里	通常是蛛网膜下腔出血的延伸
大脑内 / 脑实质	脑组织	可能是外伤性（挫伤）、动脉瘤性、高血压、肿瘤或动静脉畸形

细胞功能障碍所引发的运动障碍。这种情况通常用药物治疗，但手术方法也是可行的（Owen，2014）。将电极置于大脑深处，连接到由电池供电的脉冲发生器上。这种深度的大脑刺激技术也被用于治疗神经性疼痛（Sayat et al，2019）、厌食症（Whiting et al，2018）和强迫症（Kohl et al，2014）。

（八）癫痫

如果检查能够确定癫痫发作开始的区域，可能会向癫痫发作频繁的患者提供神经外科手术，将引发癫痫的大脑部位消融切除（Anderson et al，2017）。

四、症状和表现

大脑疾病的发病可以是突发的，也可以是很缓慢的，甚至可以很隐匿。外伤和自发性出血在几秒钟内就会发生，肿瘤可能会长年生长。这就是大脑活动的复杂性，一个人在世界上的经历和行为的变化可能是以微妙或者充满戏剧性，甚至是离奇怪诞的。

（一）头痛

自发性颅内出血通常始于突发性脑出血，严重的头痛感经常被描述为被球棒击中一样。头痛是颅内感染和颅内压升高的一个特征，如脑积水或肿瘤。但是需要记住的是，这些神经系统疾病比较罕见的，大多数头痛经历并不愉快，但不严重。

（二）姿势、动作和平衡

身体一侧突然虚弱或失去知觉，身体明显感觉不对劲。然而，变化也可以很微妙，比如坐着的时候不自觉地侧偏，或者是肢体笨拙起来。

（三）感官

我们倾向于把感觉的改变看作是四肢麻木或发麻。但其他感官也会受到影响，如视觉和听觉、嗅觉或味觉的丧失或者扭曲，均是颅内病变的征兆。

（四）癫痫发作

癫痫发作有许多可能的原因，并非所有的原因都起源于大脑，对其进行仔细检查十分必要。癫痫发作可能是严重的脑部疾病，如感染、肿瘤或动静脉畸形。全面性癫痫发作可以影响整个大脑，通常会导致意识不清和全身强直阵挛运动。癫痫发作是病变的一个明显征兆。一些癫痫发作是部分性的，只影响大脑的一部分，这些症状很微妙，包括运动障碍或被扭曲的感觉，奇怪的视觉、声音、味道或气味，或者怪异行为。癫痫是一种常见的脑部慢性疾病。

（五）激素变化

垂体瘤可导致激素分泌过多或分泌不足。这些影响似乎与大脑没什么关系，例如，骨骼生长或哺乳（无论性别）、疲劳、体重增加、多毛症、勃起功能障碍或多尿症。

（六）语言

失语症是指一系列语言使用障碍的术语，广义上分为接受性障碍（对语言理解能力下降）和表达性障碍（生成语言的能力下降），反映了沟通交流功能的两个方面是由大脑的不同区域所控制。缺陷可能是明显的，也可能是十分微妙的，不经言语治疗师的仔细评估很难被发现（Ager & Little，2018）。需要注意的是，失语症比语言障碍稍强，即使这种缺陷只是部分的。这可以避免与吞咽困难混淆。

（七）认知

思维技能方面的新困难，如解决问题、计划、适当时转移注意力、推理或处理复杂信息等，表明颅内可能出现疾病。

（八）情绪、性格和行为

颅内疾病会引起情绪、个性和行为改变，同许多其他事情也一样：生活环境或人际关系的改变、精神疾病、物质滥用等。变化可能不明显，只有最接近患者的人才能发现，而且很难描述。对于某人"通常不是这样的"的说法理应得到认真对待。

（九）洞察

你的大脑属于你，假设你对世界的感受就是世界真实的样子。然而，脑部疾病会改变你理解世界的方式，而且你不再能够主导自我，这的确让人难以接受。很多新患脑损伤的患者对自己的困境缺乏洞察，难以接受什么都不对劲的现实。

五、检查与诊断

（一）既往史

患者和熟悉患者的人提供的陈述通常是起点。重要的是要记住人们很少用专业术语描述出现病变的语言症状和体征：护士必须仔细地倾听，并富有现象力地提出问题。

（二）检查

神经外科急症，如颅内出血或外伤脑损伤使得临床医生没有时间开展详细检查：意识水平低下、异常瞳孔反应和严重运动无力说明需要进行紧急 CT。当疾病进展更为缓慢时，仔细的体检必不可少。检查并非仅限于神经系统，与诊断、治疗和康复相关的身体各系统出现的症状都应当及时检查。

（三）计算机轴向断层扫描

计算机轴向断层扫描是神经病学研究的基础，脑部 CT 可以在几分钟内完成。CT 使用 X 线以切片的形式呈现图像，显示组织的相对密度。CT 显示致密骨呈白色，脑脊液呈黑色，脑组织呈阴影灰色。CT 是检查颅内压增高、正常组织出现密度异常的最佳方法，如鲜血呈现白色外观。可以给患者注射对比剂突出显示异常（如肿瘤）或捕捉流经动脉和静脉系统的血液序列图像（CT 血管造影和 CT 静脉造影）。

（四）磁共振成像扫描

磁共振成像（magnetic resonance imaging，MRI）是在一个强大的磁场中使用无线电波产生图像。同 CT 扫描相比，MRI 给出的图像更加清晰，是脑肿瘤和脑损伤研究的关键环节。

（五）正电子发射断层扫描

在正电子发射断层（positron emission tomography，PET）扫描中，患者接受放射性核素检查示踪物质。这些物质根据组织新陈代谢活动的水平在不同的区域聚集，扫描仪可以精确地检测到不同辐射信号，生成一个三维图像，可以检测出无法在 MRI 或 CT 上显示的异常组织。

（六）脑电图

对于脑电图（electroencephalogram，EEG），当皮质神经元相互发送信号时，附着在头皮上的电极会映射出皮层神经元产生的电波。脑电图显示癫痫发作的细节和部位、癫痫发作的开始以及传播方式。脑电图也能区分癫痫和其他非癫痫疾病。

（七）腰椎穿刺

采用无菌技术，在脊髓末端下方的椎管内置入导管，抽出脑脊液进行分析。腰椎穿刺（lumbar puncture，LP）用于探查可能的感染、免疫紊乱、出血或癌症。

（八）脑血管造影

通常通过股动脉插入一根长导管。使用 X 线引导，导管被引导至颈动脉或椎动脉（4 条血管检查将依次对每个血管进行成像），并注射不透明的对比剂，同时快速拍摄一系列 X 线图像。对比剂的流动显示异常，如动脉瘤或动静脉畸形，以及通过硬化或痉挛的血管或动脉导致血液供应受限。

六、神经外科

神经外科本身有风险。颅腔小且充满了重要结构。手术的目标可能很小而且与周围的结构很难区分，许多神经外科手术是在显微镜下进行的。出血必须马上进行控制，在颅骨间隙，即使是小血肿也有严重的影响。错误可能是毁灭性的，即使在最常规的手术中，也可能引发严重残疾和患者死亡。外科医生还必须考虑手术是否恰当，手术可以挽救生命，但会使患者严重残疾，几乎不可能完全恢复。外科医生也必须考虑到，就哪种生存方式比较值得的问题上，可能会同患者和家属有严重分歧。与患者和家庭讨论风险利弊必不可少的，但最终外科医生会承担手术的主要责任。

七、手术操作方法

（一）钻孔

在头骨上钻一个小圆孔（大约一枚硬币大小）。这提供了有限的通道，大小足以放置脑室引流管，或者可以做相关组织的活组织检查。钻孔也用于清除慢性硬膜下血肿。

（二）开颅术

通过抬起头皮暴露颅骨的一个区域（一侧仍然不动）。在颅骨上钻出的钻孔用气动锯连接起来，然后将皮瓣提起。外科医生切开硬脑膜，将脑表面暴露出来（图 10-1）。在手术结束时，硬脑膜被密封，骨骼重新固定，同时将头皮更换。开颅手术是额叶、颞叶和顶叶病变的标准处理方法。

（三）颅骨切开术

开颅手术的过程与颅骨手术相同，但手术结束时不更换皮瓣，硬脑膜和头皮可以在间隙处闭合。这样可以使肿胀扩大，最大限度地减少颅内压升高。皮瓣可能是"袋状的"（放置在腹膜腔中，接受血液供应），或者处理后用钛板或亚克力板（颅骨成形术）。

（四）颅后窝开颅术

颅后窝很小，脑干、小脑、脑神经和血管都很密集。外科医生通常会在枕骨凸出的下方，凿开枕骨大孔周围的骨头，从而打开一个"小窗户"。

（五）经鼻蝶窦手术

前脑下方的病变很难通过开颅手术介入。一个方法是从呼吸系统进入。经蝶窦手术中，通过鼻孔切开蝶骨（蝶骨是颅底的一部分）获得入路（图 10-2）。这是解决垂体瘤的标准方法。

必须记住的是，手术方法的选择将影响患者术后体验。在持续数小时的手术中，患者仰卧位，侧卧位或者俯卧位。需要用夹子固定头骨，以便头骨

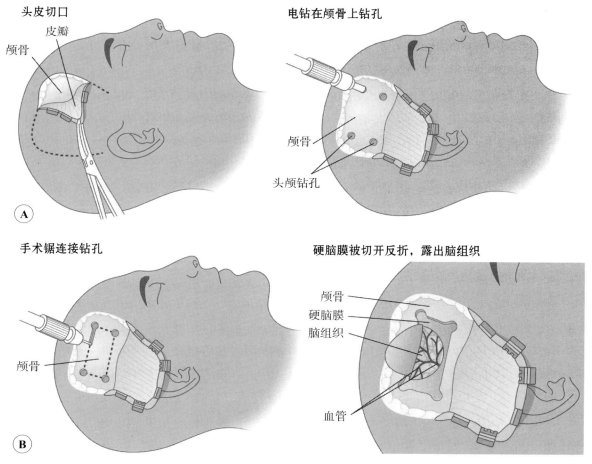

▲ 图 10-1　颅骨切开术
经 Medtronic Sofamor Danek，Inc. 许可转载

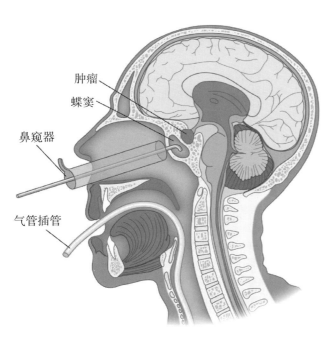

▲ 图 10-2　经鼻蝶窦手术

经 Wiley-Blackwell 许可转载，引自 Andrew H. Kaye, *Essential Neurosurgery.*

肿瘤
蝶窦
鼻窥器
气管插管

保持静止不动。在一些后窝手术是患者坐位，以头部向前倾斜的状态。额部开颅手术引起的肿胀可能会迫使患者的一只眼睛闭上，同时肌肉收缩可能会使张开的嘴感到疼痛。

八、神经外科手术

（一）肿瘤手术

肿瘤手术的目的是切除整个或尽可能多的肿瘤。认真地进行 CT 和 MRI 扫描十分重要，并且可用医学技术指导外科医生。Gliolan 是一种对高级别胶质瘤具有亲和力的物质。它在特殊光线下发出荧光，使得定位肿瘤变得更加容易。立体定向框架可与 CT 一起使用，相对于头皮上标记的参考点，精确定位病变部位和深度（Lindsay et al，2010；Mohan & Ramamurthy，2014）。当患者额叶的运动或语言中枢部位或周围有肿瘤时，进行意识清醒的开颅手术是可行的。患者一开始用镇静药，但后来被唤醒了。在询问患者、要求患者动作或者说话时，外科医生可以同时用探针刺激可疑区域。如果探针刺激到大脑而不是肿瘤，患者就会产生短暂的损伤。这使得外科医生可以非常精确地绘制肿瘤和大脑之间的边界，最大限度地减少对健康组织的损害（Brown et al，2013）。事实上，切除整个肿瘤而不引起严重的

并发症是不可能的。在许多情况下，外科医生必须做部分切除手术，以此来缓解症状，延缓病程。尽管影像和技术上取得了很大进步，但手术在很大程度上取决于外科医生的经验和技能。

（二）创伤外科手术

创伤神经外科手术旨在减轻颅内压升高，减少继发性损伤、缺血和压力风险，从而降低患者的死亡率。硬膜外和硬膜下血肿可通过开颅术清除。如果有严重的脑肿胀，可能需要进行去骨瓣减压术。值得注意的是，并不是所有的创伤性脑损伤都适用于外科手术，一些外伤性损伤是弥漫性的，显微镜下可见（Rajkumar et al，2014）。另外一些损伤太严重，以至于患者已经无法存活。

（三）血肿手术

自发性血肿可以通过开颅手术清除。根据血肿的部位、肿胀的程度和患者的年龄，手术并不一定能改善预后（Jha & Gupta，2014）。

（四）动脉瘤手术

动脉瘤通常位于大脑深处 Willis 环周围的动脉交界处。动脉瘤是小而薄壁的囊状物，从动脉壁突出，如果受到干扰容易破裂。外科医生对暴露动脉瘤及其供血血管格外小心。手术目的是将一个小夹子穿过动脉瘤颈部，将其封住。如果在放置夹子之前动脉瘤破裂，情况将十分危急，过多的失血会填满手术区域，干扰外科医生的视线。外科医生必须夹住动脉止血，然后迅速夹住动脉瘤，才能使动脉解除并恢复血液流动。耽搁太久将会导致卒中（Buckley & Hickey，2014）。

（五）动静脉畸形

动静脉畸形的血管复杂性包括动脉和静脉供应难以分辨，导致手术难度大。如果供血血管很容易辨认，那么动静脉畸形可以像肿瘤一样切除。很多病例需要选择性栓塞血管、手术和放疗联合治疗的方法（Ramamurthi & Kapu，2014）。

（六）脑积水的外科治疗

急性脑积水可以通过钻孔，将一个外部导管插入一个侧脑室引流来缓解。导管连接到引流装置，通过改变引流管相对于头部的高度来控制脑脊液压力（Humphrey，2018）。采用脑室 - 腹腔分流术

治疗慢性脑积水。一根导管被放置在脑室内，导管穿过皮下另一端放入腹膜腔。引流由压力阀所控制（Vacca，2018）。另一种方法是内镜脑室造瘘术，将一个内镜通过钻孔插入，并在第三脑室上切开一个瘘管（Jiang et al，2018）。

（七）介入放射学

越来越多的颅内手术采用介入放射学治疗。大多数脑动脉瘤现在都是用弹簧圈栓塞治疗，使用血管造影导管将微小的铂金线圈置入血管动脉内的动脉瘤，从而阻断动脉瘤的血流（Mestecky，2011），同样可以放置支架（Murchison et al，2018），取出血栓（De Sousa，2016），动脉血流可以绕过动脉瘤流动（Wakhloo & Gounis，2014）。可以进行动脉内给药，从而扩张痉挛的血管或用来溶解血栓。栓塞技术也用作肿瘤和动静脉畸形手术的辅助手段。

九、术前评估

尽可能清楚地了解患者的病情背景和术前表现十分重要。神经病学评估疾病并非是快速或简单的过程。仔细观察、倾听患者及其家人同样重要。许多神经外科手术往往十分紧急，通常在症状初显和手术之间只有几个小时时间。在这种情况下，术前评估是基于复苏原则"ABCDE"。术后背景信息变得十分相关。

（一）疼痛

颅内出血患者通常会突然出现严重头痛，可能会缓解，但可能会继续，或者由于强光（畏光）、噪声或运动而加重。颈部疼痛和僵硬的症状十分常见。肿瘤等病变较慢的患者可能会遭受长期头痛，尤其是在清晨时分。

（二）呼吸系统

基本背景信息包括呼吸史（疾病、吸烟）和日常功能（运动耐力）。必须通过观察患者休息时的呼吸，数 1 分钟来统计呼吸次数进行评估。脑干疾病会导致呼吸不稳定，只有在基线模式明确的情况下，才能及时发现变化。氧饱和度监测很重要，但是次要的。

（三）保持环境安全

神经系统疾病会引起一系列的安全问题。癫痫发作有明显的安全风险。确定患者癫痫发作的类型、持续时间、恢复时间以及患者正在服用什么药物十

分重要。通常一些细微的变化可能影响安全，包括视力受损、平衡性差或协调性丧失、混乱、冲动和记忆力或注意力缺陷。患者可能对他们的问题缺乏认识，从自己家人和朋友那里了解自己的问题和病史十分重要。

（四）交流

患者或家属可能会报告出一些在语言系统上的问题。这是很容易被忽视的，一些患者可以非常有效地掩盖自己。评估护士往往是第一个发现这种情况的人，这时，语言治疗师（speech and language therapist，SLT）的评估就是很有必要的。

（五）饮食

脑干和脑神经及其周围的疾病，会影响感觉和运动皮层，可能危及正常吞咽。流口水、声音嘶哑、吞咽困难、进食或饮水时哽咽或咳嗽，以及清晰发音困难（构音障碍）都是表明需要进行语言治疗师评估的重要迹象（Atkinson，2019）。

脑干和颞叶内及周围的疾病也可以损害平衡和前庭—眼动功能，从而导致恶心。患者应在入院时进行称重，并注意到最近的任何体重变化。应检查尿液是否有葡萄糖。患者和家属应该被询问饮食习惯的变化。感官和知觉问题、四肢无力或协调能力差都会导致进食困难，观察患者进食可以揭示问题所在。

（六）失禁

得知膀胱和排便习惯十分重要，要注意任何近期变化。失禁可能是失去控制的结果，也可能是语言或认知缺陷，患者可能根本无法表达正常如厕要求。

（七）清洁和穿衣

四肢无力，协调和平衡能力差以及认知问题（记忆力和注意力）会损害基本的自理能力，性格和情绪的变化也会影响患者自理能力。患者近期洗漱和穿衣习惯的改变是显而易见的。

（八）运动

运动障碍是神经系统疾病的常见症状。观察患者走路十分有用，观察患者走路是否有什么异常。关于步态，他们是否向一侧倾斜，是否不稳定，是否似乎意识到身体两侧存在障碍。

（九）工作和娱乐

神经系统疾病很可能影响患者的工作和休闲活

动。倾听患者和家属谈论生活的变化本身就很重要，可能会发现关于这种疾病新的信息。

（十）表达性欲

神经系统疾病能引起生理问题和行为变化，包括性欲，而这反过来又会导致情绪紧张。

（十一）睡眠

睡眠习惯可能会被神经系统疾病和其他一些疾病会破坏，或者被某些治疗破坏，特别是脑肿瘤的类固醇治疗。

（十二）死亡或濒死

大脑疾病本身就很危险，神经外科手术也带来死亡和严重残疾的重大风险。焦虑和恐惧会深刻地影响生活的方方面面。

十、观察

（一）意识水平：格拉斯哥昏迷量表

格拉斯哥昏迷量表（Glasgow Coma Scale，GCS）评估意识，大脑参与世界的能力（表 10-2）（Teasdale & Jennett，1974；Jennett & Teasdale，1977）。它不是简单的数字刻度（数字只是一种速记代码），而是在 3 个关键方面描述患者与世界的互动。睁眼表示兴奋，即大脑对刺激的接受能力。语言反应评估大脑通过语言与世界互动的能力。运动反应测试大脑组织运动的能力。使用 GCS 时，重要的是要完整的报告结果，明确任何缺陷：对临床来说汇总分数太模糊将会影响评估效果——比如存在 17 种不同的状态可以达到 GCS 的 8 分（Teasdale et al，1983）。

（二）瞳孔反应

瞳孔应该是圆形的，大小相等。瞳孔直径应与环境光照条件相适应，在明亮的光线应该迅速生理性收缩。在意识低下或恶化的情况下，瞳孔固定和扩张是严重颅内高压的标志。

（三）肢体力量

肢体力量的左右差异可能表明肢体一侧大脑有病变。左侧肿瘤、血肿或卒中会导致右侧虚弱。一个清晰的基线很重要：肢体相对强度的变化是术后并发症的一个常见早期迹象，通常在意识水平变化之前。

表 10-2　格拉斯哥昏迷量表

	水　平	描　述	缩　写
睁眼反应	自然睁眼	在评估之前眼睛是睁开的	E4
	呼唤睁眼	对患者说话或喊叫时睁开眼睛	E3
	刺痛睁眼	身体接触时睁开眼睛：摇晃或捏肌肉	E2
	无反应	刺痛都不会睁开眼睛	E1
语言反应	说话有条理	能回忆起自己的名字、日子、日期和地点	V5
	句子	使用连贯的单词组合	V4
	单词	单个或不相连的单词，随机或无意义	V3
	声音	有声音，但听不见话语	V2
	无	患者没有声音，即使对疼痛也无反应	V1
运动反应（记录健侧上肢）	可按指令动作	遵循简单的运动指令	M6
	刺痛定位	患者将手移开有害刺激源	M5
	刺痛屈曲	肘部弯曲，手臂没有旋转，手腕也没有不自然的姿势。这个动作并不是为了明确定位疼痛的来源	M4
	异常屈曲	肘部弯曲，但手臂向内旋转，手腕可能有姿势，明显异常运动	M3
	刺痛伸展	肘部拉直。经常有手臂内旋和手腕的姿势，整个身体可能会僵硬	M2
	无反应	即使疼痛刺激也没有运动	M1

（四）生命体征

气道、呼吸和循环都会影响中枢神经系统，三者反过来也受其影响。有条不紊地观察呼吸、脉搏、体温和血压十分必要。如果颅内压特别高，生命体征会变得极度紊乱，伴有极度高血压、心动过缓和 Cheyne-Stokes 呼吸症状：库欣三联征（Cushing，1902，1903）。颅内压与神经症状、生命体征之间的关系如图 10-3 所示。

（五）液体和电解质平衡

仔细记录液体平衡对所有外科患者十分必要，一些神经系统疾病会呈现特殊问题（Cook，2011）。蛛网膜下腔出血可导致脑盐消耗，尿量高，血清钠含量下降。垂体疾病会导致尿崩症，尿量很高，血清钠含量升高。抗利尿激素分泌不当综合征（syndrome of inappropriate antidiuretic hormone secretion，SIADH）是颅内感染的并发症，会导致尿量减少和血清钠下降。在所有这些情况下，应检测尿液比重和电解质分析。

十一、术前准备

术前准备的程度取决于手术的紧急程度。在许多情况下，患者和家属被告知，为了挽救生命，必须立即进行手术：他们几乎没有时间处理信息，消化吸收这种心理冲击。即使手术是预先计划的，诊断和手术之间的时间通常是最多几天到几周。

（一）信息、能力和同意

只要有可能，神经外科医生必须给患者提供所有他们需要的治疗信息，以此来决定是否接受提议的手术治疗，这包括对死亡和残疾风险的估计，手术如何进行的信息以及患者可能经历的情况。必须阐明操作的替代性方案，以及不进行手术所带来的各种后果，所有这些都必须清楚地记录在案。如果担心患者是否有能力给予或拒绝有意义的治疗，那么应该进行有关能力评估。如果患者能力不足，外科医生会根据患者的情况做出满足患者的最大利益决定，当然，这应该基于患者和家属提供的信息（Department of Health，2005）。

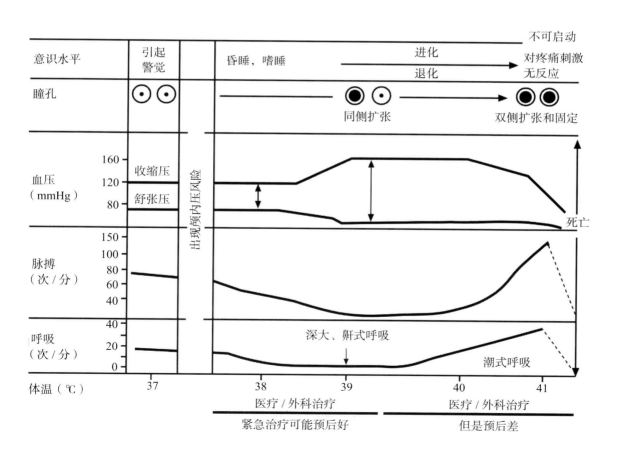

▲ 图 10-3　颅内压（ICP）升高

（二）麻醉评估

麻醉师评估患者的解剖和生理状况，特别是呼吸、心血管和代谢健康。这包括询问病史、回顾观察结果和血液测试。其他测试，包括胸部 X 线片和心电图，可能同样需要。

（三）特殊准备

有些神经外科手术需要特殊的准备。在外科手术中，CT 和 MRI 扫描被用来在患者的头部放置立体定向的标记（Mohan & Ramamurthy，2014）。如果患者正在进行唤醒开颅手术，以治疗大脑语言中枢附近的肿瘤，则需要进行语言治疗评估。

类固醇治疗通常用于处于诊断和手术之间的脑瘤患者（Townsley，2011）。类固醇可以减少肿瘤周围脑组织的反应性肿胀。这通常可以缓解症状，但类固醇会有明显的不良反应，包括易怒、失眠、食欲增加、高血糖和体液潴留。

切口线通常在发际线以上，外科医生可能需要剪掉或剃掉头发来备皮，尽管做法各不相同。头部备皮通常在手术室进行。

（四）护士的角色

手术前的准备工作遵循一个原则，旨在确保患者到达手术室时完全准备好接受手术。从患者身份确认到口述手术的每一个细节都是重要的，护士也应该关注患者和家属的情绪。焦虑和恐惧的情绪在术前十分常见。护士应该向患者和家属解释相关情况。他们在短时间内会压力无比巨大，面临很多复杂信息无法理解吸收，只有在他们有时间思考的时候才会想到这些问题。美国 NMC（Nursing and Midwifery Council，2018）规定护士必须"与接受护理的人持合作态度，在他们需要的时候给予支持，帮助他们获得相关的卫生和社会保健、信息和服务"。

十二、术后护理

麻醉后护理的原则可见本书其他部分，但神经外科手术会有风险。颅骨下的血肿不必很大就会压迫邻近的大脑并引起颅内压升高。大脑暴露下的手术操作增加癫痫发作的危险，手术可能会损伤大脑或颅内神经。

（一）气道

意识差会影响气道通畅。这可能是麻醉不完全逆转或颅内压升高所致。对脑干和脑神经或其周围进行手术，可能导致呼吸衰竭。

（二）呼吸

不完全逆转麻醉或高颅内压会导致呼吸频率和深度的改变。同样，对脑干或脑干周围进行手术易引起呼吸衰竭。

（三）循环

神经外科可能导致高失血量，尽管这并不常见。脑干损伤可导致心脏不稳定。神经外科医生可能会为术后血压设定一个狭窄的目标范围：高血压会带来手术部位出血的危险，而低血压可能损害脑灌注。

（四）神经病学

神经外科医生希望患者在手术后尽快醒来，以便于检查术后是否有新的神经功能缺损。除了通过标准观察测试整体功能外，护士还应寻找特定手术的潜在可能缺陷：对侧无力或感觉丧失、面部下垂、视觉缺陷、言语和语言问题，吞咽困难等。即使没有病史的患者也有癫痫发作的危险（Oscroft & Ram，2017）。术前基线必须及时报告给神经外科医生。

（五）监测频率

术后即刻发生并发症的风险最高，观察频率可达每 15 分钟一次。如果没有呼吸道、呼吸和循环问题，患者恢复到术前意识水平，观察频率可以降低并稳步减少。频率的每次变化都是根据患者临床情况决定的。

（六）患者护理地点

接受更小手术的患者可以在康复室待一段时间后回到病房。但即使是微小的神经外科手术仍然是有风险的，患者应该在需要的地方得到护理，至少要在最初的术后 24h 内被安置在能够被经常看到的地方。如果手术时间较长或危险系数更高的患者，至少在手术后的第一个晚上要密切关注。不管是哪种情况，对于此类患者，护士必须具备良好的神经科学护理知识：严重恶化的早期迹象可能会被缺乏该患者群体经验的工作人员所忽略。

十三、神经外科康复

许多神经外科手术的患者病情已经很严重。在这种情况下，手术的目的是防止死亡和减少残疾，但并不能扭转大脑已经遭受的损伤。这些患者很可能术后数天至数周内病情危重；并发症是十分常见的，并不能保证患者绝对存活。

对于那些在手术时病情不那么严重的患者来说，手术后的恢复速度会惊人得快，尽管前面常常会有相当大的挑战。

（一）观察

在患者住院期间，神经系统和生命体征的观察将持续进行，但应定期检查。神经学观察往往会干扰患者。过度频繁的观察、长时间的观察会导致患者睡眠不足，导致患者疲劳，对康复的耐受性降低，甚至谵妄。需要施加痛苦刺激的观察，只有当它们所引出的信息可能会影响患者的治疗时，才算是合理的。

（二）现有、持续和新出现的问题

手术可以改善患者的术前症状，比如通过切除肿瘤。但是术前缺陷可以持续存在并且是新问题可能会出现。某些操作具有特定风险，例如，对听神经上的肿瘤进行手术，可能会加重现有的听力丧失，并损伤邻近的面神经，从而导致面瘫。神经外科护士应该意识到预期风险，警惕发生意外的可能性。

（三）活动

许多神经外科手术后的患者在手术后很快就能起来活动，通常是术后第 2 天。即使患者术前活动自如，患者起身前应咨询神经外科医生，并采取相应的护理措施。如果患者在术前或者术后出现活动、平衡或视力问题，他们应该由理疗师复查。

（四）引流和缝合

伤口引流管应根据外科医生的指导下移除，通常在术后 24h。患者通常在拆线前回家，在这种情况下，必须及时通知并安排好患者拆线的相关事宜。发际线以上的伤口尚未愈合导致着装不便，现有的或重新长出的头发很难用胶布包扎，头上绷带又热有笨重，很少能在伤口上停留。应定期检查和清洁伤口，颅内伤口感染是一种潜在的非常严重的并发症。护士必须遵守当地的伤口护理政策和有关程序。

十四、早期康复和多学科团队

（一）早期康复

入院后应尽快开始康复治疗。在初期，重点

是保守管理，预防并发症，如关节失去灵活性。但是在大多数情况下，积极的康复可以早期介入（Ntoumenopoulos，2015）。

（二）神经可塑性

大脑的功能是通过在突触网络中的神经元之间传递信号来实现的。大脑能够终生学习，新的需求创造了新的突触联系，如果这些联系被重复将会变得越来越强，越来越快，使我们更快、更顺畅、更高效地完成任务。这是所有学习的方式，从学习针织到熟记回家的路线，这种适应性被称为神经可塑性，是现代康复概念的基础（Young & Tolentino，2011）。成年人的大脑不能长出新的神经元：受损的细胞不会被替换，遭到破坏的突触通路会导致功能缺陷。尽管如此，如果大脑给予正确的刺激，它可以学习新的方法去做旧的事情。这是有限度的，而且衰退可能会持续，但对于绝大多数患者来说，这种有价值的进展是可能的。因此，康复和复苏必须被理解为长期和终身的，我们都在从生到死的持续学习。

（三）物理治疗师

姿势、平衡和行动能力对一些从神经系统疾病中恢复过来的人来说都可能是问题。专业物理治疗可以帮助患者尽可能恢复独立性（Duysens et al，2015）。潜在的需求范围很广，从建议日常锻炼到恢复一些基本的活动，比如在没有支撑的情况下坐起来的能力。物理治疗师在呼吸系统疾病中也起着关键作用，特别是对处于急性期的患者（Hellweg，2012）。

（四）职业治疗师

职业疗法有助于患者恢复正常生活的能力并成功地适应疾病带来的新挑战（Wheeler et al，2017）。职业治疗师的工作揭示了日常生活中被忽视的复杂性。他们能完成像端茶之类的家务活吗？这样的工作是不是太容易了以至于让人分心无法完成？他们能安全穿过繁忙的道路吗？他们能在面对商店里所有选择时，能够准确地买到做饭的食材吗？还有，他们能找到回病房的路吗？患者是否了解他们新的局限性，以及如何应对？家庭环境是否需要进行合理改变，以确保他们的安全？

（五）语言治疗师

语言治疗师有两个重要的角色。神经科学患者吞咽问题的评估和康复需要专业知识。语言治疗师、物理治疗师和护士之间的密切合作是确保患者安全、预防并发症和促进独立的关键（Waterhouse，2016）。语言缺陷本身就可能导致残疾，并阻碍所有康复计划的开展。有技巧的介入十分必要，以便于帮助患者功能康复或管理持续具有缺陷的生活（Ager & Little，2018）。

（六）营养师

神经系统疾病会以各种方式影响营养，而营养不良会妨碍恢复和康复。急性脑损伤导致高代谢状态，对能量和蛋白质有更高的需求（Hickey & Jacobs，2014，p. 184）。吞咽困难是安全饮食的显著障碍（Somerville et al，2016），但其他缺陷也会带来问题。注意力不集中的患者可能无法吃完饭，手部无力或协调能力差的人可能无法正常使用刀叉，严重单侧疏忽的患者可能会只吃盘子里的一半食物，甚至不知道盘子里另一半的食物在哪里。营养策略必须针对需求能力，随着患者功能的恢复进行改变。

（七）神经心理学家

神经心理学家深入研究认知缺陷以及情绪和情绪管理问题，包括患者在家庭中的角色和家庭在康复中的角色（Ptak & Schnider，2015）。

（八）多学科工作与护士角色

成功的康复需要各学科之间的密切合作，护士的角色是中心。这是 NMC（2018）要求护士合作工作的一个例子。在治疗中学习到的策略需要在会话之间得到强化，护士最适合管理这些策略，将它们融入患者的日常生活中（Aries & Hunter，2014）。在所有的治疗规则方面，护士花在患者和家属身上的时间最多；他们是团队的眼睛和耳朵，护士不仅仅是了解康复目标和策略及其背后的原理的人，同样有助于患者治疗计划的讨论和制订。

十五、未来

（一）进一步治疗

对许多患者来说，神经外科手术是治疗过程的一部分，可能需要放疗或化疗，进一步的手术或放射学介入治疗。可能需要定期影像学检查反复发作的疾病。

（二）康复

康复的主要工作是在患者不再需要密切医疗护理的时候进行。在某些情况下，康复是以社区为基础的，其他情况受益于住院康复。康复方案应根据个人需要进行调整，包括患者对治疗的耐受程度：那些在 15min 后就筋疲力尽的人比那些能应付长达 1h 治疗的人需要选择使用慢一些的治疗方法。

（三）回家

大多数患者术后可以回家。有些人需要适当对家居环境优化，比如辅助轨道或无障碍浴室，有些人需要在家里照顾，为了安全起见，对于有认知缺陷的患者来说，不能让其单独待在家里。神经系统疾病常常改变整个家庭的生活。少数患者无法回家，需要持续的机构护理。

（四）返岗

重返工作或学习通常是患者的主要目标，但有些人发现他们不能再像以前那样工作了，疲劳是许多患者面临的一个严重问题（Welch & Mead，2015）。专业康复可以帮助人们适应新的限制，发展新的生活方式和技能（Vining Radomski et al，2016）。

（五）驾驶

患有脑部疾病的司机必须向警方有关当局报告病情。一份相关医疗报告很必要，起码执照应该被暂时停止使用。保险公司也必须得到通知。

（六）崭新的自我

神经系统疾病似乎都是关于损失的。当然，许多人会失去很多他们曾经认为理所当然的能力，同样也失去了在工作、家庭和社会中习以为常的角色。许多人的性格、品味和习惯都会发生变化。失去不可否认，也很难弥补。但是许多后天性脑损伤的人发现了崭新的自我，适应了新的生活，虽然艰难但不总是那么悲观，在某些方面甚至比之前更好一些。

十六、结论：护理神经外科患者

照顾神经外科患者需要丰富的知识和一系列技能。许多患者突然出乎意料地完全依赖护理人员给予基础护理。有些患者出现认知障碍，少数表现出具有挑衅性甚至暴力行为。所有的神经外科患者和他们的家人都面临着危机、痛苦、不确定性和意想不到的变化。神经外科患者的护理需要精力、想象力和韧性。同时，神经外科患者也提供了人类生存意义的一种非凡见解，能在他们生命中最脆弱的时刻给予照料。

要点总结

- 了解颅骨和大脑的结构对于了解患者的体征和症状至关重要。
- 神经系统疾病及其治疗带来了严重的死亡风险，并经常改变患者和周围人的生活。焦虑和恐惧是自然的反应。
- 护士在神经外科患者的持续评估及其护理计划中起着关键作用。
- 神经外科手术只是患者病情发展的一个阶段。
- 照顾神经外科患者需要以护理为中心的团队合作。

反思性学习要点

- 哪两对动脉供给大脑？
- 库欣三联征是什么意思？
- 蛛网膜下腔出血最常见的原因是什么？
- 在大脑的额叶损坏后，可能会造成哪些问题？
- 什么是神经可塑性？

十七、护理计划

两个阶段的护理计划，包括术前和术后。这些计划采用 Mead 护理模式（McClune & Franklin, 1987）。Mead 模型源自 Roper、Logan 和 Tierney 模型（Roper et al, 1985）并被开发用于重症监护，尤其适用于高度急性患者。护理计划中的患者是虚构的。

术前护理计划

急诊入院的护理计划

52 岁的 Renuka Chaudhary 女士深夜突发严重头痛，随后晕倒在地，她的丈夫看到后立即叫来了救护车。当医护人员赶到时，发现她说话时睁大眼睛，用句子说话但不连续，还可以遵循医生指令。她在去医院的路上呕吐了。在急诊科，她的意识水平没有变化，有持续严重头痛、畏光和恶心加重的症状。CT 扫描和 CT 血管造影显示右侧大脑中动脉瘤发生蛛网膜下腔出血。她一大早就被送到了神经外科病房。当天晚些时候，计划在全身麻醉下对动脉瘤进行血管造影和弹簧圈栓塞。

问题或潜在问题	护理目标	护理措施	理　由
气道			
• 即使 Chaudhary 女士在去医院的路上呕吐，她仍然能自己清理口腔。入院时她气道通畅且安全 • 神经系统恶化会造成气道功能不全或阻塞的高风险			
气道受阻的风险	及早发现，迅速干预	• Chaudhary 女士躺在护士站旁边的床上 • 检查吸痰装置是否处于备用状态 • 通过呼吸观察检查气道通畅（看、听、感觉） • 气道不畅是一种紧急情况。立即呼叫复苏小组，清理并开放气道：吸痰、手动清理、辅助通气 • 一旦气道重建，评估呼吸、循环和失能情况	对病情恶化的延迟反应可能致命
呼吸			
• 入院时，Chaudhary 女士呼吸正常，每分钟呼吸 14～18 次，氧饱和度 97%，正常。在急诊拍了 X 线，患者无呼吸道疾病史，无吸烟史 • 神经系统恶化会造成呼吸改变的高风险			

（续表）

问题或潜在问题	护理目标	护理措施	理　由
呼吸改变的风险	及早发现，及时干预	• Chaudhary 女士躺在护士站旁边的床上 • 检查呼吸机是否正常工作，面罩和导管是否处于备用状态 • 每半小时观察呼吸和动脉血氧饱和度。如果有以下情况需报告医生 　– 呼吸频率<12 次 / 分或>20 次 / 分 　– 呼吸不规则 　– 氧饱合度<96% 　– 在发生呼吸功能改变时 • 呼叫负责的医疗小组 • 评估气道 • 通过面罩吸氧，以保持氧饱合度 97%～100% • 连续饱和度监测 • 如果你不能稳定呼吸功能，情况紧急，立即呼叫复苏小组 • 一旦呼吸稳定，评估循环和失能情况	对病情恶化的延迟反应可能致命

循环

• Chaudhary 女士没有心血管疾病史。入院时脉搏 82 次 / 分，血压 140/85mmHg，急诊科心电图正常。她的体温是 36.7℃
• 高血压造成动脉瘤性再出血的高风险，低血压可损害脑灌注
• 神经功能恶化可伴有反应性高血压、心律失常或心脏骤停

问题或潜在问题	护理目标	护理措施	理　由
有再出血或脑内灌注的危险	预防	• Chaudhary 女士躺在靠近护士站的床上 • 每 0.5 小时观察脉搏、心率和血压。每 2 小时监测体温。有下列情况报告医生 　– 脉搏<51 次 / 分或>90 次 / 分 　– 不规则的脉搏 　– 收缩压<130mmHg 或>160mmHg 　– 体温<36.0℃或>38.0℃ 　– 心血管功能改变时 • 打电话给负责的医疗小组 • 评估气道和呼吸 • 持续心电监测 • 血压每 5 分钟量一次，直到稳定 • 评估失能 • 如果你不能稳定心血管功能，则是紧急情况，呼叫复苏小组	对病情恶化的延迟反应可能致命

失能

• 入院时 Chaudhary 女士睁开了眼睛，能够说话（E3）、定向（V5），并遵循命令（M6）。她的瞳孔大小为 4mm，对光线反应灵敏。她没有出现四肢乏力。无糖尿病病史，血糖 5.9 mmol/L
• Chaudhary 女士患有脑动脉瘤破裂。前 72h 内再次出血的风险很高。再出血会带来神经系统严重恶化甚至死亡的高风险
• Chaudhary 女士有脑积水的风险，这是由脑脊液空间的血液引起的。脑积水导致颅内压升高，需要手术干预
• Chaudhary 女士有癫痫发作的危险
• 有低血糖或高血糖的风险。改变血糖可以改变患者的意识

问题或潜在问题	护理目标	护理措施	理　由
有神经系统恶化的风险	及早发现，及时干预	• Chaudhary 女士躺在靠近护士站的床上 • 密切和频繁的监护。每 0.5 小时神经系统观察。如果有以下情况报告医生 　– GCS 评分下降 　– 瞳孔不等大或对光反射消失 　– 任何单侧肢体无力	对病情恶化反应迟缓可能致命

（续表）

问题或潜在问题	护理目标	护理措施	理　由
有神经系统恶化的风险	及早发现，及时干预	– 癫痫 – 血糖<4mmol/L 或>7mmol/L – 如果出现任何神经系统恶化 • 呼叫负责的医疗小组 • 检查气道、呼吸和循环 • 监测血糖	对病情恶化反应迟缓可能致命

疼痛

• 入院时，Chaudhary 患有持续头痛、颈部僵硬和畏光症。除了引起痛苦，疼痛可能加重高血压，有动脉瘤再出血的危险。过度使用镇静药有降低意识水平的风险

疼痛	减轻疼痛	• 询问 Chaudhary 女士，她是否感到疼痛 • 常规镇痛，根据 WHO 的疼痛等级按医嘱镇痛 • 对乙酰氨基酚 • 弱阿片类，如二氢可待因，磷酸可待因 • 让 Chaudhary 女士远离强光 • 如果疼痛不能缓解，就向负责的医疗小组报告	患者应该尽可能安全地缓解疼痛

营养 / 水

Chaudhary 女士在麻醉前必须禁食

血容量不足	水分充足	遵医嘱静脉输液	脱水会损害血压

排泄

为了监测脱水风险，需要仔细保持体液平衡

血容量不足	早发现	监测尿量。如果尿量<1ml/(kg·h) 或>3ml/(kg·h)报告医生	脱水会损害血压

卫生

Chaudhary 女士在动脉瘤治疗前只能卧床休息。她皮肤受到压力损害和深静脉血栓形成的风险增加。在动脉瘤治疗前，抗凝治疗是禁忌的

压疮	预防压疮	鼓励 Chaudhary 女士 2～3h 改变一次体位	压疮会引起疼痛，有严重并发症的危险，并会延迟康复
深静脉血栓风险	预防深静脉血栓	机械设备血栓预防	深静脉血栓有肺栓塞的危险
没有别人的帮助，无法满足自己的卫生需求	保持卫生	如有需要全力帮助 Chaudhary 女士	适当的卫生可以减少感染，促进幸福感

心理的 / 社会的需要

Chaudhary 女士由她的丈夫陪同入院。两人都对她的诊断和治疗以及结果的不确定性感到焦虑

恐惧、焦虑	减轻恐惧、焦虑	• 简要、清晰地解释所有的干预措施和变化 • 解释任何设备警报，这样 Chaudhary 女士和她的丈夫就不会过分担心 • 让 Chaudhary 女士随心所欲地进行语言表达 • 让 Chaudhary 女士和她的丈夫放心，但不要误导他们情况的严重性	颅内出血病情严重，伴随高的致死或残风险。治疗伴随风险。担忧是有合理的

（续表）

问题或潜在问题	护理目标	护理措施	理　由
恐惧、焦虑	减轻恐惧、焦虑	• 如果 Chaudhary 女士或她的丈夫询问她的病情、治疗和预后，确保管床医生告诉他们。Chaudhary 女士必须参与所有此类对话，除非她另有选择	颅内出血病情严重，伴随高的致死致残风险。治疗伴随风险。担忧是有合理的
失去隐私和尊严	得到隐私和尊严	• 在干预期间确保床帘完全关闭 • 尽量不要在其他患者或来访者面前谈论 Chaudhary 女士 • 维护所有患者记录的安全性	Chaudhary 女士有权享有隐私和尊严
介入治疗的准备			
麻醉下的手术准备不足	确保充分的准备	• 完整的医院术前检查清单 • 确保知情同意书	充分的准备可以避免延误，减少错误的风险

术后护理计划

Chaudhary 女士接受了右侧开颅手术并夹闭了大脑中动脉瘤，然后在重症监护病房待了 48h 之后返回普通病房。她开颅手术后左臂虚弱，但很快问题得以解决。她的神经功能稳定，无须呼吸或心血管支持。她的头痛持续不断，而且她有过几次恶心。

更多信息需要补充：Chaudhary 女士是一名自由职业者，从事图书插画工作。她和她丈夫有 3 个孩子，分别是 17 岁、15 岁和 12 岁的儿童。她平时不打鼾。

问题或潜在问题	护理目标	护理措施	理　由
气道			
• Chaudhary 女士的气道完好无损 • 神经系统恶化会造成气道功能不全或阻塞的危险			
有气道受阻的风险因为神经系统恶化	及早发现，及时干预	• 检查呼吸是否正常 • 立即通过呼吸观察（看、听、感觉）检查气道通畅情况 • 如果有以下情况报告医生：睡眠时打鼾，醒着时发出刺耳的声音；进食呛咳	气道受损可能导致吸入性和胸部感染
呼吸			
• Chaudhary 女士的基线呼吸频率为每分钟 12～16 次，呼吸模式正常，氧饱和度 96%～98%。在高度依赖病房，她没有呼吸问题 • 神经系统恶化会造成呼吸改变的高风险 • Chaudhary 女士有院内感染的危险			
呼吸改变的风险	及时发现并干预	• 每 4 小时监测呼吸和血氧饱和度 • 呼吸速率<12 次 / 分或>20 次 / 分 • 不规律呼吸 • 氧饱和度<96% • 在呼吸功能改变的情况下 　－ 按规定呼叫负责的医疗队 　－ 吸氧 　－ 持续饱和度监测 　－ 增加观察频率	肺部感染延长了住院时间，延迟了神经系统的恢复，并可能成为严重的疾病

（续表）

问题或潜在问题	护理目标	护理措施	理 由
血液循环			
Chaudhary 女士的心血管功能在重症监护病房稳定，基线心率为 70～90 次 / 分，收缩压 130～150mmHg。她没有发热 Chaudhary 女士在初次出血后 3 周内有脑血管痉挛的风险。低血压会加重这种情况			

如果血压过低，血管痉挛导致脑灌注不足的风险	早期发现	• 每 4 小时检测脉搏、呼吸、体温、血压
		• 脉搏率<51 次 / 分或>90 次 / 分
		• 不规则的脉搏
		• 收缩压<130mmHg 或>160mmHg
		• 体温<36.0℃或>38.0℃
		• 心血管功能改变时
		  – 打电话给负责的医疗小组
		  – 增加观察频率
			脑灌注不足可能会导致不可避免的损害甚至死亡

失能			
在重症监护病房，Chaudhary 女士已经开始睁眼讲话（E3），定向（V5）并跟随命令（M6）。她的瞳孔大小在 2～5mm，对光线反应灵敏。她在开颅手术后出现了左臂无力，现已痊愈。由于脑血管痉挛，Chaudhary 女士有迟发性脑缺血的危险。风险期在初次出血后长达 21 天。医生给她开了尼莫地平（一种钙通道阻滞药）来降低风险。Chaudhary 有癫痫发作的危险			
神经性退化	退化的早期发现	• 每隔 4 小时的神经观察 • 瞳孔情况恶化 • 不均匀或无反应性任何单侧肢体无力 • 癫痫发作 • 使用尼莫地平 • 神经系统恶化 • 呼叫负责的医疗小组 • 检查气道、呼吸和血液循环 • 监测血糖	对病情恶化反应迟缓，可能导致神经损伤和死亡
疼痛			
Chaudhary 女士持续头痛			
疼痛	减轻疼痛	• 在观察 Chaudhary 女士时，问她是否处于痛苦之中，或者她的行为举止表明她可能处于痛苦之中 • 根据 WHO 的疼痛等级，按医嘱进行常规镇痛 • 对乙酰氨基酚 • 温和的阿片类药物，如磷酸二氢可待因 • 如果没有缓解，向负责的医疗队报告	患者应该尽可能地远离疼痛。疼痛阻碍了有效康复
营养 / 水			
• Chaudhary 女士在高度依赖病房饮食，吞咽方面无障碍 • Chaudhary 女士的食欲一直很差：她时常恶心，似乎对吃喝不感兴趣。营养师已开了营养补剂的处方			
脱水风险和营养不良的风险	足够的碳水化合物	• 出院后保证营养充足 • 鼓励 Chaudhary 女士多饮水 • 记录体液平衡 • 为 Chaudhary 女士提供清淡肉类，如果她更喜欢从家里带来的肉的话，要鼓励这种倾向。记录食物摄入量	脱水可能危及血压，营养不良会延迟康复和增加感染风险，独立性的进食是康复的目标

（续表）

问题或潜在问题	护理目标	护理措施	理　由
排泄			

脑盐浪费可能是蛛网膜下腔出血的并发症，导致高尿量和钠的过度排泄
Chaudhary 女士自入院以来一直没有排便。她正在服用阿片类药物，这种药物会加剧便秘，医生给她开了通便药

问题或潜在问题	护理目标	护理措施	理　由
脱水的风险	早期发现	• 监测尿量。出现下列情况时，及时报告： • 尿量<1ml/(kg·h) 或>3ml/(kg·h) • 24h 出入量负平衡	脱水会损害血压
便秘	恢复到正常的肠道运作	• 鼓励食物和水分摄入 • 按医嘱服药 • 记录大便次数	便秘十分不适，将会阻碍有效恢复
卫生			

• Chaudhary 女士可能会移动位置，但需要对她的运动和平衡进行理疗评估。在高度依赖病房，她做了一些个人卫生需求的自我护理，但显示她似乎缺乏动力
• Chaudhary 女士右侧有一处开颅手术伤口，使用了夹子。伤口的引流液已经清除

问题或潜在问题	护理目标	护理措施	理　由
活动能力下降的并发症	恢复独立行动的能力	• 运动和平衡的生理评估 • 按照医嘱鼓励适当活动	• 活动可以避免并发症的风险 • 恢复独立活动能力是康复治疗的目标
深静脉血栓风险	防止深静脉血栓	机械设备预防血栓	深静脉血栓有肺栓塞的危险
自我保健程度的降低	保持和促进独立的自我保健	• 职业疗法评估 • 按照疗法计划鼓励自我保健，必要时协商延长她每天的保健时长 • 记录 Chaudhary 女士在自我照顾方面的活动水平	适当的卫生可以减少感染，促进感觉的幸福。独立自理是一个康复目标
有开颅手术伤口感染的风险	避免感染	• 日常伤口检查和清理（使用无触碰技术）。如果有伤口开裂、发炎要及时报告。 • 在术后 10 天夹子可以撤除	伤口感染有颅内感染风险
心理 / 社会的需要			

• Chaudhary 女士有时显得很被动，缺乏动力。虽然在 GCS 评估时她已经适应了，但她似乎不太愿意参与对话。她白天大部分时间都在睡觉，醒来时常常显得无精打采
• Chaudhary 先生在其他长辈的帮助下，精心照料孩子们，对他们的幸福没有任何顾虑
• Chaudhary 先生担心妻子的疾病会对她在家庭中的角色和工作能力产生影响，尽管他知道现在预测可能会发生什么还为时过早

问题或潜在问题	护理目标	护理措施	理　由
蛛网膜下腔出血后可能出现认知障碍	认知评估和功能康复	• 职业治疗评估认知功能 • 必要时进行神经系统评估	OT 可以评估筛查出更高的认知缺陷，而在 GCS 等基本测试中不明显。可能需要神经心理学干预
疲劳	避免过度劳累和改善活动水平	• 多学科的讨论和计划康复项目 • 短暂的休息时间 • 避免过度安排活动 • 监测和记录睡眠模式 • 与医护人员讨论睡眠模式。Chaudhary 女士应该每天出去	疲劳会阻碍恢复和康复的进展 大脑损伤会扰乱睡眠模式 暴露在日光下会促进正常的睡眠模式

（续表）

问题或潜在问题	护理目标	护理措施	理　由
家庭和职业缺失	帮助 Chaudhary 一家调整	• 询问 Chaudhary 女士和先生是否愿意与社工讨论紧急情况应对 • 照顾孩子的安排 • 福利津贴 • 初步的多学科家庭会议，讨论当前的问题和未来的担忧	及早讨论潜在的问题可以让家庭明确他们的担忧，并计划做出必要的改变。随着 Chaudhary 女士的康复和康复进程，情况可能会发生变化

第 11 章　眼科手术患者的护理
Patients requiring ophthalmic surgery

Helen Gibbons　著　　王　荣　译

主要目标

- 了解眼睛的基本结构和功能。
- 了解生理改变和患者视觉问题之间的因果关系。
- 意识到眼科手术患者的特殊需求的重要性。
- 认识到医院和社区之间延续护理的重要性。
- 认识到患者有效健康教育的必要性。

需要思考的问题

- 什么是 Snellen 图表，护士如何使用它？
- 在评估患者视力时，护士的角色和作用是什么？
- 讨论散瞳。

一、概述

护理有视力障碍或潜在视力障碍的患者需要洞察力、耐心和良好的沟通技巧，以及优质护理服务。多数眼科手术采用日间护理并在局部麻醉下进行。

每个眼科单元应根据患者选择日间护理还是住院护理具备相应的护理方案，并且对于需要长期护理的患者应设有专门的设施。英国皇家学院眼科医生（Royal College of Ophthalmologists，2017）不再建议所有单元都具备独立于其他手术的住院设施，但是建议将感染病例与其他眼科手术病例隔离以降低感染的风险。

患者所接受的医疗和护理服务会因单元而异，以下讨论旨在提供一项关键原则性的护理指南。

许多需要眼科手术的患者年龄较长或可能患有其他疾病；因此，在他们入院、护理和出院时必须考虑到这些因素。

手术可采取多种形式，因眼内有多种会影响视力的结构，需要手术干预来纠正或阻止视力下降。了解眼睛及其组成部分的结构和功能，有助于理解可能发生的异常情况和所实施的手术。

二、眼睛的结构

双眼由球体组成，在锥形的骨性眼眶内由眶脂肪缓冲，并在前面受到眼睑、睫毛和泪液的保护。

眼有 3 层结构，如下。

- 外层为巩膜和角膜。
- 中间层为虹膜、睫状体和脉络膜，也称葡萄膜束。
- 内层为视网膜。

（一）巩膜

巩膜是一层不透明、致密的富含胶原蛋白的坚韧纤维组织，它可以防止光线无意中进入眼睛。巩膜的不透明性是胶原纤维随机分布造成的。巩膜厚度为 0.6～1mm，但直肌附着处深度仅为 0.3mm。血供来自于覆盖巩膜的弹性巩膜中的睫状后动脉。神经支配来自动眼神经的睫状支。

巩膜最薄弱的部分是后部区域，由视神经纤维穿透形成一种筛板状结构，称为筛板，在这里巩膜与脑膜的硬脑膜层相连。在前面，巩膜在角膜缘处与角膜融合。巩膜是一层保护层；童年期巩膜更有弹性，随着年龄的增长变得更坚韧。

（二）角膜

角膜构成眼睛的前 1/6；中心厚度为 0.5mm，外围更厚；成人的角膜大小平均为 12mm×11mm。它是一个具有前凸曲线的透明层，允许光线穿过并聚焦在视网膜上。

角膜分为 5 层。

- 上皮组织层由 5～6 层鳞状上皮细胞组成，与结膜上皮相连，是唯一的再生层。其损伤会导致细菌穿透角膜组织。
- 鲍曼氏膜层是前弹力膜层，由一层薄而坚韧的胶原纤维组成，是一层不可再生的保护层，一旦受损，就会形成瘢痕组织。
- 基质层占角膜组织的 90%，由修饰的胶原纤维和角质形成细胞组成。
- 德斯密式膜为后弹力膜层，起到防止微生物、化学物质入侵和眼压变化的屏障作用。
- 内皮细胞是一层排列在角膜后表面的单层细胞，它将角膜中的液体"泵入"前房。这一功能损坏会导致角膜水肿以及透明度的丧失。

有证据表明，角膜还有另外一层，称为 Dua 层（Dua et al，2013），其位于基质和德斯密式膜之间。这一层对于角膜专家来说特别有意义，但并不影响日常实践中对角膜的评估。

角膜基本上是无血管的；营养和氧气来自于边缘的纤毛前动脉的血管拱（vascular arcades），通过内皮细胞的扩散获得水和大气中的氧气。角膜神经来源于三叉神经的眼支。

角膜有两种功能，具体如下。

- 保护。

- 屈光：角膜是眼睛最强大的屈光部分，对这一功能至关重要的是角膜的清晰度，它通过以下方面来维持：无血管性、结构均匀性、有效性的上皮功能。

（三）虹膜

虹膜是一个色素盘，中央有开口，即瞳孔。它位于晶状体的前面和角膜的后面，将眼前房和眼后房分开，是睫状体的向前延伸。虹膜有三层，如下。

- 内皮。
- 基质，由色素细胞、血管、神经和肌肉组成。
- 色素上皮，与视网膜色素上皮相连。

虹膜的颜色来源于黑色素，是由遗传决定的。最初，婴儿的色素只存在于上皮层，但在生命的最初几周，色素沉积在基质中，眼睛获得了成年时的颜色。

虹膜有 2 个肌肉群：放射状扩张肌和中央括约肌，后者更强大。括约肌的神经供应来自动眼神经短睫状支，扩张肌来自于三叉神经长睫状支。睫状后长动脉和睫状前动脉的毛细血管形成环状血管网。

虹膜起着调节器的作用，根据环境、情绪和周围光线的强度，控制到达视网膜的光量。

（四）睫状体

睫状体是三角形的，位于脉络膜和虹膜之间。它与虹膜相连，并在其内表面有许多褶皱，即睫状突起，分泌房水。

睫状体大部分由环形和纵向肌纤维组成，其功能是通过对睫状体和晶状体边缘的悬韧带施加相同的力来改变晶状体的形状，即调节。

睫状体可分为 3 个区域，如下。

- 褶皱部包含 70～80 条辐射条，构成睫状体突起并将房水分泌到后房。
- 平坦部与皱襞部相连。
- 睫状肌位于睫状体的前表面，由环形和纵向纤维组成。通过收缩和舒张调节聚焦在视网膜上的光线。当看近处物体时，睫状肌收缩使悬韧带松弛，晶状体趋向于球状，从而增加折射。

神经支配来自动眼神经的纤毛短支。血液供应来源于睫状后长动静脉、睫状前动静脉和涡状静脉。睫状体产生和分泌房水，并改变晶状体的形状。

（五）脉络膜

脉络膜是位于巩膜和视网膜之间的一层色素沉着的血管层。它从与睫状体锯缘交界处向后延伸至视盘。

脉络膜由 4 层组成，如下。

- 脉络膜：包含弹性组织、色素细胞和胶原蛋白。
- 血管层：支撑在色素间质组织内的大小血管。
- 脉络膜毛细血管层：毛细血管。
- 布鲁赫膜：一种保护性的支撑膜。

神经起源于动眼神经的睫状后支。血液供应来自睫状体后短动脉，经脉络膜静脉和漩涡静脉流出。

脉络膜为脉络膜附近的视网膜细胞提供营养，尤其是视杆状细胞和视锥细胞。脉络膜中的色素可防止光线散射及引起光的内部反射，从而有助于光线聚焦在视网膜上。

（六）视网膜

视网膜是一个复杂的结构，由 10 层细胞组成，分为两部分。其中一部分有 9 层，即透明神经区；它位于与脉络膜相邻的单个色素上皮层上（Shaw & Lee，2017）。这两个部分仅在视盘和锯齿缘处牢固地连接在一起。

视网膜有 3 个特殊区域，如下。

- 黄斑位于视网膜中央，距视盘颞侧 3mm，直径 1.5mm。它主要由锥细胞组成，中心是完全由锥细胞组成的中央凹。其功能是提供非常精确的彩色的中心视力，它位于视觉轴上。
- 视网膜的其余部分由视锥细胞和视杆细胞组成，视杆细胞负责感知光明和黑暗。
- 视盘位于视网膜静脉和神经纤维穿出眼球而视网膜动脉汇入的地方。这一区域没有光感受器，因此对光线不敏感，也被称为"盲点"。
- 神经脉冲一旦触发，就会沿着视觉通路，经视神经传递到枕叶皮层。每个眼球鼻纤维发出的脉冲在视交叉处交叉到大脑另一侧的视神经分支。
- 锯齿缘是视网膜的前边缘，在此处视网膜色素层与睫状上皮融合，神经层终止。

视网膜的血液供应主要有 2 个来源：视网膜前 1/3 来自脉络膜的毛细血管，后 2/3 来自视网膜中央动脉。视网膜是人体中为数不多的可以直接看到血管的区域之一。

视网膜对光的存在做出反应并产生脉冲，然后传输到大脑的视觉皮层进行解读。

（七）眼的屈光介质

它由角膜、房水、玻璃体和晶状体组成。

1. 房水　房水主要由水、一些蛋白质和氯化物组成，它是由睫状体突产生的。房水在后房分泌后，流经晶状体，通过瞳孔进入前房，再经小梁网进入 Schlemm 管（施莱姆管），从而进入眼球的静脉回流。房水也通过睫状体排入巩膜上血管，即葡萄膜巩膜途径。小梁网的开口位于前房的引流角，由角膜和虹膜的交界处形成。

房水负责将眼内压维持在 15～20mmHg（Shaw & Lee，2017）。它滋养晶状体和角膜后表面，并为屈光提供透明的介质。

2. 晶状体　晶状体是一个约 9mm×4mm 的双凸面结构，位于虹膜后表面和玻璃体前表面之间。它没有血管，没有神经支配，由悬韧带或小带固定。

它由三部分组成：弹性囊、前表面的上皮细胞和晶状体物质。晶状体物质由细胞核、晶体蛋白层（像洋葱一样排列）和标记蛋白质纤维连接处的 Y 形缝线组成。房水提供营养，晶体蛋白作为酶将糖转化为能量。晶状体根据被观察物体的位置进行调节，从而将光线聚焦在视网膜上。

3. 玻璃体　玻璃体在后腔玻璃体膜内，处于晶状体后囊和视网膜之间。玻璃体由胚胎期产生的半凝胶状物质组成，一旦丢失，无法再生。它没有血管，没有神经支配，从脉络膜、视网膜和睫状体的血管接受营养。它在锯齿缘处与睫状体相连，在视盘处与视网膜相连。玻璃体具有固定视网膜、维持眼压、保持眼睛形状和屈光作用。

（八）眼睑

眼睑有保护眼球前部的作用，眼睑上皮与眼睑内侧的结膜相连。它们的形状和韧度是由形成上下睑板的软骨组织决定的；在这些组织中有分泌皮脂的睑板腺，皮脂是控制泪流、润滑睑缘和防止泪液从眼睛表面过度蒸发所必需的物质。

睫毛位于眼睑边缘，起到保护性过滤作用；由 Zeis 腺（蔡斯腺）直接分泌皮脂到睫毛毛囊中来保持自身柔软。

眼睑有 2 个主要的肌肉群：一个是眼轮匝肌，负责闭眼；另一个是提上睑肌，可提上眼睑。眼睑的运动可能是有意识的，也可能是无意识的。

面神经支配轮匝肌，动眼神经支配提上睑肌。进出眼睑的血管有泪腺动静脉、上下眼睑内侧动静脉和眶上动静脉。

眼睑的功能如下。
- 保护眼球免受强光照射。
- 保护眼球免受异物伤害。
- 润滑眼球前表面。
- 即使在睡眠中也可防止眼球前表面干燥。

（九）结膜

结膜是覆盖在眼睑内的一层薄而透明的黏膜；反射至眼球表面，与角膜上皮相连。球结膜层和睑结膜层的交界处称为穹窿，此处有大量的结膜组织以利于眼球运动。

神经支配来源于三叉神经鼻睫支。丰富的血液供应来自睫状前动静脉、上下睑内侧动静脉、结膜动静脉。

结膜功能如下。
- 产生泪膜的黏蛋白层，以降低泪液蒸发率。
- 滋润眼球和眼睑表面，促进眼球活动。
- 保护眼睛免受损伤和感染。

（十）泪器

泪器由泪腺、泪道、上下泪点和泪小管、泪总管、泪囊和鼻泪管组成。

泪腺位于眼眶外上象限，分泌的泪液经泪腺流入眼球表面。眨眼会使眼泪均匀分布在角膜，流向眼睛内部的泪点，然后通过泪点流入泪小管，并在泪囊中聚集然后再经鼻泪管流入鼻腔。眼泪由水、蛋白质、葡萄糖、钠、钾、氯化物、尿素和溶菌酶组成。结膜杯状细胞的黏蛋白和睑板腺的油性层有助于眼球运动，减缓蒸发，防止泪液溢出脸颊。

泪器各部分的神经来自三叉神经的分支。泪腺的血液供应来自泪腺动静脉，而其余部分则来自鼻动静脉以及上下睑内动静脉。

泪腺分泌的眼泪功能如下。
- 通过提供光学平滑的角膜表面来帮助折射。
- 润滑眼球前表面，使眼球转动灵活。
- 清除眼睛中的灰尘颗粒。
- 通过溶菌酶的作用防止感染。

（十一）眼眶

眼睛位于一个金字塔形的骨腔——眼眶。它由 7 块融合的骨头组成，具体如下。
- 筛骨。
- 蝶骨。
- 额骨。
- 泪骨。
- 颧骨。
- 腭骨。
- 上颌骨。

眼眶，其开口向前，尖朝后。每个眼眶有鼻侧的外侧壁、内侧壁、上壁和下壁，下壁和内侧壁的底部是最薄的。

眼眶包括眼球、六块眼外肌、眼动静脉、视神经、动眼神经、滑车神经、三叉神经和外展神经、泪腺、泪囊、眶筋膜、脂肪和韧带。眼眶壁内有 3 个开口，其中最大的称为视神经孔，视神经和眼动脉由此进入。眼眶的骨性结构对除了来自眼眶前方的大多数组织损伤起到了非常有效的保护作用。

（十二）眼外肌

眼外肌负责眼球运动，每眼各有 6 块，它们协同作用使运动精确协调，这对保证良好的视力至关重要。眼外肌主要是随意肌，每块肌肉都通过收缩平衡参与眼球运动。

所有肌肉的血供都来自肌肉动脉，但神经支配因肌肉而异。
- 动眼神经：上直肌、下直肌、内直肌和下斜肌。
- 外展神经：外直肌。
- 滑车神经：上斜肌。

三、视力评估

当人出现视力异常，无论它看起来多么微不足道，都会使人产生疼痛感和对失明的恐惧（Walsh，2005）。这意味着护士必须使用他们所有心理技能来安抚患者并取得他们的配合，以便对他们的视力和眼睛状况进行准确的评估。患者的所有信息应详细记录在案，皆被视为具有法律效应的书面文书（Khaw et al，2004；Royal College of Nursing，2018）。

鉴于医学、法律和诊断的原因，除了损伤程度、急性疼痛或无法参与（如意识改变）等情况，评估的第一要素应是视力的测量，视力是衡量黄斑功能的指标。

测试视力最常见的方法是用 Snellen 视力表（斯奈伦视力表）。它要求患者阅读 6m 远的图表上不同大小的字母（仅包括极少数的字母）。字母大小表示正常视力的人应该能看到的距离。

- 6/60：正常视力的人在 60m 距离可以看到的字。
- 6/6：正常视力的人在 6m 处应该看到的字。

尤其是在年轻人中，视力可能比这更好，如 6/5、6/4。然而，一个人如果看不到 6/60 图表上最大的字母，那么需要记录下他数 1m 外举起的手的手指能力（CF）或移动的辨识力（HM）。如果没有达到要求，则需要确定是否对光源有感知，将其记录为有光感（perception of light，PL）或无光感（no perception of light，NPL）。

每只眼睛都应单独测试，先测试视力最差的眼睛，因为可能会有一定程度的无意识回忆。应记录是否佩戴了眼镜或隐形眼镜，因为下次记录时，视力可能会出现明显差异。

针孔可以改善视力：患者透过小针孔来看 Snellen 视力表，这意味着光只沿着眼睛的主视轴传播，因此视力受任何异常屈光的影响较小。

不能预设患者的视力，尤其是如果他们能够有效地看到，即表明他们已经轻而易举地绕过了障碍。他们可能不愿意承认自己看不到，但这可以巧妙地通过使用以字母"E"为基础的或带有图片代替字母的 Snellen 视力表来解决。或者，使用 LogMAR 视力表（最小分辨率角的对数），可以更有效、更精确地记录视力灵敏度。

对数视力表

对数视力表最初是由 Ballie 和 Lovie 设计，最先应用于糖尿病视网膜病变早期治疗研究。图表中每一行字母数量相同，字母大小呈线性变化，间距规则，可以对每个字母计分。

对数视力表的特点是视力越差，字母越多，每个字母按 0.02log 单位计分，可以对每个字母评分。该测试可在任何距离进行，标准距离是 4m。每行 5 个字母，字母行间距与字母的高宽度一致。每行之间的字母大小变化为 0.1 个单位；因此，每行 5 个字母，每个字母的得分为 0.02。

大多老年黄斑变性门诊使用这种方法来测试视力（Royal College of Ophthalmologists，2017），因为这是一种更准确的测试视力的方法，许多科室现已也开始使用这种方法。近视力测试使用普通打印机的类型。色觉可用石原色板来评估。

在滴入散瞳药之前，应测量视力，因为许多散瞳剂还具有睫状肌麻痹作用，从而麻痹睫状肌并改变其调节能力。这也适用于患者视野的评估。如果是在滴散瞳剂后测量的视力，需记录下来。

视野的基本评估可以通过让患者说出他们何时可以看到一个物体从侧面移动，同时聚焦在一个中心物体上。使用视野测量仪可以得到更精确的结果，通过移动目标穿过以度数标记的半圆来绘制周边视觉。计算机化的视野分析仪还能解读与刺激视网膜活动所需的光强度相关的结果。

当怀疑眼压升高时，不应使用散瞳药，因为瞳孔扩张会使房水排出量减少，眼压进一步增高。

眼压测量最精确的方法是使用连接在裂隙灯上的压平眼压计；由于这需要压平器头端抵住角膜，所以在测试前需滴入局部麻醉药。无法在裂隙灯下定位的患者可以用手持式眼压计（如 Tono-Pen）测量眼压。如果没有这种仪器，可以通过仔细的手指触诊来识别眼压是否升高，但必须非常小心，当怀疑有穿孔损伤时禁止这样做。

系统地眼睛检查必须在患者的配合下进行。如果患者畏光，适宜在黑暗的环境进行眼睛的检查。检查流程大致如下。

- 头部姿势——异常的姿势可能表示眼睑错位、斜视或视野缺损。
- 面部外观——任何不对称、撕裂、皮肤病或淤伤。
- 眼睑——眼睑闭合不良、异常泪流、睁眼能力、眼睑边缘对齐、睫毛位置、肿胀以及眼睑边缘任何结痂或渗出物的迹象。
- 患者端坐，头部支撑良好，因眼部不适而难以进行下一步检查，并且没有其他如可能穿孔损伤等禁忌证，则滴注镇痛药，比如 0.5% 丙胺卡因、0.4% 奥布卡因或 0.5%～1% 丁卡因。
- 麻醉药生效时，应仔细解释检查内容，并获取详细的病情/创伤史。
- 当看到眼球时，应注意观察它们在眼眶内的位置，确保没有移位，并且两眼睛可在平行、水平和垂直面上移动。任何双重视觉，即复视，都需要记录和报告。

- 当患者感到舒适并能够睁眼，就使用明亮的光源（使用裂隙灯或手电筒）检查眼睛，从受影响较小的那只开始。

必须注意的是，从眼睛的外部开始进行系统检查，然后进入内部结构，以确保对眼睛状况的准确评估。

- 结膜：观察有无撕裂伤、血管充血的程度和位置、水肿（球结膜水肿）、异物、痣、结膜色素沉着和翼状胬肉。
- 角膜：注意任何撕裂伤、异物、表面异常以及角膜的清晰度。表面损伤可通过滴注 2% 的荧光素钠来辅助识别，因为受损区域在照亮时呈现明亮的绿色。也可以使用 1% 的二碘曙红滴剂，它们可将所有死亡的角膜组织染成粉红色。如果患者抱怨看到灯光周围有光晕，可提示角膜存在水肿。
- 前房：一定角度的照射光束可以估计前房的深度。同时要注意腔室是否清晰或含有红白细胞，如果有，应确定其是否以特定的水平在整个腔室中沉淀或扩散。
- 虹膜：检查有无明显出血点或异常色素沉着，并确保其在各个方向上自由均匀地移动，完好无损。
- 瞳孔：检查 2 个瞳孔，验证其是否反应一致、大小相等。记录它们的形状、大小和活动灵敏度。瞳孔一般情况应为黑色，当受到视网膜的反射时，瞳孔为红色的；存在白内障时瞳孔可能呈白色。
- 晶状体：应该是清晰的，但在扩张时可以看到不同程度的混浊。
- 视网膜：可以使用直接检眼镜通过正常大小的瞳孔检查视盘，但为了检查整个视网膜，特别是周边，需要使用散瞳滴眼液来扩瞳。检查视网膜最有效的方法是用间接检眼镜（图 11-1）。

除了对眼睛进行全面检查外，还可能进行更具体的检查。

- 角膜测量术：测量角膜的曲率。
- 荧光素血管造影术：注射荧光染料，使视网膜血管可见。

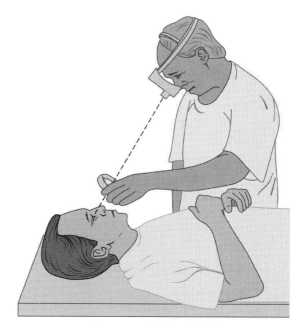

▲ 图 11-1　间接检眼镜检查

- 房角镜：检查引流角度。
- 生物测量学：测量眼轴长度。
- 超声：测量血流；当透明介质混浊导致无法直接观察时，排除视网膜脱离 / 撕裂或肿瘤。
- 角膜形态：绘制角膜表面形状。
- 角膜厚度测量：测量角膜厚度。
- 阿姆斯勒网格测试：监测黄斑变性。
- 眼球突出测量：测量眼球突出程度。
- 屈光：确定眼睛屈光元素的强度。
- Schirmer 试验（滤纸试验）：测定 5min 内滤纸条上产生的泪液量。
- 石原色板：一系列用来检测色觉的彩色板。

四、术前评估

如今，患者日间照护已司空见惯。患者是接受日间手术还是留院治疗是由术前评估门诊决定的，而在大多数单元，这些门诊都是由护士主导的。每个日间单元都有各自的标准来决定患者需要怎样的护理，但一些评估调查和关注的要点是一致的。

多数单元要求患者符合一定的标准才能接受日间手术（见第 1 章和第 3 章）。如果符合标准，就会监测患者的医疗状况是否适合局部麻醉。

- 患者必须能够合作：例如，能够躺下，保持不动 20～40min。
- 任何疾病，如糖尿病或高血压，都必须控制好。

具体的眼科检查将取决于即将进行的手术类型。对于植入晶状体的白内障手术，将进行角膜曲率测量和眼轴长度的生物测量，这两种测量用来确定植入物所需的强度。如果患者需要进行青光眼手术，可以记录他们的眼压。这就是所谓的阶段化，通常在 12h 内进行。

要仔细观察眼睛，尤其是眼内手术的患者，因为任何局部感染都必须在院前得以治疗。这些评估通常在入院前 2～4 周进行，术后需要的任何社区支持都需要在此阶段确定和安排。

五、眼内手术患者的术前和术后护理

每位接受眼科手术的患者都需要有系统的护理计划；虽然许多情况是常规手术，但每位患者都有不同的需求。每个眼科病房都有自己的护理路径；然而，通常的做法是进行预评估访问，手术前基本上完成所有必要的检查。如果患者不需要进行身体评估（如血液、生物测定或心电图），那么一些病房将会电话评估替代面对面的评估患者，使患者免于长途跋涉或经常中断工作。

在预评估时，护士会完成以下工作。

- 收集患者病史。
- 记录一般观察结果。
- 进行视力检查。
- 进行裂隙灯检查以排除任何异常。（如果有任何眼睑感染，患者将有足够的时间在手术前进行治疗。）
- 确定术后由谁为患者滴眼药水，如果是患者自己滴眼药水，就可以指导患者，并鼓励他们购买非处方药润滑剂，以便自己在家操作练习。如果患者不能做好眼药水的自我管理，并且没有其他人可以帮助，则需要一名社区护士的参与，并可以在预评估时进行转诊。
- 为患者提供机会，询问有关其病情或术前、术中或术后护理的任何问题。
- 此时将进行任何其他检查，如生物测量，并获得手术同意。

关于术前和术后护理的讨论仅供参考（表 11-1 和表 11-2），侧重于局部麻醉下进行手术的患者，但可以根据麻醉类型、医疗条件、视力障碍程度和社会背景进行调整，同时应考虑到患者可能有阅读困

表 11-1　眼内手术患者的术前护理

患者的问题	干预措施	结　局
沟通和交流		
新环境和流程不熟悉	向工作人员和其他患者介绍患者； 引导患者和家属到病房，并解释出院前预期的治疗过程	患者和家属了解环境和治疗过程，使其放松和舒心
视力下降，可能丧失独立性	解释手术可以改善或保持视力	患者乐观面对手术结局
恐惧麻醉和手术	解释清楚术前、术中和术后的具体流程	患者了解手术过程
营造安全的手术环境		
可能存在错误操作的潜在风险	检查同意书是否签署，确认患者已经明白同意书内容	正确的手术操作
术前和术后并发症的潜在风险	• 静脉滴注处方外用药物，如缩瞳药、散瞳药或抗生素 • 按医嘱进行全身预用药 • 遵循术前程序 • 进行全身用药前检查是否有过敏反应，如乳胶、碘	手术无并发症
健康状况恶化的潜在风险	• 向医务人员 / 麻醉师咨询后，给予必要的药物，如胰岛素、降压药 • 开始辅助治疗，如物理治疗 • 促进患者进行自我护理	健康状况无恶化
局部麻醉滴眼液使用后因感觉丧失而导致角膜磨损的风险	检查有无角膜损伤的迹象	角膜没有磨损

表 11-2　眼内手术患者的术后护理

患者的问题	干预措施	结　局
呼吸		
呼吸困难的风险	检查患者是否能自主呼吸 体位舒适，有利于高效呼吸	呼吸充足，无获得性肺炎
营造安全的环境		
难于保证自身的安全	• 评估患者的基本情况 • 教育护理人员和访客保持物品在同一位置的重要性，避免患者周围放置可能造成伤害和不便的物品 • 通知所有相关部门和工作人员患者的视力障碍 • 根据患者个人需要调整光线，如有必要，可戴墨镜	患者有方向感，能够照顾自己
眼部疼痛 / 不适问题	• 观察是否有疼痛 / 不适的迹象 • 提供处方镇痛药，并监测其效果 • 向医务人员报告未缓解或严重的疼痛	患者反馈很舒适
眼部并发症导致恢复进度延迟的风险	• 对眼睛系统检查 • 按照要求清洁眼睛 • 建议患者不要用使用过的手帕擦眼睛 • 如有必要，将"护罩"涂抹在眼睛上，以避免无意中揉搓 • 教育患者 / 家属注射 / 使用处方药物	正常恢复
局部麻醉滴眼液使用后因感觉丧失而导致角膜磨损的风险	检查有无角膜损伤的迹象	角膜没有磨损
沟通		
视力下降导致非语言交流困难	• 强调适当接触的重要性 • 使用语气来加强沟通 • 从患者视野好的一侧接近患者，接近或离开的同时要说话告知	在护士和患者之间建立有效的融洽关系，患者不会惊慌
对手术是否成功的焦虑	为患者提供足够的信息并详细回答患者问题	患者清楚术后结果
行动		
麻醉和视力下降导致行动困难	• 行动取决于手术方式和外科医生的决定，但越快越好 • 步行辅助设备靠近患者放置，保证患者能够在可及的范围内按铃	• 活动能力恢复 • 患者可安全活动
饮食		
视力差和麻醉导致进食及饮水困难	• 协助选择食物和饮食摄入 • 观察有无恶心的迹象 • 按要求给予止吐药	• 均衡饮食，有利于患者愈合 • 不呕吐，随后眼压升高也不影响切口
工作和生活		
无法回归正常生活方式的风险	在患者和家属的参与和合作下，制订并实施了有效的出院计划	患者有信心恢复正常生活

难，因此需要时间与他们讨论。

（一）清洁眼睛

只有在眼睑边缘有渗出物 / 分泌物时，才需清洁眼睛。患者置于舒适体位，头部支撑良好。

如果两只眼睛都需要清洁，一次清洁一只，如果有任何感染的迹象，每只眼睛应使用单独的清洗包，对潜在感染的眼睛进行第二次清洗。

已知眼睛感染的患者应在其他所有敷料换完之后清洗眼睛，并在可能的情况下由不负责任何术前或术后眼科患者的护士护理，以减少交叉感染的风险。

使用浸有 0.9% 生理盐水或冷却开水的棉绒 / 纱布进行清洁。通常提供无菌包，包含棉绒 / 纱布、棉签、换药碗和纸巾。纸巾可以用来擦干护士洗手后的手，也可以用来保护患者的衣物。用一块被折叠成四层的棉绒 / 纱布清洁眼睛，棉绒纱布将毛茸茸的一面放在最里面，以防止线条留在眼睛里，引起刺激。棉签用来固定纱布切割的边缘，折叠的边缘沿眼睑清洁。使用润湿的纱布和棉球，以进一步降低颗粒留在边缘的可能性（Shaw& Lee，2017）。

眼睑边缘从内眦向外清洁，避免任何潜在的感染性病原体通过泪点进入泪道引流系统。还应注意避免接触角膜，因为这可能会导致眼睛因疼痛而不由自主地闭上，并可能导致角膜擦伤。每根棉签使用一次，然后丢弃；通常 4～6 根棉签就足够了。

如果需要使用眼垫，必须闭上眼睛并牢固地贴上眼垫，因为角膜和眼垫之间的接触会导致角膜磨损。如果已经滴注了局部麻醉药，这一点尤其重要。

（二）滴眼药

眼科药物有两种主要的外用形式：滴剂或滴眼剂（G.）、软膏或眼膏（Oc.）。

眼科药物被注入下穹窿，它是通过轻轻拉下眼睑而形成的。置眼药水于穹窿的中央，避开泪点，因为眼药水通过泪腺系统排入口中导致口干，并产生不适的味道。滴管不能接触角膜表面，但也不能拿得太远，因为这会增加滴液接触眼睛的力量，导致突然的反射性挤压，从而可能增加眼压，威胁到切口的完整性（如果有）。应该提醒患者，滴剂也可能会导致刺痛感。

在滴注噻吗洛尔等 β 受体拮抗药时，建议用指尖按压泪点 2～3min，以降低全身吸收的风险，并且有必要了解药物之间的相互作用（International Glaucoma Association，2019）。

药膏轻轻地挤进穹窿内侧，小心不要用管口接触眼睛。只需涂少量，然后轻轻合上眼睛，多余的都要擦掉。应该让患者意识到，这种软膏可能会在角膜表面形成一层膜，从而使视力变得模糊。

如果联合用药，每种滴剂之间应间隔 5min，以确保有效吸收（International Glaucoma Association，2019），软膏应紧挨着穹窿处挤入，而非重叠，因为闭眼可能会导致另一药液的流出。先滴药液，再涂抹药膏，否则会影响吸收。

滴管 / 管口与角膜接触可能会导致角膜磨损，因此应记录患者任何疼痛的主诉，并检查眼睛。

（三）角膜移植（角膜成形术）

角膜移植是用健康组织替代瘢痕或退化的角膜组织。由于角膜无血管，移植过程比器官移植要简单，尽管这可能会受到角膜边缘新血管生长的影响。

获得角膜组织有 3 种方法。

- 自体：当患者的另一只眼睛失明但角膜健康时，这只眼睛可以用来提供供体材料。
- 活体供体：当另一名患者进行了眼球摘除术，但角膜健康时，它可以作为需要移植的人的供体材料。
- 尸体：这是最常见的，是在死后从捐献的眼睛移植角膜组织。捐献的眼睛应在死亡后 24h 内取出，并可在 4℃ 的短期储存介质中保存 3～7 天，或在 34℃ 的器官培养系统中保存长达 30 天。

捐赠者材料的移除和储存应遵守《人体组织法》（Department of Health，2004）。

虽然大多数人都是合适的捐赠者，但也有一些例外。

- 感染，如 MRSA、HIV、甲型、乙型和丙型肝炎、梅毒和败血症等。
- 不明原因的神经系统疾病，因为有感染的风险，如克雅病（Creuttfeldt-Jakob disease）。
- 白血病、淋巴瘤和骨髓瘤。
- 眼部疾病，如葡萄膜炎、视网膜母细胞瘤、眼内手术史、睫状体和虹膜恶性肿瘤。
- 黄疸。

- 死因不明，但可能尸检后可以捐赠。

1. 角膜移植的类型

(1) 部分厚度或片层角膜移植：①前板层角膜移植术：这是一种将异常的角膜组织替换到后弹力层的水平的局部厚度移植物（图 11-2）。当病变在后弹力膜的前面时使用，具有保存健康内皮的优点。由于不涉及内皮细胞，排斥反应的风险降低（Kanski，2015）。②后板层或内皮角膜移植术：这是一种局部厚度的移植物，只需更换角膜的后层，即后弹力层和内皮层。当病理仅限于角膜内皮，且角膜前部结构不受影响时，可使用该方法。这项技术相对较新，具有视力恢复更快、角膜完整性更高、排斥风险更低的优点。研究表明（Mearza et al，2007），这种方法只在少数专业中心使用，移植物脱位和失败率较高。

(2) 全层或穿透性角膜移植：这是全部 5 层角膜的替换（图 11-3）。

2. 角膜移植原因　角膜移植的原因如下。

- 圆锥形角膜。
- Fuchs 综合征和其他角膜营养不良。
- 大疱性角膜病变。
- 外伤或感染所致的角膜瘢痕。
- 单纯疱疹病毒性角膜炎。
- 角膜溶解综合征 / 后弹力层角膜炎。
- 间质性角膜炎。

3. 穿透 / 板层移植物的特殊术前护理　患者手术前，应先与眼库取得联系，检查供体材料的可用性，并安排运送。

手术通常是在全身麻醉下进行，如果患者接受了预评估，他们在手术当天就可以入院，禁食 4h。患者需要相当大的心理支持，因为对一些人来说，这可能是重获视力的最后机会。局部用药包括缩瞳剂，如 4% 的毛果芸香碱，每 15 分钟 1 次，持续 1h。其作用收缩瞳孔，使虹膜起到保护晶状体的作用，从而避免意外形成白内障的风险。

4. 特殊的术后护理　在滴入任何外用药物之前，应检查眼睛是否有以下情况。

- 移植物的位置和缝合的完整性。
- 前房深度。
- 有无红细胞（前房积血）。
- 有无白细胞（前房积脓）。
- 角膜的透明度。

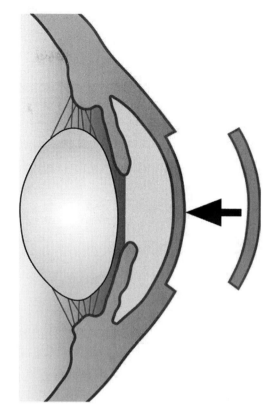

▲ 图 11-2　板层角膜移植术

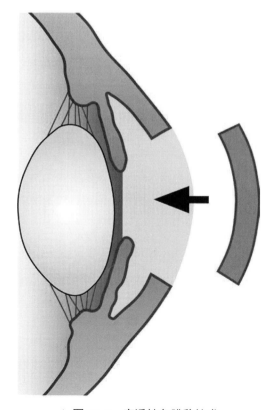

▲ 图 11-3　穿透性角膜移植术

如果眼睛状况良好，可以开处方药，但如果有任何担忧的状况，应该在征求医生意见之前暂停药物治疗。

外用药通常包括以下几种。

- 抗生素：如 0.5% 氯霉素滴眼剂，每日 3～4 次。
- 消炎药：如 1% 地塞米松滴眼液，每日 3～4 次。
- 散瞳药：如 1% 的滴眼剂（环喷托酯），每日 2 次，扩大瞳孔，使眼睛休息。

由于病毒感染而引起的浑浊，可以使用全身抗病毒药物来降低复发的风险（Kanski，2015）。

如果缝合处没有渗出液，无须使用敷料，但是眼睛可能会因为缝合线的存在而感到不适，尽管不适感会随着角膜上皮在缝合线上再生而减少。戴墨镜或护目镜可以减轻身体不适程度。

如果眼睛状况和家庭条件允许，可以在手术当日出院回家。

5. 角膜移植的潜在并发症　缝合线松动导致房水丢失，Seidel 试验诊断证明荧光素从眼睛外部进入眼睛内部，并存在于前房。

- 白内障的形成。
- 眼内 / 眼外感染。
- 虹膜与移植物边缘粘连，可能导致引流角阻塞，引发角膜移植后青光眼。
- 切口疝致虹膜脱垂。
- 移植排斥反应的发生或早或晚：移植成功率达 90%，早期排斥反应不常见，前 6 个月内风险发生率最高（Kanski，2015）。如果以前做过眼睛移植术，风险会增加。
- 散光是由于缝线的张力和移植物的大小改变了角膜的曲率而引起的。拆线后可以佩戴硬性隐形眼镜。
- 如果移植物中心继续生长，其周围新血管的生长（新生血管）可能会使视物模糊。

角膜是无血管的；因此，愈合需要相当长的时间，缝合线可能在 12 个月后拆除。老年患者愈合可能需要更长的时间。在门诊，拆线通常是在裂隙灯照明下进行的，但如果对患者来说不太舒服，尤其是使用了连续缝合的患者，可以考虑全身麻醉。

（四）屈光手术

角膜和晶状体是眼睛的主要屈光结构。如今，屈光不正都是用镜片或眼镜矫正，但随着手术程序更安全、成熟，越来越多的人选择手术矫正。其基本原理是改变角膜的曲率：近视时变平，远视时变陡。

主要方法如下。

- 放射状角膜切开术：在周边角膜做放射状切口，适用于低度近视（现在基本已过时）。
- 激光辅助原位角膜磨镶术（laser-assisted in situ keratomileusis，LASIK）：矫正远视、散光和近视的屈光不正。
- 光折变角膜切削术（photorefractive keratectomy，PRK）：矫正屈光不正，但使用的技术略有不同，包括去除角膜上皮。
- LASIK 是 PRK 的改良版，它保留了上皮层。
- 植入式隐形眼镜：适用于严重屈光异常的人群。

（五）穿透性损伤

有尖锐物体进入眼睛病史的患者必须进行检查，以排除穿孔损伤的可能性，眼球撕裂伤需要紧急入院，通常还需要紧急手术。条件允许的情况下，疑似穿孔损伤应在眼科专科治疗，因为缺乏经验的护理可能会导致患者视力变得更差。

穿透伤最常见的部位是巩膜、角膜或角巩膜交界处，损伤的严重程度从轻微的刺伤到全层撕裂伤不等。轻微的角膜穿孔可自行愈合或痊愈，或在使用充当"绷带"的软性隐形眼镜后迅速愈合。其好处是无须缝合即可保持眼睛的完整性，从而降低形成瘢痕的风险。

更严重的损伤必须及时治疗，因为可能导致虹膜脱落、晶状体损伤、眼内出血导致的前房积血、继发性青光眼和感染。巩膜穿孔可能导致葡萄膜损伤，葡萄膜和玻璃体脱垂。严重穿孔伤常会导致眼球大部分内容物的损伤和解体。穿透伤最常见的原因是高速移动的碎玻璃或金属片，如锤子、凿子和车床损伤，其男性的发生率是女性的 3 倍（Kanski，2015）。尽管《工作健康与安全法案》（*Health and Safety at Work Act*）（HSE，2019）要求在使用某些工具和机器时必须佩戴护目镜，但许多人无视这项法律，因为工作时配戴眼镜容易起雾甚至不适。

某些疾病可能导致角膜穿孔，例如，角膜溃疡和溶解综合征，如蚕蚀性角膜溃疡。

与穿孔伤相关的并发症意味着详细、准确的病史和仔细的评估非常重要。后者可能并不容易，因为眼睛可能会有剧烈疼痛；一旦排除了眼睛中存在玻璃的可能性，就可以使用局部麻醉药，如 1% 的丁卡因滴剂。在某些情况下，极度疼痛需要进行全身性镇痛，如肌内注射吗啡，并且有时只有在全身麻醉下才能进行全面检查。这些情况下，充分、客观的文件记载至关重要，如在工作中遭受袭击或受伤可能会关系到诉讼问题。

有时，穿孔是可见的，但进行检查的护士或医生还应寻找比正常眼睛薄的前房，这意味着房水渗漏、前房积血、瞳孔形状异常或虹膜部分缺失。眼睛很柔软，必须非常小心，不要对眼睛施加压力，以免增加损伤的程度。禁止使用可能会对眼睛造成压力的护垫；必须使用防护罩。

有必要确定造成伤害的物体是否还在眼睛内或眼睛上。执行检查的人不能依赖于异物感的存在，因为这可能仅仅是由于角膜或巩膜表面的损伤。如果肉眼看不到物体，就用 X 线检查来确定物体的位置，尤其是充分肯定异物就在眼睛里。X 线检查时，应向上看、向下看和直视前方，因为如果眼内有异物，它会随着注视的方向移动，从而消除任何放射伪影。X 线检查通常不能识别玻璃异物，除非玻璃中含有铅。一旦确诊后，就可能需要外科手术来修复穿孔。

金属异物可以使用磁铁将异物沿其进入路径拉出来；但是，如果从病史中得知该金属异物是惰性的，则可以将其留在眼内，因为移除可能会对邻近的结构造成更大的损害。

在这个早期阶段，患者需要相当大的心理支持，因为很难预测最终的视觉结果。角膜无血管意味着愈合时间延长，因此用于缝合穿孔的晶状体或缝线可保留 6 个月。在穿孔相对较小且不影响其他结构的情况下，如果没有房水渗漏的迹象，患者很快就可以活动和出院了。

1. 具体的手术后护理　在对较大范围的伤口进行手术后，治疗需根据受伤的程度和眼睛受累部位而有所不同。对患者进行持续的心理护理，因为视力可能会受实际创伤、玻璃体或房水出血以及正在使用的局部药物的影响。护理和医疗干预应包括以下几个方面。

- 根据外科医生的指示，眼睛可以用敷料覆盖 12～24h，但不可超过必要的时间，否则是提供了一个温暖潮湿的环境，容易滋生细菌。可以戴墨镜或护目镜来保护和减少光线刺激。

如果畏光问题显著，那么床头区域的光线要柔和。

- 为了保持舒适，需要经常清洁眼睛，因为眼睛过敏可能会导致患者摩擦眼睛，造成进一步的创伤。

- 眼部检查确定前房有无积血、前房深度、瞳孔形状是否与手术结束时的相同。如果术中发现虹膜缺失或必须摘除，应记录下来，并可对照手术记录检查眼睛外观。

- 药物有局部和全身性用药，滴眼液可能会在前 72h 内密集使用。如果担心患者发生眼内炎，可预防性使用抗生素（Kanski，2015）。可给予的药物类型包括以下几种。
  - 抗生素：如头孢呋辛或头孢他啶滴剂，每小时 1 次；严重者可静脉注射头孢他啶 5 天，或者口服头孢他啶 750mg，每日 2 次，连用 5～7 天。
  - 消炎药：例如，地塞米松滴剂可以减轻损伤和手术引起的肿胀，从而降低眼压升高的风险，减轻疼痛，最大限度降低交感性眼炎的风险。
  - 散瞳 / 睫状肌麻痹：例如，阿托品滴眼液会扩张瞳孔，麻痹睫状肌，进而抑制调节并使晶状体在远处聚焦，从而使眼睛休息。

- 如果前房或玻璃体中有血，患者可以采取立位进行护理。这使得血液可以沉降到房底，这一过程在前房比在玻璃体中要快得多，因为血液的实际吸收也是如此。任何眼压升高的迹象，如角膜越来越模糊、角膜边缘疼痛和红肿，都必须报告，因为血细胞会阻塞小梁网的入口，从而减少房水的排出。应避免剧烈运动，以免导致出血复发。

结膜和角膜表面发炎对眼睛的刺激，加上细小缝线的存在，可能会导致溢泪和泪液分泌过多，患者可能会不断擦拭眼睛。这一潜在问题可能导致角膜擦伤，引起感染或对伤口施加过大的压力。指导患者使用一次性纸巾擦拭下眼睑下方，而不是整只眼睛。这个问题可以通过戴墨镜和在下眼睑边缘下方的脸颊上涂上一小块绒布 / 牙签卷来缓解，起到"滴水垫"的作用。

2. 出院安排　当伤口完全愈合，即没有渗漏导致浅前房，低眼压出血已经治愈，疼痛程度可以控制，即可安排出院。门诊预约频率依受伤程度而定，并由会诊医生决定；持续预约时长取决于康复的速度以及并发症的实际和潜在风险。

3. 穿透伤的并发症 并发症的发生率取决于损伤的部位和严重程度，包括以下内容。

- 全眼球炎：累及巩膜的眼内感染（Shaw & Lee，2017）。
- 白内障形成：晶状体囊受损导致水被吸收到晶状体基质中，使晶状体变得浑浊。
- 角膜瘢痕：由于损伤本身或用于修复损伤的缝线造成的透明角膜组织瘢痕。如果损伤穿透鲍曼膜，因它不能再生，那么瘢痕形成是不可避免的（Shaw & Lee，2017）。
- 散光：角膜表面的曲率会因结痂或缝合张力而改变，从而破坏屈光。
- 视网膜脱离：直接视网膜损伤、玻璃体积血牵拉或眼内压力丧失所致。
- 继发性青光眼：由于红细胞、白细胞或瘢痕组织堵塞引流角，或小梁网 /Schlemm 管受损而引起的眼压升高。
- 复发性葡萄膜炎：虹膜、睫状体和脉络膜的炎症可因外伤本身、手术、异物或通常与葡萄膜束不正常接触的组织物质的存在而加剧。
- 眼球结核：继发于无功能睫状体的整个眼球萎缩，导致房水生产减少。萎缩的眼睛是看不见的、无痛的。
- 铁质沉着症：铁屑引起的损伤后，铁沉淀物溶解在房水和玻璃体中，污染周围组织。
- 交感性眼炎：一种罕见的并发症，可能发生在受伤后的前 2 周甚至几年后。这是一种双侧葡萄膜炎，可能由于对葡萄膜道损伤的免疫反应，暴露出对人体防御机制不熟悉的抗原并导致其破坏；随后在未受伤的眼睛中也发生了同样的过程（James et al，2016）。如果眼睛严重受伤，感觉不到光线，且影响美观，那么受伤后 9 天内摘除眼球可将交感性眼炎的风险降到最低。如果发生了这种并发症，可以对受损的"兴奋"眼睛进行眼球摘除手术。

（六）白内障

NICE（2017）与皇家眼科医学院合作，为白内障患者的管理提供了明确指导方案。

白内障是晶状体混浊，可影响视力。它是由晶状体蛋白质变性引起的，这可能是由于晶状体本身的变化或晶状体囊不再具有选择性地半透性所致。

晶状体上皮在整个生命周期中不断产生细胞层，因此体积会增大。据认为，随着晶状体核逐渐不易吸收到房水中的营养物质，它会变硬，使调节变得更加困难。这会导致近视力降低，俗称"老花眼"，通常于 40 岁以后开始（Shaw & Lee，2017）。

一部分人的晶状体持续改变，导致视力进一步下降，清晰度和颜色鉴赏力丧失，如果不治疗，就会进展到近乎失明。在白内障的发展过程中，视力可能会因光线的不同而有所不同。在强烈的阳光下，或夜间使用头灯时，视力会更差。白内障通常是双侧的，一只眼往往比另一只眼更严重，而且通常是无痛的，除非晶状体从房水吸收足够的水分导致体积显著增大，这可能会导致眼压升高，即继发性青光眼。

1. 白内障的病因 白内障形成的原因有以下几种。

- 与年龄有关：这是最常见的，是正常衰老过程的结果，常见于糖尿病患者。
- 外伤：发生于"钝"伤，眼球受到直接打击会导致脑震荡并发白内障；或穿透伤后，导致晶状体囊膜穿孔，房水渗入晶状体基质。外伤性白内障发展非常迅速，浑浊在 12～24h 内变得明显。
- 代谢：在胰岛素依赖型糖尿病患者中可以快速发展（Kanski，2015）。由于晶状体中钙水平升高，甲状旁腺功能减退的患者也可能发生白内障。
- 炎症：由于眼内感染或慢性前葡萄膜炎引起的局部炎症会导致晶状体功能的改变。炎症也可能继发于皮肤病，如玫瑰痤疮。
- 先天性：可继发于母体风疹，通常在妊娠早期，或通过胎盘屏障吸收药物。
- 遗传：可能是唐氏综合征的表现，也可能是导致半乳糖血症的酶缺乏的后果之一。
- 药物：长期服用类固醇和甲状腺素等药物会导致晶状体混浊。
- 辐射：电离辐射，尤其是当患者正在接受头颈部恶性肿瘤的治疗时。

2. 手术类型 为了恢复正常的视力，需要取下浑浊的晶状体，用一些光学矫正的方法代替。这包括将人工晶状体植入眼睛（通常是在后房），戴角膜隐形眼镜，再到戴眼镜。这些方法都能纠正无晶状体的情况；后房型人工晶状体（图 11-4）是最有效的，因为焦距不变，而无晶状体眼镜仅能提供中心和放大的视野。

手术类型根据手术的实施方式进行如下分类。

(1) 晶状体抽吸术 / 晶状体切除术：该手术用于切除先天性白内障，因为它们有一个软核，使晶状体通过晶状体前囊的切口被吸出。任何残留的晶状体都会被房水中的酶吸收，后囊则留在原位。这项手术必须尽早进行，否则会导致弱视。

(2) 超声乳化白内障吸出术：超声乳化是最常用的囊外摘除技术，也是发达国家首选的白内障摘除方法（James et al，2016）。"刺"式切口允许超声乳化剂进入晶状体，高频振动导致硬核乳化，使晶状体内容物通过作为探头的抽出管被"吸"出来。与标准的囊外摘除术相比，超声乳化术的好处是愈合更快，散光更少，在更短的时间内就能改善视力（Kanski，2015）。伤口很小，不到 5mm，通常不需要缝合。植入折叠式人工晶状体是常见的方式，但如果使用非折叠式人工晶状体，则需要做一个较大的切口。

(3) 囊外摘除术：这是首选的技术，因为通过保留后囊，玻璃体丢失和随后的视网膜损伤的风险较小。在晶状体前囊膜切开，取出硬化的晶状体核，用生理盐水冲洗尽可能多的晶状体软物质（图 11-5）。

(4) 囊内摘除术：这曾经是最常见的白内障摘除方法，但现在很少使用。晶状体被整体摘除，这是因为老年人的悬韧带较弱，很容易被折断而有助于摘除（图 11-6）。

3. 具体的术前护理　个人生活方式因视力下降而受到影响时应进行手术；然而在现实中，这种情况下，患者往往还在等待手术中。

患者通常以日间患者的形式入院，但如果他们的医疗病情或社会情况需要的话，他们可能会留在医院过夜。如果是在全身麻醉下进行手术，应局部用药，使患者的瞳孔充分放大，以便于接近晶状体。这是通过使用不同组合的散瞳滴眼液，如 1% 的散瞳药（环喷托酯）、2.5%～10% 的去氧肾上腺素和 1%～2% 的后马托品，以不同的组合，或者通过植入散瞳嵌入物来实现的，这意味着患者只需应用一次植入物，就可以达到良好的散瞳效果（取决于外科医生的意愿）。此外，如果使用局部麻醉，无论是在病房还是手术室，可以局部使用 1% 丁卡因。有时可能会使用镇静药，但在可能的情况下避免使用镇静药，因为患者在手术过程中睡着后会有突然醒来的风险。

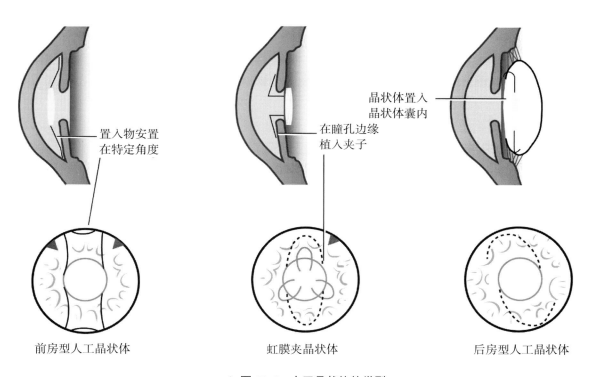

前房型人工晶状体　　　　虹膜夹晶状体　　　　后房型人工晶状体

▲ 图 11-4　人工晶状体的类型

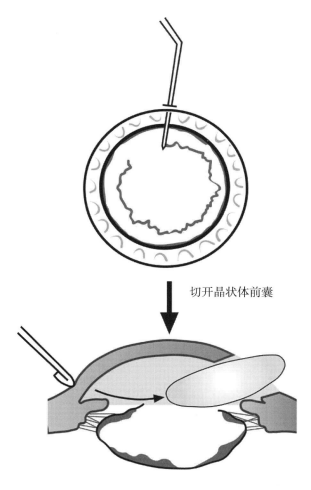

切开晶状体前囊

从晶状体囊袋中取出晶状体核

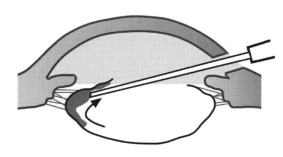

吸出囊袋内晶体状残留物

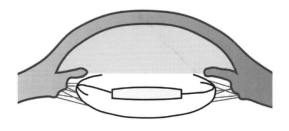

人工晶体囊袋植入术

▲ 图 11-5　囊外摘除术

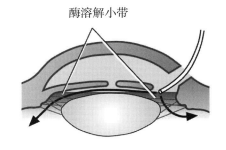

酶溶解小带

冷冻探针

整个晶状体包括囊膜被摘除

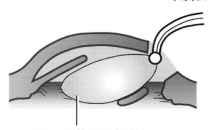

虹膜切除术

玻璃体表面

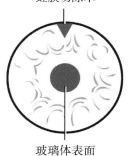

▲ 图 11-6　囊内摘除术

如果患者正在服用或已经服用坦索罗辛、多沙唑嗪或阿夫唑嗪，必须通知外科医生，因为这可能导致虹膜松弛综合征，从而增加虹膜脱垂的风险。

4. 具体的手术后护理　术后要记录血压和脉搏，并根据护士的判断或按照当地政策和程序的指示继续记录。大多数患者术后返回病房，在确保安全的情况下，可以进行活动；通常，（如果有的话）使用镇静药需要休息一段时间。患者可以正常进食，除非他们感到恶心或麻醉师不建议吃东西。

眼睛通常要佩带护罩，指导患者不要摩擦它，因为这可能会导致切口受到直接创伤、眼压升高或角膜磨损。

随访的时间和方式因单位而异，取决于外科医生和手术时间。可以在出院前，或第 2 天在家里由患者或护士，通过电话评估，或在门诊部进行。如果是面对面评估，应仔细系统地检查眼睛（表 11-3），如果另一只眼睛是健康的，可以与其进行比较。如果眼睛状况良好，白天无须遮盖，有畏光症状的患者建议戴墨镜；夜间建议佩戴眼罩，以避免不慎摩擦。

药物治疗将取决于外科医生的意愿、手术类型和治疗方案，但通常包括外用抗生素和消炎药。

一旦术后所有炎症都消退，就会调整处方，通常 4 周后，80% 的患者视力可以达到 6/12 或更好。

5. 白内障手术并发症

- 虹膜脱落：需要返回手术室切除脱垂的组织并重新缝合伤口。为了不影响术后视力，应尽快进行手术。
- 眼压升高：通常由于术后感染，阻碍房水通过小梁网的流动，通常需强化局部药物治疗得以解决。治疗方案将取决于压力升高的程度，但可能包括地塞米松，每小时滴注 2 次；乙酰唑胺 250 mg，每天 2～4 次。由于玻璃体或晶状体植入物向前突出阻塞瞳孔而导致房水滞留在后房内时，当"瞳孔阻塞"会导致眼压升高。

- 全眼炎：一种迅速侵犯所有眼睛及其周围结构的感染。体征和症状包括视力迅速下降、急性眼内不适、流泪和严重眼内炎症。发病率很低，约为 0.3%（James et al，2016），但后果严重。
- 视网膜脱落：当玻璃体丢失或向前突出时，将视网膜固定在适当位置的压力减少，导致脱落。
- 囊样黄斑水肿 /Irvine-Gass 综合征：术后 2～3 个月，患者视力下降，可能出现畏光和眼刺激，常见于糖尿病、高血压以及有玻璃体丢失和虹膜脱垂等并发症的患者。虽然这种情况的确切原因尚不清楚，但现在一些单位在手术前后都开了 NSAID，如酮咯酸氨丁三醇或氟比洛芬钠，因为前列腺素已被确定为可能的介质（Kanski，2015）。
- 后囊混浊：当植入人工晶状体后残留的晶状体上皮细胞纤维化时发生。白内障手术后，高达 50% 的眼睛会发生这种情况。晶状体最初是透明的，但可能会变得不透明，在这种情况下，使用 YAG 激光（钇、铝、石榴石）进行晶状

表 11-3　白内障摘除术后的检查

检查要素	要注意并记录检查中可能发现的因素
包扎	任何渗出物，特别注意可能提示出血或感染的颜色
眼睑	• 过度的肿胀和发红，这可能是过敏或感染的迹象 • 如果眼睑开口很小，可能会使手术更加困难，所以可能会在眼睑的外部接合处做一个小切口，称为眦切开术，应检查其部位。通常不需要缝合，但如果有，则在术后 5～7 天切除
结膜	任何结膜出血或水肿的迹象
切口	应检查伤口的完整性，任何缝隙、松动的缝合线或脱落的虹膜组织都应立即报告。虹膜脱落通过切口处有舌状色素组织突出识别，切口附近可能伴有瞳孔向上隆起。如果使用角膜切口，这种情况的发生率就会降低
角膜	角膜应检查这种正常透明结构的清晰度。如果角膜有模糊，可能是继发的角膜内皮损伤或眼内感染，应立即报告
前房	• 使用电筒光束，评估前房的深度。当护士对各种检查缺乏经验时，这很难确定。重要的是，由于前房浅或缺失可能表明切口不安全，或者手术中房水丢失未被修复。未手术的眼可作为个体正常眼腔的参考，前提是没有手术史 • 白细胞聚集，即白细胞减少，表明存在严重的炎症或感染。有时，红细胞聚集，即血肿，表明血管破裂。如果有积血，重要的是要注意区别是新近出血时的鲜红色，还是术后出血时的暗红色。血肿也可能扩散，在腔室周围扩散，也可能淤积，在这种情况下应记录血肿水平，因为这可以表明血肿是否在消退 • 在没有裂隙灯的情况下很难检查前房晶状体的位置，而在虹膜表面可以看到前房晶状体
虹膜	虹膜有时周围一小块三角形的虹膜缺失，这被称为周围虹膜切除术，如果有玻璃体向前移动的风险，导致瞳孔阻滞和眼压突然升高，应进行该手术
瞳孔	记录瞳孔的位置、大小和形状，如一个向上、尖顶的瞳孔可能表明虹膜脱落，或者它可能是由胶囊标记或玻璃体通过切口粘连引起的

体囊切开术，以使光线进入视网膜（Coombes & Seward，1999）。随后的视力丧失可通过晶状体囊切开术矫正。

（七）青光眼

青光眼是一组以视神经受损、周边视力丧失和眼压升高为特征的疾病的总称。正常的眼压通常为 15～20mmHg（Shaw & Lee，2017），但越来越清楚的是，仅仅依靠眼压是不可取的。高眼压是一种眼压升高但视神经未受损的情况，对这种情况要进行监测，但不一定要积极治疗。

眼压正常的人有时会出现视盘水肿和视力丧失。这可能是由于局部血管系统的改变，导致视神经附近血管的血液供应减少（Simmons et al，2006）。

青光眼是一种与年龄相关的疾病；在发达国家，40 岁以上约 1% 的人患有原发性开角型青光眼（Chivers，2003）。青光眼有很强的家族特征，因此在英国，青光眼患者的直系亲属可以免费进行青光眼筛查。Child（2003）发现不同类型的青光眼患者有不同的致病基因。国际青光眼协会于 2008 年（International Glaucoma Association，2008）指出，最大的风险是兄弟姐妹，其次是父母和孩子。皇家国家盲人研究所（Royal National Institute of Blind People，2015）发现，非洲裔的人风险更大，发病更早，病情更严重。

青光眼导致高眼压的手术，根据病因有几种类型。

青光眼可细分为以下几种。

- 原发性青光眼：原发性开角型青光眼 / 闭角型青光眼。
- 继发性青光眼。
- 先天性青光眼。

1. 闭角型青光眼 这是一种眼科急症，是由于虹膜和角膜形成的闭角导致房水引流受阻所致。它通常发生在浅前房和引流角狭窄的小的远视眼中，随着晶状体的老化变得更加常见，因为它变硬、变大，活动性变差。Shaw 和 Lee（2017）还表示，随着年龄的增长，这种情况越来越普遍，因为在 40 岁以上的人发病率为 1∶1000，女性受到影响的可能性是男性的 4 倍。这种情况通常是双侧的，但一只眼睛会取代另一只眼睛。

发作是间歇性的，其间眼压正常。当瞳孔扩大，虹膜根部向前移动阻挡小梁网的入口时，通常会发作。发作可能是由情绪、光线减弱（如傍晚或黑暗）或滴入散瞳滴眼液引起的。

亚急性期，房角没有完全阻塞，但房水引流减少导致眼压升高，导致角膜水肿。这会导致患者看到灯光周围光晕，并经常伴随着视物模糊和前额头痛。

如果没有识别这一阶段，那么急性发作是不可避免的；引流角几乎完全闭塞，眼压骤升至 50mmHg 以上。这会导致视力突然下降，眼内及眼周剧烈疼痛，可能出现恶心和呕吐、畏光和溢泪。

检查时，眼睛呈现以下症状。

- 眼睛发红充血，角膜缘更严重。
- 角膜呈朦胧的绿色 / 灰色。
- 前房较浅。
- 瞳孔适度扩张，不活动，形状通常不规则。

在进行任何眼科手术之前，必须通过加强全身和局部医疗干预将眼压降至正常范围内，以防止不可挽回的视力丧失。眼压最初应每小时监测一次，一旦急救结束，每 4 小时监测一次。

如果局部治疗不成功，可以考虑静脉注射乙酰唑胺和（或）甘露醇，如果压力没有充分降低，可以口服甘油作为附加治疗（Marsden，2017）。

2. 开角型青光眼 通常发生在 65 岁以上的男性和女性的双眼中，并且公认与收缩压升高和家族性有关（Shaw & Lee，2017）。一只眼睛通常在另一只眼睛之前出现这种情况，对视力的影响是逐渐的，以至于在诊断之前，患者可能有明显的视野丧失，而患者并未注意到。

视力的改变有时被错误地归因于衰老过程，而不是特定的病理。通常没有明显的体征和症状，尽管在询问时，患者可能会有额部头痛的病史。

如果不治疗，检查可能显示眼压持续升高至 21mmHg 以上（眼压正常的青光眼除外），视盘凹陷，视野缩小，进而发展为隧道视野。除非药物治疗不能控制眼压升高，视野持续缩小，或者患者与药物治疗的一致性较差，否则不建议手术。

过去曾进行过一系列外科引流手术，但目前最常见的是小梁切除术和小梁成形术。

(1) 小梁切除术：小梁切除术需要提升结膜瓣，然后抬高一个部分增厚巩膜瓣（图 11-7）。取下巩膜和小梁网的一部分，在施莱姆管中开一个较大的永

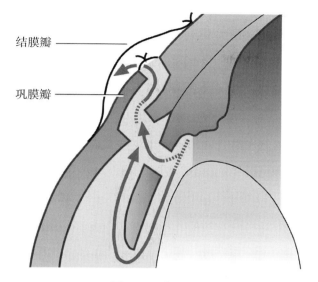

结膜瓣

巩膜瓣

▲ 图 11-7　小梁切除术

久性开口。此项手术联合虹膜切除术，意味着任何时候都不会阻碍房水引流。巩膜瓣和结膜瓣缝合到位，但结膜下可见一个小的水泡，即滤过泡；这将使眼压的永久维持正常。

具体的术前护理：患者可以作为日间病例治疗，也可以在医院过夜。如果在全身麻醉下进行的手术，应遵循局部规程，并可能收缩患眼的瞳孔，以确保引流角尽可能地开放，眼压在正常范围内。这是通过使用瞳孔滴剂，如 4% 的毛果芸香碱，加上患者目前的药物来实现的。

此外，如果使用局部麻醉，可以在病房或手术室局部使用 1% 丁卡因滴剂。有时可使用镇静药，但尽可能避免使用，因为在手术过程中，患者可能会睡着，然后突然醒来。

瘢痕组织的发展有减少房水排出量的风险，因此有时可能给予类固醇或抗代谢药物，如氟尿嘧啶或丝裂霉素 C（Flammer，2006）；然而，后者应谨慎使用（Simmons et al，2006）。

具体的手术后护理：与白内障手术后护理类似，但建议患者不要揉眼睛，因为这可能会对切口造成直接创伤，导致潜在的破坏性眼压下降或角膜擦伤。

表 11-3 提供了术后检查的细节，但应考虑以下具体情况。

- 观察结膜瓣的完整性，是否存在水泡，即结膜下的一小部分房水。这可能并不总是肉眼可见。
- 周边虹膜切除术可视为周边缺失的一小块三角形虹膜。

- 检查前房深度，以确保前房没有过度引流。

如果眼部状况良好，所遵循的程序与白内障摘除术后相似，不同之处在于，为了避免虹膜和角膜或晶状体之间形成粘连，可能会开出局部散瞳的药方。如果在随后的检查中，瞳孔变得不规则且不能移动，则必须怀疑这一点。散瞳疗法可能会导致视物模糊，因为部分散瞳剂有麻痹睫状肌的效果，麻痹了肌肉调节。这必须与患者详述，以防止不必要的焦虑。

同样重要的是，如果另一只眼睛还没有进行青光眼矫正手术，那么为手术眼开的散瞳药就不会无意中地注入非手术眼睛，从而导致眼压上升。目前对未手术眼的局部和系统治疗必须继续进行。

手术并发症包括如下。

- 伤口渗漏：如果不使用加压敷料和散瞳疗法，可能会发生粘连、角膜内皮损伤和白内障。
- 低眼压：如果通过滤泡过度引流，就会发生低眼压；这会导致眼压极低，眼睛会很柔软，并可能导致脉络膜脱离。
- 全眼炎：感染通过滤泡进入，并迅速扩散到整个眼部组织，引起急性疼痛和严重失明。即使早期诊断，也很难治疗。
- 前房充血：睫状体和虹膜血管出血可导致前房内红细胞聚集，阻塞引流角，导致眼压继发性升高。在随访前应避免剧烈活动，以免增加出血风险。
- 白内障形成：手术期间，不慎接触晶状体上皮可导致渗透性增加，从而导致白内障的形成。

(2) 小梁成形术：该手术可作为医疗的辅助手段，是老年患者的一线治疗方法，包括小梁网激光治疗，通常作为门诊手术。这一过程增加了小梁网的房水引流。它通常不适用于 25 岁以下的患者，因为它的长期效果尚不清楚，可能只是一个短期的解决方案。Flammer（2006）证实了 60% 的成功率，尽管其效果被认为是短暂的，也许只有 3 年。

虽然这是一种非侵入性手术，但它会引起相当大的局部炎症，可导致眼压升高，因此口服乙酰唑胺 250～500mg 可以预防性地减少房水的产生。

3. 继发性青光眼　这是由于引流角机械性堵塞导致的眼压升高。临床表现与急性青光眼相似，最初的治疗通常是内科治疗，但在某些情况下可能需要手术治疗。

最常见的原因如下。

(1) 晶状体问题：这可能发生在白内障囊外摘除术后，在这种情况下，治疗包括乙酰唑胺和局部强化抗感染治疗，直到房水中的酶吸收晶状体。

晶状体蛋白也可能会从过度成熟的晶状体中漏出，此时，有必要摘除晶状体。当晶状体因外伤或马方综合征脱位时，也可进行摘除，因为这可能会导致晶状体掉入后房，并向前推动虹膜，以阻碍引流角度，或者掉入前房，直接阻碍房水流动。

(2) 出血：外伤或手术后，红细胞可能沉积在引流角。不提倡手术，因为有进一步出血的风险，但如果角膜受累或粘连形成，且药物干预无效，则可能需要进行前房冲洗。

(3) 葡萄膜炎：虹膜、睫状体和脉络膜的炎症可导致继发性青光眼，其原因是引流角和（或）房水中的白细胞聚集在引流角。这些需强化全身和局部药物治疗。虹膜后表面和晶状体前表面之间也可能发生粘连，阻碍房水流入前房，并将虹膜根部向前推，使引流角变得模糊。这被称为虹膜膨隆（图 11-8）。

(4) 感染：感染也可能导致前房积脓。保守治疗，强化局部、结膜下和全身抗生素治疗。

(5) 玻璃体：白内障摘除后，玻璃体会向前移动并阻塞瞳孔，导致形成虹膜膨隆，通常发生在囊内或复杂的囊外摘除术。

(6) 新血管形成：在糖尿病视网膜病变和视网膜中央静脉阻塞等情况下，为了建立侧支血供，小血管生长到虹膜（红斑）和引流角。由此引起的眼压升高称为血栓性青光眼。控制是很难实现的，通过冷冻（睫状体冷凝）或激光（睫状体消融术）破坏

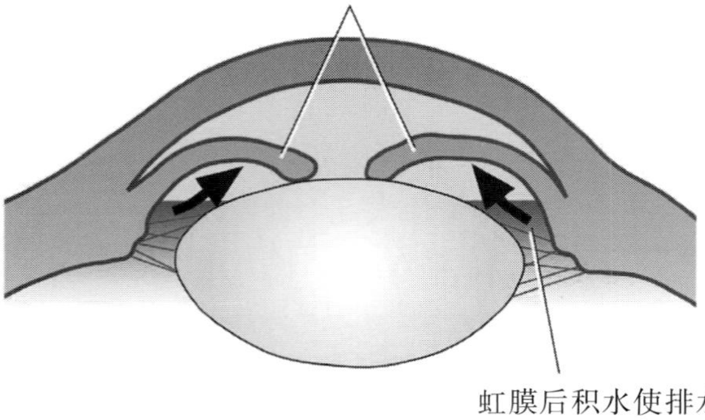

虹膜附着在晶状体上

虹膜后积水使排水角变窄

▲ 图 11-8 虹膜膨隆

部分睫状体，可以减少房水的产生，可作为最后的手段。

(7) 肿瘤：眼外肿瘤或滤过性肿瘤的间接压力会阻碍房水引流。治疗将取决于肿瘤的扩散程度和大小，必要时切除。

(8) 先天性青光眼：先天性青光眼是由于小梁网全部或部分缺失或畸形，导致房水引流严重减少或缺失。儿童巩膜组织的性质使眼球增大，角膜直径可能大于 12mm，因此被称为"牛眼"。

手术应该尽快进行，通常包括前房切开术，在前房和施勒姆管之间开辟一条直接通道；这通常需要重复，但最终成功率为 85%（Kanski，2015）。也可以进行小梁切除术和房水分流术。

（八）视网膜手术

虽然微小的视网膜裂孔可以在门诊使用激光治疗，但更精确、更复杂的手术应该在专科病房进行。视网膜破裂通常发生在视网膜组织缺血和破裂时。这可能是由于周边视网膜紧张，如近视眼，或外伤后导致视网膜瘀伤，称为视网膜震荡。裂孔通常发生在周边视网膜，紧靠睫状体后面，因为这是视网膜中血流最少的区域。也可能是由于玻璃体对视网膜的牵拉，尤其是在有玻璃体积血的情况下。

根据视网膜裂孔的大小和原因进行处理；如果继发于其他疾病，也必须治疗，但裂孔本身可以用激光治疗。这通常是门诊手术，但患者必须意识到，他们不应该在治疗后立即开车，因为他们的瞳孔会被放大，以便更好地观察视网膜，而且使用的眼药水可能会影响调节能力。在手术前，应该警示患者，他们的眼睛可能会感到轻微的不适，可能会流泪；这两种症状会在 24～36h 内消失。

视网膜脱落 小的视网膜裂孔本身可能并不严重，但如果不及时治疗，就有很大的脱落风险。"视网膜脱落"一词具有误导性，因为它是视网膜神经从视网膜上皮层分离出来，而不是整个视网膜与下面的脉络膜分离。

Stollery 等（2005）使用术语"漂浮""牵拉"和"推挤"来区分视网膜疾病需要手术的基本原因。

- 漂浮：视网膜裂孔形成后，视网膜下液体或玻璃体穿透神经视网膜和色素上皮层之间的间隙，使前者脱离。
- 牵拉：脆弱的新血管穿透正常的无血管玻璃

体，比如糖尿病视网膜病变，或者血液本身渗入玻璃体，比如外伤。血液在玻璃体中形成的纤维束收缩，引起视网膜紧张，导致神经层从上皮层拉出。

- 推挤：脱落是由于脉络膜内渗出物或眼内肿瘤（如视网膜母细胞瘤或脉络膜肿瘤）的存在而发生脱离。

患者可能会有以下反应或情况。

- 由于神经层的分离，看到不存在的闪光，即闪光感。
- 黑斑或黑线，因为血液渗出到正常透明的玻璃体中。
- 视野丧失，或视线中出现阴影，这是由（如果处于较高位置）分离的视网膜组织沿视线下降造成的；由于视觉过程中图像的正常反转，患者会认为这是相反视野的丧失。

在检查时，可能没有明显的视觉病理的外部迹象，视力可能没有改变，除非脱离的范围大到足以使黄斑变得模糊或直接受到影响。

瞳孔用 0.5%～1% 托吡卡胺和 2.5%～10% 去甲肾上腺等散瞳药液散瞳，以便检查双侧视网膜，因为视网膜改变通常是双侧的。检查视网膜最有效的方法是使用间接检眼镜，更容易看到视网膜的外围。需要对患者解释，由于一些散瞳滴眼液可能会麻痹调节肌肉，视力会下降，并且检眼镜发出的强光很难耐受。

(1) 手术 / 治疗的种类：玻璃体切割术，该手术需要在玻璃体腔内切开，通常是通过睫状体平面部。如果玻璃体已被血液浸润，但随后未被自然吸收，则可将其摘除。如果脱离的源头太远，不能通过充填或包膜治疗，因为特别改装的激光可以用来封闭视网膜后部的任何裂口。玻璃体切除手术通常与其他方法联合进行，如引入玻璃体内气泡，如六氟化硫，用于封闭裂口；患者的体位应确保气泡（填塞）紧邻破口，并远离晶状体和角膜。这种手术具有相对较高的视网膜脱离和白内障形成风险。

黄斑裂孔手术：在大多数情况下，黄斑裂孔的发展是特发性的，可导致中心视力丧失，60—80 岁的人群更常见（Sundaram et al，2016）。手术可使视觉效果更好，"80% 的病例解剖闭合，60% 的病例视力提高"（Sundaram et al，2016）。

激光：穿孔或撕裂通过引起局部的炎症反应

来封闭，从而导致各层相互粘连，从而防止液体在它们之间渗入，并将各层分开。在存在实际脱离的情况下，激光治疗可用于保护分离区域周围的可疑区域。

冷冻疗法：这是在压力下使用二氧化碳冷却探头，对受影响区域进行极冷处理。它会引起炎症反应，从而将各层密封在一起，但同样，当分离的各层之间发现大量液体时，它是无效的，因此经常被用来补充其他治疗。

填充术 / 包围术：这两种方法都从物理上隔离了脱离的来源，特别是从黄斑处。填充术是将一块惰性硅橡胶材料缝合到视网膜裂孔部位的巩膜表面。缝合线被收紧，造成各层的凹陷；这有助于通过增加眼压和形成眼内屏障将分离层推到一起，以防止脱离扩散。

当视网膜周边有几个潜在的薄弱区域时，可以使用包围术。2～3mm 的硅橡胶带，用来环绕眼睛，并略微收紧，在眼外肌下面形成一个凹痕。

一旦进入神经层和色素层之间的潜在空间被关闭，如果感觉视网膜下液太多，易自然重吸收，就必须将其排干。

(2) 具体的术前护理：这将根据所选择的手术方式而有所不同。患者将进行常规的散瞳滴眼液检查，并进行进一步检查视网膜，以便准确记录脱离的程度，并决定要进行的手术类型。可根据脱离部位的不同，鼓励患者以一定的姿势躺着休息，因为重力作用可能会导致脱离面积增加。

重要的是要告诉患者，某些程序如包围术，可能会引起相当大的疼痛和不适，可以开镇痛药。

(3) 具体的术后护理：玻璃体切除联合玻璃体内填充术：患者可能需要保持所需的体位大约 7 天，这可能很困难，特别是在黄斑受累的情况下，因为他们可能必须俯卧，头部朝下，尽可能多地休息（取决于外科医生的偏好，在大多数情况下，允许患者每小时休息 5～10min）（Shaw & Lee，2017）。因此，当患者出院时，需要相当多的护理和支持，尤其是患有其他疾病的患者，如慢性阻塞性呼吸道疾病。支持架可用来将患者的头部保持在正确的位置，并提高患者的舒适度。

冷冻疗法：应用极端寒冷引起的反应会导致肿胀和炎症，并可能导致眼睛疼痛，因此必须使用镇痛药并解释疼痛的原因。口服抗炎药，如布洛芬

200～400mg。

包围疗法：由于硅橡胶带包围了整个眼睛，随后的肿胀可能会导致眼压升高。应检查眼睛是否有角膜水肿的迹象，认真听取患者疼痛加剧的主诉。如果冷冻疗法被用作辅助治疗，这种情况更有可能发生。可以使用乙酰唑胺来控制压力，直到肿胀消退。

根据手术范围的不同，眼睛可能会水肿，特别是结膜，这时肿胀的程度（水肿）可能意味着眼睑不能正常闭合，有可能发生暴露性角膜炎。还可能分泌大量的泪水，眼睛需要经常清洗。

(4) 短期并发症：眼前段坏死：如果环扎带过紧，可能会阻塞眼球前部的血液供应。这需要彻底修改手术，松开环扎带。

(5) 长期并发症：填充体的挤压：经过一段时间，填充体可能会松动，并在结膜下找到前进的方向。将其移除，并进行仔细检查，以确保没有慢性感染的病灶。

六、眼外手术患者的术前、术后护理

（一）斜视

当一只眼睛的轴线与另一只眼睛的轴线不平行时，就会发生斜视，这会导致复视。它通常是水平的，两个图像并排，但也可以是垂直的。斜视也可以是发散性的（眼睛向外斜视），也可以是会聚性的（眼睛向内斜视），其表现取决于所累及的肌肉，例如，外直肌无力会导致会聚性斜视。孩子们在出生后的头几年学会了控制自己的眼球运动，每只眼睛产生的图像融合是由复杂的条件反射带来的。

斜视的原因主要有两类。

- 伴行性：眼球运动的感觉成分不起作用，如屈光不正。最常见的屈光不正是远视。伴行性斜视在儿童中更为常见，主要是水平斜视，斜视的角度在所有注视方向上都是相同的。
- 麻痹性（非共转性）：眼球运动的运动部件不起作用，如神经或眼外肌损伤，如脑血管意外、眼眶外伤。麻痹性斜视在成年人中更为常见。

由此产生的复视可以通过以下两种方式之一得到补偿。

- 一只眼睛的图像被完全抑制，由于随后缺乏刺激，视网膜不能完全发育，导致弱视，也就是

所谓的"弱视"。
- 图像可以轮流快速抑制，交替斜视，这意味着双眼视网膜完全发育。

尤其是儿童，必须及时治疗，以防止视力进一步恶化，有些情况简单地矫正屈光不正就足够了；然而，如果有弱视的风险，则有必要对能看见的眼进行遮挡或者"补片"，以改善受抑制眼睛的视网膜功能。

在孩子到学龄期之前，要尽一切努力纠正斜视的内在原因，因为这会增加获得更好视觉效果的可能性，同时也会避免孩子在学校遭受取笑。然而，治疗并不总是成功的，手术可能是必要的。

如果斜视本质上是麻痹性的，应该找出根本原因并进行治疗。复视可以通过棱镜或遮挡治疗，但如果得不到充分改善，就需要进行矫正手术。

对于患有斜视的成年人来说，要么没有得到治疗，要么需要进一步治疗，这可能是出于纯粹的美容原因。

1. 具体的术前护理 进行直视评估，以确定需要手术的肌肉和需要矫正的程度。手术通常在全身麻醉下，在日间护理基础上进行。最常见的矫正手术包括切除（缩短）虚弱的肌肉，从而增加其力量，或使过度活跃的肌肉收缩。减弱涉及眼球肌肉的进一步向后移动，从而减少眼球的力量。

通过这两个过程实现的平衡使眼睛摆动回到平行轴上，尽管有时患者可能会担心术后仍有一些复视；然而，这通常是由于术后水肿造成的。

2. 具体的术后护理 眼睛可能需要定期清洁，因为结膜缝线会引起刺激，眼睛可能会"黏滞"。尘土飞扬、肮脏的环境可能会加剧刺激。指导患者使用冷开水和湿润的棉花来清洁眼睛。由于这是眼外手术，眼内感染的风险很小，因此不需要进行无菌清洁程序。

根据外科医生的喜好，局部使用抗生素和消炎药。可能需要轻微的镇痛药，尤其是那些曾经在同一区域做过手术的患者。眼垫是不必要的。

对于更复杂的情况，其目标是改善美容外观或矫正复视，使用可调缝合技术可以改善长期效果。一旦患者醒了，或者第二天早上使用局部麻醉药，应调整缝合线（Kanski，2015）。这样可以更精确地调整眼外肌，获得更好的视觉效果。

患者只要眼睛舒服，通常在 1 周后就可以重返

工作或学校。建议患者尤其在洗头时应小心，并且在 3～4 周内不要游泳。在出院前确定每个人（儿童）是否继续使用遮光片和眼镜。

3. 斜视手术并发症

- 感染：如果眼睛越来越红，出现疼痛和脓性分泌物，提示存在感染。必须取拭子进行显微镜检查、培养和药敏，并开始抗生素治疗。

- 缝合肉芽肿：缝合处立即出现持续性红肿。这可能会引起担忧，但通常会自愈。如果没有，则需要联合使用局部抗生素。

- 矫治过度 / 矫治不足：偶发，肌肉凹陷或切除不准确，需要进一步的矫正手术。

- 肌肉滑脱 / 丢失：如果在手术时肌肉没有紧密和充分地缝合到眼球上，肌肉可能会向后滑落或丢失。需要早期手术来恢复肌肉。

（二）泪囊鼻腔吻合术

目的是绕过泪道引流系统堵塞。鼻塞是由鼻泪小管或鼻泪管反复感染的继发的慢性炎症改变所致。泪囊炎急性发作期不应进行手术，因为这会增加患眼眶蜂窝织炎的风险。

手术通过将泪囊本身与邻近的鼻黏膜吻合而绕过鼻泪管的阻塞，切除鼻黏膜的一小块骨头做必要的开口（鼻造口）。如果梗阻位于泪总管水平，则引流管的通畅会受到术后炎症和粘连的影响。因此，硅胶管通过小点插入鼻腔，通过造鼻术进入鼻腔，然后放置 3～4 个月。

以下情况下需要手术。

- 溢泪（流泪）过多，会影响生活方式，因为它会持续擦拭泪水，并对患眼下方的皮肤造成表皮脱落。

- 有反复发作的泪囊炎，这可能是非常痛苦的。

- 先天性梗阻不能通过冲洗和鼻泪管探通术来治愈。

在手术前，重要的是要确定梗阻的位置，可以通过冲洗导管和监测结果来完成。如果有明显的阻塞，可以通过泪点将不透明的染料注入泪道引流系统，用 X 线检查泪道造影的形式来定位阻塞的位置。如果阻塞是由于疑似功能性阻塞（如泪液泵故障）造成的，可使用低剂量放射性核素测试进行闪烁扫描（Sundaram et al，2016）。经鼻泪管内窥镜手术对泪囊和周围骨的损伤较小。然而，手术后通常需要局部

使用类固醇来降低瘢痕形成的程度和随后阻塞复发的风险。

1. 具体的术前护理　手术通常是在全身麻醉下进行的，所以患者通常在手术当天入院，禁食 4h。然而，内镜泪囊鼻腔吻合术可以在局部麻醉下进行。

根据外科医生的习惯，准备方法可能会有所不同，一些患者会用浸泡在可卡因和肾上腺素溶液中的纱布填充鼻子，以收缩血管，减少出血。这通常在麻醉诱导后进行的，但可能是病房准备的一部分。

应提醒患者，由于可能使用降低血压的麻醉药，术后活动时可能会感到头晕。还应指出，手术部位周围可能有明显的瘀青。

2. 具体的术后护理　由于麻醉期间可能会使用降压药，以帮助减少流向手术部位的血流量，因此可以将患者留院过夜观察。

出血是一种常见的并发症，因此密切观察血压、脉搏和吞咽情况。这可能不会立即发生，但当血压恢复到个人正常范围时可能会出血。患者通常不会在静脉输液过程中返回病房，但如果他们这样做了，应观察注射部位是否有渗出的迹象，如肿胀和疼痛以及静脉炎，如沿着受影响的静脉过程的红色痕迹。当患者的血压恢复正常并且麻醉师对患者的状况感到满意时，通常会停止输液。

手术室可使用鼻垫和（或）加压敷料，应定期检查是否有渗漏迹象。发现任何异常都应立即报告医务人员，因为泪囊鼻腔吻合术后出血是眼科急症，可能需要进一步手术。在非内镜手术中，第二天取下敷料，必要时清洁切口，术后 5～7 天拆除皮肤缝线。

手术后的用药不同，但抗生素滴剂通常与抗生素软膏联合应用于有缝合线的伤口（Shaw & Lee，2017）。如果已插入硅胶管（图 11-9），这些硅胶管将保留 2～3 个月，直到肿胀消失，然后在门诊部取出。

泪囊鼻腔吻合术后的患者教育非常重要。应该劝阻患者在第一周内不要嗅、擤鼻子和打喷嚏，因为这些行为可能会导致围术期的肺气肿。如果导管在原位，还应该教导患者检查导管位置是否正确，因为如果导管滑到鼻子上，从泪道滑出，导管可能会侵犯角膜，导致擦伤。鼻腔和眼睛内侧之间的切口可能会使戴眼镜的患者感到不适，由于视力下降，最初他们可能需要协助日常活动。

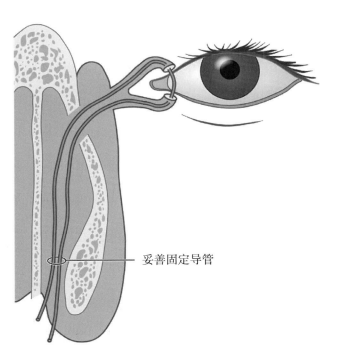

妥善固定导管

▲ 图 11-9　泪囊鼻腔吻合术后硅胶管的位置

（三）眼部和眼眶肿瘤

眼内和眼周围可发生多种良性肿瘤和恶性肿瘤，其中一些最常见的类型请参见表 11-4。

1. 手术类型

- 眼球摘除术：摘除眼睛，如果诊断为恶性肿瘤，还要摘除部分视神经。
- 眼内容物摘除：摘除眼球内容物，但留下巩膜外壳。通常在严重的眼外伤后进行，以降低交感性眼炎的风险，或在眼内感染后进行，以防止感染逆行至脑膜。
- 剜除术：这是一种根治性手术，包括切除眼眶的全部内容物，以及任何疑似已被肿瘤浸润的骨骼。

2. 具体的术前护理　所有这些手术都会导致一定程度的身体缺陷，因此，患者的心理护理至关重要。提供给患者及其家属的信息量因人而异，因为有些人可能会因为所获的信息超过他们理解的程度，而

表 11-4　眼睛和眼眶肿瘤

位置 / 类型		肿　瘤	描　述
眼皮			
良性	黄斑瘤		板状扁平结构，常呈淡黄色，是高胆固醇血症的标志。通常可在门诊进行简单的切除，但可复发
	乳头状瘤		小赘生物；可受眼皮不断运动的影响，长有蒂。可在局部麻醉下进行切除，但可能会出血，需烧灼以止血。其也可能复发
恶性	基底细胞癌 / 啮齿类溃疡		主要见于老年人，但越来越多见于暴露在日照下的年轻人。需要消除患者疑虑的是，该肿瘤虽然会侵犯周围组织，但通常不会转移。它是眼睑最常见的恶性肿瘤，而且疣的存在通常时间很长。经检查，它已卷边，中间有一个被痂覆盖的坑，并且生长得很慢。采用广泛切除和（或）放射治疗。在更广泛的手术后，可能需要进行夹皮或沃尔夫皮皮移植
	鳞状细胞癌		呈疣状生长，可导致眼睑外翻和硬化。它们不像基底细胞癌对放疗那么敏感，而且广泛切除肿瘤可能需要植皮以保持眼睑的功能
眼眶			
良性	脑膜瘤		由环绕视神经的脑膜引起，可因视盘受累而导致视力丧失，或者筛窦区脑膜直接压迫视神经。最常见的表现是眼球突出、复视和向下或侧向沉积。根据肿瘤生长的速度，可选择手术切除和放疗
葡萄膜			
恶性	黑素瘤		可由色素痣引起，由于起源于葡萄膜组织的色素细胞，可见于虹膜、睫状体或脉络膜的任何部位。该患者必须转诊到专科中心，那里的治疗多样化，有化疗、放疗、眼内容摘除术等
视网膜和玻璃体			
恶性	视网膜母细胞瘤		视网膜层肿瘤，可遗传，常累及双眼。它也可能影响同一家庭的几个成员。如果不及时治疗，它会扩散到眼眶壁和周围结构

感到苦恼。对于患者来说，认识一个已经接受过他们即将接受的手术类型的人可能会有帮助。

3.具体的术后护理 患者对帮助和支持的需求会有所不同，这取决于个人、手术的程度和原因。

最初，眼窝可能需要经常清洗，使用与其他眼科手术相同的基本技术，每天滴注抗生素软膏 / 滴剂 3～4 次。可以使用加压敷料，以减少瘀青。

假体的大小不一，从眼球摘除 / 剜除术中的外壳，到摘除器官时的眼睛式眼眶骨和皮肤，外加人工眼，不一而足。

患者熟练护理假体和眼窝所需的时间各不相同，必须允许他们按照自己的步调行事。这可能意味着社区服务必须参与进来，并可能需要指导他们来照顾这些患者。应鼓励家属参与护理，因为他们可能是患者出院后的主要支持对象。

患者可能需要其他专业人员的帮助，如假体技师和化妆治疗师，以协助固定和应用假体，恢复患者的外貌和士气。

直到所有肿胀消退，伤口完全愈合，假体才会制作完成。

（四）眼眶骨折

最常见的眼眶创伤是"爆裂性"骨折。当眼眶内压由于眼球钝挫伤而突然升高，导致眼眶内侧壁或下壁破裂并被推出相关的鼻窦时，就会发生这种情况。后者是最常见的，因为它是最薄的，患者可能会出现复视，眼球抬高受限，上颌骨感觉减退，眼球进一步下沉到眼眶（眼球内陷）。

如果没有移位迹象，通常保守治疗。然而，如果症状持续存在，特别是复视和眼球内陷，那么需要通过插入硅胶植入物进行骨折的外科修复。这通常是与颌面外科医生共同完成的。

（五）眼睑

1.睑炎 睑缘炎是一种常见的眼睑慢性疾病，可发生在任何年龄。根据其灰线外观可分为前睑炎或后睑炎。

原因可能是葡萄球菌感染，头皮、眉毛和睫毛上的睫毛碎片造成的脂溢症，或者像痤疮、玫瑰痤疮和糟糕的卫生条件。

如果存在感染，患者通常会抱怨眼睛有刺激性烧灼感。

眼睑可能是红色的，睫毛上会有硬皮，可以看到突出的睑板腺。

重要的是，告诉患者如何处理这种情况，如果他们依从性差，会不断引起症状。治疗方法闭眼热敷（有一种特殊设计的热面罩，比热法兰绒更易保持热量），然后用清洁眼皮的湿巾清洁眼皮。有些患者可能会在眼睑上涂抗生素软膏。

2.睑内翻 由于眼轮匝肌痉挛或结膜瘢痕形成，眼睑边缘，尤其是下睑向内翻，睫毛直接接触角膜，导致角膜擦伤和瘢痕形成，这是极其痛苦的（Marsden，2007）。虽然从下眼睑到脸颊贴一条胶带可以暂时缓解，但永久性的改善只能通过手术来实现。

治疗将取决于内翻的原因（Nerad，2001）。在大多数情况下，矫正是通过切除皮肤和（或）肌肉和（或）睑板来实现的，有效地缩短眼睑下缘，从而拉出眼睑的上半部分。重要的是不要过度矫正内翻，因为这会导致外翻的形成。

3.睑外翻 眼睑边缘向外翻，通常是由于眼轮匝肌失去张力或眼睛附近的面部瘢痕造成的。这会导致泪流减少，因为泪点不再与眼睛表面对准，泪水顺着脸颊流下（溢泪），导致眼睛因暴露而发红、不舒服，以及由于无效泪流和眼表失去润滑而导致的结膜炎（Khaw et al，2004）。如果只有轻微的外翻，在结膜下小点的区域进行少量的灼伤就足以在该区域留下瘢痕，将眼睑拉回其正确的对准位置。

较大程度的外翻可以通过切除睑板和结膜的楔形物来解决，这样就缩短了下眼睑睑板的上缘，将其拉回原位。

术后护理：这两种手术通常都是在局部麻醉下进行的。手术后通常用眼垫遮住眼睛 2～3h，因为可能会有出血。拆下衬垫后，患者每天涂抹抗生素软膏 2～3 次，持续 4～5 天，然后返回门诊部拆线。眼睛可能需要用凉开水清洗，注意不要无意中拆下缝合线。

4.睑缘缝合术 当患者有暴露性角膜炎的风险时，使用润滑剂和绷带隐形眼镜（大而软的镜片，除了保护角膜表面和保持眼睛的完整性之外没有其他功能）无效时，应进行睑缘缝合术。

当存在眼科疾病包括眼球突出、上眼睑不断眨眼导致角膜溃疡愈合延迟、新的角膜上皮受到干扰，以及面神经损伤或功能障碍导致闭眼能力下降时，可能会进行睑缘缝合术。

患者通常接受手术治疗，因为这通常是计划疗程的最后手段。需要向患者仔细解释手术过程，因为眼睑裂隙的大小将会减小，可能对手术后的外观有一些担忧。如果计划进行中央眼睑修补术，这种外观改变会更加明显，因为这意味着眼睑是集中连接的；这只在暴露性角膜炎的极端情况下才会进行，可能是临时性的措施。患者常常发现，疼痛的缓解超过美容效果。

手术过程中，切除眼睑外侧上、下睑边缘的结膜上皮。这会导致两个粗糙的边缘，当它们愈合时会粘在一起。眼睑被缝合在一起，缝合线穿过小橡胶片，这样就防止缝合线在眼睑移动的压力下压迫"奶酪线"。由于这些缝合线通常至少保留 10 天，因此需指导患者如何清洗缝合线，以及如何使用抗生素软膏。如果患者不能接受缝线和橡胶套的存在，可以戴墨镜。如果临时行眼睑修补，很容易逆转。

5. 上睑下垂　上睑下垂可能会影响一只或两只眼睛，可能是后天的，也可能是先天性的，意味着上眼睑下垂，有时会导致失明，有时会出现异常的头部姿势，他们将头向后拉，以便从下眼睑向外窥视。这通常是由于提上睑肌有缺陷、神经异常，或由于水肿、肿瘤或瘢痕造成的眼睑重量异常。治疗将取决于病因。

原发性上睑下垂需要手术治疗，但在手术完成之前，可以通过使用钩镜或台式隐形眼镜将下垂的眼睑拉回正常位置来矫正上睑下垂。

如果这种情况是神经系统疾病（如重症肌无力）的继发性疾病，那么必须找出主要原因，并在可能的情况下进行治疗。如果是由于创伤，那么手术将被推迟，直到所有的水肿和炎症消退，再重新评估情况。

手术的选择通常是通过结膜或眼睑切除提肌。切除的程度取决于上睑下垂的严重程度，但必须仔细评估，因为过度矫正可能导致暴露性角膜炎，尽管可调缝线的使用降低了这种风险。

6. 霰粒肿　皮脂阻塞了从睑板腺引出的导管，导致皮脂腺分泌停滞，然后经常被金黄色葡萄球菌感染。表现为一个坚硬的圆形肿块，通常位于眼睑下表面，引起刺激，并可能大到足以通过压迫角膜和改变曲率来阻碍视力和（或）导致散光。

反复发作可能提示糖尿病，但如果它们位于同一部位，则必须排除恶性肿瘤，如皮脂腺细胞癌（Marsden，2007）。如果霰粒肿对抗生素治疗无效，就需要对感染的腺体进行切开和刮除，然后再进行抗生素治疗。

七、出院安排

近年来，转向日间手术的人数急剧增加，因此为确保护理的连续性和减少术后并发症的风险，有效的计划出院尤为重要。在可能的情况下，应在预诊或入院前评估时确定需求，特别是在涉及社区服务的情况下。需要考虑以下因素。

- 用药：护士需要确保患者能够滴注他们的眼部局部药物，并了解局部和全身药物应遵循的治疗方案。如果患者不能自己滴药，则需要安排照顾者或社区护理服务来完成这项工作。患者还应该被告知如何获得进一步的药物治疗。目前有许多辅助滴注的设备，但其中一些不适合用于近期做过眼部手术的患者，因为它们可能会损害伤口的完整性。

- 随访：出院前应向患者提供门诊预约的详细信息。

- 眼睛护理：应该向患者或照顾者演示如何清洁眼睛，以及他们应该使用什么来清洁眼睛。还应该教育他们识别可能发生的并发症，可以预留联系电话，以备咨询。患者可能会在第二天回来进行第一次换药，或者通过电话联系他们，检查是否存在问题。有些眼科病房有护士第二天会进行居家探访，而另一些眼科病房有短期的像"酒店"的留观室，患者第二天会返回病房，或者护士到留观室探望他们。

- 转运：建议患者在出院时安排运送，如果他们无法安排，可以安排医院运送。对于做过眼科手术的患者来说，术后是不建议开车回家的，因为即使是轻微的治疗也会影响他们判断距离的能力，并可能降低他们的周边视力。

- 社区服务：可能需要恢复或启动家务助理和轮上用餐等帮助。给患者提供社会服务的联系电话，以防出现任何问题或情况变化。

- 照顾者：他们应参与出院计划，并了解所有安排和提供的信息。

- 生活活动：活动的限制将由手术类型和外科医生个人习惯决定。

所有信息应以口头形式提供，并附有患者教育手册 / 单页。设计必须考虑到患者的视力损害程度。重要的是评估患者和照顾者对所提供信息的理解程度，并在必要时给予进一步教育。

八、结论

本章重点介绍了眼内和眼外手术患者的特殊需求和护理要求。

眼科护理涉及各种眼科问题患者的护理，为使效果显著，必须采取整体护理。皇家护理学院（2005 年）首先构建反映眼科护理深度和复杂性的能力框架（Royal College of Nursing，2005），现在提出眼科护理需要多学科融合的团队能力（Royal College of Ophthalmologists，2017）。

眼科护理包括帮助可能因失明而独立性受到威胁的人，或者在少数情况下，帮助因为视力障碍而不得不从根本上改变生活方式的人。这种潜在的变化可能意味着，护士认为微不足道的情况 / 程序对患者来说可能非常可怕。如今大多数眼科病房的患者周转很快，这就很难把每个患者作为一个个体来看待。

在支持患者和照顾者方面付出的努力，使大多数人在社区内重新发现自己的独立性。

要点总结

- 护士需要了解眼睛的基本结构和功能，以了解患者可能遇到的问题。
- 意识到眼科手术患者的特殊需求对于制订有效的护理计划非常重要。
- 认识医院和社区之间护理连续性的重要性，有助于合理计划和安排出院。
- 有效的健康教育可以使患者掌握更多的疾病知识，降低再入院率。

反思性学习要点

- 为什么系统地对患者进行检查很重要？
- 阿姆斯勒网格测试监测的是什么？
- 散光的原因可能是什么？

致谢：伊普斯威奇医院 NHS 信托的首席矫形师 Dawn Avery、查令十字医院眼科顾问医师 Ali Mearza、帝国理工大学医疗保健 NHS 基金会信托。

第 12 章　耳鼻咽喉手术患者

Patients requiring surgery to the ear, nose and throat

Joseph Mahaffey　著　　段　梅　译

主要目标

- 描述耳、鼻、喉解剖结构和生理。
- 描述需要手术的耳、鼻和喉疾病。
- 展示对这一专业的评估知识。
- 讨论术前和术后护理。
- 提供包括安全出院计划在内、专业且贴心的患者教育。
- 熟悉耳、鼻和喉相关术语。

需要思考的问题

- 回顾耳、鼻、咽喉的解剖学和生理学。
- 耳鼻咽喉科手术涉及的年龄和疾病范围广泛。列举常见的耳鼻咽喉的手术方法并加以说明。
- 哪些类型的耳鼻咽喉手术最适合在日间手术进行？

一、概述

19 世纪，耳鼻咽喉（ear，nose and throat，ENT）外科成为一个独立的专业。在整个 20 世纪，以下内容取得了重大进展：显微镜、内镜和激光技术的发展，日间手术，以及头颈部重建手术中展示的创新方法。这些进展对耳鼻咽喉科医疗专业人员产生了巨大影响。日间手术对个体来说创伤更小、恢复更快，患者的周转也更快。在日间手术室，目前正在对符合特定标准（如第 3 章所述）、能够进行全身麻醉手术并对其日常生活造成影响较小的患者进行耳鼻咽喉科手术。多学科的耳鼻咽喉头颈团队现在可以为患有广泛或头颈恶性疾病的患者提供更乐观的未来和更好的生活质量。

耳鼻咽喉科手术的多样性为耳鼻咽喉科从业者提供了丰富的机会和经验，可以发展临床技能和职业素质。希望读者在阅读本章之后，能体会到耳鼻咽喉科护理的成果和挑战。

本章分为 4 个部分。

- 耳。
- 鼻和鼻窦。
- 咽喉。
- 头颈。

二、耳

（一）耳的解剖学和生理学

耳分为以下 3 个部分。

- 外耳。
- 中耳。
- 内耳。

1. 外耳　耳郭由纤维弹性软骨和皮肤组成,其作用是定位和放大声音,保护耳道免受环境和创伤的影响。外耳道通过上皮细胞从其结构内部到外部不断迁移从而有效地自我清洁。声波沿着耳道传播到鼓膜,鼓膜将声音振动传递到中耳。

2. 中耳　它是一个含气空腔。它通过咽鼓管与鼻咽连接,咽鼓管在腔内通气并平衡压力。中耳有3块听小骨:锤骨、砧骨和镫骨。它们将声音振动从鼓膜传递到内耳耳蜗。中耳后部是乳突气房。乳突与小脑、颞叶、内耳迷路密切相关。支配面部运动的部分面神经和负责味觉感知的鼓索神经也位于此(Luers & Hüttenbrink, 2016)。

3. 内耳　内耳由两部分组成:耳蜗(听力管)和前庭器(平衡管),位于迷路中(Van De Water, 2012)。内淋巴在两个管内循环,传递声音和平衡信号。前庭耳蜗神经有两个分支和功能:耳蜗/听觉神经,用于将电脉冲传输到感知声音的大脑皮层;前庭神经将脉冲从内耳和半规管传递到小脑,处理有关姿势、运动和平衡的信息。

(二)需要手术的耳部情况

多种情况和疾病可以通过手术干预受益。

以下详细说明主要示例,并在框12-1中说明手术类型。

框 12-1　耳部手术的类型

- 鼓膜成形术:这是一种使用颞肌筋膜移植物来封闭鼓膜穿孔的手术。移植物被塞入膜后面,由明胶海绵片轻轻支撑,几周后被逐渐吸收。移植物直到大约6个月后才完全稳定。入路有两种类型:耳端入路和耳后入路。该手术也被称为Ⅰ型鼓室成形术

- 听骨成形术:在镫骨与锤骨之间建立连接,以改善听骨的声音听骨传导。鼓膜成形术也可以同时进行。这个过程也被称为Ⅱ型鼓室成形术

- 乳突切除术:分3种。采用耳后入路
  - 皮质:乳突气房细胞被清除;听力不受影响
  - 根治术:比皮质更广泛,清除鼓膜、骨性耳道壁、中耳黏膜和听小骨,听力受到很大影响
  - 改良根治术:尽可能保留鼓膜和听小骨,听力受影响较小

- 镫骨切除术:在镫骨底板上开一个窗口,切除病变的镫骨。置入一个可移动假体,以允许声音的振动和传导

- 囊腔减压术:将充满内耳膜迷路的内淋巴引流,以减轻前庭不适

- 迷路切除术:内耳迷路的整个结构被破坏,导致该侧听力完全丧失

- 外生骨疣:外耳道内骨骼过度生长。通过耳道成形术进行修复。

- 鼓膜穿孔:由外伤或中耳炎(中耳急性或慢性感染)导致。用移植物进行鼓膜成形术或鼓室成形术进行修复。

- 听骨不连续:听骨链成形术目的是修复听骨链。

- 耳硬化症:因骨质过度生长,导致镫骨底板固定和传导性耳聋。这种情况是家族性的,多见于女性,而妊娠可能会导致情况加剧。通过镫骨切除术进行修复。

- 听神经瘤(神经鞘瘤):第Ⅷ对脑神经前庭部分的肿瘤。它的发病率很低,进展缓慢;神经外科医生和耳科医生经常联合进行手术。

- 胆脂瘤:中耳鳞状上皮细胞和乳突气房细胞的良性生长,可能导致感染和化脓、传导性和感音神经性听力损失和面神经麻痹。若未能得到充分治疗,将发生骨质受累(乳突炎),这可能导致颅内外并发症(框12-2)。切除胆脂瘤的手术是乳突切除术。

框 12-2　重度中耳感染的潜在进展

- 耳科并发症
  - 鼓膜穿孔
  - 乳突炎
  - 乳突脓肿
  - 迷路炎
- 头颈部并发症
  - 颈部脓肿
  - 面神经麻痹
- 脑部并发症
  - 硬膜外脓肿
  - 脑膜炎
  - 硬膜下脓肿
  - 脑脓肿

- 梅尼埃病:病因不明。它影响内耳,并引起眩晕、耳鸣和耳聋。偶行内淋巴囊减压术,但应首先探索多种药物治疗。没有一种治疗方法适合所有的梅尼埃的患者。如果症状严重并对患者造成持续困扰,则进行迷路切除术。

- 重度感音神经性耳聋:可能受益于人工耳蜗植入。

- 耳聋：各种耳聋患者受益于骨锚式助听器（bone-anchored hearing aid，BAHA）——一种永久植入助听器。

（三）专科检查

通过空气传导过程，声波通过耳道到达听骨链。骨传导能使声波传播到内耳。在内耳，声能被转换为神经能并由大脑解释。如果在外耳或中耳发现问题，则任何听力损失均称为传导性听力损失。如果存在耳蜗、听神经或中枢神经系统的问题，则听力损失是感音神经性的。框 12-3 列举了特定听力损失的原因。

```
框 12-3    特定听力损失的原因

• 传导性听力损失
   – 耵聍的影响
   – 耳道异物
   – 鼓膜损伤
   – 耳硬化症
   – 胆脂瘤
• 感音神经性听力损失
   – 动脉硬化
   – 先天性
   – 耳毒性药物
   – 听神经瘤
   – 耳 / 头部外伤
   – 过度暴露于高强度噪声
   – 老年性耳聋
```

听力和耳部疾病的临床检查如下。

- 简单测听法：即使用音叉（Rinne 和 Weber 测试）——区分传导性损失和感音神经性损失。该方法经济、简单且便携。
- 耳镜检查：检查耳道和鼓膜内部，以观察和诊断耳垢（耵聍）积聚、穿孔、异物、外耳 / 中耳炎、外生骨疣、胆脂瘤和乳突炎等情况。
- 纯音测听术：一种正式的听力测量方法，通常由听力学家进行。患者戴上耳机，在听到声音时发出信号。结果以图表显示，反映声音的空气传导和骨传导。
- 阻抗测听法：提供有关中耳压力、咽鼓管功能和中耳反射的信息，并可测量任何面神经功能障碍（Campbell，2018）。

- 言语测听：确定言语接收阈值和辨别力，对诊断感音神经性损失和评估助听器有效。
- 前庭测量法：确定前庭系统的功能状态，有利于诊断头晕。
- 耳声发射：评估新生儿的听力以确定耳蜗是否正常工作。将带有扬声器和麦克风的探头插入耳道，音调是从扬声器通过中耳，刺激耳蜗中的毛发。毛发通过产生自己的微小声音来做出响应，这些声音被麦克风检测到。如果有听力损失，则耳蜗中的毛发不会产生声音。
- 脑干听觉诱发反应：测量脑干对耳部点击做出反应的电波时间。一侧相对于另一侧的延迟表明第Ⅷ脑神经（如听神经瘤）、耳和脑干之间或脑干本身有变。
- 放射学：X 线有助于指示疾病的阶段。CT 和 MRI 扫描是极好的诊断工具，特别是在确定中耳和乳突疾病和听神经瘤方面。
- 平衡临床试验：Romberg 试验用于确定病变的起源是小脑还是迷路。患者双脚并拢，闭上眼睛，直立。迷路病变可导致患者向病变一侧摇摆，闭上眼睛会加重这种情况；小脑病变可表现为不受闭眼影响的对称性摇摆。
- 步态临床试验：患者在两点之间直线走动，然后迅速转身返回直线。迷路病变的患者会偏向病变的一侧。转动时的明显不平衡表明小脑受损。
- 面神经的临床测试：面神经是面肌和中耳镫骨肌的主要运动神经，可以在舌头前 2/3 处感知味觉。应始终评估耳部疾病中的面神经功能。

对于听力损失，任何耳痛、耳漏（耳分泌物）和耳鸣也有助于诊断。观察眼球震颤也很重要；眼睛从患侧缓慢移开，然后迅速回弹（水平眼球震颤）。这常见于内耳疾病。

（四）耳部手术患者的入院评估

入院时，医生会对患者的身体和心理状况进行全面评估。NMC（Nursing and Midwifery Council，2018）在《守则》中明确指出，护士必须确保患者的生理、社会和心理需求得到评估和回应，这对于确保护理安全且以患者为中心的护理至关重要。护理模型的一种，如 Roper、Logan 和 Tierney 的模型，为此提供了框架（Holland，2008）。对于需进行耳部手术和术后护理的患者，需要评估以下生活活动：沟通、工作和社交、身体形象、饮食、排泄。

1. 沟通 听力损失是一种严重残疾，影响一个人的社交、工作和教育生活。医疗专业人员需要通过解决以下问题来评估患者的听力损失。

位置和性质如下。

- 哪一侧受到影响？
- 损失的严重程度。
- 是否有声音失真或耳鸣？

听力损失的影响如下。

- 社交。
- 工作或学习。
- 日常活动，例如：购物和打电话。
- 身体形象和自尊。

改善听力 / 交流的方法如下。

- 是否使用助听器？
- 辅助装置工作是否正常？上次清洗是什么时候？戴起来舒适吗？
- 患者懂唇读吗？

医务人员应努力为有效的双向交流提供最佳环境（框 12-4）。

框 12-4 听力障碍患者的沟通技巧

- 确保有光线充足的区域，以便于唇读和观察面部表情
- 确保患者的注意力
- 面对患者
- 用正常的声音说话；喊叫会导致声音失真
- 吐词清晰
- 如果被误解或听错了，重新措辞
- 如果听不到，就靠近情况较好的耳朵，但不要靠太近
- 不要捂住你的脸或嘴唇，也不要含着东西说话
- 不要写下任何不能很好理解的内容
- 不要仓促交谈，或者表现出烦恼或沮丧；听力损失患者通常对面部表情敏感
- 鼓励患者使用助听器，并给予患者调整的时间
- 让患者参与医生的查房；确保多学科团队的所有成员都知晓听力损失情况；避免与患者交谈，并检查患者是否理解

鼓励患者表达对手术和术后护理的任何恐惧或和担忧是必要的。一些类型的手术，例如，镫骨切除术和乳突切除术，有可能导致一定程度听力损失，甚至全部听力损失风险。

2. 工作与社交 确定患者的职业和社会状况有助

于评估护理并计划安全出院。有些职业涉及暴露于高水平的噪音，如建筑工人或音乐家，这可能会导致听力损失。外科医生可能建议其改变职业。

为了避免并发症，患者需要一定的时间（1～2 周）才能完全恢复。如果要实现最大限度的休息，就需要提前做出安排，以安排休假时间和照顾患者。家庭、工作和生活需要必须在术前得到解决。

3. 身体形象 如果听力损失妨碍患者的生活，那么身体形象和自尊心都会受到影响。患者可能会感到敏感、尴尬、害羞，许多人过着孤立的生活。

手术造成的瘢痕极小；切口可以是耳前的，经鼓膜切口或耳后切口（图 12-1）。手术可能包括剃除

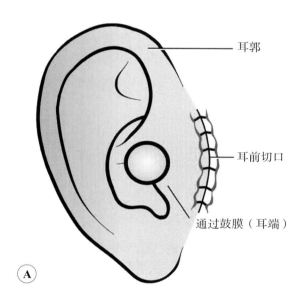

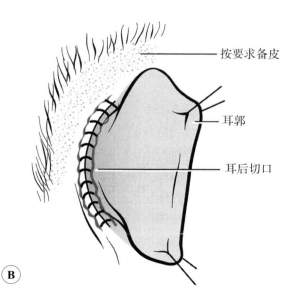

▲ 图 12-1 耳外科手术切口类型
A. 耳前；B. 耳后

毛发，这可能会引起患者的一些担忧。

4. 饮食 评估患者的正常饮食和食欲很重要。由于迷路障碍，术后并发症可能包括头晕、恶心和呕吐。

5. 排泄 讨论患者的大小便功能。术后头晕和卧床，加上麻醉作用的影响，都会使这项活动变得困难，特别是对老年患者。使用便壶或便盆的尴尬可能会加剧这种情况。

（五）病例研究

下面的病例研究的目的是展示因耳硬化症进行镫骨切除术患者的术前和术后护理。

Doris Marsh 夫人是一名 42 岁的家庭主妇，是两个孩子（9 岁和 14 岁）的母亲。她的丈夫是一名商人，在法国工作，周末回家。Doris 接受了右侧镫骨切除术。她的症状包括轻度耳鸣和进行性右侧听力损失。她的两次怀孕可能加剧了这种损失。

1. 评估 框 12-5 确定了 Doris Marsh 的评估。

2. 具体术前准备 医生向 Doris 告知并获取的知情同意书，其中包含与手术相关所有风险的详细讨论。由于修复失败或手术创伤，Doris 的右耳听力可能恶化甚至完全丧失，这是 Doris 特别关注的问题。医生试图通过提供实际信息来缓解这种焦虑，并确认 Doris 充分了解所有流程。

除非在过去 6 个月内进行过听力测定，否则应重复进行听力测定，以获得关于 Doris 当前听力功能的最新信息。

3. 术后护理 前几章讨论了术后护理的一般问题。对 Doris 来说，手术的特殊潜在并发症包括假体移位、面神经麻痹、头晕、恶心呕吐和沟通困难。框 12-6 详细说明了护理计划和护理评估。

（六）出院计划和患者教育

大多数耳部手术患者通常在 1~2 天后出院；一些手术是作为日间手术进行。

出院计划和患者教育始于入院前门诊，并在整个患者住院期间强化。

书面建议只是教育和安慰的宝贵来源，因为患者通常难以吸收医生提供的全部口头信息。框 12-7 列举了给予耳部手术后患者的出院建议。

门诊随访根据手术性质而不同，可为 1~6 周。耳部敷料取出，以及重复听觉检查和听力测量都在门诊预约进行。

框 12-5　骨切除术患者的术前评估

- 维持安全的环境
  - 观察生命体征：脉搏 72 次 / 分；血压 110/65mmHg
  - 过敏史：不详
  - 既往史：9 年前在全身麻醉下行剖宫产手术
  - 药物：根据需要使用 Fybogel（纤维素）冲剂，保持排便规律
  - Doris 对手术感到焦虑，尤其是她现有的右侧听力潜在风险但风险极低。她还对康复的速度表示关切，因为她的母亲正在照顾她的孩子，而她的丈夫则要在法国待 5 天，直到周末才回来

- 呼吸
  - 频率：14 次 / 分
  - 每天吸烟 10~15 根
  - 胸部 X 线检查：未见异常

- 控制体温
  - Doris 的体温为 36.5℃

- 沟通
  - Doris 视力正常
  - 左侧听力正常
  - Doris 有明显的右耳听力损失；存在轻度耳鸣；她发现社交很困难，特别是与一大群嘈杂的人交往。这会让她有些尴尬；没有使用助听器
  - Doris 对手术和家务事物表示担忧

- 饮食
  - Doris 身材娇小，身高 1.55m，体重 50kg
  - Doris 的食欲和饮食习惯都很正常

- 排泄
  - Doris 容易便秘；每隔 2~3 天排便一次
  - 她服用 Fybogel 保持肠道通畅
  - Doris 排尿正常；尿液分析无异常

- 个人卫生和着装
  - Doris 每晚洗澡，锻炼后淋浴

- 活动
  - Doris 独立活动
  - 右耳听力损失使她在驾驶、出门或在人群中时更加谨慎

- 工作和社交
  - Doris 是一个家庭主妇和母亲，她的丈夫只有周末在家，所以她过着非常忙碌的家庭生活
  - Doris 每周游泳 2 次，每天遛狗
  - Doris 对家里 4 个月后飞往西班牙的暑期计划表示担忧

- 自我形象
  - Doris 对她的外表很随意，似乎也不太介意手术留下小的手术瘢痕

- 睡眠
  - Doris 睡眠很好，每晚睡 7~8 小时

- 死亡
  - Doris 对麻醉药使用有些担心

框 12-6 镫骨切除术后患者的术后护理

Doris Marsh 在右侧镫骨切除术后回到病房

她意识清楚，但昏昏欲睡。氧疗 4L/min，正在进行静脉输液。没有感到恶心，Doris 也可以口服补液。外耳道塞有棉花，并用薄纱布覆盖，中等量渗血。为了保持假体的完整性，外科医生已指示其使用枕头平卧，直到第二天早晨

呼吸

- 问题：麻醉、嗜睡和平卧可能导致气道梗阻和呼吸窘迫

- 目标：保持 Doris 气道畅通，呼吸正常

- 护理

  - 确保以规定的速度给氧；提供口腔护理，以防止口腔干燥

  - 鼓励 Doris 取恢复体位，手术后耳朵朝上，直至完全清醒，以保持最佳气道；允许使用一个枕头保持舒适

  - 密切观察呼吸频率、深度和节律（前 2h 每 15 分钟观察一次，稳定后降至每 1～2 小时或 4 小时观察一次，视情况而定）；同时观察发绀或呼吸困难，立即向医生报告

  - 鼓励深呼吸和咳嗽，以清除分泌物

- 评估：虽然 Doris 在前 2h 里麻醉未醒，但她没有呼吸窘迫的迹象。遵医嘱 4h 后停止氧疗。虽然她平时吸烟，但胸部听诊呼吸音清。呼吸速率：12～16 次 /min。

保持安全的环境

- 问题：中耳假体由于其初始的脆弱性，可能引起潜在的干扰

- 目标：保持假体的完整性

- 护理

  - 确保 Doris 遵医嘱平卧于床，只允许使用一个软枕

  - 确保 Doris 不会坠床，因为她在初始几个小时会感到头晕和嗜睡

  - 呼叫铃和必需品置于手边，尽可能减小卧床带来的不便

  - 满足 Doris 的日常需求，但尽量减少体力活动；确保 Doris 知晓不要突然或急促地活动；提供拖鞋便盆；提供软食和吸管，促进饮食和液体的摄入

  - 第二天早上，确保 Doris 轻轻移动，先给予帮助以防头晕

  - 建议 Doris 在随后 6 个月不要进行剧烈活动

- 评估

  - Doris 发现平卧很累，但尽管有几次恶心，也还是保持得很好。她成功使用便盆，并用吸管轻松补液。第二天早上，Doris 安全谨慎地进行活动。医生建议她在接下来的 2 周内继续保持安静的活动，并且在 4 个月内飞往西班牙是可以接受的

- 问题：面神经手术创伤导致的潜在面神经麻痹

- 目标：及时发现面神经缺损

- 护理

  - 测量生命体征检查时进行面部神经检查：观察 Doris 静息状态下面部是否不对称；让 Doris 扬起眉毛，让 Doris 微笑；让 Doris 紧闭双眼

  - 如发现任何虚弱或不适，请立即通知医生并继续监测

  - 告知 Doris，任何缺陷都很可能是由于术后肿胀导致神经压迫，而且这种情况往往会完全消退

- 评估：保持定期检查，未发现缺陷。因此，面神经功能保持完好

饮食

- 问题：Doris 因术后头晕、恶心、平卧，不能正常进食

- 目标：减轻恶心、呕吐和头晕；让 Doris 获得足够的水分，恢复正常饮食

- 护理

  - 按规定进行静脉输液，检查套管及部位的通畅性和完整性

  - 保持准确的液体平衡，直到静脉输液完成，且 Doris 能正常饮水

  - 按照规定 / 要求进行止吐治疗并监测效果；鼓励 Doris 在感到恶心或头晕时通知工作人员，并经常询问她的感受

  - 一旦恶心消退，就鼓励口服液体 / 饮食；首先提供清澈液体，然后提供清淡的食物；随后鼓励亲戚 / 朋友带来最喜欢的食物和饮料

- 评估

  - Doris 回到病房时感到头晕和恶心，按遵医嘱给予止吐药后，效果良好，但仍感到持续轻微头晕。Doris 随后口服补液，但直到早上才开始进食。早餐后她停止静脉输液治疗。那天傍晚，在吃完早餐和午餐后，Doris 出院回家。她仍感到"头昏眼花"，但她的家人在那里等她回家

（续框）

框 12-6　镫骨切除术后患者的术后护理

沟通

- 问题：Doris 说，她右侧的听力比手术前更糟糕；尤其是注意到血迹斑斑的衣服时她很焦虑
- 目标：缓解 Doris 的焦虑
- 护理
  - 再次告知 Doris，听力下降是正常的；手术后的水肿、耳部填塞和中耳引流会损害现有的听力；手术效果通常在 2～6 周内是未知的
  - 预计会有一定量出血；棉球上适量新鲜血液渗出可持 24h，然后逐渐减少
  - 提高有效的沟通技巧（见框 12-4）
- 评估
  - 向 Doris 解释听力恶化的可能原因后，她就不那么焦虑了，外科医生的术后随访让她感到安心。出血量适中，初始 12h 内更换敷料 3 次。出院时，敷料仅可见少量陈旧血渍。建议 Doris 在接下来的 2 天里每天更换敷料 3 次，之后直到出院每天换一次即可。Doris 依靠她的左耳听力与工作人员和来访者进行交流

框 12-7　耳部手术后患者的出院建议

- 每天更换耳道开口处的棉球，注意不要取下敷料，如果敷料脱落，请联系医院寻求帮助
- 耳朵出现的少量红色分泌物是正常的，如果感到不适，或出现分泌物变为黄色 / 绿色，或发现新鲜出血，请联系医院
- 沐浴时，保护伤口，用棉球涂抹凡士林保护耳朵。至少 1 个月保持耳道远离水，因为这可能导致感染。使用干洗洗发水 1 周，并在 1 个月内或按照建议不要游泳
- 如有缝线，请在收到通知时遵医嘱拆线
- 轻度头晕是常见的，通常持续几天。如有加重，请联系医院。头晕时请勿驾驶，1～2 周按照建议停止工作和进行剧烈活动。如果可能的话，尽可能至少 1 月内不要乘坐飞机，但在离开前向医生说明这一点。1 个月内不要擤鼻子或吹奏乐器、张嘴打喷嚏。这些预防措施可以保护耳朵和手术免受创伤
- 由于包扎、肿胀或分泌物，听力通常在最初的几周内会降低。后续将进行听力测试
- 疼痛通常都是轻微的。如果疼痛加剧，请联系医院
- 如果担心任何关于康复和善后护理，请随时与医院联系

三、鼻

（一）解剖学和生理学

鼻子是呼吸系统的一部分，负责嗅觉。鼻子还具有面部主要的美学特征（Behrbohm，2015）。鼻腔通道连接着面部、鼻窦和鼻咽。

1. 外鼻　外鼻的上 1/3 由两块融合在一起的鼻骨组成。下 2/3 是软骨，其尖端特别柔韧，并受到纤维脂肪组织的保护。

2. 鼻腔　它由双通道组成，由骨软骨隔分隔和支撑。每个通道的前面开口是前庭，衬有皮肤和毛发。后部通入鼻咽部，称为后鼻孔。鼻甲沿着两侧的侧壁排列，通常有 3 个——上、中、下。它们的作用是最大限度地扩大黏膜的表面积，使吸入的空气变得温暖加湿。中鼻甲和下鼻甲之间的空间包含窦口鼻道复合体，其功能是引流鼻窦（Tysome & Kanegaonkar，2017）。上皮细胞中的纤毛不断跳动，以便将黏液向后输送到鼻咽部（Freeman & Kahwaji，2018）。

3. 血管供应　鼻的丰富动脉血供来源于服务于蝶腭动脉和筛窦前动脉的颈外和颈内动脉系统。静脉引流则是通过蝶腭静脉和筛窦静脉。

4. 神经供应　嗅觉神经支配鼻黏膜的嗅觉感受器。该神经的纤维穿过筛窦筛板处的鼻腔顶部，在大脑中形成嗅球。鼻子的分泌腺由自主神经系统控制。鼻腔的感觉神经支配是通过三叉神经的眼支和上颌支进行（Pires et al，2009）。

（二）鼻子的功能

鼻子的功能如下。

- 气道。
- 过滤和保护：通过鼻毛、黏液运输和纤毛；黏液内的抗菌作用。
- 加湿和加温：通过血液和分泌腺。
- 嗅觉。
- 声音共振。

（三）鼻窦

鼻窦是鼻腔的延伸，有 4 对：额窦、蝶窦、筛窦和上颌窦。

鼻窦的功能如下。

- 黏液的产生。

- 含气空腔以减轻颅骨的重量。
- 保护眼睛和大脑免受创伤。
- 帮助声音共鸣。

（四）需要手术的鼻和鼻窦情况

有多种病症和疾病可以受益于手术干预。以下详细介绍了主要示例，并在框 12-8 解释了手术类型。

- 鼻腔内黏膜疾病：如过敏性鼻炎、鼻窦炎和鼻息肉。
- 自主神经系统紊乱：即血管运动性鼻炎。鼻黏膜的副交感神经和交感神经供应之间存在不平衡，导致鼻甲血管增多，造成鼻塞。
- 结构紊乱：如鼻中隔偏曲、鼻中隔血肿、鼻骨骨折及鼻骨不规则。

框 12-8　鼻和鼻窦手术类型

下鼻甲手术： 治疗过敏性 / 血管运动性鼻炎所致的鼻甲肥大

- **透热疗法：** 使用双极、单极、激光或消融方法形成瘢痕或缩小鼻甲黏膜内衬
- **鼻甲成形术：** 使用微清创器，从内部缩小鼻甲
- **鼻甲切除术：** 部分或完全切除——增加气道通畅
- **外骨折：** 缩小尺寸和功能，缓解梗阻和鼻炎症状

鼻中隔手术

- **黏膜下切除术：** 矫正偏曲的鼻中隔，增加鼻腔气流
- **鼻中隔成形术：** 最大限度地保留鼻中隔软骨，用于矫正鼻中隔偏曲。软骨组织可以重新插入、拉直，作为支撑移植物
- **鼻中隔血肿引流术：** 通过针头抽吸或正式切口进行

鼻骨

- **鼻整形术：** 为了美观和功能，矫正内外部骨和软骨畸形
- **鼻骨骨折复位术：** 恢复气道通畅和鼻部美观

鼻窦手术

- **息肉切除术：** 鼻息肉可以用显微清创器或手术钳切除
- **功能性内镜鼻窦手术**（functional endoscopic sinus surgery, FESS）：目的是恢复鼻窦正常的引流功能，包括温和去除病变黏膜和扩大每个鼻窦的自然孔
  - 上颌窦造口术
  - 筛窦切除术：对前、后筛窦进行轻度清创，改善黏液引流
  - 蝶窦手术：打开蝶窦口以最大限度减少阻塞
  - 额窦手术：开放额窦以改善额窦引流
  - 外部筛窦切除术：为了便于疾病清除，做外切口。改进的内镜技术已经减少了常规进行这种手术的必要性。它是清除肿瘤的好方法
  - 窦道冲洗：通过套管将生理盐水灌入鼻窦，排出脓和黏液
  - Caldwell-Luc 手术：通过在上唇内的上颌窦造口术清除上颌窦疾病。鼻内镜手术减少了这种类型的鼻窦造口术的必要性

- 感染：如急性 / 慢性鼻窦炎。这是一种炎症状态，鼻窦开口（进入鼻腔的自然鼻窦开口）阻塞。黏液积聚在鼻窦，无法排出，可能造成感染。如果正常鼻窦清除功能未恢复，这可导致慢性黏膜增厚和随后的鼻塞、头痛、面部疼痛和脓性分泌物产生。

（五）具体检查

需要进行体格检查和彻底询问病史。保守治疗是理想的选择，可使用局部鼻或鼻窦制剂处方。可进行以下评估。

- 过敏试验——找出并消除变应原。
- 内镜检查——观察鼻腔解剖结构。
- 鼻腔测压——鼻腔呼吸受损的客观测量。
- X 线片——揭示骨质病理。
- CT 扫描——提供骨骼和软组织疾病的详细图像。
- MRI 扫描——对恶性肿瘤有诊断价值。

（六）需要鼻 / 鼻窦手术患者的评估

这些程序中的大部分都是日间手术或病房住院。

参照 Roper、Logan 和 Tierney 的护理模式，入院时需要评估以下生理活动（Holland，2008）。

1. 保持安全的环境　由于鼻部的血液供应丰富，因此在鼻、鼻窦手术后有出血的危险。术前对患者生命体征的观察为术后参考提供了准确的基线。完整的病史和用药史可能会提示可能加剧出血的情况或药物，如凝血障碍或抗凝治疗。

2. 呼吸　鼻和鼻窦的状况和疾病常常导致鼻塞、打鼾、阻塞性睡眠呼吸暂停（睡眠期间间歇性呼吸暂停）和张口呼吸。因此需要评估患者的呼吸频率、深度和节律。手术置入鼻腔填塞迫使患者用口呼吸，这可能是痛苦的。可能导致呼吸困难的胸部情况也值得注意，如哮喘。

3. 饮食　鼻腔填塞使饮食变得笨拙，因为会产生部分真空；患者可能抱怨吞咽时有吸吮感。鼻后分泌物、嗅觉丧失和口腔内有血都妨碍进食和饮水的欲望。

4. 睡眠　评估患者的正常睡眠时间是很有用的。如前所述，鼻腔和鼻窦的疾病常常导致鼻塞，这会影响呼吸和睡眠活动。患者可能打鼾、睡眠中断、口干，并可能抱怨疲劳。术后鼻腔填塞、肿胀和分泌物也会影响患者的睡眠能力；这往往会随着恢复

的进展而得到改善。

5. 身体形象 鼻腔敷料和（或）鼻腔分泌物的存在会影响患者的身体形象。虽然只存在很短的一段时间，但它可能会令人痛苦。

（七）病例研究

以下病例研究目的是展示接受鼻中隔成形术的个体的术前和术后护理。

Arnold Black 先生上午 10 点被送到病房，因为他的手术安排在下午。他今年 52 岁，已婚，是一名厨师。Arnold 患有鼻中隔偏曲，导致鼻塞和打鼾。他也患有哮喘病，靠吸入器控制，因此他在夜间留观后被收治。

1. 评估 框 12-9 详细介绍了对 Arnold Black 的评估。

2. 具体的术前准备 Arnold 自从早上 6 点吃早餐后就一直没有进食，因为患有哮喘，Arnold 进行了胸部 X 线检查以确保适合麻醉，并通过峰值流量评估肺活量。Arnold 使用三喷哮喘药物作为预防用药医嘱。

3. 术后护理 鼻中隔成形术和大多数类型的鼻 / 鼻窦手术的具体术后并发症如下。

- 出血。
- 感染。
- 血肿：如鼻中隔或眼眶周围，即眼周。
- 由于鼻水肿和填塞导致的进食和饮水困难。
- 由于鼻水肿和填塞导致的呼吸困难。

框 12-10 概述 Arnold 的术后护理计划。

（八）鼻腔填塞和夹板固定

1. 鼻腔填塞 如前所述，出血是鼻和鼻窦手术后的主要并发症。对于某些类型的鼻部手术，在手术结束时置入填充物以对黏膜壁施加压力可减少出血的风险。现在，对于接受鼻腔手术的患者来说，术后没有鼻腔填塞也很常见。图 12-2 展示了常用的鼻腔填塞类型。

由外科医生决定何时取出填充物，这个时间可能是 4h、12h 或 24h 后。在恢复的前 1~2h 内，新鲜出血被填充物吸收是正常的。为了监测这一点，应用鼻敷料（鼻垫）并根据需要更换。如果出血没有消退迹象，则将填充物留在原位，并通知医生。

鼻腔填塞物由医生移除。取出填充物时，准备一个基本的敷料包，用盐水和纱布轻轻清洗鼻外部。

框 12-9　鼻中隔成形术患者的术前评估

维持安全的环境

- 观察生命体征：脉搏每分钟 80 次；血压 150/80mmHg
- 过敏史：不详
- 既往史：自幼哮喘，5 年前患支气管炎和哮喘加重入院，从未接受过全身麻醉
- 药物
  - 沙丁胺醇吸入器——每天 3 次，每次两喷，根据需要。
  - 必可酮吸入剂——每天 2 次，每次两喷
- Arnold 对手术感到焦虑，因为他未接受过全身麻醉；同时担心哮喘发作

呼吸

- 呼吸频率：每分钟 16 次
- 当时 Arnold 因支气管炎和哮喘需要入院和治疗，他 5 年前就戒烟了
- 由于鼻塞，Arnold 经口呼吸
- 胸部 X 线检查：肺清，麻醉师满意
- 峰值流量：480L/min

体温控制

- Arnold 的体温为 36.8℃

沟通

- Arnold 看书时戴眼镜
- 双侧听力良好
- 如前所述，Arnold 表达了对麻醉药和哮喘风险的担忧

饮食

- Arnold 身材结实：身高 1.77m，体重 81kg
- 他胃口很好，作为一名厨师，他喜欢做饭和朋友一起聚餐
- Arnold 是犹太人，所以不吃猪肉

排泄

- Arnold 每天排便，正常排尿
- 尿液分析：未见异常

个人清洁

- Arnold 穿着得体，每天洗澡

行动能力

- Arnold 独立活动；因为他有哮喘病，应避免走陡峭的路或爬楼梯

工作和社交

- Arnold 在一家繁忙的餐馆里做全职厨师。他已安排了 2 周的病假来休养
- 他喜欢游泳，每周 2 次，还喜欢探望家人

身体形象

- Arnold 对内部夹板的存在及其外观表示担忧
- 他知道不会有外部瘢痕

睡眠

- 睡眠时 Arnold 用嘴呼吸，所以醒来时感觉非常干燥、不舒服
- 他打鼾，晚上睡眠不安（大约 6h），因此感觉精神不振

死亡

- Arnold 对于麻醉有些许担忧

框 12–10　鼻中隔成形术后患者的术后护理

Arnold Black 在鼻中隔成形术后回到了病房。鼻腔填塞和内部夹板均在位。如果出血量不大，手术后 6h 即可将敷料取出。夹板要固定一周。Arnold 意识清楚，可定向，在接受 2L/min 氧疗，直到第 2 天早上。鼻垫上有中等量新鲜血液

呼吸

- 问题：由于麻醉、鼻塞、夹板固定和哮喘可能导致气道不畅和呼吸窘迫
- 目标：Arnold 能够保持通畅气道和经口呼吸
- 护理
  - 保持直立体位，以利于呼吸和鼻涕流出
  - 确保氧疗法按照规定方案进行
  - 观察呼吸频率、深度和节律，以及是否有喘息 / 气促，以便及时发现哮喘加重和（或）呼吸困难；保持适当的观察频率
  - 告知 Arnold，用口呼吸可以保证足够的气流；提供漱口水和护理，帮助预防口干
  - 按处方使用哮喘药物并监测疗效
  - 告知 Arnold，因为手术水肿，鼻子会感到阻塞 2～3 周
- 评估：Arnold 一直接受氧治疗直到早晨。他的呼吸观察结果仍在正常的范围内。尽管口干有点不舒服，但用嘴呼吸还是可以接受的。他回到病房时可闻及一阵轻微的喘息声，用沙丁胺醇吸入器吸了两口就缓解了。Arnold 觉得很舒服

维持安全的环境

- 问题：手术后血液供应丰富的区域可能发生出血
- 目标：尽量减少出血
- 护理：
  - 遵医嘱观察生命体征；低血压和心动过速是出血的迹象
  - 观察鼻腔分泌物，根据需要更换鼻垫并记录换药频率，检查咽喉后部是否有鼻后出血
  - 如有大量出血，可在额头、颈后和鼻梁敷上冰袋，这将有助于血管收缩
  - 如明显有上述情况，请通知医生
  - 按照指示拆下填塞物，但如果严重出血，在医生先检查 Arnold 之前不要拆卸敷料
  - 确保 Arnold 在卸下敷料后 1h 内卧床休息，以尽量减少活动和进一步出血的风险，之后允许轻微活动
  - 强调不要擤鼻子或挖鼻孔，并建议 Arnold 张嘴打喷嚏，以降低鼻内的压力
- 评估：第 1 个小时持续稳定中度渗出新鲜血。敷上冰袋，似乎可以减少出血。4h 后鼻腔分泌物减少，呈血性。按照指示去除敷料后没有出现并发症。观察在正常范围内。Arnold 在病房周围四处走动，没有不良反应
- 问题：由于手术和夹板的置入可能导致潜在鼻感染
- 目标：预防感染
- 护理
  - 观察感染迹象：脓性分泌物、发热和炎症；报告任何迹象
  - 按规定进行抗生素治疗，确保 Arnold 出院后能完成疗程
  - 一周内回家后，不要与咳嗽 / 上呼吸道感染患者接触
- 评估：Arnold 没有感染的迹象。进行抗生素治疗，安排并解释"带回家"的药物使用
- 问题：由于隔膜和黏膜之间的血液聚集可能导致的潜在隔膜血肿
- 目标：以及时检测到发病情况
- 护理
  - 移除填充物后，如果疼痛加重且鼻塞情况加重，建议 Arnold 告知工作人员
  - 确保将夹板按照指示在原位保持 1 周，以保持隔膜位置
- 评估
  - 似乎没有血肿的迹象。疼痛为轻度（正常），使用对乙酰氨基酚可以缓解。Arnold 在门诊接受随访时，夹板仍然完好无损并取出

饮食

- 问题：由于存在鼻塞而导致吞咽困难
- 目标：确保充足的水分和营养；让 Arnold 恢复正常吞咽
- 护理
  - 按规定保持静脉输液
  - 鼓励口服液体 / 软饮食；如果不能进食，则提供补充饮料
  - 确保除去鼻塞后吞咽困难会消失
  - 保持一个准确的液体平衡图，直到完成静脉输液治疗，并实现正常经口进食
- 评估：Arnold 抱怨每当他吞咽时，喉咙后面就有一种吮吸的感觉。一开始他的经口摄入量很差（5h 内摄入 350ml 水），他在晚餐时只喝汤。静脉输液维持到晚上 9 点结束。晚上 8 点，鼻填塞物被取出后，吞咽功能恢复正常。晚些时候，吃了一个三明治

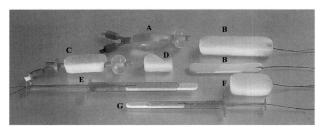

▲ 图 12-2　鼻塞填充物的示例

A. Xomed Epistat 鼻导管；B. Pope Flex-Pak 鼻腔填充物；C. Xomed Epistat-Ⅱ 鼻导管；D. 无拉绳的 Staxi-Stat 包；E. 带涂药器的大号 Fast-Pak 包。F. Weimert 鼻出血包；G. 带涂药器的小号 Fast-Pak 包 [引自 Roberts, J.R. & Hedges, J.（2009）. Clinical procedures in emergency medicine（5th edn.）. 经 Elsevier Inc 许可]

为了最大限度地减少焦虑，必须向患者说明手术过程。患者需要直立地坐在床上，因为这样便于移除敷料，并有助于避免吞咽血液。然后，要求患者以稳定的节奏轻轻呼吸；每次呼气，填充物都会在钳子的帮助下慢慢地从鼻子里牵拉出来。如果两边都填充，则一个到另一个交替取出，一次取下一点。起初，一些新鲜出血是常见的，表现为滴血。轻压鼻子，在额头、鼻梁和颈部后部敷上冰袋，可加强血管收缩。施加鼻垫，并继续监测鼻腔分泌物。鼻腔分泌物在 2～3 天内减少到带有少量血性分泌物是正常的。

2. 鼻夹板　鼻中隔成形术后，可能会将内部硅树脂夹板置入每个鼻腔。夹板保持间隔位置并保持在位 1～2 周。缝合到位后建议患者不要触摸。外科医生将在门诊取出夹板。

如果还需进行鼻整形手术，则可以应用外部夹板，以在修复鼻骨折和鼻中隔成形术后支撑鼻骨的新位置。

夹板可以是多层外科胶带、石膏或热塑性夹板层。1～2 周后，医生在门诊取出夹板。

（九）出院计划和患者教育

向患者提供书面和口头出院指导（框 12-11）。

门诊随访时间为 1～6 周。在此期间，可去除任何鼻夹板，并对鼻子和鼻窦进行检查。评估手术的效果最早可从这时开始，因为手术肿胀消除需要充足的时间。

四、喉

（一）解剖学和生理学

在耳鼻咽喉科外科专业中，咽喉部的组成部分

框 12-11　鼻窦手术后患者的出院建议

- 鼻子会因为肿胀而感觉更堵塞，需要 2～3 周才能解决。如有处方，可使用滴鼻剂缓解鼻腔阻塞（图 12-3 说明正确滴注滴鼻液的方法）

- 鼻子愈合时可能会发生结痂；温水冲洗可能会软化结痂；不要抠鼻子，因为这可能导致出血

- 打喷嚏时要张着嘴，以减少鼻腔压力。只擦鼻涕，不擤，直到术后门诊就诊

- 鼻腔分泌物可持续数天，一般为轻度血渍

- 如果有新鲜、持续的出血，捏住鼻子的肉质部分，身体前倾；在额头和鼻梁上敷冰块；避免吞下任何血液，以免感到恶心；如果出血 15min 后仍未停止，打电话给病房或急诊科征求意见

- 在最初的几天，避免过热的饮料、食物、洗澡和淋浴，因为这些会增加出血的风险

- 避免工作和剧烈活动至少 1 周或遵医嘱

- 避免吸烟、避免去人群密集、烟雾弥漫的地方以及避免接触上呼吸道感染或咳嗽的人，因为感染可以通过鼻腔传染

- 如果鼻夹板在位，请勿触摸；进行门诊预约并取出

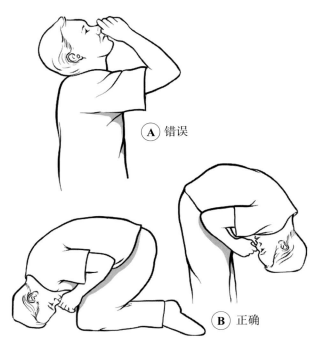

▲ 图 12-3　正确的鼻腔给药方法

A. 如果使用错误的方法，滴鼻剂会进入咽部，避开重要的鼻腔结构；B. 正确的方法确保滴鼻剂在重要的鼻黏膜上扩散。滴剂：建议在滴入后保持头部向前几分钟。喷雾：如果药物是喷雾给药，则建议直立，不要向后倾斜；药物通过泵以一定剂量输送（引自 Pires et al, 2009）

如下。

- 咽。
  - 鼻咽。
  - 口咽。

— 喉咽。

• 喉。

• 唾液腺。

1. 咽 咽部的功能如下。

• 将食物、唾液和黏液输送到食管。

• 作为一条从鼻和口到喉的气道。

• 使喉部产生的声音产生共鸣。

鼻咽部位于鼻后部的软腭之上，内衬黏膜，包含咽鼓管口和腺样体，腺样体是较大的淋巴组织。口咽位于软腭和舌骨之间。舌骨是一个小的 U 形骨，位于舌头下方，支撑舌头；肌肉和韧带固定了舌骨的位置。腭扁桃体位于舌根两侧的口咽内。与腺样体一样，它们也是淋巴组织，其功能是预防感染。下咽位于喉后方，与食管相连。到咽的神经供应是通过舌咽（第IX对脑神经）神经的分支。

2. 喉 喉是发声的器官，由硬软骨、韧带、肌肉和膜组成。声带由黏膜的皱襞组成，黏膜皱襞内收外展，产生受控的气流干扰，从而产生可听的振动，称为语音。喉的另一个重要功能是保护气管支气管，通过以下方式实现。

• 会厌：吞咽时阻塞喉部的软骨和黏膜瓣。

• 声门：喉内的声带之间的空隙，可以闭合以引发咳嗽。

迷走神经以喉上神经和喉返神经的形式支配喉部。

3. 唾液腺 唾液腺共有 3 对。

• 腮腺主要分泌浆液性唾液，通过第二磨牙附近的腮腺管分泌到口腔中。

• 颌下腺产生浆液黏液，通过颌下管流入口底。

• 舌下腺主要是黏液，通过舌下导管流入口腔。

每 24h 产生 500～1000ml 唾液。唾液的功能列举于框 12-12。

框 12-12　唾液的功能

• 促进咀嚼和吞咽
• 润滑食物
• 辅助味觉
• 保护口腔溃疡感染
• 辅助言语

---

4. 血供 头颈部的动脉血供来自于主动脉弓，至颈内动脉和颈外动脉。颈内动脉为大脑和眼眶供血，

颈外动脉为头颈部较浅的组织供血。

来自面部、颈部和其他表浅组织的静脉血流入颈外静脉。

（二）需要手术治疗的咽喉疾病

下面是导致手术的咽喉疾病的常见示例（框12-13）。

框 12-13　喉部手术的类型

• 扁桃体切除术：手术切除腭扁桃体
• 悬雍垂腭咽成形术（uvulopalatopharyngoplasty，UPPP）：手术切除悬雍垂、软腭、± 扁桃体以扩大上呼吸道
• 咽囊修复术：使用内镜观察咽疝（Zenker 憩室），并使用吻合器进行修复；传统的修复技术包括颈外切口和咽修复
• 咽镜检查：咽部的内镜检查
• 食管镜检查：食管内镜检查
• 喉镜检查：喉部的内镜检查
• 气管切开成形术：在第二和第三气管环之间去除一个小软骨窗，以使气道通畅。置入气管切开管并初步缝合到位

---

1. 复发性扁桃体炎和扁桃体周围脓肿 反复的细菌感染，通常是链球菌，可引起严重的痛苦。疼痛、发热和吞咽困难是问题所在。感染可局限于扁桃体，引起扁桃体周围脓肿，被称为扁桃体脓肿，如果治疗不当，可能导致气管狭窄、气道水肿的并发症。对于这两种情况，建议进行扁桃体切除术。

2. 打鼾和阻塞性睡眠呼吸暂停 吸气时上气道暂时塌陷，引起阻塞和打鼾。这个问题最常见的位置是在软腭区。

睡眠窒息症的定义是在 7h 的睡眠时间内，30 次呼吸停止，每次至少 10s（Dhillon & East，2013）。饮酒、吸烟和超重会增加打鼾和阻塞性睡眠呼吸暂停的风险，从而降低咽肌张力。其他因素包括以下情况：鼻息肉、鼻中隔偏曲、鼻甲肥大、腺样体和扁桃体肿大、悬雍垂松软、软腭。纠正这些结构性问题和解决生理性阻塞可以缓解睡眠呼吸暂停和打鼾。

这种情况最常见的手术方式是 UPPP，不论有无扁桃体切除术，它是一个旨在改善上气道的手术（图12-4）。

3. 咽囊 这是一种咽黏膜疝，食物残渣聚集在其中。囊袋增大可引起食管压迫、反流和吞咽困难。内镜手术可使用特制的憩室镜和吻合器修复囊袋。患者第 2 天可以喝水和进软食，并可能在第 2 天出

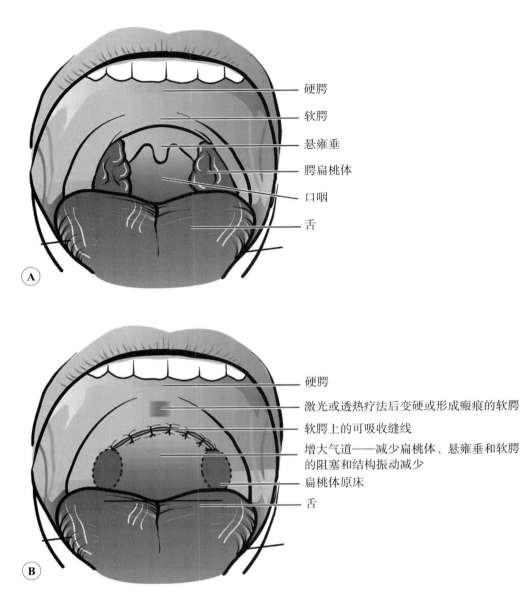

硬腭

软腭

悬雍垂

腭扁桃体

口咽

舌

硬腭

激光或透热疗法后变硬或形成瘢痕的软腭

软腭上的可吸收缝线

增大气道——减少扁桃体、悬雍垂和软腭的阻塞和结构振动减少

扁桃体原床

舌

▲ 图 12-4 悬雍垂腭咽成形术

A. 阻塞性睡眠呼吸暂停中的口咽部；B. 悬雍垂腭咽成形术伴有术后大面积疼痛的原始组织，以及改善的气道

院回家。

4. 异物 鱼、羊、鸡的骨头是成人患者咽部或食管内最常见的异物。这可能会导致疼痛和吞咽困难，令人感到痛苦。取异物内镜包括咽镜和食管镜。

5. 气道阻塞 急性或潜在的气道阻塞很严重，可由以下原因引起。

- 气管或喉部外伤，引起水肿或结构性损伤。
- 头颈部手术和烧伤引起的水肿。
- 喉功能不全（功能不正常）。
- 丧失咽反射，因此有误吸风险。
- 无法咳出肺部分泌物。

进行气管切开术是为了恢复或维持在上述情况下的畅通气道。如果患者正在接受长期人工通气，气管插管会导致喉和气管损伤，因此通常会进行气管切开术（Myatt，2015）。

6. 气管切开管类型 气管切开管类型最常见的品牌有 Portex、Shiley 和 Silver Negus，它们都有各种尺寸。银 Negus 管现在不常见，因为有更耐用和更具成本效益的替代品。气管切开管有多种形式，患者的病情决定了使用哪种类型。

（1）普通管还是开窗管：在气管上部开一个孔或开窗，使空气从气管通过喉部进入咽部；因此，当管端被手指或发音阀阻塞时，患者可以发声。因此，对于急性期恢复、上呼吸道功能正常、有发声功能（喉功能）以及可能开始气管切开术后撤机的患者，可使用开窗管。

在最初进行气管切开术时，插入普通管。普通管没有孔，因此，不能有效地实现使用上气道或发声。

（2）有气囊与无气囊：气囊位于管的底部，可通过一个阀门充气，阀门在管道外可见。其目的是通过关闭上呼吸道来防止胃/口腔分泌物的吸入。长期通气需将气囊充气，通过防止空气泄漏，确保肺部最大的氧合。如果需要发声，或者要开始封闭气切造口，气囊必须排气，或者将管道改为无气囊型。充气时定期检查气囊压力至关重要，因为长期压力会导致气管刺激和坏死；一个特定的压力表可以测量这个压力。

（3）带/不带可拆卸内套管：带内套管的导管是广泛的首选，因为它们可以在必要时被移除，以清除分泌物，它们减少了吸痰的频率（这对患者是创伤性的），它们降低了导管闭塞和相关呼吸窘迫的风险。没有内套管的导管容易积聚难以清除的黏稠分泌物，因此有更大的阻塞风险。

7. 气管切开护理 这在喉部切除术的病例研究中得到了更充分的讨论。常见的护理包括保持呼吸道通畅，吸痰和加湿，以及沟通。框 12-14 和框 12-15 概述了在护理气管切开患者时应考虑的关键问题。

（三）咽喉部手术患者的特殊检查

可以进行下列检查。

- 用头灯和镜子、压舌板或喉镜进行视力检查。
- 睡眠研究诊断睡眠呼吸暂停。
- 内镜检查显示结构异常，如咽囊、喉头水肿。
- X 线检查显示异物的位置和性质。
- CT/MRI 扫描检查是否存在喉部外伤或软组织病变。
- PET 扫描显示细胞活动；在放疗结束后也很有用。
- 吞钡可显示咽/食管功能障碍，如汇集在咽囊中。

医生需要从患者处收集完整的病史，讨论的问题如下。

- 扁桃体炎/扁桃体周炎的发生率，以及是否住

框 12-14 气管切开患者的特殊护理问题

- 气管切开术可能是暂时的。保持气管通畅和安全是维持气道畅通的关键。使用缝线和（或）胶带
- 气管切开术绕过上气道。人体的自然加湿和口鼻腔加湿系统被绕过，所以吸入空气更干燥、更冷。分泌物变得干燥和黏稠，除非采用其他加湿和加温的方法，如机械加湿器、生理盐水喷雾剂和湿纱布，否则会引起气管刺激
- 气管切开术可损害患者的咳嗽反射。这会引起气管刺激和痰液分泌增加。咳痰能力下降，因此需要物理治疗和气管吸痰等形式的协助。如果有内套管，清洗内套管，也可以清除分泌物
- 气管切开术会影响交流。患者会感到非常焦虑和孤立。将患者安排在护士站附近，手头有呼叫铃，提供纸笔和交流板，鼓励使用口型和手势，都可以缓解交流的困难。耐心和安慰将使患者建立对医生治疗他们的信心。一旦可以使用说话瓣膜或患者可以通过用手指闭塞管的末端来发声，患者可能会感到更轻松
- 气管切开术会使吞咽不舒服。如果允许经口进食，则提供柔软的食物以方便摄入。对于吞咽严重受损的情况，如咽反射消失和误吸，则提供肠内营养
- 气管切开术会引起感染。伤口感染可能发生在切口部位，需要彻底注意伤口护理。使用无菌技术，用纱布和棉签用生理盐水清洗导管周围区域；然后在管边缘放置敷料，如泡沫塑料。按要求执行，每班至少执行一次

框 12-15 逐步经气管切开管吸痰

- 确保在床边配备了功能正常的吸痰设备，以便根据需要及时使用
- 识别吸痰的迹象：呼吸困难（低沉的咕噜声）、哮鸣、呼吸困难、烦躁、手部气流受限（Heidari & Shahbaz，2017）
- 取出内套管（如有），清除分泌物并重新置入
- 如果上述迹象持续存在，请准备吸痰设备
- 将吸痰导管连接到管道上；它的大小必须小于气切造口管径的一半，因为过粗的导管会流失过多的氧气，导致缺氧
- 打开负压，压力范围为 80～120mmHg；高压会导致缺氧和创伤
- 佩戴个人防护装备——隔离衣、护目镜和手套，以减少交叉感染的风险
- 移除导管包装，插入导管插入至其长度的 1/3，以减少气管创伤
- 通过堵塞吸痰管孔进行吸引，只在它退出吸痰管时进行并且不超过 15s。不恰当的技术会增加缺氧和创伤的风险（Myatt，2015）
- 将导管和手套丢弃在感染性废物中，用无菌水冲洗抽吸管。这些操作维持了高标准的感染控制
- 评估患者的气道，如果需要进一步抽吸，重复此过程

院治疗？

- 睡眠呼吸暂停和打鼾的严重程度，以及对睡眠质量和与伴侣关系的影响。
- 吞咽困难的性质，可耐受的食物类型和是否有

体重减轻的情况？

（四）喉部手术患者的评估

以下活动反映了评估一个人的喉部手术时需要考虑的具体问题。

1. 呼吸 一些类型的咽喉手术旨在改善气道，如 UPPP 和气管切开术。

对患者的呼吸状况、胸部状况和血氧饱和度进行全面评估，以获得准确的基线，以供术后参考。

为了提供个性化的患者护理，评估患者清理呼吸道的方法必不可少。所使用的方法可能包括直立行走、靠在桌子上、清喉咙、使用雾化药、氧疗和放松技巧。

2. 维持安全的环境 对于所有患者，医生均需要在术前评估生命体征，评估既往病史和当前 / 最近使用的治疗药物是否有任何出血倾向。

患者在喉部手术后可能会感到不适或疼痛，尤其是在扁桃体切除术 /UPPP 术后。患者术前准备时应让患者对术后疼痛的有现实预期，旨在改善康复。在扁桃体切除术和 UPPP 术后，患者可能会经历长达 14 天的中度疼痛。

3. 控制体温 吞咽异物，如边缘锋利的骨头，有咽 / 食管穿孔的风险。医生对患者的体温、脉搏和舒适度进行全面评估；发热、心动过速、胸部或上背部疼痛是穿孔体征（Lalwani，2012）。如果穿孔未被发现，并且允许口服食物，患者可能会出现严重的可能危及生命的并发症，如纵隔炎和脓胸（胸膜腔内有脓液）。因此，彻底的评估至关重要。

4. 饮食评估 患者的体重、体重指数、正常饮食、液体摄入量和一般食欲都是非常重要的，因为喉咙的任何情况都会影响个人的饮食能力。反复发作的扁桃体炎或扁桃腺炎可能会导致体重减轻，与咽囊和呼吸困难相关的吞咽困难也可能如此。阻塞性睡眠呼吸暂停患者可能出现肥胖。

5. 沟通评估 沟通评估对患有呼吸困难和可能需要进行气管切开术的患者尤其重要。患者可能累得说不出话来。需要探讨的相关问题如下。

- 患者是否会说、理解和书写？
- 是否有听力问题？
- 患者需要眼镜，用于哪些活动？

基于上述情况，可以规划其他的交流方法，例如，用笔和纸、交流板、口语和手势。

6. 睡眠 阻塞性睡眠呼吸暂停、打鼾和呼吸困难往往导致睡眠模式不良，一些患者入院时精疲力竭。睡眠评估是必要的，以获得有关的信息：睡眠的质量、睡眠持续时间和方式，包括患者改善睡眠的方法。

（五）咽喉手术患者的术后护理

喉部手术后特定的术后并发症涉及呼吸、维持安全环境、控制体温和饮食等活动。

1. 气道阻塞可能和沟通困难 这特别适用于气道阻塞或气管切开术的患者。护理的具体方面集中于减轻呼吸窘迫和维持适当的呼吸功能。必须监测患者的生命体征和血氧水平，因为患者的病情可能迅速恶化。框 12-14 概述了有关气管切开术护理的关键问题。

2. 出血、感染和疼痛，尤其是扁桃体切除术后 术后出血是所有手术的潜在并发症。扁桃体切除术后，原始血管区域可能会无预兆地出血。需要定期观察患者的生命体征；低血压和心动过速是出血的征象。最好在术后第一个晚上每小时进行一次脉搏监测（不适用于日间手术的患者），因为睡眠时脉搏升高是出血的可靠指标。呕血和反复吞咽困难可能表明扁桃体部位出血。

感染也会引起出血。患者应尽可能正常饮食（一日三餐，包括零食，每天 2L 的液体）；理由是可以保持喉咙没有碎片和感染，从而最大限度地减少出血风险。

3. 某些内镜手术后的咽 / 食管穿孔，包括异物取出 正如之前在评估过程中讨论的，密切观察生命体征是必要的。外科医生决定患者何时可以开始口服液体和饮食；通常一开始只允许饮水，如果患者继续进食表现出没有穿孔的迹象，通常在第 2 天可逐渐开始吃软食。

4. 进食和饮水困难 气管切开术的患者可能会因食管受压而出现吞咽困难，因此建议进食软食。在咽囊修复或异物清除后，为了让受影响的区域舒适地愈合，也建议采用软食。相比之下，建议在扁桃体切除术后吃正常、质地丰富的饮食，原因如上所述。

（六）出院计划和患者教育

一般建议给患者有关饮食和疼痛控制，并任何带回家的药物进行说明。接受扁桃体切除术的患者接受书面建议（框 12-16）作为强化重要问题的手段。门诊随访时间为 2～6 周。

框 12-16　扁桃体切除术后的出院建议

- 休息 2 周，休息一段时间避免工作
- 饮食正常，咀嚼和吞咽有质地丰富的食物可以减轻疼痛和清理扁桃体床，这有助于预防感染
- 多喝水（每天 2～3L）
- 严格保持卫生，饭后使用漱口水
- 这是一个痛苦的过程。第 4～8 天，当扁桃体床的膜松动时不适可能会增加，这是正常的。定期服用镇痛药，特别是在餐前
- 你可能会感到耳朵痛。这是正常的，因为扁桃体区域和耳朵的神经是相连的
- 避免吸烟和去拥挤的地方；远离上呼吸道感染和咳嗽的人。这将有助于防止局部刺激和感染
- 喉咙后部出现白色斑点是正常的，是愈合过程的一部分
- 以上建议很重要；正常饮食对于恢复健康至关重要。如果出现以下任何症状，请联系病房或医院急诊科，因为这些都是感染的迹象，可能需要再次住院
  - 严重和日益加重的疼痛
  - 出血
  - 体温升高

长期气管切开的患者在准备充分的社区护理支持的情况下出院。吸痰和雾化设备可以送到家中，患者和家属必须在出院前证明有能力提供全面的气管切开护理。通常，人们在家以周末或休息日的方式进行照顾体检，以评估患者及其家人的应对能力。

建议定期到门诊就诊，以便换管和评估患者的进展（建议每月更换导管，以防止感染和阻塞）。建议患者及其家属有任何担忧或问题时联系病房。

五、头颈

（一）需要手术的头颈部疾病

耳鼻咽喉科手术的这一分支范围很广，通常是恶性的，需要手术和（或）放射治疗。呼吸、交流、饮食和表达健康身体形象的活动会受到疾病和治疗的深刻影响。身体形象会因为手术的毁容性质而发生巨大的改变。专业化护理的目的是通过教育和对个人和家庭的共情支持，使患者恢复已改变的生活方式。

头颈部肿瘤似乎更常见于暴露于以下物质的个体。

- 吸烟或吸鼻烟。
- 酒精。
- 硬木粉尘。

- 重金属，如铬。
- 辐射。
- 病毒（Dhillon & East，2013）。

以下简要概述了头颈疾病和所提供的手术。

1. 唾液腺肿瘤　大多数唾液腺肿瘤位于腮腺中，并且是良性的。下颌下腺的恶性肿瘤发病率更高（American Cancer Society，2019）。

腮腺切除术是切除腮腺。向患者解释面神经损伤的风险，通常由于手术肿胀，面部无力是暂时的。

下颌下腺切除术有损伤面神经下颌下支的风险，这可能是永久性的。

2. 耳肿瘤　慢性耳部感染可诱发耳郭、耳道和中耳恶性病变。过度曝晒可能导致外耳恶性肿瘤。

手术范围从耳郭的楔形切除到全耳及周围组织的根治性切除。

3. 鼻和鼻窦肿瘤　这些是罕见的，可能需要眼科、整形、颌面部或神经外科合作。靠近眼睛、脸、下颌和大脑需要精细和精确的切除、抢救和重建。耳鼻咽喉科医生在这些患者的治疗中起着关键作用。

4. 鼻咽肿瘤　该区域肿瘤的治疗可能需要手术切除；疾病的清除是困难的，放射治疗可能是一个首选的治疗选择。

5. 喉咽肿瘤　良性肿瘤很罕见。通常在恶性疾病中，患者是吸烟者和经常饮酒者。这种疾病不会出现严重症状；轻微感觉"喉咙里有东西"通常是最早的主诉（Dhillon & East，2013）。确诊后，肿瘤已经生长到需要手术和（或）放疗的程度。切除喉部、咽部，可能还有部分食管；食管可以用空肠重建（Medina & Vasan，2018）。30%～40% 的接受治疗者能存活 5 年（American Cancer Society，2017）。

6. 口咽肿瘤　舌后 1/3、口腔底部、会厌、软腭、悬雍垂、扁桃体和咽壁可受到恶性肿瘤的影响，通常为鳞状细胞癌。因为这些区域有丰富的淋巴供应，发生淋巴结转移扩散。手术切除可能包括切除受累的口咽，如果疾病累及骨骼，则切除部分下颌骨，以及使用肌肉和皮瓣进行重建修复。术后放射治疗目的是消除残留的恶性病变。

7. 喉肿瘤　良性肿瘤是罕见的，鳞状细胞癌是最常见的恶性疾病。症状通常包括声音改变（发音困难）、吞咽困难，晚期病例还会出现呼吸困难。治疗可能包括使用激光的内镜下部切喉除术，或"开放

性"手术切除喉（喉切除术）和颈部清扫术（如果颈部淋巴结受累）。术后放疗也可安排。图 12-5 显示喉切除术后解剖结构的改变。

8. 颈部肿块 通常侧颈部肿块是转移性恶性疾病，即恶性肿瘤的远处扩散，其原发部位通常位于咽和喉结构内。为了确定全面的诊断，需要进行彻底的临床检查。

（二）需要头颈部手术患者的具体检查

检查包括以下内容。

- 颈部肿块活检穿刺细胞学检查以确定癌的性质，如鳞状细胞癌。

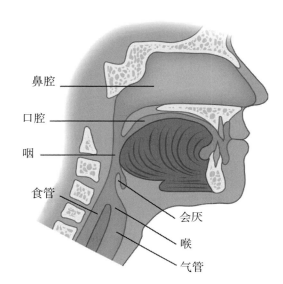

Ⓐ

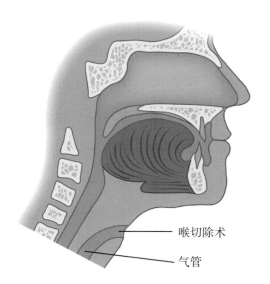

Ⓑ

▲ 图 12-5 喉切除术后解剖结构改变
A. 术前；B. 术后

- 放射学。
  - X 线可检查提示大体病理学改变。
  - CT/MRI 扫描显示疾病和转移扩散的准确图像。
  - PET 扫描用于复发或化疗 / 放疗后检查。
- 全身麻醉下内镜检查 ± 任何异常病变的活检，包括喉镜、咽镜和食管镜。诊断可采用国际 TNM 分类（框 12-17）。

框 12-17 TNM 分类

头颈部癌的诊断和预后使用肿瘤 - 淋巴结 - 转移分类（Sobin et al, 2010）来描述：
- 肿瘤（T）——原发肿瘤的大小
- 淋巴结（N）——如果区域淋巴结中有癌症
- 转移（M）——如果癌症已经扩散到身体的其他部分

国际抗癌联盟（International Union Against Cancer, UICC）TNM 分级促进了一种全球临床相关癌症分期的共识

（三）需要进行头颈部手术患者的评估

需要评估需要手术的头颈部疾病患者的以下特定生活活动。

1. 呼吸 评估患者的正常呼吸功能是至关重要的，因为头颈部疾病和手术涉及急性气道阻塞的风险。由于肿瘤对喉部功能和气道通畅性的影响，患者可能会出现呼吸困难。

2. 维持安全的环境 由于头颈部供血丰富，出血和血肿是术后潜在的风险。术前评估患者的心血管观察结果作为基线。一些患者可能是重度饮酒者或酗酒者；在初步评估中确定他们每周的酒精摄入量，有助于为任何与酒精戒断相关的术后并发症做准备，也可以给予药物以缓解戒断症状。

3. 控制体温 术后感染的风险需要评估患者的体温和愈合能力。既往对该区域的放疗可使伤口愈合不良，因为它会影响组织的完整性。头颈部疾病和大手术会削弱身体的免疫系统，导致更容易感染。因此评估感染的早期迹象，例如胸部（肺炎）和口腔（鹅口疮），是常规工作。

4. 饮食 通常情况下，患者入院时会有一段时间的吞咽困难和体重下降；他们可能体重不足或营养不良，因此需要通过强化食品和饮料来提高手术的健康程度。所有患者都要称重，并定期称重（每周 3 次），直到出院。

在术后阶段也要为患者的进食和饮水困难做好

准备。住院医师评估患者对手术和术后护理的理解，尤其是需要长时间的禁食（7～14 天）、肠内营养，以及在允许口服摄入后需要软食或泥状食物。

5. 排泄　评估患者正常的膀胱和肠道功能。手术前液体和食物摄入不充足可能导致便秘。术前尿液分析以检测异常。

6. 沟通　术前，患者可能会主诉声音嘶哑（喉部疾病），受累部位的不适或疼痛会使说话困难。语言治疗师在术前对患者进行全面的评估，包括对适当的言语恢复方法的评估。

7. 自我形象　头部和颈部的畸形疾病和手术经常导致身体形象的改变和自卑。在手术前尽可能让患者做好准备是至关重要的，这包括评估患者对疾病和手术的理解、对他们生活活动的影响以及相关的瘢痕。

8. 个人清洁和着装　如前所述，头颈部疾病患者的自尊会受到影响。清洁和穿衣活动同样重要。任何缺陷都可能导致着装风格的改变，重点是遮盖这一不美观的身体形象改变。

因此，重要的是评估患者的表现风格和观点，以及他们对术后恢复和外观的看法。

9. 工作与社交　确定患者的职业、社会活动和家庭状况是康复和出院的必要条件。有些患者需要长时间脱离工作，以便进行全面治疗，其中可能包括放射治疗和康复。这个时间可能在 2～12 个月。可能会被建议完全停止工作或改变职业，因为手术可能对工作表现产生不可挽回的影响，如喉切除术。个人生活方式的改变可能会让人在情感和经济上深感痛苦。因此需要评估社会服务的需求，然后可以进行转诊。

10. 死亡　对于死亡的恐惧会让人无法承受，无论是癌症的诊断，还是面临重大手术抑或长达数月的康复。医生可以探索这些复杂的问题，并提供实际的术后期望，在护理时带有同理心，要积极。头颈癌症患者在长期的医院治疗中与医务人员建立非常密切和持久的联系。

（四）病例研究

下面的病例研究是一名因喉鳞状细胞癌而接受喉切除术的患者，以展示与头颈部手术相关的护理方面。

Benedict Warren 先生在住院第 2 天做了全喉切除术。2 周前，他在喉镜检查后被诊断出患有喉癌。

Benedict Warren 现年 63 岁，已婚，有儿女，3 年前从银行退休。

1. 评估　框 12-18 详细说明了 Benedict Warren 接受喉切除术前的评估。

2. 具体的术前准备　在门诊，将进行以下步骤。

- CT 扫描。
- 血液检查、心电图和胸部 X 线检查。
- 会见言语治疗师并讨论言语康复。
- 会见一位喉切除术患者（如果患者有要求）。
- 手术准备，即讨论手术、解剖改变、术后潜在并发症（饮食困难、肿胀）、提供资料小册子。

一旦入院，患者及其家属继续做好心理和生理上的准备。

3. 术后护理　护理计划中探讨了术后对呼吸活动的具体护理（框 12-19）。

（五）头颈部手术患者的术后护理

以下内容旨在阐明接受喉切除术患者的其他特定潜在问题。

1. 维持安全的环境　由于手术涉及血液供应非常丰富的区域，因此需要持续观察患者生命体征以确定出血体征。出于同样的原因也存在血肿的风险，并且为了减小这种风险，插入 2 个 Redivac 引流管，颈部两侧各有一个，从手术部位排出血液和组织液。第 5 章更详细地讨论了手术引流和伤口的护理。

接受过喉部切除术的患者在术后期间往往会经历中度的疼痛和不适。通常在手术切除过程中，由于失去更多的浅表神经而颈部麻木。前 2～3 天使用患者控制镇痛系统，之后服用常规镇痛药，直到不再需要为止。第 8 章更详细地讨论了疼痛的控制。

2. 控制体温　长期的禁食可能导致口腔真菌感染，即鹅口疮，因此评估口腔的早期症状，并每小时提供口腔护理，以保持口腔黏膜必需的湿润和清洁。

喉切除术造口和颈部切口伤口需要不断评估，并且这些区域的敷料很少。通常，在颈部的缝合区域上施加透明的透气膜敷料（如 OpSite），在引流管周围放置薄纱布。

3. 饮食　除唾液腺或颈部肿块切除外，大多数类型的头颈部手术都需要长时间的禁食才能使受影响的部位愈合。肠内营养旨在维持患者的营养状况，

框 12-18　喉切除术患者术前评估

维持安全环境

- 观察生命体征：脉搏 76 次 /min，规律；血压 155/85mmHg
- 过敏史：不详
- 既往史：2 年前诊断为心房颤动；1 年前全身麻醉下拔牙；声音嘶哑病史 4 个月；2 周前进行喉镜检查诊断为喉癌
- 药物：地高辛每日 125μg；偶用对乙氨基苯酚治疗咽喉不适
- Benedict Warren 非常担心手术和他的恢复；特别是他将如何处理喉切除术造口

呼吸

- 频率是每分钟 16 次
- 观察到轻微喘鸣（呼吸杂音）
- 氧饱和度为 94%
- 胸部 X 线检查正常
- Benedict Warren 连续 35 年每日吸烟，每天 20~30 支雪茄，并从声音嘶哑开始减少到每天 10~15 支；确诊以来每天还抽 5 支雪茄

体温控制

- Benedict Warren 的体温为 36.4℃

沟通

- 声音明显沙哑；Benedict Warren 的声音很容易疲倦
- 阅读时戴眼镜
- 听力正常
- Benedict Warren 表示，他担心手术后将无法与人交流，但他带来了一大沓纸和笔。他的儿子给他做了一个通信板，供他住院时使用
- Benedict Warren 和他的妻子已经会见了语言治疗师，并讨论了声音康复；他将成为 Blom-Singer 瓣膜置入的候选人，他对此感到高兴
- Benedict Warren 和他的家人一直在阅读喉癌切除术手册，他把这些手册带来了

饮食

- Benedict Warren 保持正常饮食，但避免吃需要大量咀嚼的食物，因为喉咙不适
- 身高 1.84m；体重是 82kg
- 自诊断以来，由于忧虑，他的食欲变差了
- Benedict Warren 承认自己多年来一直酗酒（每周约 40 个单位），但自从被诊断出患有心脏病后，他已经减少到每周约 10 个单位，主要是葡萄酒

个人清洁和穿衣

- Benedict Warren 穿着很讲究。他要求查看喉切除术围兜和过滤器（戴在喉切除术造口上的设备，用于保护呼吸道不受空气颗粒的影响，并有助于湿润吸入的空气）。他每天晚上洗澡

活动

- Benedict Warren 独立活动

工作和社交

- Benedict Warren 3 年前从银行退休，享受忙碌、多样的家庭生活。他和他的妻子每年 2 次出国度假，并定期看望他的孩子和他们的家人
- Benedict Warren 的爱好包括园艺、高尔夫、社交和业余戏剧表演。他为自己不能在舞台上表演感到难过，但他希望手术后放疗完成后，能以不同的方式继续与戏剧俱乐部合作

自我形象

- Benedict Warren 担心过于依赖工作人员会影响自己的男子气概，他表示"不想要婴儿食品"

睡眠

- 声音嘶哑和轻度喘鸣中断了睡眠，特别是在过去的 1 个月。自从确诊以来，他的睡眠模式更不稳定；他倾向于睡 6h，尽管会醒来四五次

排泄

- Benedict Warren 每日排便，排尿正常；尿液分析未见异常
- Benedict Warren 知道，在喉切除术后，应保持规律的肠道活动，因为关闭声门拉紧的能力已经丧失

死亡

- Benedict Warren 对麻醉很有信心
- 他确定地表示，自从他被诊断出患有心脏病以来，他第一次对未来感到担忧

框 12–19 喉切除术后呼吸活动的护理

Benedict 回到病房，有定向力但昏昏欲睡。在喉切除术的造口中插入气管切开管（Shiley 8 号管，普通，带套囊和充气），用胶带固定；正在给予 40% 湿化氧气。在颈部两侧各插入一个 Redivac 引流管

- 问题：由于麻醉药物、困倦、手术肿胀和新形成的喉切除造口的影响，可能会导致呼吸道畅通丧失和呼吸困难
- 目的：保持气道通畅和喉切除术造口通畅。使 Benedict 适应喉切除术造口并学会自我护理
- 护理
  - 确保氧气和抽吸痰功能正常，因为 Benedict 在整个住院期间都依赖它们
  - Benedict 护理时应靠近护士站，视野清晰，便于安全观察
  - Benedict 已经不能说话了，所以要提供其他的交流方式：始终置于手边的呼叫铃、纸笔和交流画板；鼓励 Benedict 用口型说话和做手势

初始 72h

- 虽然它是一个永久性的结构，手术肿胀和分泌物仍可以闭塞喉切除造口。为了防止这种情况，确保气管切开管保持在原位，用胶带固定好，直到医生另有指示
- 应在 Benedict 的床边放置备用气管切开管（一个相同型号和大小；另一个，相同型号，尺寸较小）和气管扩张器，因为这样可以在管道出现不可逆转地阻塞或移位时迅速地换管。如果喉切除术的吻合口缩小，手头有一个较小的尺寸气管造口管是安全的做法
- Benedict 应该保持直立，头部和颈部有枕头支撑。这些动作有助于保持气道通畅并促进分泌物的咳出和手术引流；舒适的支撑物减少头部、颈部和手术切口的压力
- 由于解剖结构的改变，Benedict 永久失去了湿润和温暖吸入空气的能力；必须提供可供选择的方法
  - 确保指定的氧气始终通过机械热加湿器
  - 按医嘱使用生理盐水雾化
  - 确保使用气管切开罩，因为面罩不适合颈部区域
- 这些措施确保吸入的氧气湿润和温暖，分泌物保持松散，从而防止气管刺激
- 前 2h，每 15 分钟观察一次呼吸状态，如果病情稳定且观察结果在正常范围内，夜间将方案减少到每 1~2 小时一次。如果 Benedict 恢复良好，频率可以减少到 4h 一次
- 观察
  - 呼吸频率、深度、节律
  - 辅助肌肉使用情况
  - 发绀或苍白症状
  - 血氧饱和度百分比
  - 气管分泌物性质
- 持续观察气管分泌物的蓄积情况，其明显表现为以下任何体征
  - 干啰音（低沉的潺潺）
  - 哮鸣音
  - 呼吸困难
  - 不安或焦虑
  - 呼气时低气流（通过将手靠近气管切开管入口检测）
  - 血氧饱和度下降水平
- 如果发现以上任何情况，取出气管切开管内套管，冲洗管内分泌物，晾干后重新插入。鼓励 Benedict 咳嗽（现在由于失去喉部而受损），并进行深呼吸练习，以助于分泌物排出
- 如果 Benedict 继续出现呼吸困难的迹象，按照推荐的技术进行气管吸痰（框 12–15）
- 每 1~2 小时检查 Benedict 气管切开管的内套管，并进行吸痰，直到第 2 天早上，因为分泌物可能在没有明显迹象的情况下积聚。之后可减少到 2~4 小时一次或根据需要
- 维持气管切开管气囊的充气状态，可以防止从手术部位和气管 - 食管穿刺部位吸入任何分泌物；每 4h 使用囊压表监测气囊压力；气囊过度膨胀会引起气管刺激和坏死
- 只有在医生的指示下（通常在 2~3 天后），才用注射器放气；分泌物会在气囊上方堆积；为防止其误吸，应立即进行吸痰
- 建立造口护理表，记录以下信息
  - 护理时间
  - 分泌物描述
  - 检查和清洁内管和吸痰
  - 检查气囊压力
- 本图表有助于评估 Benedict 的进展，为物理治疗师、医生和其他医疗保健专业人员提供准确的参考，并确保完整的记录
- 次日上午，将 Benedict 交给病房理疗师进行评估并按要求进行操作

（续框）

框 12-19　喉切除术后呼吸活动的护理

术后 3~7 天

- 按照上文所述的方式进行护理，但可减少观察频率（6h 一次），根据需要给予喉切除造口护理和吸痰

- 如需移除 Benedict 气管切开管（一旦气囊松弛）与医生联系，因为长时间使用置管会导致气管刺激和黏膜破裂

- 根据医生的要求，取出气管切开管，并插入一个大小合适的造口塞（一个小的管状塑料装置），以支撑造口，防止收缩，维持气道通畅

- 如果造口塞容易弹出，请用颈带固定

- 根据需要移除塞子以清洁分泌物；将其冲洗干净，晾干并重新插入

- 继续在 Benedict 床边保留备用气管切开管和造口塞（大小匹配），以防突然呼吸困难或气道阻塞

- 一旦 Benedict 的氧饱和度出现在正常范围内，监测尝试未给氧时的氧饱和度，并根据医生的医嘱，暂停湿化氧疗法，继续监测氧饱和度和呼吸（6h 一次），以检测呼吸功能不全或呼吸困难

- 继续通过其他方式提供湿化

  - 常规盐水雾化器，尤其能有效地松解顽固的分泌物

  - 盐水湿润纱布，用颈带固定并覆盖喉切除术造口

  - 湿润气切纱布

- 观察分泌物的量、黏度和颜色，有血渍时要及时解决

第 7 天：出院康复阶段

- 开始教授 Benedict 造口护理；循序渐进地指导 Benedict 如何用盐水和纱布清洁造口，如何咳嗽和擦掉分泌物，以及如何清洁和插入造口塞；使教学过程适应 Benedict 和他的家人，因为这将加快更好的理解和吸收信息的速度

- 监督 Benedict 自己进行造口护理，并给予建设性的反馈，包括积极的评价；加强教学过程，在直到 Benedict 能够胜任和自我照顾

- 在这段时间里，尽可能多地让家人参与进来，因为他们会非常担心 Benedict 的健康，以及如何护理喉切除术后的造口

- 如果造口没有塌陷的迹象，如果医生有指示，就把造口塞移除，使气切口外露。如果下巴或脖子的肉堵塞了气孔，尤其是在晚上睡觉时，根据需要使用造口塞

- 按照指示切除吻合口缝合线（通常是第 14 天），那时气管结构已在新位置愈合

护理评估

　　自始至终，Benedict 都在护士站附近得到照顾，以便密切观察他的病情

　　Benedict 通过在第 1 天使用画板写下东西，并通过手势表示基本请求，实现了安全有效的沟通。很快他就开始说话，工作人员经常很容易理解这些。Benedict 前 2 天一直握着他的通话铃，因为如果看不见，他会感到非常焦虑。随着病情的改善，Benedict 对与工作人员和来访者沟通时变得更加放松和自信。每班检查一次氧气和吸痰设备；没有发现故障，运行正常

最初的 72h

　　Benedict 在最初的 6h 里非常困倦，容易从床上滑下来；两个医务人员策略性地放置枕头（在头部、颈部、躯干和每只手臂后面），并达到直立位

　　气管切开管固定牢固；胶带每班都换一次，以防污染和硬化

　　持续保持 40% 的湿化氧，血氧饱和度在 96%~99%；2 天后，进行随机氧饱和度测试，结果低于 90%，表明需要进行氧治疗以防止缺氧。他的呼吸频率在每分钟 14~20 次。每小时清洗一次气管切开管的内套管并进行吸痰，直到第 2 天早上，分泌物呈血性，性质稀薄

　　然后它们变得更加丰富和黏稠，但在接下来的 2 天内仍然有血迹。为了保持 Benedict 的气道通畅，需要经常进行内套管护理和吸痰，通常每 0.5~2 小时进行一次。生理盐水雾化每 4 小时给予一次；因此分泌物显得更稀薄。当分泌物积聚时，Benedict 感到非常焦虑，因为他感到无法呼吸；他会经常用呼叫铃和手势向医务人员寻求帮助。随着分泌物数量的减少，Benedict 似乎更加放松

　　第二天，Benedict 突然变得非常痛苦：他的呼吸频率为 25 次 /min，血氧饱和度是 88%，气管切开处感觉到气流弱。内管是清晰的，因此立即进行了吸痰，第三次吸痰时，一块大的黏稠的血迹分泌物被清除

　　Benedict 的呼吸状况后恢复正常，但这一幕让他非常震惊。解释黏液栓可能是由痰、手术分泌物和湿化不足共同作用形成的。Benedict 得到了安慰并告知其喉切除术造口功能良好，黏液堵塞并不罕见

　　盐水雾化增加到 2~4 小时 1 次，以防止湿化不足；这一情况再也没有发生过。为保持安全压力，每 4 小时检查一次气管切开管的气囊，并应医生要求在第 3 天放气。立即吸引出大量陈旧的血迹分泌物

　　第 2 天早上，理疗师评估了 Benedict，发现他的肺部出现了轻微的好转。每日 2 次，治疗 3 天，直到胸部听诊音变得清晰。教授他深呼吸和咳嗽练习有助于更有效地咳痰

术后 3~7 天

　　第 5 天，分泌物的性质有所改善，它们的黏性更小、更清晰。理疗师每天都来看望他，主要是检查 Benedict 的病情进展。Benedict 的吸痰需要减少到每小时 3~4 次，因为他现在可以更容易地将痰液排到气管切开管的内套管。清洗内套管比吸痰更能清除分泌物。由于分泌物较稀薄，加湿强度降低，每 4~6 小时给予生理盐水雾化

（续框）

框 12-19　喉切除术后呼吸活动的护理

　　医生指示在第 5 天拔除气管切开管。喉切除术造口结构良好且较大；但是，如果 Benedict 低下头，颈部组织仍然肿胀，堵塞了 50% 的造口。置入一个造口塞并用颈带固定，这样可以保持造口通畅。Benedict 发现气管切开管既重又不舒服，所以觉得放置造口塞更舒服

　　造口塞每 2～4 小时取一次，冲洗掉所有分泌物

　　Benedict 的吸痰需求随着 1 周的进展而减少，到了第 7 天，他的分泌物很少，每班只需要吸 1～2 次

第 7 天出院

　　Benedict 和他的家人都渴望学习造口护理，因此一旦 Benedict 的胸部分泌物变得很少，他们就被教导基本知识。他的家人带来了一个大的桌面镜子，让 Benedict 在进行造口护理时使用。Benedict 需要戴上眼镜才能清楚地看到他的造口。仅仅经过 2 天的指导和监督，Benedict 就成功地取出、清洁、干燥并重新置入造口塞

　　Benedict 发现清理造口更加困难，部分原因是他的手和手指太大挡住了视线他的视线，使得清除分泌物变得困难

　　Benedict 的妻子主动提出帮助他，她很快就学会了其中的技巧。分泌物通常会变干，在靠近气孔的开口处形成结痂，她能够用镊子将这些结痂挑出。Benedict 保持热情，并决心照顾自己，这样他就不必依赖妻子了。出院后，他的技术更熟练和灵巧了，能够很好地清理他的造口，尽管他把挑结痂的工作留给了他的妻子

　　到了第 12 天，Benedict 只在晚上戴上了造口塞，因为在睡觉时需要支撑。白天似乎没有气孔收缩的迹象。然而，Benedict 和他的家人被建议在家监测一次造口的周长，因为随着时间的推移，它会减少，特别是在接受放疗的时候

　　放疗会引起颈部和造口的局部炎症和肿胀，一旦治疗完成可持续数周。如果有明显的收缩，Benedict 就应该一直戴着造口塞直到不良反应消失

　　到第 14 天，Benedict 很少需要吸痰（每天最多 1 次），但病房要求社区护士在紧急情况下为家中提供便携式吸痰器。继续使用盐水雾化器（每 6 小时一次），因为 Benedict 容易出现分泌物干燥的情况；再次，社区护士提供了一台家用雾化器机器。这两件设备都是在 Benedict 正式出院之前交付的。在第 14 天取出造口缝合线；一些缝合线被深深地嵌入，因此，为了使手术尽可能舒适，在移除前 1h 施用表面麻醉霜（如 EMLA）

直到采取适当的口服饮食。肠内营养管有多种形式：鼻胃管、PEG 或空肠造口术。一旦开始经口进食，建议吃软质或泥状食物，因为咀嚼和吞咽所涉及的肌肉（包括舌头）通常会受到很大影响。言语治疗师可以根据要求进行吞咽评估，并为改善吞咽困难提供宝贵的建议。第 6 章更详细地讨论营养和肠内营养。

4. 排泄　术后肠内营养可导致稀便或腹泻，并且在手术后一段时间内，留置尿管以促进排尿。依靠便器、便盆或尿壶会给患者带来尴尬，使这项活动更加让人难堪。

5. 沟通　手术切除喉部意味着永久丧失说话能力。

语言治疗师对其进行术后康复需要很长一段时间，对患者来说是一个缓慢而令人沮丧的过程。电子喉管和 Blom-Singer 阀是使用语音辅助的例子。后者的准备工作从手术台开始，气管 - 食管穿刺；这是在气管壁上形成的孔，其将气管与食管连接，这个孔足够大，最初可以容纳一个肠内营养管（通常是 Ryles 管），然后是 Blom-Singer 瓣膜本身。当放射治疗和伤口愈合完成后，言语治疗师通常在几周后在门诊插入瓣膜。在瓣膜插入之前，Ryles 管用于保持穿刺部位的通畅。

6. 身体形象　一些患者因管饲的存在以及他们依赖工作人员来满足日常需求而感到沮丧。管子和设备妨碍了他们独立和自我照顾的能力；随后，患者可能会感到抑郁并且自尊心低下。一旦出院回家，保持亲密关系可能会尴尬，并可能出现问题。通过在医院和家中提供体贴周到的个性化护理和社区支持，旨在缓解这些负面情绪。第 7 章更详细地讨论围绕身体形象的问题。

（六）头颈部手术患者的出院计划和教育

这一过程从入院前门诊开始，并持续整个住院期间，因为患者和家属在出院前都需要大量的支持和准备。对于接受过喉部切除术或其他头颈部大手术的患者，在白天或周末休假时可在家里进行试验，以评估患者和家属的应对能力。社会服务部门的投入可能是必要的，特别是如果患者独自生活，需要进行洗衣、穿衣、家务和购物等活动的帮助；任何

为此所需的准备工作将在术前阶段开始并进行初步评估，术后可能会进行家访以评估患者的需求。

社区护理支持是经常需要的，如果可能，社区护士可以提供吸痰和雾化设备；社区护士可以监督造口护理和营养摄入，包括肠内喂养（如果继续）；尽管可能不需要直接的生理护理，但需要心理护理，特别是在放射治疗期间。

门诊部的随访时间为 1～6 周。一旦患者回家并且伤口愈合，通常会开始放射治疗计划。

六、结论

本章致力于展示代表耳鼻咽喉外科领域的外科手术和患者护理的范围。最新的手术进展，包括保留半喉、经口激光治疗咽喉恶性肿瘤、激光镫骨手术、骨锚定助听器、经鼻内镜的鼻窦、神经和眼科手术，都旨在为患者提供最好的结果、使用可提供灵敏、更短的住院的微创技术，这都要求医护人员提供优秀的耳鼻咽喉科护理。

耳鼻咽喉科病房是一个动态且具有挑战性的实践环境，并已成为一个充满专业发展和成就机会的实践领域。照顾接受常规程序和专门复杂手术的各种个体为医护人员提供了宝贵的知识和技能，特别是在气道管理、沟通、营养和心理护理方面，这些知识和技能对所有医疗保健领域都大有裨益。

要点总结

- 了解相关的解剖学和生理学使从业者能够预测、计划和提供最佳实践。
- 对患者身体和心理状态的综合评估构成了计划、实施和评估护理的基础。

- 耳鼻咽喉疾病的临床检查包括患者病史、听力测试、放射学、过敏测试、睡眠研究、内窥镜检查和活检。
- 具体并发症包括：
  - 耳部手术：听力进一步丧失、面瘫或头晕。
  - 鼻 / 鼻窦手术：出血和感染。
  - 喉部手术：气道不通畅、吞咽困难和沟通能力下降。
- 头颈部手术包括广泛的手术技术，旨在去除良性和恶性肿瘤，并尽可能恢复受影响区域的功能。
- 患者及其家属安全康复和成功康复需要专业的护理。
- 出院计划和患者教育始于术前门诊。
- 一个高标准的气管切开护理是必不可少的，了解改变的解剖结构、各种气管切开管以及呼吸、进食、饮水和与造口之间的影响至关重要。
- 书面建议单是一种宝贵的患者教育工具，应该提供给大多数患者。

反思性学习要点

- 耳鼻咽喉科手术如何影响一个人的身体形象？
- 耳鼻咽喉手术会影响感官，而耳部手术会影响听力和平衡。护士会为患者提供什么建议以确保他们能够在术后保持安全的环境？
- 在护理口腔、咽、喉、唾液腺或鼻和鼻窦的癌症患者时，护士如何确保护理以患者为中心？

第13章 甲状腺手术患者的护理

Patients requiring thyroid surgery

Deborah Robinson 著　黄琦 译

主要目标

- 描述甲状腺及相关结构的构造和生理功能。
- 讨论需要甲状腺手术的潜在条件。
- 解释甲状腺手术前所需的特殊检查。
- 讨论与护理评估相关的具体问题。
- 讨论甲状腺手术相关的术前和术后护理。
- 讨论患者出院计划（包括相关患者教育）。

需要思考的问题

- 您对术语"黏液性水肿"了解多少？
- 请概述甲状腺危象。
- 甲状腺有几个叶？

一、概述

甲状腺疾病患者最终可能需要手术治疗，这是因为甲状腺激素失衡或恶性肿瘤会对患者身体产生影响。甲状腺疾病包括良性和恶性肿大、甲状腺肿、甲状腺功能减退/亢进以及炎症等。本章将探讨与甲状腺手术患者护理相关的问题，认识身体形象改变带来的相关问题，以及可能发生的潜在并发症。

二、解剖和生理结构

甲状腺由左右两叶构成，血管丰富，分布在气管两侧，位于颈前部，喉下方。两侧叶由一系列组织连接在一起，该组织称作"峡部"，"峡部"位于气管上部的外侧面，通过 Berry 韧带与气管和喉状软骨相连。甲状腺约重 20g。供应甲状腺的动脉血供主要

来自于甲状腺的上动脉和下动脉。这些血管进入甲状腺的点是重要的标志，被称为甲状腺的"极"。静脉引流通过甲状腺上、中、下静脉。喉返神经是迷走神经的一个分支，支配声带运动，位于甲状腺的后面，负责许多喉内肌的支配，在发声和维持气道方面发挥着至关重要的作用。淋巴引流通过侧方的颈深部淋巴组织，到达气管前和纵隔淋巴结（下方）。

甲状腺的主要功能是分泌三种激素：甲状腺素（thyroxine，T_4）、三碘甲状腺原氨酸（triiodothyronine，T_3）和降钙素。甲状腺的两叶含有许多由单层排列的上皮细胞构成的滤泡。滤泡充满胶质，由上皮细胞分泌。甲状腺球蛋白是一种复杂的蛋白质分子，也由这些上皮细胞分泌。碘是合成甲状腺素和三碘甲状腺原氨酸的必要成分。甲状腺激素的产生受到垂体前叶的促甲状腺激素（thyroid-stimulating hormone，

TSH）和下丘脑甲状腺释放激素（thyroid-releasing hormone，TRH）的控制。甲状腺激素 T_4 和 T_3 在释放到循环系统之前以甲状腺球蛋白的形式储存在滤泡（Marinelli，2015）。T_4 和 T_3 可以刺激体内大多数细胞的耗氧量，调节脂质和碳水化合物代谢，促进人体正常生长发育，正常泌乳以及增强胰岛素等其他激素的作用。降钙素由滤泡旁细胞分泌，以应对血钙水平的增加。它通过促进尿液中钙和磷的排泄进入骨骼，在降低体液中钙浓度方面发挥了一定作用。

4 个甲状旁腺附着在甲状腺外侧叶的后表面。甲状旁腺分泌甲状旁腺激素，这是一种调节钙在体内分布和代谢的激素。血液中钙和磷的浓度水平受其对肠道、骨骼和肾脏的作用调节。它促进了钙在肠内的吸收、骨软化以及钙进入细胞外液的运动。激素分泌不足可导致钙水平较低，从而导致肌肉痉挛，如手足抽搐。

三、甲状腺疾病

甲状腺疾病往往是由于甲状腺激素分泌过多，即甲状腺功能亢进；分泌不足，即甲状腺功能减退（黏液性水肿）；或恶性肿瘤造成。

（一）甲状腺肿

甲状腺肿是指甲状腺的任一地方肿大，可根据甲状腺的需求而发生，包括甲状腺良性结节或恶性结节（Wilson & Giddens，2009）。饮食中缺碘也会导致甲状腺肿的形成。

甲状腺肿表现为颈部肿块，随吞咽上下移动。这是因为甲状腺通过筋膜与喉部相连。肿块可能位于气管的一侧或两侧。在某些情况下，气管可能被增大的腺体移位并受到压迫，从而导致气管、食道和发声功能发生改变，并损害患者的气道。临床检查时，医生应能分辨甲状腺肿的形状和质地。甲状腺肿常被分为以下几种。

- 平滑、非毒性或生理性甲状腺肿。
- 结节性非毒性甲状腺肿。
- 平滑、有毒性甲状腺肿（Graves 病）。
- 毒性结节性甲状腺肿（继发性甲状腺毒症，也称为 Plummer 综合征）（Franklin et al，2012）。

（二）甲状腺功能亢进

甲状腺功能亢进或甲状腺毒症可由 Graves 病（一

种自身免疫性疾病）、甲状腺毒性腺瘤和甲状腺小结节分泌过量甲状腺激素的多结节性甲状腺肿引起（Marinelli，2015）。

女性甲状腺功能亢进症的患病率为 0.5%～2%，是男性患病率的 10 倍（Franklin et al，2012）。甲状腺功能亢进症的临床特征因个体而异（表 13-1）。症状表现为甲状腺激素分泌过多，这是由分解代谢、产热增加，自主神经不稳定以及儿茶酚胺敏感性、胃肠活动增加导致的。

表 13-1 甲状腺功能亢进（甲状腺毒症）的临床特征

症状	问题
体重下降	• 肌肉萎缩 • 食欲增加 • 不耐热 • 发热 • 营养和代谢发生改变
心动过速	• 睡眠脉搏加快 • 心慌 • 心绞痛 • 可能出现心房纤颤 • 血压升高 • 心脏衰竭 • 心血管系统发生改变
呼吸急促	• 呼吸改变
皮肤潮热	• 多汗 • 脱发 • 眼睑退缩 • 改变皮肤完整性
虚弱、乏力	• 手震颤 • 肌肉张力和反射增加 • 用力时呼吸短促 • 活动耐力改变
情绪不稳	• 紧张焦虑 • 烦躁不安 • 易怒 • 失眠 • 情绪和心理状态发生变化
腹泻	• 胃肠蠕动增加 • 排便习惯改变
月经稀少或闭经	• 性欲低 • 勃起功能障碍 • 性取向改变

Graves 病（又称毒性弥漫性甲状腺肿）可导致患者身体形象发生改变，使人感到痛苦。因为患者

颈部肿胀，并会对患者眼睛造成一定影响。这种改变从凝视的样子、眼睑迟滞到眼睑退缩程度不一，最严重的一种是眼球突出。眼球突出（眼球异常突出）和眼睑迟滞可导致角膜溃疡，角膜溃疡又会造成视觉障碍，在极端情况下甚至会导致乳头水肿和眼球无法移动（Lindholm & Laurberg，2010）。

（三）甲状腺肿瘤

甲状腺肿瘤可能是良性的，如腺瘤，也可能是恶性的。甲状腺恶性肿瘤可分为四类：乳头状、滤泡状、髓质和未分化。甲状腺癌是最常见的内分泌系统恶性肿瘤，占内分泌腺癌的 90%，但只占英国登记的所有恶性肿瘤的 1%（Vanderpump，2011）。甲状腺癌是世界上最常见的内分泌肿瘤，近 30 年来发病率不断上升。这一趋势在世界各大洲都存在，这一趋势在各大洲引发争议，人们认为检测可能还不够充分（Pellegriti et al，2013）。甲状腺癌的发病机制尚不清楚，但相关因素包括许多方面：颈部放疗史、桥本甲状腺炎、甲状腺腺瘤家族史、Cowden 综合征、家族性腺瘤性息肉病、家族性甲状腺癌以及暴露于核沉降物中（如切尔诺贝利事故）。预后取决于肿瘤类型和侵袭性、转移瘤的存在以及患者年龄和整体健康状况。根据对疾病的调查和疾病的发展阶段，对患者进行甲状腺切除术（Franklin et al，2012）。

四、甲状腺功能亢进的保守治疗

甲状腺功能亢进最初是使用硫胺类药物进行保守治疗，如卡比咪唑或丙硫氧嘧啶。这些药物能够抑制甲状腺激素的形成，并有望达到甲状腺功能正常状态（即甲状腺功能正常），也可用于甲状腺手术前患者的准备。如果患者有心脏病症状，可以使用 β 肾上腺素受体拮抗药降低心率，如普萘洛尔。

放射性碘治疗对 45 岁以上患者，是一种有效的治疗方法。它使患者不必长期服用药物或进行手术，尽管如此，也存在导致患者甲状腺功能减退的风险（Milas，2019）。患者吞下一种伽马放射性碘化钠溶液，该溶液会破坏甲状腺组织，从而减少甲状腺激素 T_3 和 T_4 的生成。

NMC（2018）要求护士在护理和治疗的各个方面（包括什么时间发生的错误和伤害），都要对其服务对象公开坦诚。护士必须解释风险，为患者提供发问的机会，并就其护理给予说明。

五、甲状腺功能障碍患者的特殊检查

手术前进行的各种实验室和其他检查。

（一）血液检查

测量以下各项血清水平以评估甲状腺功能，并鉴定甲状腺功能亢进和恶性肿瘤。

- 游离甲状腺素（free thyroxine，FT_4）。
- 游离三碘甲状腺原氨酸（free triiodothyronine，FT_3）。
- TSH。
- 甲状腺抗体。
- 甲状腺球蛋白（thyroglobulin，Tg）。
- 甲状腺球蛋白抗体（thyroglobulin antibodies，TgAb）。
- TSH 受体抗体（TSH-receptor antibodies，TSH RAb）。
- 甲状腺自身抗体。
- 降钙素（Franklin et al，2012）。

（二）放射性核素扫描方法

这对单发性自主性毒性结节或毒性多结节性疾病的患者有用，但对恶性肿瘤的诊断价值不大。使用的放射性同位素有 ^{99m}Tc、^{131}I。

（三）其他成像方法

这些将有助于发现甲状腺内的任何结构异常。

- 超声波。
- 双重超声扫描。
- CT。
- MRI。
- 荧光扫描（Okosieme et al，2016）。

（四）细针活检

细针穿刺细胞学检查（有或没有超声）可以准确诊断甲状腺病变，应当应用于甲状腺癌患者的手术计划中。

（五）其他检查

- ECG：检测心房颤动。
- 胆固醇水平：排除高脂血症。
- 月经史：识别月经周期异常、流产或生育能力低下。

- 全血细胞计数：识别任何异常。
- 血型和交叉配血（以防在围术期或术后出血）。

六、甲状腺手术患者的护理评估

从患者处获得全面的健康史是非常重要的，因为他们的健康问题往往是随着时间慢慢形成的，而且往往情况不明。了解甲状腺功能改变带来的影响，使护士能够收集相关数据并提出与甲状腺疾病相关的具体问题。使用护理模式也有助于构建评估过程（框 13-1）。

七、患者声音和气管的评估

胸部 X 线检查是为了确保增大的甲状腺不会压迫到气管，也不会导致气管偏向一侧。由于手术过程中存在着喉返神经受损的风险，术前对声带进行评估是非常必要的。这通常在门诊部进行间接喉镜检查，以评估声带的状态。Huang 等（2015）提出术前和术后进行全面声音分析十分重要，因为他们发现除喉神经损伤外的其他因素也可能改变患者甲状腺切除术后的声音。

八、特殊的术前准备

患者通常被视为日间病例或短期住院患者（Bailey et al，2019），并在手术前至少 2 周参加预评估门诊。患者在术前会服用硫胺类药物，如卡比咪唑，以产生和维持甲状腺功能正常状态，并可能服用 β 受体拮抗药以减轻心脏症状。向患者提供充分的术前信息将有助于减轻他们的焦虑，并且他们需要被告知术后可能会感到喉咙发痛。患者应放轻松心情，手术切口位于颈部自然皱褶处，因此应该不会太明显。

然而，一些外科医生可能会采用经腋下或双侧腋下 - 乳房的方法，这会使可见瘢痕最小。

九、外科干预

根据甲状腺结节的类型和位置，可采用多种外科技术，许多患者现在采用内镜或微创视频辅助甲状腺切除术。如果可能的话，外科医生总会尽量保留一部分甲状腺，以便其继续产生甲状腺激素，并希望防止术后出现甲状腺功能减退的问题。在手术过程中保护甲状旁腺免受损伤或切除，以及防止喉返神经损伤也很重要。

框 13-1　Joanna Sweet 的护理评估

该评估采用了 Roper、Logan 和 Tierney 护理模式（Holland & Jenkins，2019）

Joanna Sweet 是一位 30 岁的已婚女性，有 3 个年幼的孩子，分别为 2 岁、4 岁、7 岁。她在当地电视台当主持人，丈夫是一名记者。她患上了甲状腺功能亢进症，一直在进行保守治疗。但现在手术是一种选择，因为甲状腺给 Joann 的进食带来了很大不适，她对自己颈部肿胀的形象感到十分担忧。作为一名短期住院患者，她将在 2 周后接受甲状腺切除手术

1. 维持安全的环境

Joann 非常担心手术结果，也关心手术后的瘢痕，以及人们是否会看见

对她的生命体征观察如下

- 脉搏：86 次 / 分；睡觉脉搏：78 次 / 分。主诉曾有心慌
- 血压：138/80mmHg
- 药物疗法
  - 过去 6 个月内每天服用卡比咪唑 15mg
  - 普萘洛尔 20mg，每天 3 次
- 过敏：她对她知道的东西都不过敏，对麻醉药也不过敏（她 10 年前做过阑尾切除术，4 年前做过乳腺脓肿引流术）

2. 交流

Joann 看上去很紧张，并且问了很多问题。由于近视，她戴了隐形眼镜

3. 呼吸

呼吸频率：18 次 / 分；有规律。乔安娜怀第一胎之前，常常每天吸 10 根烟

4. 饮食

Joann 身高 1.62m，体重 58kg，体重指数 22kg/m² 。她说自己尽管一直在吃东西，但现在体重已经下降到 50kg。她的食欲现在已经恢复正常，体重也几乎回到正常状态。她喜欢在晚餐时喝一杯酒，或者当她和丈夫有朋友在身边时喝一杯

5. 排泄

她通常每天大便 1～2 次。尿检显示无异常

6. 个人清洁和穿戴

Joann 非常关注自己的仪表，穿着讲究。她喜欢洗澡，一天至少 2 次。褥疮风险预测（Waterlow）为 7 分

7. 控制体温

Joann 的体温为 36.8℃

8. 行走

Joann 这一方面没有问题

9. 工作和娱乐

Joann 现在在当地一家电视公司主持日间节目。她最小的两个孩子上托儿所，最大的孩子上学。她发现自己对人的包容度变了，非常容易发怒。她和她丈夫都很喜欢娱乐

10. 形象问题

Joann 为自己的外表感到骄傲，她非常关心手术后瘢痕会是什么样子，以及她是否能够对观众隐瞒

11. 睡眠

她通常每晚睡 7h，但这也分情况，尤其是在她工作压力很大的时候

12. 死亡

她说她并不害怕麻醉药

更常见的手术方法如下。

- 甲状腺叶切除术（Thyroid lobectomy）：切除甲状腺的一个叶，包括峡部。
- 近全叶切除术（Near-total lobectomy）：全叶切除术留下少于 1g 的甲状腺组织，以保护喉返神经。
- 甲状腺近全切除术（Near-total thyroidectomy）：完全切除一个甲状腺叶，对侧行近全甲状腺叶切除术。这种手术的优点是，患者甲状腺的一小部分保持完整，以便产生甲状腺激素，减少术后对甲状腺激素替代的需要。
- 甲状腺全切除术（Total thyroidectomy）：切除两侧甲状腺叶及峡部。

内镜手术

目前，内镜手术和微创视频辅助甲状腺切除术（minimally invasive video-assisted thyroidectomy，MIVAT）在许多中心开展（Radford et al, 2011；Marinelli, 2015），其优点是术后疼痛感少，美容效果好。Radford 等（Radford et al, 2011）发现，与传统手术相比，内镜甲状腺切除术的出血量显著减少，美容效果更好。Radford 等（Radford et al, 2011）指出，MIVAT 是一种很好的技术，与传统手术相比具有明显的优势，对主要受小体积甲状腺疾病影响的年轻女性患者而言，它具有并发症发生率更低和美容效果更好的特点。

十、术后护理

术后护理与护理任何外科患者相同，如第 2 章所述，与身体形象改变有关的问题见第 7 章。然而，这种手术之后可能会出现一些特殊的并发症，需要在术后即刻进行密切监测。麻醉恢复室的护理人员应观察患者，并了解患者可能会出现气道阻塞、出血、喉返神经损伤、甲状腺危象和手足抽搐等症（Marinelli, 2015）。现在将对这些问题进行讨论，并在术后护理计划（框 13-2）中进行说明。

十一、甲状腺手术后的潜在问题

（一）气道阻塞

患者的气道可能因多种原因阻塞。

- 气管可在手术过程中或受血肿压迫受损。
- 麻醉药可能导致气管或支气管分泌物增加，或

因气管在插管期间受到刺激而发生喉痉挛。

- 颈部疼痛和喉咙痛可能会抑制患者咳痰的能力。
- 手术中喉返神经受损可导致喉麻痹，使患者呼吸困难，可能需要实施紧急气管切开术。声带上方感觉丧失可导致患者吸入任何分泌物。

（二）大出血

甲状腺是一个血管密集的器官，虽然出血的风险很小，但还是应密切观察，因为血液可能聚集在气管周围，导致呼吸困难，即喘鸣和呼吸障碍。这是一种紧急情况，应立即取出缝线/缝合钉，以消除血肿。

如果血肿对患者的呼吸没有影响，则可能需要采用抽吸或手术清除血肿。如果外科医生能在手术过程中达到良好的止血效果，血肿形成的风险就会降低。Marinelli（2015）认为，在大多数不太复杂的甲状腺手术中，插入引流管是不必要的，并建议在没有引流管的情况下，可以通过针吸引流大的血肿。

（三）喉返神经受损

喉上神经损伤表现为声音嘶哑，声带可能萎缩。喉返神经受损会影响患者的说话能力。一侧喉返神经受损可导致声音嘶哑和一侧声带麻痹，而两侧喉返神经受损可导致失语和两侧声带麻痹，后者可引起呼吸问题。如果是由于肿胀（即喉水肿）造成的损伤，可能是暂时性的；如果是在手术过程中神经被切断或受到损伤，则伤害可能是永久性的（Marinelli, 2015）。职业责任要求护士在治疗或护理出现问题时要坦诚，因为这些问题会导致或可能导致伤害或痛苦。

（四）甲状腺危象

由于过量的甲状腺激素进入血液循环，导致急性甲状腺中毒状态，出现甲状腺危象。甲亢状态可能会在手术过程中加剧，被认为是由于手术过程中对甲状腺的处理才导致的（Hampton, 2013），最有可能在手术后 6～24h 出现。患者会变得气喘吁吁，感觉很热、心慌，还可能出现困惑或躁狂。由于代谢率不受控制地上升，他们会出现高热、明显的心动过速、高血压现象。如果出现这种情况，应给予患者吸氧，并开镇静药和进行冷敷以降低高热，同

框 13-2　甲状腺近全切除术术后护理计划

本护理计划使用 Roper、Logan 和 Tierney 护理模式（Holland & Jenkins，2019）举例说明甲状腺手术后患者的特殊护理。

Joanna Sweet 因良性结节进行了甲状腺近全切除术，之后回到病房。她神志清醒，端坐位。她在合适的位置进行静脉输液，能小口喝水。伤口已用皮下不可吸收缝合线和外科免缝胶带（Steri-Strips）缝合，并用术后敷料覆盖。

①呼吸
- 问题：存在由于麻醉、喉痉挛、喉返神经损伤或血肿压迫气管而导致呼吸困难的潜在风险
- 目标：患者能够正常呼吸
- 护理措施和原则
  - 患者应端坐，颈部用枕头支撑。支撑她的头颈部确保患者感觉舒适。坐直也有助于她咳嗽和咳痰
  - 患者可能在术后即刻接受氧疗。确保按规定速度给氧，保持患者口腔湿润。观察呼吸频率、深度和喘鸣音，并留意她是否有说过窒息、发绀或呼吸窘迫。观察结果的变化可能表明喉麻痹或血肿压迫气管，这两种情况都需要及时干预
  - 鼓励患者深呼吸、咳嗽、每小时咳痰几次。深呼吸有助于胸部充分扩张；咳出痰有助于降低胸部感染的风险
- 评估：Joanna 的呼吸频率为 18～20 次 / 分，没有迹象表明呼吸有问题。2h 后停止氧疗。她咳嗽时有点不舒服，但能咳出痰来

②维护安全的环境
- 问题：大出血的潜在风险
- 目标：早期发现可能出现的大出血
- 护理措施和原则
  - 确保拆线刀在患者床边，以防出现如血肿引起呼吸窘迫等情况时，需要快速拆除缝合线
  - 最初每 15～30 分钟观察患者的脉搏和血压。脉搏率增加和血压下降提示出血，应立即报告
  - 如上所述，观察患者的呼吸状态，以发现可能由气管周围血肿形成而引起的呼吸窘迫迹象
  - 观察伤口是否有新出血的迹象，并检查患者颈部侧面和背面这些可能已积血的地方
  - 如果怀疑出现血肿，应立即就医，这是因为可能需要抽吸，或者可能需要拆除缝合线以清除血肿
- 评估：Joanna 的观察结果保持在正常范围内。没有出血过多的迹象
- 问题：甲状腺危象潜在风险
- 目标：早期发现甲状腺手术的潜在并发症
- 护理措施和原则
  - 定期观察患者的体温、脉搏、呼吸及血压。体温升高，脉搏、呼吸频率加快，血压升高可能表明出现甲状腺危象
  - 观察患者是否有发热或心慌的症状，这可能预示着潜在并发症的发生
  - 观察患者的精神状态，监测任何时期的混乱或躁狂，以发现甲状腺危象的迹象
  - 如果出现上述任何症状，应立即就医
- 评估：Joanna 没有形成甲状腺危象的迹象。她的各项观察结果都在正常范围内，没有心慌。她很机敏，对时间和地点的适应性很好。
- 问题：手术后手足抽搐的潜在风险
- 目标：早期发现这种潜在问题
- 护理措施和原则
  - 监测患者的手指和脚趾是否有麻木或刺痛的症状，这表明她可能患有低钙血症
  - 测量患者的血压时，通过手的收缩来监测她是否患有 Trousseau 体征
  - 轻拍患者面部一侧颧骨，以监测任何面部肌肉抽搐，即 Chvostek 征
  - 观察患者音调变化，因为这可能表示她的声带痉挛
  - 检测患者是否有主诉胃痉挛，因为这可能提示会手足抽搐
  - 评估：Joanna 在术后恢复期间没有出现抽搐的迹象
- 问题：乔安娜术后喉咙痛
- 目标：减少疼痛感到可接受程度
- 护理措施和原则
  - 使用疼痛评估工具评估患者的疼痛
  - 服用处方镇痛药，并在 30min 后监测疗效
  - 确保患者姿势舒适，枕头可以很好地支撑头部和颈部

（续框）

框 13-2 甲状腺近全切除术术后护理计划

- 评估：Joanna 最初主诉喉咙痛，但服用 25mg 双氯芬酸后，症状得到有效缓解。其余时间，每 6 小时服用 25mg 双氯芬酸和 1g 对乙氨基苯酚缓解疼痛

③饮食
- 问题：患者由于喉咙痛，吞咽有困难
- 目标
  - 患者的水分和营养状态得以维持
  - 患者最终能够正常饮食
- 护理措施和原则
  - 监测静脉输液，以检查液体滴速正常，且没有渗入周围组织。这是为了确保患者不会渗液，而且针头仍在静脉内
  - 鼓励患者小口喝水，在她能够忍受的情况下逐渐增加饮水量。甲状腺手术后，喝温凉的液体更合适，耐受性也更好
  - 如果患者在麻醉后感到恶心，则应提供处方止吐药并监测疗效
  - 一旦患者服用足够的口服液体，就可以停止静脉输液
  - 应在液体平衡图上测量和监测患者的液体摄入和输出，直到她摄入足够的液体并排出足够的尿液
  - 患者感觉可以的话，可以吃一些软食
- 评估：Joanna 在返回病房后 2h 内，能够喝 1 杯水，排泄前吃了一顿清淡的早餐。8h 后，停止静脉输液，因为她能够充分喝水，且没有感到恶心。乔安娜返回病房后，5h 内便排出尿液，此后还排出大量尿液

④交流
- 问题：患者术后声音嘶哑
- 目标
  - 检测喉返神经损伤的迹象
  - 使患者放心，她的声音最终会恢复正常
- 护理措施和原则
  - 观察患者是否无法发声或呼吸困难，因为这可能表明喉返神经受损
  - 确保医务人员对患者的声带进行了检查，以保证她的声带完好无损，并且在手术过程中没有受损
  - 安慰患者，她的声音最终会恢复正常，声音嘶哑通常是暂时的
- 评估：出院之前，Joanna 的声音正逐渐恢复到正常状态

⑤清洁和穿戴
- 问题：患者脖子上有手术留下的伤口
- 目标
  - 术后 5 天拆线时伤口已愈合
  - 没有证据显示伤口感染
- 护理措施和原则
  - 观察伤口敷料是否有出血迹象，并向值班护士报告
  - 出院前取下手术敷料，如果没有渗出物，伤口可以暴露。如果伤口仍在渗出，则应敷上浅色无菌敷料，以保护伤口不受微生物感染
  - 观察伤口是否有红肿、发热、压痛和肿胀迹象，因为这可能表明感染
  - 每 4 小时测量一次体温，发热可能意味着感染
- 评估：Joanna 的体温保持在正常范围。取出手术敷料时，伤口完整，没有渗出物。然而，Joanna 对伤口非常敏感，于是用了薄纱敷料。由于 Joanna 23h 后出院回家，因此执业护士是在 5 天后拆除的缝线，这时发现伤口边缘已经愈合。之后，护士鼓励患者从拆线 2 周后开始，每天用温和的润肤霜按摩瘢痕，防止瘢痕收缩

⑥身体形象
- 问题：患者与媒体打交道时，很在意瘢痕的外观
- 目标：患者对自己的身体形象感到满意

（续框）

框 13-2　甲状腺近全切除术术后护理计划

- 护理行动和原则
  - 给患者时间，允许她表达对外表的担忧
  - 给患者一些建议，在最开始的时候如何遮住瘢痕，如戴围巾，直到她能接受这件事
  - 使患者放心，瘢痕不会太明显，因为它是在其颈部的一处皮肤自然褶皱中，随着治疗，瘢痕会越来越淡，不会很明显
  - 告诉患者在拆线 2 周后，需要用温和的润肤霜轻轻按摩瘢痕，因为这样能够防止瘢痕收缩
- 评估：Joanna 担心同事们对她的瘢疤会有所反应，瘢痕敷上轻薄纱布敷料，再戴上一条围巾遮盖，Joanna 感觉心情好多了。她说，她见过其他做过这种手术的人，他们的瘢痕随着时间推移已经消失了

时进行静脉输液以避免脱水和控制高热。静脉注射 β 受体拮抗药（如普萘洛尔）、抗甲状腺药物（如卡比咪唑）和糖皮质激素（如氢化可的松）作为紧急治疗，因为患者可能死于心力衰竭。

（五）手足抽搐

手术过程中甲状旁腺的损伤或切除可导致血清钙浓度降低，即甲状旁腺功能减退引起低钙血症，从而使患者在术后早期出现手足抽搐。这种情况通常是由于手术期间甲状旁腺的血液供应受到干扰（Marinelli，2015），或者是甲状腺全切除术中意外切除甲状旁腺所致，手足抽搐通常在术后 24～72h 出现，但也可能在术后 1～3h 出现（Hughes & Marvell，2011）。

患者可能会抱怨手指和脚趾麻木或刺痛，也会出现腕足痉挛的迹象，即由于低钙血症导致手脚抽筋。通过观察 Trousseau 和 Chvostek 的阳性体征可以发现腕骨痉挛（Hatfield，2014）。Trousseau 征是指在上臂周围使用止血带引起的手部收缩，如在测量患者血压时。Chvostek 征呈阳性，轻轻拍打患者面部颧骨，会引起面部肌肉痉挛。由于声带痉挛，患者的声音可能尖锐、刺耳。肠胃痉挛也可能与手足抽搐有关。手足抽搐的最初治疗方法是静脉注射葡萄糖酸钙。如果甲状旁腺永久性受损，患者则需要口服钙补充剂。

十二、出院计划和患者教育

大多数进行甲状腺手术的患者只在医院待很短的时间，因此，如果他们想从手术中完全恢复过来，给予他们大量与术后恢复有关的信息是非常重要的（有关出院计划的更多信息，见第 9 章）。

患者并不知道一旦离开医院他们会有多累；许

多麻醉师会把给类固醇作为他们的麻醉技术的一部分。患者需要意识到这一点，而且有必要被告知术后需要 2～3 个月的时间才能完全恢复，这是任何手术后再正常不过的一件事。

对于任何潜在的并发症，如伤口感染、手足抽搐等，应向患者提供明确的书面和口头信息。在拆线或拆除缝合钉 2 周后，有必要加强用温和的润肤霜轻轻按摩瘢痕的次数。有需要的话，也可以给出建议如何覆盖颈部瘢痕，如使用围巾。

手术 6 周后，患者会被要求到门诊就诊。这是为了使医务人员能够确保患者伤口愈合进展顺利，患者的声音或吞咽没有问题。取血检测甲状腺激素水平，以确保患者不会出现黏液性水肿。如果患者患有甲状腺功能减退症（黏液性水肿），他们将需要进行甲状腺素替代治疗，如果他们已经进行了甲状腺全切除术，那么他们将终身需要甲状腺替代治疗。

十三、结论

甲状腺手术只有在恶性肿瘤或药物治疗未能控制甲状腺功能亢进的情况下进行。甲状腺手术患者面临的一个常见问题是手术后瘢痕的位置，以及瘢痕多大程度影响到他们的身体形象，尽管甲状腺内镜手术减少了上述问题。术后护理是指早期发现特殊的潜在并发症，以便及早进行干预。

要点总结

- 甲状腺切除术适用于治疗甲状腺恶性肿瘤或未控制的甲状腺功能亢进。
- 手术前患者甲状腺功能应处于正常状态。
- 术前声带评估十分重要。

- 术后护理与仔细监测潜在并发症有关，如呼吸道受阻。
- 许多患者术后喉咙痛。
- 一些患者可能要求使用甲状腺激素替代疗法，该疗法取决于患者的甲状腺激素水平。

反思性学习要点

- 对于做过甲状腺手术的患者而言，需要什么样的特殊护理？
- Chvostek 征阳性有什么表现？
- 什么是喉返神经？

第 14 章　心脏介入和心脏手术患者的护理
Care of the patient requiring cardiac interventions and surgery

Louise Best　Kevin Barre　著　　马蕙 译

主要目标

- 描述心脏的结构、功能和血流。
- 识别可能影响心脏的异常结构。
- 了解如何对心脏手术患者进行护理评估。
- 了解心导管术的操作程序、适应证以及患者在导管植入前后所需的护理。
- 了解心律失常患者的检查和治疗程序。
- 确定需要临时和永久性起搏器和心脏除颤器的患者所需的具体护理。
- 讨论需要心脏直视手术患者的护理管理。
- 在心脏检查和治疗后，确定患者出院前所需的具体建议。

需要思考的问题

- 绘制并标注一张心脏的图片。
- 英国各地冠状动脉粥样硬化性心脏病死亡率差异巨大的原因可能是什么？
- 冠状动脉粥样硬化性心脏病的主要病因是什么？

一、概述

本章旨在概述接受一系列心血管疾病患者侵入性检查和治疗的护理原则，详细、系统地回顾了侵入性心脏手术治疗的程序，以加强护士对患者所接受治疗的理解，进而能够根据患者需求制订合理的护理措施。虽然本章描述了日常临床实践，但是可能与当地的政策和指南不同，工作中应加以考虑。

二、心脏解剖学和生理学

心脏位于胸骨后，2/3 位于胸部左侧。它由 3 层组成：内层是心内膜；中间肌层是心肌；外层是心外膜。心外膜表面被无弹性的纤维囊所覆盖，即心包，心包内含有少量的润滑浆液性液体。

心脏有 4 个腔室：左右两侧的心房和心室由瓣膜隔开，心房和心室由房间隔和室间隔隔开。心脏可以被看作是一个串联的低压泵和高压泵。静脉血从体内通过下腔静脉和上腔静脉流入右心房。从右心房到右心室的血流（约 70%）发生在心脏舒张时，这一阶段称为舒张期。当心脏收缩时，血液通过三尖瓣进入右心室。当心室收缩时，三尖瓣关闭，血液通过肺动脉流出，进入肺动脉和肺血管系统，吸收氧气，排出二氧化碳。这是肺循环。

在舒张期，含氧血液从肺部通过肺静脉进入左心房。左心房收缩时，血液通过二尖瓣顺应地流入左心室。当心室收缩时，二尖瓣关闭，主动脉瓣打开，血液被射入主动脉。这就是体循环，因为高压是推动血液通过身体所必需的。因此，左心室比右心室肌肉发达。血液在体内循环，氧气被释放，并再次通过下腔静脉回到右心房。

心肌的收缩遵循特定的顺序，实现心脏的血液供应。这是通过心脏内专门的传导系统实现的。窦房结位于上腔静脉与右心房的交界处，是决定心率的心脏起搏点。脉冲穿过心房到达右心房底部的房室结（atrioventricular，AV），然后通过 His 束到达任一心室。在正常心脏中，这是电脉冲从心房传递到心室的唯一途径。然后，脉冲由右束支和左束支传导到浦肯野纤维网，该网络供应各自的腔室。出于实际目的，可以认为心脏两侧的事件是同时发生的，因此相同体积的血液流经心脏的左右两侧。心率和收缩强度受自主神经系统的影响。心脏由丰富的交感神经纤维支配，交感神经受到刺激时，可提高心率和通过传导系统的电传输速度。这会增加心率和收缩强度。副交感神经系统的迷走神经也支配心脏，并具有大致相反的作用——即在刺激时减慢心率，因此可以被认为是心脏的制动系统。

流经心脏的血液流向由三尖瓣和二尖瓣维持，它们阻止血液从心室反流向心房，而肺动脉和主动脉瓣则分别阻止血液从肺动脉和主动脉反流入右心室和左心室。虽然这些瓣膜具有相似的功能，但它们的结构不同。三尖瓣位于右心房和右心室之间，有 3 个瓣，相比之下，二尖瓣有 2 个瓣，位于左心房和左心室之间。瓣细小、结实、纤维状，打开时会被推到心室壁上，让血液流过它们。这些瓣膜在心脏内由称为乳头肌的特殊心肌部分连接和固定，乳头肌通过腱索连接到三尖瓣和二尖瓣。位于右心室和肺动脉（肺动脉瓣）和左心室和主动脉（主动脉瓣）之间的两个半月瓣固定在心脏骨架的纤维环上，没有乳头肌或腱索。肺动脉瓣和主动脉瓣都有 3 个瓣。

心肌血液供应来自左冠状动脉和右冠状动脉。它们来自主动脉瓣上方的主动脉。左主干分为左前降支和旋支。左前降支向室间隔和左心室前壁供应含氧血液，旋支供应左心室侧壁。右冠状动脉（right coronary artery，RCA）供应左、右心室的下壁和后壁。心肌在心脏周期的舒张期接受血液供应。这些血管还为专门的传导组织提供含氧血液。

三、心脏基本病理生理

无论是由于先天异常还是后天疾病，心脏的任何组成部分都可能出现功能失常。心脏也会受到身体其他部位疾病的影响（表 14–1）。

在英国，1/7 的男性和 1/12 的女性死于冠状动脉粥样硬化性心脏病（简称"冠心病"），冠心病是英国最常见的死亡原因。每年约有 6.6 万人死于冠心病。2017 年，英国心脏病和循环系统疾病的全因死亡人数为 15.2 万人（British Heart Foundation，2018a）。在英国各地，冠心病的死亡率有相当大的差异。英格兰北部和苏格兰的死亡率最高，而英格兰南部的死亡率最低。体力劳动者的死亡率也高于非体力劳

表 14-1　与心脏结构有关的心脏疾病

	心　肌	心　包	冠状动脉	瓣　膜	兴奋传导系统
先天性疾病	• 心房 / 心室间隔缺损 • 肥厚性阻塞性心肌病		• 畸形 • 纯合型高脂血症	• 二尖瓣闭锁	• 异常病状 • Wolff-Parkinson-White 综合征 • 房室传导阻滞
后天性疾病	• 心肌梗死 • 心肌炎 • 室间隔缺损 • 心肌病	• 心包炎 • 心包填塞 • 恶性肿瘤	• 动脉粥样硬化 • X 综合征	• 风湿热 • 感染 • 狭窄 • 反流 • 乳头状肌断裂 • 腱索破裂 • 房室传导阻滞 • 病窦综合征 • 房室结折返性心动过速	• 房室传导阻滞 • 病窦综合征 • 房室结折返性心动过速

动者，某些种族群体的死亡率也更高。尽管在英国冠心病的死亡率已经大幅下降，在过去的 10 年里下降了大约 40%，但发病率并没有下降。英国有 230 万人患有冠心病。还有大约 700 万人患有心脏和循环系统疾病，这归因于人口老龄化以及心脏、循环系统疾病的存活率提高。在 20 世纪 60 年代，英国每 10 个心肌梗死中就有 7 个以上是致命的。2018 年，每 10 人中至少有 7 人幸存（British Heart Foundation，2018a）。此外，英国有不到 100 万人患有心力衰竭（British Heart Foundation，2018a）。

吸烟、糖尿病、久坐不动的生活方式、高饱和脂肪酸饮食和肥胖等多种因素最终会导致冠状动脉管腔变窄，导致心绞痛和心肌梗死。这种情况统称为动脉粥样硬化。导致动脉粥样硬化是由于血管壁内脂肪斑块的堆积和血管的钙化一系列复杂的机制，这会导致动脉变窄。如果脂肪斑块溃烂，就会形成血栓，这可能会导致血管闭塞。动脉粥样硬化的形成本质上是一个炎症过程，由多种危险因素引起（Shahawy & Libby，2015）。这种疾病过程减少了心肌的血液供应，导致缺血性胸痛（心绞痛），如果动脉完全闭塞，就会导致心肌死亡（心肌梗死）。如果瓣膜或传导系统受到影响，心肌梗死可能会导致其他的并发症。

影响每个心脏瓣膜的主要问题有 2 个。
- 如果它们不能正常关闭，血液就会反流。
- 当它们不能正常打开时，它们会阻塞血液流动，即狭窄。

成年人中常见的受累及的瓣膜是主动脉瓣和二尖瓣。重复机械应力引起的瓣膜钙化可能会导致瓣膜狭窄和硬化，这会部分阻碍血流，从而增加心脏的工作负荷。退行性主动脉疾病的过程是一个进展的过程，具有与冠心病相关的动脉粥样硬化的相似之处和危险因素，如高脂血症和炎症（Natarajan & Prendergast，2017）。如果这一点不及早纠正，最终可能会导致心力衰竭。累及乳头肌或导致腱索断裂的心肌梗死可导致急性二尖瓣反流。这可能需要紧急手术修复和（或）更换瓣膜。

传导系统也会受到很多因素的影响，这些因素可能会影响心率，导致心率过快或过慢。先天性异常，如额外或异常的传导通路（如 Wolff-Parkinson-White 综合征），提供了心房和心室之间的异常连接，从而允许脉冲的快速传递，导致心动过速。同样，

衰老会导致传导组织的纤维化和钙化，这可能会产生节律异常，包括不同程度的心脏传导阻滞和心率减慢。传导障碍，如心脏传导阻滞，也可能由冠状动脉疾病引起，这是由于向传导组织供应血液的动脉闭塞。

影响心肌的疾病过程最终会干扰心脏的泵血作用。这是心力衰竭的常见原因，因为心脏不再能够泵出足够量的血液来满足身体的氧气需求。这也可能导致心肌梗死。

心力衰竭也可能由瓣膜疾病、高血压、心包、感染性心脏病或心肌病引起。据估计，英国有 92 万人患有这种疾病（British Heart Foundation，2018a）。随着缺血性心脏病的存活率提高，人口老龄化和心血管危险因素的增加导致患病率持续上升，形势严峻（Taylor et al，2019）。5 年死亡率接近 50%，没有任何改善，但是癌症存活率已经提高了 1 倍（Taylor et al，2019）。这说明了患者诊断心力衰竭的严重性。

心肌病可分为以下几种。
- 扩张型心肌病。
- 肥厚型心肌病。
- 心律失常性右心室心肌病或发育不良心肌病。
- 限制性心肌病。

扩张型心肌病是最常见的，有很多致病原因，包括缺血性心脏病、高血压、瓣膜心脏病和感染；无论是什么原因，它最终都会导致充血性心力衰竭，如果病情严重，可能对抗心力衰竭药物治疗没有反应。肥厚型心肌病被认为具有遗传性，导致室间隔增厚，最终导致左心室梗阻，并可能引起心律失常，最终导致心源性猝死（Elliott 等，2014）。心律失常性右心室心肌病或发育不良也是一种遗传性疾病，其特征是右心室流出道被纤维脂肪替代，容易发生严重的室性心律失常和心源性猝死，并可能最终导致右心衰竭，继而是左心衰竭（Corrado 等，2017）。限制性心肌病是最罕见的一种类型，有多种原因；它会导致心室充盈受限和心室容积减少。它还会导致终末期心力衰竭和严重的心律失常。心肌病患者的治疗方向是缓解症状、抗心律失常、治疗进展性心力衰竭、植入双心室起搏器、内部除颤器和治疗临终心力衰竭。

四、评估和检查

心脏病患者可能需要大量的评估和检查，以诊

断和确定疾病的程度及其对身体功能的影响。心脏评估应该详细、有针对性，包括危险因素评估，以及对家族史和社会史的评估。心脏疾病的主要症状也应该进行检查，特别是应该询问有关胸痛、呼吸困难、心慌、头晕、意识丧失和脚踝水肿等问题。

（一）心脏疾病的主要症状

胸痛是冠心病最常见的表现症状，也可能出现在心脏瓣膜病中。其特征是在休息或锻炼后出现的压迫感、紧绷感，向颈部、手臂、肩膀、下巴或背部放射。还可能与其他症状有关，如恶心、呕吐和极度焦虑。还应注意的是，糖尿病患者可能不会出现典型的胸痛症状，心肌缺血的可能是无痛的（Junghans et al，2015）。

心脏病可能导致心律失常，因此应该询问患者是否经历过下列症状：心慌、头晕或晕厥。这些症状可能与快速和缓慢心律失常有关，如室性心动过速、不同程度的心脏传导阻滞和心房颤动。这些缓慢或快速的节律可能导致心输出量减少和血压降低（低血压），如果情况严重，可能会导致心源性休克。

左心衰竭患者经常出现呼吸困难，不论是在劳累还是休息时。他们通常会出现无法长时间平躺，以及从睡眠中醒来时出现急性呼吸困难的病史。此外，还应询问患者是否有咳痰症状，并描述痰的性质。如果患者咳出大量泡沫、透明/粉红色的痰，这可能表明存在心力衰竭和肺水肿。

护士应该询问患者是否有脚踝肿胀，这表明存在水肿和右心衰竭的可能。

（二）既往病史

既往史对患者的诊断和风险分层都很重要。应该询问过去和最近的病史，因为许多看似无关的疾病可能是目前心脏病的原因。应该询问有关糖尿病的情况，因为这些患者患冠心病的风险大大增加。对于患有 2 型糖尿病的女性来说，这种风险似乎更高，而且这些患者通常会有其他冠状动脉疾病的风险因素，如高血压和肥胖症（Norhammar & SchenckGustafsson，2012）。高血压，通常被称为"沉默的杀手"，会导致心力衰竭、急性冠状动脉综合征，如果不进行治疗，还会导致肾脏疾病。对于已知瓣膜异常的患者，近期侵入性治疗史尤其重要，因为它可能导致感染性心内膜炎。典型的"侵入性治疗"通常是牙科治疗，涉及牙龈区域手术或口腔黏膜

穿孔的风险操作（Habib et al，2015）。

1. 社会和家族史 许多心脏病都有家族性或遗传性，技巧性的询问可能会引出这一点。据调查，每年年轻人中有多达 500 人因突发心律失常猝死，最新技术和临床技能的进步使这些高危患者的预防、诊断和治疗得以改善。现有的欧洲指南为调查任何年轻时原因不明的猝死提供了明确的指导（Priori et al，2015；Basso et al，2017）。此外，应委婉询问患者是否使用消遣性药物，包括抽烟、喝酒，因为这些都是公认的冠心病危险因素。

2. 职业和功能状况 职业很重要，因为心脏病也可能由某些职业引起，例如，酒吧老板可能患有酒精性心肌病，干洗业使用的有机溶剂与心律失常和心肌病有关。由于医学原因，心脏病的诊断可能会极大地限制军人或警察的职业生涯，并限制个人持有飞行员执照或公共服务车辆执照。此外，植入心脏内部除颤器限制个人驾驶 1 类或 2 类车辆（DVLA，2019a）。

还应该评估功能，因为患者可能下意识减少家务、运动或其他爱好等活动，以减轻他们的症状（Innes et al，2018）。询问患者爬楼梯或爬坡（尤其是在寒风中）的能力就特别能说明问题，因为在某些情况下，冠心病主要表现为与爬坡相关的劳力性呼吸困难。

（三）危险因素

心脏危险因素可分为可控的和不可控的。主要的可控和不可控的风险因素列在框 14-1 中。

框 14-1 心脏病的危险因素	
不可控的危险因素	可控的危险因素
• 年龄	• 高血压
• 性别	• 吸烟
• 种族	• 糖尿病
• 遗传倾向	• 肥胖
• 高脂血症	• 酗酒
	• 缺乏锻炼
	• 高胆固醇水平

调查并记录以上危险因素以及目前的药物治疗，包括任何消遣性药物和非处方药，因为许多治疗方法都有心脏不良反应。作为心脏康复过程的一部分，任何有重点、针对性的健康教育都奠定了基础。对

风险因素保持非评判性是很重要的，因为许多患者都充分意识到风险因素在他们目前的医疗问题中的作用，而"指责受害者"只会疏远患者，而不会成为治疗关系的有用基础。

（四）体能评估

从患者的一般观察可以得到一些有用的信息，如脸色苍白、发绀、休息时呼吸急促和脚踝水肿。

脉搏和血压是评估心输出量的有效指标。测量血压和脉率是否在以下正常参数范围内。

- 脉率：60～100 次 / 分。
- 收缩压：100～140mmHg。
- 舒张压：60～85mmHg。

脉搏低于 60 次 / 分或高于 100 次 / 分可能影响心输出量，导致低血压和身体组织灌注不足。同时通过关注强度和节律来评估脉搏。一些患者有不规则的脉搏，这可能是心房颤动，或者表明存在异位搏动。

进一步的循环评估包括触诊桡侧、臂侧、股动脉、腘窝、足背和胫后脉搏，以确定搏动的存在和强度。毛细血管充盈可以作为动脉充盈的一个指标，通过对甲床施加压力，使血流中段，皮肤苍白，当压力释放时，血流应该在 3s 内恢复。这一信息可用于比较心导管术后的循环状态。

许多心脏异常会影响呼吸功能，反之亦然。全面的呼吸评估将确定呼吸系统受到影响的程度。呼吸评估应包括测量呼吸频率，观察呼吸深度和节奏、呼吸窘迫、言语反应和黏膜颜色（Smith & Rushton，2015）。呼吸困难的患者经常使用腹肌。这可以通过观察颈部两侧锁骨上方皮肤的收缩来看出；如果呼吸困难严重，肋骨之间的皮肤随着腹部肌肉的运动而收缩。还应该询问患者是否经历过呼吸困难，以及哪些因素导致 / 缓解了呼吸问题。血氧饱和度水平（oxygen saturation，SaO$_2$）可以用脉搏血氧仪测量，它是衡量结合到血液血红蛋白上的氧气量的一个有用的指标，通常在 95%～99%。在动脉氧分压降至 8kPa 以下、氧饱和度降至 80% 以下之前，通常不会出现发绀（Olive，2016）。护士还应询问患者是否咳嗽，如果有咳痰，应观察并记录痰的颜色、稠度和量。

应详细记录患者的吸烟习惯，包括烟的类型和数量、吸烟时间，以及患者过去是否曾尝试戒烟。这些信息将有助于未来帮助患者制订戒烟的计划。

（五）医学检查

一些检查简单明了，一旦解释清楚，患者几乎不会感到不适。但更具侵入性的检查，如心导管术，会让人感到不舒服和恐惧，并存在一定的风险。下面对这些检查进行概述，后面将详细介绍侵入性的心导管植入术和患者手术后所需的护理。

1. 胸部 X 线检查　这种非侵入性检查除了能够深吸一口气并屏住呼吸几秒钟外，对患者几乎没有什么要求，这段时间足够拍一张胸壁及其内容物的 X 线片。这项调查可以评估肺、心脏和大血管。一般不需要特别的身体准备，若患者为育龄妇女，需要报告末次月经时间，以及是否有怀孕的可能性，因为在放射检查期间暴露在辐射中的潜在风险可能会影响发育中的胎儿。

2. 血液检查　将采集血样进行多项测试，其中包括测定尿素和电解质水平，这可以评估肾功能；全血细胞计数，以评估贫血、多红细胞血症和感染。另一种有用的炎症标志物是 C 反应蛋白（C-reactive protein，CRP），这种标志物通常在感染和自身免疫性疾病中升高（Sproston & Ashworth，2018）。CRP 也被认为是心血管风险增加的一个强有力的预测指标（Sproston & Ashworth，2018）。钾的测量是特别重要的，因为异常（高或低）可能会使患者有发生心律失常的风险。

如果患者一直在服用抗凝药物，在进行任何侵入性调查和治疗之前，凝血筛查是必要的。如果凝血时间延长，患者将面临侵入性手术后出血的风险。

如果怀疑有心肌梗死，则测量血清心脏标志物。心肌特异性肌酸激酶同工酶（myocardial-specific isoenzyme of creatinine kinase，CKMB）及其相关蛋白肌红蛋白和肌钙蛋白（肌钙蛋白 T 和肌钙蛋白 I）通常保留在细胞内；然而，如果细胞受到压力或损伤，它们会被释放到循环中。心肌肌钙蛋白是明确诊断的最佳标记物，也可用于胸痛患者的风险分层。这些标记物的正常值可以通过医院实验室获得（Bodor，2016）。

3. 心电图　12 导联心电图通过放置在体表特定点的导联的电流来记录心脏产生的电活动。不同的导联从不同的方向观察心脏的不同区域，由此产生的导联提供了心脏不同解剖位置的具体信息，特别是有关传导障碍、心肌灌注和心腔扩大的信息。对心电图的解释需要对波形背后的生理学有基本的了解，并了解心电图导联对心脏的"意义"。对心电图的解释超出了本书的范围，可寻求高年资前辈的帮助，而且有许多心电图教科书可供新手使用（Sampson & McGrath 2015a，b）。

应确保心电图质量，在心电图上准确标注记录的时间和日期，并记录胸痛的部位和类型以及诱因。

4. 动态心电图　动态心电图记录用于确定患者的症状是由间歇性心律失常还是心肌缺血所致。这也被称为动态心电图监测，患者需要佩戴一个小的记录盒装置，该装置连接到放置在患者胸壁上的 3 个心电图电极上。记录盒连续记录患者 24～48h 的心电活动。患者能够激活一个事件标记，该标记将在记录盒记录何时出现症状，并与记的心电图相关联。

5. 超声心动图　超声心动图是一种非侵入性检查，它可以通过记录的声波产生心脏图像来评估心脏解剖结构和功能。通过在前胸壁上移动探头记录心脏返回的声波。超声心动图可以识别心脏的结构变化。它可以测量心腔的大小，提供有关心室扩大或收缩的信息，并检测心包腔内是否存在肿瘤或过量液体等异常情况（如果心脏功能受损，则称为心脏压塞）。它用于评估瓣膜的功能。检查是无痛的，持续约 45min，完成后患者可以恢复正常活动。

相比之下，经食管超声心动图更具侵入性，因此存在一些风险。这包括将探头引入食管，从而更直接地观察心脏。这项检查有助于识别二尖瓣反流或瓣膜脱垂，以及动脉瘤。患者应该在手术前给予知情同意，因为手术涉及镇静、禁食和在喉咙上应用麻醉药以帮助插入探头。因此，检查后患者应适度休息，并在恢复期观察潜在的心律失常。

6. 运动负荷（耐力）测试　通常在跑步机或自行车上进行。它采用连续的 12 导联心电图和血压记录，是一项有意义的检查，可以显示心脏症状和在静息状态的未能表现出来的心电图改变。这项检查还用于评估已知心脏病患者的预后和治疗。检查有风险，应始终在专业人员及配备复苏设备的环境下实施（Society for Cardiological Science and Technology，2011）。很大一部分患者不能进行运动试验，在这些情况下，可以使用心肌灌注显像技术。

7. 核扫描　核扫描是一个不断发展的医学领域，能够评估心肌灌注、存活能力和心室功能。单光子发射计算机断层扫描（single-photon emission computerized tomography，SPECT）包括静脉注射放射性物质，如锝 –99 或铊 –201。这种物质被心脏摄取，然后用伽马相机进行可视化。放射性物质可以显示心肌损伤（热点检测）或低灌注（冷斑检测）。这些技术可以与运动测试相结合，以获得更准确的评估。由于其卓越的图像质量，锝是越来越受青睐的显像剂。

8. 心脏磁共振成像　心脏 MRI 是一种非侵入性检查，广泛应用于诊断和显示心脏结构。大多数英国医院都提供 MRI，而且每年进行的扫描数量以 15%～20% 的速度增长（British Heart Foundation，2019a）。它使用强大的磁场、无线电波和计算机来制作心脏内部和周围结构的详细图片。它可以评估心脏的解剖结构和功能，包括心脏瓣膜、冠状动脉、心室和心包，为治疗和干预提供帮助。

9. 计算机断层扫描冠状动脉造影术　计算机断层扫描冠状动脉造影（computerized tomography coronary angiogram，CTA）指供应心脏血液的动脉血管造影。CTA 需要注射对比剂，有助于诊断和评估血管疾病或相关疾病，如动脉瘤和颈动脉疾病，冠状动脉疾病的严重程度和先天性异常。

10. 心导管术　该检查通过主要血管进入心脏，确认并评估心脏病的程度。手术在局部麻醉下进行，左心导管术通常是通过股动脉或桡动脉插管，在某些情况下使用肱动脉。右心导管术插管是通过静脉途径进行的，通常是股静脉，但也可以使用锁骨下静脉或颈静脉。

心脏功能的信息是通过测量心内压力获得的，在 X 线透视期间注射不透射线的对比剂，X 线下可看到心脏泵血功能和冠状动脉、主动脉和肺动脉内的血流。因此可以看到心腔内的任何异常，以及冠状动脉和肺动脉的狭窄或闭塞。

心导管检查用于确诊、治疗和评估以下疾病的进展。

- 冠状动脉疾病。
- 瓣膜疾病。
- 心室功能不全。
- 肺动脉和主动脉疾病 / 疾病。
- 心房和室壁缺损。
- 电传导异常。

11. 导管穿刺过程 股动脉和桡动脉入路都包括将穿刺针插入动脉，然后通过穿刺针将细长的导丝穿入动脉。取出穿刺针，留下导丝，在其上插入鞘管（图 14-1）。这一过程中，患者会感到一些不适，通常是在将鞘管插入动脉时感到腹股沟或手腕有压力感，当导管沿着动脉向前推进时，可能会有轻微的不适。在整个手术过程中，严密监测患者的血压和心电图，看是否有心律失常和缺血性改变。

鞘管允许使用不同的导管重复进入动脉和心脏。鞘内有一个阀门，可以在拔除导管时防止失血。然后，导管可以穿过降主动脉，尖端轻轻穿过主动脉瓣进入左心室。将对比剂快速注入心室（心室造影），以便在 X 线透视期间观察和记录心室泵血功能（图 14-2）。这可识别如室壁瘤、瓣膜反流或房间隔、室间隔缺损等异常。

在心室造影过程中，患者会有一种"潮热"的感觉，可能还包括尿失禁的感觉。这是由于注射的对比剂对血管的舒张作用，会持续几秒钟。心室造影之后，将不同的导管插入冠状动脉开口（图 14-3）。一旦就位，将少量对比剂注入冠状动脉（图 14-4）。X 线透视下可观察动脉，并将显示动脉内的任何不规则，如狭窄或闭塞的区域。这一过程中，患者不会有潮热的感觉；但是，有些患者会出现心绞痛，这是由于导管导致冠状动脉部分阻塞，对比剂充盈血管。心绞痛通常只持续几秒钟，患者要将疼痛告知医护人员，以便监测，并使用血管扩张药，如硝酸甘油。

手术的平均时间在 15～30min。完成后，拔出动脉鞘管，在股动脉穿刺点上方 1cm 和内侧 1cm 处施加牢固的压力，以防止出血和促进止血。可采取多种措施实现；一种方法是在动脉鞘拔除后用手动按压 10～20min（取决于鞘的大小）。各种装置也可以用来促进股动脉穿刺点止血，例如，气动装置（FemoStop）、缝合和夹持装置（Perlose & StarClose），以及在动脉穿刺部位植入胶原密封的生物可降解装置（Angio-Seal）或敷料装置（CLO-Sur Pad）（Saleem & Baril, 2019）。尽管缝合和可生物降解装置比手动按压更快地封闭穿刺点，使其能够更早地活动，但患者仍然需要监测并发症，因为使用这些装置会增加血肿、假性动脉瘤和动脉闭塞的风险（Di Loreto & Sampson, 2018）。虽然，在患者舒适度方面，Kandarpa 等（Kandarpa et al, 2016）发现闭合装置比手动按压更可取，然而每种装置都有其

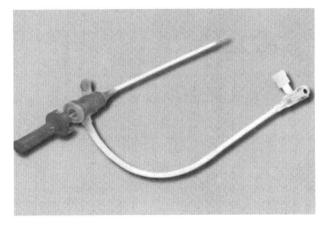

▲ 图 14-1 动脉鞘管

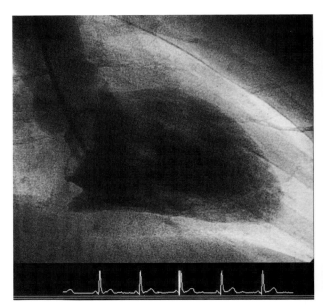

▲ 图 14-2 心导管术中左心室造影

自身的潜在并发症。了解设备的适应证、使用说明和适用人群对于成功使用该装置并降低并发症至关重要（Bontrager & Abraham, 2017）。

桡动脉部位的止血可以通过手指按压或使用各种装置，如气动加压装置（TR 带）来实现。桡动脉手术现在被广泛接受，与减少血管通路并发症、患者早期活动以及因而缩短住院时间有关（Manda & Baradhi, 2018）。

经肱动脉插管的不同之处在于，在前肘窝的动脉上做了一个小的皮肤切口，以暴露动脉。手术完成后，缝合动脉，然后缝合皮肤切口。其他方面手术步骤与股动脉入路相同。一旦达到止血效果，患者就会被转到病房进行进一步的评估和护理。

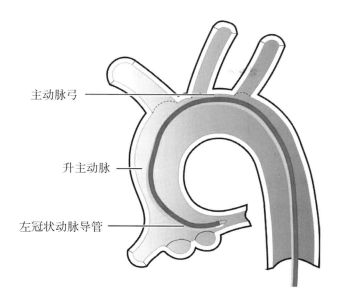

主动脉弓

升主动脉

左冠状动脉导管

▲ 图 14-3　位于左冠状动脉开口的左侧 Judkins 导管示意图

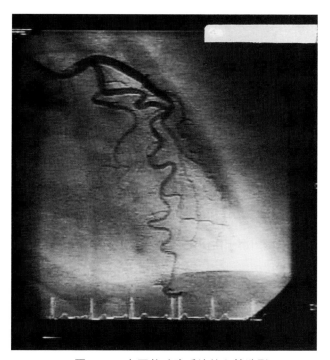

▲ 图 14-4　左冠状动脉系统的血管造影

12. 电生理学检查　电生理学检查（electrophysiology studies，EP）用于评估有症状性心律失常的患者心脏的传导系统，即窦房结、房室结和浦肯野纤维。这些检查使用右心导管术进行，类似于心脏起搏一节中描述的过程。它们被用来诊断（和治疗）心律失常的机制和解剖异常的位置（Lee & Linker，2014）。以这种方式检查的疾病包括室上性心动过速，如由

Wolff-Parkinson-White 综合征引起的心动过速，心房扑动和颤动，室性心动过速或过缓心律失常，以及疑似心源性晕厥（Gillingham，2018）。该手术用于通过记录和标测正常窦性心律和诱发患者心律失常期间的心内信号，从心脏内获得有关电活动的信息（Lee & Linker，2014）。心脏传导系统的电信号由电极记录，电极还可以给心脏起搏。电生理检查通常会决定是否可以进行导管消融，以治疗引起患者病情和症状的潜在原因（Gillingham，2018）。

这些检查所需时间长，最多需要 4h 才能完成。患者通常是清醒的，但在检查过程中可能会有轻微镇静。患者经常会因不得不长时间静静地躺着而感觉不舒服。此外，患者经常出现诱发性心律失常的症状，这可能会导致患者恐慌，并与头晕、胸痛和心慌等症状有关。

手术前和手术后的护理与导管植入术相似，不同的是患者可能需要在检查前一段时间停止抗心律失常治疗。停止药物治疗使患者得不到针对心律失常的预防性保护。可能需要数周时间才能清除体内的某些药物，这会导致一些患者在检查前的一段时间内非常焦虑。

（六）心导管患者的术前评估和准备

记录患者是否对对比剂或碘过敏。虽然罕见，但有些患者对对比剂中含有的碘过敏，可能会导致过敏症状，且过敏反应很少会导致死亡。年龄在 15—50 岁的女性应该被问及她们最后一次月经的时间以及是否怀孕，因为 X 线的小剂量辐射可能会影响发育中的胎儿。

医务人员应解释手术流程，取得患者的知情同意。NMC（2018）指出，始终以患者的最佳利益行事，确保获得适当的知情同意，在采取任何治疗前应对此进行记录。皇家护理学院（Royal College of Nursing，2017）护士提供知情同意原则的指导，包括专业责任和指导实践的信息。

患者焦虑程度可以反映对手术信息的了解。这可能是语言和非语言暗示的形式，如姿势、语调和面部表情。记录基线为术后比较提供了基础。评估包括测量血压、脉搏、心电图、体温和呼吸频率。应该评估股动脉入路的脉搏和（或）手臂入路的桡动脉和尺动脉搏动的频率和强度。这些搏动在穿刺后有时很难找到，所以在患者允许的情况下，一个小

小的笔迹就可以指示它们的确切位置。记录所有肢体的颜色和温度，注意脉搏强度和毛细血管再充盈时间，因为这些都是手术后动脉充盈的有用指标。

应该记录体重，因为许多药物的剂量都是根据体重计算的，如肝素，这是心导管术中常用的药物。

确保在插管前获得有关患者凝血功能和血液生化的检验结果，并将任何异常情况通知医务人员。凝血酶原时间延长可能导致导管插入后出血，而电解质紊乱可能导致术中或术后心律失常。有发生对比剂肾病风险的患者和那些既往有肾损害、糖尿病或贫血，或者高龄患者应该进行风险评估，可能需要在手术前进行水化治疗和药物管理（Mullasari & Victor，2014）。建议服用二甲双胍的患者在手术前 48h 和手术后 48h 停止服用；这是因为注射对比剂时有乳酸酸中毒的风险（Young，2014）。

研究表明，对择期行心导管术的患者进行早期教育会对患者的生活质量和焦虑产生积极影响（Roberts-Collins et al，2017；Haddad et al，2017）。

根据当地政策，患者应该禁食至少 2~3h，因为禁食可以减少胃内容物和在手术过程中吸入呕吐物的风险，也会降低出现并发症的情况下需要紧急手术的风险。较长的禁食期会导致患者不适和脱水，这可能会增加开通静脉通道的难度。

（七）心导管术后患者的处理

心导管术术后护理的主要目标是及早发现并发症，提高患者的舒适性和安全性。虽然心导管术仍然是评估冠状动脉解剖和心功能的"金标准"，但它确实有小于 1% 的并发症发生率和 0.05% 的死亡率（Manda & Baradhi，2018）。

无论使用哪种止血方法，患者都需要定期检查生命体征、远端脉搏和皮肤穿刺部位是否有出血和血肿形成。

对术肢循环障碍的评估包括：如果使用桡动脉或肱动脉入路，须触摸桡动脉和尺动脉脉搏；如果使用股动脉入路，须触摸足背和胫后动脉脉搏。在第一个小时内每 15 分钟评估一次(或根据当地政策)，评估脉搏是否存在，以及脉搏的强度和频率。动脉穿刺点远端肢体的颜色、温度和感觉也应根据当地政策定期评估，当脉搏微弱或难以触及时，可进行多普勒超声。冰冷、无脉搏、四肢苍白失去知觉，

表明由于动脉闭塞使血流中断，导致血液循环不良或缺乏。应评估毛细血管再充盈情况，再充盈时间应小于 3s。

穿刺部位可能覆盖着一层透明的敷料，应定期观察是否有出血和（或）血肿形成。如果出现任何一种情况，应在穿刺点上方几厘米处使用无菌敷料并加压大约 15min，或者直到止血完成为止。多数血肿会在一段时间内重新吸收，偶尔，大型血肿需要手术清除。

如果患者在手术过程中没有任何心律失常，可能没有必要进行持续的心电图监测。如果心律失常或心肌缺血一直存在，应持续监测患者心电图改变，以监测心律失常、缺血性改变和梗死的进一步迹象。术后第一个小时内每 15min 记录一次生命体征（取决于当地政策），随后减少。对呼吸急促、胸痛、背痛、伤口处疼痛、四肢疼痛等症状进行评估，及时识别和治疗。应该监测患者的神志改变，例如，意识减退或四肢 / 面部无力，这可能是由卒中或镇静作用引起的。迷走神经刺激可能导致心率减慢，心肌收缩和血管扩张，导致心动过缓和低血压。如果心率低于每分钟 60 次，并伴有低血压，护士可通过将患者置于仰卧位，抬起下肢，增加静脉回流，从而升高血压。如果心动过缓持续存在，患者可能会使用阿托品，通过抑制迷走神经刺激来增加心率和血压（Bernelli，2015）。静脉输液可以增加血管内容量，从而增加血压。阿托品可能会导致一些易感患者的心绞痛，因为心率增加，随后心肌耗氧量增加，但是阿托品的益处通常超过并发症带来的弊处。

患者可能会感受到穿刺处或切口部位的不适，以及心绞痛引起的缺血性疼痛。应定期使用疼痛量表评估患者的疼痛和不适程度。遵医嘱使用处方镇痛药，并评估其效果。若疼痛未缓解应行进一步检查，因为血管扩张药不能缓解的心绞痛可能表明心肌梗死，这需要紧急的医疗干预。术肢疼痛可能提示血肿形成，或血液供应减少或闭塞，所有这些都需要及时发现和适当干预。

如果患者既没有恶心也没有昏昏欲睡，就可以重新开始进食、进水；如果患者的液体摄入没有限制，应该鼓励在 24h 内口服 2.5L 的液体，以抵消由于对比剂的利尿作用而导致的脱水。对比剂可能会对肾小管产生毒性，并可能导致急性肾衰竭，增加液体摄入量可促进对比剂的肾脏排泄。对于任何肾

功能受损的患者来说，手术前后充足的水分尤其重要（Mullasari & Victor，2014）。

患者在股动脉穿刺后需要卧床休息和制动，以确保止血效果，并最大限度地减少血肿的形成。卧床休息期间，应建议患者保持术肢伸直和放松，尽量减少活动，直到止血。心导管术后卧床休息的时间应切合临床实际，取决于所使用的血管闭合装置的类型，但不需要超过 2～4h。较短的卧床时间可提高患者的舒适性和独立性。在规定的卧床时间后，只要没有出血或血肿的迹象，就可以开始缓慢活动。

（八）出院准备

大多数接受手术的患者都在日间进行手术。出院回家前患者应得到适当的建议，建议术后休息 24h，尽量减少体力活动。出院时应告诉患者驾驶员和车辆标准机构（Driver and Vehicle Standards Agency，DVLA）的驾驶限制。建议他们在 72h 内不要提举重物，以防止动脉穿刺部位出血。如果发生出血，应建议患者或其照护人员用力按压穿刺部位 15min。如果出血没有得到控制，他们应该联系他们的全科医生或电话咨询医院或诊所。如果发生严重出血，他们应该平躺，由其他人按压，如果出血不止住，他们应该打电话给急救服务。如果穿刺部位变红、疼痛或肿胀，可能提示感染，患者应联系他们的全科医生或医院。

应告知患者他们的血管造影结果，并就改变生活方式、预防危险因素和药物治疗提供进一步的建议。对许多患者来说，接受心导管置入术可能是一段困难和焦虑的时期。提高对手术流程和术后自我护理知识和理解应该会减少焦虑（Carroll et al，2016）。

五、治疗性导管术

需要经皮冠状动脉介入（percutaneous coronary intervention，PCI）和支架置入或瓣膜成形术的患者应做好心导管置入术的准备。

（一）经皮冠状动脉介入治疗和支架置入术

PCI 是一种治疗心绞痛的方法，它消除或延迟了冠状动脉旁路移植术的需要。

该手术的目的是扩张狭窄的冠状动脉段，如果动脉被血栓和动脉粥样硬化完全闭塞，则重新开放动脉。血管成形术和支架置入术扩大了病变的血管

腔，改善了血流，从而消除或减轻了心绞痛的症状。

手术过程类似于心导管术，但不同之处在于，将一根细小的导丝插入到位于受累冠状动脉开口的引导导管中。无创导丝被轻轻推进到动脉中，并穿过狭窄或闭塞的节段进行操作。一旦导丝就位，一个直径在 1.25～4mm、长度在 10～30mm 的小球囊（取决于动脉的大小和病变节段的长度）穿过导丝，直到它穿过狭窄的节段。当球囊就位，就用对比剂和生理盐水的混合物使其膨胀。球囊膨胀会压迫动脉粥样硬化的斑块，斑块也可能破裂，从而扩大血管管腔；然而，这样做的不良反应是动脉中层局部剥离（Khan，2018a）。血管扩张可改善流向心肌的血流量，从而停止或减少心绞痛。实际上，几乎所有的 PCI 手术都采用球囊血管成形术和支架置入相结合的方法（Khan，2018a）。

支架是由金属丝网制成的微小管道，当被其中的球囊扩张时，它会保持扩张，并在球囊放气和收回后保持动脉开放（图 14-5）。支架通过抵抗弹性回缩为血管壁提供结构支撑，并阻止任何可能导致动脉立即闭塞的解剖组织。虽然支架极大地改善了血管造影结果，减少了再介入需求（Buccheri et al，2016），但组织增生会导致支架内再狭窄。通常在手术后 6 个月内出现，由于缺血症状的复发以及发病率和死亡率的增加，需要进行血运重建（Khan，2018a）。为了克服支架内再狭窄，可以使用涂有抑制支架管腔内组织增殖的药物的支架，即药物洗脱支架，根据目标病变的解剖情况推荐使用。美国 NICE 推荐在病变长度超过 15mm 或靶动脉口径小于 3mm 的患者中使用药物洗脱支架（NICE，2008）。技术和方法的不断进步，现在已经有了第二代支架，据报道，

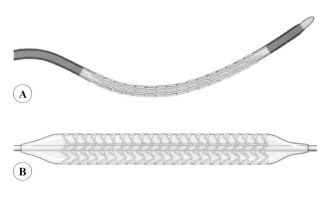

▲ 图 14-5　PCI 支架
A. 支架附着在球囊上；B. 球囊扩张后的支架

由于设计上的改进，支架内血栓形成的发生率较低（Khan，2018b）。

支架预先安装在球囊导管上，并被引入冠状动脉（图 14-6A）。当球囊充气时，支架扩张并嵌入动脉壁（图 14-6B）；球囊放气并取出，留下支架（图 14-6C）。支架终生留在动脉内，提供结构性支撑，使动脉管腔保持开放。患者在整个过程中保持清醒，但服用了镇静药，这可能只需要 20min（复杂的过程可能需要更长的时间）。

在球囊充气期间，患者经常会经历由于血流完全闭塞而导致的中到重度心绞痛。疼痛在球囊充气时持续 15~60s（图 14-7），在放气时消退。可通过血管扩张药物如硝酸甘油来控制的。然而，如果疼痛剧烈，可以静脉注射阿片类药物，如二醋吗啡。

1. 术前准备 患者的术前准备与心导管术相同。

为了减少支架内血栓形成的发生率，接受经皮冠状动脉介入治疗的患者应预先使用阿司匹林和氯吡格雷，以抑制血小板聚集；此外，血栓并发症可

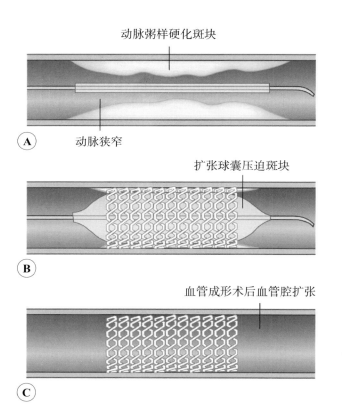

动脉粥样硬化斑块

Ⓐ

动脉狭窄

扩张球囊压迫斑块

Ⓑ

血管成形术后血管腔扩张

Ⓒ

▲ 图 14-6　经皮冠状动脉腔内成形术和冠状动脉内支架置入术

A. 动脉腔内的球囊导管上装有支架的狭窄动脉的示意图；B. 血管成形术球囊充气，使支架在动脉壁内扩张；C. 取出球囊，留下支架以维持开放的血管腔，以改善血流

以用糖蛋白 Ⅱb/Ⅲa 受体抑制药治疗，当出现原位血栓时，可以在手术前或过程中使用这些药物。普拉格雷可以作为氯吡格雷的替代品，被证实在不增加出血的情况下，比氯吡格雷在心血管事件方面有显著的益处（Young，2014）。NICE 还建议对接受 PCI 的成人急性冠状动脉综合征患者尽可能使用该药（NICE，2014a）。与氯吡格雷相比，替格瑞洛也被发现可以改善结局的治疗方案（NICE，2014a）。普拉格雷和替格瑞洛一般用于接受复杂 PCI 手术的特定高危患者（Neumann et al，2018）。

普通肝素传统上用于 PCI 过程中。比伐卢定是糖蛋白 Ⅱb/Ⅲa 受体抑制药和肝素的替代抗凝药，可降低围术期出血的风险（Young，2014）。如果患者存在肝素诱导的血小板减少症的风险，推荐使用该药（Neumann et al，2018）。

应该解释手术过程，并征得患者的同意。由于可能需要额外的手术，如紧急冠状动脉搭桥手术，患者也应知情同意。必须告知患者及其家人这些潜在的并发症，以及他们所理解的这些并发症的含义（Neumann et al，2018）。

2. 术后护理和评估 生命体征的评估和术后护理与心导管术相似，不同之处在于从股动脉取出动脉导管鞘要推迟到肝素的抗凝作用消失为止。通过测量活化凝血时间来监测肝素的逆转，当这一时间＜150s 时，可以拔除鞘管（Kern et al，2018）。然而，如果使用胶原植入物或缝合装置等封闭技术来封闭动脉穿刺点，则可立即拔除鞘管。

患者应该仰卧，并被告知不要在髋部弯曲腿，因为这可能会导致鞘管扭曲、股动脉阻塞或鞘部位出血。要改变患者的体位，应该使用"原木滚动"方式。定期观察鞘管处是否有出血，并根据当地指南评估远端脉搏。如术肢的体温和颜色出现冰冷、苍白、无脉搏，可能意味着存在循环功能不全。

持续监测患者心电图，以检测心律失常和波形变化，如 ST 段抬高或压低，可能预示存在心脏缺血。在术后早期，经常监测脉搏、血压和循环等生命体征。

当动脉鞘管被拔除时，需要严格执行无菌操作。当活化凝血时间＜150s，鞘管可由有资质的医生或护士移除。止血的方法是用指压或股动脉压迫装置（如FemoStop）在鞘管部位施加压力，持续 20~30min。由于抗凝血药的使用，一些患者可能会继续需要

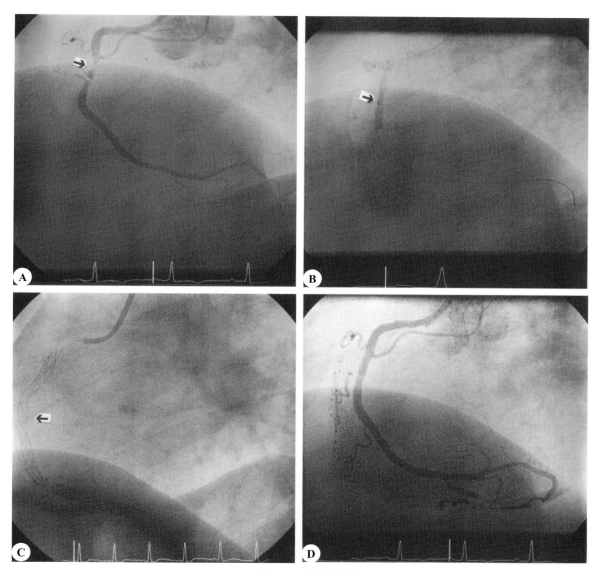

▲ 图 14-7　造影图例

A. 右冠状动脉节段狭窄（箭）；B. 狭窄血管内充气的血管成形术球囊；C. 血管壁内的长支架；D. 血管成形术和支架置入后的右冠状动脉血管造影

FemoStop 很长一段时间，但压力会逐渐降低。拔除鞘管前应使用镇痛药，以增强舒适性，同时需要对腹股沟持续施压。如果没有出血且生命体征稳定（根据当地政策），患者可以在拔除鞘管后 2～3h 内活动。

在手术时和手术的潜在并发症，具体如下。

- 如果患者的血流动力学状态发生变化，如血压下降和心率加快，应怀疑心脏压塞。一旦怀疑压塞，患者将需要紧急床边超声心动图检查，并引流（Young，2014）。
- 动脉后壁出血所致的腹膜后出血（一种潜在的严

重并发症）。在手术后 24～48h 内表现为低血压、背部、腰部或腹部疼痛，以及皮肤颜色改变。

- 止血装置压力过大导致股神经病变（早期并发症）。
- 支架血栓或冠状动脉闭塞（早期 / 延迟并发症）。冠状动脉痉挛和闭塞可能在手术后的任何时候发生。在未使用支架的情况下，PCI 后痉挛和再狭窄更为常见。应监测患者的胸痛和缺血性心电图改变。
- 血管壁受损或破裂导致假性动脉瘤，导致出血进入周围组织，表现为不断扩大伴疼痛的血肿和大面积瘀伤（Stone et al，2014）。

护士应密切观察患者，以便及早发现这些并发症，并将其影响降至最低。

支架置入术后，患者口服氯吡格雷和阿司匹林两种抗血小板药物。择期支架置入后，无论支架类型如何，建议进行大约 6 个月的双联血小板治疗（dual antiplatelet therapy，DAPT）。在特定的临床情况下，可能会延长至 12 个月（Neumann et al，2018）。这些药物可以防止支架血栓形成，同时保护血管内皮组织在支架上生长。重要的是患者理解并认同药物疗法的有效性，因为依从性差可能会导致血栓形成和血管闭塞，甚至心肌梗死或死亡。一旦内皮化完成，血栓形成的风险降低，氯吡格雷可以停用，阿司匹林需终生使用。

穿刺部位的护理与心导管术章中的护理措施大致相同。

3. 经皮冠状动脉介入治疗 出现急性 ST 段抬高心肌梗死（ST-segment elevation myocardial infarction，STEMI）的患者需要紧急心肌再灌注治疗。可以通过纤溶（溶栓）治疗或直接经皮冠状动脉介入治疗（primary percutaneous coronary intervention，P-PCI）来实现。手术流程与上述流程类似，需要在训练有素的工作人员的帮助下快速进入心导管室进行治疗。在对 STEMI 或非 ST 段抬高心肌梗死（non-ST-segment elevation myocardial infarction，NSTEMI）进行 PCI 和支架置入术后，无论支架类型如何，如果患者没有过度出血风险，都应接受阿司匹林和 P2Y12 抑制药治疗 12 个月（Neumann et al，2018）。并终身服用阿司匹林。

4. 患者教育 应向患者提供有关胸痛处理的知识信息，胸痛可能由支架内血栓形成或支架再狭窄引起。应该建议患者使用硝酸甘油喷雾剂，如果患者感到不适，使用硝酸甘油无效，或者胸痛持续时间超过 10min，应告知其联系急救服务。

应建议患者不要自行停止服用阿司匹林和氯吡格雷。如果有出血问题，应该联系心内科医生。如果停用这些药物，会有支架血栓形成的风险。

应该向患者提供有关出血处理的知识信息。他们应该在 48h 内避免热水澡和淋浴，并在 72h 内避免繁重的搬运，以防止出血的风险。

DVLA 建议患者在 PCI 成功后 1 周内不得开车。如果不成功，则增加到至少 4 周（DVLA，2019b）。

饮食指导适用于任何有动脉粥样硬化病史的患者。建议减少盐、糖和饱和脂肪的摄入。饱和脂肪应被多不饱和脂肪和单不饱和脂肪取代，同时应建议增加新鲜水果和蔬菜形式的纤维摄入量，并用鱼和鸡肉取代高脂红肉（Piepoli et al，2016）。

心脏康复是患者治疗计划的重要组成部分，应该推荐给所有接受 PCI 手术的患者，包括健康教育、降低心血管风险的建议、活动和压力管理（Dalal et al，2015）。NICE、卫生部、英国心血管预防和康复协会（British Association for Cardiovascular Prevention and Rehabilitation，BACPR）以及大量欧洲指南也推荐心脏康复方案（Dalal et al，2015）。

六、心脏治疗

以下治疗包括通过静脉系统进行右心导管术。常用的静脉有头静脉、锁骨下静脉、颈静脉和股静脉。可以插入电极用于以下情况。

- 临时或永久起搏。
- 植入式心律转复除颤器（implantable cardioverter defibrillator，ICD）。
- 心内传导通路消融术。
- 二尖瓣成形术。

（一）心脏起搏

心脏起搏器是一种电池供电设备，当患者的心率异常缓慢时，它会电刺激心脏收缩，这被称为"夺获"。起搏器有两个主要功能：感知心律和为心脏起搏。如果心律减慢，起搏器会感觉到这一点，并以预先设定的频率为心脏起搏。如果心律快于设定的频率，起搏器就会被抑制，直到心率再次减慢。这就是所谓的按需调搏，可以保持稳定的心率。双心室起搏包括在右心房底部的冠状静脉窦插入一根额外的起搏导线。这作为左心室起搏导线，旨在提高心输出量、生活质量，并减少慢性心力衰竭和左束支传导阻滞患者的住院率（Eftekhari et al，2017）。

临时起搏器由体外电池（"脉冲发生器"）组成，它连接到位于右心房和（或）右心室内的电极上。永久性起搏器电池植入胸壁皮肤下（图 14-8）。心脏起搏和抗心律失常设备的适应证（Brignole et al，2013）如下。

- 心脏手术、经导管主动脉瓣植入术（transcatheter aortic valve implantation，TAVI）和心脏移植（通

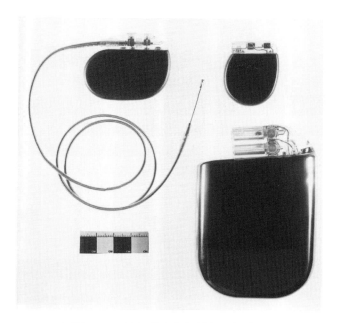

▲ 图 14-8　植入式永久起搏器和起搏电极
较大的起搏器是具有起搏功能的植入式心律转复除颤器

常是暂时的，但可能需要永久起搏）。

- 心肌梗死后合并永久性房室传导阻滞（通常是暂时的，但可能需要永久起搏）。
- 在全身麻醉时，预防心率缓慢或无症状的房室传导阻滞（通常是临时的）。
- 传导阻滞导致窦性心搏骤停和心室停搏的；与心输出量降低相关的心动过缓（通常需要永久性起搏器）。
- 治疗快速性心律失常（具有抗心动过速功能的永久性起搏器）。
- 当永久性起搏系统失效或感染时（临时）。
- 用于一些心力衰竭患者的心脏再同步（NICE，2014b）。

心脏起搏通常在局部麻醉下进行，包括通过头静脉或锁骨下静脉将起搏电极（导线）插入右心室，用于单腔起搏，或同时插入右心房和右心室，用于双腔起搏。然后，外部临时或永久植入的起搏器可以电刺激心脏收缩。起搏器通过起搏电极发出电脉冲，刺激心肌去极化和收缩。

1. 心脏起搏的准备工作　除了心脏手术后的操作外，临时起搏通常作为紧急手术进行（Pitcher & Nolan，2015），几乎没有时间让患者做好心理准备，而永久起搏通常是选择性的，为患者提供了充足的时间准备。

患者在手术前 4～6h 内不应进食，手术前 2h 禁水（根据当地政策）（Fawcett & Thomas，2018），因为脱水和随后的静脉塌陷容易导致起搏电极穿刺困难。记录血压、脉搏、体温、呼吸频率和 12 导联心电图。

医务人员应获得患者的知情同意，尽管在紧急情况下这可能是不可能实现。应确定患者对手术流程的理解，并提供相关的疾病知识。应该解释为什么需要起搏，以及在手术过程中和手术后会发生什么，并告知患者，手术不会太痛苦。

2. 术后护理与评估　临时或永久起搏后患者的护理措施类似，不同之处在于临时起搏的起搏盒是外置的，需要间歇性检查以确保正常功能（Reade，2007）。使用心电图监测心脏节律、频率和起搏器诱发搏动的存在，起搏器诱发搏动之前有起搏钉存在。心房起搏时起搏钉出现在 P 波之前，心室起搏时起搏钉出现在 QRS 波群之前。使用临时起搏器的患者要检查敷料，以确保其牢固和清洁，并确保起搏电极被妥善固定，以防止移动和意外移除。重要的是要检查电极是否牢固地连接到起搏盒上，确保起搏盒位置安全，防止其坠落。起搏器的设置，如频率、起搏模式和能量输出，应记录在患者的护理记录中。生命体征应在第一个小时密切监测（或根据当地政策），因为虽然并发症不常见，但可能很严重（Iig，2014）；因此，及早发现和治疗非常重要。临时或永久性起搏、电生理检查或消融后可能出现的并发症如下。

(1) 气胸 / 血胸（1%～3%）：通常无症状，由锁骨下静脉穿刺时空气或血液进入胸腔引起。监测呼吸状态，是否有呼吸困难、静息呼吸频率增加、胸部运动不均匀、心动过速、低血压和血氧饱和度降低。胸部 X 线片检查可确诊，显示肺野中没有肺斑纹。如果有症状，可能需要肋间胸腔引流治疗。

(2) 心脏穿孔：由手术过程中电极穿透心脏所致。它通常是无症状的，可以通过重新定位电极来解决。极少数情况下，这会导致严重的心脏压塞，血液渗入心包腔，逐渐抑制舒张期血液填充心室的能力（Jenson et al，2017）。血液滞留在心包腔，压缩并逐渐缩小心室大小，影响心室充盈和心输出量，导致低血压和心动过速。这种紧急情况可通过将针穿过胸壁插入心包腔抽出血液和缓解压塞（心包穿刺术），甚至可能需要胸骨切开或开胸术（Vanezis et

al，2017）。

（3）起搏器囊袋血肿：起搏器囊袋内止血不充分或静脉起搏电极周围血液回流所致。血肿通常在不需要干预的情况下消退，并慢慢吸收；但是，应该监测囊袋是否有疼痛和血肿的形成，起搏器术后患者发生囊袋血肿的发生率为 5.2%，导致住院时间延长（Palmer，2014）。

（4）感染：1%～6% 的起搏器感染，可能需要拆卸和更换。感染会导致相当大的发病率和死亡率。起搏器植入期间和术后的严格无菌是防止这种情况发生的关键；如果真的发生感染，早期发现和抗生素治疗是重要的。

3. 起搏器功能障碍 心电图监测是否有起搏故障，包括感知故障或夺获故障（Palmer，2014；Mulpuru et al，2017），如下所示。

（1）过度感觉：起搏器敏感，非心脏信号如骨骼肌收缩等抑制起搏器起搏。这些额外的信号关闭了起搏器，导致心率降至起搏器设定的需求频率以下没有起搏。要修复此故障，可能需要降低起搏器的灵敏度级别或移除任何可能干扰起搏器的不接地的电器设备。

（2）感觉不足：起搏器无法感知患者的潜在节律，因此无论如何起搏，如果起搏刺激与心脏易损期重合，可能会引发室性心动过速。①连接松动（临时起搏器），需要收紧连接导线；②失去与心肌的电极接触，或导线断裂，需要重新定位或更换导线（临时或永久起搏器）；③电池电量不足，需要更换起搏器；④起搏器灵敏度设置过低。

（3）未能夺获：起搏器无法捕捉或调搏心脏，起搏钉没有紧随其后的 QRS 波群。此故障的可能原因类似于导致感知不足或过度感知的原因。

应该每天检查临时起搏器的阈值。阈值是衡量心脏持续起搏或去极化所需的最低能量（Reade，2007）。起搏时阈值略有升高是正常的。这是由于起搏器对心脏的重复电刺激引起的炎症，另外一些代谢紊乱，如酸中毒和高钾血症也会增加阈值。如果电极在心室内移动或移位，阈值也会升高。

阈值由有资质的心脏医生或护士测量。必须有持续的起搏节律；要实现这一点，可能需要将起搏频率提高到高于患者的固有心率。如果患者的固有心率较高，应谨慎操作，因为较高的起搏频率可能会导致室性心动过速或心室颤动。一旦在心电图监视器上检测到起搏节奏，电压输出开关就会慢慢降低，直到起搏节奏被中断（Reade，2007）；这就是起搏阈值。起搏输出应该被重置为阈值的 2～3 倍，并且起搏速率被降低到规定的水平。如果起搏阈值大幅增加，应通知医务人员，因为起搏电极可能需要重新定位以防止起搏失败。

4. 患者教育 一般说来，由于植入起搏器后中止了起搏前症状，患者恢复得很快，体力活动和信心也有所改善（British Heart Foundation，2018b）。植入永久起搏器的患者需要在出院前获得有关其起搏器的信息。更重要的是，患者必须明白定期预约参加起搏器门诊的必要性，在那里可以使用非侵入性技术检查起搏器功能。

患者的生活方式需要做些改变，并应向患者提供以下信息。

- 应建议患者在植入起搏器后 4～6 周内不要进行剧烈运动。患者可以恢复性生活，但建议在植入后 4 周内避免对手臂和胸部施加压力的姿势。防止起搏电极从心脏移位（British Heart Foundation，2018b）。在此之后，瘢痕组织形成并将电极牢牢地固定在心脏内。

- 起搏器制造商向患者提供有关应避免使用的电器设备的建议，例如，移动电话应放在起搏器的另一侧，机场的商店警报系统和安全系统可能被起搏器中的金属部件激活（British Heart Foundation，2018b）。

- 一般来说，安装起搏器的患者不应该进行 MRI 扫描。然而，一些新机型能够经受住 MRI。患者应该被告知这一点，并将其记录在起搏器识别卡上（British Heart Foundation，2018b）。

- 建议患者在原有症状再次出现时就医，以便检查起搏器功能。

- 指导患者识别伤口感染迹象，以及在发生这种情况时应采取的措施。

- 应鼓励患者始终携带起搏器识别卡。

- 起搏器的寿命为 6～10 年（British Heart Foundation，2018b），因此患者应该意识到，起搏器最终会因为电池没电而需要更换。

- 如果患者安装了起搏器，必须通知 DVLA。患者应该在第一次起搏器检查（通常是在植入后 1 周）之后才能驾驶车辆，确保起搏器功能正常（DVLA，2019c）。前提是不存在其他取消驾驶资格的行为（DVLA，2019c）。

应该让患者放心，起搏器是非常可靠的，并鼓励他们恢复起搏器植入术前的生活方式。有关起搏和心脏手术的信息可以从英国心脏病学会的网站上获得。

（二）植入式心律转复除颤器

ICD 于 20 世纪 80 年代末问世。该装置具有多种功能，如下所述，主要应用于恶性室性心律失常导致心源性猝死的患者。在英国，每年发生 50 000～70 000 例心脏性猝死，这是冠心病最重要的单一死亡原因（NICE，2014c）。ICD 在感知心律方面的作用类似于起搏器，触发抗心动过速起搏，提供阵发性起搏脉冲，必要时，提供高能除颤以逆转心室颤动。现行指南摘要如表 14-2。

表 14-2　植入式心律转复除颤器的适应证

二级预防	一级预防
由室性心动过速或心室颤动引起的心脏骤停	既往（不超过 4 周）心肌梗死史，或者左心室功能不全，左心室射血分数＜35%，QRS 波持续时间≥120ms
自发性持续性室性心动过速，引起晕厥或血流动力学障碍	引起心源性猝死的家族心脏疾病，如长 QT 间期综合征、肥厚性心肌病。Brugada 综合征或心律失常性右心室发育不良，或接受先天性心脏病手术修复者
持续性室性心动过速，无晕厥或心脏停搏，并伴有出血分数降低（左心室射血分数＜35%），症状轻于纽约心脏协会心衰功能分级的Ⅲ级	—

引自 NICE，2014

ICD 看起来与起搏器非常相似，只是它更大更重，重量约为 75g，而不是约 30g（British Heart Foundation，2019b；见图 14-8）；它的植入方式与起搏器相同。

ICD 有许多功能，它能够检测到危及生命的快速性心律失常，并通过超速起搏、心律转复或除颤来终止这些心律失常。当 ICD 检测到快节奏时，它会尝试通过启动短时间的快速起搏来减慢它，这可能会中断心动过速，从而减慢心率。如果不成功，ICD 要么会用低能量电击使心律复律，如果心律退化成心室颤动，就会用高能量电击使心脏除颤。在恢复

节律太慢的情况下，ICD 也能够为心脏起搏（Bryant 等，2016）。

1. 植入术前和术后具体的护理　患者的身体准备和植入术后护理与植入起搏器相同。患者将在 2～4 周后接受植入部位的检查，之后每 3～6 个月进行一次设备检查（Mansour & Khairy，2014），患者在手术前后需要非常高水平的心理准备和支持。ICD 不能治愈患者的心律失常，它只是控制心律失常。无论电击的能量水平如何，ICD 发出的电击是突然而痛苦的。电击可以使患者清楚地认识到刚刚经历了威胁生命的心律失常。由于快速性心律失常导致心输出量中断，一些患者甚至可能在休克前失去知觉。ICD 电池的寿命为 4～8 年，当电池将要耗尽时，可能会发出哔哔声或震动以警告需要更换（British Heart Foundation，2019b）。最新的 ICD 也可以在家里用家庭监视器进行追踪。这使得医院团队可以密切监测 ICD，而不需要患者去医院，但它不能取代后续预约复查。这是一项新技术，并非适用于所有的 ICD（British Heart Foundation，2019b）。

2. 患者教育和支持　指导且帮助患者适应 ICD 的生活（Pedersen et al，2016）。这些措施包括让患者有机会谈论电击的意义，这涉及关于心律失常的严重性。患者必须做好准备，因为电击可能是痛苦和突然的，一些患者描述为就像被马踢了胸口一样。告知患者和家属，在电击期间，任何其他接触患者的人都不会感受到电击。

持有重型货车或公共服务车辆牌照的患者将自动失去这些牌照（DVLA，2019c）；患者将无法驾驶，因为在激活 ICD 期间有失去意识的风险。对于其他车辆的司机，法规有些复杂，但通常他们在植入后 6 个月内不得驾驶，随后患者必须在恢复驾驶前 6 个月内不受 ICD 的任何干预（DVLA，2019c）。

可能要花较长的时间给患者和家属，他们都需要被指导植入 ICD 的含义（Humphreys et al，2018），指导患者重新建立恢复正常生活活动能力的信心。ICD 植入后焦虑非常普遍，高达 87% 的患者受到影响，据报道，高达 20%～35% 的患者患有抑郁症（Clarke，2015）。从患者自身的角度来看，心理支持是一种基本需求（Clarke，2015）。然而，据报道，一些患者对受到电击的场景非常害怕，以至于他们的生活质量受到了严重的影响（Clarke，2015）。

许多植入 ICD 的中心现在通过患者主导的支持

小组和心脏康复为患者提供相当大的支持；国家组织也提供这种支持，如心肌病协会。

（三）植入式循环记录器

植入式循环记录器（implantable loop recorder, ILR）是一种植入皮下的小型电子设备，用于监测患者是否存在心律失常，这种心律失常可能会导致不明原因的晕厥、不明原因的心慌和阵发性心房颤动。它们可以被编程来检测预先指定的心律失常，也可以被手动激活以记录患者何时出现症状（Gilmore & Anderson，2016）。它们可以进行准确的检测、诊断和获得治疗，如起搏器、ICD 和心房颤动的抗凝治疗（Eftekhari et al，2017）。

（四）心脏消融

当在电生理学检查中发现异常传导组织时，可以考虑心脏消融；这涉及破坏异常传导组织。

引起症状性和潜在威胁生命的快速性心律失常的各种传导异常都是心脏消融的指征（Katritsis et al，2017）。

- Wolff-Parkinson-White（WPW）综合征，这是一种先天性异常，心房和心室由异常的传导肌肉纤维连接，称为旁路。冲动可以非常迅速地沿着这些路径传播，导致心动过速。对于 WPW 综合征和房室结折返性心动过速（atrioventricular nodal re-entrant tachycardia, AVNRT），心脏消融的成功率超过 95%（Sternick 等，2017）。

- AVNRT 发生在房室结或结周组织中有慢速、快速传导通路时。冲动通常通过快速传导通路传导。如果患者有房性期前收缩异位，这种传导冲动通过快速传导通路被阻断，或对进一步的刺激难以传导，因此通过慢速通路传导。如果快速通道已经充分恢复，那么冲动可以通过这个途径返回，重新兴奋心房，导致折返性心动过速。这种类型的心动过速可以通过部分破坏房室结来治疗（Katritsis et al，2016）。

- 心房颤动（持续性和阵发性），尽管服用了抗心律失常药物，但仍有症状。肺静脉隔离，对左右心房进行消融，以阻断支持持续心房颤动的折返通路（Ramrakha & Hill，2012）。患者可能需要经食管超声检查，以确保手术前左心房的左心耳没有血栓（Ramrakha & Hill，

2012）。

- 心房扑动和室性心动过速也可以通过消融治疗。

异常传导通路的消融最常用的方法是射频电流。射频消融通过导管将电流直接传递到异常的心内膜组织；导管和心内膜之间的接触面被加热到 50℃ 以上，直到发生局灶性细胞死亡（Ramrakha & Hill，2012）。导致消融组织中的电活动消失。或者，冷冻消融技术通过将组织冷冻到 -70℃ 来破坏组织（Ramrakha & Hill，2012）。在手术过程中，患者感觉不到疼痛，但可以感觉到导管穿过血管，以及不得不长时间静止躺着的不适。因此，患者在整个治疗过程中都需要安慰和支持。

手术是在局部麻醉下进行的，在漫长且可能令人不适的手术过程中，患者将同时接受镇静和镇痛剂治疗。导管可以从股静脉、锁骨下静脉或颈静脉，也可以从股动脉放置在心脏。手术后导管在导管室时被拔除。止血是通过在穿刺部位施加压力来实现的。

1. 术前准备　患者的身体准备与植入起搏器的准备相同，但心理准备应个性化实施，以帮助患者了解消融过程中可能会经历的治疗和可能的感觉。AVNRT 患者发生完全性传导阻滞的风险为 1%，需要使用永久起搏器（Asirvatham & Stevenson，2015）。

2. 术后管理　回到病房后，应对患者进行监测，以便及早发现原发心律失常（Thanavaro，2019）。术后立即密切监测生命体征，尽管如气胸和导管穿刺相关的心脏压塞发生率不到 4%（Thanavaro，2019）。应观察血管穿刺部位是否有出血和血肿形成。如果动脉在手术过程中被穿刺，也应该监测术肢的血液灌注情况。

如果患者身体状况良好，没有任何并发症，通常会在第 2 天出院。出院前，应向患者提供穿刺部位管理方面的建议，并对其进行相关药物治疗的知识教育。接受个性化、清晰、有指导意义和相关信息的患者更有可能适应疾病的限制，并能够做出适当的改变。

（五）二尖瓣成形术

二尖瓣狭窄是一种进行性疾病，如果没有干预，使瓣膜扩大到足以允许足够的心输出量时是致命的。当瓣膜尖端增厚并有粘连融合时，就会发生狭窄，

这会干扰正常的瓣膜开启和关闭。这种疾病过程经常是由于之前的风湿性心脏病引起（Ancona & Pinto, 2019）。

经皮球囊二尖瓣成形术（percutaneous balloon mitral valvuloplasty，PBMV）是大多数有症状的二尖瓣狭窄患者的首选治疗方法（Baumgartner et al, 2017）。瓣膜成形术的准备工作与心导管术相似。在整个手术过程中，尽管使用了镇静药，患者仍保持清醒。二尖瓣位于心脏左侧，通过预先定位的导丝，通过股静脉将球囊导管导入右侧（图 14-9）。进入左心房和左心室的途径是用穿刺针从心脏内部刺穿房间隔。这个过程通常患者都能很好地耐受。

或者，可以通过动脉逆行进入左心房，但动脉损伤的风险很高（Sanati & Firoozi, 2017）。一旦球囊位于瓣膜开口内，就用稀释的对比剂充气，使狭窄瓣膜的融合连合分离。

手术完成后，球囊和其他导管被拔除，一旦肝素的抗凝作用逆转，鞘管也被拔除。穿刺部位的护理管理在手动和使用血管闭合装置的情况下有所不同。患者应卧床休息，避免移动患肢，以辅助止血，直到止血完成，生命体征稳定。术前和术后护理措

施类似于接受心导管术的患者。然而，应该在最初的几个小时内密切监测患者是否有任何心律失常，以及心包腔内液体压迫心腔而导致的心脏压塞迹象（Jenson et al, 2017）。如果导丝或导管刺穿心肌壁，导致血液渗漏到心包间隙，就可能发生这种情况。引起低血压、低心输出量、心动过速和呼吸急促，需要立即进行医疗干预，以防止不可逆转的休克和死亡。如果没有术后并发症，包括全身栓塞和出血，患者第 2 天就可以出院。瓣膜损伤导致严重反流是罕见的，但可能需要手术进行二尖瓣置换术（Sanati & Firoozi, 2017）。球囊瓣膜成形术也可以用于主动脉瓣狭窄的患者，但成功率较低，通常适用于不适合主动脉瓣置换或用于经导管主动脉瓣置入术前评估的患者（Keeble et al, 2016）。

（六）经导管主动脉瓣植入术

主动脉瓣钙化是老年患者主动脉狭窄最常见的原因。瓣膜各层中钙的积聚形成并限制了瓣膜的运动，可能会在收缩期间阻塞左心室（Carpenter, 2019）。

TAVI 适用于因高龄、严重并发症和左心室功能不全等危险因素而不适合手术的有症状患者（Carpenter, 2019）。TAVI 于 2004 年首次使用，作为一种比主动脉瓣手术更具侵入性的手术，适用于患有症状性主动脉瓣狭窄（aorticvalve stenosis, AS）的高危患者（Khosravi & Wendler, 2018）。建议接受 TAVI 手术的患者预期寿命应超过 1 年（Baumgartner et al, 2017）。通常通过 2 条股动脉（也可经锁骨下入路、经主动脉入路和经心尖入路）进入主动脉瓣，并通过导管或球囊将异种瓣膜（猪或牛）放置在主动脉瓣内，这将把自身病变的瓣膜推到一边（Carpenter, 2019）。新的瓣膜被固定在支架上，因此不需要缝合。

由于存在发生心脏传导阻滞的风险，患者需要在术后进行心脏监测（Carpenter, 2019）。需要密切监测患者的生命体征是否有恶化的风险，这需要立即进行干预。在心导管术的术后管理中所述，需要监测穿刺部位是否有并发症。起搏导线可以在手术过程中放置，只有在需要时才移除。应该密切监测神经功能是否有中风的迹象，因为患者在 TAVI 后卒中风险增加（Carpenter, 2019）。如果没有并发症，患者第 2 天通常可以下床，护士应该确保患者疼痛得到缓解（British Heart Foundation, 2019c）。目前，建

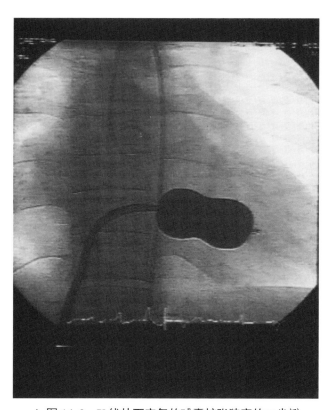

▲ 图 14-9　X 线片下充气的球囊扩张狭窄的二尖瓣

议在 TAVI 后使用阿司匹林和氯吡格雷进行长达 6 个月的双联抗血小板治疗（Magkoutis et al，2016）。

七、心脏直视手术

对于一些保守治疗无法控制或治疗的疾病，需要进行心脏手术。冠心病和瓣膜病是最常见的需要心脏直视手术的疾病。由于终末期心力衰竭，其他治疗方法不再有效，部分患者需要心脏移植。

如上所述，在心脏手术之前，患者通常会接受一系列的检查和治疗。患者及其家人通常在入院前 2～4 周到医院门诊就诊，以便进行适当的血液检查和其他检查。术前教育以个人或小组讨论的方式进行。患者在心脏手术前往往非常焦虑，通常很难在需要解释手术过程和使他们过度惊吓的风险之间取得平衡。手术的身体准备与其他手术一样（见第 2章）。手术前的心理准备在术后发挥着重要作用，可减轻焦虑和疼痛。

（一）冠状动脉搭桥术

许多患者的症状没有从 PCI 治疗中得到缓解，或者有广泛的冠状动脉疾病，可能需要冠状动脉旁路移植术（coronary artery bypass grafting，CABG）。少数患者由于急性恶化或心导管术或经皮冠状动脉腔内成形术的并发症，迫切需要进行冠脉搭桥手术。这是一个大手术，可能术后需要到重症监护病房接受护理；然而，病情稳定的患者越来越多地提早拔管，并"快速"回到普通病区，因此减轻了重症监护床位的压力（Bainbridge & Cheng，2017）。

传统的手术包括通过正中胸骨切开暴露心脏，患者在手术期间使用体外循环接管心脏和肺的功能。然后切除供体血管的一部分，将供体血管与主动脉和梗阻下方的冠状动脉远端吻合，从而通过移植血管重建血运。

过去最常见的供体移植物包括大隐静脉或桡动脉。另一种技术是使用乳内动脉（internal mammary artery）。在这种情况下，动脉只在远端分离，游离端与阻塞下方的冠状动脉吻合。使用乳内动脉是 CABG 患者搭桥左前降支（left anterior descending，LAD）的"金标准"，全世界超过 95% 的患者使用乳内动脉（Squiers & Mack，2018）。乳内动脉比其他移植血管保持通畅的时间更长，这似乎是因为它对动脉粥样硬化的形成有抵抗力。双侧乳内动脉移植血管被用

于特定的人群（Squiers & Mack，2018）。然而，使用乳内动脉并非没有风险，因为它的使用可能会导致胸骨愈合延迟，因为乳内动脉供应胸壁和大部分切开进入心脏的区域。呼吸系统并发症可能更常见，这是因为与此相关的疼痛增加，因此不愿深呼吸。

手术恢复所需的时间比经皮穿刺术要长；如果使用了大隐静脉和（或）桡动脉，除了胸骨伤口外，大腿、腿部和（或）手腕也可能有伤口。如果使用了隐静脉，大腿 / 腿部伤口可能需要比胸骨伤口更长的时间才能愈合，原因有很多，包括贫血、水肿和由于存在外周血管疾病而减少下肢的血液供应。此外，已知隐静脉移植血管在用于血运重建的第 10 年时有 50% 的闭塞率（McKavanagh et al，2017）。动脉移血管，如左内乳动脉和桡动脉移植血管，据报道在 10年内有 90% 的通畅率（Bachar & Manna，2019）。

（二）新技术

近年来，关于传统的全胸骨切开、体外循环和诱导心脏骤停 - 心脏麻痹的安全性存在争论。当患者第一次接受体外循环时，对主动脉的操作尤其令人担忧，因为这会增加全身循环中微栓子的风险。此外，由于血液与体外循环回路的人工表面接触，体外循环可能会引起全身炎性反应（Kraft et al，2015）。因此，体外循环可能导致许多术后并发症，包括心肌功能不全、呼吸衰竭、急性肾损伤、神经功能障碍和出血性疾病（Kraft et al，2015）。因此，使用小切口的微创冠状动脉手术等干预性较小的手术已经被开发出来（Langer & Argenziano，2016）。这降低了与胸骨切开和体外循环相关的风险，后者需求正在不断增加（Langer & Argenziano，2016），并已被证实对越来越多的老年（75 岁以上）心脏手术患者有利（Barsoum et al，2014）。非体外循环或心脏不停搏手术，在移植血管吻合过程中使用一种名为"章鱼"的设备来稳定和固定一部分心脏组织，是解决这一问题的另一种方法，可降低心房颤动、卒中、肾衰竭和胸部感染的相关发生率（Head et al，2017）。

（三）瓣膜置换

接受瓣膜置换手术的患者将从症状的改善中受益。然而，瓣膜置换术带来了一系列与瓣膜假体相关的新的潜在并发症，都对患者造成了限制。使用的人工瓣膜类型有机械瓣膜、动物瓣膜（异种瓣膜）或身体瓣膜（同种瓣膜）（图 14-10）。

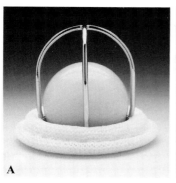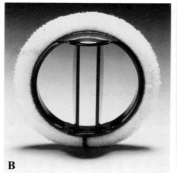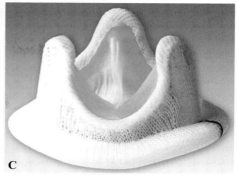

▲ 图 14-10　人工瓣膜的示例

A. Starr–Edwards 笼式球瓣；B. St Jude 医用双叶瓣；C. Carpentier-Edwards Magna 瓣膜（异种移植物）［经 Elsevier Inc 许可，引自 deWit，S.C.，Stromberg，H.K.，Vreeland Dallred，C.（2017）. Medical-Surgical Nursing：Concepts and Practice（3rd edn.）.］

机械心脏瓣膜的一个例子是 St Jude 双叶瓣（图 14-10B）。机械瓣膜有血栓形成的风险，血栓可能会致残或致命的卒中。这意味着患者需要终身服用抗凝血药。血栓栓塞和抗凝血药相关出血是人工瓣膜置换患者所经历的大多数并发症（Baumgartner et al，2017）。感染是另一个重要问题。然而，如果这两种并发症都不发生，机械瓣膜是非常耐用的，可以使用很多年。

动物瓣膜（也称为生物瓣膜）通常取自猪或牛，如 Carpentier-Edwards Magna 瓣膜，可以用戊二醛处理，供人类使用（图 14-10C）。由于缺乏可获得性，身体瓣膜的使用较少（NHS Blood and Transplant，2019）。

重要的是，患者要参与决策过程，因为对于一些患者来说，出于宗教、道德或伦理的原因，接受异种或同种异体移植可能是不可行的，而其他患者可能无法接受长期的抗凝治疗。选择使用机械瓣膜还是生物瓣膜，通常是通过评估使用机械瓣膜与生物瓣膜的抗凝血药相关出血和血栓栓塞的风险，以及考虑患者的生活方式和喜好来决定的。预期寿命低于瓣膜假定耐久性的患者可以考虑使用生物瓣膜（Baumgartner et al，2017）。成功接受瓣膜置换术的患者数量和人口老龄化的一个结果是，现在正在更多地进行再次瓣膜置换。

由于瓣膜发育缺陷，使用人工瓣膜的患者可能需要将来进行替换。所有使用人工瓣膜的患者都需要采取预防感染的措施。在任何侵入性外科或牙科手术之前必须预防性使用抗生素（Baumgartner et al，2017）。也有发生感染性心内膜炎的风险，特别是在手术后的前 3 个月，这可能会破坏吻合口，导致危及生命的瓣膜衰竭，尽管据报道发病率为 1%～6%（Karchmer et al，2019）。

（四）心脏直视手术后的处理

接受心脏手术的患者传统上被认为是危重患者，术后在重症监护病房停留 24～48h。现在已缩短到只有几个小时或一个晚上，然后被转移回普通病房继续密切监测。由于外科和麻醉技术的进步，以及随着心脏手术需求的增加，精简心脏服务的需要、心脏手术后 ERAS 计划正在心脏手术中迅速发展（Li et al，2018）。它鼓励患者在手术准备和康复过程中发挥积极作用。ERAS 方案的关键原则包括患者教育、手术前后优化、医疗优化、早期拔管、恶心和呕吐控制、疼痛控制、鼓励营养摄入、微创手术和早期活动（McConnell et al，2018）。ERAS 方案还为患者提供了他们应该努力实现的每日目标。

大多数接受 ERAS 方案的患者在预诊评估时确定。考虑的因素包括患者术前健康状况良好、手术风险较低。除了术前风险，还必须考虑手术时间、维持血流动力学稳定性和早期拔管（Ljungqvist et al，2017）。

这类患者在重症监护中花费的时间较少，一旦血流动力学稳定，就会立即返回病房。胸腔引流的失血量也应该是最小的，需要的氧气最少，并保持令人满意的动脉血气和氧饱和度水平。一旦患者被转回病房，应保持足够的自主通气、氧合和血流动力学稳定，如果患者感到舒适、无痛和可以自主活动，术后护理的持续目标是在一定程度上可以实现的。

1. 心律失常　早期发现房性 / 室性心律失常需要心电图监测；心房颤动是最常见的心律失常之一，约 35% 的外科患者在术后发生（Greenberg et al，2017）。由于体外循环引起的电解质紊乱，以及手术过程中的低温诱导，心律失常很常见。节律紊乱可能会影响血压，因此应给予适当的药物治疗。患者可能在手术中或手术后出现心律失常，这也会影响血压，需要通过在手术中植入的心外膜起搏电极进行临时心脏起搏（Ley & Koulakis，2015）。

2. 体液平衡紊乱　中心静脉压（central venous pressure，CVP）用于监测压力的升高（表示高血容量）或降低（表示低血容量）。中心静脉压也是评估右心室功能的一个指标，压力升高表明有一定程度的损害，需要经常监测血压。低血压可能表示由于核心温度升高引起的血管扩张，或者由于失血或补液不足引起的血容量减少。护士经常使用综合护理路径来管理液体平衡，这些路径详细说明了应该使用哪些药物或静脉输液来优化患者的液体平衡（Hardin & Kaplow，2019）。

高血压发作（收缩压＞140mmHg）可能导致缝合线破裂或渗血，或可能导致吻合口少量出血。要预防这些并发症，需要使用静脉血管扩张药，如硝酸甘油，这种药物应根据患者的血压进行滴定，以维持正常血压。高血压发作可能是由疼痛引起，因此需要有效的镇痛。护士可以安慰患者，或者让亲属参与患者的护理，这样可以减轻焦虑；如果这些措施都无效，可能需要进行抗焦虑治疗。

手术时要将胸腔引流管插入胸膜、纵隔和心包间隙，必须严密监测并记录失血情况（见第 15 章）。通常使用低压（约 5kPa），以促进胸腔引流。

尽管大多数心脏单位会有自己的政策，在术后应定期进行引流量测量，如果≥100ml/h，表明有活动性出血，需立即向医生报告。如果没有引流或引流量很少，且患者血流动力学不稳定，应高度怀疑心包或胸膜腔内可能有积液，需要进一步检查。

如果引流没有减少，可能会出现并发症，如缝合线断裂或在体外循环期间使用抗凝血药引起的凝血障碍，需要立即进行医疗处理。重要的是要确定出血的原因，无论是凝血还是外科出血。凝血问题引起的出血包括肝素残留效应、凝血因子缺乏、血

小板功能障碍和广泛的纤溶（Brand et al，2018）。血栓弹力成像可用于指导冷沉淀、鱼精蛋白或其他凝血因子的治疗；它也可用于确定是否有外科原因导致出血。

无凝血原因的外科出血与较大的失血量相关，需要再次手术探查（Brand et al，2018）。术后出血的常见部位包括吻合口部位、体外循环部位、移植物侧支和胸骨缝合处。

一旦连续 3 次或 24h 内的引流量≤10～25ml/h，且没有空气泄漏，则通常可以拔除引流管。如果使用起搏导线，胸腔引流管通常会在起搏导线拔除后被拔除。胸腔引流可能是疼痛的来源，护理应确保引流管既不会限制患者的活动，也不会拉动患者的皮肤。

3. 疼痛管理　在术后，使用非阿片类和阿片类镇痛药控制疼痛，通常是静脉给药，直到患者苏醒。许多患者还将受益于使用患者自控镇痛泵控制自己的疼痛（Zubrzycki et al，2018）。控制疼痛可提高患者的舒适度，防止高血压发作，使患者能够深呼吸和排痰，从而防止肺部感染和肺泡塌陷。引起疼痛的操作，如拔除胸腔引流管，可能需要额外的阿片类药物或一氧化二氮和氧气（气体疗法）。随着时间的推移，对阿片类药物的需求逐渐减少，但有效的疼痛控制仍然是优先考虑的问题，以使患者能够重新获得活动能力，从而预防与不能活动相关的许多并发症，如深静脉血栓形成和胸部感染。

4. 谵妄　26%～52% 的患者在术后早期经历过心理障碍。它以前被错误地定义为心脏手术后精神病或泵后精神病，但现在它被定义为心脏手术后谵妄（Kotfis et al，2018）。谵妄是指患者行为的改变或波动，可能会影响认知功能、知觉、身体功能和社会行为（NICE，2019）。

谵妄的患者可能会经历以下症状。

- 活动亢进型谵妄：焦躁不安、情绪激动和攻击性。
- 活动抑制型谵妄：孤僻、安静和困倦。
- 混合型谵妄：包括过度活跃和缺乏活力的体征和症状，患者可能在两者之间波动。

这会导致行为障碍，其表现形式从困惑和迷失方向到视觉和听觉幻觉。护理心脏手术后谵妄的患者具有挑战性，对患者的安全构成威胁，因为患者可能具有攻击性，不配合治疗。这种情况对患者本

身和他们的亲属来说也是非常令人担忧的，他们可能会观察到患者的异常行为。

谵妄通常是暂时的，但重要的是要排除或处理任何潜在的原因，如脱水、便秘、缺氧、感染、疼痛、营养不良、睡眠不足和感觉障碍。护士应确保与患者进行有效的沟通和再评估，安抚患者及其家人（NICE，2019）。有受伤风险的患者需要在短期内服用抗精神病药物。

5. 手术伤口　应观察胸骨和腿部伤口是否有感染和愈合不良的迹象。敷料通常在手术后的第 3 天或第 4 天被移除；如果伤口干净干燥，可以保持暴露。如果伤口渗出或开放，应进行无菌处理，并用适当的敷料覆盖。伤口一般是用可溶性缝合材料缝合的，这种材料不需要拆线，尽管缝合的松散部分可能需要修剪到靠近皮肤的地方。

在预防手术部位感染的风险方面，新的伤口疗法已经被开发出来。一次性使用的伤口治疗系统，如 PICO 敷料，可以应用于手术伤口闭合且渗出物水平较低的高危患者。高危患者包括糖尿病、肾透析、身体状况差和高体重指数的患者（NICE，2018）。高危患者还可能受益于胸后背心的支持，旨在减轻胸骨钢丝的压力，防止胸骨的移动，最大限度地减少胸骨并发症（Caimmi et al，2016）。胸背心通常需要在术后 6 周内日夜穿戴，直到胸骨愈合。建议女性在手术后日夜穿着柔软、无钢圈、前扣的胸罩。她们乳房的重量和运动可能会拉动胸骨伤口，这可能会在手术伤口施加压力，危害伤口。

6. 神经系统并发症　术后可能会出现卒中或行为改变等神经系统并发症。卒中发生率约为 6%，老年人的发病率更高（Raffa et al，2019）。这是由于在手术过程中夹闭主动脉时，导致动脉粥样硬化斑块破裂，碎片释放。在术后早期对患者进行多次的神经学评估有助于发现任何神经障碍，识别脑损伤（NICE，2017）。

7. 呼吸系统并发症　应在术后应密切监测患者是否存在气胸、肺不张、胸腔积液和疼痛导致通气不足所引起的呼吸困难（Miskovic & Lumb，2017）。患者也容易出现肺塌陷（肺不张），即手术中塌陷并在术后接受一段时间的机械通气后，肺还没有完全扩张。

呼吸评估包括监测和记录呼吸深度和呼吸频率以判断是否存在通气不足或过度通气，通过

$SaO_2 \leqslant 94\%$ 判断是否存在脉搏血氧饱和度降低。应给予湿化氧气以维持 $SaO_2 \geqslant 94\%$。重视最佳的体位、舒适咳嗽化痰、早期活动是呼吸功能支持性和预防性护理的基础。

每 4h 监测一次体温，当体温 $\geqslant 37℃$ 时，这可能表明存在感染。心脏外科患者最可能的来源是肺部、手术伤口、尿路和中心静脉（Rhee & Sax，2014）。

8. 营养和水分补充　鼓励患者在早期进食和活动的同时尽快开始术后液体摄入（Maes et al，2019）。心脏外科患者已经从维持液体治疗转向靶向液体治疗，以减少液体超载和血液稀释的发生率。

术后患者经常食欲不振，需要鼓励他们尽快开始进食，以促进伤口愈合和恢复体力。恢复正常的饮食模式可能需要时间，需要通过少量、清淡的营养餐慢慢建立起来。

9. 拔除尿管　大多数患者将在术后 24h 内留有导尿管。这使得能够监测尿量和肾功能。应每小时测量和记录尿量。如果输出量低于 $0.5ml/(kg \cdot h)$，可能表明患者血容量不足和（或）由于低血压导致肾脏灌注不足，这需要立即就医，以防止急性肾衰竭。

高标准的导尿管卫生、密闭系统的维护（NICE，2014d）和高液体摄入量将有助于降低导管相关感染的风险。使用人工心脏瓣膜的患者如果发生尿路感染，可能会有发生感染性瓣膜心内膜炎的风险（Cahill et al，2017）。如果患者恢复良好，可以在 24h 内拔除尿管，以降低感染风险。

10. 活动　患者通常在心脏手术后筋疲力尽，不得不忍受胸骨和腿部伤口造成的疼痛和瘀伤。如果患者病情稳定，术后第 2 天鼓励适当活动。可以从帮助下床和坐在椅子上开始，然后逐渐增加活动量，从在床边散步到围绕病房进行更长时间的活动。积极的肢体锻炼有助于预防深静脉血栓形成，同时早期活动也有助于预防胸部感染和压疮，增加患者的自尊，促进手术后的恢复。

（五）出院准备

如果患者的康复情况良好，他们会在术后第 4 天或第 5 天左右出院，如果他们正在完成 ERAS 计划，出院时间可能会更早。出院前，患者需要以下资料，康复小组通常会在出院时与他会面。

- 应该提供营养信息，以促进伤口愈合，保持理想体重，在胆固醇水平升高时降低胆固醇水

平。应该教育患者健康饮食，避免高糖和饱和脂肪的食物。他们还应该吃大量的新鲜水果、蔬菜、谷类食品、豆类、鱼和瘦肉。富含饱和脂肪的食物应该适量食用或完全避免。盐摄入量与高血压有关，也应该减少到每天至少 5g（Piepoli et al，2016）。简单的措施，如不在食物中加盐，可以帮助减少摄入量。

- 如果患者腿部受伤，如果伤口变红、疼痛或肿胀，应建议联系他们的全科医生。还应该告诉患者，一天结束时脚踝肿胀很常见。这可以通过抬起腿，穿上弹力袜，坐着时避免交叉双腿来预防。

- 胸骨伤口往往比腿部伤口愈合得更快，但仍需要观察是否有感染迹象和愈合不良的迹象。尽管胸骨伤口感染的发生率很低，但做过气管切开术的人感染的风险会增加。这是因为气管切开离胸骨伤口很近，而且有可能受到呼吸道病原体的污染。当内乳动脉用于血运重建时，胸骨的血液供应可能在解剖过程中中断，这可能导致胸骨愈合延迟（Squiers & Mack，2018）。如果穿的是胸廓固定背心，应该给出日夜穿着的建议，以及如何洗涤和护理衣服。还应就清洗 / 淋浴和保护他们的伤口提供建议。

- 应该告知患者，胸部不适可能需要几周时间才能缓解。患者很容易驼背坐着，这可能会加剧疼痛和僵硬，并减少空气进入肺部。重要的是，患者要保护他们的胸骨以帮助愈合，术后 12 周内应避免举重。这将包括对他们手臂的推拉限制。乘车旅行时，建议他们系安全带，在胸部和安全带之间加一个小枕头可能会更舒服。

- 由于心包切开术后综合征，一些患者可能会在手术后几天到几周内出现胸痛。这是一种心包炎症状态，导致发热、疼痛、呼吸困难和心包或胸膜摩擦。通常镇痛药、抗炎药和利尿药对这种综合征有效（Sasse & Eriksson，2017）。

- 应该积极鼓励体育活动，因为这可能会降低血压、胆固醇水平和体重。这通常会与康复团队一起引入。应该鼓励患者每周至少锻炼 5 天，最好是每天锻炼 30min（Piepoli et al，2016）。锻炼不需要复杂的或竞争性的；每天散步就足以获得健康益处。

- 性行为没有限制，一旦他们觉得有信心恢复性行为，就应该给出建议。重要的是，他们要找到一个舒适的姿势来保护他们的伤口，而不是给他们的胸部施加压力或限制他们的呼吸。

- 接受过瓣膜置换的患者需要额外的口头和书面信息，以保护他们的人工瓣膜免受感染性心内膜炎的伤害，而感染性心内膜炎会导致瓣膜受损或死亡。牙科感染会影响瓣膜，因此指导患者了解口腔卫生和定期去看牙医的重要性。在任何牙科治疗之前，包括洗牙和抛光以及其他外科手术，都需要预防性使用抗生素（Baumgartner et al，2017）。

- 使用机械瓣膜的患者将需要终生抗凝治疗，以防止瓣膜血栓和栓塞。需要有效的教育和信息，以提高对药物治疗的理解和依从性。

八、心脏移植

许多患者的病情严重恶化，以至于传统治疗在控制心力衰竭方面不再有效。导致终末期心力衰竭的最常见的心脏疾病是扩张型心肌病（46%）、冠心病（21%）和先天性心脏病（5%）（NHS Blood and Transplant，2018a）。

这些患者身体严重受限，经常需要持续的氧疗和药物的"鸡尾酒"疗法，这些措施可能只能维持 1 年左右的寿命。英国许多患者需要心脏移植，但由于捐献器官供应有限，2017/2018 年仅进行了不到 200 例移植手术（NHS Blood and Transplant，2018a）。所有移植手术将通过英国移植支持服务局（www.organdonation.nhs.uk）进行协调。不幸的是，一些适合移植的患者会在合适的心脏出现之前死亡。在 2017—2018 年，心脏移植手术增加了 10%（NHS Blood and Transplant，2018b）。

在被选择进行移植之前，患者要经过严格的筛选（NHS Blood and Transplant，2018c），旨在确定是否已经用尽了所有其他治疗方案。其次，必须确定患者不存在任何禁忌证，包括任何先前存在的疾病，如可能增加移植心脏衰竭和排斥风险的肾衰竭，或可能使移植无效的恶性肿瘤（NHS Blood and Transplant，2018c）。那些没有被选中进行移植的人可能需要大量的情感支持，以帮助他们接受这种失望，并接受即将到来的死亡。多年来，由于排斥和感染管理的改善，移植后的存活率有所提高。1 年存活率为 83%（NHS Blood and Transplant，2018a）。

被认为适合移植的患者可能需要等待几天到一年多的时间才能获得合适的心脏。在此期间，患者需要身体上的支持，来维持手术前的最佳健康状态，同时需要心理支持来帮助他们接受捐赠者心脏的相关问题。此外，等待的时间是不可预测的，患者和家属需要护士持续的情感和心理支持（McDermott et al，2010）。

术后护理与任何接受心脏手术的患者相似，不同之处在于，由于患者正在接受免疫抑制药物治疗，感染的迹象可能会被掩盖。从本质上讲，术后管理可以细化为控制原发移植物功能障碍，控制同种异体移植物排斥反应，最小化免疫抑制的不良反应以及处理移植过程本身（Bhagra et al，2018）。

在没有免疫抑制药治疗的情况下，任何移植的组织都会被人体的免疫系统排斥。当发生排斥反应时，移植的组织会受到免疫细胞的攻击（Bhagra et al，2018），导致手术失败。抑制这种免疫反应的药物将终身服用。免疫抑制药还会抑制身体抵抗感染的能力，这会给患者带来额外的负担，可能会使他们容易受到严重感染，从而增加发病率和死亡率。这些药物还有其他一些不良反应，随着时间的推移，这些不良反应可能会降低患者的依从性。

典型的抗排斥治疗包括以下药物：皮质类固醇、硫唑嘌呤、环孢素 A、FK506（他克莫司）、环磷酰胺和霉酚酸酯（Koomalsingh & Kobashigawa，2018）。类固醇只能短期服用，但其他药物需终身服用。这些药物有许多不良反应，会改变肩膀上的脂肪分布，导致驼背，以及面部出现圆润的外观或"满月脸"。皮质类固醇还会降低骨密度，导致骨质疏松症，因此增加骨折的风险。这些药物的不良反应可能是令人不快的，并可能影响患者的依从性，特别是如果患者是青少年，身体形象的改变很重要。

硫唑嘌呤是一种细胞毒剂，它抑制骨髓，抑制淋巴细胞的产生，从而减少引起排斥反应的免疫细胞的数量。然而，由于骨髓产生的所有细胞都受到抑制，患者可能会贫血，更高的剂量可能导致肾功能障碍（Rang et al，2016）。

环孢素抑制 T 细胞的产生和激活—这些细胞负责破坏移植组织，尽管环孢素对骨髓细胞的毒性较小（Adams et al，2016）。该药物还可以改变外观，例如，增加体毛生长和牙龈肥大（Rang et al，2016），

这可能会影响患者对该药物的依从性。药物治疗的总体目标是在防止排斥反应和不过度抑制免疫系统使患者无法抵抗感染之间保持微妙的平衡。尽管接受了免疫抑制药治疗，但患者仍会经历急性排斥反应，这会使心脏面临被自身免疫系统破坏的风险。急性排斥的发作很难诊断，因为几乎没有可靠的临床迹象表明它的存在，因此需要定期进行心内膜心肌活检（Asher，2017）。这包括通过锁骨下静脉或颈静脉将活组织切片导管插入右心室，这样就可以取出少量心脏组织进行组织学检查。

急性排斥反应会随着时间的推移而减少，患者的免疫系统会对移植组织产生一定的耐受性。然而，大多数患者都经历了慢性排斥反应，表现为一种弥漫性的冠状动脉疾病，逐渐使冠状动脉变窄，导致心肌缺血。冠状动脉疾病是移植后存活超过 1 年的人的主要死亡原因，但由于手术导致供者心脏失神经，大多数患者不会发生心绞痛。此外，长期的免疫抑制治疗（特别涉及硫唑嘌呤）与恶性肿瘤风险的增加有关，如皮肤肿瘤（Inman et al，2018）。

移植患者面临的主要风险是感染，仅次于排斥反应，目前导致死亡的主要感染是细菌性肺炎和真菌感染（Stehlik et al，2018）。如果术中无异常情况，患者可以拔管，并使用低水平的肌力支持和利尿药维持血流动力学（Pettit & Kydd，2018）。

接受器官移植的患者必须定期到医院就诊以监测器官功能。这涉及一系列检查，从简单的血液测试、超声心动图和心电图，到更具侵入性的心内膜心肌活组织检查，最初可能每月 1 次，然后在接下来的 2～5 年中每 4～6 个月进行一次。监测慢性排斥反应可能需要每年进行心导管和冠状动脉造影，以监测冠状动脉疾病的发展（Koomalsingh & Kobashigawa，2018）。

全面的健康教育使患者能够适应保持心脏健康所需的生活方式变化；他们需要理解，个人护理和饮食都需要养成良好的卫生习惯，以防止感染。除此之外，患者需要知道如何监测自己的感染迹象，以便及早给予抗生素治疗。指导患者测量体温；每天测量 2 次并记录下来。如果发现感染或可能出现排斥反应的异常情况，患者必须咨询他们的全科医生或返回医院。此外，患者可能不得不应对由抗排斥治疗引起的身体形象的改变。患者还需要接受全面的教育，了解他们可以为自己做些什么来保持心脏

健康。这应该以健康饮食为中心，旨在防止体重增加（增加心脏工作量），并将血胆固醇维持在正常水平，以减缓导致冠状动脉粥样硬化和随后的心肌梗死的疾病进程：动脉粥样硬化进程加速是存活 1 年以上的受者的主要死亡原因（Chih et al，2016）。健康饮食包括避免高饱和脂肪、高糖和高卡路里的食物，吃新鲜水果、蔬菜、白肉和油性鱼类等食物（Piepoli et al，2016）。应该鼓励移植患者定期锻炼；心率通常是通过刺激交感神经系统来增加的，而且由于移植心脏没有神经功能，锻炼时它必须依靠较慢的儿茶酚胺缓慢释放来提高心率和血压（Grupper et al，2018）。相反，运动后心率下降的时间更长，因为儿茶酚胺大约需要 15min 才能分解，其效果也需要 15min 才能减弱。因此，任何锻炼计划都应该包括 10～15min 的热身和冷却运动。

九、结论

心脏手术和介入手术是涉及特定结构（如冠状动脉、瓣膜或传导系统）的常见治疗方法。当其他治疗方法不再有效时，心脏移植是最终的选择；然而，接受心脏移植的患者数量受到供体心脏供应的限制。

要点总结

- 护理心脏病患者需要对心脏功能及其功能障碍对身体的影响有广泛的了解。
- 护士需要能够进行全面评估，以确定心脏病对个人生理和心理功能以及生活质量的影响。
- 随着心脏病知识的进步和创新疗法的发展，心脏护理也在不断变化。这就要求护士不断学习。

反思性学习要点

- 护士可以使用哪些策略来帮助减少可能与心脏介入相关的焦虑？
- 当旅行通过电子安全系统时，应该向戴着心脏起搏器的患者提供什么信息？
- 你如何建议患者在植入起搏器后恢复性生活？

第 15 章　胸外科手术患者的护理
Care of the patient requiring thoracic surgery

Madhini Sivasubramanian 著　　高亚喃 译

主要目标

- 回顾呼吸系统的解剖学和生理学以及呼吸的基本原理。
- 了解需要患者接受的胸部相关检查和手术程序的疾病过程。
- 了解呼吸系统评估的原则。
- 了解胸外科术后患者护理的基本原理和相关研究，包括胸腔引流的管理。
- 能够计划患者的出院，包括适当的患者宣教。

需要思考的问题

- 绘制一张肺部的示意图并做好标记。
- 在评估呼吸功能时，护士必须考虑到哪些因素？
- 呼吸暂停和呼吸困难有什么区别？

一、概述

英国 1/5 的人口患有肺疾病，每年有 55 万例新的诊断病例（British Lung Foundation，2016）。肺病或呼吸系统疾病可包括多种肺疾病，包括哮喘、支气管扩张、COPD、囊性纤维化、特发性肺纤维化（idiopathic pulmonary fibrosis，IPF）、肺癌、间皮瘤、阻塞性睡眠呼吸暂停、肺炎 / 下呼吸道感染、呼吸系统结核和结节病。它仍然是导致健康不平等的一个主要因素，生活在该国最贫困地区的人患肺癌和 COPD 的可能性是生活在其他地区的 2 倍多。

大约 2% 的英国人口患有 COPD，这是慢性支气管炎和肺气肿的总称。这使它成为英国仅次于哮喘的第二常见的肺疾病，研究表明其患病率正在上升（British Thoracic Society，2017）。慢性阻塞性肺病每年导致 11.5 万人紧急入院，2.4 万人死亡，在入院后 90 天内死亡的有 1.6 万人（NHS England，2014）。慢性阻塞性肺病是英国第五大杀手疾病，随着肺阻塞时间的推移，死于慢性阻塞性肺病的人数随着年龄的增长而增加（NICE，2019）。

胸外科通常主要治疗恶性疾病，涉及肺、胸壁、食管和膈。在过去的 20 年里，患者人口结构发生了重大变化，这意味着该专业针对的是日益虚弱和老龄化的人口。胸外科的医疗专业人员必须了解呼吸系统的解剖和生理，了解肋骨、胸膜、肺、胸壁和膈膜之间的关系，以及纵隔相关结构。在考虑呼吸系统的变化时，了解呼吸机制和调节也很重要。

本章首先概述了呼吸系统的解剖学和生理学，随后是呼吸系统疾病手术需要的检查以及手术患者的护理需求。

二、呼吸系统和呼吸机制的概述

呼吸系统的主要功能是有效地将大气中的氧气通过呼吸道转移到肺内的肺泡，并以相反的方向排出二氧化碳。呼吸的过程促进了这一功能。呼吸可以被描述为一个自动、有节奏的过程，在脑干内集中调节，导致膈、胸腔和腹部骨骼肌的收缩和放松，随后气体进出肺泡。

呼吸是控制碳水化合物和脂肪氧化的整个过程（包括呼吸），在身体所有细胞内产生能量，以及产生废物二氧化碳。

本节将讨论呼吸系统的结构和功能以及通气和气体扩散的方式。

（一）结构和功能

胸部包含两个肺，每个肺由气道、广泛的血液供应和弹性结缔组织组成。右肺由 3 个肺叶组成，左肺有两叶。左上叶的一个分裂，被称为舌叶，可以说对应于右中叶。气道是进出气流肺部的传导通道，从鼻和口开始，包括咽和喉（解剖生理学详见第 12 章）。气管是下呼吸道的开始，从喉部下方开始，继续进入纵隔，分为左右主支气管。成人气管的平均直径为 2～2.5cm，长度为 10～12cm。气管通过 16～20 个 C 形软骨环的支撑保持通畅，位于气管正后方。一块薄薄的肌肉在软骨的开放端之间延伸，允许食物沿食管通过。大量的食物通过食管暂时关闭气管腔。

在气管分叉到左右主支气管的地方，有一个尖锐的分裂软骨，被称为隆突。这一隆突有助于分流左右两侧的气流，尽量减少湍流。右主支气管偏离中线 20°～30°，左主支气管以 45°～55° 角度偏转。这种差异的结果是，在直立位置吸入或吸入的物体往往沿着更直的路线进入右主支气管。在仰卧位，吸入或吸入的物体进入肺的依赖段。

肺的功能区域可以分为两个区域：传导气道和呼吸区。传导气道（其体积被称为解剖死角）不包含肺泡，因此不参与气体交换。气体交换发生在肺部的含有肺泡的区域，称为呼吸区，占肺体积的大部分。

（二）呼吸道

左右两侧的主支气管再细分为叶状支气管，然后是节段性支气管。终末细支气管是最小的无肺泡的气道，是较小分支的产物。当它们穿透肺部时，这些气道会逐渐变窄、变短、变得更多。末端细支气管进一步细分为呼吸细支气管，在其壁内包含一些肺泡，因此进入呼吸区。

按照惯例，传导气道可以大致分为两种不同类型：软骨支气管和膜性细支气管。气管、主支气管和随后的支气管分裂在其壁内包含支撑的软骨板。这些软骨板在大气道中保持通畅，从而使支气管独立于肺体积。随着支气管的逐渐细分，软骨也逐渐消失。在≤1mm 的气道中，细支气管末端和进一步细分的部分，软骨完全消失。

此外，支气管的特征是平滑肌螺旋带上的假层状柱状上皮和纤毛、产生黏液的上皮。"黏液状自动扶梯"是呼吸系统的重要功能，将灰尘和其他吸入颗粒吸入黏液中，这些颗粒连同清除的巨噬细胞被纤毛卷到喉部，通过咳嗽、吞咽或擤鼻涕清除。当患者由于气管插管、咳嗽反射较差或胸廓手术后疼痛，无法充分咳嗽以清除分泌物时，这可能会导致气道阻塞。

（三）呼吸区

呼吸性细支气管壁内含有一些肺泡，最后细分为肺泡管，肺泡管与肺泡壁完全相连。这些气道，排列着一个简单的立方体上皮细胞，在其壁内没有软骨。支气管和细支气管之间的一个重要的功能区别是，它直接嵌入到肺的结缔组织框架中，由于没有软骨支撑，它们的直径取决于肺的体积。

肺泡是薄壁囊，每个直径约 0.3mm，覆盖着细小的毛细血管网。肺泡内液体薄膜的表面张力往往会导致气泡向内塌陷，但这是由肺泡内衬的细胞的分泌阻止。分泌物含有表面活性剂，可以降低表面张力，从而防止肺泡塌陷。这些小气泡的塌陷仍然是一个潜在的问题，并经常发生在呼吸系统疾病中。

（四）胸膜

肺的形状契合胸腔的形状，通过胸膜平衡胸腔内的张力。胸膜是一种双膜：内脏胸膜覆盖肺的表面，并向后折叠成壁层胸膜，覆盖了胸壁的内表面。内脏胸膜没有感觉神经供应，而壁层胸膜接受来自肋间神经和膈神经的神经支配，提供疼痛和感觉特性。

由于两层之间存在少量的胸膜液，两胸膜作为一个整体发挥作用。这种液体作为润滑剂，在呼吸运动过程中允许一层滑过另一层，但不允许胸膜分开（相反，就像中间有一滴水的两块玻璃，除非滑动分开，否则无法分开）。胸膜共同作用，允许从胸壁的呼吸肌肉转移到肺，促进胸内压力的变化，这对呼吸功能至关重要。

肺有从胸壁抽离并塌陷的倾向是由于肺结缔组织的自然弹性，以及肺泡内液体的表面张力。胸腔内的负压平衡了整个呼吸循环中的压力。胸膜内负压是外力施加在胸膜上的结果，即肺向内拉离胸壁，以及胸壁向外运动。

（五）清除吸入性颗粒

吸入气体的过滤是通过鼻子内的大毛发和鼻黏膜完成的，它们可以捕获吸入的微粒。呼吸气流的方向在鼻咽部突然发生变化，导致颗粒落在咽后壁上。位于附近的扁桃体和腺样体提供了对生物活性物质的免疫防御。较小的吸入颗粒可能到达较低的气道，其中一些位于黏液上皮中，随着黏液状分泌物流出或反射性咳嗽或打喷嚏去除。一些小颗粒仍然悬浮成气溶胶，可以被简单地呼出。肺泡没有纤毛，沉积在那里的颗粒被巨噬细胞吞没，通过淋巴系统或血液流动从肺部移除。

鼻呼吸是空气进入的正常机制，因为它提供了额外的肺防御机制。在上呼吸道感染期间（当鼻塞堵塞时）和当大量的空气需要进出时，张口呼吸是必要的。比如在鼻呼吸费力期间。张口呼吸是对呼吸困难的一种基本生理反应，因为鼻甲骨对通过鼻部产生的气流阻力是通过口腔产生的气流的 2 倍。口腔呼吸绕过了鼻腔的保护机制，从而导致未经加热、未经过滤、干燥的空气进入气管支气管。

（六）吸气和呼气

呼吸的速率和深度是一种由脑干内延髓的呼吸中心调节的复杂活动。呼吸在一定程度上是通过自主（行为）控制来调节的，即呼吸可以暂时暂停或改变。主要的调节是通过代谢（自动）控制。自主控制呼吸发生与呼吸相关的辅助行动，例如，说话、唱歌、吞咽、紧张、打喷嚏和咳嗽。代谢控制是为了满足身体对氧气的基本要求。

呼吸中心接收来自许多来源的感觉输入，包括化学感受器和本体感受器。化学感受器是对血液或其他液体化学成分变化做出反应的受体。中央化学感受器在脑干表面被脑细胞外液包围。它们对氢

离子浓度（pH）的增高或降低很敏感，即刺激呼吸。溶解在脑脊液中的二氧化碳会导致血压下降，是对呼吸的有力刺激。外周化学受体位于颈总动脉分叉处的颈动脉体和主动脉弓上方和下方的主动脉体中。周围化学受体对动脉氧浓度（arterial oxygen concentrations，PaO_2）的降低和动脉二氧化碳水平（arterial carbon dioxide，$PaCO_2$）的升高有反应。这些受体是导致动脉低氧血症后通气增加的原因。氧浓度的下降是对呼吸的刺激，但只是一种微弱的刺激。这在 COPD 中变得更加重要，因为 COPD 对二氧化碳水平的既定上升有耐受性。

呼吸的节律性由脑桥中的呼吸中枢控制，对来自本体感受器或肺伸展感受器的冲动做出反应，这些感受器被认为位于支气管平滑肌内，也可能位于细支气管内。它们对肺的扩张做出反应，扩张和伸展气道和肺泡，抑制进一步的吸气活动。相反的反应也是如此，即肺部的收缩往往会引起吸气活动。拉伸受体有助于防止肺部过度膨胀，在气道狭窄或吸气缓慢的情况下，其延迟激活可以使吸气持续更长的时间，直到达到足够的潮气量。

刺激性受体被认为位于气道上皮细胞之间，并受到有毒气体、雪茄烟、吸入的灰尘和冷空气的刺激。它们与鼻子、鼻咽部、喉部和气管内的受体相似。可能会引起各种反应，如打喷嚏、咳嗽和支气管收缩。这些受体有可能在哮喘的支气管收缩中起作用，因为它们对释放的组胺产生反应。

（七）呼吸的机制

气体从一个压力较高的区域流向一个压力较低的区域。当肺泡内的总压力等于大气压时，就没有气流了。为了吸气，肺泡压力必须小于大气压，呼气时则相反。有两种方法可以产生吸气所需的压差：一种是降低肺泡压力，如自然呼吸；另一种是提高气道压力，如通过机械呼吸机进行正压通气。

吸气是呼吸的活跃阶段，在此期间，膈和外部肋间肌肉收缩。横膈膜的收缩会迫使腹部的内容物向下移动，而肋间肌肉的收缩会导致肋骨的抬高。这将导致胸腔的扩张和肺周围胸腔空间的压力的降低。随着胸腔空间的压力下降，可膨胀的肺被动扩张，导致肺泡管和空气空间内所需的压力下降。随着压力的降低，空气沿着气道流入肺泡空间，直到压力达到平衡，这标志着吸气阶段的结束。

在呼气期间，通常是被动阶段，膈和肋间肌肉放松，使肺部发生弹性回缩后冲，增加肺泡压力，气体流出肺部。在运动和自主性过度通气期间，呼气可能会变得主动，而不是被动。呼气主要依靠腹壁肌肉，包括腹直肌、内外斜肌和腹横肌。当这些肌肉收缩时，腹内的压力就会升高，膈也会被抬高。

其他可以用于辅助呼吸的肌肉是颈部和肩膀的辅助肌肉，抬高前两根肋骨的斜角肌，以及抬高胸骨的胸乳突肌。在安静的呼吸期间，这些肌肉没有活动，但在运动或劳动呼吸期间，它们可能会剧烈收缩。

肺泡空气和肺毛细血管之间二氧化碳和氧的交换是通过一个从高浓度区域扩散到相对较低浓度区域的过程而发生的。肺泡提供的肺的大表面积为 $50\sim100m^2$，由于肺泡膜和毛细管膜存在极薄的血气屏障，为气体扩散创造了理想的环境。二氧化碳具有高度可溶性，在膜上扩散速度比氧快得多。

（八）血气浓度

氧气在血液中携带有两种形式：溶解和与血红蛋白结合。溶解氧的量与氧分压成正比，但单独存在不足以满足组织对氧气的需求。氧与血红蛋白联合运输，即氧合血红蛋白，是运输氧气的重要模式，并确保血浆中的溶解氧可以得到持续的补充，以供组织吸收。氧与血红蛋白形成一种容易可逆的组合，并将根据周围血浆的相对分压与血红蛋白结合或分离。血红蛋白内的氨基酸链内的差异可以产生具有含氧能力降低的血红蛋白的变体，例如，血红蛋白 S 或镰状细胞。

氧饱和度定义为氧血红蛋白浓度与不饱和（或降低）血红蛋白浓度的比值，并以百分比表示。正常血红蛋白水平约为 15g/100ml，当所有血红蛋白携带满氧气时，动脉血的正常氧饱和度水平为 97%。静脉血的氧饱和度约为 75%，反映了组织对氧气的吸收，以及大量的剩余氧气储备。动脉血气分析测量 PaO_2，其中正常范围为 11.5～13.5kPa（86.26～101.26mmHg）。

（九）肺容积

为了测量和描述，肺中的空气总量被分为体积和容量，其中容量被认为是两个或多个体积的组合（图 15-1）。在静止呼吸时，进出的空气量，即潮气量（tidal volume，TV 或 VT），约为 500ml。潮

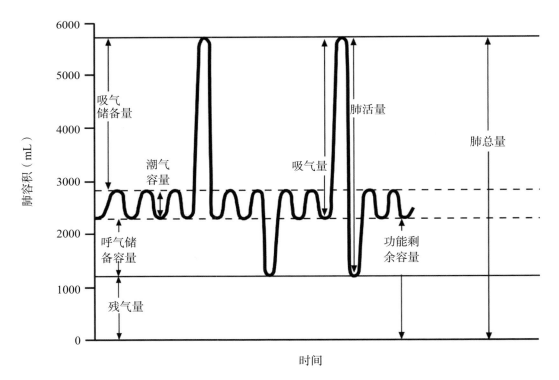

▲ 图 15-1 肺容积
引自 Foss，1989

气末留在肺内的空气量是功能性残气量（functional residual capacity，FRC），它由呼气储备容量（expiratory reserve volume，ERV）和完全呼气末留在肺内的空气量组成，称为残气量（residual volume，RV）。当需要增加呼吸时，如在运动期间，需要使用 ERV。根据对 FRC 的了解，可以假定有其他体积。吸气容量（inspiratory capacity，IC）是最大吸气量，由潮气量和吸气储备量（inspiratory reserve volume，IRV）组成。和 ERV 一样，IRV 是指在运动或其他呼吸水平增加时可获得的额外容积。

在最大吸气条件下，总空气量为总肺容量（total lung capacity，TLC）。如果没有复杂的设备，就无法直接测量残气量、TLC 和 FRC。然而，可以有效地测量肺活量，并指示 TLC 和残气量之间的体积差异。考虑到这些事实，显然，肺有很大的储备容量和增加通气的能力。因此，如果剩余的肺组织是健康的，并且可以利用储备容量，那么肺切除术的后果可能不会极大地限制呼吸功能。

三、呼吸系统评估

呼吸评估是接受胸廓手术的患者护理的重要组成部分。其目的是获得对呼吸功能或功能障碍和症状的严重程度的临床印象，确认医疗干预的必要性，并强调后续患者教育的主题领域。

（一）对呼吸系统的评估

呼吸的速度、深度和质量决定了呼吸的模式。呼吸率是通过计算每分钟的胸部运动次数来计算的。一个胸部的一次起伏是一个完整的呼吸循环。休息时的正常呼吸频率为每分钟 12～18 次（成人）；婴儿和儿童的呼吸速度更快。脉搏速率与呼吸作用的比率约为 5∶1。呼吸的深度是在每一次呼吸中进出的空气的体积，如潮流量（≈500ml）。呼吸的质量与正常的放松呼吸相比，正常的放松呼吸轻松、自动、规律，几乎安静的。

1. 呼吸模式

(1) 呼吸深快：过度呼吸暂停症是指呼吸深度和呼吸频率的增加。它是一种正常的生理反应，例如在运动期间，以满足组织的代谢需求。

(2) 呼吸急促：呼吸急促是指呼吸频率增加，指的是快速浅呼吸。发热时会出现呼吸急促，因为身体试图去除多余的热量。温度每升高 1℃，呼吸每分钟增加约 7 次。肺炎、阻塞性肺疾病、呼吸功能不全和脑干呼吸中枢损伤的呼吸频率也会上升。

(3) 呼吸迟缓：呼吸迟缓是一种降低但有规律的呼吸频率。由对阿片类药物或脑瘤反应的呼吸中枢抑制引起。

(4) 呼吸困难：呼吸困难和费力呼吸。扩张的鼻孔通常是明显的，整个胸壁和肩带以一种夸张的方式升高和降低。呼吸困难是一种主观主诉，是一种令人不快的感受，呼吸需要费力，可能是由气流阻塞引起的。

(5) 端坐呼吸：端坐呼吸是指当患者平躺着时所发生的呼吸困难。采取直立的姿势可以缓解这种情况；所需的枕头数量能够粗略地表明呼吸困难的程度。

(6) 肺通气不足：通气不足是指由于药物、二氧化碳麻醉或麻醉药的作用，导致呼吸频率改变，呼吸变得不规则或变得缓慢而深度变浅。

(7) 过度换气：过度换气是指呼吸速率和深度的增加。如恐惧、焦虑、歇斯底里状态、肝昏迷、脑干中脑损伤和酸碱失衡，如糖尿病酮症酸中毒（Kussmaul 呼吸）。

(8) 潮式呼吸：潮式呼吸是一种周期性的呼吸方式，其中呼吸的速度和深度逐渐增加，然后在 30～45s 的周期内下降。呼吸暂停周期（20s）与这些周期交替出现。这种类型的呼吸方式与颅内压升高、严重充血性心力衰竭、肾衰竭、脑膜炎和药物过量有关。它也通常与濒死的患者有关。

(9) 呼吸暂停：呼吸暂停是指完全没有呼吸。它可能是周期性的。

2. 不用听诊器能听到的呼吸音 关于呼吸状态的其他信息可以通过倾听患者的呼吸来确定。对不借助听诊器就能听到的呼吸系统噪音的描述如下。

(1) 打鼾：这些嘈杂的打鼾式呼吸，通常由气管或支气管分泌过多引起，通常在昏迷的患者中能听到。

(2) 高调喘鸣：喘鸣声是一种响亮、刺耳、高音的声音，通常由喉部阻塞和由此产生的气流中断引起。它往往比喘息更响亮更刺耳。

(3) 喘息：喘息是一种高音或低音的声音，主要在呼气时听到。当空气高速通过狭窄的气道时，气道壁的振动会产生喘息。支气管痉挛、黏膜水肿或异物可减少气道直径。喘息的音高与气道的长度无关，但与气道压缩程度直接相关。气道越紧，音调越高。

3. 呼吸系统的听诊 借助听诊器可以听到的呼吸音（图 15-2）。

(1) 啰音或爆破音：啰音或爆破音是不连续的噪音，可以区分为细、中等或粗的裂纹。这声音就像听诊器末端纸巾的噼啪声。爆破音是气道中过量液体产生的潮湿声音，在肺炎、肺纤维化和充血性心力衰竭具有重要意义。

(2) 胸膜摩擦音：胸膜摩擦的特点是由胸腔表面的炎症引起的，在吸气和呼气时都能听到低音粗糙的摩擦声。胸膜摩擦与呼吸有关，但不受咳嗽影响。

（二）其他观测结果

额外的观察结果可能有助于进一步评估呼吸状态。

1. 发绀 发绀是由于皮肤毛细血管内氧饱和度相对降低而引起的皮肤发青。一般来说，每 100ml 的血液中存在超过 5g 的脱氧血红蛋白时，即血红蛋白水平在正常范围内时，就会发绀。贫血患者除非有严重的低氧血症，否则不会出现发绀，而多血症患者需要相当低的脱氧血红蛋白比例才能显示发绀。当发绀存在于手指、脚趾和耳叶，即周围发绀，通常与循环系统问题有关，如心力衰竭。当患者的中心区域受到影响时，就会出现中央发绀，如舌头和嘴唇，还有躯干等。这与通过肺系统的动脉血缺乏氧合有关。急性发绀可导致窒息。

2. 杵状指 杵状指是慢性心肺疾病的重要表现，尽管机制尚不清楚。它最常见于患有支气管癌、COPD 或囊性纤维化的患者。它的特点是手指和脚趾的末端趾骨的无痛增大，以及甲床的扩大和加深。

3. 咳嗽 咳嗽是肺疾病患者最常见的症状，尤其是在下呼吸道，可以由位于咽、喉、气管、大支气管甚至肺和肺胸膜的受体的炎症、机械或热刺激引起。

应使用表 15-1 中的描述来评估咳嗽的特征，并根据与时间、患者的体位和环境暴露情况的关系进行评估。最近发病的咳嗽提示可能有感染，觉醒时最明显的咳嗽提示有支气管炎或化脓性肺疾病。夜间咳嗽发作可能提示有哮喘或左心力衰竭。躺下时咳嗽加重可能是由于支气管扩张或鼻窦炎的滴鼻，以及那些与食物吸入气管有关的咳嗽。咳嗽加重是支气管癌最常见的表现症状。咳嗽也是出于心理原因。咳嗽的类型和描述见表 15-2。

表 15-1　咳嗽的评估

评估咳嗽	可能的原因 / 指示症
清嗓	后鼻滴注
干咳	可能是由于神经紧张、病毒感染、支气管癌或充血性心力衰竭
响亮而刺耳	上呼吸道的刺激
喘息	与支气管痉挛相关的疾病
严重的或特征性或位置发生变化	可能是支气管肺癌
模糊	表示周围支气管和肺实质中的问题
令人疼痛	可能表明胸膜受累或胸壁疾病

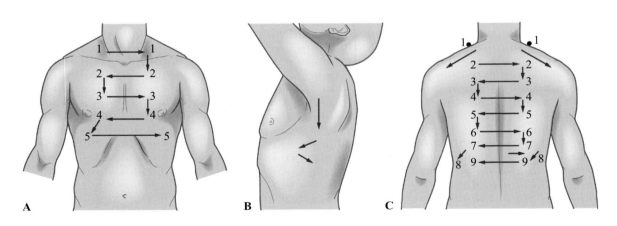

▲ 图 15-2　胸部听诊

数字代表听诊顺序［引自 Lewis, S.L., et al. (2017). Medical Surgical Nursing: Assessment and Management of Clinical Problems (10th edn.). Elsevier Inc.］

表 15-2　咳嗽的类型

咳嗽的类型	咳嗽的说明
有效的	强大到足以清除气道
不充足的	听得到，但身体太弱，无法清除分泌物
有效的	咳嗽时排出的黏液
干（燥）的	未产生的水分或分泌物
吠叫	像海豹的叫声，表示上呼吸道有问题，如喉咙、喉气管性支气管炎
沙哑	严重干咳，与上呼吸道疾病有关，如喉炎、喉、气管支气管炎
干涩刺耳的	频繁短暂咳嗽或清嗓咙。咳嗽可能因吸烟、病毒感染或鼻后滴注而干燥

引自 Wilkins, R., Krider, S., Sheldon, R. (1995). Clinical Assessment in Respiratory Care (3rd edn.). London: Mosby.

4. 痰　痰是从气管支气管束、咽、口、鼻窦和鼻中排出的物质。痰一词严格指肺和气管支气管树的分泌物；痰可能含有黏液、细胞碎片、微生物、血液、脓液和吸入性颗粒。每天分泌高达 100ml 的正常分泌物，通过黏液纤毛系统自动排出，并无意识地吞下。痰可以被描述为薄、厚、黏性（凝胶状）、黏着力强（极具黏性）、多泡、黏液样或黏液性及脓性。痰的观察包括颜色、气味和数量（表 15-3）。

表 15-3　痰液的性状

痰液的性状	可能的原因 / 症状
透明或黏液状	病毒性感染、慢性支气管炎、鼻后滴注
黄色或绿色	原发性或继发性细菌感染
铁锈色	可能表明是细菌性肺炎
恶臭的	由于肺脓肿，由厌氧生物体感染
粉红色	急性肺水肿

引自 Kumar & Clark, 2005

5. 咯血　咯血是血液的咳出，从含有血迹的痰到大量血液的咳出。血液可能来自嘴、鼻子、气道或肺组织。仔细询问可能有助于区分咯血和呕血。肺结核、肺脓肿、肺栓塞、肺梗死、支气管扩张、支气管癌等因素均可发生大规模出血。在肺手术、肺活检或支气管镜检查后也会发生咯血，因此应该警

告患者这些可能性。

6. 胸痛　胸痛与许多心肺疾病有关。需要仔细评估诱发因素、疼痛的类型和质量，以及疼痛的位置和持续时间来区分它们。

由肺引起的胸痛包括胸壁和胸膜、主要气道、膈和纵隔。胸壁引起的疼痛是局部性的，非常尖锐，随着深呼吸和咳嗽而增加。它通常被称为胸膜炎疼痛，因为它与胸膜炎所经历的疼痛相似。胸痛是一种刀状疼痛，特别是与深呼吸有关。与肺部肿瘤或大支气管肿瘤相关的疼痛不太明确，不那么局限和迟钝。膈疼痛是指所谓的肩膀疼痛。

四、需要外科手术干预的常见疾病

（一）影响胸膜结构的情况

1. 复发性气胸　气胸是一种空气由于各种原因进入胸腔并导致下半部肺塌陷的情况。空气进入胸腔空间会破坏将 2 个胸膜保持在一起的液体膜的表面张力，并导致胸膜内的负压。这两个胸膜分离，不再作为一个整体发挥功能。肺塌陷是因为肺的弹性后冲力现在大于胸膜内压。小的气胸可能会不被注意到。疼痛可能伴随着气胸的发生，特别是如果由于腹腔胸膜的神经支配，也发生了腹腔胸膜刺激。由于气胸较大，患者出现剧烈呼吸困难、呼吸急促、心动过速，患侧胸部活动减少。经胸部 X 线检查可确诊。

气胸可大致分为 3 种主要类型：自发性、创伤性和张力性。

(1) 自发性气胸：自发性气胸可在无（原发性）或（继发性）肺部病变的情况下发生。原发性气胸通常发生在高大、瘦的年轻男性身上。可能的原因包括肺泡或肺泡的破裂，这会破坏内脏胸膜（肺泡是肺组织内的空腔，是在肺泡破裂时产生的）。继发性气胸可能是慢性肺疾病的结果。严重的哮喘、肺气肿或囊性纤维化，也可能是由肺泡或肺泡破裂引起。

(2) 创伤性气胸：当空气从胸壁外进入时，就会发生创伤性气胸。随后发生的胸壁创伤，如刀伤或肋骨骨折。胸腔穿刺术、胸膜活检或插入中心静脉导管或起搏器同样可导致胸膜破裂。胸腔手术本身就会产生气胸，因为它需要进入胸膜腔才能到达肺组织。正压通气，特别是当使用正呼气压时，会导致气胸，因为它涉及整个呼吸周期的气道压力升高。食管的破裂也可以让空气进入胸膜腔。

(3) 张力性气胸：张力性气胸是一种严重、潜在的致命疾病，空气通过吸气进入胸膜空间，在呼气期间无法排出，导致肺下段进行性压缩。如果不及时治疗，气管和纵隔可能会向不受影响的肺转移，损害肺和静脉回流心脏，导致休克和潜在的死亡。

(4) 治疗：小的气胸通常自发溶解，因为空气从胸膜腔重新吸收。较大的气胸可能需要插入一个密闭式胸腔引流管或海姆利希阀，以促进空气排出，从而解决当肺部重新扩张时胸膜腔内的表面张力。自发性气胸的复发可能会考虑手术干预，即胸膜固定术或胸膜切除术。

2. 胸腔积液 胸腔积液是由于静水压力变化而导致胸腔液体的异常积聚。胸膜积液的原因包括恶性疾病、感染、充血性心力衰竭、低蛋白状态、发育不张和放疗后。

积液的大小会影响患者出现的症状，即呼吸困难的程度（从轻微到严重）和疼痛的程度（胸部或肩疼痛）。肺部症状是由胸膜腔内液体的占位效应引起的，可能包括咳嗽、发热、出汗和咳痰。在 X 线上可以看到 300ml 或更多的液体，以及纵隔的移位，这取决于液体的收集量。

胸腔穿刺术：胸腔穿刺术将提供一个明确的诊断，而小的积液可以通过这种方式有效地排出。较大或反复出现的胸腔积液可能需要插入胸腔引流管，因为反复的胸腔穿刺可能导致小腔形成，因此液体聚集在反复抽吸黏附引起的小腔中。对于反复收集积液的恶性疾病，可能需要姑息手术，如胸膜固定术，防止胸腔积液进一步积累。

3. 脓胸 胸膜脓肿即脓胸，是胸腔内感染或脓液的集合。它代表了病理过程的最后阶段，始于细菌性肺炎后污染性胸腔积液开始、肺脓肿破入胸膜腔或膈下脓肿。支气管胸膜瘘、胸膜的创伤性穿透和长期使用胸腔引流也同样会导致感染。胸腔积血通常是感染低黏度胸腔积液，肺下段完全可扩张。由于液体黏度的增加和受感染液体周围有一个厚厚的纤维壁腔，脓胸的进展最终会降低肺活容量。

脓胸患者可能会出现胸膜疼痛和发热。脓胸的初始治疗可能是保守的，用胸腔引流和抗生素引流脓液。慢性空腔脓胸需要手术干预，因为单独引流不能防止腔内感染液体的复发。手术过程包括去除和排出液体。

4. 胸膜炎的恶性疾病 胸膜的原发性恶性肿瘤很罕见，且与接触石棉有关。在原发性胸膜肿瘤中，大多数是间皮瘤，其中有两种类型。

- 胸膜纤维瘤：一种可通过手术切除治疗的局部纤维性间皮瘤。
- 弥漫性恶性间皮瘤：一种厚纤维层，可迅速产生大量胸腔积液，预后差，手术是姑息性的，以防止积液进一步形成。

（二）肺部的恶性疾病

支气管癌是指支气管壁或上皮内壁内的肺恶性肿瘤。肺也是其他部位恶性肿瘤常见转移扩散的部位。

肺癌是最流行的 3 种癌症之一，在英国，每年大约有 4.6 万例确诊病例，其中 79% 是可以预防的。20 世纪肺癌发病率的显著上升是由于香烟和吸烟。虽然以前在男性中更常见，但 46% 的肺癌患者是女性，这一数字正在达到均等。在英国，每年都有近 3.6 万人死于肺癌，总体来说，只有 5% 的肺癌患者在诊断后存活 10 年或更长时间（Cancer Research UK，2015）。

肺癌的组织学类型 根据 2015 年 WHO 肺癌分类，6 种最重要的组织学上独特的肺癌如下。

- 鳞状细胞癌：一种非小细胞型肺癌，最常发生于中心肺区，即大支气管的上皮细胞。主要亚型为角化、非角化和基底样鳞状细胞癌（Travis et al，2015）。
- 腺癌：一种非小细胞型肺癌，发生于腺组织。其分化可能是以下特征之一：叶状、乳头、微乳头或实性（Travis et al，2015）。
- 大细胞癌：一种非小细胞型肺癌，周围起源于肺上皮细胞。通常在缺乏其他更具体形式的肺癌的组织病理学特征时进行诊断（Travis et al，2015）。
- 神经内分泌癌：由小细胞肺癌和大细胞神经内分泌癌组成，这些类癌肿瘤起源于神经内分泌细胞。一般来说，类癌患者预后较好，部分由于肿瘤生长缓慢，不像大多数其他肺癌与吸烟有关（Travis et al，2015）。
- 肉瘤样癌：指罕见肺癌的通称，包括但不限于多形癌、癌肉瘤和肺母细胞瘤（Travis et al，2015）。
- NUT：与 *NUT* 基因中染色体重排相关的癌（Travis et al，2015）。

肺癌患者的生存率较低是由于其发展隐匿，症状只有在疾病进展后期才变得明显。作为常规体检的 X 线检查可以检查出癌症。这些患者可能会感觉很健康，并且很难接受这样的诊断。

国际阶段分组编码系统用于肺癌的诊断，使医疗团队能够优化治疗干预。我们考虑了以下 3 个因素。

- T= 肿瘤的大小。
- N= 淋巴结转移。
- M= 可能的转移扩散。

分期的描述见表 15-4 至表 15-7。

表 15-4　Descriptors of T-staging

T-stage Tumour size and descriptors	
T_x	Cannot be assessed , not visualized on imaging
T_0	No evidence of primary tumour
T_{is}	Carcinoma in *situ*
T_{1a}	Tumour＜1cm
T_{1b}	1cm＜tumour≤2cm
T_{1c}	2cm＜tumour≤3cm
T_2	• Within main bronchus • Invasion of visceral pleura • Obstructive atelectasis • Local invasion of diaphragm
T_{2a}	3cm＜tumour≤4cm
T_{2b}	4cm＜tumour≤5cm
T_3	5cm＜tumour≤7cm • Local invasion of chest wall , parietal pericardium , phrenic nerve • Satellite nodule(same lobe)
T_4	7cm＜tumour • Invasion to mediastinum, trachea, heart/ great vessels, oesophagus,cerebra, carina , recurrent laryngeal nerve • Satellite nodule(different lobe,same lung)

Source: Adapted from Lim et al (2018).

表 15-5　N 级分期说明表

N 级	所属淋巴结
N_x	区域淋巴结无法进行评估
N_0	无局部淋巴结转移
N_1	同侧支气管周围和（肺）门淋巴结和肺内淋巴结转移，包括直接侵犯
N_2	同侧纵隔和（或）隆突下淋巴结的转移
N_3	对侧纵隔、对侧肺门、同侧或对侧斜角或锁骨上淋巴结的转移

引自 Lim et al，2018

表 15-6　M 级分期说明表

M 级	远处转移
M_0	无远处转移
M_{1a}	对侧叶中分离的肿瘤结节；胸膜结节或恶性胸腔或心包积液
M_{1b}	单个胸外转移或单个远处（非区域）淋巴结
M_{1c}	一个或多个器官中的多个胸外转移

引自 Lim et al，2018

表 15-7　基于 T、N 和 M 阶段的总体阶段分组

	N_0	N_1	N_2	N_3
T_{1a}	IA₁	ⅡB	ⅢA	ⅢB
T_{1b}	IA₂	ⅡB	ⅢA	ⅢB
T_{1c}	IA₃	ⅡB	ⅢA	ⅢB
T_{2a}	IB	ⅡB	ⅢA	ⅢB
T_{2b}	ⅡA	ⅡB	ⅢA	ⅢB
T_3	ⅡB	ⅢS	ⅢB	ⅢC
T_4	ⅢA	ⅢA	ⅢB	ⅢC
M_{1a}	ⅣA	ⅣA	ⅣA	ⅣA
M_{1b}	ⅣA	ⅣA	ⅣA	ⅣA
M_{1c}	ⅣB	ⅣB	ⅣB	ⅣB

引自 Lim et al，2018

五、术前检查

许多检查的成功取决于患者的配合，显然需要明确的解释和知情同意。由于诊断、治疗和可能结果的不确定性，检查期是患者极度焦虑的时期。许多检查都是根据恶性肿瘤的结果进行的。

（一）胸部 X 线

胸部 X 线检查可用于检测和观察由疾病过程引起的肺部变化的进展，确定胸腔引流管和中心静脉线的位置，并评估治疗的有效性。除了气胸外，胸部 X 线检查不能形成明确的诊断。

标准的胸部 X 线检查有 2 个方向。

- 前视图：患者站在胶片前，从后面进行 X 线检查。由于心脏位于胸部的前半部分，这种视图产生的心脏放大率较小。患者双手放在臀部，使肩胛骨移到胸部两侧，不会与肺野重叠。

- 侧视图：一般取左侧膜，患者左侧靠着胶片站立。这个视图提供了较小的心脏放大率和左下叶更清晰的图像，这在后前视图上被心脏阴影部分遮挡。同样，右侧映像也会产生更清晰的右侧病变图像。

术后或患者危重时需要立即进行胸部 X 线检查。一个便携式胶片在患者身后被拍摄，因此是一个前后视图。由于床单、睡衣和任何管子等叠加的阴影，对 X 线片的解释需要技巧。肩胛骨也可能很明显。

胸部 X 线片通常是在患者保持充分吸气时拍摄。呼气膜可以帮助检测小气胸，因为肺体积缩小，而胸膜腔体积保持不变，但占胸腔体积的比例更大。

（二）计算机断层扫描

CT 扫描在肺疾病的研究中是非常重要的，因为图像的清晰度优于传统的射线成像。非侵入性横截面图创建的图像将通过肿瘤受累、转移扩散或小转移性结节来确认胸壁侵犯。

（三）正电子成像术

PET 是一种测量注射正电子 – 电微晶同位素后细胞生化和代谢活性的核医学技术。PET 扫描有利于恶性细胞的检测和分期。

（四）磁共振成像

MRI 是一种无创程序，其中患者体内的氢原子通过磁场排列。通过人体的无线电波被氢原子吸收，它们随后的运动会导致可探测到的磁场变化。不同的组织类型有不同浓度的氢气，这就是构建图像的方式。

（五）肺功能测试

肺功能测试是评估肺功能状态的一种方法。测量可以确定潮汐量、气体流速和肺以及胸壁的硬度，即顺应性。气体在肺泡 – 毛细管膜上的扩散特性也可以被证明。

肺功能测试不是诊断工具。然而，它们在区分肺内的限制性缺陷方面（如胸腔积液或肋骨骨折）以及阻塞性缺陷（如哮喘或肺气肿）是有价值的。在手术中进行肺功能测试的重要性在于评估肺患病程度，以及在麻醉前评估肺功能。

肺功能测试的主要工具是肺流量测定，它被设计用于测量肺的体积和气体流量。现在也用小型便携式手持设备进行。肺活量测定法的追踪显示，第 1 秒呼气空气量（volume of air expired in one second，FEV_1）与呼气末空气总体积（total volume of expired air，FVC）之比。正常肺功能显示 FEV_1/FVC 比率为 75%~80%。气流阻塞患者的比例小于 70%。在限制性障碍中，FVC 减少，但 FEV_1 正常，其比率可能超过 80%（Kumar & Clark，2005）。

峰值呼气流量（peak expiratory flow rate，PEFR）通常称为峰值流量，也被用来确定肺的功能状态，因为它测量了充分吸气后最大呼气流速。它与上述 FEV_1 密切相关，并通过峰值流量计提供肺功能测量。

（六）氧饱和度

对氧饱和度的非侵入性评估可以通过脉冲血氧测量法进行。该技术测量了通过手指、脚趾或耳垂的选定波长的光的吸收。由于血液在毛细血管床上失去了氧气，血液对红光的渗透性就越来越弱。血氧计测量光吸收的差异，并将该值转换为一个百分比，代表血红蛋白的氧饱和度水平。当患者接受血管内染色、镰状细胞贫血患者或患者使用指甲油时，可能获得错误读数（Jubran，2015）。

（七）痰检查

呼吸分泌物可被送往细菌学或细胞学检查，以确保适当的治疗。如果怀疑恶性肿瘤，细胞学检查是必要的，因为恶性细胞可能会被脱落入气道。然而，阴性结果并不一定表明被诊断为非恶性肿瘤。

（八）动脉血气分析

动脉血气分析提供了关于酸碱平衡以及动脉血液中存在的氧和二氧化碳水平的精确信息。准确的结果解释需要了解患者的总体临床情况，包括治疗方法。动脉血液被用作检验样本，因为它含有由肺部确定的氧气和二氧化碳的水平。静脉血不反映肺功能。

动脉血液通常来自桡动脉、股动脉，偶尔也来自肱动脉。或者，如果患者有动脉血液样本，则可以从动脉管路中提取动脉样本。动脉血的正常气体测量值见表 15–8。

（九）支气管镜检查法

支气管镜提供了气管支气管束的内镜视图，并使用柔性纤维或刚性支气管镜进行。支气管镜检查可以是诊断性或治疗性的，即减轻狭窄或切除异物，

表 15-8　动脉血气测量结果表

参　数	范　围
pH	7.35～7.45
PO_2	11.5～13.55kPa（86.25～101.63mmHg）
PCO_2	4.5～6kPa（33.75～45mmHg）
HCO_3	25～30mmol/L
饱和度	95%～99%
碱过剩	−2～+2

引自 Hatchett & Thompson，2008

并在局部或全身麻醉下进行。

该过程包括通过支气管镜通过喉部和气管进入主要的气道分支。支气管壁清晰可见，取活组织检查、刷检和抽吸检查，并应用非手术干预。患者被放置在一个平卧或直立的位置，由枕头支撑。然后，支气管镜通过鼻子或口腔进入气管（图 15-3）。手术前需要禁食 6h，以降低患者呕吐时误吸的风险。

1. 硬式支气管镜检查　这是一种姑息性手术，通常通过全身麻醉进行，以缓解气管和主支气管内的气道阻塞。硬性支气管镜也用于活检和吸入异物。支架置入术、激光消融术和支气管近距离放射治疗（在短时间内提供高剂量辐射而不损害健康组织）可以通过这种途径实施。

2. 光纤（柔性）支气管镜检查　喉部和上气道在插入支气管镜前进行麻醉，所以要求患者禁食。患者被放置在一个平卧或直立的位置，用枕头支撑。

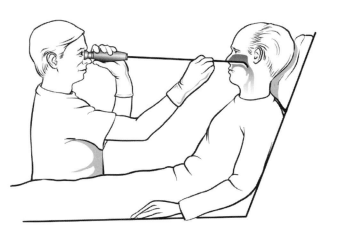

▲ 图 15-3　光纤支气管镜检查（经鼻部）
患者采用坐姿势，支气管镜直接向后穿过鼻子，进入鼻咽部
（引自 Stradling，1991）

支气管镜通过鼻子或嘴进入气管，以观察上气管和主支气管树的远端气道。

3. 支气管镜检查后的潜在并发症　支气管镜检查后的并发症很罕见。然而，可能会发生气胸、出血（或）短暂性发热（Vachani et al，2012）。

术后护理包括维护气道和观察喉痉挛（通常会自发解决，但可能需要高浓度的加湿氧直到恢复）。局部麻醉后需要禁食，直到麻醉药物效果消失。呕吐反射可以用一小口水来测试，这应该在自由饮水和进食之前进行。因为局部麻醉药被喷到喉咙里，所以手术后大约 2h 可以服用液体。支气管镜检查后痰中出现血迹是很常见的，特别是在进行活检时。

（十）经胸 / 经皮穿刺活检

本检查用于存在周围肺病变，特别是不可切除的病变，以确定治疗的选择，即化疗或根治性放疗。活检针插入肺以吸入细胞学或组织学样本。气胸可能是任何一种手术的并发症。手术后会进行胸部 X 线检查，患者可能需要住院。

该手术的禁忌证包括凝血障碍、多发性肺气肿性大疱、咯血或空气栓塞。当经胸 / 经皮或支气管镜检查方法失败时，可能需要在全身麻醉下进行开放的肺活检。因此，活检需要通过一个小的开胸切口获得（Margereson & Riley，2003）。在通过冷冻切片检查确认组织学后，可以进行再切除手术。

（十一）纵隔镜检查和纵隔镜切开术

这是一种通过胸片或影像学检查发现纵隔淋巴结肿大的诊断技术。该方法是通过胸骨切口和板状软骨之间的一个切口，允许对纵隔进行检查并获得活检。纵隔镜通过切口，通过气管前筋膜进入呼吸道（图 15-4）。手术的并发症包括出血、喉返神经损伤引起的声音嘶哑和气胸。

前纵隔肌腔切开术是用来到达纵隔肌腔镜无法触及的淋巴结的另一种方法。气管分叉左侧主动脉弓周围的淋巴结和胸部两侧的前纵隔淋巴可以通过这条途径进入。切口位于第二软骨 / 肋间隙，可能需要打开胸膜以检查肺门。

（十二）胸腔内镜检查

硬性的胸腔镜插入胸腔空间，除非胸腔粘连阻碍胸腔镜的通道或视野。通过肋间空间进入。其他手术也可以通过胸腔镜进行，如胸膜固定术（使用粉

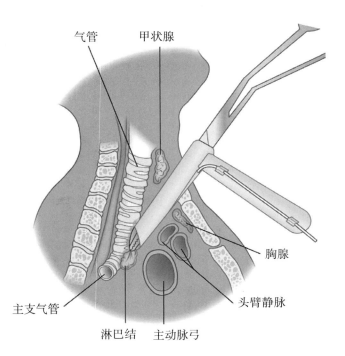

▲ 图 15-4　纵隔镜检查

气管前部位置的纵隔示意图，允许对主结节区域的淋巴结进行活检［经 Blackwell Science Ltd. 许可，引自 Crompton（1987）］

末）、活检或胸膜切除术。通常在手术后插入胸腔引流，以使肺再充气。

六、术前护理

等待手术的患者的心理压力在文献中有所记录（见第 4 章）。然而，等待胸外科手术的患者的具体需求尚不明确。众所周知，身体状况良好但需要入院进行手术的患者比入院时生病的患者焦虑程度更高（Livingstone et al，1993）。这与不同胸腔疾病的患者有关，因为持续性气胸等待手术的患者或者在常规医学检查中发现有恶性肿瘤的患者，在有选择余地时通常会感觉良好。患者还会担心恶性肿瘤的可能性以及他们的情况是否可以手术，因为外科医生在手术开始之前不能保证可以切除。在这种情况下，患者担心他们从麻醉中恢复后得知无法继续手术。患者通常会去一个住院前诊所，以便考虑到任何个人、社会、医疗、心理、精神或文化需求的全面护理评估。它也为患者及其亲属提供了一个讨论手术影响的机会，并允许患者接受其他术前检查。

手术前对患者的评估可能包括前面描述的部分或全部检查，其中一些检查可能在门诊进行。偶尔，可能会重复胸部 X 线检查以观察疾病进展。术前阶段

还包括记录 12 导联心电图以评估全身麻醉的耐受性，以及查血检测血红蛋白水平、凝血筛查和交叉配血。通常术中、术后需要立即输注 2 个单位的血液。

在术前阶段，理疗师将评估患者，并讨论术后需要进行的呼吸练习。其他多学科人员可能需要参与进来。例如，如果患者营养不良或通过疾病进展而体重减轻，则需要营养师。NMC（2018）指出，护士不仅必须与患者合作，还必须与其他卫生和社会护理专业人员合作，以确保所提供的护理是安全和有效。将要求患者术前禁食，以及进行皮肤准备，其中可能包括洗澡和从手术部位去除毛发。

七、胸外科手术

虽然手术对许多类型的肺癌都很有希望，但只有 30% 的病例可能有资格进行切除。尽管如此，60%～80% 在第一阶段接受手术的外科患者存活 5 年。术后鳞状细胞癌患者的 5 年生存率为 37%，腺癌为 27%（Tobias& Hochhauser，2014）。

（一）胸廓切开术

胸骨切开术是治疗肺和胸膜的正常手术方法，尽管前纵隔处的暴露可以通过中间的胸骨切开术进行。这种方法也可用于有双侧肺病变，或用于进行双侧胸腔手术。

胸腔切开术的切口长 20～22cm，沿着第五肋间隙的方向切开，胸部下面的肌肉被层层切开。胸腔切除术可以有几种方式，但通常是前外侧切口，更加偏向胸前部，或后侧切口，更加偏向背部，被视为进入胸部的黄金标准。患者位于侧卧位时，也可以通过腋窝切口进入。

切口后，通过肋骨的扩张和胸膜进入，有助于进入胸部器官。患者在整个手术过程中使用双腔气管内管通气，使麻醉师能够有选择性地通过右或左主支气管通气。在手术过程中，需手术的肺被排空，患者完全通过另一个肺进行通气。在关闭胸腔之前，受影响的肺被重新通气和充气，允许外科医生检查缝合线的安全性，并测试它们承受整个呼吸周期中发生的压力变化的能力，然后插入一到两个肋间引流管。

开胸手术允许进行几种手术，具体见下文。

（二）肺切除术

切除手术是为了切除肺部的恶性或受感染的部

分。切除手术通常遵循肺的解剖学部分，并且可能涉及以下几项。

- 全肺切除术：全肺切除术。
- 切除 1～2 个肺叶：肺叶切除术。
- 一个肺段切除术：肺段切除术。
- 不参考解剖分裂的肺组织切除：楔形切除（Margereson & Riley，2003）。

切除的程度取决于肿瘤的大小、位置和细胞类型。如果肿瘤不穿过肺内裂缝，并位于一个肺叶内，可以通过肺叶切除术或节段切除术来治疗。穿过裂缝并影响多个肺叶的肿瘤需要更广泛的切除。影响肺门的肿瘤可能需要全肺切除术，否则无法切除整个肿瘤。

肺功能可能需要比预期进行更有限的切除，以保持手术后足够的肺功能。这对因哮喘或肺气肿而导致的肺功能有限的患者尤其重要。

切除手术也可以使用支气管整形手术进行，其目的是保护肺组织，同时切除支气管的病变部分。然后将支气管的自由端吻合在一起。这种手术的一个例子是袖状切除，上叶用主支气管的袖状切除，剩下的下叶由支气管吻合到气管。

1. 肺段切除术 肺段切除术适用于肺储备有限的患者，也被称为节段切除，一段肺叶被切除，包括钝性剥离和支气管肺段的切除。在手术后插入胸腔引流管，以帮助肺再充气排出血液。

2. 肺叶切除术 肺叶切除术是指由于良性／恶性肿瘤而切除的肺叶。

3. 肺切除术 全肺切除术是由于原发癌或感染而切除一个肺。

4. 肺切除间隙 全肺切除后的肺切除空间发生变化。由于膈肌抬高，肺间隙缩小到以前肺组织占据的空间。术后立即使空腔充满空气（在手术的最后阶段，通过空间内气体体积的调节可确保纵隔的中心性）。少数患者在手术后出现呼吸困难，氧饱和度水平变差，胸部 X 线片可能显示气管和纵隔偏离，通常远离空腔，损害现有的肺功能。矫正可以通过从空腔中去除大量的空气或血液，并重复用胸部 X 线检查气管的排列。

在手术后的前 36h 内出血，通过胸部 X 线片显示膈上方有可见的液体水平。在一些中心，在最初的 24h，空间内积累的液体量可以通过胸腔引流进行调节，胸腔引流管保持夹住，但每小时释放 1min。

这个过程允液体缓慢积累，并可以观察到失血量的增加。空间内的气体体积逐渐减少，首先是二氧化碳，然后是空气中的氧气被重新吸收。在接下来的几天里，炎性分泌物增加了液体量，并且伴随纤维蛋白含量的变化，它逐渐由液态变为固态。空间的最终变化发生缓慢，包括氮的重新吸收和负压的发展，以及纵隔中心性的轻微变化。这促进了低蛋白流体的形成和积累，有效地填充了剩余的空间（Merritt et al，2011）。

肺叶切除术后剩下的空间要小得多。这个空间的填充是通过横膈膜的升高和剩余肺叶的扩张来实现的。

（三）胸膜外科手术

胸膜手术的适应证是自发性和复发性气胸。

1. 胸膜（部分）切除术 胸膜切除术包括通过一个小的后外侧开胸切口或使用视频辅助胸腔镜手术（video-assisted thoracoscopic surgery，VATS），从肺尖和后外侧表面剥离壁胸膜（Petrella & Spaggiari，2016）。完全的胸膜切除术是不可能的，因为壁胸膜不能从横膈膜上剥离。由于胸膜剥离，炎症导致内脏胸膜（与肺下方）粘到胸壁。如果胸膜残留，通过机械磨损实现黏附以产生所需的炎症反应。手术是通过插入胸腔引流管来完成的。

2. 胸膜固定术 胸膜炎包括刺激炎症反应，以促进胸膜的黏附。这可以通过化学方法来实现，例如，通过注入加碘滑石粉，即化学胸膜切除术，也可以通过外科手术，通过 VATS 或开胸切口对胸膜表面进行机械磨损，即外科胸膜固定术。该手术可用于预防与恶性疾病相关的复发性胸腔积液，以及复发性气胸。在手术结束时插入 1 个或 2 个胸腔引流管。

涉及胸膜的手术非常疼痛，手术后需要谨慎地控制疼痛，以确保患者能够轻松呼吸。未解决的疼痛会导致患者尽量减少呼吸，从而影响肺扩张。

（四）胸腔内镜检查

胸腔镜技术的进步使得使用了望远镜和视频辅助设备，将放大的图像投影到录像监控器上，使外科医生能够进行肺和纵隔切除、活检、胸腺切除，以及心包和胸腔积液的引流。在许多情况下，胸腔镜手术已经取代了开胸术的需要，从而大大减少了切口，即 2～4 个 5～7mm 的小穿刺点，而不是开胸的切口，疼痛减轻，肩部肌肉活动减少（这是开胸手术中通过肌肉进行解剖的结果）。

胸腔镜手术仍然需要在手术中插入胸腔引流管，但这些地方很少停留超过 2 天。

（五）脓肿引流及切除术

这项技术包括通过一个小的后外侧胸腔切开术切口，从肺表面和胸壁上去除厚厚的纤维结壳，以便让下面的肺重新扩张。手术通常会导致大量失血，手术后可能会继续失血。手术后将插入胸部引流管，以监测失血的严重程度。

有些患者不能忍受切除，所以可以考虑开放引流。这种选择需要进行肋骨切除，以便插入一个大口径胸腔引流管。将引流管剪短，末端插入气孔袋进行引流。如有必要，可将其长时间保留在原位。该引流管与其他肋间引流管的不同之处在于，不需要水下密封。脓胸腔由纤维涂层密封，与胸膜腔无连接。因此，可以在没有气胸危险的情况下进行开放式引流。

（六）肺体积缩小

该手术是通过胸骨正中切开术进行的，允许切除每个肺 25%～30% 的体积，以改善弹性，减少严重脓胸而引起的呼吸负荷。

（七）胸腺切除术

胸腺位于纵隔内（图 15-4），由于施加压力，腺体增大可能引起呼吸窘迫。胸腺的肿瘤可能是良性的（囊肿或畸胎瘤）或恶性肿瘤（如癌或肉瘤）。手术切除后的预后与病变的侵犯和相关的系统性疾病直接相关。重症肌无力是一种神经肌肉传递的自身免疫性疾病，其特征是神经肌肉的无力和疲劳。在这些情况下，胸腺切除术可能会影响该疾病的临床过程。胸腺切除术通常通过胸骨正中切除术进行，术后插入胸腔引流。

（八）肺移植

肺移植已经成功完成了 20 多年，占等待心胸移植患者的 54%。2018 年 3 月，英国有 338 人在肺移植等待名单上（NHS Blood and Transplant，2019）。最初，肺移植仅限于肺血管疾病患者，但它也是终末期肺实质疾病的一种选择。这些症状包括 COPD、间质性肺纤维化和囊性纤维化（Whitson & Hayes Jr，2014）。单肺移植采用后外侧胸腔切开术，在主支气管水平进行吻合（Gust et al，2018）。将需要采取免

疫抑制药物来抑制任何移植物的排斥反应。

在国际上，1990—2014 年的成人肺移植患者的平均生存率为 5.8 年，但 1 年生存率的中位生存期为 8 年。生存率如下：3 个月为 89%，1 年为 80%，3 年为 65%、5 年为 54%，10 年为 32%（Yusen et al，2016）。

八、术后护理

胸廓手术后的护理重点是大致相似的，无论患者接受哪种手术类型，即评估和维持呼吸和血流动力学状态，并提供适当的疼痛控制。

表 15-9 说明了胸外科手术后患者的术后护理。

（一）胸外科术后潜在并发症

1. 呼吸衰竭　呼吸衰竭是指无法维持足够的气体交换。原因包括手术引起的血气胸、肺炎、肺泡扩张，偶尔还会使用阿片类药物来缓解疼痛。呼吸衰竭表现为呼吸短促、呼吸速率降低、氧饱和度降低、动脉血气异常、肺扩张减少、呼吸音和发绀。患者管理应包括直立定位，使用根据氧饱和度给予吸氧和提供心理安慰。

2. 出血　当血压稳定，小血管开始出血时，手术后失血会变得更加明显。之前，血管收缩或低血压都阻止了失血。更严重的出血可能发生在较大的血管，如肺动脉或静脉，并将需要进一步的手术来修复缺陷。出血的管理包括给予氧气和补液，并根据出血原因通过返回手术室或药物给药来纠正任何凝血问题。

3. 痰潴留　痰潴留是指下气管支气管中分泌物的积累。由于二氧化碳潴留和氧合不足，可检测为气道阻塞、缺氧和呼吸性酸中毒。护理管理包括使用加湿氧或雾化盐水和支气管扩张药，支气管镜检查清除痰塞，或小气管切开术进行气道抽吸。

4. 胸部感染　胸部感染可能发生在由于疼痛耐受性差而不能有效活动或不能耐受物理治疗的患者中。如果患者在手术前是吸烟，则更常见。有效的缓解疼痛、进行动员和呼吸练习对防止这种情况的发生至关重要。

5. 心律失常　心房颤动仍然是胸部手术后最常见的并发症，肺叶切除术后的发病率为 10%～20%，肺切除术后的发病率高达 40%（Onaitis et al，2010，cited by Andrea et al，2012）。如果患者病情恶化，可考虑口服或静脉注射抗心律失常药物。

表 15-9 胸外科手术的术后护理

护理重点	基本原理
血流动力学监测	
手术后，患者需要密切观察和监测	观察患者术后恢复情况
每 0.5 小时监测体温、脉搏、血压、呼吸，并且随着患者病情稳定降低频率	评估任何可能表明出血、休克、呼吸窘迫或感染的血流动力学变化
术后几小时内 X 线检查	观察纵隔居中及肺复张
肺切除术后可能需要心脏监测	心包切开术后心律失常的可能性
呼吸评估	
需要通过持续监测或在测量其他生命体征时仔细观察氧饱和度	为了确保患者在吸氧时氧饱和度充足，特别是肺切除术或其他切除术已经进行
术后早期可取部分动脉血气常规标本	监测所有呼吸系统参数，包括 PO_2 和 PCO_2
氧气设置在规定的速率，并使用一个输送系统加湿和允许预先设定氧浓度	通过维持痰液分泌物中的水分进行湿化
疼痛控制	
仔细观察患者的疼痛体验，尽可能减少疼痛	患者在痛苦时会有深呼吸和咳嗽，增加他们胸部感染的风险。他们也不愿意在床上活动，增加了患压力性溃疡和深静脉血栓的风险
有几种疼痛控制方法：控制性镇痛在胸科手术中日益流行，如果患者术前准备充分，是一种有效的疼痛控制方法。控制性镇痛使用阿片类镇痛药，通常是止吐药。使用阿片类药物需要仔细的呼吸监测	控制性镇痛使患者参与，允许他们在一定程度上控制他们的疼痛。有意识的术前教学是必要的，因为患者可能不希望在手术后学习。阿片类镇痛药可引起呼吸中枢抑制
一些地方使用硬膜外镇痛，这也是一种有效的疼痛控制手段，但这可能会妨碍患者的活动	在硬膜外导管取出前，患者通常卧床休息。由于感觉减退，尿潴留也可能发生
持续静脉输注阿片类镇痛药	有效的镇痛系统由护士控制
疼痛控制需要不断地进行回顾，特别是当静脉注射的形式被改变为或铝制剂时	持续评估是必要的，以确保患者的疼痛得到有效管理
疼痛程度可以在清除胸腔引流管后明显减少	胸腔引流是引起患者疼痛的一个重要因素
液体平衡	
晶体液的维护将被规定	防止患者脱水，并补充少量失血
需要根据以下要求保持液体平衡：	
• 失血	大量失血需要用血浆或血液来替代，以维持血压和维持血液的携氧能力
• 血压	维持全身灌注的血压
• 尿量	低尿量可能表明脱水状态
• 中心静脉压	在没有尿排出的情况下，中心静脉压检测会判断患者是否脱水需要补充液体，或者患者是否容量超负荷需要利尿药来刺激肾功能
除非进行了食管手术，或在喉部使用麻醉喷雾剂，否则患者可以开始少量流食，并在有能力时转为清淡饮食	鼓励患者在耐受的情况下饮水和进食。食管手术需要患者经口禁食进行，以使吻合口愈合。麻醉喉头喷雾剂可使患者在吞咽时吸入

护理重点	基本原理
胸腔引流	
大多数胸腔手术会有 1 个或 2 个胸腔引流管	胸腔引流通过引流血液和空气促进肺的再生
胸腔引流管与水下密封排水装置连接	水下密封就像一个单向阀，允许从胸腔排出的空气在水中形成气泡，但不能回到胸腔
可采用低真空吸力	低真空促使胸腔引流，因此肺重新扩张
在最初的 24～48h 内，至少每小时应记录引流瓶的失血量	监测失血速度，确保大量失血得到补充
观察引流管内液面的波动	波动对应呼吸过程中肺内压力的变化，但如果引流受阻或应用抽吸，波动可能消失。液体在吸气时向患者移动，在呼气时离开患者。这种向患者的移动可能会在抽吸的情况下被掩盖。如果患者是通过正压通气进行通气，这种模式将是相反的，即在吸气期间偏离患者
观察引流管是否有气泡	有气泡对应的是呼气和咳嗽时胸部排出的空气。这意味着患者的排出。气泡可能是剧烈的，特别是当吸入时，并且可能是连续的吸入。在没有抽吸的情况下，气泡会伴随呼气活动和咳嗽。当肺充分膨胀时，气泡和呼吸都可能减弱
确保胸腔引流瓶保持低于胸腔水平	有利于胸腔液体的排出。防止液体回吸到胸膜腔
肺切除术引流管护理的差异	
胸腔理疗	
理疗的目的是促进深呼吸、咳嗽和活动	这将有助于促进肺的再扩张
最初，患者被鼓励坐直	创造最佳肺扩张
参与了术前的物理治疗师将在患者术后不久进行随访	鼓励患者深呼吸和咳嗽，以确保手术的肺迅速恢复到完全扩张状态，并去除任何残留的浆液。这也将有助于防止胸部感染
在理疗师来访期间，护理人员将继续鼓励患者深呼吸和咳嗽	
随着术后过程的进展，理疗师将参与帮助患者活动	运动作为一种锻炼，是促进肺良好扩张的有效手段
活动	
必须在患者卧床期间提供压力区减压	胸椎患者往往主要是坐直，这给他们的骶骨皮肤造成了很大的压力
术后第 1 天鼓励患者坐在床边	鼓励早期活动防止压力并发症
鼓励在接下来的日子进行渐进式活动，特别是一旦胸腔引流管被移除 鼓励患者开始移动到浴室，然后走更长的路 出院前观察患者爬一段楼梯	增加活动度促进肺扩张，提高运动耐受性
通过物理治疗师提供的锻炼，鼓励患肩活动	恢复正常的活动范围和防止肩周炎
伤口护理	
术后早期定期观察手术伤口敷料	观察切口出血情况
手术室的敷料要保存 48h（或根据单位规定）	防止伤口感染
按照单位规程进行伤口观察和护理	应定期观察伤口是否有渗出液或感染迹象
根据手术方案去除切口 / 缝线	吻合针 / 缝合线是在出院前将其移除，或由社区小组安排在出院后移除

6. 支气管胸膜瘘　支气管胸膜瘘是手术后气道和胸膜之间的交流，可能是由于手术时的支气管残端疾病，或后期由于缺乏治疗或感染而导致的残端破裂。它可以发生在肺叶切除术后，但在全肺切除术后更常见。症状包括肺切除术间隙液体的咳出，以及剩余的肺可能被感染液污染。小瘘管可能会自发愈合，但可能需要插入一个胸腔引流管，以防止液体进入气道。支气管残端的手术可能包括切除受感染或坏死的组织，并用心包或肋间组织进行修复。

7. 皮下气肿　外科肺气肿可能是支气管胸膜瘘的结果，但并非完全如此；它也可以伴随气胸。外科肺气肿表明在皮下组织中存在空气，特别是在颈部、胸壁和头部。如果胸部漏气广泛，外科肺气肿会使人非常衰弱，包括肿胀引起眼睑完全关闭，导致患者暂时失明，需要熟练的护理。当有效的胸部引流建立时，皮下气肿通常会自发地重新吸收。

（二）肋间胸腔引流管的护理管理

手术后需要肋间（胸）引流，以促进胸部空气和血液引流，使肺部完全扩张。对胸腔引流管的一些护理观察结果见表 15-9。

胸部引流管连接到无菌瓶中，提供单向阀。这样可以在呼气时将空气排出（水柱下降或冒泡），并防止空气重新进入（水柱上升）（图 15-5）。外部吸力可以添加到系统中，以提供更大的负压吸引，以帮助肺扩张。

应该避免夹闭引流管，因为空气会在胸腔内积聚，增加正压，从而增加张力性气胸的可能性。引流管的拔除或挤压是一个极具争议的问题，由于相关的胸内压力增加和胸腔气胸风险而强烈反对。

引流管断开的患者最好迅速重新连接引流管，其次，咳嗽以排出空气。随后应进行胸腔 X 线检查，以评估身体状况的变化。

只有在肺重新充气或引流已停止时，才应考虑去除胸腔引流。在拔除引流管时，采用了一种改进后的 Valsalva 操作，即患者充分获得吸气，屏住呼吸，以减少空气进入胸膜的风险。在拔除引流管之前，需要使用镇痛药。缝合线确保拔除引流管时皮肤关闭。2～5 天后，或按照单位规定，切除缝合线。一种小敷料通常足以吸收当天的失血量，可以在第 2 天去除。任何明显的空气泄漏都应立即报告给医疗团队。不需要使用石蜡纱布（认为可以防止皮肤空气泄漏）。最初，建议在摘除引流后进行常规胸部 X 线检查，但最近的研究表明，心胸外科术后患者不做是安全的，只在有临床指征时才进行（Sepehripour et al，2012）。

九、健康教育及出院准备

许多接受过肺癌肺切除术的人认为该手术可以治愈疾病，并且期望迅速恢复健康。接受肺切除术的人可能会发现，由于肺容量下降，他们最初呼吸急促，如果对这一事实毫无准备，可能会变得非常沮丧。每位患者出院前的仔细准备应包括对运动耐受性的现实预期，以及如何提高运动耐受性。理疗师将密切参与出院这方面的工作。

准备出院的患者将需要一些相关问题的建议，包括疼痛控制、伤口护理、恢复性活动、饮食和运动。这些建议需要根据患者的年龄、手术和手术前的健康状况，以及具体单位的政策进行定制。

大多数得到外科医生诊治的患者手术后 6～8 周才能恢复工作。同样，患者将被告知不要开车，他们需要告知保险公司他们的手术。

关于戒烟的建议也很重要。一些患者可能会就飞行许可寻求具体的建议，而个别航空公司将能够提供建议。由于每个患者都有不同的需求和理解水平，因此很难对健康教育进行规定，但应适当提供个性化的健康教育。

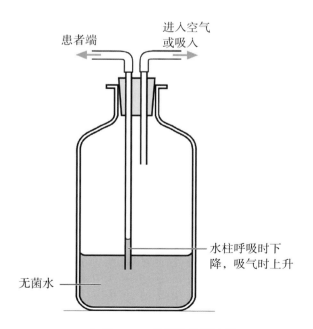

▲ **图 15-5　肋间胸腔引流瓶**

十、结论

胸外科是一个迅速发展的专业，对从事该领域工作的护士来说是一个挑战。因此，护士必须充分了解呼吸系统的解剖学、生理学和相关的外科手术过程。

要点总结

- 了解肺的正常生理学对于理解疾病或手术导致的生理学改变至关重要。
- 呼吸通常是一个自主、有节奏的过程。它持续下去而不需要有意识的努力。呼吸系统疾病或胸外科手术会破坏这一过程。
- 呼吸评估是呼吸手术患者护理的基础。
- 了解改变呼吸解剖学和功能的疾病过程对评估影响患者的最终症状很重要。
- 了解胸廓手术前的检查对患者的身体和心理准备至关重要。感官信息和程序信息都很重要。
- 护士在术前阶段记录一个全面的护理评估是至关重要的，应考虑到个人、社会、医疗、心理、精神和文化的需求。
- 胸外科手术是非常疼痛的，需要专业的护理照顾来减轻疼痛和维持最佳的呼吸状态。
- 了解术后护理和潜在的并发症对患者的安全康复至关重要。
- 应积极寻求具体的健康教育和健康促进机会，以确保患者在整个围术期都能充分了解其满意的情况。

反思性学习要点

- 如何进行血氧测定？
- 描述与肺癌相关的 TNM 分期系统。
- 护士如何帮助有呼吸困难的患者？

第 16 章　上消化道手术的患者 ❶

Patients requiring upper gastrointestinal surgery

Jay Macleod　著　　钟　君　译

主要目标

- 描述上消化道系统的基本解剖学和生理学。
- 简要解释特殊检查。
- 简要解释病因和手术干预。
- 举例说明接受上消化道手术患者的评估程序。
- 掌握围术期的管理。
- 给出一个案例及循证护理计划。
- 协助患者健康教育和出院计划。

需要思考的问题

- 术前禁食的主要目的是什么？
- 请概述一下你所在科室关于术前禁食的原则和做法。
- 描述在意识清醒的患者中插入鼻胃管的过程。

一、概述

本章将为护理上消化道手术患者的护士提供相关信息。我们将重点关注保守治疗无效时进行的外科治疗。本章也将概述包括内镜的诊断和治疗程序。

同时，在消化病领域还有许多不同的实践和技术。因此，根据它们的起源，外科手术的名称可能略有不同，比较重要的是，需与当前的循证实践和研究相结合使用本书。

每个器官将在本章中讨论，并且会提及相关解剖学和生理学的知识内容，随后是具体的护理评估细节。但是为了避免重复，具体的诊断方法将在本章开始时一并讨论。

护理评估是指收集资料、评估或分析资料、发现问题，做出护理诊断。评估必须从患者或其家庭中获取全面的病史作为评估的基础，可以通过面谈来完成，即问一些与患者病情有关的问题，观察有无非语言的痛苦或不适，并使用评估工具进行测量，如疼痛评估表。这是一个持续的过程，需要经常评估。本章的框架基于 Williams（2015）描述的 Roper，Logan 和 Tierney 护理模型，因为这仍然是病房环境中的最佳证据。与任何接受上消化道手术的患者一样，术前和术后的综合处理一般是一样的，只有当疾病或者器官功能出现障碍时，才需要一些

❶ 感谢 Nuala Davison 对本章的贡献。

特殊的护理。

二、消化系统的解剖学和生理学概述

消化系统指的是参与消化过程的器官、结构和辅助腺体，它们共同将食物分解成更小的成分，供细胞吸收和机体最终利用。消化系统是由胃肠道组成的，胃肠道是一根长约 9m、内壁为黏膜的连续肌膜管。这条管道通过体腔，从口腔持续地延伸到肛门，包括嘴、咽、食管、胃、小肠、大肠、直肠和肛门。

消化系统中的四种基本活动如下。

- 摄取：把食物带入体内（吃）。
- 蠕动：食物沿胃肠道运动。
- 吸收：营养物质进入细胞利用。
- 排便：排出废物。

消化方法有两种：化学消化和机械消化。化学消化是通过化学反应分解大量碳水化合物、蛋白质和脂质物质的过程，产生和储存消化酶的辅助器官也参与了这一过程，这些器官包括唾液腺、肝脏、胆囊和胰腺，它们位于消化道外。机械消化是指食物被物理移动，例如，咀嚼和消化酶混合胃中的内容物。

三、检查

为了诊断疾病和制订有效的治疗和干预，患者可能会经历许多检查（表 16-1）。这通常是一个鉴别诊断的过程。

对所建议的检查需要给患者充分的解释，以便在知情的情况下决定是否继续进行检查。患者需要用口头或常用手写的方式签署知情同意书。知情同意书的内容包括与患者进行讨论检查的具体内容、涉及的风险和检查的潜在结果（即使检查还未执行）。NMC（Nursing and Midwifery Council，2018）和卫生部（Department of Health，2009）解释了有关同意书的相关问题。表 16-1 简略描述了最常见的检查。

（一）腹部 X 线

在正常情况下，X 线可以穿透致密物质，从而映射出被检查器官的轮廓。当检查腹腔的软组织和器官时，经常需要使用像硫酸钡这样的对比剂来突出胃肠道中的间隙和空洞。X 线需要使用电离辐射，尤其是在细胞快速分裂时，会带来一定的风险。

表 16-1　术前胃肠或胆道的检查

检　查	手　术
腹部 X 线	胃肠道 / 胆道
荧光镜	胃肠道 / 胆道
CT 扫面	胃肠道 / 胆道
钡餐	上消化道
吞钡	上消化道
胆囊造影	胆道
胆道造影片	胆道
胆道造影术	胆道
食管 - 胃十二指肠镜	上消化道
内镜下逆行胰胆管造影术	胆道
经皮经肝胆道造影术	胆道
超声	消化道 / 胆道
内镜下超声	上消化道

护理问题　风险最高的患者是具有生育能力的女性患者，由于通过骨盆 X 线可能会影响胎儿，因此，任何腹部 X 线检查都应该慎重考虑，并只有在绝对必要时才进行。如果女性患者有怀孕的可能或者经期延迟的现象，要求在上一次月经期结束的第一天后的 10 天内进行检查（RCR，2013）。对于进行了输卵管结扎、停经或没有性生活的女性，则不适用。腹部 X 线可用于检测胆结石和腹水程度（大概 10% 的胆结石是无法穿透射线的）。

（二）计算机轴向断层扫描 / 计算机断层扫描

这提供了身体某个部位的计算机图像，它结合了精细的 X 线，常常是通过对比剂来实现的。产生的腹部"切面"可用于检测不规则的解剖结构，包括肿瘤。

（三）钡剂造影检查

一种称为硫酸钡的不透明对比剂用于胃肠道的放射研究，它是一种精细、乳白色的对比剂，可口服，以便检测胃中的微小变化。

（四）吞钡 / 钡餐

该检测通常用于突出食管、胃和上肠道，因此有助于检测食管炎、吞咽困难、胃或十二指肠溃疡的任何恶化，或是否存在食管裂孔疝、狭窄、梗阻或瘘管等异常。

护理问题　建议患者在检查之前的 6～8h 内不要进食或饮水，当胃呈排空状态时后，检查会更成功。

（五）胆囊造影

胆囊造影是在注入含碘的不透明对比剂后显示胆囊的 X 线片。这可以通过摄入或注射引入，通常用于检测胆结石或胆道梗阻，或评估胆囊充盈和排空的能力。替代的检查方法，如超声波和 CT，现在被广泛使用。

（六）胆道造影片或胆道造影术

不透射线的对比剂直接注入胆道或静脉内。该操作在胆道手术中进行，用于检测任何异常或堵塞，因为它可以在 X 线片上查看胆管。术后还可以做胆管造影，以检查探查手术后的胆总管是否通畅，并清除残留的胆结石（有时胆总管会发生水肿和发炎）。对比剂通过在手术中留置的 T 形管注入。

护理问题　在摘除 T 形管之前，手术团队应进行术后胆管造影并评估结果，其中的护理部分将在本章后面讨论。

（七）内镜检查

可通过使用内镜对胃肠道的空腔或内部进行检查。内镜是一种发光的光纤仪器，可以通过一个自然的孔插入观察腔和内部器官，然后将它们转播到电视屏幕上。由于内镜具有更大的灵活性，它经常被用于以前其他仪器无法到达的区域。也可以通过内镜技术进行活组织取样或执行其他操作，如息肉切除术。

（八）食管 – 胃十二指肠镜

检查上消化道时，应等到胃排空时，以便观察和预防误吸。食管 – 胃十二指肠镜（oesophago-gastroduodenoscopy，OGD）通常用于发现和诊断溃疡和肿瘤，也可用于确定上消化道出血的原因和获得活检样本。

护理问题　在进行这些手术之前，患者有必要在大约 6h 内不吃任何东西，以确保胃是空的。在手术过程中，通常使用麻醉喷雾来麻醉咽喉。因此，在这个过程中，通常要等喉咙感觉恢复正常后再饮水。这需要大约 1h，之后患者可以正常进食或饮水。有时，在进行食管扩张手术后，要等到拍 X 线片后再饮水，以排除手术造成的任何损伤或创伤。

（九）内镜下逆行胰胆管造影

内镜下逆行胰胆管造影（endoscopic retrograde cholangiopancreatography，ERCP）是在内镜下观察胆道。它可以单纯用于诊断，也可以用于治疗。内镜经食管、胃和十二指肠进入十二指肠乳头。在那里，通过 Vater 壶腹将对比剂注入胰管和胆总管，任何异常都将在屏幕上显示，并可能进行活检和细胞学标本。这种检查通常用于辅助诊断梗阻性黄疸、慢性胰腺炎或胰腺癌、胆道绞痛，也可促进胆囊结石的切除。

护理问题　手术前患者至少应保持 6h 禁食，可以使用麻醉性喉咙喷雾剂，也可以使用镇静药。在该过程之后，麻醉药的作用可能会持续长达 1h，从而使患者无法在此期间进食或饮水。观察指标应包括血压和脉搏，以防出血或穿孔。患有心脏和呼吸系统疾病的患者禁忌使用（Eykyn，2014）。

（十）经皮经肝胆道造影术

在经皮肝穿刺胆道造影术（percutaneous transhepatic cholangiography，PTC）中，将高度浓缩的对比剂直接注入胆道，从而可看到胆道系统的所有部分。这是通过在超声引导下经皮穿刺的针头和导管完成，对于那些已经进行了胆囊切除术或胃切除术且无法进行 ERCP，但是仍然有胆道系统相关症状的患者，该检查特别有用。

护理问题　同 ERCP 的护理。

（十一）超声检查

高频声波经过超声波探头的传播，从不同的器官接收到的回声反射出影像。超声检查相对是安全的，因为它是非侵入性的并且不使用电离辐射。用于肠胃和胆道系统、胰腺、肝脏和脾脏的检查。

护理问题　如果用超声检查胆囊或胰腺，则有必要让患者禁食 8h 并在检查前仅喝清澈的液体，以便没有食物或液体覆盖要检查的区域，还可以避免由于胆汁的滞留使胆囊膨胀。

四、上消化道疾病

（一）口腔

解剖和生理　本章将不讨论口腔疾病，而将强调健康口腔在消化过程中的重要性。口腔的结构包含从食物准备到进入胃肠道，这些结构包括舌头、牙齿、硬腭和软腭以及唾液腺。咬和咀嚼的行为需要舌头的外在肌肉将食物从一侧移到另一侧，以及舌头的内在肌肉改变吞咽食物形状。这种咀嚼行为也根据牙齿和个人嘴的形状和摄入的食物类型而变化。

食物团的形成需要通过腮腺、颌下和舌下唾液腺，分泌的唾液包括黏液和淀粉酶。唾液的流动取决于口中的味道和压力引起的刺激，唾液还负责通过保持口腔清洁和湿润以清除食物颗粒（Tortora & Derrikson，2014）。

因此，口腔应保持湿润、清洁，并定期进行牙齿检查，以协助和促进咀嚼、形成和吞咽食物团的功能。

（二）食管

1. 解剖和生理　食管，约 24cm 长，是一条可折叠的肌肉管道。它从咽底开始，经过气管后，穿过胸腔和腹腔之间的开口，终止于胃的食管下括约肌。它包括四层。

- 外膜（外层）。
- 肌层：纵肌和圆肌，通过蠕动作用帮助推进食物。这些肌肉由上咽食管括约肌的随意肌或横纹肌扩展到心源括约肌的非随意肌或平滑肌。
- 黏膜下层：包含血管和组织。
- 黏膜层：有助于食物团沿食管通过分泌特殊腺体的黏液。

食管的功能是通过不自主的蠕动（收缩和波动）沿食管输送食物团。整个过程需要 1～8s，具体取决于食物团的黏稠度。咽食管和胃食管括约肌通过松弛来控制食物团的流动，以便让食物通过，通过收缩来防止内容物反流。

2. 食管功能障碍　功能障碍是指扰乱或影响食管的正常功能，导致不适症状的情况。症状包括急性疼痛（吞咽痛）和吞咽困难、食物阻塞以及吞咽时感觉液体通过，患者通常能指出具体不适的位置。表 16-2 列出了一些条件、原因和干预措施，如下所述。

3. 食管憩室　食管憩室是指食管肌肉壁薄弱，黏膜袋和黏膜下层蠕动经过时导致壁层及其内容物突出。通过钡剂吞咽和 X 线检查诊断。胃镜检查或鼻胃管通过时会增加穿孔的风险，不宜进行。

干预：干预方法是通过手术切除憩室。由于它

表 16-2　食管功能障碍原因和手术干预

原　因	干　预
食管憩室	食管切开术
食管创伤 / 穿孔	胃镜 / 食管 – 胃十二指肠镜 / 重建手术
食管失弛缓症	食管肌切开术或扩张
食管狭窄	扩张，插入支架
食管炎	扩张，食管胃造口术、胃底折叠术、迷走神经切断术和幽门成形术
食管癌	食管切除术，插入支架

的位置，必须小心避免损伤邻近血管，通常进行肌切开术（在肌肉上切开）以减少肌肉痉挛的风险。

4. 食管创伤和（或）穿孔　外伤可能是由刺伤、子弹或挤压伤引起的，内部损伤可能由吞咽异物、尖锐物体刺破或检查引起（例如，金属物体、假牙、鱼骨和医疗器械），其他创伤可能是通过摄入有毒物质引起的，或者由呕吐引起的持续压力，导致黏膜创伤（马洛 – 威斯撕裂）或食管全层破裂。

干预：食管镜检查通常是在取出异物或扩张时进行的。在严重创伤的情况下，行胃造口术插入造瘘管，使创伤的食管黏膜水肿消退。食管黏膜穿孔后感染的风险增加，可使用抗生素。

5. 食管贲门失弛缓症　食管贲门失弛缓症是一种神经肌肉改变，引起食管下括约肌良性痉挛，有时伴有食管明显扩张，下食管括约肌松弛且没有反应，这导致患者感觉食物卡在食道里，出现食管反流，食管肿胀。还有食物可能从食管黏膜溢出进入气管的危险，引起呼吸道误吸。该病症可通过食管 – 胃十二指肠镜和钡餐来诊断。

干预：目的是在 X 线或内镜引导下，使用球囊扩张下食管括约肌。其中一小部分手术中有穿孔的风险。如果扩张失败，可以进行食管切开术，即肌壁的分割。

6. 食管静脉曲张　食管静脉曲张是位于食管底部的血管扩大、肿胀、充血，有破裂的危险，引起大出血，可能危及生命。

干预：治疗的目的是止血。内镜检查是通过向曲张的静脉注射肾上腺素，或在出血的血管上绑上止血带。在紧急情况下，会插入三腔二囊管以阻塞胃 – 食管连接处以止血。

7. 食管狭窄　引起食管狭窄的原因：频繁和长期放疗、扩大的邻近器官或肿瘤对食管的外部压力、食管癌或摄入腐蚀性物质。然而，食管狭窄的最常见原因是由胃酸反流引起的炎症性狭窄（见下文）。诊断包括近期吞咽改变的详细病史，检查包括内镜检查和活检。

干预：通过治疗潜在病因进行干预，可能包括食管内腔扩张以及可能插入支架。

8. 食道炎　急性或慢性感染（如真菌感染）发生后，食管黏膜会发生炎症刺激，包括恶性肿瘤、摄入化学物质或长期使用鼻胃管、胃 / 十二指肠手术后并发症或由因反复呕吐、反流、弯腰、咳嗽、弯腰或用力引起的创伤。检查包括特殊病史、食管镜检查和（或）活检（Kumar et al，2014）。

干预：通过治疗潜在病因进行干预，可能包括药物治疗或扩张、食管胃造口术、胃底折叠术、迷走神经切开术和幽门成形术。

9. 食管癌　这是英国第 14 种最常见的癌症，每年大约有 9100 个新病例。在英国，大约 5% 的癌症死亡是由食管癌引起的（Cancer Research UK，2016a）。食管癌在 85 岁以上人群中更常见，而且男性比女性多见。5 年生存率为 15%，10 年生存率为 12%。

食管癌有两种主要类型。

- 鳞状细胞癌占诊断病例的一半，并在食管内膜的鳞状细胞中发展。

- 腺癌起源于食管内壁黏液的腺细胞，通常发生于食管的下 1/3。它可浸润食管上下邻近的结构，发病时很隐匿，早期无症状。症状包括声带受累，如声音沙哑、吞咽困难，在有些情况下导致完全堵塞、食欲减退伴体重减轻、疼痛、不消化食物反流、持续咳嗽或清喉、口臭或异味呼吸及咯血。肿瘤最终可能侵犯其他邻近结构，如支气管、气管、心包和大血管，并转移到淋巴结和肝脏。约有 15% 的食管下部柱状上皮有溃疡性良性病变会发展为腺癌（Cancer Research UK，2016a）。因此，对患者进行定期胃镜检查是很重要的。

食管癌被认为与肥胖、饮酒过量（每周饮酒超过 14 个单位）、吸烟或使用烟草以及贲门失弛缓症等罕见疾病有关（Cancer Research UK，2016a）。

10. 检查　检查包括评估、吞钡、食管 – 胃十二指肠镜、活检、内镜超声和 CAT 扫描。支气管镜检查也可以排除气管病变。

（1）内镜超声：内镜超声彻底改变了食管癌的分期方式，患者要接受胃镜检查，但要插入一根光纤管，它使用声波而不是摄像头来确定肿瘤的大小，确定其与相邻结构的关系，并评估淋巴结。

干预：如果肿瘤被认为是可治愈的，则进行手术治疗，即部分或全部食管切除术，或姑息性干预可能包括插入自动扩张的金属支架。治疗也可能包括化疗或激光治疗（光动力疗法或 PDT）。放射治疗可能对早期癌症有效，或作为晚期癌症的姑息措施。如果患者有严重的吞咽困难，可以进行食管 – 空肠吻合术来满足营养需求。

（2）置入支架：当肿瘤严重进展或累及邻近器官和组织时，可选择姑息性干预。通过扩张支架以确保食管保持通畅（图 16-1）。

手术干预：即食管切除术，即部分或全部切除食管的方式。手术方法可以是通过胸腔和腹部、单独腹部或单独胸腔，使胃位于胸腔内。放疗和化疗也可以与食管切除术联合使用，无论是在手术干预之前还是之后。

11. 食管手术特异性术前评估　饮食和饮水显然是食管切除术患者的问题之一，应作为具体术前评估的一部分详细讨论。应询问并记录与特定病史有关的问题，以确定患者是否存在食欲变化、吞咽困难加重、胸骨后疼痛、反流、呕吐、严重体重减轻、

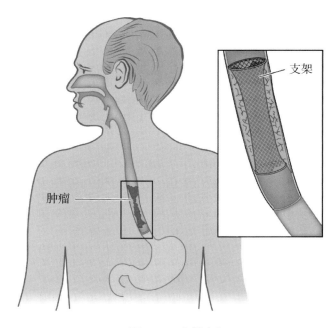

▲ 图 16-1　食管支架

焦虑加重、颈部转移性腺肿大、呕血、黑素病以及贫血等问题。评估问题的例子有：吞咽困难有多久了？影响它的是所有的食物还是只是流质食物？你胃内的食物会反流吗？你要多久才能咽下这些食物？食物粘在哪儿？它会引起疼痛吗？如果是这样，在哪个位置？情况是缓解了还是更糟糕？需进行适当的评估，确定与饮食有关的问题，如框 16-1 所示。

框 16-1　与饮食有关的具体问题

- 营养缺乏——因恶心、厌食、反流、吞咽困难或进食时疼痛引起食欲改变而导致的食欲改变
- 体重减轻——食欲改变 / 病理改变引起的
- 营养不良的潜在风险——营养状况下降后的潜在营养不良风险

具体目标将是确保在手术干预前维持足够的营养水平和患者得到良好的营养。任何相关的疼痛和不适都得到缓解或消除

护理干预和理由

- 评估患者摄入食物和液体的能力。在图表上记录食物、热量和液体摄入量以及体重。这将有助于监测营养摄入和任何体重波动，并确定是否需要进一步干预
- 在进食的同时提供饮品，以方便食物的通过；有时，苏打水将有助于清除堵塞和排出堵塞的食物。少食多餐，方便吞咽。所有的膳食都应在一个有利的环境中提供
- 可能有必要通过补充维生素和高蛋白营养液进行液体营养摄入，或者完全用肠外喂养代替肠内营养摄入，以提供所需的营养
- 建议营养师和（或）营养专科护士提供额外的指导，以防止在特殊饮食后出现进一步的并发症或问题
- 加入适当的营养师，甚至胃肠病学专家
- 完善食品图 / 营养文件，以监测患者的需求

---

12. 术后具体护理措施

(1) 保证安全的环境：对术后患者立即进行评估，以防止低血容量性休克、术后肺不张和疼痛无法缓解所引起的进一步并发症（Hatfield，2014）。

(2) 呼吸：具体的术后评估应考虑呼吸需求和胸腔闭式引流的管理。该引流系统位于胸膜腔，需要通过密闭来确保肺部保持通气充盈。水的深度应能没过引流瓶中的引流管，并具有阀的作用，防止空气再次进入胸腔。需要监测患者循环系统情况，以确定患者是否有低血容量性休克的风险。通过被动和主动的活动来鼓励运动，以防止血栓栓塞并发症。

(3) 饮食和饮水：术后的营养至关重要，需要通过液体补充和静脉输液的方案来满足，包括全肠外营养（TPN）替代和（或）补充。通常情况下，空肠

造口管是在手术中插入的，用于术后吻合口愈合之前、允许患者进食之前进行空肠喂养。

(4) 个人卫生和穿戴：有伤口感染的高风险，因此，应仔细监测伤口是否有感染的迹象，如发红、肿胀、发热、疼痛和渗出。并协助患者个人卫生和创造安全的环境。

(5) 排泄：监测尿潴留，尿潴留与神经内分泌对压力、麻醉和仰卧位的反应有关。

(6) 其他特定的潜在并发症：这些并发症包括吻合口漏、营养不良、气胸、吸入性肺炎、伤口感染、支架阻塞、瘘管形成、预后差和相关的严重焦虑。

（三）胃

1. 解剖与生理　胃的解剖与消化系统的其余部分是一致的，但在摄入食物后具有调节和消化食物的特殊功能。通过它的形状和功能来接收食物，胃内容物的收缩和翻动是由平滑肌、斜肌、圆肌和纵肌的肌肉来辅助的，胃壁上部被认为较薄，有较强收缩能力，但是幽门较厚，收缩功能更强。食物从食管、胃和十二指肠通过是由神经肌肉控制和括约肌活动控制的。

黏膜通过胃腺分泌酶，这些酶存在于黏膜柱状上皮中，这些细胞被称为酶原细胞并分泌胃蛋白酶原，壁细胞分泌盐酸，黏液细胞负责分泌黏液和内源性因子。

幽门黏膜分泌的胃泌素刺激胃液和盐酸的分泌，胃泌素被胃里的蛋白质食物刺激，释放到血液中到达胃腺，水和葡萄糖连同一些药物和酒精一起被胃壁吸收。胃液的正常 pH 为 1.2～3.0，靠分泌的盐酸维持（Tortora & Derrikson，2014）。

2. 病理学

(1) 食管裂孔疝：胃疝通过横膈膜上的一个开口进入胸腔，有症状的患者会出现胃食管反流，其中胃酸回流到食管引起炎症。它通常影响 50 岁以上的人。肌肉无力和膈肌异常可引起疝，这些可能是腹内压增高所致，例如，妊娠、肥胖、恶性肿瘤、外伤或持续咳嗽 / 打喷嚏。

- *移动性食管裂孔疝*：是裂孔疝最常见的类型。胃上部和胃 - 食管交界处向上移动，并在胸腔内外滑动。诊断是通过放射学检查。临床表现为典型的胃灼热、反流和吞咽困难。现代的外科治疗，如果患者有症状，则采用腹腔镜

Nissen 胃底折叠术，尽管开放手术仍被一些外科医生使用。

- 食管旁裂孔疝：胃的全部或部分通过胃-食管交界处旁边的横膈膜开口。滑动疝的检查结果与此相同。临床表现为进食后饱腹，或因疝绞窄引起胸部不适、出血、梗阻、疼痛，平卧时加重，反流并不经常发生，而且这种类型的一小部分患者是无症状的。
- 手术治疗：可以进行前胃固定术，将胃的薄弱部分置于正常位置并固定在腹壁上。

(2) 胃功能障碍：吸收减少，导致液体积聚。蠕动逆转，引起呕吐。黏液不能起到屏障的作用。

(3) 消化性溃疡生成：胃灶性溃疡是指胃或十二指肠黏膜遭到侵蚀形成的溃疡。大多数人认为，这种溃疡大多是由幽门螺杆菌感染、使用 NSAID 和胃酸分泌增加引起的（Tortora & Derrikson，2014）。这种溃疡包括胃、十二指肠或应激性溃疡，可以通过胃镜检查、钡餐试验和幽门螺杆菌的呼气测试来诊断。

- 胃溃疡：胃的消化性溃疡多发生在幽门前区域，经常与家族遗传、压力、饮酒、吸烟和易引起溃疡的药物相关。阿司匹林、苯丁他酮和其他 NSAID 容易导致胃溃疡，因为这些药物能抑制前列腺素的合成，而前列腺素有助于胃黏膜抵抗胃酸分泌，增强对胃的保护作用。类固醇和化疗药物也有类似影响黏膜层的效果，导致胃-食管反流和胃酸分泌过多，从而产生胃炎。

临床表现为饭后 45～90min 后发生的上胃区灼痛或呕吐，一般情况下可以自行缓解。进食后疼痛并不能缓解，反而会加重。其他临床表现为持续呃逆、呕吐，后期患者可能出现营养不良或者出血等并发症。这种溃疡一般很少是恶性的，恶性胃溃疡大多数发生在胃窦。

治疗：治疗方法是使用质子泵抑制药阻断胃酸的分泌，以及使用联合抗生素根除幽门螺杆菌。绝大多数患者都不需要手术，目前只需要对出血、穿孔或癌症等并发症进行手术（表 16-3）。

- 十二指肠溃疡：十二指肠溃疡好发于十二指肠球部，多因胃酸分泌过多和幽门螺杆菌导致。它通常发生于 45—64 岁，男性是女性的 2 倍（Nidirect，2019）。

表 16-3 胃溃疡手术的条件和干预

条 件	干 预
胃溃疡	部分胃切除术
	全胃切除术
	食管切除术
十二指肠溃疡	迷走神经干切断术
	高选择性迷走神经切断术
	胃窦切除术
	幽门成形术

临床表现同样与疼痛相关，在摄入食物后 2～3h 内出现，通常在凌晨 1:00—2:00 出现。它通常被描述为背痛或胃灼热。这种疼痛可以通过摄入食物来缓解，特别是牛奶或抗酸剂。十二指肠溃疡很少是恶性的，多年研究发现它的发生与一直摄入咖啡因、压力、酗酒、肝硬化、慢性胰腺炎、慢性肾衰竭和吸烟有关。诊断包括胃镜检查、血液检查（有无贫血）以及全身检查，也会进行胃功能测试，评估是否有胃酸分泌过多。

治疗：通过使用质子泵抑制药，如奥美拉唑、兰索拉唑和其他新制剂，可以有效地抑制胃酸分泌，也可以结合抗生素的使用来根除幽门螺杆菌。如前所述，手术只适用于出血和穿孔等急性并发症，但在极少数情况下，长期最大限度药物治疗仍然复发的患者，也可以考虑手术治疗（表 16-3）。

- 应激性溃疡：应激性溃疡可能会导致感染、休克、灼伤或严重创伤，一般发生在胃或十二指肠。可能与胃蛋白酶、胃酸和胃壁缺血有关。在最初 48h 内应激性溃疡的发展很快，到第 5～6 天可能扩散非常广泛。只要应激环境仍然存在，溃疡就会扩散。一般情况下患者通常接受抗酸剂治疗。

急性并发症：①出血是消化性溃疡的常见并发症，最常发生在胃远端和近端十二指肠。表现为出血，严重时可危及生命。出血时丢失的血液必须通过补充血液或血液衍生物来纠正，如血浆、肾上腺素、纤维素或凝血酶止血。对内镜治疗下没有好转的出血或大出血，可能需要进行手术干预。②穿孔导致的腹膜炎会突然发生，发生时没有任何前兆。这是手术的一种紧急情况，如果患者病情允许应立即进行手术。穿孔时可能会出现上腹痛，放射至右肩，腹部发生膨胀而肌紧张，患者很快会出现休克。手术干预是通过缝合穿孔，并静脉注射抗生素来治疗细菌性腹膜炎。③幽门括约肌出现瘢痕和狭窄时，会导致幽门梗阻。患者会感觉腹胀、恶心和呕吐。这时最需要的是胃肠减压，可以通过鼻胃管吸引胃内容物，减轻患者的不适。

手术干预：胃肠造口术是治疗幽门梗阻的姑息性手术（图 16-2）。迷走神经切开术和胃前切除术包括切断迷走神经和切除胃窦。当质子泵抑制药治疗失败，这种手术方式有助于减少胃酸的过度分泌。当患者体重持续下降，可提供肠外营养支持。

(4) 胃癌：在英国，胃癌是成人最常见的癌症，过去 10 年内诊断的人数在不断下降，2015 年新增病例 6700 多例，男性比女性更常见，其中一半的病例为 75 岁以上的老年人（Cancer Research UK，2016b）。

诱发因素包括如下。

- 饮食：食用高盐、腌制和烟熏食物会增加胃癌的风险。
- 感染：幽门螺杆菌是一种常见的胃内细菌，通过胃镜检查和活检诊断，常用的三联抗生素通常可以根除（译者注：目前国内四联疗法更常用），如未及时治疗，患胃癌的风险将增加 5 倍。
- 早期的胃手术因为使胃酸分泌过少会增加患胃癌的风险。
- 恶性贫血也是胃癌的诱发因素，当胃没有产生足够的胃酶来摄取维生素 B_{12} 时会引起贫血。所以可以每 3 个月注射维生素钴胺用来增加维生素 B_{12} 的摄入。

很多胃癌患者早期无症状，发现时大多为晚期，常伴有转移，预后较差。肿瘤如果位于较低的弯曲部位不会引起胃功能障碍，而如果位于贲门或幽门口，常会发生胃功能紊乱的症状。只有 15% 的胃癌患者能存活 10 年或以上（Cancer Research UK，2016b）。

由于胃癌早期无症状，往往要求对所有 40 岁以上消化不良患者进行筛查，但是消化不良是一种非常常见的症状，它影响着很大一部分的普通人群，而胃癌则相对少见，所以早期筛查容易被忽视。

临床表现包括出现 4 周以上的消化不良、厌食、恶心或呕吐、声音嘶哑、上胃部不适、腹胀、疼痛、体重减轻、大便带血和缺铁性贫血。

诊断可以通过抽血，胃镜检查提取活检组织是胃癌确诊的金标准，进行 CT 扫描和腹腔镜检查可以协助诊断疾病的分期和治疗，并确定可切除性。

手术干预：进行部分或全部的胃切除术（图 16-3 和图 16-4）。高并发症和死亡率通常与全胃切除术相关。

3. 胃癌患者围术期的护理

(1) 术前评估：胃癌患者一般有较多的护理问题需要干预，如焦虑，可能与即将进行的外科手术相关，这在大多数外科手术患者中都很常见，但可能由于癌症的诊断和预后差而变得更加严重。与胃癌相关的其他特殊护理问题是与厌食相关的营养缺乏、随后的体重减轻和疼痛。疼痛护理是胃癌手术的术前和术后的重点护理，重点是疼痛的性质、位置、疼痛持续时间、疼痛强度和疼痛反应，以便更有效的规划护理措施（框 16-2）。

(2) 术后特殊的护理干预措施。

① 保持舒适环境：术后应立即将患者置于半卧位的位置，以帮助患者获得舒适体位和有效呼吸。

② 呼吸和咳嗽：为了避免肺部感染，可给予镇

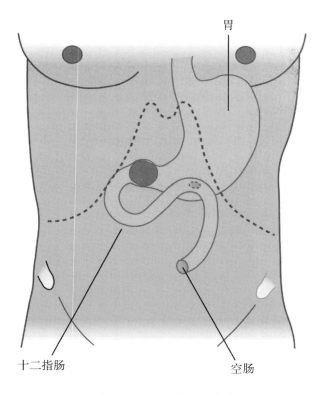

▲ 图 16-2　胃肠造口吻合术

胃

十二指肠　　　　　空肠

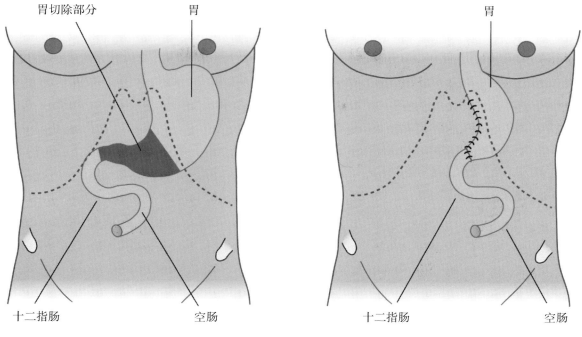

▲ 图 16-3　胃‐十二指肠吻合术——毕Ⅰ式

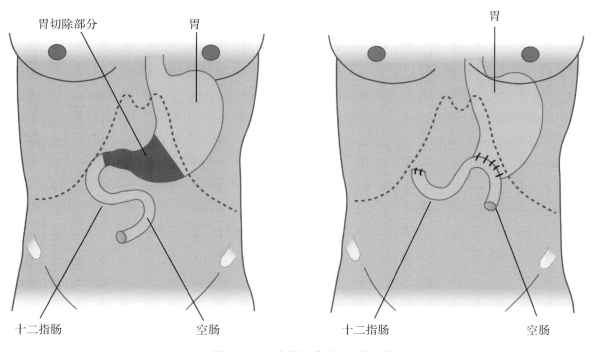

▲ 图 16-4　胃大部切除术——毕Ⅱ式

痛药，鼓励深呼吸和有效咳嗽，有利于加强氧气和二氧化碳交换，为循环提供足够的氧含量。合适的雾化吸入和使用足够的镇痛药可以促进深呼吸。

③ 饮食：观察和监测术后带入的鼻胃管或鼻空肠管的留置长度，妥善固定。给予口鼻腔护理，防止鼻胃管刺激黏膜引起出血。观察引流液的颜色、

性质和量。为了保护吻合口，患者只能经口少量进流食，这样可能有脱水的风险，所以需要严密监测液体的摄入量。也可用静脉营养代替，这样可以增加因为引流和呕吐丢失的液体量，以及保持正常的水量需求，需要准确记录出入量；当吻合口愈合后，即可拔除鼻胃管。通常在拔除鼻胃管或鼻空肠管之

框 16-2　与疼痛相关的具体问题

- 与肿瘤形成中上皮细胞的异常增生对部分神经或其他器官造成压力而产生的相关疼痛
- 与转移性肿瘤或腹水相关的疼痛

疼痛护理的目标是确保患者疼痛得到缓解，并力求达到无疼痛的最佳状态

疼痛的护理措施

- 评估患者的疼痛程度时，如使用语言表述来评估，可能因为疾病和药物的影响并不准确，需使用疼痛图表（疼痛尺）来评估，同时观察患者有无烦躁不安、易怒、反常和戒断的情况
- 根据疼痛评估的分值和信息来分析患者的疼痛特点，这将有助于疼痛的鉴别诊断，以及给予适当的干预措施
- 与患者讨论控制疼痛的目的，争取达到一种无痛的状态。要求患者配合护理人员，当疼痛发生时应该及时报告，有利于护士制定合适的护理措施
- 也可使用各种非药物策略来缓解疼痛：如改变体位、皮肤刺激和精油按摩。由于导致疼痛的因素较多，多种缓解疼痛的方法可能比单一方法更有效
- 缓解疼痛的方法包括分心、放松和冥想，这些策略通过增强控制感和放松肌肉来刺激内啡肽的释放，使患者能够从疼痛中转移注意力
- 与医护人员联系，讨论使用镇痛药的方法和剂量。这些药物可能包括阿片类药物、非阿片类药物和辅助药物
- 确保患者有时间询问与手术和术后护理相关的问题，讨论即将进行的手术和术后控制疼痛的方法，这将为患者提供尽可能多的信息，使患者减轻焦虑
- 适当的介绍疼痛专家/护理专家进行后续的监测和指导

前拍摄 X 线对比。口服流质饮食的量可随患者耐受性逐渐增加，同时应严格观察进食后有无腹胀和疼痛的情况。

术后患者发生营养不良或饥饿的风险也会增加，一旦恢复饮食，可以提供少量而频繁的清淡饮食和饮料来满足饮食需求。还需要着重补充维生素 B_{12} 以及其他维生素，胃壁分泌的内因子会促进维生素 B_{12} 的吸收，而在胃切除后导致的内因子缺失将会影响维生素的吸收。

要观察患者是否有胃 - 食管反流的情况，这可能是由于进食过多、进食太快或吻合口边缘的水肿引起的。当出现回肠梗阻时或出现并发症时，有必要在术后 5～6 天开始肠外营养支持，在肠功能恢复和患者感到饥饿感时可以正常进食。

④ 活动：由于疾病的发展、手术、活动时疼痛和麻醉的影响，患者的活动能力受限，应鼓励患者活动，给予足够的镇痛药，注意观察有无低血压和头晕的不良反应出现，根据个人的能力，每天增加活动量。

⑤ 伤口护理：可能有伤口感染的风险，所以观察患者伤口情况非常重要。观察患者伤口引流物的颜色、性质和量，及时更换敷料。术后第 3 天左右可去除伤口敷料，暴露伤口，术后 7～10 天后拆除缝合线。

（3）其他特殊并发症：包括休克、出血、肺部感染等。

① 脂肪泻：胃快速排空时会导致粪便中含有脂肪，这是因为胰腺和胆道的分泌物未能及时分解和消化胃中的内容物。

② 倾倒综合征：倾倒综合征是指在饭后 10～90min 后出现心血管系统和胃部症状。如果胃与空肠吻合，胃内容可能会过快排出，不会完全被身体吸收。这对碳水化合物和电解质的吸收有影响。如果在吃饭时摄入液体，也会导致胃排空太快，从而导致头晕、晕眩、虚弱、出汗、疼痛和饱腹的症状。这些症状是由于空肠与胃吻合口的迅速扩张，肠道内容物的高渗溶液将细胞外液吸入肠道内进行稀释引起的。

③ 胃炎：幽门切除后，它阻止十二指肠内容物反流的功能受损，当食管括约肌受损伤时，食管会发生相同的症状。维生素 B_{12} 缺乏时也会导致贫血。

（4）出院宣教：对于正在接受上消化道疾病手术的患者来说，让患者充分了解自己的病情非常重要，告知患者他们需要进行的所有治疗过程和治疗结果，患者对疾病提出的相关问题应加以适当的解释。康复期对患者来说非常重要，因为手术干预或姑息治疗需要改变他们的生活方式，相关的医护人员、患者和亲友需共同努力学习如何正确规划术后护理和康复，帮助患者快速康复。如果疾病没有治愈，患者可能需要改变和调整饮食来满足身体的营养需求，还要通过观察患者的症状，来减少相关并发症的发生。出院后可提供随访电话以便患者联系，当患者出现"如何控制和护理疼痛，如何护理胃造口管或肠外营养"等问题时给予专业的建议。在晚期疾病中，患者出院回社区之前的先决条件是早期转诊到姑息治疗团队，对患者提供适宜的护理支持，有助于预防晚期胃癌引起的各种不适症状。

（四）胆囊

1. 胆囊解剖学和生理学　胆囊是一个小的肌肉囊，隐藏在肝脏下面，通过结缔组织连接到肝脏，

通过囊管进入胆总管。它的内壁在结构上类似于胃的黏膜。胆汁从肝脏连续分泌到肝管中，但大部分胆汁集中并储存在胆囊内，然后分泌到十二指肠，以回应神经内分泌控制下的食物分解。当浓缩的胆汁过多时，与胆固醇融合在一起形成晶体，则会导致胆结石。

迷走神经活动刺激胆汁流动。当食物被释放到十二指肠时，感觉受体会受到刺激，导致迷走神经出现反射活动。乙酰胆碱被释放，胆囊肌肉收缩，同时，十二指肠黏膜产生激素，刺激胆囊收缩并排出储存的胆汁进入消化系统，以帮助脂肪乳化。

胆汁由水、胆固醇衍生的胆盐（即甘胆酸钠、甘氨鹅脱氧胆酸钠、牛磺胆酸钠和牛磺鹅去氧胆酸钠）、胆色素（即胆红素和胆绿素）和一些脂类组成。它是一种深黄色或绿色的物质，pH 为 7.6～8.6，每天分泌 800～1000ml，具有乳化脂肪和促进排泄的双重功能，当红细胞分解时，会释放铁、球蛋白和胆红素，铁和球蛋白被回收利用，但一些胆红素被排出到胆管中。它最终在小肠中被分解，给粪便上色，并帮助合成维生素 K。

2. 胆囊疾病的发生率　胆囊疾病的诱发因素包括种族背景、性别、年龄或遗传，以及肥胖、久坐不动和快速减肥的生活方式（Stinton & Shaffer，2012）。

3. 临床表现　许多患者有胆道不适、绞痛和对食物不耐受的病史，但没有及时寻求医疗帮助。胆囊疾病会引起各种症状，患者会出现从饭后的轻微不适，到出现急性恶心、呕吐和严重疼痛。疼痛性质为右上腹绞痛，放射到右肩，疼痛强烈，严重时可以导致痉挛；当结石从胆囊转移到胆总管时可以缓解。如果疼痛未得到及时的治疗，并出现持续性呕吐，会引发休克，或者由于发生感染而出现发热，也有可能导致胆结石阻塞胆总管而出现黄疸（框 16-3）。

4. 保守治疗和症状治疗　以往许多急性期的患者常用保守治疗，进入病房进行症状控制，直到炎症消退，通常长达 6 周。然而，研究表明，入院 48h 内行腹腔镜手术治疗胆囊炎改善显著增加（Ozkardes et al，2014）。

护理问题：胆囊穿孔后有发生腹膜炎的风险，因此，要监测疼痛水平和生命体征，并采取适当的干预措施。严重疼痛的患者要定时服用镇痛药来治疗。患者可以适量饮水，但需要禁食，特别是有恶心和呕吐症状的患者。鼻胃管可能会导致持续呕吐，需要用静

框 16-3　胆囊疾病

- 胆石症：胆囊或胆总管中存在胆结石。干预：结石溶解、ERCP- 括约肌切开术、胆囊切除术、胆总管切除术、胆总管探查、经皮胆囊切除术
- 胆囊结石：胆囊内的胆结石。干预措施：开放式胆囊切除术或腹腔镜胆囊切除术
- 胆管结石：胆总管中的胆结石。干预：结石溶解、ERCP、胆总管切除术、胆囊切除术伴胆总管探查
- 胆管炎：胆管的炎症。干预：保守和症状治疗
- 胆囊炎：胆囊的炎症。干预：保守和症状治疗或手术

脉输液补充液体，并仔细监测电解质的平衡，也需要使用抗生素治疗，以减少与感染相关的胆囊炎症。

检查包括腹部 X 线检查、超声检查，如果有黄疸或胆炎，则进行 ERCP 或内镜超声检查。

5. 腹腔镜下胆囊切除术　在全身麻醉下腹腔镜进入腹部，使用二氧化碳将腹部变成膨胀的形态，以提供清晰的视野；另外做 3 个小切口，以方便仪器的操作，然后解剖胆囊，通过肚脐切除。这个手术方式有很多优点，患者能够在康复早期下床活动，防止并发症的发生。手术范围小，引流管可在术后 24h 左右拔除，手术痛苦程度小，对镇痛药的需求少，可能引入二氧化碳后身体会有一些不适，但影响不是很大。但是，在高达 5%～10% 的病例中，患者不能进行腹腔镜手术，只能进行开放式胆囊切除术。症状性胆结石是进行腹腔镜胆囊切除术的黄金标准，是因为胆管损伤的发生率更高，这是一种与显著的围术期发病率和死亡率相关的严重并发症。早期发现和准确诊断胆管损伤非常必要，治疗不及时会导致严重的并发症（Renz et al，2017）。

术后护理：术后护理与普通麻醉后的正常护理一致，任何与手术过程相关的不适和二氧化碳的膨胀都需要服用镇痛药。当患 s 者完全从麻醉中恢复后，可以开始口服饮水，通常在第 2 天开始进食。正常的出院时间是在 24h 内，虽然大部分的手术是在同一天进行。1 周后，需要拆除缝合线。

6. 外科手术中的干预措施

(1) 胆囊 - 十二指肠吻合术：这是一种治疗阻塞性黄疸的手术方式。阻塞性黄疸是由遗传、炎症、既往手术或胰腺或局部淋巴结引起的胆管狭窄引起。胆囊与十二指肠吻合，绕过胆总管、Vater 壶腹和 Oddi 的括约肌（图 16-5），使得胆汁可以直接流入

十二指肠。

（2）胆总管造口术（胆总管探查）：这种手术方式可以将结石从胆管中去除，在其中插入一个 T 形管，以便引流液从胆管排出，预防伤口引流液进入到胆囊（图 16-6）。

（3）胆囊切除术和胆总管探查术：这是一种先切除胆囊，然后在胆总管内进行探查的手术，一般是为了清除胆结石，在其中插入 T 形管引流管，使胆总管保持通畅，保证胆汁可以安全通过（图 16-6）。术后胆管造影后，大约在术后 2 周拔除引流管，预防伤口引流液进入到胆囊。可以通过腹腔镜手术或者开腹手术进行。

- T 形管的工作原理：在手术中，胆道造影检查胆总管内的胆结石，如果发现了结石，那么手术医生通常会探查胆总管，取出结石或砾石。在此过程中，胆总管容易出现渗漏、炎症和水肿，所以要插入 T 形管以保持导管畅通。这种 T 形管的作用是安全引流胆汁，第一天为 300～450ml，随着水肿消退，胆汁逐渐减少。

术后 8～10 天行胆道造影，根据手术医生的不同治疗方式，一些 T 形管在术后胆管造影前被夹住。要特别注意因为夹管而引起的疼痛，如果出现这种情况，应立即拆除夹钳并通知手术医生。

由手术医生进行检查，如果检查结果表明水肿已经消退，没有结石存在，也没有胆汁渗漏，那么就可以拔除 T 形管，通常在取下 T 形管前 30min 给予患者镇痛药，拔除后，要严密监测患者生命体征以及疼痛情况，避免由于胆汁渗入腹膜腔引起的胆道性腹膜炎。

（4）胆囊 – 空肠吻合术：这是一种姑息性外科手术治疗方式，是由胰腺肿瘤引起的梗阻性黄疸。胆囊与空肠相吻合，绕过胆总管、壶腹和 Oddi 括约肌（图 16-7），可以在吻合处预防性插入引流管。

（5）胰腺切除术（Whipple 手术）：这个是针对胰头癌的手术。切除十二指肠和部分胰腺，使胆总管和胰管与空肠相连（图 16-8）。手术过程有很多变化方式。

7. 胆道手术患者的术前和术后护理

（1）具体的术前评估：因胆道功能障碍而需要手术的患者有许多问题需要护理干预。可能有胆囊穿孔会引起的腹膜炎的风险；阻塞性黄疸后，会发生维生素 K 生成和吸收减少相关的出血；T 形管梗阻或脱出引起的伤口感染；术后因腹部切口疼痛引起胸部感染，影响患者呼吸和咳嗽。

随着腹腔镜胆囊切除术的出现，90% 以上的手术都是使用微创技术进行，因此减少了对肋下切口

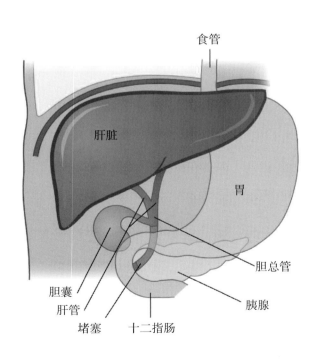

▲ 图 16-5　胆囊 – 十二指肠吻合术

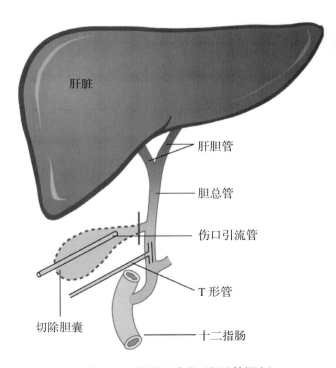

▲ 图 16-6　胆囊切除术（胆总管探查）

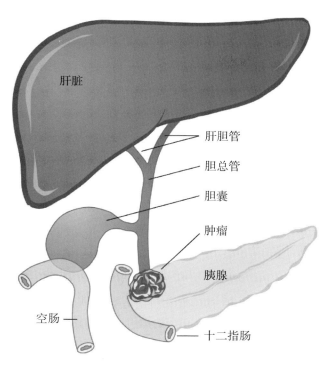

▲ 图 16-7　胆囊 - 空肠吻合术

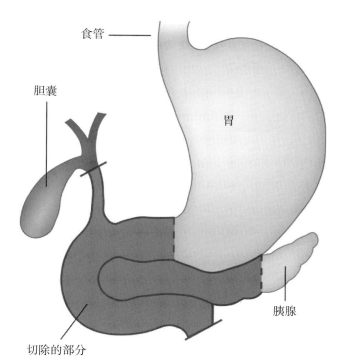

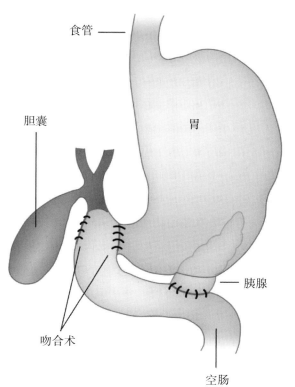

▲ 图 16-8　胰腺切除术（Whipple 的操作）

的需要。与呼吸有关的具体问题如下，见框 16–14。

（2）术后具体护理措施如下。

- 维护安全环境：监测患者生命体征，避免发生休克及腹胀的情况。监测疼痛程度，包括疼痛位置和疼痛方式，这些都表明有可能发生腹膜炎、穿孔或出血，早期发现可以立即采取措施实施补液或紧急手术。

- 症状管理：在胃手术以及胆道手术后的内容详细提到了如何管理疼痛以及预防深静脉血栓形成。

- 饮食护理：通常可以在腹腔镜胆囊切除术后24h 开始少量进食和饮水，后续缓慢增加。

- 引流管和伤口护理：伤口护理已在以往的护理中讨论过。尽管 T 形管引流存在感染的风险，但是医护人员应时刻观察会发生感染的情况，如果伤口出现红肿热痛的情况，应记录和观察有无化脓或特殊气味，如果发生上述情况，可采用全身抗生素治疗。

- 应观察 T 形管是否有阻塞的情况，比如皮肤颜色是否发生改变（如黄疸），大便变成白陶土色，小便颜色暗黄，有无恶心和呕吐，胆汁引流量是否减少，这其中的任何一种现象都表明胆汁通道受阻，导致胆汁淤积

压迫胆总管造成肝脏和门脉系统的压力。胆汁内容物在管道周围泄漏时，可引起皮肤刺激和疼痛，还需观察 T 形管周围的皮肤有无红肿和破损，并用伤口敷料保护周围

框 16-4　与呼吸有关的具体问题

- 气体交换受损：由于肺部通气量减少
- 肺通气减少：由于频繁的浅呼吸
- 呼吸过浅：由于扩张肺部时伴随的疼痛
- 潜在的肺部感染风险：由于咳痰困难和活动受限
- 咳痰困难：由于肺部分泌物黏稠，咳痰无力

具体目标是保持使肺部保持最佳的气体交换（肺扩张），预防胸部感染

护理措施及理由

- 术后应进行准确的记录和监测患者生命体征，以确定呼吸深度、呼吸频率和氧饱和度
- 术前应指导患者学会深呼吸，术后应鼓励患者深呼吸，使肺完全扩张，防止肺分泌物增加。特别是如果患者在手术前发现有呼吸系统问题，可以让物理治疗师帮助
- 在进行密集的深呼吸练习或物理治疗之前，确保对患者的疼痛进行评估，根据情况使用镇痛药
- 指导患者在咳嗽和咳痰前保护腹部伤口，减少咳嗽时对切口线的压力和牵扯
- 鼓励患者多饮水，有利于降低肺分泌物的黏稠性和促进痰液的排痰效果
- 在病情允许的情况下可以下床活动，加强呼吸锻炼，有助于肺部有充分的气体交换
- 介绍合适的物理治疗师，指导患者进行呼吸功能的活动和检查

皮肤。

(3) 潜在并发症：老年人在胆道手术中发生风险的发生率和死亡率比较高，在危急情况下，也会增加心血管系统的风险。

(4) 出院宣教：患者应该充分学习和了解手术意义，做过胆囊切除术的患者可能出现胆汁漏有关的症状，胆囊不再储存胆汁，所以胆汁会不断地分泌，这可能意味着，当患者食用脂肪食物时，会发生恶心的症状，并可能发展为胆囊切除术后腹泻，患者出院后要观察身体有无疼痛、恶心或皮肤颜色变化，如果有要及时和医护人员联系，这可能表明胆道有进一步梗阻。

五、减重手术 *

自 1975 年以来，全世界的肥胖症发生率已经较之前增加了 2 倍。根据 WHO 2016 年的数据，18 岁及以上的成年人中有超过 19 亿的人超重，其中，超过 6.5 亿人肥胖。在英国，NHS 的数据显示，2017—2018 年度有 10 660 例住院患者都与肥胖有关，另

有 71 万例住院患者是因为肥胖因素导致的慢性疾病（NHS Digital，2019），如高血压、2 型糖尿病和血脂异常。

减重手术后，这些危险因素明显减少（Beamish et al，2016），减重手术被证明是安全减肥的一种有效方法。减重手术是在全身麻醉下进行的腹腔镜手术而不是开腹手术。

一个人的肥胖程度是通过计算他们的体重指数来决定的，如果体重指数 $\geq 25kg/m^2$ 则为超重，如果超过 $30kg/m^2$，则为肥胖。

$$体重指数 = 体重（kg）/[身高（m）]^2$$

在英国，能否接受减重手术是由 NICE 决定的，但个人能否接受减肥手术受到资金和临床调试组（Clinical Commissioning Group，CCG）制订标准的影响，而这些标准可能因地而异。

一般来说，如果患者符合以下标准，就会被认为符合手术条件。

- 体重指数 $\geq 40kg/m^2$ 或为 $35 \sim 40kg/m^2$，与其他重要疾病如糖尿病（2 型）、阻塞性睡眠呼吸暂停症、缺血性心脏病或不受控制的高血压，通过减肥可以改善。
- 所有适当和可用的非手术措施，减肥药和节食已充分尝试，但至少 6 个月未能达到临床的减肥效果。
- 患者将要或已经接受肥胖专家及体重管理中心的强化治疗，包括肥胖症医生、专业护士、营养师、心理咨询师、精神病学专家和运动专家对患者实施减肥干预，通常该治疗为期 12～24 个月。
- 患者能适应一般的麻醉和手术。
- 需要有长期减肥的决心。
- 除了生活方式干预或药物治疗，体重指数 > $50kg/m^2$ 的情况下，肥胖手术也被推荐作为一线选择。

2017—2018 年，有 6627 例住院患者被初步诊断为肥胖，准备进行减重手术（NHS Digital，2019）。

（一）减重手术的类型

减重手术需要通过充分发挥患者潜力、改变行为习惯和手术治疗等，多种途径来实现和维持减肥效果，最常见的手术方式中，有胃分流术、袖胃切除术、胃束带术和胃球囊插入术，其中胆胰分流和

---

*. 本部分由 Nuala Davison 著

十二指肠分流术较少见。

主要作用机制如下。

- 限制食物摄入（胃束带术、袖带胃切除术和胃球囊插入术）。
- 吸收不良，减少小肠的吸收（胆胰分流和十二指肠分流）。
- 限制和减少吸收（Roux-en-Y 吻合术）。

1. 胃束带术　在这个过程中，一个硅胶带被放置在上半部分靠近胃与食管交界处形成一个小胃袋（图 16-9）。这条带子会引起一种饱腹感并且减慢食物送到胃束带下方的区域的速度（Burton & Brown，2011），束带的收紧或放松，可以通过皮下注射盐水来调整。当束带放松时，大多数食物均可以食用，但是当束带收紧时，患者发现食用某些食物，如面包和肉会难以下咽，无法进食，这种情况可以帮助体重减轻。

2. 袖带胃切除术　切除胃的外部部分，留下一个狭窄的管状胃（图 16-10）。胃的大小减少 70%～80%。由于胃的减小，患者的食欲会降低，并且进食少量的食物就有饱腹感。它可以作为一个单独的手术或作为两阶段胃分流术的第一阶段，如果体重没有下降，则需要进行二次手术，如胃分流术或十二指肠分流术。患者将需要终身服用维生素和矿物质补充剂来增加营养。

3. 胆胰分流和十二指肠分流术　减肥手术中这种手术比较少见，相比如其他手术减肥效果可能更好，但也更复杂，技术上更具挑战性。

手术步骤包括减小胃的大小（限制食物份量）和缩短吸收功能肠道的长度（使其吸收不良）。食物从胃直接进入消化道。在这两种手术中，十二指肠（胆胰分支）都与消化道吻合（图 16-11），使胆汁和胰液通过两支的连接形成共同体，在那里消化和吸收营养物质，这一共同体的长度可以根据手术方式而变化。缩短吸收部位的肠道长度会使患者有铁、钙、维生素和蛋白质吸收不良的风险。患者必须终身服用维生素和矿物质补充剂，并定期查血。胆胰分流和十二指肠分流术（biliopancreatic diversion/duodenal switch，BPD/DS）后体重可以快速下降，但可能导致胆结石的形成，Sucandy（2015）发现有 22.7% 的胆胰分流和十二指肠分流术患者出现了这种情况。

4. 胃旁路手术　这个手术是通过建立一个小的上胃袋（限制摄入）和缩短功能肠（轻度吸收不良）的

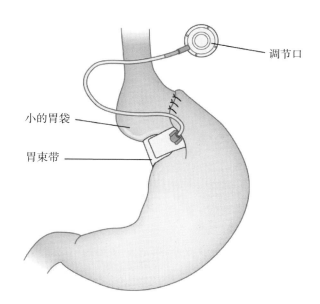

▲ 图 16-9　腹腔镜可调节胃束带术

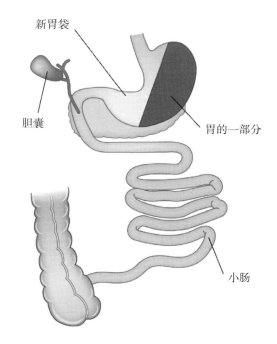

▲ 图 16-10　袖胃切除术

方式来实现的减肥。小胃袋连接小肠下部（Roux 体）（图 16-12），胰液和胆汁液从胃和十二指肠的旁路部分通过吻合术进入 Roux 体，从而形成一个共同的通道。铁或维生素 B_{12} 缺乏会增高营养风险，应终身服用维生素和矿物质补充剂，同时定期进行血液检查，但这种手术方式导致的营养吸收不良的要小于胆胰分流或十二指肠分流术。胃分流术后患者摄入大量碳水化合物或脂肪可能会发生倾倒综合征。症状包

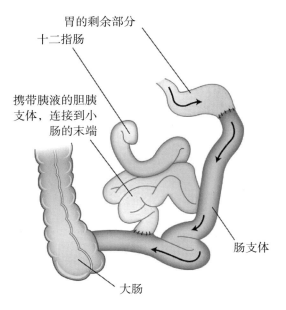

▲ 图 16-11　胆胰分流和十二指肠分流术

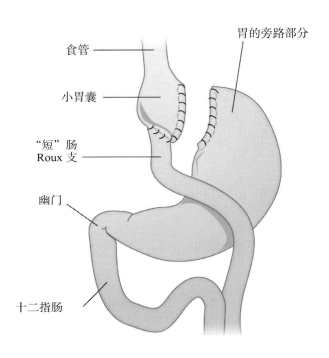

▲ 图 16-12　胃旁路术

括腹泻、头晕、震颤、出汗和恶心，避免食物诱因会减轻这种症状。

5. 胃球囊　胃球囊是一种暂时性的减肥装置，可以用于超肥胖患者的初始减肥或短期减肥，因为腹腔镜手术在技术上具有挑战性。通常在全身麻醉的情况下（图 16-13），从内镜下放置球囊，将球囊打满气体填满胃，患者会比手术前更饱。气囊内加入

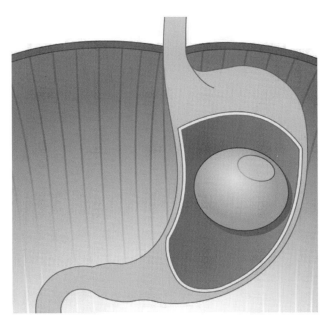

▲ 图 16-13　胃球囊

生理盐水和亚甲蓝染料，患者排尿时尿液颜色呈蓝色或绿色尿液就可以表示气囊破裂。这种气球有各种各样的尺寸，根据制造商的不同，在胃内停留的时间不同，一般是 6～12 个月。大多数情况下，为了防止体重反弹，球囊摘除后需要做进一步的手术。

（二）术前护理

多学科融合护理可以确保患者得到充分的医学评估，享受稳定医疗条件，并接受相关的教育，使患者的生活方式改变，从而使手术成功（Still，2007），该小组应包括护理、外科、内科（内分泌学、心脏病学、胃肠病学、呼吸学）、心理学、营养学和麻醉学的代表。手术类型可能取决于有无并发症、饮食习惯、心理障碍（如暴饮暴食行为）、年龄、肥胖类型和患者的偏好。

（三）术后护理

减重手术后患者的护理应该在适宜手术的环境中进行。手术时需要为患者提供具有足够安全工作设备，这包括座位（门诊和住院区）、磅秤、床、检查沙发、厕所或便器、轮椅、手术台、升降机和移动辅助设备，还应提供大小合适的衣物。

术后使用合适的设备（大尺寸血压袖套）进行生命体征监测。观察有无脓毒血症的发生，这会导致出现吻合口漏的情况。吻合口漏是袖胃切除术、胃分流术以及胆胰分流和十二指肠分流术术后潜在

的致命并发症。它的症状包括心动过速、呼吸窘迫、左肩疼痛、腹痛和焦虑（Dunham，2012）。

近年来，由于长期预防静脉血栓栓塞，肺栓塞的风险较之前已经降低（Montravers et al，2015）。所有患者均应给予抗栓塞预防（如克己烷/依诺肝素），穿抗栓塞袜，并鼓励尽快下床活动，以降低深静脉血栓形成或肺栓塞的风险。

糖尿病患者在术后阶段从补充营养液开始，应定期监测血糖，可以由当地医院内分泌科或者糖尿病小组的一名成员来检查。在术后糖尿病患者对胰岛素和抗高血压药物的需求显著降低时，应重新检查。对于吸收不良的患者，用药应采用常规药物释放配方，而不是将药物持续释放（Still，2007）。

液体和食物的摄入取决于所进行的手术类型。患者应该在手术前接受营养师的评估，术后立即进行回访。接受胃吻合术（胃分流术、袖胃切除术、胆胰分流和十二指肠分流术）的患者，在开始任何口服摄入之前，需要在放射学检查或使用口服亚甲基蓝，并通过引流输出进行监测，检查吻合口是否泄漏。通常情况下，大多数患者会在6～8周内开始小口饮水，到自由饮水，再到半流质饮食，再到正常饮食。恶心和呕吐应通过止吐药物和静脉输液控制，直到达到足够的口服量。

手术后需要特别注意皮肤护理。要经常观察和监测皮肤压力区，使用适当的减压方式控制压力，减少皮肤的皱褶发生（Hatfield，2014），特别是糖尿病患者的手术伤口应密切监测。

护士应清楚地认识到接受减重手术患者的需求（NMC，2018），如体重过重可能会导致患者受到歧视，被拒绝雇用和剥夺医疗保健（Turner et al，2011），全面了解肥胖的原因及其对个人的具体生理和心理影响是提供优质护理的必要条件。

（四）出院教育

减重手术的成功取决于患者改变饮食和生活方式，营养师将为患者提供术后前六周或者更长时间的饮食建议。到达拆线时间后，应由医生拆除缝合线。患者在预防静脉血栓治疗两周后出院，开始补充复合维生素和矿物质补充剂，提供营养师及临床护理专家的联系电话，根据患者的需要，可长期随访。

（五）手术长期并发症

1. 胃束带　长期并发症包括食物不耐受、胃-食

管反流病（gastro-oesophageal reflux disease，GORD）、胃漏、食管束带侵蚀、口腔感染和食管扩张。有些可以在门诊处理，但有些如束带滑脱、移位和端口部位的并发症，需要进一步的手术。

2. 袖胃切除术　并发症包括缝合线渗漏、套管狭窄、食管瘘、食管炎和慢性恶心（Rogula et al，2018）。

3. 胆胰分流/十二指肠分流　并发症包括缝合线渗漏、小肠阻塞、胰腺炎、胆结石、维生素和矿物质缺乏、蛋白质营养不良、胀气和腹胀、恶臭气体和粪便（Rogula et al，2018），所以需对患者进行终身监测，避免维生素和矿物质缺乏。

4. 胃旁路手术　并发症包括缝合线渗漏、胃袋空肠连接处边缘溃疡、狭窄（胃袋空肠连接处狭窄）、胃瘘（胃袋与残胃之间的通道）（Rogula et al，2018）。预防倾倒综合征和反应性低血糖，需要仔细监测患者血液评估维生素和矿物质的缺乏。

要点总结

- 本章描述了上消化道器官的病理生理、功能障碍和手术干预方式，其中图表可以帮助理解。
- 其中还包括了病因学和流行病学数据，但随着医学的发展，这些统计数据会不断更新。
- 本章为各种上消化道疾病而需要接受手术的患者提供了一些指导，当护士在给患者评估、计划和实施干预时，可以使用这些方法解决问题。
- 重视健康促进，需加强患者的出院宣教。让患者接受有效的健康教育，可预防并发症或减轻并发症的影响，及时进行下一步干预。

反思性学习点

- 在上消化道手术之前，护士需要在哪些关键环节帮助患者应对术前的焦虑？
- 出现恶心和呕吐的情况时，护士应该如何处理？
- 输血前你需要了解什么？

第 17 章　结直肠和肛门手术患者的护理

Patients requiring colorectal and anal surgery

Katie Adams　Fiona Hibberts　著　　王静怡　译

主要目标

- 描述下消化道系统的解剖学和生理学。
- 简要解释结直肠和肛门疾病患者的具体检查。
- 简要说明病因、影响因素和手术干预。
- 举例说明结直肠和肛门手术患者的评估流程。
- 掌握具体的术前和术后管理。
- 协助做好患者的健康教育和出院计划。

需要思考的问题

- 患者或大众通常使用什么词来表达胃肠道？
- 护士可以采用什么方法来帮助患者了解胃肠道的功能？
- 您如何缓解在进行私密部位手术时可能引起的尴尬？

一、概述

本章将为专门护理结直肠和肛门外科病房患者的护士提供信息。它将重点放在当所有其他治疗方法都无效的情况下进行的手术干预。NMC 要求每位注册护士必须遵守守则规定的护士和助理护士执业和行为专业标准（NMC，2018）。本章也将包含内镜操作，并简要概述其诊断和治疗程序。

胃肠病学领域有很多不同的技术和实践。因此，根据其起源，外科手术的名称可能略有不同。需要与当前循证实践和研究相结合使用本书。

本章的评估框架基于 Williams（2015）所述的 Roper、Logan 和 Tierney 护理模式，因为这仍然是病房环境中的最佳实践。与任何接受结直肠和肛门手术的患者一样，术前和术后的综合治疗方法是相同的，只有在疾病或器官出现功能障碍后才会强调采取特殊的解决方法。

二、检查

为了诊断疾病或行术前准备，可能进行下列检查（表 17–1）。最初的诊断一般并不明确，通过不同的检查可以帮助获得最终的诊断。

检查前需要对患者进行充分的解释，以便患者在知情的情况下，决定是否同意检查，若同意检查，需要用口头或书面的形式表示同意。知情同意包括与患者进行讨论，简述检查的具体内容、涉及的风险和检查的预期结果，事实上，有些检查可能是非必要的。检查的替代方案也应与患者进行讨论。卫生部在其文件《关于同意检查或治疗的参考指南》中提供了关于知情同意的指导（Department of Health

表 17-1　在手术干预前下消化道需要进行的检查

检　查	部　位
腹部 X 线	胃肠道
CT（计算机断层扫描）	胃肠道
磁共振	下消化道
结肠镜检查	下消化道
乙状结肠镜检查	下消化道
直肠内镜检查	下消化道
超声	腹部和胃肠道
直肠造影	下消化道
肠道蠕动检查	下消化道

and Social Care，2009）。下面简要介绍最常见的检查。

某些检查利用电离辐射（X 线）生成图像，包括 X 线、CT 和荧光透视检查，如胃对比剂灌肠或小肠检查。这类检查的高危对象是有或无怀孕的育龄期女性患者，因为骨盆 X 线检查可能会影响胎儿的发育。因此，任何腹部或盆腔造影都应仔细考虑，并只在绝对必要时才进行。育龄女性患者（即使性行为并不经常发生）应该在任何电离辐射检查之前进行尿或血人绒毛膜促性腺激素测试。怀孕的患者并不是绝对禁止接受放射性检查，但是应该仔细考虑其风险、益处和替代方案，通常的替代方案有 MRI、超声等。对于任何需要检查的患者，临床医生应了解包括月经日期在内的详细信息，以便放射技师遵守 10 天规则指南（Royal College of Radiologists，2013）。

（一）X 线检查

X 线检查是使用辐射（X 线）来拍摄患者的二维照片，比如腹部 X 线。X 线的不同反应取决于组织的密度，例如，骨骼密度在 X 线下呈白色，而肠道气体密度几乎为 0，所以呈黑色。在检查腹腔软组织和器官时，通常需要使用硫酸钡或泛影葡胺等对比剂，这两种对比剂在 X 线上呈白色和致密影，以突出胃肠道中的空腔和间隙。

腹部 X 线对检查腹部液体量、肠道气体、便秘和梗阻很有用。胸部 X 线可以发现膈下游离气体，可能是术后存在或提示肠穿孔。胸部 X 线也被用来检查鼻胃管尖端的位置，以确保它在胃里，而不是无意中插入肺部。

护理问题　与所有含有辐射的检查一样，必须考虑患者是否可能怀孕（见上文）。同时，患者的体位需要根据检查方式做相应的调整；例如，在进行肠穿孔胸部 X 线检查时，患者应在测试前保持站立 15min，使所有游离气体向上漂浮，这是看到游离气体的最佳方式。非常重要的是，要确保患者理解、同意并为测试进行必要的准备（如药物、灌肠或膀胱充盈）。

（二）计算机断层扫描

这种扫描提供了身体某一部分的计算机化图像，通常通过结合精细的 X 线和对比剂来实现，是有胃肠道症状的患者最常见的腹部检查之一。腹部平片可用于显示患者的内在解剖结构，包括肿瘤、肠梗阻或尿路梗阻、血管栓塞或器官感染等异常情况。

根据 CT 要求，可以通过多种方式进行对比，包括口服、静脉、经造口或直肠给药。除了口服的对比剂外，大部分对比剂都是在患者接受放射检查后进行的。口服的对比剂通常需要在扫描前 1h 左右服用，所以通常在病房进行。另外，口服对比剂的时间和浓度十分重要，因为这决定了扫描的结果，而且口服的对比剂通常比其他方式的对比剂浓度更低（见下文）。放射对比剂会影响肾脏，因此在使用前应谨慎评估患者的肾功能。

（三）磁共振成像

MRI 是一种依赖于组织内水分子的磁性特征来创建身体图像的成像方法，而不是像 CT 扫描或 X 线依赖于电离辐射。当电离辐射对某类患者存在禁忌（例如，患者可能需要多次扫描或怀孕时）或对于身体的某些部位（如肝脏或骨盆），它可以提供特别详细的图像，是更加有效的。在结直肠手术中，它最常用于盆腔结构成像，如直肠和肛门肿瘤或其他肛管疾病，即肛周瘘管。

护理问题　做 MRI 检查的患者通常需要在扫描前保证空腹，所以最好在扫描前与放射科或治疗团队进行核查。扫描本身比标准的 MRI 需要更长的时间，例如，盆腔 MRI 需要 20～30min，而且扫描通常在一个封闭的狭窄通道内进行，因此患者在扫描时可能会感到幽闭恐惧。MRI 可能受某些类型金属的影响，如起搏器，但不会被其他类型的金属影响，如肠吻合术中使用的金属钉，治疗团队在申请 MRI 时都需要考虑到这一点。为确保病房和放射科之间的有效沟通，完善患者的病例上的记录是非常重要的。

（四）结肠镜检查、乙状结肠镜检查、直肠镜检查

胃肠道的内部可以通过内镜进行探查，它是一个发光的柔性光纤仪器，可以通过直肠或气孔插入，并将这部分肠道的图像传送到电视屏幕上。由于光纤内镜具有更大的灵活性，可以移动和调整内镜的末端，以完成对曲折肠道的检查，因此常被用于以前其他仪器无法到达的区域。仪器也可以通过内镜内的一个特殊管道进行活检或其他手术，如息肉切除术。

为使检查成功，应排空肠道内的正常粪便内容物。对于乙状结肠镜检查，可以给予灌肠、口服（缓泻药）或直肠栓剂，以使患者有效地排出下段肠道和直肠内的粪便。对于结肠镜检查，在检查前，要进行肠道清洗，并在手术前一天调整饮食，通常是少渣饮食或清流质饮食。这一程序通常是为了检测结肠的病变，或检查直肠出血、肠道黏膜的变化、贫血或梗阻的原因，如癌症。

护理问题 对于有潜在肠梗阻症状的患者是禁忌灌肠的。梗阻的原因包括结肠癌或由炎症性肠病或憩室穿孔引起的狭窄。在进行检查并开出适当的肠道清洁药物之前，需要对患者进行评估。检查后，患者可能会感到不舒服，如腹胀，伴随阵痛，偶尔还会恶心。

（五）造影检查

不透射电光的对比剂常用于胃肠道的放射学检查。硫酸钡（非水溶性）或泛影葡胺（水溶性）的液体制剂可以通过多种途径给药，最常见的是口服或直肠给药，但也可以通过瘘管或造口给药。

1. 泛影葡胺灌肠 / 钡剂灌肠 在进行直肠和大肠的放射检查时将钡剂或泛影葡胺通过直肠送入，并在直肠保留。它在评估狭窄、梗阻或肠扭转时有重要作用，但在有肠穿孔潜在风险时是禁忌。

护理评估 如果用钡剂进行直肠放射检查，特别注意的是，需确保在检查前直肠被排空，检查后通过增加液体摄入和清洁灌肠去除对比剂，避免便秘。

2. 直肠造影 将钡剂或泛影葡胺直肠给药，可以与口服形成对比。这可以突出小肠膨出、直肠膨出和任何直肠解剖结构紊乱的存在，通常用于评估盆底疾病和排便困难的患者。

3. 肠道蠕动检查 为了检查食物通过胃肠道所需的时间，将不透明射线标记物放入胶囊中给患者吞咽。5 天后，进行普通的腹部 X 线检查，看是否有任何标记物残留在肠道内。肠蠕动缓慢导致便秘，可以通过评估残留标记物的数量和分布来诊断，或者如果标记物残留在直肠内，就可以诊断为排泄障碍。

（六）粪便标本

通常留取粪便标本将其培养，以检测感染微生物、潜血或收集粪便脂肪。粪便标本可以是一个单独的标本，也可以是一系列标本的一部分。

三、结直肠和肛门疾病

（一）小肠

解剖学与生理学 小肠是一个长而肌肉发达的管状器官，从胃幽门一直延伸到盲肠，止于回盲瓣。它由与整个肠道相同的层次组成，这已在第 16 章中详细描述。然而，黏膜下层和黏膜是不同的，因为它们是吸收和辅助消化的最后阶段。小肠分为十二指肠、空肠和回肠三个主要部分，直径约 2.5cm，长 3～8m。

黏膜层的皱褶和绒毛增加了表面积，有助于肠道内容物的吸收。绒毛之间是排列着腺上皮的小凹，称为腺体或隐窝（腺窝），它们的主要功能是分泌肠道消化酶。

这些消化酶使肠壁容易受到酶的作用。但小肠壁受到十二指肠 Brunner 腺分泌的碱性分泌物和大量小肠黏液的保护，它们具有中和酸和酶的作用。

(1) 正常功能：食物通过小肠的蠕动推进。这个动作包括通过有节奏、放松和推进性运动的肌肉活动。这些动作使食物被混合和分解以供吸收，并使食糜通过小肠。肠液的分泌是为了协助碳水化合物和蛋白质的消化。脂肪在胰腺脂肪酶的作用下转化为脂肪酸和单甘油酯。然后，胆盐协助将它们转化为水溶性的形式，以便被绒毛吸收。小肠通过绒毛吸收大约 90% 的营养物质。这是由于酶的分泌促进的，特别是胰酶、淀粉酶和蛋白酶，它们帮助食物

分解成更小的分子。

(2) 异常功能：肠蠕动增加可能引起绞痛和腹泻，从而导致营养吸收不良。有时，腹部手术会导致麻痹性肠梗阻，从而阻止食物通过，减少营养物质的吸收。

（二）小肠梗阻

肠梗阻是指肠道内容物正常流动受阻或减慢，可能是部分或完全的（表 17-2）。阻塞处上方的肠道扩张，分泌物积聚，导致内容物停滞甚至倒流。肠管在梗阻以外或远端塌陷并失去功能。随着肠道的扩张，肠道的内容物堆积起来，可能导致呕吐，最终甚至导致粪便性质的呕吐。一半以上的小肠梗阻是由粘连引起的，可能是先天性的，更常见的是由既往的手术引起的。其他的病因包括疝气（腹外或腹腔内）、憩室疾病和大肠癌。

表 17-2　小肠梗阻的原因及手术干预

原　因	干　预
腔内机械性梗阻	
异物	开腹手术、切除、修复
由病变导致的机械性腔壁变化	
克罗恩病狭窄	小肠切除术、狭窄成形术
肠套叠	复位、切除吻合
梅克尔憩室	复位、修复、切除
肠扭转	小肠切除
肿瘤	切除、吻合
发生在腔外的机械性梗阻	
绞窄疝	复位、修复、切除
粘连	分离粘连
肿瘤	切除、吻合
麻痹	
手术史	鼻胃管插管减压
感染	禁食禁水、抗生素
肠系膜动脉缺血	切除、吻合

1. 临床表现　小肠梗阻通常是机械性或功能性的，可以通过观察临床表现来诊断，特别是粪便状

呕吐物、无排便、绞痛和腹胀。机械性肠梗阻是一种物理性肠道阻塞，可能来自肠道内部（肿瘤、异物、肠道结构异常），也可能来自外部（如粘连或疝气）。功能性肠梗阻是肠腔完整，但丧失正常功能或蠕动，导致与机械性肠梗阻类似的小肠内液体堆积。功能性小肠梗阻称为麻痹性肠梗阻，在大肠内则称为假性肠梗阻。

临床表现取决于梗阻的程度及受累部位。急性小肠梗阻发病迅速，伴有剧烈的腹痛、恶心、呕吐，导致电解质丧失和脱水。通常情况下，肠梗阻会干扰小肠的血液供应，导致缺血、组织坏死和穿孔的危险。如果患者进展到肠缺血的程度，这种类型的梗阻需要立即进行手术治疗。慢性或部分性小肠梗阻，起病较慢，表现为肠腔逐渐或间歇性梗阻。随着病情的发展，症状逐渐恶化，必要时需要手术，但本质上并不紧急。

2. 诊断　通常需要结合详细的病史、腹部检查和腹部 X 线片，特别是粘连性梗阻患者，可能曾经多次出现过类似的症状。

3. 机械性肠梗阻　机械性肠梗阻可发生在小肠的任何部位，可能是单纯性肠梗阻，也可能是绞窄性梗阻。这种类型的梗阻可能是由于肠腔内部阻塞或者肠腔受到外界的压力导致。绞窄的另一个特点是不仅存在肠腔梗阻，而且肠腔的血液供应也会受到影响，在这一阶段肠道会迅速发展到穿孔。下面将讨论机械性肠梗阻的类型。

(1) 粘连：这是患者发生小肠梗阻最常见的原因。由腹膜腔内形成瘢痕组织所致。通常发生在炎症反应愈合期间，此时瘢痕组织成为肠道的一部分，与既往手术、感染、炎症或损伤有关。有时患者出生时就有粘连，称为先天性粘连带，但这种情况不常见。临床表现为肠扭曲或肠扭转，取决于梗阻的严重程度，一般包括恶心、呕吐、腹痛和腹胀。可以通过腹部 X 线或 CT 扫描诊断。如果保守治疗不能解决梗阻，则可通过手术分离粘连部位使肠管游离。

(2) 绞窄疝：绞窄疝是小肠梗阻的另一个常见原因，由于肠壁肌肉无力导致腹膜和肠管突出所致。如果疝无法复位或收缩，就会导致血供减少（称为绞窄），引起大网膜或肠襻缺血、坏死和坏疽。临床表现还包括绞痛和疝肿胀加剧。仅通过腹部检查可以明确诊断，但也可能需要 X 线、超声或 CT 扫描

确诊。手术复位和修补疝气是主要的干预措施，如果受影响的肠管或大网膜已经不能存活，则会进行切除。

(3) 异物：这种类型的梗阻很少见，可能是由于胆结石或未消化的食物残渣滞留在小肠内，导致梗阻。可以通过开腹手术处理潜在的病因进行干预。

(4) 克罗恩病狭窄：由于疾病反复恶化形成瘢痕组织导致小肠管腔狭窄。通过小肠切除术及狭窄成形术进行干预，必要时可通过内镜扩张术缓解梗阻，目的是在尽可能保留小肠的同时缓解梗阻。

(5) 肠套叠：由肠管伸缩引起，通常非常接近回盲瓣，常发生于婴儿。肠道的一部分脱垂到与其相连的管腔内，从而可能导致梗阻。除上述临床表现外，还有便血和腹部包块。诊断性检查包括超声检查，其间可以看到"目标"信号。通常采用非手术方式干预，包括利用结肠泛影葡胺使肠道复位，如果没有解决问题，或有迹象表明肠道可能发展为缺血，则需要通过手术干预。

(6) 梅克尔憩室：是末端回肠壁上的指状突出物，为卵黄肠管部分未闭所遗留下来的一种先天性畸形。长度可达 2～50cm，而且很容易引起炎症。通常无症状，但临床表现也可能类似于阑尾炎或肠梗阻。通过手术切除受影响的肠段是主要的干预方式。

(7) 肿瘤：新生长的组织（肿瘤）可能是良性的，也可能是恶性的，会诱发肠梗阻，这种情况在小肠中并不常见。一般需要 CT 或 MRI 进行诊断，必要时可行结肠镜或推进式小肠镜检查以到达病变部位进行活检。干预方法是进行肿瘤切除和肠吻合术，通常采用腹腔镜，根据具体情况采用或不采用造口成形术。另外，可能需要进一步化疗。

4. 功能性梗阻

(1) 麻痹性梗阻（麻痹性肠梗阻）：麻痹性肠梗阻是由于蠕动作用的缺乏或减少，导致肠内容物不能有效地通过小肠所致。虽然不属于严格意义上的特定并发症，但这种情况与腹部手术、感染或肠系膜缺血有关，所以应当在这里提到。临床表现包括前面讨论过的，但也可能伴有发热、脱水、电解质失衡和呼吸窘迫。可以通过腹部触诊和腹部 X 线检查或 CT 诊断。干预措施包括对症处理、胃肠减压、补充液体和电解质，以及避免使用某些药物，如阿片类药物。

(2) 护理措施：许多肠梗阻的患者被当作外科急症处理，因此改善营养和液体水平的时间受到限制。因呕吐或腹泻而流失的体液应予以补充，并通过静脉输液纠正电解质。在肠道功能恢复之前，应指导患者禁食。通常插入鼻胃管进行持续和间断负压吸引，以实现胃肠减压。并同时监测生命体征，评估疼痛并采取相应措施。

如果麻痹性肠梗阻导致缺血或穿孔等并发症，则需要手术干预，如腹腔镜或开腹手术（包括或不包括切除），完成肠吻合或者肠造口。

（三）炎症性肠病

炎症性肠病通常指克罗恩病和溃疡性结肠炎，但也有其他形式。

1. 克罗恩病 1932 年，美国内科医生 Burrill B. Crohn 首次发现了这种疾病，以往这种疾病通常被认为属于溃疡性结肠炎，但其病因不同，临床表现也不同。它可以影响消化系统的任何部分，从口腔到肛门，其中最常见的是小肠，特别是回肠末端。病变肠段通常与正常肠段是分开的，并可在其他肠段出现孤立的"跳跃性"病变。炎症可引起成纤维细胞和血管过度生成，即新的毛细血管芽，组织学上可通过肉芽肿的形成来区分。临床表现为肠壁和黏膜壁增厚，晚期表现为鹅卵石样外观。受影响的肠段也有形成脓肿的危险，可能通过纤维化和肠壁损伤导致肠腔破裂或狭窄，最终形成瘘管或窦道（Chang et al，2015）。

克罗恩病在年轻人中较为常见，虽然它可以发生在任何年龄，且两性均等，在发达国家，白人和犹太人发病率更高。关于该病的病因仍有许多猜测，但是，像许多其他疾病一样，它是多因素的，包括遗传和环境因素。许多基因已经被识别，它可能与自身免疫性疾病、食品添加剂、变应原和个体应激反应有关（Chang et al，2015）。

(1) 临床表现：该病的临床症状较为隐蔽，通常在患者就诊前就已迅速发展。患者可能向医生主诉感到疲倦，伴有嗜睡，有时会有持续的体温升高。

其他特殊症状包括腹痛，这种感觉为类似于抽筋，尤其是餐后。这是由于摄入食物后肠蠕动以及内容物无法通过狭窄的肠段引起的。有些患者会主诉慢性轻度疼痛，这种疼痛是持续性的，发生在两次痉挛之间，有些患者可能有严重的里急后重感。部分肠道的慢性炎症和水肿可能导致腹泻。患者通常会为避免抽筋引起疼痛而禁食，导致体重减轻，同时由于因小肠吸收功能的下降进而营养不良和贫血。通过患者病史、体格检查、CT 和 MRI 等放射学研究、结肠镜检查和回肠镜检查、血液检查［白细胞增多症、红细胞沉降率（erythrocyte sedimentation rate，ESR）、血红蛋白、CRP］和粪便标本中的感染微生物、脂肪含量和潜血进行诊断。

（2）并发症：并发症包括梗阻、穿孔、吸收不良、溃疡出血造成的黑便，以及脓肿的形成。该病的其他影响可能表现为皮肤溃疡和感染、虹膜炎、关节病和肛瘘形式的肛周脓毒症。

（3）干预：绝大多数患者长期接受药物治疗，使用 5- 氨基水杨酸（5-aminosalicylic acid，5-ASA）化合物、类固醇、免疫抑制药（如硫唑嘌呤）和单克隆抗体（如英夫利昔单抗）。然而，高达 70% 的患者在必要时需要手术干预。这可能包括小肠节段切除、次全结肠切除或全结肠切除，并形成回肠造口术、狭窄成形术或肛周疾病手术。患者可能需要在许多不同的情况下进行手术（超过 50% 的手术可以缓解疾病的症状）。随着克罗恩病医疗管理水平的提高，手术的总体发生率正在下降，特别是急诊手术的需求。

2. 溃疡性结肠炎　溃疡性结肠炎是指浅表黏膜的弥漫性炎症和多发性溃疡，偶尔也用于描述结直肠黏膜下层的黏膜水肿导致出血发红，最终出现溃疡。这种溃疡会导致结直肠出现大量连续病变，最终导致肌肉肥大，从而出现肠道缩短、变窄和增厚。患者会有加重期和缓解期，存在中毒性扩张的危险，尤其是在横结肠出现严重急性疾病时，这可能导致穿孔（Overbey et al，2014）。溃疡性结肠炎引起的炎症始于直肠，并进一步向上延伸至大肠，不同患者之间的程度不同，患者一生中的炎症程度也不同。与克罗恩病（可能有跳跃性病变）不同的是，溃疡性结肠炎的炎症是从直肠向近端延伸的单个区域的炎症。溃疡性结肠炎只影响胃肠道内的大肠，除非它影响整个大肠，在这种情况下，它还可能影响小肠的最后一部分，被称为"反流性回肠炎"。

（1）病因和发病率：溃疡性结肠炎的病因尚不清楚，但很可能是遗传和环境因素的结合，导致对结肠细菌的免疫反应。和克罗恩病一样，溃疡性结肠炎有家族倾向，如果一级亲属患有溃疡性结肠炎，那么这类青中年人群的患病风险将是其他人的 10 倍。其他疾病如关节炎、强直性脊柱炎、坏疽脓皮病和肝炎也可能与溃疡性结肠炎有关（Lynch & Hsu，2018），同时溃疡性结肠炎也会增加患结直肠癌的终生风险。

（2）临床表现：临床表现与克罗恩病相似，但在组织学上，溃疡性结肠炎可见隐窝脓肿，可出现坏死和溃疡。有间歇性里急后重，并伴有抽筋痛。患者可能出现排便不畅，通常每天 10～20 次。可能出现直肠出血，有时会导致贫血。最终，出现瘘管和脓肿，可能会影响正常生活和社会交往。

结肠镜检查是首选的诊断工具，可对疾病活动性分级并进行活检。如果炎症严重，则通常改为纤维乙状结肠镜检查，但是对患有活动性结肠炎的患者应当慎重考虑，因为理论上可能导致肠穿孔的风险增加。

（3）干预：医疗干预的目标是减少持续的炎症，即缓解，并防止复发，即溃疡性结肠炎的"发作"。5-ASA 化合物是治疗溃疡性结肠炎的主要抗感染药，可以根据炎症的程度进行口服或直肠给药。皮质类固醇如泼尼松，氢化可的松和布地奈德，可以帮助减少 5-ASA 的炎症，并有助于诱导缓解。如果患者对最初的口服药物没有反应，可能需要静脉注射类固醇，然后逐渐转换为口服药物，如果患者病情缓解，最终会逐渐减少药量。与克罗恩病一样，当类固醇无效或类固醇作为一种禁忌时，也可以使用新的免疫调节药来改变肠道内的炎症反应。免疫抑制药物包括硫唑嘌呤、巯基嘌呤和甲氨蝶呤，患者服用这些药物时，需要定期频繁进行血液检查，防止发生骨髓抑制，这导致他们更容易被感染。现在有免疫生物制剂，以抗体的形式，如英夫利昔单抗、阿达木单抗和乌司特金单抗，它们通常用于克罗恩病和溃疡性结肠炎，并通过靶向参与炎症的特定途径发挥作用。

如果药物治疗没有缓解，称为难治性结肠炎，或者这种疾病在 20 年的大部分时间里一直处于活动状态，那么当患者发生结肠和直肠腺癌的风险增加时，手术可能会成为可取的选择。在紧急情况下，肠道内的炎症可能变得非常严重，在肠道内壁成为严重脓毒血症的来源或有急性穿孔（暴发结肠炎）风险的情况下，可能需要进行紧急手术。

对于有长期溃疡性结肠炎病史的患者，患者可能有过多次突发住院的情况，如果肠内有异常细胞改变（发育不良）或不能完全脱离类固醇，患者通常会被转往结直肠外科，讨论切除大肠。由于溃疡性结肠炎是一种大肠疾病，通过切除整个大肠（结肠和直肠），患者将得到有效的治愈，这种手术被称为直肠结肠切除术。一旦决定切除大肠，外科医生和患者必须共同决定如何最好地管理小肠排空。一些患者可能希望行回肠造口术，并计划长期保留，因此直肠 – 结肠切除术后无须进一步手术。很大一部分患者希望尽可能保持正常的肠道功能，并仍然能够通过肛门排便。对于这些患者，最常见的解决方案是形成 J 形回肠 – 肛门吻合术（图 17-1）。这技术包括使用小肠的最后一部分来创建一个储存库，然后将储存库连接到肛门上，并在患者有便意之前允许小肠内容物在袋子内积聚，如果小肠直接附接到肛门，则患者将可能有持续的腹泻和（或）失禁。

这些患者通常会接受 2 个阶段的手术。在第一阶段，切除结肠和直肠（直肠结肠切除术），形成 J 形

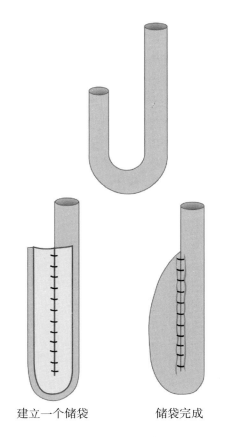

建立一个储袋　　　　储袋完成

▲ **图 17-1　回肠袋 – 肛门吻合术**
J 形储袋（形成袋的两段小肠）

袋，然后将 J 形袋与肛管吻合（回肠袋肛管吻合术），最后在更近端建立一个功能不全的回肠造口，从而使 J 形袋可以更好地愈合，而不必同时作为胃肠道的一部分。然后，第二阶段是一旦囊袋愈合（通常在 2～3 个月之后），则行回肠造口还纳术。

对于暴发性结肠炎，患者经常在医院时感到不适，可能需要使用抗生素，或者需要输血，营养状况较差。这些患者需要手术切除大肠，但不需要额外的手术时间和复杂地切除直肠建立储袋，因为会有与其活动性疾病显著相关的盆腔炎。因此，患者接受了结肠次全切除术，切除了大肠直至远端乙状结肠 / 直肠上部，但直肠保留在原位，小肠末端作为回肠造口露出皮肤表面。当直肠闭合时，持续的炎症通常会消退，但这可能需要一些时间，在此期间，黏液仍会随着直肠残端积聚，如果压力积聚够大，可能会导致直肠破裂 – 残端爆裂。因此，外科医生可能会在术后几天将直肠末端贴在皮肤上或通过肛门留一根引流管。

一旦患者从手术中恢复，他们可以选择继续切除直肠的其余部分，或者保留回肠造口，继续使用回肠造口袋，在回肠造口袋愈合期间，进行或不进行功能性回肠造口。

整个过程可分 3 个阶段进行，而选择性较强的手术可分 2 个阶段完成，如果没有形成回肠造口，则可分一个阶段进行。

- 第一阶段包括结肠切除术，保留直肠和肛门括约肌，行回肠造口术。
- 第二阶段包括形成储袋和回肠造口术。当储袋愈合时，这样比较容易关闭。对于择期手术病例，第一阶段和第二阶段可在一次手术中进行。
- 第三阶段是回肠襻式造口还纳。

3. 回肠造口术　在该手术中，回肠通过腹部的开口到达皮肤表面。通常在全直肠切除术或全结肠切除术后进行，病变或炎症的肠道已被切除，如溃疡性结肠炎或克罗恩病中。开口位于肠（回肠）上方，因此，因为水没有通过大肠被吸收，肠道内容物流动性更强。

（四）炎症性肠病患者的术后护理

1. 具体的术前评估　如果患者病情已经恶化了几周，可能已经脱水和营养不良。因此，护理干预应

包括补充液体和血容量，并在手术干预前实施营养支持计划；可能包括肠外营养。如果患者没有处于恶化状态，那么鼓励少渣饮食，少量多次。抗生素通常是预防性使用。在回肠造口术和回肠袋－肛门吻合术这两种手术中，护理计划应包括造口治疗师的心理准备和支持。

造口治疗师还将标记回肠造口术的位置，即根据衣着、以前的手术和体脂折叠和分布为患者选择合适的位置。评估患者的需求并将其与可用的造口袋类型与造口附件产品相匹配也很重要。这种类型的手术准备有一个重要部分即以患者能够理解的语言提供疾病和手术干预的教育和知识，并对患者提出适当的问题予以回答。患者可从英国和爱尔兰回肠造口术和造口协会、英国结肠造口术组织以及造口产品制造商处获得相关信息。

这种类型的手术和回肠造口术可能会使患者感到焦虑，他们可能已经失去了对粪便排出的控制，因此增加了自我形象紊乱的风险（框 17-1）。

2. 具体的术后干预措施

（1）饮食和饮水：在紧急手术后，患者会在术后即刻留置一根鼻胃管，该管将持续引流，每 4h 左右抽吸一次。这将确保没有胃液潴留，否则会导致腹胀。造口引流会导致体液流失，因此需要通过静脉输液来补充液体。这种补液的方法是必要的，直到有证据证实手术后有肠道活动。通常需要口服少量液体，如果没有腹胀、不适或呕吐，则逐渐增加。如果已经发生腹胀和对液体的不耐受，那么患者将被限制口服补液，直到腹胀消退。如果这个问题没有解决，患者可能需要静脉营养支持或偶尔需要进一步的手术干预，因为肠道可能出现梗阻。一旦口服液体耐受，就开始饮食，最初可能是一种少渣、高热量的饮食，直到患者已经适应其改变的消化功能。

（2）排泄：回肠造口术的管理包括观察造口是否有坏死、水肿或回缩的迹象。造口颜色应保持健康的粉红色；如果造口变为蓝色或黑色，则提示局部缺血，有发生组织坏死的风险。如果确实发生组织坏死，则需要手术切除缺血肠道。有时造口周围组织水肿，这可能导致皮肤牵拉血管，导致造口的血液供应受阻。当水肿消退时，应检查造口袋的大小，以确定是否有合适的配件。重要的是，要测量并记录所有的液体丢失量，以便每 24h 计算一次患者的补

框 17-1　与造口有关的具体问题

- 因回肠造口可能存在气味和肠胃胀气，导致焦虑增加
- 因造口可能透过衣服可见而焦虑增加
- 与适应回肠造口和护理能力相关的焦虑
- 对伴侣关系和进行性行为的焦虑

具体目标是保持患者的身体形象，并使患者保持对肠道功能的控制能力

护理干预及原理

- 气味存在的可能性是引起焦虑的相当大的一个问题，为了让患者控制气味，定期更换造口袋是很重要的，并了解造口袋清空和更换时可用的防臭袋和除臭剂
- 应该建议可以吃哪些类型的食物来减少气味，如橙汁和酸奶。应该避免一些食物，如卷心菜、洋葱、豆类和大蒜，以避免胀气的尴尬
- 指导患者哪些食物可能导致胀气增加，以及摄入和产生胀气之间的时间间隔。如果胀气难以控制，会导致社交尴尬
- 指导患者查看是否安装正确的袋式和除臭过滤器，从而通过除臭过滤器释放气体，最大限度地减少气体的影响
- 指导患者如何将袋子藏在有弹性的衣服下面。这样可以把袋子固定在皮肤表面，从而减少体积。这将通过使患者穿上他们已有的可接受的衣服来提高身体形象
- 应鼓励与患者和家人正常讨论回肠造口。这给了探索和接受负面情感的机会。应对策略应与患者及其家人一起制订，因为这些策略可能需要改变、调整或采用新的方法
- 应提供关于其他专家组织的专家建议和信息，因为与处于类似情况下的其他人的接触将减少患者的孤立感。还将提高患者对病情可控的认识
- 还应就如何在正常职业、社会和性活动中管理回肠造口术提供专家建议。这将使患者能够考虑对这些活动的应对策略，有助于确保成功的结果
- 确保患者有当地造口治疗师的联系方式，以便获得建议和随访

液需求。

还应观察造口是否有任何回缩迹象。这可能是由缝合线愈合不良、营养不良或造口形成的技术问题引起的。患者若已经服用类固醇药物一段时间，更容易出现伤口破裂（Shanmugam et al，2015）。

（3）个人清洁和着装：皮肤的完整性对回肠造口患者非常重要。如果造口袋的位置不正确，粪便漏到皮肤表面，则造口周围的皮肤容易损伤。如果饮食不正确且粪便多为流质（含酶和消化分泌物），则发生这种情况的概率更大。重要的是，造口袋的尺寸应正确，并与皮肤的轮廓相吻合。有时，可以通过使用可排水袋、皮肤密封剂或隔离膏来避免问题。

（4）性行为：手术后，患者可能会出现一些性功

能障碍，这可能与手术时的神经损伤和身体形象改变的心理影响有关。因此，需要为患者和家属提供机会，全面、公开和坦诚地讨论他们适应回肠造口的情况。

(5) 伤口：应特别注意到造口周围的缝线，确保它们不会太紧导致伤口破裂。

3. 其他特殊并发症 其他并发症包括造口坏死、水肿和回缩，如前文所述。有时，麻痹性肠梗阻或水肿会导致急性梗阻。

腹泻和伤口愈合不良会导致造口周围皮肤剥落，长期营养不良会导致伤口破裂。如果患者及其家人对该疾病和后续治疗有知识欠缺，则可能会对接受回肠造口和改变身体形象产生不良心理影响。

4. 教育和出院计划 出院前，记录应表明患者没有发热或任何会延迟康复的情况，并且能够在自己家中获得满意地康复。这可以降低再入院的风险。此外，应就如何管理造口提供教育和建议。应建立更换造口袋的常规流程，并准备好所有用物。周围的皮肤应该用温水清洗。用过的袋子应密封在塑料袋中，丢入垃圾桶，而不是冲下厕所。也可以提供这类健康教育的支持性文献和联系电话。

饮食没有限制，但应建议患者避免食用任何产生胀气或不适的食物。旅行是没有问题的，但患者应该确定他们携带有更换造口的所有用物。通常在最后一次手术后 6～8 周重返工作岗位。造口患者可能会在两次手术之间返回工作岗位，这取决于他们自身的感受。

应向患者就如何利用社区设施、特殊组织和支持团体，以及如果患者担心疾病进展，如何寻求建议或联系卫生专业人员寻求支持进行充分的说明。

（五）大肠

1. 解剖学与生理学 大肠始于盲肠，它与小肠的最后一部分，即末端回肠相连，位于右下腹部，也是阑尾附着的地方。大肠有 2 个主要部分，结肠位于主腹腔内，并以直肠的形式继续向肛门延伸，位于腹膜下方的盆腔内。大肠沿着它的周围穿过腹部，沿着右侧作为升结肠，穿过胃下方的上部作为横结肠，然后沿着左腹壁，成为降结肠。一旦进入左下腹部，结肠弯曲成冗余的弧形或 S 形肠段，称为乙状结肠，最后到达直肠和肛门。

它的肌肉由环形肌和纵行肌组成，共同作用推进肠道内容物。大肠的黏膜不含绒毛，但有杯状细胞，杯状细胞分泌黏液以帮助肠道残渣通过，根据肠道运动的不同，残留物可能会在结肠里停留几天。

2. 正常功能 24h 内，从消化终产物中吸收约 1L 的水。粪便在蠕动作用下沿结肠向前推进。每当食物进入胃中，就会反射性打开回盲瓣。这种作用使食物沿着小肠进入结肠。每天会有 4～5 次较大的蠕动运动。

大肠的另一个功能是在粪胆色素原和细菌存在下合成维生素 K。维生素 K 通过肠壁被吸收到血流中，并在凝血方面发挥重要作用。

3. 功能异常 蠕动减慢，使多余的水分被结肠吸收，导致便秘；或蠕动加快，导致腹泻，改变肠道消化吸收模式。

(1) 便秘：大便硬结，导致排便次数减少，甚至可能完全没有排便（根据具体原因而定）。用于描述便秘的其他术语包括感觉腹胀或饱胀，以及排便困难或无法排出硬结粪便。

导致便秘的原因：便秘可能是由于膳食纤维摄入不足、流动性差、某些类型的药物（特别是较强的镇痛药、抗抑郁药和铁补充剂）或神经供应损伤或异常所致（表 17-3）。其他更严重的肠道疾病可能会出现类似便秘的症状，如肿瘤或狭窄。

(2) 腹泻：腹泻是频繁的排出液体或松软的粪便，有排便急迫感。这种情况有水分和电解质丢失的风险，如低钾和脱水，如果没有得到充分的补充，可能会产生非常严重的后果，尤其是对幼儿和老年人而言。

腹泻可能是由感染（病毒或细菌）、饮食（如辛辣食物）、肠易激综合征、憩室病、溃疡性结肠炎、克罗恩病、癌症、辐射、甲状腺功能亢进、吸收不良或药物不良反应（如抗生素和非甾体抗炎药）引起的（表 17-3）。

老年患者特别容易发生肠道排便模式改变，尤其是在住院期间。通常与医院环境导致的生活方式变化有关，如不同的饮食习惯、活动减少或受限、焦虑增加以及无法应对的压力。

4. 病理学

(1) 憩室病：憩室病是指结肠肌层黏膜出现袋状疝，可导致炎症，称为憩室炎或憩室出血。憩室疾病非常常见，特别是在西方饮食的地区，如英国、美国和加拿大，约有一半的 60 岁以上成人表现出憩室病的症状。通常认为与低残留饮食和便秘导致的结肠压力变化有关，尽管他们的确切病因仍不明确。憩室病过去被认为是老年患者的一种疾病，但总的来说，憩室病在年轻患者中也越来越常见，甚至出现在 20 多岁和 30 多岁，具体原因还不完全清楚。憩室病可累及大肠的任何部位，但最常见于乙状结肠。

憩室炎发生在憩室发炎甚至穿孔时，可能导致整个腹膜腔出现局部脓肿、盆腔脓肿或腹腔粪便。患者常表现为左侧髂窝乙状结肠上方出现痉挛型疼

痛，偶可触及肿块。CT 扫描通常可显示与憩室炎相关的炎症反应，如脓肿或穿孔。通常最初为保守治疗，包括抗生素（如果患者无法耐受口服饮食或全身不适，则通过静脉注射）以及相关并发症的处理，例如，由放射科医生通过超声或 CT 扫描进行脓肿引流。

- 外科手术：如果患者对初始治疗无效果，或出现明显穿孔体征及无法引流的腹腔脓肿，则需要进行手术。传统治疗是患者行开腹手术，切除受影响的结肠段，近端作为造口取出至腹部，称为 Hartmann 手术。仍有许多患者需要进行该手术，但患者现在可选择的另一种方案是腹腔镜手术，即在初始手术时将肠连接作为前切除术，同时根据情况伴有或不伴有功能性回肠造口术，以在未来某个时间进行还纳（框 17-2）。

(2) 阑尾炎：阑尾炎是阑尾的急性炎症，阑尾是肠的管状突起，长 5～10cm，与盲肠相连。它的功能最初是在食草动物中消化纤维素，但当饮食中肉类的消耗量增加时，这一功能就减弱了（Alexander et al，2006）。然而，它会定期充满粪便并排空。当粪便或异物滞留在管腔内，或基底周围的淋巴组织发炎并引起梗阻时，就会出现发炎、疼痛等问题。如果不进行治疗，阑尾可能会变得坏疽，并最终穿孔，导致脓液和粪便内容物扩散到整个腹部。在少数患者中，他们的身体可能会试图通过与阑尾形成急性粘连来将阑尾与腹部的其余部分隔离开来，粘连的部位要么是大网膜，要么是肠道的其他部分，通常是小肠。当出现这种情况时，可以在这些患者中触摸到肠、网膜和阑尾的包块。

阑尾炎可以出现在任何年龄，但更常见于儿童和老年人，并稍多见于男性。

- 临床表现：阑尾炎的表现形式多种多样，具体取决于患者的年龄、阑尾的位置、阑尾炎的病因以及其他的健康问题。起病较慢，有不明显

表 17-3　腹泻和便秘的原因和干预措施

原　因	干　预
腹泻	
感染	抗生素
饮食	避免辛辣食物和酒精
肠易激综合征	避免压力、咖啡、酒精
溃疡性结肠炎	类固醇、手术、回肠造口术
克罗恩病	类固醇、手术
肿瘤	手术
代谢紊乱	药物治疗
吸收不良	避免某些食物，如脂肪
药物	确定诱发药物
便秘	
饮食	高纤维饮食宣教
药物治疗	避免使用影响肠道运动的药物
神经损伤	手术
梗阻 / 肿瘤	手术
补充铁剂	替代补铁疗法

框 17-2　大肠疾病		
	手术适应证	手术方式
憩室病	出血、穿孔、腹膜炎、脓肿形成、瘘管形成、梗阻	Hartmann 手术
大肠梗阻	癌症、憩室病、炎症性肠病、良性肿瘤	结肠节段切除术、腹壁会阴切除术、结肠造口术、Hartmann 手术、搭桥手术（姑息治疗）

的腹痛、恶心、食欲不振，有时起病很急，有较突然的疼痛。通常，疼痛从脐周围的腹部中心开始，然后随着时间的推移变得更局限于右侧髂窝。如果阑尾穿孔，则感染的液体可能扩散至整个腹部，患者的疼痛可能最初局限于右髂窝，然后逐渐扩散至整个腹部，患者的不适会随之增强。

全身症状可包括食欲不振、恶心、呕吐、僵硬，体征包括心动过速、发热、呼吸急促，血液检查显示白细胞计数升高，特别是中性粒细胞增多和 CRP 升高。重要的是，正常的血液检查和生理参数不一定能排除急性阑尾炎。

- 检查和诊断：虽然急性阑尾炎的诊断依靠临床表现，但由于其表现方式多种多样，往往存在一些不确定性；在这些情况下，放射检查有助于排除其他病因，如对年轻女性进行超声波检查以寻找妇科病因（卵巢囊肿、排卵疼痛），或对老年患者进行 CT 检查以排除肠道肿瘤或憩室炎。

- 干预：主要目的是通过给予适当的抗生素和镇痛药来减少相关的疼痛和感染，并在手术前行补液治疗。

- 手术干预：采用阑尾切除术处理阑尾发炎或感染，因为穿孔导致腹膜炎的风险很高，这可能危及生命，导致外科急腹症，通常采用腹腔镜手术。

(3) 腹膜炎（腹膜炎症）：腹膜腔是一个潜在的无菌环境，一旦受到感染的脓液和细菌、粪液和消化产物的污染，就会发炎和感染，产生大量的浆液。这种浆液会随着破裂或穿孔渗漏并扩散到整个腹腔，如果存在细菌，产生的毒素将通过腹膜吸收。腹膜炎是由多种原因引起的最终结果，所有腹膜炎患者都需要紧急医疗护理和干预。常见的原因包括胃肠道穿孔，如十二指肠溃疡穿孔或乙状结肠憩室炎穿孔，或胰腺炎症伴消化酶渗漏（胰腺炎）。

- 临床表现：腹膜炎引起的疼痛可能是非常严重且迅速的。最初会有所扩散，随后很快出现休克症状，伴有恶心、呕吐以及液体和电解质流失。体温升高，患者极度嗜睡和虚弱。最初胃肠道蠕动明显增强，但随后蠕动减少，出现麻痹性肠梗阻，即平滑肌张力的暂时丧失，导致腹部变得僵硬和压痛。

- 检查和诊断：通常需要进行胸部 X 线检查，如果可以，应在患者静坐 15min 后进行，以便腹膜腔内的任何游离气体通过腹部上升至横膈膜下方，可在拍摄胸部 X 线时被检测到，胸片显示为横膈膜和右侧肝脏或左侧胃之间的一圈气体。胸部 X 线片上的游离气体可以证明有穿孔，但不能确诊。注意：如果在患者手术后不久（尤其是腹腔镜手术后）进行胸部 X 线检查，他们的腹腔内仍有游离气体，这将在 X 线片上看到。通常需要进行 CT 扫描，以检测游离气体和潜在原因。

- 外科手术：腹膜炎属于外科急症，需进行适当的抗生素治疗以及补充液体和电解质。患者通常需要手术（急性胰腺炎除外），如腹腔镜检查或剖腹探查。腹膜炎患者往往会严重不适，术后更是如此，应考虑患者术后是否需要在重症监护病房待一段时间。

(4) 大肠癌：在英国，肠癌是癌症死亡的第二大常见疾病，占所有癌症死亡的 10% 以上（Cancer Research UK，2016）。每年有超过 4.2 万名患者被诊断为大肠癌，位于常见癌症的第四位。一般来说，肠癌的发病率随着年龄的增长而增加，在 85—89 岁时达到顶峰，白人比黑人或亚洲人更常见。确诊为肠癌的患者 10 年生存率达一半以上（57%），预计 2014—2023 年，肠癌的死亡率将下降 23%。

- 病因和发病率：大肠癌最常见于 60 岁以上的人群，男性发病率略高，每 15 名男性中有 1 名，每 18 名女性中有 1 名被确诊，但在较年轻的患者中也越来越常见。一般来说，腺癌占病例的 90%～94%，其理论是大量结肠直肠癌源于腺瘤性息肉，即从正常结肠黏膜发展而来的良性肿瘤。

大肠癌由多种因素引起，包括遗传因素、饮食和环境因素。其他风险因素包括加工肉类、饮酒和摄入的纤维太少，以及超重或肥胖。吸烟、电离辐射和过少的体育活动也与肠癌的高发病率相关。

有肠癌家族史的患者发生肠癌的风险可能高于一般人群。有两个一级亲属患有肠癌的人被诊断为肠癌的风险增加 2 倍，约 10% 的患者会发现特异性突变，如遗传性非息肉病性结直肠癌（hereditary non-polyposis colorectal cancer，HNPCC，或通常称为 Lynch 综合征）。在某些家族中，患有息肉综合征的患者肠癌的发生率极高，可在这些家族中检测到特定的基因突变，约 3% 被诊断为结直肠癌的患者属于这一类。

HNPCC 是由 DNA 错配修复序列中的遗传突变引起的。家族和患者之间突变的轻微差异会导致肠癌和与该综合征相关的其他癌症（如子宫内膜癌、卵巢癌、小肠癌、肝胆癌、泌尿癌和皮肤癌）的发病率出现差异。超过 2/3 的 HNPCC 患者最终将被诊断为结直肠癌。

息肉综合征包含多种遗传疾病，其中遗传突变导致患者在胃肠道内（尤其是大肠）产生数百（至数千）个腺瘤。虽然这些腺瘤本身不是恶性的，但它们最终极有可能发生恶变，而且这些突变的数量使得这些腺瘤发生大肠癌的风险非常高。最常见的是家族性腺瘤性息肉病（familial adenomatous polyposis，FAP），成千上万个息肉排列在整个大肠中。FAP 与 APC 基因突变有关。基因突变患者在 21 岁前患结直肠癌的风险为 7%，在 50 岁前为 93%。通常会向这些患者及其家属建议，在成年早期接受完整的大肠切除术。其他息肉病综合征包括黑斑息肉综合征（Peutz-Jeghers）、家族性幼年性息肉病、锯齿状息肉病综合征和遗传性混合型息肉病综合征，各有其自身患结直肠癌和其他相关癌症的风险。

尽管越来越多的人意识到基因突变与结直肠癌的发病有关，但大多数确诊患者呈散发性，无明显家族史。

图 17-2 显示了大肠内癌症的一般占比分布。可以看出，直肠 - 乙状结肠癌约占病例的 30%，其次是乙状结肠癌，占 25%（Cancer Research UK，2016）。

结直肠癌采用 TNM 分期系统进行分类，TNM 分期系统是几种肿瘤分类系统之一，与旧 Dukes 分类法相比，TNM 分期系统能更准确地描述肿瘤本身及其与其他器官的关系。肿瘤分为 4 个阶段，如框 17-3 所示。

- 临床表现：症状通常是不明显的，通常在向全科医生就诊前患者会有一段时间的症状，患者经常感到尴尬或将其症状归因于其他原因，如痔疮。患者最常见的症状是直肠出血或排便习惯改变，可能是便秘、腹泻或两者交替出现。即使没有明显的直肠出血，患者也可能患有缺铁性贫血、乏力和气短症状，或者更常见的是

框 17-3　结直肠肿瘤的 TNM 分期

原发肿瘤（T）

病理分期

- T_x 原发肿瘤无法评估
- T_0 无原发肿瘤的证据
- T_{is} 原位癌：局限于上皮内或侵犯黏膜固有层
- T_1 肿瘤侵犯黏膜下层
- T_2 肿瘤侵犯固有肌层
- T_3 肿瘤侵透固有肌层到达浆膜下层，或侵犯无腹膜覆盖的结直肠旁组织
- T_4 肿瘤穿透腹膜或直接侵犯其他脏器或结构

超声分期（u）

- uT_0 良性肿瘤
- uT_1 侵入但不通过黏膜下层
- uT_2 侵入但不通过固有肌层
- uT_3 侵入直肠周围脂肪
- uT_4 侵入邻近器官区域

淋巴结（N）

- N_x 区域淋巴结无法评估
- N_0 无区域淋巴结转移
- N_1 1～3 个区域淋巴结转移
- N_2 4 个或更多区域淋巴结转移
- uN_0 无直肠周围淋巴结转移
- uN_1 直肠周围淋巴结转移

远处转移（M）

- M_x 远处转移无法评估
- M_0 无远处转移
- M_1 远处转移

引自 Taylor et al，2002

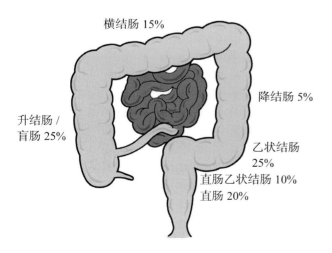

横结肠 15%

降结肠 5%

升结肠 / 盲肠 25%

乙状结肠 25%

直肠乙状结肠 10%
直肠 20%

▲ 图 17-2　大肠癌的分布情况

经许可转载，引自 Butcher，2013

通过血常规检查发现。

可能会出现一些腹部不适，尤其是如果肿瘤较大并对软组织和神经造成压迫，患者通常在此之前得到诊断，所以这种情况不太常见。

- 检查：对结直肠癌患者的检查包括确认诊断和确定分期。TNM 分期（肿瘤淋巴结转移）系统纳入了肿瘤的侵犯范围，如任何邻近器官的大小和受累情况、任何淋巴结受累情况以及任何远处转移的存在情况。确诊需要对肿瘤进行活检，通常通过结肠镜检查。胸部、腹部和骨盆的 CT 扫描可评估原发性肿瘤以及任何淋巴结或转移性疾病，最常见的是肺和肝脏。直肠癌患者可能还需接受骨盆 MRI 检查，因为这更适合评估盆腔器官。在某些情况下，患者偶尔需要进行额外检查，如 PET CT（检测全身小转移灶的一种敏感方法）或肝脏 MRI 检查（如果 CT 扫描上有不清楚的病变，可能是潜在转移灶）。

- 治疗方案：确定分期后，多学科团队（multidisciplinary team，MDT）通常会对患者的病例进行讨论，以确定向患者提出的最佳治疗方案。MDT 通常包括结直肠外科医生、医学和临床肿瘤学家、专科护士、放射科医生、病理学家和其他专家（如需要）。

根据疾病程度和患者体质，有多种潜在的结直肠癌治疗方案。对于无转移的患者，手术切除受累肠段是主要的治疗方法，称为肠切除术。结直肠切除术的原则是切除受累的整个肠段，并切除其淋巴结。这可以使肿瘤完全分期，并减少肿瘤复发的机会。手术包括右半结肠或左半结肠切除术、横结肠切除术、结肠前切除术和腹会阴切除术，具体根据肿瘤的位置而定（图 17-3 至图 17-6）。

患者可以通过不同的途径进行肠切除术，传统上这是通过开腹手术，称为剖腹手术，通常在腹部中央有一个切口。现在更常见的是腹腔镜手术，这种手术只需要几个小切口，并且通常最大的切口仅用于切除肠段。其他选择包括单切口腹腔镜手术、自然腔道手术和机器人手术。

如果有高风险肿瘤或更广泛的转移，患者可能需要额外的治疗，如放疗或化疗，这可能发生在术前或术后。对于不适合接受肠切除的患者，还有其他选择，比如直肠癌放疗或结肠支架防止肠腔堵塞。早期肿瘤患者现在可以通过内镜或经肛门手术从肠道内切除肿瘤。

- 筛查：如果患者的肠癌在早期被诊断出来，患者的生存机会很大，且不会复发。肠癌的症状，尤其是在早期，可能非常轻微，甚至没有症状。筛查是一种试图在没有任何症状的患者

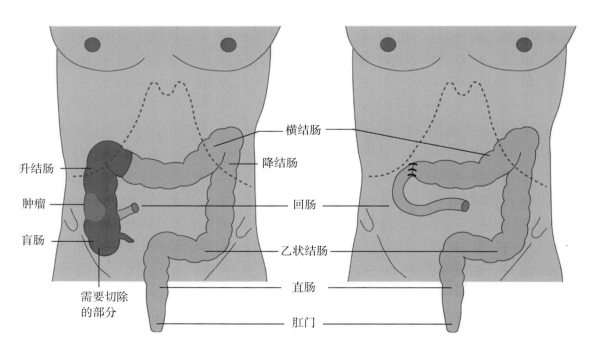

▲ 图 17-3　右半结肠切除术

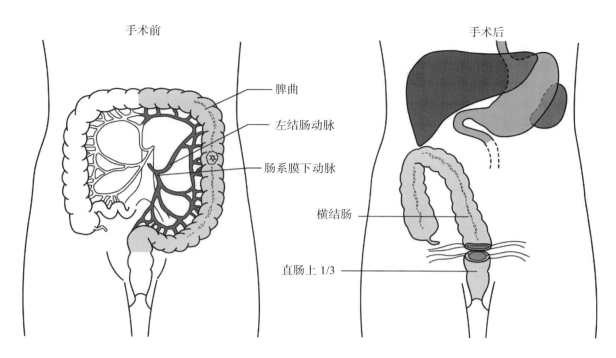

手术前

脾曲

左结肠动脉

肠系膜下动脉

手术后

横结肠

直肠上 1/3

▲ 图 17-4 左半结肠 / 乙状结肠切除术

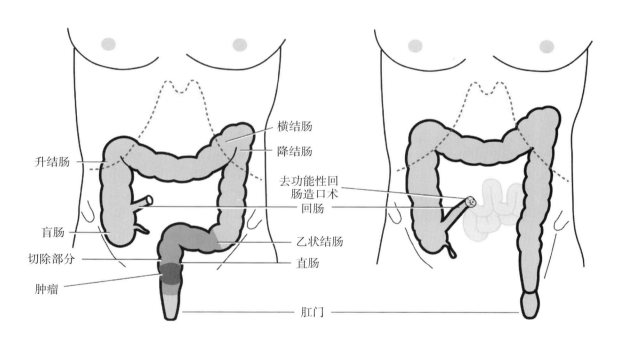

横结肠

降结肠

升结肠

去功能性回
肠造口术

回肠

盲肠

乙状结肠

切除部分

直肠

肿瘤

肛门

▲ 图 17-5 前路切除伴去功能性回肠造口术

中检测肠癌的方法，它甚至能够检测出非常早期的癌症和息肉。在英格兰、威尔士和北爱尔兰，60 岁以上的患者，以及 50 岁以上的苏格兰患者，直到 75 岁都被邀请参加英国国家筛查计划。该计划包括粪便潜血试验，通过粪便检测到少量血液，便会邀请这些患者进行结肠镜检查。55 岁的男性和女性都可以接受纤维乙状结肠镜检查，以发现大肠下部的病变。这两种检测都旨在早期诊断患者，从而改善患者和一般人群的预后。

5. 结肠手术患者的术前和术后护理

(1) 具体的术前评估：手术是结直肠癌最常见的

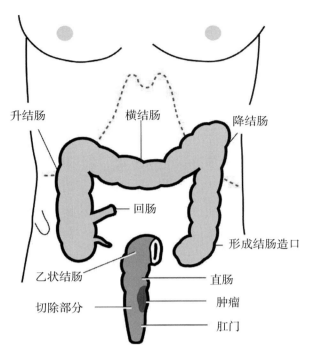

▲ 图 17-6　腹会阴直肠切除术

升结肠　横结肠　降结肠

回肠

乙状结肠

切除部分

形成结肠造口

直肠

肿瘤

肛门

框 17-4　与术前肠道准备相关的具体问题（如需要）

- 如果由于准备不足而无法充分清洁肠道，可能存在感染的潜在风险。
- 由于清洁肠道而脱水，可能造成液体和电解质损失。
- 清洁灌肠导致腹部穿孔的潜在风险。

具体目标是确保手术前肠道清洁，并尽量减少呕吐、腹痛和感染等不良反应。

护理干预及原理

- 确保正确执行清洁灌肠的准备程序，并仔细遵循和监控任何泻药或冲洗说明。肠道准备的结果应该被完整地记录下来，任何实施过程中的困难都应该报告给实施手术的外科医生。
- 所有与腹泻和呕吐相关的液体流失都应记录在适当的护理记录中，从而确保液体和电解质可以通过静脉输注进行补充。止吐药可用于缓解过度恶心和呕吐。
- 确定腹痛的特征，如位置、持续时间和强度，并提供适当的镇痛药，确保评估效果。腹泻引起的任何相关不适，都可以通过保持排便后肛周清洁干燥，以及使用麻醉剂乳膏和保护性屏障乳膏来缓解。

治疗方法。将肿瘤连同周围的组织边缘一起切除。如果进行早期诊断和干预，TNM 分期 1 期和 2 期的患者预后良好，不需要进一步治疗。多学科团队参与为患者提供最佳护理，护士是为患者发声、评估患者需求和与患者交流讨论的核心。

护士在促进和记录患者提供的信息、健康教育、体检、实验室检查或诊断、知情同意、心理准备、胃肠道和皮肤准备以及药物管理方面发挥着重要作用。这些是使患者能够安全进行手术的重要方面。

肠道准备是通过灌肠或结肠灌洗或规定的肠道准备（聚乙二醇、吡啶硫酸钠或磷酸盐溶液）来预防感染和清除粪便。在这些过程中，一些患者可能需要仔细监测，因为可能出现不良反应和液体丢失（框 17-4）。参见结肠镜检查肠道准备部分。

(2) 造口形成和管理：Stoma 是用于描述嘴或开口的希腊语术语，在这里指腹壁上的开口，肠内容物通过该开口排出。

- 结肠造口术：将一段健康的结肠通过开口置入腹部。称为单腔、双腔或襻式结肠造口术，由一根管支撑，可以是临时的，也可以是永久的。临时结肠造口术是为了给结肠恢复和愈合留出时间，然后再恢复其功能。永久性结肠造口术通常在部分肠管切除后进行，尤其是在恶

性肿瘤切除后。结肠造口的位置可根据受影响的结肠区域而有所不同。

- 护理问题：最佳管理是针对所有接受肠道手术和造口形成的患者，与他们及其家人讨论病情和影响。然而，在某些紧急情况下，这是很难实现的。在大多数医院，造口治疗的专科护士可以在手术前后进行评估、提供教育和咨询。造口治疗师也可以建议造口形成的最合适位置。应考虑切口线的位置、骨骼、瘢痕、皮肤折痕 / 褶皱 / 脂肪、患者的活动和患者穿的衣服类型。

所有造口患者都应该接受适当的健康教育，这将使他们了解自身的身体变化，他们可以安全地进行什么活动以及如何处理轻微的并发症。

(3) 具体的术后护理干预措施如下。

- 饮食和饮水：经口进食可能受限，但应在手术后尽快恢复正常。开始口服补液和饮食的良好指征是患者出现肠鸣音和排气。因此，患者接受静脉输液以补充液体和电解质是非常重要的。在手术中处理肠道也有可能导致麻痹性肠梗阻。这可以通过让肠道休息来解决。如果患者已恢复口服补液，可能需要停止，并重新开始静脉补液，直至肠鸣音再次恢复。

结肠造口术患者的建议与回肠造口术患者的建议相似。然而，根据疾病的阶段和手术的程度，一些患者可能需要进一步的蛋白质、热量和碳水化合物的营养补充。

- 排泄：造口的特殊处理已在回肠造口术形成的那章中进行了讨论。但是，重要的是要对患者进行教育，让其选择使用哪种造口袋以及如何拆卸和更换造口袋。监督和教育通常由造口治疗师和在专业结肠直肠外科病房工作的护士共同提供。
- 身体形象和性活动的改变：是早期接受结肠造口术患者主要关注的方面。部分患者可能希望讨论性生活康复方面的问题。常见的恐惧是勃起功能障碍和身体形象改变，以及随之而来的对他们性行为的影响。前面已经给出了示例，并在框 17-1 中突出显示。
- 皮肤保护：造口周围皮肤完整性受损的风险已经在回肠造口术的管理中讨论过了。然而，如果患者有缝合线，伤口感染或坏死的风险就会增加。由于缝线和引流管的存在，该区域对患者来说也非常疼痛；因此，除了适当的镇痛药之外，可以使用专门的垫子，例如，Valley软垫。

- 其他特殊并发症：包括肺部并发症、麻痹性肠梗阻、伤口感染、造口坏死和吻合/缝合部位破裂。

(4) 教育和出院计划：教育指导与治疗炎症性肠病的建议相似，尤其是在已经形成结肠造口的情况下。应说明如何及何时更换造口袋，必要时冲洗造口，并清洁周围皮肤。将用过的造口袋放入密封袋中进行垃圾收集，以便进行处理。

饮食建议很重要，这样患者可以控制摄入某些可能导致腹胀、便秘或排便不畅的食物。

也可提供支持性文献和联系电话，以备紧急情况下使用，或当患者担心自己的病情需要支持和建议时使用。

6. 直肠手术

(1) 息肉：息肉好发于黏膜，是大肠（乙状结肠和直肠）常见的小的生长突出物。它们通常是良性的；但也可能是发展为恶性息肉和肠癌的前兆。图17-7 显示了良性息肉变为恶性的顺序。

- 临床表现：息肉通常无症状，但可能出血，因此患者表现为直肠出血。症状取决于息肉的数量、位置和大小。
- 检查：这些检查包括直肠检查、直肠镜检查、乙状结肠镜检查、结肠镜检查，偶尔还包括专

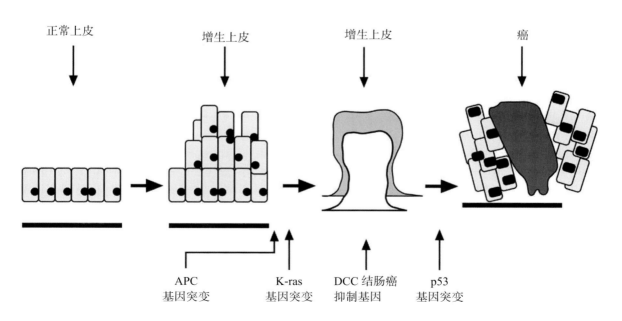

| 正常上皮 | 增生上皮 | 增生上皮 | 癌 |

| APC
基因突变 | K-ras
基因突变 | DCC 结肠癌
抑制基因 | p53
基因突变 |

▲ 图 17-7　息肉－癌序列

结肠直肠癌中腺瘤至癌序列。大肠腺瘤性息肉病（*APC*）基因突变和高甲基化发生较早，其次是 K-ras 突变。在结肠癌（DCC）中缺失，*p53* 基因突变在序列中发生较晚，不过确切的顺序可能会有所不同（经许可转载，引自 Jones，1998）

门为观察大肠内层而进行的 CT 扫描（CT 结肠造影）。

- 手术干预：大多数息肉可以通过内镜切除，使用内镜仪器可以通过结肠镜的工作通道。可在结肠镜检查和窄带成像过程中使用特殊灯光设置评估息肉，以评估其恶性程度和是否适合内镜下切除。内镜下，即使息肉很大，也可以由经过专门培训的内镜医师切除。在更靠近肛门边缘的地方，还可以选择其他方法切除息肉。大型直肠息肉患者可接受经肛门微创手术（trans-anal minimally invasive surgery, TAMIS），即通过肛管插入一个类似于大型腹腔镜端口的操作端，以便外科医生对直肠进行手术并根据需要切除病变。有时这两种方法都不合适，患者可能需要进行肠切除，特别是在息肉被认为是恶性的情况下。

(2) 肛周脓肿：脓肿是肛管周围组织感染的结果，这些组织要么在坐骨神经窝，要么与肛门括约肌关系密切。通常是由于肛腺阻塞引起的，但也可能是潜在疾病的一部分，如克罗恩病或结核病。

- 临床表现：包括疼痛、体温升高和水肿。可能有恶臭的排泄物从直肠排出。脓肿可能与肛周瘘有关。
- 干预：需要切除和引流脓肿。如果瘘管已经形成，可能需要在以后进行手术。很少需要抗生素，除非在手术引流充分的情况下仍有明显的蜂窝织炎和硬结。

(3) 肛瘘：瘘管是两个上皮表面之间的异常连接，通常是肛门附近皮肤表面的开口（图 17-8）。瘘管在克罗恩病中很常见，但大多数是由局部隐窝脓肿和感染引起的。

- 临床表现：包括体温升高和与脓肿相关的疼痛。有时会出现直肠分泌物，这通常会导致周围皮肤破损和瘙痒。
- 手术干预：如果有脓肿，通常采取切开引流的形式，切除或切开瘘管，以便二次愈合。通过瘘管插入支架或缝合材料，可使瘘管引流，然后通过手术将其打开（Hibberts & Carapeti, 2003）。如果瘘管下面的肛门括约肌太多以至于不能安全地切开，那么还有许多其他的手术选择，每种手术都有各自的优点和缺点，随着时间的推移，大多数手术的失败率在40%～60%。其他方法包括瘘管塞、瘘管胶、视频辅助下的瘘管清创术、缩短瘘管以及覆盖或夹闭内口。手术干预的关键是通过促进引流来根除感染，但这必须与保持自主控制相权衡。这就是为什么要仔细检查和评估所涉及的肛门括约肌的数量。肛门括约肌复合体可以通

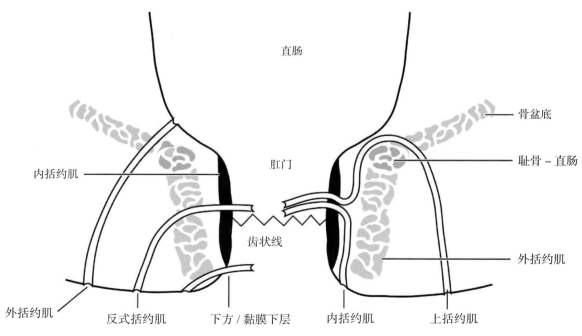

▲ 图 17-8　显示肛瘘位置的肛门括约肌

过肛门内超声（结构）和肛门直肠生理学（功能）进行检查（Hibberts et al，2019；Solanki et al，2019）。

(4) 肛裂：肛裂是肛门下缘发生撕裂，暴露出下面的肛门括约肌。通常是由于排便困难引起。大多数发生在患者的中轴线，可能在肛门前面也可能在肛门后面，但克罗恩病患者除外，可能在肛门的任何方向。

- 临床表现：粪便排出时会有非常剧烈的疼痛，患者经常描述像是玻璃通过的感觉。可通过局部应用硝酸盐凝胶（如硝酸甘油）或钙通道阻滞药（如地尔硫䓬）来控制。这些乳霜通过放松肛门括约肌，减少痉挛，促进血液循环愈合伤口。一开始可以使用温和的泻药来软化粪便，增加饮用水量防止便秘。患者应保持正确上厕所的方式：膝盖高于臀部，肘部置于膝盖上，避免紧张。
- 手术：肛裂大多数时候可以使用保守方法使其愈合，但有时也需要通过手术治愈。改善肛裂愈合的手术包括降低下肛管压力，括约肌切开术；通过化学手段注射麻痹下肛门内括约肌，或横向切开下肛门内括约肌，以放松裂缝处的肌肉。手术前必须与患者讨论进行这类手术后可能的并发症，如导致暂时的或永久性的大小便失禁。

(5) 痔疮（痔）：肛门内海绵结缔组织和血管增生引起的静脉团，由于长时间的排便困难导致大便变硬，痔核从肛门管向下下降时导致出血。痔核肿胀变大时会从肛门脱出，引起血栓和疼痛。这种情况与便秘时上厕所的方式有关，因为排便困难会增加腹腔压力，导致脱垂。

- 临床表现：有证据表明，在排便时可能有鲜血渗出和疼痛增加的情况，有些患者白天肛门处会有坠胀或瘙痒的感觉。
- 检查：包括直肠指诊、直肠镜和结肠镜检查或乙状结镜检查，主要是为了排除其他更严重的情况。
- 干预：许多患者通过局部用药来润滑、麻醉和收缩痔疮。就医时，医生会建议患者提高对高纤维的摄入量，也可能在考虑手术摘除内外痔、血栓和绞窄性痔疮之前使用大量泻药。
- 术中的干预措施：根据痔疮的大小和范围的不同，有许多外科手术治疗方法可供选择。较小的内痔可以捆扎（小的橡皮筋可以缩小内痔），较大的外痔可以结扎或切除。

- 护理启示：护士必须意识到过度排便或便秘会导致痔疮的发生。应该鼓励孕妇避免便秘，养成良好的排便习惯。在任何形式的痔疮手术后，患者应该注意在前几周监测过度出血，避免便秘和紧张的心理。
- 并发症：痔疮可能会破裂或发生血栓，但大多数情况下可以通过保守治疗治愈。

(6) 藏毛窦：藏毛窦是一种与皮肤交界的盲端皮下腔，内藏毛发。它最常位于尾骨顶端的上方或附近，在骶尾部臀间裂的软组织内形成脓肿。由于脓肿的形成，疼痛刺激和感染会随之发生。

- 临床表现：脓肿形成引起的疼痛和分泌物，在青春期男性中比较多见，有很强的家族遗传性。在臀部毛发旺盛的人也容易发生藏毛窦。
- 干预：如果没有脓肿，只有蜂窝织炎，可以适当使用抗生素和镇痛药来控制。如果有较深的脓肿，应该通过手术使脓液排出，等脓液排出后再促进伤口愈合。对藏毛窦进行择期手术的目的是切除窦并减少先天裂口的成角。许多技术之前已经描述过，从简单的打开到初级缝合，以及各种重建皮瓣技术。手术后复发是常见的，虽然要求更高，但更复杂的技术似乎能产生更好的长期结果。

(7) 出院宣教：直肠手术后，应指导患者如何预防并发症和减少疾病复发。最重要的是让患者减轻排便时紧张的心理，防止便秘的发生，养成良好的排便习惯，达到疾病前的感觉。在饮食中增加纤维摄入量、定期锻炼，也可以使用少量药物来软化粪便，降低便秘的风险。患者排便时观察有无出血，如果严重或持续出血，应寻求医疗帮助。特别重要的是，要经常保持肛门区域的个人卫生，避免感染的风险。用温水清洗该区域可以起到舒缓和清洁的作用，温水坐浴可以减少疼痛，保持肛门区域的清洁，促进愈合。

四、促进结直肠手术后的恢复

结直肠手术在促进手术后患者康复方面处于领先地位。1997 年，丹麦外科主任 Kehlet 教授领导了一个多模式方案，改善和减少了大手术后出现并发症的结果，从而减少了患者的住院时间。"快速康复"即快速或加速恢复，是一个笼统的术语，包含许多原则，最终的目的是在不影响任何出院标准的情况下，使患者恢复到术前的状态，从而使患者可以快速出院和减少术后并发症的发生。快速康复是一种多学科的方法来协调患者术前和出院后的路径。其目的是通过有效的预评估、早期营养和早期动员来加快患者的恢复，最终通过减少并发症来缩短住院时间，如减少肺部感染、压疮、深静脉血栓形成。术前长期禁食会损害营养，减缓愈合。Kehlet and Wilmore（2002）、Nygren 等（2005，cited in Massen et al，2007），以及 Wilmore 和 Kehlet（2001）是原始研究论文，该方法继续得到文献和 NHS 促进恢复（NHS，2016）的支持。

快速康复方案的每个阶段的原则如下。

- 术前
  - 术前准备，其中包括患者对手术的期望和目标，在术前解决患者的营养问题也有助于患者的康复。
  - 通过 CPET 来评估患者的厌氧阈值评分，它是心血管原因死亡率的良好预测指标（Levett et al，2018）。这样就可以决定患者术后的第一个晚上将住在哪里，例如，回到病房或者在重症监护病房。
  - 控制和评估疼痛，选择合适的药物治疗。
  - 营养评估，必要时在术前转诊给营养师。术前应服用碳水化合物的饮料和营养补充剂。
  - 出院计划，使患者有一个回家 / 出院回到社区 / 恢复正常的计划。
- 病房：术前
  - 无须常规的肠道清洁。在某些手术中，患者可能只进行直肠灌肠。这种治疗方法显著降低了电解质失衡、脱水和液体平衡问题的风险（Birch，2017；NHS，2016）；术前也可以让患者口服一些碳水化合物饮料，也可以起到上述的作用。
  - 尽量减少术前禁食时间。
- 术中
  - 不常规使用鼻胃管和盆腔引流管（Ljungqvist & Hubner，2018）。
  - 手术后第 2 天拔除导尿管（在直肠手术中留置导尿管的时间稍长）；这显著降低了尿潴留和长期泌尿感染的风险（Ljungqvist &

Hubner，2018）。上胸段硬膜外镇痛更常用，以防止阿片类药物的并发症，如胃排空障碍、恶心和麻痹性肠梗阻。使用更高的胸段硬膜外镇痛也降低了运动阻滞的风险，并进一步延迟患者恢复正常（Ljungqvist & Hubner，2018）。

  - 腹腔镜手术的手术切口小，一般是首选的手术方式。如果进行开放手术，那就使用横向切口，而不是中线切口，切口的不同可以减少术后伤口疼痛，减少身体的生理和手术带来的应激反应，也有助于改善血液循环，手术伤口小可降低伤口感染的风险。
  - 术中液体管理是通过食管多普勒监测，因为这可以实现更精确的液体平衡，防止术中输注液体过多，促进身体更快恢复。
- 术后
  - 应鼓励尽快恢复正常营养，补充高能量饮料。
  - 鼓励患者有目标的活动，比如下床活动和行走。
  - 患者每完成一个目标可以记录下来。
  - 如果患者术后并发症少，在不改变以往出院标准的情况下，可以提前出院。
  - 出院后，医生会打电话给患者，问他们一些标准问题，可帮助发现任何潜在的并发症或问题。如果发现任何问题，可及时报告给手术小组尽早处理，防止再次入院（Birch，2017）。

所有的结直肠手术患者，不管有多复杂或者是否是同一个疾病，都适合加入快速康复计划，计划可能需要时间去适应，但是患者可以从中获益。这个项目在国际上的结直肠手术中获得了成功，同样的原则现在也经常应用于其他类型的手术，例如，泌尿科、上消化道和妇科的手术。

从术前评估和准备到术后疼痛、伤口、造口和营养护理，所有专科护士都应在对患者的护理中纳入快速康复的原则。出院计划是护士责任的一部分，一旦做出手术决定就可以开始实施（Birch，2017）。

要点总结

- 本章描述了下胃肠道的病理生理学，通过图表来促进对器官和功能障碍的理解，也进行了手术干预讨论。

- 提供了一些指导，帮助护士使用评估、护理计划、治疗目标去解决问题，并对接受下消化道疾病的手术患者进行干预。
- 最后，强调了患者的出院宣教，表明了关注促进患者健康的重要性。患者教育在预防并发症的发生或处理因手术失败可能需要进一步干预方面起着重要作用。

反思性学习要点

- 你如何将造口患者转诊给临床造口专科护士？
- 作为出院计划协调员的角色是什么？
- 术前清洁灌肠（术前肠道准备）的优缺点是什么？

第 18 章　肾脏和泌尿道手术患者的护理

Patients requiring surgery on the renal and urinary tract

Janice Minter　著　　邱　晶　译

主要目标

- 概述肾脏和下尿路的解剖学和生理学。
- 列出肾脏的功能。
- 讨论行肾脏和泌尿系检查的患者所需的准备工作。
- 描述肾脏和下尿路手术患者的术前和术后护理。
- 讨论在肾脏和泌尿道手术后给予患者的出院建议。

一、概述

在过去的 30 年里，泌尿外科领域作为外科专业经历了广泛的发展。随着技术的进步，外科手术已经从传统的开放手术转变为针对各种泌尿疾病的微创和无创手术。随着筛查和诊断工具的改进，某些疾病的手术变得更加彻底，总体预后结果得到改善。本章阐述了特殊肾脏和泌尿系统疾病的管理和治疗，并对护理干预和照顾进行探讨。

二、泌尿道解剖学和生理学

尿道包括以下几个部分。

- 2 个肾脏。
- 2 条输尿管。
- 膀胱。
- 尿道。

（一）肾脏

除了产生尿液的主要功能外，肾脏还具有许多其他重要功能。

- 维持体液、电解质和酸碱平衡。
- 帮助肝脏排出渗入身体的毒素。

- 排出药物和毒物。
- 维持足够的血容量和血压。
- 产生促红细胞生成素。
- 将维生素 D 代谢成其活性形式（Velho & Velho，2013）。

肾脏位于脊柱两侧的后腹壁上，在第 12 胸椎和第 3 腰椎之间。由于肝脏移位，使右肾略低于左肾。肾脏长约 14cm，宽约 6cm，厚约 3cm，成人肾脏重量在 135～150g。肾上腺位于每个肾脏的正上方。

每个肾脏都被一个由纤维结缔组织组成的保护性包膜以及一层额外的肾周脂肪所包围，起到缓冲和保护器官免受直接创伤的作用。肾动脉、肾静脉、淋巴供应和神经都在肾门进出肾脏，肾门被认为是肾脏内侧凹缘上的压痕。输尿管的漏斗状上端也从肾门处进入，并扩张成为肾盂。

肾包膜下有 2 个不同的区域：构成肾实质的外部皮质和内部髓质。在髓质内有 8～18 个明显的楔形结构，称为髓质锥体。这些椎体流入肾小盏，然后汇入肾大盏，后者是肾盂的中空突起。当尿液聚集在肾盏内时，肾盏扩张，导致肾盏壁和肾盂平滑肌蠕动收缩。然后尿液从肾盂向前喷射到输尿管中。

肾单位　肾单位是肾脏的功能单位，每个肾脏包含大约 100 万个肾单位。肾单位由一簇叫作肾小球和肾小管的毛细血管组成。肾小管可细分为 5 个不同的区域。

- 肾小囊是球形的、扩张的小管上端，包围在肾小球周围。肾小球位于肾皮质，起源于入球小动脉；过滤后，血液通过出球小动脉离开肾小球。出球小动脉分支成围绕肾小管的厚毛细血管网，并参与重吸收过程。整个结构直径为 150mm，每 100g 组织中肾小球毛细血管表面积为 5000～15 000cm^2。这表明肾小球毛细血管对水和溶质的渗透性远远高于肾外毛细血管。毛细血管内皮位于基底膜上，膜的另一侧是肾小囊的上皮。肾小球上皮具有突出的足突样结构，称为蒂；它们位于基底膜上，由过滤缝隙隔开。选择性过滤是在肾单位的第一部分实现的。24h 内总共有 70～180L 血浆以 125ml/min 的速度被肾小球过滤；因此，肾小囊内的滤液是血浆的超滤液。肾小球膜对水和其他小分子是可渗透的，但血细胞或蛋白质是不可渗透，只有当肾脏患病时，血细胞或蛋白质才会被过滤。肾小球滤液的酸碱度、渗透压和溶质浓度与血浆大致相同。
- 从肾小囊向外延伸 12～14mm 形成近曲小管，由柱状上皮细胞排列。这些细胞在内表面形成微绒毛（手指状突起）的边界，增加了近曲小管内的表面积，大多数溶质可以在近曲小管内被重新吸收。重吸收后，近曲小管中肾小球滤液的体积缩小 75%～80%，葡萄糖、钠、磷酸盐、氯化物、钾和碳酸氢盐发生主动重吸收。
- 从近曲小管沿着降支向下延伸进入肾实质的髓质区域，呈 U 形向上返回皮质。髓袢的柱状细胞较平，内表面微绒毛较少。水、钠和氯化物的被动再吸收发生在髓袢中。
- 远曲小管由髓袢的升支延伸而成，长度为 4～8mm。在这里，水的重吸收是由抗利尿激素控制的，抗利尿激素是脑下垂体后叶分泌的一种激素。钠的重吸收由醛固酮调节，醛固酮是一种由肾上腺皮质分泌的激素。
- 集合管，远曲小管通向穿过肾髓质的集合管。集合管对水的重吸收受抗利尿激素分泌调节，并且不依赖于钠重吸收。

经过这种复杂的过滤、选择性重吸收和分泌过程，最终形成尿液。

（二）输尿管

输尿管是中空的肌性管道，从肾盂延伸到膀胱后壁，从膀胱底部进入膀胱。每条输尿管长约 30cm，直径 6mm，位于腹膜后。

输尿管壁由 3 层结构组成。

- 内层：移行上皮。
- 中间层：厚肌肉。
- 外层：结缔组织。

输尿管肌肉层的蠕动收缩促使尿液从肾盏排入肾盂，并沿输尿管进入膀胱。输尿管以斜角进入膀胱，可以防止尿液沿输尿管回流进入肾脏。

（三）膀胱

膀胱位于骨盆下部，在充盈过程中在腹腔内向上向前扩张，并由韧带固定保持在适当的位置。男性膀胱位于直肠的前方，膀胱颈包绕前列腺。女性的膀胱位于阴道和子宫的前方（Turner，2009）。

膀胱底部有一个小的三角形区域，称为三角区，是两个输尿管口和尿道内口之间的区域。该区域在充盈阶段尺寸变化不大，但对拉伸高度敏感，异物会刺激该区域，如留置导尿管（Fillingham & Douglas，2004）。

膀胱是一个光滑、可扩张的肌肉囊，内衬黏膜，可暂时储存尿液。第一层为过渡细胞上皮，在充满尿液时起伸展作用，起到保护屏障的作用。第二层黏膜下层由结缔组织构成，被称为固有层。第三层由平滑肌束组成，称为逼尿肌。逼尿肌包含纵向和环形纤维，这些纤维被认为分布在整个膀胱壁上（Sam & LaGrange，2018）。逼尿肌具有独特的功能，因为它有助于膀胱充盈期的伸展（Turner，2009）。拥有自主控制储存和排空的能力。膀胱的上表面在排空时被腹膜覆盖，但是在充盈期腹膜向上和向后抬起，因此不是膀胱的"真正"层。

膀胱和尿道共同起着储存和排出尿液的作用。膀胱颈在男性和女性中是不同的，它在维持控尿中的作用尚不清楚；然而，当膀胱充满尿液时，膀胱颈可能对维持闭合压力有一些影响。

（四）女性尿道

尿道的功能是将尿液从膀胱排出体外。女性尿道长 3～5cm，位于阴道前方。外尿道口开口于阴蒂和阴道口之间。尿道内有移行上皮和靠近外道的鳞状上皮。外括约肌由尿道内的肌肉组织和盆底的肛提肌组成；这种组合结构在机械性维持尿控方面起到至关重要的作用。完整的尿道肌肉维持尿道闭合，而盆底肌肉在腹内压力升高如咳嗽、大笑和跳跃时，增加闭合能力。需要注意的是，尿液只有在排尿时才能在尿道中找到，而在周期的充盈阶段，尿道保持排空和闭合状态。

男性尿道将在第 19 章讨论。

三、肾脏和泌尿系检查

（一）尿液分析

简单尿液分析是一种非侵入性检查，使用化学浸渍试纸测量尿液 pH，并检测是否存在血液、葡萄糖、蛋白质、胆红素、尿胆红素原、酮体、白细胞和亚硝酸盐（Yates，2016）。使用洁净的容器收集新鲜的尿液样本进行测试非常重要，以避免样本被污染。尿液的颜色、浓度和气味也应在常规分析中记录，并将结果记录在案。观察是否浑浊、恶臭或"鱼腥味"、血液和条索状的黏液性物质，这些都可能是尿路感染的迹象。

（二）尿培养标本

如果怀疑有尿路感染，则需要收集尿液进行培养，以识别致病微生物。理想情况下，应该在抗生素治疗开始前获取样本。用于培养的尿液标本通常是中段尿液标本（midstream specimen of urine，MSU）或导尿管尿液标本（catheter specimen of urine，CSU），采集时应注意避免标本被细菌污染。

1. 中段尿液标本 向患者解释并获得同意。要求患者清洁包皮或外阴（根据当地政策），然后将中段尿收集在无菌容器中；这是为了减少样本中污染物的数量。许多研究人员认为，收集前的清洁是不必要的，因为常规清洁似乎对污染率没有什么影响（Leaver，2007）。也有人认为，许多患者不明白什么是必需的，导致标本无效（Fillingham & Douglas，2004）。

尿液应尽快送往实验室，样本应贴上正确的标签，并附有适当的调查申请表。微生物在室温下会快速生长，导致培养无效；因此，如果运输延误，标本应 4℃ 冷藏。

2. 导尿管内尿液标本 通过导尿管的"取样口"抽取 3～5ml 尿液，获得尿液样本。在大多数情况下需要使用无菌的针头和注射器。样本随后被储存到无菌容器中，以便运送到实验室。一些地方建议在操作前和操作后使用无菌拭子（氯己定为基础）清洁取样口（Fillingham & Douglas，2004）。

3. 晨尿 连续 3 天收集早上排出的第一次尿液。晨尿浓度更高，因此为定位特定类型的细胞（如结核或恶性细胞）提供了更好的培养基。

（三）24h 尿液标本

是指 24h 内排出的尿液总量，对诊断多种肾脏和泌尿系统疾病有价值，例如，肾结石 / 结石疾病和肾功能受损。嘱患者排尿，记录时间，并将第一次尿液丢弃。接下来将 24h 内排出的所有尿液都收集在一个大的样本容器中。24h 后结束排尿，并留取一定量的标本。应注意不要将容器中的防腐剂溅出，因为它可能具有腐蚀性。

在这个时间范围内收集的所有尿液都必须保留，因为如果收集不完整，则总体结果无效。护士和患者对该过程有充分的了解非常重要。

（四）尿流率

该检查以 ml/s 为单位测量排尿率和排尿量，是有助于管理有排尿问题的个体的一项重要研究（British Association of Urological Surgeons，2017a）。可以使用不同类型的设备来测量流速，如转盘或试纸，且所有设备均需要让患者将尿液单独排空至监测机器的漏斗中。

患者的准备工作包括以下几个方面。

- 对该过程充分说明。
- 确保膀胱舒适充盈，但避免过度膨胀和在排尿前大量摄入液体。
- 指示患者排尿至流速仪中。
- 在患者排尿时保护隐私。

理想情况下，患者应该产生一系列 3 个连续的流速，以便进行更准确的评估（Fillingham & Douglas，2004）。

（五）血液检查

血液分析是对因肾脏或泌尿系统疾病需要手术的个体进行检查的重要部分。通常进行的血液测试如表 18-1 所示。

表 18-1　血液检查

血液检查	检查原因
血红蛋白	减少可能是因为尿路出血（如膀胱癌或肾癌）而导致的贫血
白细胞	感染后会升高，如尿路感染
尿素、肌酐和电解质	与肾功能有关，如肌酐在肾功能损害或衰竭时升高
前列腺特异性抗原	在前列腺癌中存在
肝功能检查	对可疑的肝转移瘤进行检查
钙	水平升高可能与结石形成有关
血型	手术前、手术中或手术后可能需要输血
凝血筛查	如果患者正在服用抗凝血药，这一点尤其重要

（六）肾功能评估

评价肾功能包括测量血浆尿素和肌酐。肾脏损害可能发生在血浆尿素和肌酐水平上升之前；因此，与肾小球滤过率密切相关的肌酐清除率（通常为125ml/min）是更可靠的肾功能指标。这是通过测量尿量、血浆肌酐和尿肌酐计算的。还需要 24h 的尿液收集和血液样本。

（七）放射检查

1. 肾脏、输尿管和膀胱的腹部平片　腹部 X 线检查包括肾脏、输尿管和膀胱。这对于检测泌尿结石特别有用（90% 是不透射线的）。在手术前检查结石位置也很有用。

2. 静脉尿路造影　静脉尿路造影（intravenous urogram，IVU）是对患有肾结石、血尿、尿路感染或尿路肿瘤的患者进行的一种常见的泌尿学检查。在腹部平片后，静脉注射含碘的对比剂，然后对比剂通过肾脏和尿道排出。

患者的准备因部门而异，还取决于患者的一般健康状况以及是否存在其他医疗问题，如糖尿病、肾功能受损。必须进行充分的说明，并花时间回答任何问题。患者通常禁食 4～6h，并排空肠道粪便，以避免空气和结肠内容物遮挡。如果需要肠道准备，所采用的方法应遵循个体患者评估和当地政策 / 方案。

对对比剂中碘的过敏反应可能会很严重，并可能导致心脏骤停。放射科必须配备齐全的心脏 / 呼吸复苏设备。大约 20% 的患者对对比剂有一些反应，如恶心或皮肤刺激。因此，在进行手术之前，询问过敏史至关重要。

3. 肾脏扫描（肾图）　在这一过程中，通过静脉注射放射性同位素标记的物质，已知这些物质可被肾脏选择性吸收和排泄。然后用伽马检测仪检测和测量所使用的化合物，并获得关于肾功能的信息，例如，肾脏的结构和功能以及肾功能的差异。

在进行手术前，应给予患者足够的信息和支持，并且必须向患者和病房工作人员明确说明扫描后的尿液处理方法。大多数核医学部门都会提供关于尿液适当处理的指导。

4. 计算机断层扫描　在 CT 中，使用高分辨率成像技术从不同角度对身体的特定区域进行 X 线检查。计算机重建二维横断面图像。在泌尿外科，当准备进行肾、前列腺、睾丸和膀胱肿瘤的管理 / 治疗时，这是一项特别有用的检查。

检查前的患者信息是最重要的，由于空间有限，使用的机器可能非常幽闭，许多患者对此感到苦恼。

5. 超声波扫描　高频声波通过探头传导到被检查的区域，例如，肾脏、膀胱。由计算机分析并在显示器上形成反射图像。

超声扫描是一种有用且有价值的诊断性检查，因为它可以区分实性和囊性肿块，并用于评估尿路梗阻，如肾积水、尿流出道梗阻。

患者行超声波检查的准备工作很少。必须对该过程进行解释，该过程在大多数情况下都是非侵入性的。进行膀胱超声检查时，应注意膀胱排空时位于骨盆下方，充盈时在腹部向上向前扩张；因此，为了声波的传导，充盈的膀胱是很重要的。如果患者有留置导尿管，应在检查前将其夹闭约 1h，并要求患者饮用适量的液体以帮助膀胱充盈。

6. 逆行肾盂造影　该手术通常在膀胱镜检查后全身麻醉下进行。小口径导管通过输尿管到达肾盂；将对比剂注入上尿路，并对肾盂和肾盂输尿管连接部进行 X 线检查（British Association of Urological Surgeons，2017b）。

逆行肾盂造影是治疗疑似上尿路梗阻患者的一项有用的检查。此外，也可以从每个肾脏取得尿液样本，例如，用作对怀疑肾癌患者进行细胞学分析。

患者的准备同全身麻醉。检查后，应观察患者是否有泌尿道感染的症状或体征：这些体征或症状可能是由于尿路器械造成的，如腰部疼痛、发热和排尿疼痛。对对比剂的过敏反应也需要观察。

7. 顺行尿路造影　当诊断或怀疑输尿管阻塞时，需行顺行尿路造影。通过超声波定位肾盂。将细孔针插入肾盂，取出针芯保留套管，以便注射对比剂和拍摄 X 线片。如果诊断出梗阻，可以放置肾造瘘管，以便从肾盂排出尿液。如果患者精神紧张，可以在检查前使用镇静药，之后需要使用镇痛药（Fillingham & Douglas，2004）。

8. 肾动脉造影术　肾动脉造影是通过细导管将对比剂注射入股动脉，经腹主动脉到达肾动脉。然后拍摄一系列的 X 线片。这些片子勾勒了肾血供的轮廓，有助于诊断肾动脉狭窄和肾肿瘤。

虽然这种手术是在局部麻醉和镇静的情况下进行的，但它是高度侵入性的。如果出现并发症，可能需要进一步干预；因此，患者需禁食 4~6h。向患者详细解释了可能会发生什么，并获得知情同意。手术后，需卧床休息 12h，因为穿刺部位有出血的风险。如果股动脉穿刺部位发生渗漏，可能需要长时间卧床休息。通过检查足背动脉搏动来评估外周血供应，最初每半小时监测一次血压、脉搏、穿刺点和毛细血管恢复情况，直到稳定为止（Beynon & Nicholls，2004）。

（八）肾活检

肾脏活检可用于肾病患者的评估。手术可以在 X 线控制、超声波或 CT 扫描下进行，将肾包膜以下的区域局部麻醉。患者的准备工作包括在充分解释过程后获得知情同意。

术前采血的目的如下。
- 全血细胞计数。
- 凝血筛查。
- 血型和保存血清以备交叉配型。

在一些中心，提倡术后卧床休息 24h。最初每半小时记录一次血压和脉搏，如果在正常范围内，之后可以隔一段时间记录一次。在手术过程中（如果不是医学禁忌）应保持足够的液体摄入，并观察尿量，注意是否有血尿。

（九）膀胱镜检查

膀胱镜检查包括直接观察膀胱和尿道，适用于有泌尿系统疾病的患者进行检查，例如，血尿、下

尿路梗阻或膀胱癌的后续检查。使用刚性或柔性膀胱镜，手术在局部或全身麻醉下进行。检查膀胱，如有异常，进行组织学检查。患者的准备工作包括在充分解释程序后获得知情同意。患者做好了全身或局部麻醉的准备。手术后，患者可能会出现尿道不适和排尿困难。鼓励患者在 24h 内饮水 2~3L（除非医学上禁止），并应检查是否存在血尿。任何先前存在的尿路感染都要用预防性抗生素治疗。

表 18-2 总结了与手术干预相关的具体检查。

四、泌尿外科手术患者的护理评估

最初的患者评估为护士建立护患关系提供了一个理想的机会。当患者去门诊或住院时，接触患者的方式是非常重要的。患者访谈和信息收集应在隐私和保密的环境中进行。护士必须保持良好的沟通，因为这能减轻恐惧，最大限度地减少不适，并使患者适应（Dougherty & Lister，2015）。

评估应把患者作为一个"整体"来探讨，解决生理、心理、情感、社会和文化需求；然后确定患者的泌尿状况对这些需求的影响。通常使用"护理模型"和各种与患者体验和（或）需求相关的评估框架进行评估。

评估将包含以下内容。
- 基线监测记录如下。
  - 体温。
  - 脉搏。
  - 呼吸。
  - 血压。
  - 尿液分析。
  - 体重。
- 相关个人资料，包括既往病史和手术史。
- 目前的健康状况：患者感觉怎么样？
- 呼吸：个人是否有任何呼吸问题？多大的运动量会导致呼吸困难？
- 饮食：患者是否超重 / 体重不足？24h 内液体摄入量是多少？通常喝什么类型的液体？液体摄入对于尿频和尿急的人或肾结石和（或）反复尿路感染的人尤其重要。
- 独立 / 依赖程度和家庭环境：重要的是要确定在手术后的恢复期是否需要帮助，以便进行最好的安排。
- 泌尿系统疾病是否导致了行动不便？前列腺癌

患者可能患有转移性骨病，导致疼痛和活动
受限。

（一）排泄

对于许多患者来说，这是一个非常敏感且经常
令人尴尬的话题，但泌尿系统疾病对其影响很大。
应记录排尿史，包括患者尿频、尿急、排尿不畅、
排尿困难、夜尿和血尿的经历。应要求患者描述排
尿时的尿流：尿流是否强烈，是否要用力才能排

表 18-2 与肾脏或泌尿道手术干预相关的特定检查

外科治疗	检 查
肾盂成形术	• 静脉尿路造影：显示患侧肾积水以明确诊断 • 肾 X 线：测量梗阻肾脏对肾功能的整体影响 • 尿素和电解质：评估肾功能 • 全血计数：在手术前排除贫血和治疗感染 • 如有需要，可提供血型和交叉配血

肾切除术	• 血
	  – 血型和 2~4 个单位的交叉配血
	  – 尿素和电解质
	  – 全血计数
	  – 凝血筛查
	• 中段尿样本
	• 静脉尿路造影
	• 肾脏超声
	• 肾 X 线
	• 计算机断层扫描

腹腔镜肾切除术	• 血
	  – 血型和 2 个单位的交叉配血
	  – 尿素和电解质
	  – 全血计数
	  – 凝血筛查
	• 静脉尿路造影
	• 肾脏超声
	• 中段尿标本
	• 心电图

经皮肾镜取石术	• 尿素和电解质：评估肾功能 • 全血计数：排除贫血 • 凝血筛查：术前确认患者是否有凝血功能障碍，是否定期服用阿司匹林 / 抗凝血药 • 提供 2 个单位的血型和交叉配血，以便术中输血 • 中段尿标本：如果存在尿路感染，可以适当使用抗生素 • 静脉尿路造影：显示结石的位置和大小，以及是否造成梗阻 • 腹部平片：术前完成，用来评估结石的位置
体外碎石术	• 凝血筛查、尿素、肌酐和电解质评估 • 中段尿样本

（续表）

外科治疗	检 查
体外碎石术	• 监测血压 • 肾、输尿管和膀胱 X 线确定结石的当前位置

膀胱切除术和回肠膀胱尿流改道术	• 血
	  – 尿素和电解质
	  – 肝功能检查
	  – 全血计数
	  – 血型和 6 个单位的交叉配血
	  – 血糖
	  – 凝血筛查
	• 尿
	  – 中段尿标本
	  – 细胞学
	• 胸部 X 线
	• 心电图
	• 肾脏 / 膀胱超声或静脉尿路造影
	• 计算机断层扫描

尿，完成后是否感觉排空？是否有漏尿或尿失禁的
问题？许多患者发现这是一种令人不安的疾病症状，
并向社会、家人、朋友甚至他们自己隐瞒了他们的
问题（Fillingham & Douglas，2004）。当处理这种泌
尿症状时，患者通常需要支持、同情、明确的指导
和良好的临床建议。还需要观察尿路感染的体征和
症状，例如，发热、排尿困难和尿异味。还应评估
排便习惯 / 功能，因为便秘可能是泌尿系统症状的主
要原因。

（二）睡眠

一些患有尿路疾病的患者的睡眠经常受到影响。
在最初的评估中，应确定睡眠是否因需要排尿而中
断，如果是，患者需要在夜间起床多少次。

（三）身体形象 / 性欲表达

泌尿疾病和各种类型的尿失禁会显著影响患
者的生活质量，因为它会影响他们的身体和心理需
求（Stewart，2018）。在探讨这一问题时，保持敏感
性是必需的，尽管护士在护理活动中解决问题和指
导患者是至关重要的，而不是采取回避的方式。应
该确定患者是否性活跃，因为一些轻微和中级泌尿
手术会对性功能产生直接影响。逆行射精通常发生
在经尿道前列腺切除术或膀胱颈切口后，这可能导
致患者不育。在行膀胱癌和前列腺癌的手术后，还
存在勃起障碍的风险。手术后留置导尿管会影响性

功能，但也可能对患者的个人身体形象产生更深远的影响。性功能和活动，以及手术干预的影响，是外科护士在护理过程中能够与所有患者讨论的话题（RCN，2018）。

五、肾脏外科手术

（一）肾盂成形术

肾盂成形术是通过腰部切口或通过腹腔镜进行的手术，用以缓解肾盂输尿管连接部的梗阻，该梗阻通常由纤维组织环引起（图 18-1）。这种缺陷可能是先天性异常，也可能是反复感染或损伤的结果；由于输尿管狭窄，会导致肾盂扩张，抑制尿液的自由流动。

肾盂输尿管连接部梗阻的体征和症状如下。

- 腰部疼痛，通常与液体大量摄入有关。
- 感染，由于肾盂内尿潴留。
- 恶心和呕吐。
- 肾功能受损。

1. 术前特殊护理

(1) 心理 / 沟通：对术前和术后可能发生的情况进行了充分说明，并耐心解答任何问题，减轻患者可能存在的任何恐惧。

(2) 体温管理：任何既存的尿路感染都应该用适当的抗生素进行治疗。

2. 术后特殊护理

(1) 疼痛控制 / 沟通：手术入路是腰部切口，如果要避免因活动能力降低而引起的并发症，疼痛控制尤为重要。研究表明，持续静脉或皮下注射阿片类药物，或患者自控镇痛可改善大多数患者术后的疼痛（Wood，2010）。应该评估患者的疼痛，然后帮助患者进入他们感到舒适的体位。伤口引流管、肾造瘘管（如果有）和导尿管应妥善固定，以避免牵拉造成不必要的疼痛。

(2) 呼吸：重要的是护理人员应加强理疗师对深呼吸练习的指导，因为手术切口的位置使得患者有发生肺部感染的风险。应该观察患者是否有呼吸抑制的迹象。如果使用阿片类药物来控制疼痛，这一点尤其重要。

(3) 出血和休克：肾脏是有大量的血管，因此有出血的风险。为了监测休克体征，应每半小时记录一次血压和脉搏。检查的频率可以根据患者的情况降低。

(4) 饮食：术后初期需要静脉补液。当肠鸣音出现时，可以逐渐恢复饮水和进食。如果患者感到恶心，应开具并服用适当的止吐药。

(5) 拔管：保持准确的液体平衡，以避免脱水 / 过度补液。应观察尿液的颜色和黏稠度，以观察失血情况，如果血尿持续存在，则可能需要输血。患者将留置肾造瘘管或双 J 支架。

- 肾造瘘管：肾造瘘管可将尿液从肾盂向外引流。必须保持导管通畅，以避免肾盂过度扩张和新的手术吻合口出现破裂。使用无菌性非黏性敷料进行固定，以避免扭结或意外拔除肾造瘘管。术后 10～12 天夹闭导管 24h，如果患

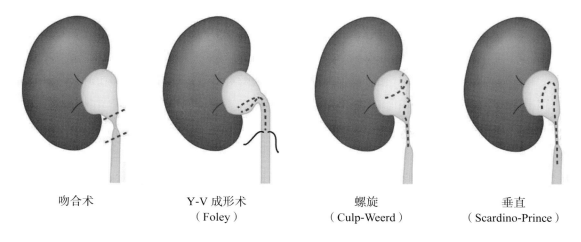

吻合术　　　　Y-V 成形术　　　　螺旋　　　　垂直
　　　　　　　（Foley）　　　（Culp-Weerd）　（Scardino-Prince）

▲ 图 18-1　肾盂成形术的类型
改编自 Khan et al，2014

者没有感到疼痛或出现发热，则拔除导管。在一些医院，在夹闭之前进行肾造影术，以确保伤口已经愈合并且输尿管通畅。肾造瘘管部位的漏尿应在 24h 内消退。如果尿漏持续存在，可在该部位使用引流袋，如尿道造口袋。让患者相信引流量将会减少，然后可以进行包扎。

- 双 J 支架：双 J 支架从肾脏延伸到输尿管并进入膀胱。支架留置时间长达 3 个月。支架置入后，患者可能会出现尿频、尿急和血尿，可能还会存在耻骨上疼痛或不适。鼓励患者增加液体摄入，并对疼痛 / 不适给予口服镇痛药。这些症状应该在 48h 内消失。患者将在局部麻醉下取出支架。

患者教育和出院建议将在肾切除术后讨论。

（二）肾切除术

肾切除术是一种通过腰切口、腹部切口或腹腔镜方式切除肾脏的手术。

肾切除术的适应证如下。

- 肾癌：约占所有尿路上皮癌的 9%，包括肾实质和尿路上皮疾病。在肾实质内，腺癌约占疾病的 80%，肾母细胞瘤（肾母细胞瘤）占了15%。在肾盂和输尿管的尿路上皮内，移行细胞癌占比最高。所有手术都可能是根治性的，包括切除肾脏、肾上腺、肾周脂肪、淋巴结、输尿管和下腔静脉肿瘤。
- 肾功能不全：可能是由于慢性感染破坏了肾组织。
- 肾损伤：导致出血。
- 活体供肾移植。

1. 术前特殊护理　心理/沟通：对大多数人来说，失去一个肾脏非常令人担忧，因为他们担心如果另一个肾脏患病或受伤会发生什么。必须花时间解决这些心理问题，并在获得知情和循证同意的过程中向患者提供适当和准确的信息。

2. 术后特殊护理

(1) 保持安全环境：由于肾脏富含大量血管，存在出血的潜在风险。应观察伤口敷料和伤口引流管的失血情况。测量并记录伤口引流量。当 24h 引流少于 50ml 时，可以拔除伤口引流管。血压和脉搏最初每 15 分钟到半小时记录一次，频率根据患者的情况而降低。

(2) 疼痛控制 / 交流：肾切除术后的疼痛控制至关重要，因为不受控制的疼痛会导致焦虑和肌肉紧张，从而进一步加剧疼痛。康复过程可能会延迟，因为开放式手术方法会给患者留下较大的切口 / 伤口，从而导致与活动能力下降相关的问题，例如，深静脉血栓形成和肺部感染风险（Dougherty & Lister，2015）。为了避免患者出现严重的疼痛和不适，疼痛评估和管理必须是有效的。持续静脉、皮下或硬膜外输注阿片类药物在控制疼痛方面最有效。患者自控镇痛使患者能够独立参与其疼痛管理。然而，手术后接受患者自控镇痛的患者必须能够理解这一概念，并愿意遵循该设备的使用说明（D'Arcy，2008）。

(3) 呼吸：腰部切口位于第十二根肋骨水平以下，紧贴横膈膜、胸膜和呼吸肌肉。这增加了术后呼吸问题的潜在风险。必须观察和记录呼吸频率和力度，任何问题都要迅速采取行动。重要的是要加强理疗师对深呼吸练习的指导，并鼓励患者咳嗽；良好的体位和有效的镇痛对实现这一目标很重要。一旦患者的一般情况允许，就应让患者保持直立体位，以进一步促进胸部扩张。气胸是该手术相关的并发症，因此定期呼吸监测是护士观察患者的重要组成部分。

(4) 排泄：必须保持准确的液体平衡，以发现脱水或液体过量的早期症状。导尿管可以精确记录排尿量，如果进行了根治性手术，在输尿管切开的区域进行膀胱缝合是必要的。最初每小时测量尿量，如果尿量低于 30ml/h，应通知医务人员。导尿管通常会留置 48～72h。

(5) 饮食：术后初期需要静脉补液。可以逐渐恢复液体和饮食，通常在手术当天或术后第 2 天。应开具适当的镇吐药治疗恶心和呕吐。

3. 并发症　肾切除术的并发症如下。

- 出血 / 休克：这是由循环血量减少导致。
- 气胸：胸膜可能在手术过程中受损，导致气胸。当手术过程很困难时就会发生这种情况。返回病房后，患者将留置胸腔闭式引流。
- 肺部感染：是手术后胸部扩张不良的结果，也可能是疼痛管理不当的结果。
- 伤口感染：如果既往感染没有得到适当的治疗，或者在更换伤口敷料的过程中引入了细菌，就可能导致这种情况。

- 尿路感染：导尿管的存在会增加尿路感染的发生率。
- 深静脉血栓形成：这可能是由于活动减少的结果。穿防止血栓栓塞的长袜（Dougherty & Lister，2015）和预防性抗凝血药可以帮助降低血栓形成的风险。

4. 腹腔镜肾切除术 腹腔镜肾切除术是公认的治疗肾脏恶性肿瘤的一种手术。手术在全身麻醉下进行，包括在腹部开 3～4 个小切口，以便手术器械通过其中一个用于分离肾脏和结扎血管的端口进入。完整的肾脏被装在一个囊内，通过切口取出，或者放在一个不透水的囊内，通过其中一个端口取出（NICE，2005）。

开放性肾切除术有其固有的手术和术后并发症。腹腔镜肾切除术的主要优点是手术时间短，出血少，活动快，术后疼痛少，住院时间短，恢复早（Anderson，2008）。

5. 机器人肾切除术 机器人手术是腹腔镜手术的延伸，克服了腹腔镜手术的一些缺点。这是最近在美国发展起来的泌尿外科的一项创新技术。在机器人手术过程中，外科医生坐在控制台前；在观看监控系统的同时，外科医生按照他希望移动手术器械的方向移动手柄。外科医生可通过小孔端口享有开放手术特有的活动空间和精细的组织操作。增强了外科医生的三维可视化，提高了灵活性、精度和可及性，并增加了运动范围和可重复性（Ogden，2016）。患者可能会体验到与腹腔镜手术相似的益处，包括减少住院时间、减少失血、减少瘢痕、减轻术后疼痛以及更快恢复正常活动。

6. 肾切除术 / 肾盂成形术后出院患者的具体指导和建议 除了护理人员和医务人员的个别口头建议之外，还应提供书面信息。必要时，应评估理解并加强指导。

具体建议如下。

- 休息和活动：手术后患者可能会感到虚弱和疲劳，这是意料之中的。随着他们力量的恢复，活动应该增加，目标是在 3～4 周内恢复正常的日常活动。
- 伤口愈合：出院前，需告知患者缝线是可溶解的还是需要拆线的。如果要拆线，可预约家庭医生手术或地区护理服务，通常在术后 7～10

天拆线。需要观察伤口的感染迹象，如发红、分泌物。如果需要，提供合适的敷料。

- 排尿：建议患者 24h 内饮水量达到 2000ml（除非医学上禁止）。如果出现尿路感染的迹象，如排尿时疼痛 / 烧灼感、尿频或发热，则应咨询家庭医生，并在需要时适当使用抗生素。
- 重返工作岗位：取决于患者从事的工作类型。根据体力需求的差异，体力劳动者比久坐不动的工人需要更长的恢复期。
- 性生活：当患者感觉手术后恢复良好时，可以恢复性生活。
- 驾驶：保险公司对手术后驾驶有限制；因此，应参考个别政策。建议术后 3～4 周内不要开车，或者在一个人能够进行有效的紧急停车之前不要开车。
- 随访：术后 4～6 周进行随访。这是为了确保是否已经恢复，并安排可能需要的进一步检查。

（三）尿路结石

尿路结石的发病率占世界人口的 12%，男性比女性更常见。每年大约有 1.2 万人由于疼痛、梗阻或感染需要住院治疗（Cunningham et al，2016）。结石可发生在尿路内的任何部位（Cunningham et al，2016）。

导致结石形成的因素如下。

- 代谢原因，如尿钙、尿酸盐和胱氨酸排泄增加。
- 泌尿系感染。
- 甲状旁腺功能亢进。
  症状和体征如下。
- 肾痛 / 绞痛：突然发作的剧烈疼痛，从腰部放射到腹股沟；疼痛会引起痛苦，并经常伴随恶心和出汗。
- 尿路感染：可能会复发。
- 血尿。

1. 肾绞痛的保守治疗 应该给予足够的镇痛药和止吐药物来缓解患者的疼痛，控制任何恶心。建议在 24h 内摄入 2～3L 的液体，以试图冲走结石（即小到足以通过肾道的结石）。所有排出的尿液都经过过滤，如果结石通过，可以收集并送去进行生化分析。尿路感染应该用适当的抗生素治疗。

手术适应证如下。

- 结石太大，无法通过尿道，有潜在梗阻的风险。
- 反复的尿路感染，很难治疗，因为结石是微生物的核心。
- 复发性肾绞痛。

2. 尿路结石的手术治疗 手术治疗取决于结石在尿路中的大小和位置。近年来，随着技术的进步，取石方法正朝着微创手术（即经皮肾取石术）和非侵入性治疗（即碎石术）方向发展。对于一些患者来说，可能合适采用联合治疗；例如，对于患有巨大鹿角形结石的患者，最初的治疗是经皮肾镜取石术（percutaneous nephrolithotomy，PCNL），之后再进行碎石治疗，以处理剩余的结石碎片。

肾切开取石术作为传统的开放手术，现在已经相对罕见。

(1) 经皮肾镜取石术：在全身麻醉下，直接在 X 线直视下取出结石。建立经皮肾造瘘管，并使用分级扩张器扩大，以允许肾镜通过。使用穿过肾镜的抓取钳取出结石，如果结石太大，可以用超声波碎石或液电碎石进行碎石。手术后，通常会留置肾造瘘管，以便排出血液和尿液。术后第 1 天夹闭肾造瘘管，如果患者手术部位没有疼痛，并且肾造瘘管周围没有渗漏，则在术后第 2 天拔除（Champion & Longhorn，2004）。

关于术前和术后护理，见表 18-3 和表 18-4 所示的护理计划。

- 经皮肾镜取石术的并发症
  - 出血：所有病例均有出血，但手术时间越长，取石次数越多，风险越高。根据术前血红蛋白和估计的失血量，可能需要输血。术后前 24h 应定期监测肾造瘘管的引流情况和位置。
  - 感染：既往的感染性结石一旦被破坏会导致菌血症。需要在手术前适当使用抗生素，并在术后继续使用。
  - 气胸：如果手术过程中对肾脏的穿刺高于第十二肋的高度，气胸的风险会增加，并且在左肾的发生率似乎更高（Palnizky et al，2013）。可能需要留置胸腔闭式引流管，抽取胸膜间隙的空气。
- 经皮肾镜取石术后患者教育及出院建议：如果有文字资料，应在患者入院时（或之前）告知

患者，以确保他们为术后"旅程"做好准备；这是医护人员口头建议的补充。详细评估患者的理解程度，并根据需要强化指导。

建议如下。

- 伤口愈合：指导患者观察肾造瘘管部位是否有感染迹象，如发红、分泌物和疼痛。该区域应覆盖一层非黏性敷料，直到结痂。护理人员应提供合适的敷料，以便患者带回家。
- 拔管：手术后最初几天，尿液中有血液是正常的，术后 3～5 天会明显减少。患者应了解尿路感染的症状和体征，如尿急、尿频和排尿疼痛。如果怀疑感染，应咨询家庭医生，可能需要一个疗程的抗生素治疗。
- 液体和饮食：建议在 24h 内摄入 2～3L 液体，增加尿量，从而排出可能存在的任何血液或结石碎片。长期保持这种液体摄入水平可能有利于防止未来结石的形成。
- 重返工作岗位：取决于患者的职业。体力劳动者需要的时间比久坐工作的人长。
- 性生活：当患者希望或感觉从手术中恢复时，可以恢复性生活。
- 驾驶：应参考当地驾驶政策，因为全身麻醉和手术后可能会有限制。

(2) 体外碎石术：碎石术是指在 X 线或超声波的控制下，将水的冲击波聚焦到石头上。冲击波可使结石崩解成小到足以通过输尿管的碎片（Cunningham et al，2016）。

自 20 世纪 80 年代初问世以来，冲击波的输送方法取得了巨大的技术进步，结石治疗的效率也有所提高。第一代碎石机使用体外冲击波来粉碎结石。患者将被放在水浴中的椅子上，并不断受到冲击波的冲击。这种手术需要全身麻醉或硬膜外麻醉，因为它可能会很痛苦，治疗可能需要相当长的时间。

第二代碎石机"体外压电碎石术"利用小型陶瓷压电晶体产生的冲击波碎石。将患者的患处与水接触，水是碎石机的组成部分。通过超声波定位结石，这种方式发出的冲击波较弱，结石治疗的病灶面积较小，痛苦较小、耐受性较好，且大多数患者不需要进行全身麻醉。许多新一代系统的工作方式类似于压电式碎石机，利用电磁能量来粉碎结石。

表 18-3　经皮肾镜取石术患者的术前护理计划

患者问题	预期结局	措施 / 理由
交流		
因入院和即将进行的手术而导致的潜在焦虑	• 患者能够表达恐惧和焦虑，充分知情并感到安全	• 讨论术前和预期的术后护理 • 给患者表达任何焦虑和恐惧的机会，并提供一个放松舒适的环境 • 如果需要，提供相关信息，如果需要可以使用图表（Hayward，1975；British Pain Society，2013）确保知情同意
呼吸、饮食 / 饮水		
因基础呼吸疾病和无意识状态下误吸所导致的呼吸问题	• 胃内容物不会被误吸，呼吸问题不会加重	• 理疗师加强深呼吸功能锻炼 • 全身麻醉前禁食 6h（固体）、2h（液体）（Association of Anaesthetists of Great Britain and Ireland，2010）
体温管理		
术后感染，如尿路感染	• 体温在 35.5～37.5℃ • 如果发生感染，应及早发现和治疗	• 术前常规监测体温并记录是否异常 • 进行尿液分析，取中段尿标本；如果有硝酸盐类（根据当地政策），则按处方预防性使用抗生素 • 术前洗澡
活动		
术后活动能力下降可能会导致循环问题和潜在的压疮风险	• 条件允许时，患者像往常一样活动，发生压疮的风险可以降至最低	• 使用适当的评估工具评估压疮风险 • 鼓励活动足部及腿部，促进静脉回流 • 测量并选择合适的抗血栓压力袜（Dougherty & Lister，2015）
拔管		
无意识状态下失去自主肌肉控制导致尿失禁的潜在风险	• 患者将失禁	• 在给药 / 进入手术室之前，让患者先排尿一次 • 确保患者在手术后 24h 内排便
保持环境安全		
镇静 / 无意识状态下无法维护自身安全	• 不会危及患者的安全	请确保以下几点 • 佩戴正确的身份识别标签 • 签署患者知情同意书 • 结婚戒指用胶带包着 • 摘除假体，如假牙、隐形眼镜 • 记录基础生命体征和体重 • 记录过敏的情况 • 患者的医疗记录、血液结果、X 线片和护理文件均可获得 • 患者在手术台的体位正确

　　较大的结石需要重复治疗（多达 5 次治疗），将结石破碎成小碎片，然后通过尿液排出。治疗通常在门诊进行，每次治疗持续 45～60min，除非有禁忌，例如，肾功能受损的患者或肾缺失的患者。

　　手术的准备很少。在手术之前，进行充分的解释说明。在院前门诊采集患者完整的临床病史。

　　许多以前经历过痛苦的手术或取石手术的患者非常谨慎和焦虑，这是可以理解的。对于一些患者来说，在碎石前有必要放置一个双 J 支架，以避免输尿管下端结石碎片引起的输尿管梗阻。支架在全身麻醉下插入，位于患侧的肾脏和膀胱之间。碎石治疗完成后，安排入院取出支架。

　　• 碎石术后的患者教育和建议

　　　－疼痛：手术后，当结石碎片通过输尿管时，

表 18-4　经皮肾镜取石术后患者的护理计划

患者问题	预期结局	措施 / 理由
呼吸		
麻醉和手术后潜在的呼吸问题	• 保持患者呼吸道通畅 • 出现问题及早发现	• 患者处于合适体位，确保气道通畅 • 观察并记录呼吸频率，最初每 15 分钟到半小时一次，并根据患者情况降低频率 • 遵医嘱给氧 • 鼓励深呼吸练习来帮助肺部扩张
保持环境安全		
手术后无法维持自身安全和潜在的休克风险，如失血	• 如果发生休克，应早期发现和治疗	• 最初每 15 分钟到半小时观察并记录患者的脉搏和血压，并根据情况降低频率 • 如果血压和脉搏超出正常参数，向主管护士 / 医生报告 • 报告患者末梢颜色和反应的变化 • 监测肾造瘘管尿液引流的颜色 / 浓度，以评估失血量 • 根据情况需要输血 • 遵循当地关于输血的规定
交流		
有术后和肾造瘘管置管后疼痛 / 不适的潜在风险	• 疼痛 / 不适将被控制在患者可接受的水平	• 使用语言和非语言交流来评估疼痛 / 不适的程度（McCaffery，1983；Gregory，2012） • 按照处方给予镇痛药，并评估效果 • 将患者置于舒适的体位妥善固定肾造瘘管和避免牵拉
体温管理		
手术和置管后感染的潜在风险	• 温度控制在 35～37.5℃ • 如果发生感染，应及早发现并进行治疗	• 每 1～4 小时监测体温 • 向管床护士报告异常体温 • 观察尿液、肾造瘘管部位和静脉注射部位有无感染迹象 • 尿的颜色、黏稠度、气味 • 注意观察肾造瘘和静脉注射部位是否红肿、有分泌物 • 遵医嘱使用抗生素
饮食		
麻醉和手术后潜在的恶心 / 呕吐 / 脱水的风险	• 患者不会感到恶心或呕吐 • 患者水分充足	• 观察患者是否有恶心的迹象 • 提供呕吐碗、纸巾、漱口水，并确保隐私 • 按照处方服用止吐药并评估效果 • 保持规定的静脉输液量，当恢复正常饮食时停止输液 • 鼓励在 24h 内口服 2～3L 液体
排泄		
术后无法自主排便的风险 由于血凝块 / 碎片，肾造瘘管可能堵塞	• 患者将在手术后 12h 内排尿 • 保持肾造瘘管通畅，并在手术后 48h 拔除	• 保持准确的体液平衡 • 鼓励在 24 小时内摄入 2～3L 的液体（最初是静脉注射液和口服液） • 观察尿液的颜色和浓度 • 术后第 1 天，根据医生的指示，在腹部 X 线检查后，夹闭肾造瘘管 • 如果夹闭后未出现疼痛，且管道周围无尿液渗漏，则在术后第 2 天拔除肾造瘘管 • 在引流部位涂抹非黏性敷料 • 观察有无过度渗漏
个人清洁		
手术后满足个人卫生需求的潜在问题	卫生需求将得到满足	必要时协助患者，维护尊严，促进独立

可能会感到一些疼痛，导致绞痛不适。可以开具镇痛药让患者带回家。

- 感染风险：预防性使用抗生素，因为大多数结石含有细菌成分，打碎这些会导致尿路感染，并可能导致败血症。完整的抗生素治疗非常重要。如果出现发热和疼痛加剧，应咨询家庭医生。

- 排便：建议患者在 24h 内饮水 2～3L，以帮助冲洗掉结石碎片并清除尿液中的血液。

- 活动：第 2 天就可以恢复正常活动，几天内可以复工。

六、膀胱癌的手术治疗

膀胱癌是最常见的泌尿系统恶性肿瘤之一，约占癌症病例总数的 3%，每年约有 10 187 例新发病例（Anderson，2018）。在工业化社会中，膀胱癌的总体发病率较高，高峰年龄在 65 岁左右。男性的风险高于女性，但近年来女性的发病率有所上升。最常见的类型是移行细胞癌，约占所有恶性肿瘤的 90%，多为乳头状瘤。

与膀胱癌相关的一些问题如下。

- 无痛性血尿。
- 膀胱炎和尿路感染。
- 排尿困难：导致排尿异常。
- 上尿路梗阻：导致肾脏受压。
- 非特定问题：体重减轻、厌食、贫血、发热。

膀胱癌的手术治疗有多种途径，取决于肿瘤的分期和分级。所有确诊患者在治疗过程中都需要支持和安慰，提供有效和可靠的信息非常重要。

（一）经尿道膀胱肿瘤切除术

在浅表疾病中，通过经尿道切除术治疗肿瘤，在全身麻醉或脊髓麻醉下，使用透热疗法切除病变组织并烧灼止血。患者通常会带着导尿管和膀胱冲洗返回病房，膀胱冲洗可以冲洗掉任何多余的出血并保持导管通畅。冲洗通常持续 24h，导管原位保留至少 24h。

1. 经尿道膀胱肿瘤切除术的并发症 护士快速识别手术的并发症极其重要，因为通常是护士的及时处理预防了这些并发症的发生。

术后并发症如下。

- 出血：如果手术中膀胱黏膜内的血管未被灼伤，这可能是中度的。如果出血时间延长，可能需要输血。

- 血凝块致尿潴留：患者会出现膀胱膨胀和耻骨剧烈疼痛，这是由于血凝块阻塞导尿管引起的。挤压引流袋导管通常可以成功地清除血凝块。需要在无菌条件下进行膀胱冲洗以清除血凝块。

- 尿路感染：如果患者有已知的尿路感染，术前使用抗生素非常重要，可以降低术后菌血症或败血症的风险。在对导尿管和冲洗系统管理时，也应遵循降低风险的原则。

2. 经尿道膀胱肿瘤切除术后的患者教育和出院计划 如果可能，出院计划在入院前就应该开始。了解患者的家庭情况和社会环境是很重要的，这样可以合理安排出院。

应在门诊、入院前的预评估诊所或病房向患者提供信息手册。必须强调的是，任何书面信息都不能代替口头建议和讨论，必须花时间来评估其理解程度，并确保患者充分了解手术的过程以及所需的后续护理和疾病管理。

建议如下。

- 活动：要记住这不是一个小手术，许多患者和医疗保健专业人员难以理解，因为没有明显的手术伤口。建议术后 1～2 周内逐渐恢复正常活动。如果患者仍在工作，根据是体力劳动还是久坐的工作，可能需要再进行 2～3 周的恢复。

- 饮水和进食：如果没有医学禁忌证，建议 24h 内摄入 2～3L 的液体，并在出院后持续 2 周。建议高纤维饮食，以避免术后 2 周内因便秘和紧张导致膀胱新出血。

- 性生活：如果患者感觉舒适，可以在术后 2 周恢复。

- 恢复驾驶：应参考个人保险单，因为有些人可能需要比建议的 2 周更长的时间。

如果出现非预期的出血或排尿时有烧灼感，建议患者咨询医生，因为这两种症状都是尿路感染的表现，可能需要抗生素治疗。

患者通常在术后 2 周预约门诊，获得组织学结果。膀胱镜检查通常在初次切除术后 3 个月进行，以监测肿瘤是否复发，也可给予一个疗程的膀胱灌注化疗以减少肿瘤复发。

（二）晚期膀胱癌的手术治疗

对于更晚期的膀胱癌，手术治疗方案如下。

- 膀胱切除术和新膀胱成形术。
- 膀胱切除术和回肠膀胱尿流改道术。

两种类型的手术都适用于不能通过膀胱灌注化疗或经尿道切除术控制的多发性浅表性膀胱肿瘤，以及放疗后的 T_2 或 T_3 期膀胱肿瘤（Blandy，2009）。全膀胱切除术是一种根治性手术，包括切除男性的膀胱、下输尿管、前列腺和尿道。在女性中，膀胱、下输尿管、尿道和生殖器官被切除，也可能需要根治性盆腔淋巴结清扫术。

（三）膀胱切除术和新膀胱成形术

新膀胱成形术包括切除原有的膀胱并用一个新的由肠道构建的膀胱替代。膀胱替代术正变得越来越普遍，虽然它被归类为大手术（Turner，2009）。手术前需要与患者讨论预期结果，因为这种手术有几个术后问题，例如，新膀胱内高压导致输尿管反流和肾组织损伤、尿失禁，以及需要进行间歇性导尿。男性和女性的总体结果都被证明是令人满意的（Mills & Struder，2000；Nayak et al，2018），尽管实施的人数不多，而且大多数成功的案例都在较大的泌尿专科中心。这种形式的重建手术目前在英国更常用于需要干预的先天性异常患者和顽固性尿失禁患者。

（四）膀胱切除术和回肠膀胱尿流改道术

这是为需要膀胱切除术的患者提供转位手术的主要形式，因此对这一患者群体的护理和管理要给予更大的关注。每年大约进行 2000 个"尿路造口术"（Mills & Struder，2000；Nayak et al，2018），术后患者需要佩戴造口袋以收集回肠导管的尿液。

如上所述，切除自体膀胱，将输尿管与游离的回肠袢吻合形成回肠导管。将袢的另一端带到腹腔表面，形成尿路造口。

管理这种根治性手术的患者需要病房护理小组与多学科小组密切合作，特别是造口治疗师。

从一开始患者就应该清楚，由于手术引起的骨盆神经损伤可能会导致许多男性勃起功能障碍，并且男性和女性都可能经历性欲下降，并且在手术后难以达到性高潮。

1. 术前特殊护理 理想情况下，应该在手术前 1 天住院，这样患者就可以安全地为这样大范围的手术做好准备。

（1）心理 / 交流：如果可能的话，应由患者熟悉的临床工作人员接待他们。重要的是，参与患者护理的护士应了解即将到来的手术和内在影响，并能够坦诚、公开地与患者沟通。如果患者同意，患者的重要家人 / 朋友应参与术前讨论，以减轻他们可能产生的恐惧，帮助他们在恢复期及以后提供支持和理解。

造口的形成对患者的生理和心理都有很大的影响。在处理身体形象改变和与性功能相关的变化时，可能会遇到困难。许多医疗保健专业人员可能觉得无法讨论与改变的身体形象和性行为有关的护理，这可能是由于缺乏知识和患者可能感到尴尬（Salter，2010）。造口治疗师的参与对于患者的护理和管理至关重要。

（2）维持环境安全：如果患者在手术前有持续的血尿，可能会导致大量失血和贫血。因此术前可能需要输血。

（3）呼吸：由于手术的性质，手术可能需要 3～4h 甚至更长。麻醉和手术后的恢复通常受患者总体健康状况的影响。麻醉师和理疗师在术前评估时应注意了解现有的呼吸问题。术后即刻可选择机械通气。如果患者吸烟，手术前应该积极劝阻戒烟。

（4）肠道准备：术前肠道准备可能是必要的，因为在手术过程中回肠的一部分会被切除。然而，有人认为，肠道准备不是必需的，甚至可能导致住院时间延长（Shafii et al，2002；Large et al，2012）。在许多医院，选择的方法取决于"外科医生的偏好"。

无论选择哪种方法，都必须保证患者有足够的水分。理想情况下，应进行个体评估，肠道准备应根据个人需要量身定制。

（5）饮食：术前 1 天开始少渣软食，直到排气。手术前 12h 应开始静脉输液，以避免脱水。

2. 造口护理护士的角色 一旦决定手术，造口治疗师将与患者和家人一起参与，因此早期转诊至关重要。造口治疗师的职责包括术前提供合适器具的信息、这些器具的贴片测试和确定造口的位置。皇家护理学院的"临床护理专家：造口护理"（RCN，2009）指出，造口的位置应由参加过相关学术和临床评估造口课程的护士进行。

咨询技巧对于护士与患者、伴侣和其他家庭成员建立融洽的关系非常重要。身体形象和性功能的改变会产生心理影响，造口治疗师应该运用他们的沟通、倾听、评估和提问技巧来探讨这些与造口相关的问题（Vujnovich，2008）。

3. 术后特殊护理 术后，如果一般情况允许，患者会被送回病房 / 高度依赖病房，在术后第 1 天接受一对一护理。患者会有各种各样的管道和引流管。其中包括以下几个方面。

- 用于测量中心静脉压 / 全胃肠外营养喂养的三腔管。
- 外周静脉输液管。
- 硬膜外 / 静脉阿片类药物输注管。
- 输尿管支架。
- 伤口引流管。
- 氧管。

(1) 呼吸：如果输注阿片类药物来控制疼痛，要观察患者是否有呼吸抑制的迹象，这一点尤其重要。遵医嘱给氧。

(2) 维持环境安全：血压、脉搏和中心静脉压记录的监测频率取决于患者的病情。测量并记录伤口引流管的引流量，观察伤口敷料是否有渗血迹象。当引流量很少时，伤口引流管可拔除。输血可能是必要的，取决于患者的失血量和术前的血红蛋白水平。

(3) 疼痛控制 / 交流：只有将疼痛控制在患者可接受的水平，恢复日常生活活动才可以实现。硬膜外镇痛、阿片类药物静脉输注或患者自控镇痛在术后初期最有效。

(4) 排泄：将留置 2 个输尿管支架，它们的功能是固定输尿管 – 回肠吻合口，并使其愈合。支架从吻合口末端伸出，在造口袋中可观察到。支架在适当的位置缝合（可溶解缝线），并留置大约 10 天。准确记录尿量，最初每小时测量一次。除非造口治疗师或泌尿科医生要求，否则不应冲洗输尿管支架。

检查吻合口的存活率应该包括以下几个方面。

- 颜色：吻合口最初可能有瘀伤，但手术后 48h 内应呈红色。
- 温度：吻合口应该是温暖、湿润和柔软的。

一旦情况合适，即患者在情绪和身体上都做好了准备，就应该让患者参与造口的护理。关于造口护理的更多信息可参见第 17 章。

(5) 饮食：通常在术后 1～2 天排气，在排气之前为流质饮食，然后逐渐增加。如果患者有长期肠梗阻或营养状况不良，可以给予肠外营养。

(6) 体温管理：应在麻醉诱导时预防性使用抗生素，并在术后持续一个疗程，以降低感染风险。

4. 并发症 膀胱切除术和回肠膀胱尿流改道术后的并发症分为与腹部大手术相关的并发症和与回肠膀胱手术相关的并发症。

(1) 与腹部大手术相关的并发症：包括肺部感染、出血、伤口感染、长时间肠梗阻、吻合口瘘、伤口破裂、肠梗阻、深静脉血栓、败血病、肺栓塞。

(2) 回肠膀胱手术相关并发症：具体如下。

- 造口坏死：术后暗紫色的吻合口提示血液供应不良，应寻求紧急医疗护理。可能需要手术切除坏疽前肠段。
- 脱垂：如果不能通过手法复位和使用腹部支撑来控制脱垂，则可能需要手术干预来重新修补吻合口。
- 回缩：可能会导致无法控制的渗漏问题，常需要重新修补吻合口。
- 狭窄：吻合口狭窄可导致尿液重吸收、感染和上尿路扩张。可能需要用手指或导管扩张造口，但通常需要手术。
- 皮肤擦伤：这可能是由于对袋子黏合剂或护肤剂的反应，或者反复接触尿液造成的，患者应该意识到在问题变得更难解决之前寻求建议的必要性。

5. 膀胱切除术和回肠膀胱尿流改道术后出院的特殊指导和建议 通常是术后 7 天出院。如果出现并发症，可能需要更长的恢复时间。如果要为患者的康复做出最好的安排，出院计划应在入院时或之前开始。

患者教育和出院指导同腹部大手术。需要提供有关进一步处理尿路造口的具体信息。这些信息通常由造口治疗师提供，他将继续护理患者或在社区安排持续护理。病房里的护士能够强化这些信息并回答患者可能有的任何问题。

具体建议如下。

- 皮肤护理：保持造口周围皮肤的完整性极其重要。如果造口袋不合适，尿液会不断接触皮肤，导致皮肤脱落。为了防止这种情况发生，造口袋开口的尺寸应该与吻合口的尺寸相适应。
- 造口设备：给患者提供关于如何获得更多造

口设备的信息，处方的详细信息发送给家庭医生。

- 尿量：如果尿液中观察到血液，或者尿量减少或停止，则必须立即就医。黏液是从造口自然产生的，每天摄入 2～3L 的液体有助于减少黏液的量。糖尿病患者应该意识到，从吻合口排出的尿液不适合检测，因为糖会被导管吸收（Burch，2013）。
- 活动：应该在几周的时间内逐渐恢复正常活动。如果患者希望继续从事繁重的工作或体育活动，应根据个人情况进行评估。游泳等活动没有限制。
- 驾驶：如果安全带不舒服，可以从汽车配件商店买到缓解压力的辅助工具。
- 身体形象 / 性生活改变：勃起障碍、性欲丧失和与身体形象相关的问题可能会导致严重的痛苦。如有必要，患者可能需要持续的咨询和转诊到适当的机构。
- 随访：患者将在手术后 4～6 周回门诊复查，术后 1 年内每隔 3 个月就诊一次。

七、结论

泌尿外科作为一个专业领域，在过去的 30 年里得到发展，护士在制订和提供适当的护理和管理方案方面发挥了重要作用。随着诊断筛查、微创技术以及在某些情况下根治性治疗方案的技术进步，患者的预后得到了有效改善。泌尿外科领域内专科护理实践的不断进步将使护士在未来 10 年中在新的实践领域中发挥作用，从而更加关注泌尿外科疾病患者的专科护理。

要点总结
- 了解肾脏和下尿路的解剖学和生理学是进行合理检查、诊断和进行相关手术之前必不可少的。
- 本章包括泌尿系统疾病的侵入性和非侵入性治疗，包括新技术和设备。
- 需要敏感的护理，特别是在处理膀胱切除术等手术带来的身体形象和性功能的影响时。

Ashleigh Ward　著　　刘雨晨　译

主要目标

- 概述男性生殖系统的解剖学和生理学。
- 描述前列腺、阴茎和阴囊手术患者的术前和术后护理。
- 阐述前列腺、阴茎和阴囊手术后的出院指导。
- 对外科手术产生的心理影响有更深入的了解。

需要思考的问题

- 男性生殖系统手术对男性性功能会产生怎样的影响？
- 前列腺的作用和功能是什么？
- 哪些激素会影响男性生殖系统？

一、概述

本章论述了男性生殖系统特定情况下的护理、管理和治疗。我们将讨论与这些特殊情况相关的护理，包括男性在处理性行为和发生身体形象改变时的心理需求，以及对这一目标群体进行敏感和同理心管理的需求。

本章将介绍男性泌尿生殖系统的四个主要结构的手术。

- 附属腺体，特别是前列腺。
- 睾丸和相关的导管。
- 阴茎。
- 尿道。

表 19-1 列出了每种手术每个结构的常见术前检查。

值得注意的是，有些女性可能生来就具有男性的生理结构，因此男性和女性都可以进行男性生殖系统手术。然而，关于女性患者术前和术后需求的研究有限。

二、前列腺术后患者的护理

（一）前列腺的解剖学和生理学

前列腺围绕着尿道，在膀胱颈的下方。前列腺的大小有很大差异，它在青春期增大，成人前列腺大约 15g。它的形状为环形，直径约 3cm。前列腺的外部（外侧和后部）由腺体组织组成，内部（前列腺的中间部分）由黏膜腺体组成。前列腺被外层纤维囊包裹。

腺体产生乳白色的弱酸性分泌物，其中含有酶（如酸性磷酸酯、透明质酸酶和纤维蛋白溶酶）和许多其他成分［如柠檬酸盐、钙和前列腺特异性抗原（prostate-specific antigen，PSA）］，约占射精量的 10%～20%，被认为有助于中和阴道的酸性并刺激精子的流动性（Abourmarzouk，2019；Olmsted et al，

表 19-1　与男性生殖系统手术干预相关的常见检查

手术干预	检　查
经尿道前列腺切除术	• 血液检测 　– 血型和 2 单位的交叉配血 　– 尿素和电解质检测 　– 全血细胞计数 　– 前列腺特异性抗原 • 直肠指检 • 尿流率 • 中段尿标本 • 心电图 • 胸部 X 线 • 泌尿系统超声检查
根治性前列腺切除术（开放、腹腔镜或机器人辅助腹腔镜手术）	同上
尿道整形术	• 血液检测 　– 血型和 2 单位的交叉配血 　– 尿素和电解质检测 　– 全血细胞计数 • 尿流率 • 中段尿标本 • 膀胱尿道镜检查 • 尿道造影
尿失禁的阴茎手术	• 血液检测 　– 血糖测定 　– 激素水平：睾酮素、卵泡刺激素、黄体生成素 • 多普勒超声检查 • 海绵体造影
阴囊手术包括输精管切除术、血管吻合术和怀疑睾丸扭转的探查术	• 精液分析 • 提示扭转则行阴囊超声检查

2000），它也被认为是精液特有气味的原因。前列腺依赖足够水平的循环睾酮来有效地发挥作用。

前列腺常发生良性增生性改变，从而导致尿路梗阻。这种现象发生的确切科学原理尚不清楚，衰老过程中激素水平的变化被认为是造成这种现象的原因之一。

（二）前列腺癌的病理生理学和流行病学

在发达国家，前列腺癌发病率的增加速度比大多数其他癌症都快（Ferlay et al，2015），但这被认为是由于诊断技术的发展，而不是患前列腺癌可能性的真正增加（Moller et al，2007；Mistry et al，2011）。由于受 PSA 检测的影响，发病率趋势是不可

预测的（Moller et al，2007；Mistry et al，2011；Ferlay et al，2015）。然而，人们一致认为，发病率将继续增加。

有许多风险因素被认为会增加患前列腺癌的风险，包括种族、年龄、遗传倾向和富裕程度。

尽管种族是公认的前列腺癌的风险因素（Leijmann & Rohrmann，2012；MoJet et al，2015），但迁移研究也表明，当低风险人群迁移到高风险国家时，前列腺癌发病率会增加（Brawley et al，2007；Giovannucci et al，2007；Whittemore et al，1995），指出了健康文化和行为在 PSA 检测和后续诊断中的作用。

由于癌症的发展是细胞内基因变化的累积结果，年龄也被认为是前列腺癌的最大风险因素（Leitzmann & Rohrmann，2012）。然而，PSA 检测的引入导致前列腺癌在诊断时年龄和分期逐渐降低（Shafique & Morrison，2013；EAU guidelines，2019）。

与其他癌症不同，生活富裕与前列腺癌的高风险有关（Dutta et al，2005；Shafique et al，2012）。这其中的原因尚不清楚，但可以推测生活水平更高的人对前列腺癌和 PSA 检测的认知更高，因此被诊断的可能性更大。

目前，英国实行的是机会性筛查方案，Mottet 等（2015）将其定义为由患者或医生发起的个体前列腺癌病例的发现。

（三）前列腺泌尿系统的检查和评估

众所周知前列腺癌是无症状的（Forbat et al，2012），良性前列腺增生通常伴有一系列与前列腺肥大引起的排尿障碍相关的症状。

前列腺梗阻的体征和症状如下。

• 尿频：需要经常排尿，通常超过每天 10 次以上。
• 夜尿症：夜间醒来排尿，通常超过 2 次。
• 尿急：突然有强烈的排尿欲望。
• 尿流不畅：清晨往往更严重，可能需要用力才能排尿。
• 延迟排尿：虽然有排尿的欲望，但会出现延迟排尿的情况。
• 尿路感染：膀胱梗阻导致残余尿液无法排出，增加感染的风险。
• 尿痛：排尿时疼痛，这可能是感染引起的。
• 尿失禁：由于膀胱过度膨胀而发生，导致充溢

性尿失禁。

- 急性尿潴留。

症状的严重程度可使用国际前列腺症状评分（International Prostate Symptom Score，IPSS）进行评估和评价，该评分由 7 个与症状严重程度有关的问题组成（图 19-1）。另一个问题是关于症状的影响程度。最高得分是 35 分，低于 20 分被视为严重。前列腺的直肠指检将提供关于前列腺的大小、一致性和解剖范围的有用信息。还应进行腹部检查，充盈的膀胱也可能提示慢性尿潴留。

随着男性年龄的增长，前列腺会自然增大。一般来说，血液中的 PSA 水平与前列腺的大小相关（尽管一些事件可能导致 PSA 暂时性的升高，如近期射精、泌尿道感染和骑自行车）。因此，PSA 检测也被作为诊断有症状的男性良性前列腺增生的第一步。良性前列腺增生是前列腺随着年龄增长自然增大的

结果，进而产生一系列症状。因此，当一个人 PSA 水平异常时，临床医生应该同时考虑良性前列腺增生和前列腺癌。由于良性前列腺增生通常在社区和家庭等初级保健中进行管理，因此对其流行病学的了解非常少。

由于 PSA 检测可以提示前列腺大小，因此 PSA 检测可以为调查提供一个适当的起点（Mottet et al，2015；Gravas et al，2018）。PSA 检测不是一种癌症特异性检测。随着男性年龄的增长，前列腺会自然增大。血液中的 PSA 水平通常与前列腺的大小相关。然而，PSA 检测是有争议的，因为它被广泛认为是前列腺癌发病率和患病率增加的原因（Mottet et al，2015；Mistry et al，2011；Moller et al，2007；Brewster et al，2000），并与前列腺活检的并发症（Loeb et al，2013）和生活质量的降低（Heijnsdijk et al，2012）有关，并且一些研究中没有显示生存获益

在过去 1 个月您是否有以下症状？	无	在 5 次中					症状评分
		少于一次	少于半数	大约半数	多于半数	几乎每次	
1. 排空 是否经常有尿不尽感?	0	1	2	3	4	5	
2. 频率 两次排尿间隔是否经常小于 2h？	0	1	2	3	4	5	
3. 间歇性 是否曾经有间断性排尿？	0	1	2	3	4	5	
4. 紧迫性 是否经常有憋尿困难？	0	1	2	3	4	5	
5. 尿流细弱 是否有尿线变细现象？	0	1	2	3	4	5	
6. 用力 是否需要用力或使劲才能开始排尿？	0	1	2	3	4	5	
7. 夜尿症 从入睡到早晨起床一般需要起床排尿几次？	0	1	2	3	4	5+	
IPSS 总计							
	高兴	满意	基本满意	还可以	不太满意	烦恼	糟糕
泌尿系统症状对生活质量的影响 如果伴随着现在这样的泌尿状况度过余生，你会怎样想？	0	1	2	3	4	5	6

▲ 图 19-1　国际前列腺症状评分记录表

（Ilic et al, 2013）。

此外，一些前列腺癌活检的方法准确度较低。12 种核心活检技术的准确率只有 43%（Serefoglu et al, 2013）。虽然靶向活检有可能提高准确性（Siddiqui et al, 2015），但采用靶向活检仍可能导致 1/3 的前列腺癌未得到诊断。

（四）良性前列腺增生的治疗

在大多数情况下，良性前列腺增生可以通过药物来控制，即 α_1 肾上腺素受体拮抗药或 5α 还原酶抑制药。这些药物可以单独使用或联合使用来缓解症状。在症状持续加重、药物治疗无效或患者生活质量下降时，需要进行外科治疗。经尿道前列腺切除术（transurethral resection of the prostate，TURP）是公认的治疗方法，如今，需要进行根治性前列腺切除术的男性非常少。

经尿道前列腺电切术是在全身麻醉或脊髓麻醉下进行的，在经尿道手术前进行膀胱镜检查，以便直接观察膀胱并发现异常情况。采用传统方法，使用切割环将前列腺的阻塞部分与膀胱颈部一起切除，用电刀控制出血，切除膀胱颈会导致逆行射精。TURP 是一项具有挑战性的手术，由熟练且有能力的泌尿外科医生进行，通常是安全的。此外，关于何时进行开放的 TURP 仍存在争议。近年来，UroLift 等技术进步使 TURP 发生了巨大变化（Gravas et al, 2018）。例如，UroLift 包括将前列腺缝合或植入使其远离尿道（UroLift，2019）。由于这被归类为微创手术，前列腺增生的外科治疗现在正朝着日间手术的方向发展，随着技术融入临床实践，护士可能会选择使用新手术方法。然而，这些新方法只适用于前列腺重量小于 100g 的患者，超过这个重量，就需要传统的 TURP。

（五）前列腺癌的治疗

符合条件的患者可以选择任何治疗方案，包括在适当的情况下进行主动监测。引入主动监测是为了最大限度地减少 PSA 筛查方案造成的男性过度治疗（Mottet et al, 2015）。在不需要治疗的情况下，男性最终会采取姑息性疗法，他们可以从一系列非手术治疗中获益。虽然主动监测是为了防止过度治疗，但反复的血液检查和活检意味着主动监测本身就是一种过度治疗。

目前有 3 种方法可用于治疗前列腺癌，即根治性前列腺切除术、传统放射疗法和近距离放射疗法。然而，近距离放射疗法目前只被推荐用于低级别前列腺癌的治疗（Mottet et al, 2015）。

手术是治疗前列腺癌的传统方法。在英国，进行根治性前列腺切除术的外科技术差异很大，一些地区仍以开放式前列腺切除术为标准。然而，英国所有地区都致力于使用达芬奇技术进行机器人辅助腹腔镜前列腺切除术（robot-assisted laparoscopic prostatectomy，RALP），这在国际上被认为是治疗的金标准。

体外放射治疗（external beam radiation therapy，EBRT）和立体定向放射治疗（stereotactic ablative radiotherapy，SABR）是传统放射治疗的演变。整个苏格兰都在使用体外放射治疗技术，不过一些健康委员会目前正在试验立体定向放射治疗技术。目前完成放射治疗需要 8 周，然而评估放射治疗能否在 2 周完成的试验正在进行。尽管放疗一直是治疗前列腺癌一种可行的治疗方法，但在过去的 10~15 年中，技术的进步已经使放疗与手术处于同等重要的地位。

在过去的很多年里，睾丸切除术是一种外科去势手术，是晚期前列腺癌男性患者的常规治疗。尽管近年来由于激素疗法的改进和化疗在前列腺癌治疗中的出现，这种方法并不普及，但这种治疗方法仍应提供给需要的患者。

（六）前列腺术后的护理

技术的进步给患者的术后护理带来了实质性的变化。例如，前列腺增生的手术干预现在可以作为日间病例完成，RALP 大大缩短了住院时间，减少了手术带来的并发症及不良反应。

表 19-2 和表 19-3 中的护理计划概述了前列腺手术的患者术前和术后护理的特殊注意事项。

前列腺手术后，明确尿管的留置时间，应与当地指南相符，因为留置时间在不同的护理机构中可能会有所不同。在任何手术前，需要讨论出现勃起功能障碍的可能性，这种咨询通常由临床护理专家或性治疗师进行。心理支持对所有术前和术后患者都很重要，但对于接受主动监测的男性来说至关重要。

（七）经尿道前列腺切除术的并发症

护士要了解前列腺手术的并发症是极其重要的，

表 19-2　前列腺手术患者的术前护理计划

问　题	预期的结果	实践 / 理论
沟通		
因医院和即将发生的手术产生的潜在焦虑	患者能够表达焦虑和恐惧并感到安全并了解手术	讨论术前护理和期望的术后护理
		提供一个轻松的环境让患者能表达他的焦虑并询问问题
		提供信息，如果需要可使用图表（Hayward，1975）
		确保用药前得到知情同意
		提供有助于安静睡眠的环境
呼吸、饮食		
潜在呼吸问题 • 无意识时误吸胃内容物 • 潜在的呼吸系统疾病	不误吸胃内容物	报告患者可能经历的所有呼吸问题
	呼吸系统问题不会加重	理疗师指导进行深呼吸训练
		全身麻醉术前禁食 6h、禁饮 2h 或与当地指南一致
活动		
减少活动可能导致循环问题和增加发生压疮的风险	在条件允许的情况下活动，将深静脉血栓和压疮的风险降到最低	进行压疮风险评估
		根据每个地区的政策进行活动风险评估
		在术前鼓励活动
		理疗师指导腿部功能锻炼
		合适的情况下为患者测量并配备抗血栓袜
控制体温		
潜在的术后感染，如尿潴留	体温在 35.5～37.5℃	术前记录体温，超过正常值则报告
	如果出现感染早期发现早期处理	如果试纸上出现硝酸盐则进行尿液分析，获取中段尿
		遵医嘱预防性使用抗生素
		提前泡澡或淋浴
		提供清洁的手术服和床单位
排便		
有失禁的风险：因无意识时缺少肌肉的自主控制	患者麻醉时保持自控力	保证患者在术后 24h 内有肠蠕动
		在去手术室或肌内给药前给患者排便的机会
保持安全的环境		
在镇静或无意识时对个人安全负责	患者安全不会被损害	确保以下几点 • 身份识别带佩戴正确 • 患者同意书已签字 • 结婚戒指用胶带缠好 • 取下假体，如假牙、隐形眼镜 • 记录生命体征和体重 • 记录过敏史 • 提供患者的病历、血检结果、X 线和护理记录 • 患者在手术中单上体位正确

表 19-3 前列腺手术患者的术后护理计划

问 题	预期的结果	实践 / 理论
呼吸		
呼吸问题的潜在风险：因麻醉 / 手术干预	患者呼吸道通畅	取合适体位保持患者呼吸道通畅
	早期检测有无肺通气不足	每 0.5～1 小时观察和记录患者的呼吸频率，根据患者情况减少观察频率
		遵医嘱给氧
		如果患者是脊髓麻醉，遵照麻醉师关于体位的要求，即患者平卧的时间
		鼓励深呼吸锻炼
保持安全的环境		
确保术后自身安全	保持患者安全	每 0.5～1 小时观察记录患者的心率、血压，根据患者情况减少观察频率
休克和出血的潜在风险：因失血	早期发现休克 / 出血的迹象	如果血压和心率不在正常范围及时报告责任护士 / 医生
		观察尿液的颜色和黏稠度，判断是否有失血或血凝块
		遵医嘱输血并遵从当地规范
		报告患者末梢的颜色和反应的变化
沟通		
疼痛和不适的潜在风险：因手术干预和留置导尿管	疼痛 / 不适控制在患者可接受范围	用语言或非语言沟通评估患者经历的不适 / 疼痛的程度
		患者取舒适体位
		保持尿管通畅，观察尿液引流
		固定导尿管防止牵拉
		遵医嘱给予镇痛药并评估效果
控制体温		
在术后立刻保持体温的潜在困难	体温在 35.5～37.5℃	每小时监测体温，根据患者情况减少频率
潜在感染：因手术干预和留置导尿管	当感染出现早期发现和治疗	观察尿液感染的指征，即注意颜色、性质和气味
		观察静脉穿刺点感染的指征；注意有无不适、红肿和渗液
		指导患者用肥皂水或清水清洁私处，每日 2 次
		遵医嘱给予抗生素
饮食		
恶心和呕吐的潜在风险：由于麻醉	患者不觉恶心和未发生呕吐	观察患者恶心的指征
		遵医嘱使用止吐药并观察效果
术后脱水的潜在风险		遵医嘱监测静脉补液
		在完全清醒时（如一般情况允许）开始口服补液并在可忍受情况下逐渐增加
		当 24h 内口服摄入达到 2L 且可进食时不继续静脉补液
排泄		
术后血凝块潴留的潜在风险	尿道导管保持通畅	维持精确的液体平衡

（续表）

问　题	预期的结果	实践 / 理论
在尿管拔除后有排尿无力的风险	患者在拔除尿管 12h 内排尿	保持膀胱冲洗，根据尿液颜色调整速率
潜在的无法正常排泄	拔除尿管之前患者能正常排泄	在尿液中失血减少的第一天停止膀胱冲洗
		观察尿液的颜色和黏稠度，如果出现血凝块潴留，遵循当地规范用无菌技术进行膀胱冲洗
		确保患者没有用力排便
		遵医嘱使用通便药并评估效果
		遵医嘱和流程规范拔除尿管
		指导患者用尿壶接小便并精确记录尿量
个人卫生		
清洁需要的潜在问题	在可接受层面满足患者的清洁需求	需要时协助，保持尊重并提高独立性
		指导患者如何用一次性湿巾、肥皂和水进行导尿管冲洗
活动		
术后活动受限潜在并发症，如压疮、胸腔感染及深静脉血栓	活动的独立性将达到患者可接受的水平	使用公认的评估工具来评估压疮风险
		必要时使用辅助工具
		协助患者提高独立性
		如有需要，提供抗深静脉血栓的长袜并嘱患者穿戴
		加强物理治疗师所教的深呼吸训练

因为通常情况下护士的及时干预可以阻止更严重甚至危及生命的情况出现。Ahyai 等（2010）对这些并发症进行了综述，并简要总结如下。

1. 经尿道前列腺电切术或经尿道前列腺电切术综合征　一种潜在的致命综合征，由冲洗液（通常为 2000ml 或以上）的吸收引起，可导致精神混乱、呼吸困难、心律失常、低血压和癫痫发作等症状。治疗包括通过使用利尿药消除循环中多余的水，或在严重情况下，使用高渗盐水溶液消除循环中多余的水（Demirel et al，2012）。

2. 术后出血　这可能会很严重，因为前列腺血管非常发达。需要注意的是，输血必须容易获得。

3. 尿凝块潴留　应鼓励患者在术后至少 3 周内增加液体摄入（Olapade-Olaopa et al，1998）。如果有凝块滞留的问题，应酌情使用冲洗（Scholtes，2002）或内镜下（Lynch et al，2010）清除凝块，不应使用传统的凝块清除方法，如"挤"导管。

4. 尿路感染　术后应考虑预防性使用抗生素，以降低术后菌血症或败血症的风险。

5. 深静脉血栓形成和肺栓塞　这些是骨盆手术后的潜在并发症，但在接受经尿道前列腺电切术的患者中经常被忽视。

6. 不孕症　膀胱颈切除术 / 前列腺切除术可导致逆行射精，精液进入膀胱，而不是通过远端尿道向下射精。手术后，患者可能会经历无射精高潮。这并不意味着这个患者不能生育，而是他们需要额外的支持来受孕。

7. 失禁　这是由于外括约肌损伤引起的，如果情况严重，可能需要额外的手术干预。

（八）患者教育和出院计划

出院计划应在入院前开始制定，尽管这并非在所有情况均可行，如急性尿潴留患者。如果要做出最好的出院计划安排，讨论患者的家庭情况和社会环境是很重要的。

在大多数外科病房和科室，需要手术的患者可以得到信息手册。必须强调的是，除了口头指导和讨论之外，还应提供书面资料，因为护士必须花时间来评估患者的理解情况并确保获得知情同意。NMC（2018）要求护士和护士助理与接受护理的人合作，帮助他们在需要时获得相关的保健、社会护理、信息和支持。

应就以下方面提供建议。

- 活动：重要的是要记住，前列腺手术主要是一种外科干预，患者和医疗保健专业人员往往难以理解这一事实，因为他们不会总是看到伤口。建议在 2～3 周内逐渐恢复正常活动。如果患者仍在工作，根据是体力劳动还是静坐工作，可能还需要 2～3 周的恢复时间。
- 液体和饮食：在没有医学禁忌的情况下，在手术后的 2～3 周内，应鼓励患者每天的液体摄入略高于正常水平，最高可达 3L。这将有助于前列腺窝的伤口愈合，也可清除尿液中存在的血液。尿中带血 10 天左右并不罕见，这将随着液体的流出和愈合时间延长而消失。建议高纤维饮食，以避免便秘和排便时的紧张，因为这可能导致前列腺窝的新鲜出血。
- 盆底锻炼：应指导有助于增强盆底肌功能的不同类型的锻炼。可以使用相关的表格，一些患者也可能会被转诊给理疗师。
- 性行为：手术后 2 周可以恢复射精活动。需要强调的是，逆行射精不是一种可靠的避孕方式，必要时应使用替代方法。还应该注意的是，这种手术有很高的勃起功能障碍的风险，不过，像机器人手术和 UroLift 这样的新手术正在减少这种风险。
- 恢复驾驶：应咨询个人保险政策，因为有些人可能需要比建议的 2 周更长的禁驾时间。

如果出现意外的血尿或排尿困难，应建议患者咨询他们的执业护士或家庭医生，因为这两种情况都可能表明存在尿路感染，尽管一些医疗保健组织按照标准会为前列腺手术开出预防性抗生素。通常也会提供 4～6 周的门诊预约，会要求患者进行尿流率检查，以评估手术对患者尿流改善的效果。由于前列腺增生患者的前列腺再生，接受 TURP、UroLift 或类似手术的患者可能需要第二次手术。对于接受 UroLift 的患者来说，大约 1/10 的患者会出现这种情况，通常患者会重复行 UroLift。

对于接受根治性前列腺切除术或耻骨后前列腺切除术（良性前列腺增生的开放手术治疗）的患者，需要对腹部伤口进行额外的护理。患者通常需要额外的镇痛药来防止因活动受限而产生的问题。在术后第 1 天可恢复饮水和进食。观察伤口是否有感染迹象，只有在 24h 内出现极少引流时，才能移除伤口引流，患者住院时间可能会延长，是腹腔镜根治性前列腺切除术或 TURP 患者的 2 倍。

三、阴囊手术后患者的护理

（一）睾丸和相关管道的解剖学和生理学

睾丸是男性的性腺，有以下 2 种功能。

- 产生雄性激素，即男性激素（睾酮）。
- 产生雄性生殖细胞（精子）。

成对的睾丸位于阴囊内，中间的隔膜将两个隔室分开。阴囊悬在体外，在阴茎下方。睾丸由精索悬吊在阴囊内，血液、神经供应和精子的排出都通过这个结构。动脉供血经睾丸动脉，引流经睾丸静脉。睾丸被两层结缔组织包围，即白膜和鞘膜，它们有助于保护睾丸免受损伤，并在运动时起到缓冲作用。

睾丸内有两种不同的细胞类型。

- 支持细胞：负责产生精子，存在于睾丸的生精小管中。
- 睾丸间质细胞：在生精小管之间的间质组织中，负责产生睾酮。

每个睾丸的小管和导管汇聚在腺体的后部，形成附睾，精子在附睾中储存和成熟。附睾是一个长约 6m 的螺旋管，分为头部、体部和尾部。附睾头接收来自睾丸的精子，储存在体部和尾部。附睾在尾部附近扩张，成为输精管。

输精管是一个大约 45cm 长的小肌肉管，始于阴囊，穿过腹股沟管进入盆腔，结束于精囊导管内，形成射精管。射精管在精阜的两侧通向尿道，是一种凸起的结构，位于前列腺尿道的后壁。两个精囊位于膀胱底部，前列腺后面，长 5～7cm。精囊分泌的精液黏稠、碱性，呈淡黄色，含有营养物质和酶。这种液体被认为有助于精子运动，约占射精量的 60%。

（二）阴囊和睾丸疾病的病理生理学

阴囊疾病包括精索静脉曲张、鞘膜积液、睾丸扭转和睾丸癌。

1. 精索静脉曲张 精索静脉曲张的形成是蔓状静脉回流不畅，局部静脉扩张，迂回导致（Masson & Brannigan，2014）。最常见于左侧，可能是由于左侧睾丸静脉末端瓣膜功能不全或缺失所致。精索静脉曲张也可能是肾脏或腹膜后肿瘤引起的静脉阻塞造成的。

2. 鞘膜积液 鞘膜积液是睾丸外层鞘膜中积液。在许多病例中，病因尚不清楚，尽管它可能继发于创伤、感染和肿瘤。在大多数情况下，患者是无症状的，但对于一些患者来说，鞘膜积液可能会肿大，导致阴囊拖曳疼痛和不适。肿胀的大小也会让患者感到尴尬。

3. 睾丸扭转 虽然睾丸扭转可以在任何年龄被诊断，但通常在年轻男性中更常见（Somani et al，2010）。它是由睾丸的过度活动引起的，使其在肠系膜上扭转并影响血液供应。如果治疗延迟，可能导致睾丸梗死。

4. 睾丸癌 这是年轻成年男性最常见的肿瘤（Park et al，2018），最常见的症状是睾丸肿块或肿胀（Wise，2018），发病率持续稳步上升。由于大多数睾丸肿瘤易于转移扩散，除了手术干预外，通常还建议进行放疗和化疗。

（三）阴囊和睾丸状况的泌尿学评估和检查

大多数阴囊或睾丸的情况是明显可见的或在手法操作后是明显的。然而，下文提供了关于可能不可见的睾丸的评估和检查的更多信息。

1. 精索静脉曲张 这种感觉通常被描述为阴囊中有"一袋虫子"，当患者站立检查时可感觉到。接受不孕症检查的男性必须排除精索静脉曲张。精索静脉曲张导致不孕的原因是由于温度升高，精子生成不良（Masson & Brannigan，2014）。其他体征和症状包括阴囊拖拽感、不适、疼痛和阴囊肿胀。

2. 睾丸扭转 在确诊前睾丸扭转应一直保持怀疑态度。其体征和症状包括阴囊突发急性疼痛、下腹部或腹股沟隐痛、睾丸触痛和（或）阴囊发红、肿胀和水肿。

3. 睾丸癌 鼓励男性和男孩每月检查他们的睾丸，以识别异常的肿块，一些国家和慈善机构发起了运动去鼓励男性在手淫或性接触时检查。如果发现异常肿块，应进行活检以证实是否为癌症。

（四）阴囊和睾丸疾病的治疗

阴囊疾病的治疗包括精索静脉曲张结扎术和鞘膜积液切除术。

- 精索静脉曲张结扎术：仅在出现症状时才建议。手术干预包括结扎除腹股沟管外的所有静脉，手术可以在局部或全身麻醉下进行。
- 鞘膜积液切除术：最初鞘膜积液在门诊通过使用套管针和套管抽吸液体进行治疗。然而，液体通常会再次积聚，需要手术切除鞘膜积液囊。

对于涉及睾丸的情况，通常需要睾丸固定术和睾丸切除术。

- 睾丸固定术：在怀疑睾丸扭转的情况下，通过手术切口进行手术探查以评估睾丸的生存能力，如果可行，即行睾丸固定术。睾丸固定术是用缝线将睾丸固定在阴囊壁上。在手术过程中，如果有扭转的危险，应该检查另一个睾丸，也应对这个睾丸进行睾丸固定术。
- 睾丸切除术：在怀疑睾丸扭转的情况下，通过手术切口进行手术探查，可以评估睾丸的生存能力，如果发现睾丸梗死，则将其切除。睾丸切除术也是睾丸癌的推荐治疗方法。此外，睾丸切除术曾用于治疗晚期前列腺癌。尽管由于激素疗法和化疗在晚期前列腺癌治疗中的出现，这种疗法不再被普遍推荐，但许多医疗保健专业人士认为，这仍可以作为患者的一种外科治疗选择。

虽然严格来说，输精管结扎术不是阴囊或睾丸疾病的治疗方法，但需要借此机会指出的是输精管结扎术和输精管吻合术是涉及阴囊和睾丸最常见的手术干预。

- 输精管结扎术：输精管结扎术不是阴囊疾病的治疗方法，而是用于男性绝育。输精管结扎术通常在局部麻醉下进行。在阴囊做一个切口。定位输精管，将附睾末端约 1cm 处的输精管取出，然后将其翻转并结扎以防止重新连接。
- 输精管吻合术：输精管吻合术是输精管结扎术的逆转手术，应在全身麻醉下进行。在阴囊或下腹部做一个切口，定位输精管的末端并重新吻合。输精管吻合术很少见，通常伴随着重大的生活变化。男性应该注意，输精管吻合术并不能保证恢复生育能力。Dickey 等（2015）对输精管吻合术的发展进行了全面综述。

（五）术后护理、并发症、患者教育和出院计划

阴囊手术后的护理与阴茎手术后的护理相似。更多信息请参阅本章下文。

除此之外，接受输精管结扎术的患者需要具体的生育建议。输精管结扎术之前，所有相关方需充分理解输精管结扎术被视为是一种永久性的避孕方式，许多地方要求患者及其伴侣在手术前签署同意书。输精管结扎术后，建议使用其他避孕措施，直到精液分析证实手术成功。

此外，对于接受睾丸切除术的患者来说，应该让他们理解这将影响他们的生育能力。

四、阴茎手术后患者的护理

（一）阴茎的解剖和生理

阴茎是一个细长的器官，由 3 个海绵状圆柱体组成——两个背部的阴茎海绵体和一个围绕尿道的海绵体。海绵体充当血液的储存库，被 Buck 筋膜（一层坚韧的结缔组织）包围。扩大的阴茎头被称为龟头，尿道开口在其末端。龟头被包皮覆盖，包皮在包皮环切术中被切除。

当骶骨副交感神经的活动增加，导致小动脉血管扩张和阴茎背静脉收缩时，就会发生阴茎勃起。阴茎海绵体和尿道海绵体充血，阴茎勃起。射精时勃起消除，阴茎恢复松弛状态。

上述所有结构都是活精子产生和运输的关键。射精时，产生大约 3ml 的精液，其中大约含有 2 亿个精子。精子从产生到完成大约需要 74 天。

（二）阴茎疾病的病理生理学和流行病学

提高对阴茎疾病的认识很重要，这样男性就不会经历不必要的健康问题，当今社会，我们越来越意识到这些状况对男性生活质量有巨大影响。

1. 勃起功能障碍 勃起功能障碍是一种常见的疾病，尤其是随着年龄的增长，持续或反复无法实现或维持性活动的勃起（Bella et al，2015）。其他风险因素包括糖尿病、血管疾病、帕金森病、多发性硬化症、骨盆手术、酒精、抗高血压药物、焦虑和压力。

2. 阴茎异常勃起 阴茎异常勃起被定义为持续疼痛的勃起，与性欲无关。阴茎海绵体由于静脉充血而充血，龟头和尿道海绵体仍然松弛。这种情况通常非常痛苦，对患者来说是可怕的。阴茎异常勃起是一种泌尿外科急症，因为治疗延迟会增加勃起功能障碍和阴茎坏死的风险。通常病因不明，但危险因素包括镰状细胞病、白血病、阴茎肿瘤导致阻塞、使用大麻、抗高血压药和抗凝药等药物以及一些勃起功能障碍的治疗。

3. 包茎 包茎是一个术语，指的是阴茎龟头上的包皮无法收缩。这种情况通常在患者主诉勃起疼痛时才会被发现。患者还可能出现龟头炎，即包皮发炎，这通常是不注意卫生造成的。如果包茎无法逆转，患者可能需要行包皮环切术。

4. 嵌顿包茎 嵌顿包茎发生时包皮缩回到龟头上，不能再向前拉，导致龟头和包皮肿胀。这种情况通常发生在性交、自慰、导尿或医疗干预（如膀胱镜检查或 TURP）之后。患者应意识到这一潜在问题，并确保包皮保持在向前的位置。早期诊断的嵌顿包茎通常可以保守治疗，用温和的压迫来减少水肿，并用麻醉凝胶处理包皮。如果失败了，手术干预将是必要的，通常会进行包皮环切术。

5. Peyronie 病 纤维组织斑块形成于阴茎海绵体的鞘中，附着在 Buck 筋膜上（Nehra et al，2015），这导致勃起时阴茎弯曲，患者在性交过程中可能会感到疼痛和难以插入。这种情况的病因尚不清楚，不过，它可能与腹膜后纤维化和掌腱膜挛缩有关。

6. 阴茎癌 大多数阴茎癌发生在龟头的包皮下。因此，包皮环切术被认为是一种预防或保护措施，尽管癌症可能发生在阴茎的任何部位。由于大多数肿瘤的表面性质，那些早期诊断的肿瘤通常可以成功治疗。在英国，每年只有不到 700 名男性被诊断为阴茎癌，尽管这一数字在稳步上升。在这些人中，每年大约有 20% 的人死于癌症。阴茎癌的危险因素包括人乳头瘤病毒（human papilloma virus，HPV）、有包皮、60 岁或以上、包茎，不良的个人卫生、多性伴侣、吸烟或使用烟草制品。因此，人们认为大多数阴茎癌是可以预防的。

（三）泌尿系统评估和检查

大多数阴茎的状况是肉眼可见的，因此在大多数情况下只需要进行很少的检查。如果怀疑是阴茎癌，应该进行活检来确诊。

由于勃起功能障碍的危险因素很多，需要进一步的评估和检查。如果怀疑是心理原因，应考虑夜间阴茎膨胀检查。这包括将阴茎测量仪连接到阴茎上，并与电脑相连，以监测在快速眼球运动睡眠期间自然发生的夜间勃起。一般来说，这要在几个晚上进行，患者可能需要住院。如果怀疑是生理原因，应考虑血液检查、多普勒超声测量阴茎血流和海绵体造影来识别勃起畸形。血液检查应测量睾酮、促卵泡激素和黄体生成素水平，以排除激素失衡。此外，血糖监测也会被用来排除糖尿病。

（四）治疗

阴茎疾病的治疗在很大程度上是因病情而异的，尽管有些情况可能需要多种治疗。

- PDE-5 抑制药：无论原因如何，只要没有禁忌证，所有患有勃起功能障碍的男性都应服用 PDE-5 抑制药，如西地那非。

- 性心理咨询：对于心理原因导致的勃起功能障碍的患者，这是特别推荐的。

- 生活方式建议：这也应该提供给勃起功能障碍患者，以改善健康，从而减少致病因素，如不良饮食和锻炼。

- 勃起功能障碍的其他治疗方法：其他推荐的治疗方法变化很快，应参考最新的欧洲泌尿外科学会（European Association of Urology，EAU）男性性功能障碍指南（Hajimouratidis et al，2019），并考虑患者的偏好。

- 分流术：治疗阴茎异常勃起的初始干预措施包括在镇静状态下将大口径套管插入海绵体，用盐水冲洗掉血凝块。如果不成功，则使用血管收缩药和抽吸相结合的方法。如果仍然不成功，泌尿外科医生将通过外科手术进行"分流"，建立静脉旁路让血流流出。大隐静脉分离并与海绵体吻合，这可能会导致永久性勃起功能障碍，患者必须在手术前充分了解这一点。

- 包皮环切术：这是一种切除包皮的外科手术，用于治疗龟头炎、包茎和包皮过长（图 19-2）。出于宗教和仪式信仰，这种手术也常在男婴身上进行。具体的并发症包括由于手术接近背静脉和系带动脉而导致的出血、术后勃起疼痛（应使用镇痛药来治疗）和水肿，这些可以通过使用支持性内衣来缓解或预防。

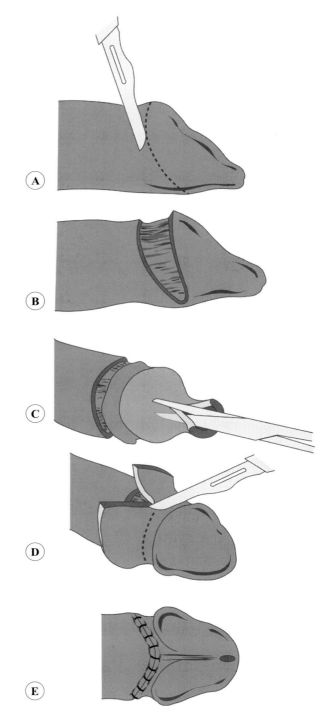

▲ 图 19-2　包皮环切术

经 Blackwell Science Ltd. 许可转载，引自 Blandy，1991

- Nesbit 手术：Peyronie 病的外科治疗通常是 Nesbit 手术，适用于勃起时阴茎畸形导致无法性交或患者有勃起功能障碍的情况。手术需要在 Buck 筋膜上做一个切口，在弯曲的对面，留下完整的纤维化斑块（图 19-3）。包皮环切往往是同时进行的。该手术导致阴茎长度缩短，患者必须在手术前充分了解这一点。

- Lue 手术：与 Nesbit 手术不同，Lue 手术包括纤维斑块的分割并在所创造空间内嵌入大隐静脉。这种手术方法的优点是阴茎不会缩短。
- 阴茎癌：手术是阴茎癌最常见的治疗方法。手术治疗在很大程度上取决于肿瘤的部位、类型和级别。外科手术包括激光治疗、包皮环切、龟头表面重建和广泛局部切除。在某些情况下，需要切除龟头（龟头切除术）或切除阴茎本身（阴茎切除术）。

（五）阴囊和阴茎手术后的护理

一般来说，良好的术后护理始于良好的术前护理。术前，患者应接受如下护理。

- 心理治疗：患者及其伴侣（在相关情况下）往往对住院和即将进行的手术感到害怕、尴尬或焦虑。重要的是患者要能表达出他们的恐惧和焦虑。因此，护士应提供一个放松和支持性的环境。护士可以提供情感和心理支持，但这也可以由咨询师或心理治疗师酌情承担。护士必须能够认识到他们在这方面的局限性并能够参考咨询师或心理治疗师的建议。

- 减少术后感染的风险：术前应清洁会阴和阴囊区域，患者可在术前洗澡时使用消毒剂，该区域应备皮（Masterson et al，2017）。

术后护理包括但不限于阴囊支撑、疼痛控制、伤口护理和排泄。

- 阴囊支撑：阴茎或阴囊手术后，患者应配备合适的阴囊支撑。术前记录患者的腰围是很重要的。如果无法进行或不推荐阴囊支持，干净的裤子或三角裤和伤口敷料垫就足够了。

- 疼痛控制：术后疼痛对患者来说是不可接受的。护士应评估和控制疼痛并给予足够的镇痛药。护士应使用适当的语言和非语言交流来缓解疼痛。一个合适的阴囊支撑装置可以减轻疼痛，使患者活动起来更舒适。伤口引流管也应固定好，以避免拉扯。需要注意的是，阴茎和阴囊疼痛常伴有恶心。如果可以，应给予止吐药。

- 伤口护理：敷料通常应保持 24～48h，除非有其他指征，如感染迹象明显。然后根据患者的喜好将伤口暴露或用非粘连敷料包扎。在伤口护理时应采取常规护理措施，防止感染，有感染指征应及时处理。如果 24h 内引流量很少，应拔除伤口引流管。患者应该事先被告知手术后出现瘀青是正常的，以避免不必要的苦恼。此外，在使用可溶解缝合线的情况下，建议使用淋浴而不是泡澡。

- 排尿：如果患者有足够的液体摄入，预计会在术后 12h 内排尿。由于害怕疼痛，患者常对术后排尿感到焦虑。如果发生这种情况，护士应确保患者免于疼痛，协助患者保持舒适的体位，移除限制性敷料，并确保隐私。术后排尿会使患者感到眩晕，因此护士应始终在患者身边，以防需要帮助。

- 排便：重要的是，建议患者术后不要用力，以防缝合线破裂。但是，害怕破裂会导致便秘。因此，可以开通便药来减轻相关的焦虑。

（六）阴茎和阴囊手术的并发症

术后主要并发症包括血肿形成、出血、尿潴留、感染、尿道损伤和心理障碍等。

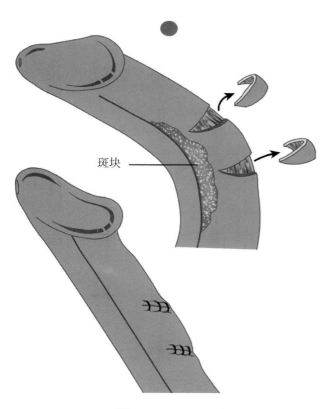

斑块

▲ 图 19-3 Nesbit 手术
经 Blackwell Science Ltd. 许可转载，引自 Blandy，1991

1. 血肿形成 术后可能会形成血肿，需要在手术室进行清除。

2. 出血 由于该区域有广泛的血管，如果发生出血，应对该区域加压并寻求医疗照顾。

3. 尿潴留 为了防止尿潴留，需要保护隐私，协助移除敷料和控制疼痛。尽管采取了其他措施，尿潴留仍在继续，应间断导尿。

4. 感染 如果有需要，建议对伤口感染进行常规治疗，未经治疗的发热患者不应出院回家，这对于接受过阴茎植入或皮肤移植的男性尤为重要。如果不及时治疗，假体会侵蚀阴茎末端，并可能对尿道造成损伤，移植的皮肤可能会坏死。

5. 尿道损伤 术中可能发生尿道损伤。在这种情况下，尿道或耻骨上需置入导尿管留置 1 周，如果损伤范围较大，则可能需要更长的时间。

6. 心理障碍 对于一些患者来说，手术的期望没有实现，这可能会导致相当大的心理创伤。应将患者转诊给合适的专业人士。

（七）阴囊手术后的患者教育和出院计划

如果有书面资料，应在入院时（或入院前）提供给患者。必须花时间评估患者对手术的理解情况，并在必要时加强适当的信息。阴茎和阴囊手术后，可在手术当天或手术后 72h 内出院。指导通常包括伤口护理、卫生、疼痛控制、活动、性活动、恢复工作和驾驶。

- 伤口护理：指导伤口感染需观察的指征，如果怀疑感染，患者应寻求其执业护士或家庭医生的指导。患者应该知道，缝合线溶解可能需要 3 周的时间。干净的阴囊支撑器或支撑裤子应该穿 2 周或更长时间，并根据需要经常更换。瘀青需要时间才会消退。根据伤口的复杂程度，社区护士可能需要进行监测伤口。

- 卫生：建议前 3 天淋浴。如果患者更愿意泡澡，在缝线愈合前不要浸泡伤口。

- 疼痛控制：指导患者使用镇痛药的频率，并告知患者良好的疼痛控制可以完全免除疼痛，而疼痛控制不好可能导致进一步的并发症。患者应该从他们的执业护士或家庭医生寻求疼痛控制的额外支持。

- 活动能力：患者应意识到自己的局限性，并建议逐渐恢复正常活动。输精管结扎术后至少

2~4 周应避免接触性运动，如足球或橄榄球。在阴茎重建手术后，外科医生将根据每个患者身体活动的情况，告知他们对患者活动的期望。阴茎重建术后的活动不应该一概而论，因为每个患者的恢复情况会有所不同。

- 性行为：大多数情况下，在出院后 1~2 周恢复性生活。阴茎植入术后，建议患者禁欲，直到 6 周的门诊预约复查。患者可能会被建议在复查前尝试性交，以便报告结果。

- 重返工作岗位：这在很大程度上取决于患者所从事的工作类型。例如，如果他是一名体力劳动者，涉及繁重的搬运工作，那么他将比工作不那么繁重的人需要更长的时间。

- 驾驶：应参考个人驾驶保险政策。在患者可以轻松进行紧急刹车前不鼓励驾驶。

五、尿道术后患者的护理

（一）尿道的解剖学和生理学

尿道是一根长而细的管道，从膀胱颈开始，通过阴茎延伸到龟头。尿道的主要作用是将尿液和精液从膀胱或睾丸运送到体外。

（二）尿道狭窄的病理生理学和流行病学

尿道狭窄是尿道管腔狭窄，通常是瘢痕组织形成的结果。尿道狭窄的原因包括尿道创伤（有时由手术或尿石症引起）、导尿（医源性）或感染。

（三）泌尿系统评估和检查

尿道狭窄的体征和症状包括尿流不畅、尿流稀薄、分叉、用力、排尿困难、排尿后滴漏、尿潴留或感觉膀胱排空不全以及反复尿路感染。

（四）治疗

尿道狭窄的治疗包括尿道扩张、尿道切开术、自体扩张术、尿道口切开术和尿道成形术。

1. 尿道扩张 这种方法包括使用有刻度的金属管或塑料导管进行尿道扩张，通常适用于不适合替代治疗的患者。它通常在门诊使用局部麻醉凝胶进行。

2. 尿道自体扩张术 在这个过程中，患者被教导使用润滑的一次性导尿管自行扩张尿道。这种方法很容易学习，而且不会造成太大的不适。然而，成功的自我扩张治疗依赖于有经验的老师和积极的

患者。患者往往被鼓励在尿道狭窄手术后自行扩张。手术后，患者通常在愈合后的第一个月每周进行两次自我扩张，之后每周进行一次。流量评估通常 3 个月一次。

3. 尿道切开术　尿道切开术用于尿道狭窄的初期和长期治疗。视野内使用内镜刀（光学尿道刀）沿着尿道的长度切开。手术通常在全身麻醉下进行。术后，患者将按照外科医生的建议放置导尿管（通常是 48h），在此期间患者通常会住院。患者应该被告知最初在尿液中发现少量血液是正常的。总的来说，尿道切开术为患者的狭窄提供了短期的缓解，并且通常需要重复进行。

4. 尿道口切开术 / 尿道口成形术　尿道口切开术（切口）或尿道口成形术（手术重建）用于治疗在尿道的狭窄。术后，患者将留置导尿管至少 24h。

5. 尿道成形术　尿道成形术是一种开放的尿道重建手术，手术技术的使用将取决于狭窄的长度、严重程度和位置（Collins，2004）。如果狭窄较短，即 1.5cm 或以下，可切除该区域，进行尿道末端吻合。如果狭窄超过 1.5cm，则进行替代性尿道成形术。这涉及会阴切口并暴露切除的区域，这个区域用植皮取代，例如，来自口腔内部的颊黏膜、来自耳后的皮肤或来自阴茎或阴囊的皮肤。根据手术的难度和移植皮肤的类型，手术可以分 1~2 个阶段进行。

（五）尿道手术后的护理

为了确保最好的康复，患者术前应做好心理护理、皮肤准备、排便、预防感染的指导。

- 心理护理：必须给患者时间和机会表达他们对即将进行的手术和预期结果的焦虑。
- 皮肤准备：会阴和阴囊区域应在手术前清洁，患者可能会被要求在术前洗澡时使用消毒剂和该区域备皮（Masterson et al，2017）。
- 排便：如果患者在手术前便秘，应使用通便药，以避免术后用力。
- 感染：术前应预防性使用抗生素。

术后，患者应接受有关疼痛、潜在出血或血肿、伤口护理、排便和活动能力的护理和建议。

- 疼痛：阿片类药物和 NSAID 的结合通常是最有效的治疗疼痛的方法。做过尿道手术的患者在拔除导尿管后，由于尿液与愈合组织的接触，排尿时可能会感到疼痛或不适。
- 血肿形成：血肿可在术后形成，需要在手术室进行清除。
- 出血：由于该区域血管丰富，如果发生出血，应对该区域加压并就医。经常使用泡沫加压敷料，通常对于帮助减少术后肿胀是最有效的。
- 伤口护理：尽可能保持伤口敷料完整 3 天。当引流量很少时，拔除伤口引流。每天检查伤口并评估愈合情况。从术后第 4 天开始每天洗澡，并使用干净的支撑敷料。通常使用有刻度的引流管，记录伤口引流的引流量和性质。
- 排便：应告知患者正确的洗手方式和排便后会阴清洁的重要性，以避免伤口污染。
- 排尿：尿道和（或）耻骨上导尿管留置 3 周，应固定导尿管，避免拉伤尿道。重要的是保持尿管通畅，因此建议每天液体摄入量为 3L。在拔除导管之前要做尿道造影，以确保没有形成瘘管。如果尿道造影没有问题，则拔除导管，或夹住耻骨上导尿管，直到患者建立排尿模式。拔除前，应进行尿流率评估。
- 活动能力：为了减少损伤尿道的风险，术后最初几天的活动度应是最小的。指导腿部锻炼和深呼吸练习，应该穿防血栓袜和皮下注射肝素，以减少发生深静脉血栓的风险。

（六）尿道手术后患者教育及出院计划

阴茎和阴囊手术后除了患者教育和出院计划，患者还应接受以下信息。

- 为了避免损伤新的移植物，涉及阴茎性刺激的活动至少要在手术后 6 周才能恢复。
- 应避免久坐，包括长距离驾驶。
- 如果出现排尿问题，如尿潴留，应插入耻骨上导尿管，患者应尽快到泌尿外科医生处就诊。

六、结论

泌尿外科护理领域是一个不断进步和发展的专业。随着护士在泌尿外科手术过程中参与的增加，护士对生殖系统和需手术治疗的疾病进展有良好的知识基础是至关重要的。本章为读者提供了这些信息。

要点总结

- 良性前列腺肥大和勃起功能障碍是影响中年以上男性最常见的疾病之一。
- 这些情况所经历的症状往往极大地影响个人的生活质量。
- 几种治疗方法可用于治疗良性前列腺肥大和勃起功能障碍。
- 特别是阴茎和阴囊手术对患者来说是非常可怕和尴尬的，帮助患者创造一个支持性的环境是护士的职责。

- 心理准备和支持对接受男性生殖系统手术的患者是至关重要的。

反思性学习要点

- 对待一个即将接受泌尿外科手术的男性（以及他的伴侣，如果合适的话），你会如何处理他的性和性活动等问题？
- 在你工作的地方如何推荐节欲理疗师？
- 关于泌尿外科手术前皮肤准备，你当地的政策和流程是什么？

第 20 章 妇科手术患者的护理

Patients requiring gynaecological surgery

Georgina Lewis 著　　汪 丹 译

主要目标

- 女性生殖系统的相关解剖学和生理学。
- 妇科手术需要的特殊检查。
- 不同类型的妇科手术。
- 女性在医院和居家康复期间会经历什么。
- 特殊手术后的出院建议。
- 妇科手术对性方面的影响。

需要思考的问题

- 你对女性健康了解多少？
- 概述月经周期。
- 护士在安全防护方面的角色是什么？

一、概述

任何手术都可能引起焦虑，但妇科手术是一个特别敏感的领域。门诊预约和住院通常涉及阴道检查，这是所有医学检查中最私密的检查，也是许多女性感到焦虑的原因（Durnell Schuiling & Likis，2017）。获得女性的信任并提供一个保持尊严和隐私的宽松环境至关重要。

妇科手术也可能对女性的身体形象、生育能力、作为女性和母亲的角色、性行为以及与伴侣的关系构成威胁（Fritter et al，2013；Cleary et al，2013）。由于害怕说错话或造成尴尬，医疗保健专业人员会回避甚至拒绝讨论和性相关的敏感话题。虽然每个患者都有自己关注的重点，但是以患者为中心的

有效沟通是非常有益的（Janssen & LagroJanssen，2012）。将每个患者作为独立的个体对待，倾听他们的主诉，并在适当的时候作为他们的支持者来提供全方位照顾，这一点至关重要（框 20-1）。

框 20-1　引发子宫切除术后性焦虑讨论的问题
• 子宫切除术会如何改变你的生活 • 你觉得你的子宫最重要的功能是什么 • 你对失去子宫有什么想法

本章的目的是提高人们对妇科手术带来的心理影响和相关性行为等更广泛问题的认识。护士将被告知如何更好地照顾这些女性。

二、生殖系统的解剖学和生理学

女性生殖系统由位于骨盆的内生殖器（两个卵巢、两个输卵管、子宫、子宫颈、阴道）和外生殖器（包括外阴）组成。

（一）卵巢

卵巢是女性的生殖腺或性腺。位于盆腔内，子宫的两侧。长约 3.5cm，深 2cm，厚 1cm。每个卵巢都通过一个细的肠系膜，即卵巢系膜，与阔韧带相连。血供主要来自卵巢动脉，这些动脉起源于后腹壁的背主动脉。左侧卵巢静脉流入左侧肾静脉，右侧卵巢静脉直接流入下腔静脉。

卵巢由皮质和髓质组成，被一层生发上皮包围。卵巢产生卵子，并分泌雌激素、孕激素和少量雄激素。

出生时，每个卵巢至少包含 200 万～300 万个原始卵泡。其中一些卵泡将在卵巢皮质内发育，成为成熟的囊性卵泡。这些被称为格拉夫卵泡。当每个月卵子成熟时，格拉夫卵泡破裂释放一颗卵子，为潜在的受精做好准备。

排卵发生在月经来潮前 14 天，以 28 天为一个周期。一些女性每个月排卵时都会经历盆腔疼痛，称为"经间痛（mittelschmerz）"。排卵后不久最易受孕。

月经周期为子宫怀孕做准备。如果受孕，月经不会发生。如果切除卵巢，月经停止，则不能怀孕。

（二）月经周期

大多数女性的月经周期为 28—39 天，但也可能在 21～42 天。它由卵巢和垂体激素控制。

来自垂体前叶的促卵泡激素（follicle-stimulating hormone，FSH）促使卵泡生长，并刺激卵泡中的颗粒细胞产生雌激素。雌激素水平的上升，抑制了促卵泡激素的进一步产生，但刺激促黄体生成素（luteinizing hormone，LH）的释放，从而排卵。

子宫内膜在卵巢和垂体的作用下发生周期性变化。月经期时，子宫内膜出血脱落到基底层。增生期时，子宫内膜在雌激素的作用下增厚再生，这个阶段持续 10 天。

分泌期时，随着排卵和孕激素的产生，子宫内膜变得更厚，腺体变得更弯曲，持续约 14 天，之后内膜再次脱落。

卵子从卵泡排出后，颗粒细胞迅速增殖，形成黄体。黄体起着内分泌腺的作用，分泌雌激素和黄体酮。黄体如果在 14 天内没有受精，它就会退化。

如果怀孕，黄体会在 12 周内分泌继续产生雌激素和黄体酮，之后由胎盘分泌这些激素。

黄体由人绒毛膜促性腺激素（human chorionic gonadotrophin，hCG）维持，hCG 则是由胚胎着床时滋养层细胞产生的。

（三）输卵管

两条输卵管（也称为子宫管）在子宫底部下方与子宫相连，长 10～14cm。远离子宫的一端被称为输卵管伞端，有小的手指状突起。伞端纤毛将卵子捕获进入输卵管，在输卵管中受精，然后受精卵由排列在输卵管上的纤毛上皮细胞沿输卵管送入子宫。

（四）子宫

子宫是位于膀胱和直肠之间的一个中空的梨形肌肉器官。由宫底、宫体和宫颈三部分组成。

子宫的厚肌层称为子宫肌层，子宫体内衬的黏膜称为子宫内膜。子宫内膜血运丰富，在整个月经周期中厚度不同，在月经期间大部分脱落。

子宫呈前倾位，长轴向前，由肌肉和筋膜支撑。肌肉呈螺旋形排列，从子宫角延伸到子宫颈，在输卵管和子宫颈周围形成环形效果，在子宫体上形成倾斜效果。重要的肌肉支撑是肛提肌。子宫韧带包括前方的圆韧带、横向的颈横韧带和后方的宫骶韧带。

尽管被称为韧带，但阔韧带是从子宫到骨盆侧壁的腹膜褶皱延伸而成，能够维持子宫的前倾位（Tortora & Grabowski，2003）。

子宫的血液供应来自两对动脉：子宫动脉和卵巢动脉。

（五）子宫颈

子宫颈长 2～3cm，是子宫的颈部，向下延伸至阴道。在分娩过程中会扩张以允许婴儿通过。

阴道内子宫颈的外表面附着鳞状上皮。鳞状细胞开始从柱状上皮下面生长并逐渐取代柱状上皮。宫颈外口（外宫颈）的鳞状细胞与宫颈内口（内腔）的柱状细胞相遇的点被称为鳞状上皮细胞连接处。

一种类型的细胞被另一种类型的细胞正常替代被称为鳞状化生，这个区域称为转化区或移行带。在月经周期中，宫颈中的腺体通过分泌大量黏液来应对雌激素水平的上升。黏液的黏稠度随月经周期发生变化。这种黏液呈碱性，可以中和酸性阴道分泌物。

（六）阴道

阴道是连接子宫和外生殖器的肌性管道。长约 8cm，前后壁紧密相连。它们通常以褶皱的形式存在，这种褶皱会在性交和分娩时扩大。

在生殖期，窦特兰杆菌（又称阴道杆菌，乳酸杆菌的一种形式）出现在阴道中，通过作用于上皮细胞中的糖原产生乳酸。这使阴道环境的 pH 维持在 4 左右来防止感染。

（七）外阴

外阴（拉丁语意为"覆盖物"）是女性外部生殖器官的统称。外阴由大阴唇、小阴唇、阴蒂、阴道前庭、前庭球和前庭大腺组成。以大阴唇为界，上界为阴阜、下界是会阴。

三、妇科手术患者的特殊检查

（一）盆腔检查

1. 阴道检查　阴道检查是一种物理诊断方式，由医生或训练有素的专职医务人员进行。检查可以是指诊（双手诊）或插入阴道窥器。

这是一个非常私密的过程，许多女性对这方面的评估表示担忧或焦虑。最好有一名家属在场，且必须取得患者的同意才能检查。

保护患者的尊严和隐私，同时做好解释说明非常重要。一些女性更愿意被告知到底发生了什么；还有一些人喜欢谈论家庭或假期等来转移注意力。患者越放松，检查带来的不适轻微。重要的是要使患者理解，简单地建议患者"放松"可能是不够的，甚至会显得有些强制，建议患者通过放松技巧或深呼吸练习可能会更好。

建议女性先排空膀胱，私下脱掉内衣。在检查期间，随时准备一条毯子来保护她的尊严。

2. 窥器检查　临床医生通常需要使用窥器来观察子宫颈，例如，通过子宫颈涂片检查或高浓度阴道拭子来检测性传播感染。最常见的窥器是库斯科氏或双瓣类窥器，可以分开阴道壁，看到宫颈。

或者，可以使用席姆斯氏窥器（鸭嘴形阴道窥器）。这种器械更常用于手术室截石位患者，但也适用于临床上女性改良的左侧卧位。用于评估子宫或阴道壁脱垂。通过咳嗽来判断是否有任何压力性尿失禁的迹象。

3. 双手触诊　双手触诊是两只手一起触摸进行，一只手放在腹部向下按压子宫的底部（顶部），一只手放在阴道内，确定子宫的大小、位置、运动以及卵巢和输卵管等其他结构。任何肿块，如妊娠、卵巢囊肿或肿瘤，都会被发现。

嘱患者仰卧，屈膝，脚踝并拢，然后打开膝盖并放松。

4. 宫颈癌筛查　这是通过检查宫颈细胞并识别鳞状细胞癌的早期变化来实现的。NHS 宫颈筛查方案（NHS Cervical Screening Programme，NHSCSP）的目的是通过对符合条件的女性进行系统、基于质量保证的人群筛查方案来降低宫颈癌的发病率和死亡率（NHS Cervical Screening Programme，2016）。

刮取子宫颈鳞状上皮细胞连接处（大多数癌前病变的发源地）的细胞，然后送到实验室进行组织学检查。目前的标准筛查试验使用液基细胞学。将获取样本的刷头放入装有防腐液的小瓶中，或者直接在防腐液中冲洗。旋转样本，然后随机抽取剩余细胞。将一层薄薄细胞涂在载玻片上，在显微镜下观察。

所有育龄期的 25—50 岁女性应每 3 年做一次涂片检查，然后每 5 年做一次，直到 65 岁为止（NHS Cervical Screening Programme，2016）。怀孕期间通常不进行常规涂片检查，但产后 3 个月可以重新开始筛查。如果涂片结果异常，则要增加频率。

有时宫颈可能呈红色。当结缔组织和血管上只有一层柱状细胞时就会发生，称为"外翻"，这是一种正常的生理状态。

宫颈上皮内瘤变（cervical intraepithelial neoplasia，CIN）是最常见的异常或异常核型细胞类型，分为 3 个阶段。

- CIN1 是指细胞结构发生微小变化的细胞，这是癌前病变的最初体征。在绝大多数 25 岁以下的女性中，低级别的变化无须治疗就会恢复正常，因此一般在 25 岁以上才开始筛查（NHS Cervical Screening Programme，2016）。如果确定为 CIN1，可能需要更频繁地重复涂片，这取决于当地的政策。

- CIN2 是下一个阶段，通常与中度核异常相关，有更明显的变化。通常建议重复涂片或阴道镜检查。

- CIN3 是最严重的浸润前异常，也称为原位癌。

癌前病变有明确的变化，除非切除异常细胞，否则 1/3 的病变将发展为浸润性宫颈癌。需要进行紧急阴道镜检查和活组织检查，以确定恶性细胞是否具有侵袭性。

临床研究表明，人乳头瘤病毒（human papilloma virus，HPV），特别是该病毒的 16 和 18 株，是绝大多数宫颈癌的罪魁祸首（World Health Organization，2014）。2008 年 9 月，英国政府为全英国 12—13 岁的女孩推出了一项预防 HPV 的国家免疫方案。2018 年 7 月，免疫计划扩大到 12—13 岁的男孩。据预测，通过给男孩和女孩接种疫苗，可以预防更多由 HPV 诱导的女性宫颈癌病例。男性和女性的其他 HPV 诱发的癌症病例也相应减少（Joint Committee on Vaccination and Immunisation，2018）。

疫苗接种计划对宫颈癌发病率产生影响可能需要很多年，因此建议女性常规接受宫颈筛查（NHS Cervical Screening Programme，2016）。

5. 阴道镜　阴道镜是用可以把物体放大 10 倍的显微镜检查宫颈及其周围组织。

阴道镜检查通常在妇科门诊、特定的阴道镜检查中心或泌尿科进行。手术可以由医生或受过专门训练的护士进行。事先向患者说明，这台大尺寸的显微镜及其配件不会进入她的体内。整个过程类似于进行子宫颈涂片检查，除了将处于截石位，即女性的腿蹬在马镫脚架上。也可以在局部麻醉下进行活组织检查。在许多机构，女性可以通过屏幕看到她的子宫颈情况。

当涂片检查结果显示宫颈细胞发生变化时，阴道镜检查能够确定 CIN 的位置和范围，以便进行正确的处理。治疗通常可以在阴道镜下进行，使用局部消融疗法，如冷凝固或透热环切除术，无须全身麻醉。

阴道镜检查后的出院建议如下。

- 可能有血性或水性分泌物。使用内裤衬垫或卫生巾来保护。第一次治疗后不应使用卫生棉条，以减少感染的风险。
- 持续对涂片检查结果异常的女性进行护理随访非常重要。大多数女性会在 6 个月后进行阴道镜检查，然后每年做一次涂片检查，为期 2 年。
- 如果女性接受过宫颈治疗，应在 4～6 周内避免性交，以使宫颈活检区域愈合。当出现大量的新鲜出血或有刺激性气味的分泌物时，说明有局部感染。

6. 盆腔超声扫描　超声波是通过高频声波检查身体各种器官的方法。可以识别子宫和卵巢，并在屏幕上成像，发现任何异常，任何肿瘤都可以被定位和测量。在月经周期中，可以观察滤泡的生长，测量子宫内膜的厚度，从而确定排卵的时间。

保持膀胱充盈非常必要，因为它有助于将子宫和卵巢推到更好的位置进行检查。可以在预约前 2h 内喝下 1L 液体（碳酸饮料除外）来达到充盈膀胱的目的。不过，这种感觉会不舒适。

整个过程需要 5～10min，虽然不痛苦，但可能会不舒服。这是因为影像技师必须用耦合剂紧紧按压腹部和膀胱，才能产生清晰的图像。

7. 阴道超声扫描　这种扫描与腹部扫描相比可以更清晰地观察腹部器官。它有助于确认早期宫内或异位妊娠，或识别遗失的宫内避孕器。超声波扫描不会对怀孕造成伤害。

将圆形探头的尖端用一次性避孕套覆盖，然后插入阴道。

8. 子宫内膜活组织检查　在门诊，不需要全身麻醉就可以进行子宫内膜活检组织。这种方法更适用于不愿进行全身麻醉或不适合进行全身麻醉的女性，如老年女性。将一根细小的管道插入子宫内膜腔并进行活检。应提前告知患者，这可能会不舒服，但过程较快。与宫腔镜相比，这项技术的缺点是该检查为盲穿，而宫腔镜有助于检查整个腔体。

9. 宫腔镜检查　一个小型的纤维光源内镜通过子宫颈进入子宫。用气体或液体分开子宫壁，使内镜能够观察子宫内部。

宫腔镜越来越多地作为门诊操作进行，无须全身麻醉。也可以同时进行其他手术，如活检或置入宫内节育器（intrauterine device，IUD）。

10. 腹腔镜检查　该检查使用纤维光源和一种类似望远镜的仪器（称为腹腔镜）直接观察盆腔器官。在全身麻醉的情况下，女性被置入导尿管并且头部向下（在特伦德伦堡位置），以使上腹部的内容物从盆腔器官中下降。在脐下作一个小切口，将二氧化碳注入腹腔，形成"气腹"。有助于肠道移位，可以通过腹腔镜更容易地观察盆腔和腹部器官。一般来说，妇科医生选择使用较高的术中压力（即使用比其他专业腹腔镜检查更多的二氧化碳），但是对于手术的最佳压力，没有达成一致意见，有研究表明，使用较低的压力可以减少一些并发症，包括术后疼痛（Kyle et al，2016）。

可以通过附加端口连接其他仪器（其数量和大小将取决于正在执行的检查）。简单的诊断程序可能只需要一个仪器端口，而更复杂的程序（如子宫切除术）将需要额外的端口。

可以对盆腔器官进行彻底的观察。有一项不孕症的研究就是将亚甲蓝通过过子宫颈注射，然后用腹腔镜观察染料通过输卵管伞状末端进入盆腔的情况。这种染料可以提示输卵管中可能阻止卵子从卵巢到达子宫的任何堵塞。虽然看不到内层纤毛的状态，但是染料顺利流过，则说明管道是通畅的。如果试验是在卵泡期进行，也可以观察卵泡的发育情况。

患者可能会感到肿胀、肩膀周围疼痛。这是正常的，是由腹部的二氧化碳刺激膈神经导致的。对乙氨基苯酚和热薄荷水可以缓解这些症状。

腹腔镜技术的发展意味着以前通过开腹进行的手术，包括卵巢切除术和子宫切除术，现在可以通过腹腔镜进行，恢复时间更快。

（二）尿动力学检查

尿失禁（urinary incontinence，UI）可以是影响所有年龄段的女性，其严重程度和性质各不相同的一种常见症状。国际尿失禁协会将尿失禁定义为"任何非自愿的尿液泄漏"（NICE，2015）。尿失禁可能是由于下尿路功能异常或其他疾病引起的，这些疾病在不同情况下往往会导致漏尿。压力性尿失禁是由于压力或劳累、打喷嚏或咳嗽而导致的不自主漏尿。急迫性尿失禁是伴随或紧接着尿急发生的非自主漏尿（急迫性尿失禁是一种难以延迟的突然的强迫性尿意）。混合性尿失禁是由于急迫和劳累、用力、打喷嚏或咳嗽引起的非自主漏尿。

膀胱过度活动症（overactive bladder，OAB）被定义为有或无急性尿失禁的急症，通常伴有尿频和夜尿症。

尿动力学研究测量膀胱压力随膀胱容积的变化。在进行复杂的泌尿外科手术之前，建议进行这项检查以证明特定的异常情况（NICE，2015）。将导管插入膀胱，并将压力导管放置在直肠中以测量腹部压力。这消除了单独测量膀胱内压力时可能产生的运动伪影。膀胱内压减去直肠压得到逼尿肌压。

以 100ml/min 的速度快速充盈膀胱。当患者自觉有尿意时要告知医护人员，然后继续灌直到达到患者最大逼尿容量时停止；嘱患者站立咳嗽，查看是否有漏尿。让患者坐在尿流量计（一个类似马桶的厕所）上，排空膀胱（注意保护隐私），记录峰值流速和最大容积压力。

也可以进行视频膀胱尿道造影术（video cystourethrography，VCU），它可以将尿道括约肌机制可视化，并显示相关的膀胱病变。如果患者以前做过控尿手术或有 X 线医学指征，这种方法特别有用。

如果正常尿动力学结果不确定，或者患者仍有症状且对治疗无反应，则需要动态尿动力学检查。需要使用特殊设备，持续监测 4h。将压力导管放置在膀胱和直肠中进行尿动力学检查，同时鼓励患者活动。每小时检查一次测量结果。

膀胱镜检查　膀胱镜是一种带有光源的类似望远镜的精密仪器，通过尿道进入，可以彻底检查膀胱。泌尿外科医生能够观察膀胱内部，并进行活组织检查。这项操作是在局部麻醉下使用柔性膀胱镜检查，或者如果需要额外的检查（如活检），也可在全身麻醉下进行。

这项操作是为了检查复发性尿路感染或血尿（尿液中有血）的原因。膀胱内的小息肉或尿道入口的肉瘤（小肉块）可以在手术过程中切除。

（三）妊娠试验

妊娠试验是检测通过尿液排出体外的 hCG 水平。血液和尿液中这种标记性激素的水平在正常妊娠的第 8—12 周达到最高点。不过，现在妊娠检测试剂盒非常敏感，可以检测低至 $25\sim30$ U/L 的水平。

异位妊娠（即发生在子宫外的妊娠，最常见于输卵管）的 hCG 水平低于正常妊娠的同期水平。在疑似异位妊娠的情况下，测定 hCGβ 亚基（β-hCG）的血清浓度具有重要价值，尤其是与超声检查相结合时。

宫内妊娠存活的孕妇，其 β-hCG 水平大约每两天翻一倍。当滴度达到 $1000\sim1500$ U/L，经阴道扫描可以检测到孕囊。无 β-hCG 可排除妊娠，但若子宫内没有孕囊，且滴度高于 1500U/L，可能表明存在位置不明的妊娠（pregnancy of unknown location，PUL），通常称为异位妊娠，或非常早期的宫内妊娠。48h 后需要重复血液检测，以评估 β-hCG 水平的翻倍和速度。

（四）Rh 血型系统

85% 的人群红细胞中存在猕因子称为 Rh 阳性；另外 15% 是 Rh 阴性（Tortora & Grabowski，2003）。如果母亲是 Rh 阴性，胎儿是 Rh 阳性，少量胎儿血液进入母亲的血流，她的身体会受到这些外来细胞的刺激，开始产生 Rh 抗体。一旦抗体产生，如果继续怀孕，胎儿不会有任何伤害。但这些抗体可能会影响未来的怀孕。如果以后的胎儿是 Rh 阴性，那就没有问题，因为它们没有 Rh 抗原。但如果胎儿是 Rh 阳性。母亲血液中的抗体会穿过胎盘，攻击胎儿的红细胞，导致溶血（图 20-1）。

注射免疫球蛋白"D- 抗体"可以预防 Rh 疾病，这种抗体可以破坏进入女性血液的任何 Rh 阳性细胞。因此，它可以防止女性自身产生抗体，但必须在胎盘分离后 72h 内使用。

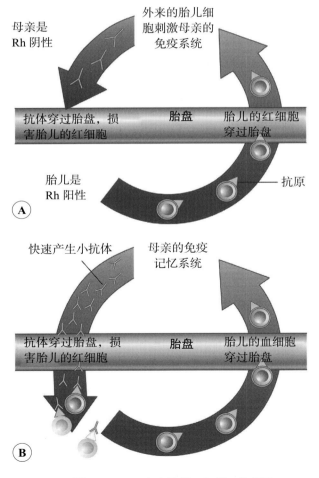

▲ 图 20-1　Rh 疾病的第一和第二次怀孕
A. 第一次；B. 第二次。经 Baxter Healthcare 许可转载

四、对需要妇科手术的患者进行评估

大多数妇科手术都是预约的择期手术，医疗团队可以在入院前让患者做好身体和心理准备。因此，妇科护理是一个特别敏感的领域，每个患者都有个人的特殊情况和考虑。对于某些手术，包括癌症可能性较高的情况，术前用药和手术之间的时间可能相对较短。不管是意外怀孕还是疑似癌症，找到一个感同身受的倾听者可能是一个女性接受诊断的第一步。许多女性觉得治疗的过程让人害怕，但一个有效运行的综合术前门诊，可以让患者提前了解和准备，并参与制订其个人的治疗计划（Allison & George，2014；Gray et al，2015）。

重要的是，入院后应尽快进行全面的护理评估，护士需要与患者迅速建立融洽的关系，以便为患者提供支持，因为她们可能会发现这种情况既痛苦又尴尬（Setchell，2013）。

医生将在门诊评估患者的健康状况，告知病房流程和手术计划，提供宣教资料和进行术前检查。NICE 根据 ASA 的分级和预约手术的等级（NICE，2016）为常规术前准备制定了指南，包括全血细胞计数，以及对接受大手术的女性进行分组。在实验室保存一些患者的血液，并与适当的血液进行交叉配血，以防她在手术中出血。非洲 - 加勒比和地中海血统的人需要电泳以排除镰状细胞病和 β- 地中海贫血。60 岁或以上的女性通常需要心电图来检测任何未知的心脏问题。

在许多医院，术前评估由护士或医生进行。这是为了建立一个基线评估，可以比较变化和进展。重要的是获得一般的医学和社会背景，以及特定的产科和妇科背景。尽管有些患者希望所有终止妊娠的记录都不要被记录在案，但还是应该列出一份怀孕、流产和终止妊娠的产科病历。对于接受失禁手术的女性，应特别注意体重超过 8 磅的婴儿，分娩时间和分娩类型也需要关注。长时间的产钳分娩可能会损伤盆底和尿道。"gravida"（意为"怀孕"）和"para"（意为"活的孩子"）这两个词经常被使用。因此，G4P2[2TOP] 的意思是四次怀孕，两个活产儿和两次终止妊娠。

还需要记录月经史。每个女性对"正常"月经是什么样的都有自己的想法，因此问一些具体的问题是有帮助的，比如她在月经期间每天使用多少卫生

巾 / 卫生棉条。月经周期的长度和持续时间很重要，任何痛经（中重度经期疼痛）和经前紧张的发生也很重要。

应该关注所使用的所有避孕方法。由于手术后发生深静脉血栓形成的风险，建议使用口服避孕药的女性在手术前停止服用。

还应进行排便和排尿功能评估。许多女性在手术后患便秘。了解女性术前是否也患有此病，并据此制订护理计划是很有帮助的。如果女性正在接受尿失禁手术，对其膀胱功能障碍的概述尤为重要。多年来，尿失禁一直是一个"禁忌"话题，女性经常因为太羞愧或太尴尬而不愿承认自己漏尿。在适当的时候直接问女人问题通常会让她松一口气，因为这个话题已经被提到了。有时，封闭式问题（回答是或否的问题）比开放式问题更有助于从女性那里获得信息，开放式问题可能会被误解。例如，当你打喷嚏或锻炼时，你有没有漏尿？就会非常清楚。

有时，可以在随意谈论另一个话题或执行操作时进行评估。许多护士在谈论性方面感到力不从心，但患者往往只是想有机会谈谈自己的经历和感受。

显然，不是所有的护士都受过阴道检查的培训，但这是一项对女性和护士都有巨大好处的技能。在没有医生在场的情况下，它可能成为性心理护理评估的基础。许多禁欲和计划生育护士在进行阴道检查时评估盆底功能，使盆底练习的教学更容易。

门诊为护理人员进行所有这些评估提供了一个理想的机会。不过，由于大多数妇科病房非常繁忙且人员流动性较大，护士可能只有 10～15min 的时间来接待每位患者，因此评估必须简单且相对快速。

Roper、Logan 和 Tierney（2003）提出的基于日常生活活动的护理模式由于相对容易使用，经常被用作制订护理评估的框架。通常使用"标准"护理计划用于术前术后护理需求快速变化的情况，以计划出院护理，并确定需要对患者进行指导的领域。另外，考虑个别女性及其家庭的心理护理也非常重要。

综合护理路径常常被用作特殊患者护理流程的基础。但是，在整体评估的基础上，护士仍然必须提供个性化护理，包括女性对自身解剖学和生理学的看法，特别是身体形象和性取向。

妇科手术越来越向"加速康复"方向发展。目的是提供最佳的手术路径，最大限度地减少手术过程的整体生理和心理影响，从而帮助患者更快康复。

快速康复路径可分为 3 个主要部分：术前患者准备、围术期干预和术后康复（McDonald，2015）。手术前，对患者进行教育和支持。围术期，患者保暖和液体治疗等关键因素可以确保最佳的患者护理。术后，关键要素包括早期动员、早期营养、积极控制疼痛和恶心以及限制性静脉输液。此类方案被认为对患者有益，因为它们促进康复，对医院 / 信托机构有益；因为它们减少住院时间，从而增加床位容量并降低成本。

出院计划应在术前评估时开始，以确定入院前的家庭环境和家庭可提供的护理。如果女方没有家人或照顾者，尤其是可能独居的老年女性，则应该制订该计划，在出院后需要的任何支持服务的早期阶段，让一名社会工作者参与她的护理。

同样重要的是，不要让患者觉得他们是在"流水线上"，因为每个患者都有自己独特的需求和要求。

五、妇科小手术

宫腔镜、宫腔扩张术和宫腔镜刮宫术

宫腔镜检查，然后扩张宫颈和刮宫，是一种常见的小型妇科手术。通常在门诊进行，无须全身麻醉。

通过子宫颈将宫腔镜引入子宫内膜腔，可以直接观察子宫腔和子宫内膜的大小和形状。

该操作用于诊断任何绝经后出血、性交后出血、月经期和月经间期出血（经间期出血）增加的情况。可能发现子宫内膜息肉，或者刮宫后的病理学提示子宫内膜癌。

1. 受孕残留产物的排出　改良的扩张宫颈和刮宫也可作为因流产后妊娠产物滞留而导致的大出血的干预手段。这一程序被称为受孕残留物的排出（evacuation of retained products of conception，ERPC）。通常在全身麻醉下进行，使用吸引器清除残留的产物。另一种选择是手动真空吸引术（manual vacuum aspiration，MVA），可在门诊局部麻醉下进行。NICE（2012）建议在临床合适的情况下，患者应该在这两种技术之间做出选择。

流产是胎儿在尚未具有生存能力之前终止妊娠。通常是在怀孕 24 周之前。流产的正确医学术语是自然流产，但这可能会给女性带来额外的痛苦，因此流产是首选术语。

照顾流产女性时使用的语言是很重要的。建议

不要把这个过程称为"刮宫"，因为这可能会让母亲感到不安，这是可以理解的。女性在这个时候特别脆弱，她们希望医务人员能认识到她们的损失是重要的，是一个真正的婴儿而不是一个胎儿。

在这个时候，女性不仅需要身体和情感上的支持，而且还需要以清楚、真诚和谨慎的方式提供指导。

手术治疗是女性应该咨询的三种选择之一，这样她才能做出明智的决定，其他选择是保守治疗或药物治疗。

- 保守治疗：只有在女性没有大量出血的情况下，才能提供这种方法。即顺其自然，流产就会发生。就疼痛、出血和怀孕产物的预期外观，必须提前对女性做出充分的解释。必须给她提供医院的联系电话号码，以防出血或疼痛过度。一周后会安排一次检查，以评估是否有残留的受孕产物。这是一种自然的选择，为女性提供了控制自己身体的机会，并提供了一种可以替代内科或外科治疗的方法。然而，一些女性可能无法面对怀上的婴儿死去的心理影响；对于这些女性来说，另一种选择可能更合适。

- 药物管理：这是近几年发展起来的，并且已经被证明非常有效。女性接受抗孕激素、米非司酮和前列腺素 E 的联合治疗，无论口服（如米索前列醇）还是阴道用药（如吉前列素）（NICE，2012）。第一剂，即米非司酮，通常在早孕评估中心让患者服用，36～48h 后返回病房，再使用米索前列醇。必须就治疗的效果对女性进行充分的宣教，也就是说，她会有一些出血，甚至可能在家流产。应仔细检查所有胎儿、胎膜和胎盘组织，以确保没有残留的产物。如果女性在第二剂之前开始流产，她必须能够随时返回医院。这种治疗的一个优点是，女性不需要全身麻醉，但在排出孕产物的过程中，她必须经历类似于分娩的过程。

无论出于何种原因，即流产、死胎、宫外孕甚至终止妊娠，流产后一段时间内都会给女性及其伴侣带来心理创伤。流产可能会给女性对自我概念、内心挫败感、对身体失去信心，以及婚姻和家庭关系中的其他冲突带来问题。内疚是一种常见的感觉，在这个时候，可能需要一个富有同情心的伴侣和熟练的护理来帮助她。然而，对父亲的心理影响往往被忽视。

应该建议经历过流产的夫妇在女性有一次正常的月经后再尝试怀孕。不同的患者会有不同的感受。有些人可能渴望尽快再次怀孕，而对其他人来说可能太快了。重要的是，护士们不要抱着"回家再怀孕"的态度。护士必须意识到上面所提到的心理方面，以确保他们对父母双方都有同理心和支持。

2. 终止妊娠 类似的过程也被用于怀孕的前 3 个月（怀孕大约 12 周），通过早期吸引术终止妊娠。根据妊娠进展的程度扩张宫颈，选择合适的吸引管。打开负压，抽吸孕产物。然后用小刮匙检查组织的完整性。怀孕的子宫明显增大，血管更多，因此应该充分解释子宫穿孔的风险和如果所有的妊娠产物没有完全去除则需要再次清除的风险。这种手术通常在全身麻醉下进行，但一些医院也可以进行局部麻醉，减少了等待的时间。

妊娠中期（妊娠 13—20 周）终止妊娠可通过服用米非司酮进行。这种药物通过阻断孕激素的作用，使胚胎分离，子宫肌肉收缩，子宫颈扩张。护理流程与流产女性的护理相似。

六、腹腔镜手术

（一）腹腔镜粘连松解术或输卵管松解术

该手术通过腹腔镜进行，包括分离输卵管上端周围的组织粘连。如果纤毛没有受损，粘连不太广泛，输卵管的内膜上皮可能完好无损，其功能可能恢复。在某些情况下，可以同时进行"输卵管通液术"（本章前面介绍过）。

（二）腹腔镜治疗卵巢囊肿

多达 10% 的女性在一生中会因为卵巢肿块而接受某种形式的手术。几乎所有绝经前女性的卵巢肿块和囊肿都是良性的（RCOG，2011）。绝大多数患者将接受腹腔镜技术切除或治疗囊肿。

根据囊肿是否良性或可疑，是否绝经，囊肿的大小和女性的偏好采用的治疗方式可能会有所不同。可以进行卵巢囊肿切除术（切除囊肿但保留卵巢），这对希望保留未来生育能力的年轻女性是有益的。或者，无论有无输卵管都切除整个卵巢，这是卵巢切除术。如果同时切除输卵管和卵巢，则是输卵管 - 卵巢切除术。可以将输卵管与卵巢一起切除，以降低癌症的潜在风险，因为有一些证据表明，以前被认为是卵巢的癌症起源于输卵管（Erickson 等，2013）。

一些因基因突变（特别是 *BRCA1* 或 *BRCA2*）而增加卵巢癌风险的女性可接受预防性双侧输卵管卵巢切除术，以降低（但不是根除）患卵巢癌的风险。腹腔镜检查适合绝大多数女性（RCOG，2015a；Muto et al，2017）。

（三）腹腔镜治疗子宫内膜异位症

子宫内膜异位症是一种育龄期女性发生子宫内膜组织（通常在子宫内）位于子宫外的疾病。如果局限于子宫肌层，称为子宫腺肌病。子宫内膜异位症可在卵巢、阔韧带、肠和膀胱上发现，偶尔也见于肺。在严重的子宫内膜异位症中，卵巢、输卵管、子宫和肠紧密粘连在一起。有几种分级系统可用来描述子宫内膜异位症的程度（Johnson et al，2017）。

不同女性所经历的症状和疼痛范围有很大差异。月经期间，子宫内膜组织与子宫一样受激素影响发生变化。产生血液无法排出，又被重新吸收到血液循环中。引起炎症导致瘢痕和粘连。沉积物可以看到微小的黑点或较大的囊肿，有时因血液改变而被称为"巧克力囊肿"（子宫内膜瘤）。

子宫内膜异位症有药物和手术治疗两种选择，也可以联合使用。治疗方案因人而异，例如，有些女性优先考虑的可能是保持生育能力，但对其他人来说，疼痛控制可能是优先考虑的（NICE，2017）。

通常在腹腔镜的增强视野下进行手术治疗。子宫内膜异位症可以用透热疗法，如果沉淀物足够大，可以通过外科手术将其切除并移除。与此手术相关的风险包括肠或膀胱损伤，通常是由于子宫内膜异位症引起的器官粘连导致的。

（四）腹腔镜治疗多囊卵巢疾病

治疗性腹腔镜检查也可用于治疗多囊卵巢疾病。当卵巢增大并包含大量囊性卵泡时，就会出现这种情况。雌激素的正常产生受到影响，导致月经不来（闭经）或月经不规律（月经过少）。如果女性除了卵巢囊肿之外还有其他症状，如痤疮、多毛症、体重增加、骨盆疼痛和不孕时，则被认为患有多囊卵巢综合征。

腹腔镜检查时，在卵巢上打多个孔（"卵巢钻孔"），引流包膜下的囊肿，囊肿中含有高浓度的雄烯二酮。这会使促卵泡激素分泌的增加，最终，发生自然排卵。当排卵不是自主发生时，女性通常对氯米芬有反应，即使在手术前已经产生了耐药性。虽然这种影响是暂时的，但它为女性提供了一个机会，让她们不必求助于其他更昂贵的不孕不育手段就能受孕。

（五）腹腔镜绝育术

女性绝育包括阻塞或切除输卵管，从而防止卵子与精子相遇并发生受精。

大多数绝育手术都是在腹腔镜下进行的。少数情况，如果进入和观察输卵管有困难，可能需要做一个小型剖腹手术（8～10cm 的瘢痕）。可能是由于肥胖、骨盆手术史或既往感染导致了多处粘连。在这种情况下，建议住院 1～2 天，并在大约 3 周内避免搬运重物。

通过宫腔镜途径绝育（使用宫腔镜将柔性金属棒插入输卵管）是另一种选择。但是有许多严重的不良反应，包括慢性骨盆疼痛等，因此，这种技术的使用已经减少（Dyer，2018）。美国食品和药物管理局（FDA，2018）对 Essure（最常用的产品）的使用施加了限制，制造商于 2018 年停止了该产品的生产。

腹腔镜输卵管闭塞绝育后怀孕的情况很少，10 年内每 1000 例手术中只有 2～5 名患者怀孕（RCOG，2016）。如果确实发生了妊娠，通常异位妊娠的风险更高，应该提前告知女性这种风险。实际上，绝育应该是一个不可逆的过程，NHS 不提供逆转治疗。需要提前告知在腹腔镜检查过程中邻近器官或血管有受损的风险，并应就腹腔镜检查后可能出现的骨盆和肩峰疼痛提出指导。

从技术上讲，在终止妊娠的同时或在剖宫产后进行绝育手术是可行的。然而，由于怀孕子宫的血管增加，此时绝育还有额外的风险。由于子宫增大，输卵管位于腹部较高的位置，手术在技术上可能更加困难，增加了失败的风险。此外，由于重新做出决定的风险更高，女性将需要额外的咨询（RCOG，2016）。

七、小型妇科手术和腹腔镜手术的护理

（一）术前护理

术前护理和指导是女性准备接受任何妇科手术（无论是小手术还是大手术）的重要组成部分。对于流产或终止妊娠的女性尤其重要。流产往往是突然

发生的。患者很快被送进医院，没有时间为照顾其他孩子做计划。重要的是要考虑到双方的感受，并确保家属有一个和病房直接联系的电话号码。更多详情请参阅第 4 章。

越来越多的小手术是在门诊进行的，大多数妇科小手术同样可以作为日间手术进行。护士必须表现得从容不迫，专注于患者，让患者感到放松，而不是流水线上的一部分。

病例研究 20-1

Jane 是一名 28 岁的女性，已经怀孕 6 周。这是她第一次怀孕（P1G0）。她因盆腔疼痛入院，怀疑是宫外孕。她将去医院进行紧急腹腔镜检查。

需要反思的问题

Jane 可能对手术有什么焦虑？关于她未来的生育能力呢？作为一名医疗保健专业人员，你如何在身体和心理上支持她？

（二）术后护理

女性通常会很快从小检查和手术中恢复过来。如果她们的病情稳定，阴道出血不严重，可以护送她们到厕所排尿。通常在麻醉后至少 4h，如果可以喝水和进清淡的饮食，她们就可以回家。

重要的是，伴侣或朋友在手术后第二天接走这名患者，应为她发放出院建议以及提供联系方式。

1. 出院建议

- 手术后通常会有一些出血，起初可能是鲜红色，会逐渐减少到褐色。
- 如果出血增多、有难闻的气味或体温升高，则应联系病房，因为这些都是感染的迹象。
- 家属应陪同患者在家过夜，以免出现并发症。
- 应该使用卫生巾而不是卫生棉条，以减少感染的风险。
- 对乙氨基苯酚或布洛芬等轻度镇痛药可用于缓解疼痛。
- 最好休息几天，当她准备好的时候，再恢复正常的生活方式和工作。

2. 在排出妊娠残留物或抽吸终止妊娠后的具体建议 对行这两个操作的女性的建议类似于刮宫术。

- 乳房触痛可能是一个问题，尤其是流产或终止妊娠发生在怀孕后期。应提前告知患者，因为这可能是一个令人痛苦的症状。支撑良好的胸罩有助于减轻不适，但通常不需要服用任何药物。
- 终止妊娠后，向女性提供全面的避孕指导至关非常重要。可以在手术当晚或第二天早上开始服用口服避孕药。并于手术后 6 周回到他们的全科医生那里进行常规检查和进一步的避孕处方。
- 除非女性有过 3 次连续流产，或者在怀孕中期流产，否则不会提供后续的住院治疗。
- 流产协会和异常终止妊娠支持小组（Support around Termination for Abnormality，SATFA）有一系列健康教育手册。
- 一些医院有自己的流产小组，由丧亲顾问管理，许多医院为所有在前一年出生前或出生时死亡的婴儿举办了一年一度的纪念活动。

3. 前庭大腺囊肿袋形缝合术 前庭大腺位于前庭后面，起润滑外阴的作用，开口于阴道口。它们易受性传播疾病和普通微生物如葡萄球菌和大肠埃希菌的感染。如果导管堵塞，黏液分泌物无法排出，就会形成脓肿。脓肿可能会消退或感染，也会引起疼痛，通常在性交时首次发现。

脓肿会非常痛，伴有发热、红肿。女性会出现行走困难，无法坐下，不愿排尿。最好不要切除腺体，因为它可以为性交提供润滑剂。取而代之的是进行袋状手术。切开脓肿，将脓肿壁缝合到周围皮肤上，留下一个大孔，以便于脓的排出（图 20-2）。

在愈合过程中会形成一个新的导管。在手术过程中，医生会取适量分泌物进行显微镜检查、培养和敏感性试验，用于抗生素治疗。空腔用浸渍有甘油等溶液的带状纱布松散填充。可以保持皮肤边缘分开，以便通过肉芽愈合。如果皮肤边缘在导管形成之前愈合，皮肤下会留下一个窦，可能会反复感染。

- 术后护理：这种手术往往是在紧急情况下进行的，女性通常在排尿 24h 后回家。填充物可以由护士或也可以自己取出。可以温水坐浴辅助。手术区域应保持清洁，用吹风机代替毛巾使该区域干燥。除非证明感染，否则不常规使用抗生素。手术后 2 周内最好不要性交，避免再次感染和促进伤口愈合。

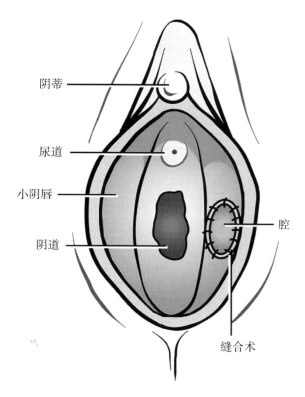

阴蒂

尿道

小阴唇

阴道

腔

缝合术

▲ 图 20-2　前庭大腺囊肿袋形缝合术

八、子宫肌瘤切除术

子宫肌瘤切除术是从子宫中取出肌瘤的手术。子宫肌瘤（也称为肌瘤或平滑肌瘤）最初是子宫内膜中的单个细胞，然后增殖成为肌肉和纤维结缔组织团块。大多数肌瘤没有豌豆大，但它们可以长到柚子大小。纤维瘤似乎更好发于西印度群岛和西非女性身上，尽管其原因尚不清楚（NICE，2018a）。

肌瘤发生的原因尚不完全清楚，但它们依赖于雌激素。子宫肌瘤切除术前，可能会给女性开亮丙瑞林（Prostap）以抑制雌激素的释放，使肌瘤萎缩。

子宫肌瘤切除术通常是通过开腹手术进行。然而，小切口手术的发展提供了替代方法，包括通过腹腔镜或宫腔镜（取决于子宫内肌瘤的位置）切除肌瘤。与传统的开放式技术相比，这种技术能使者恢复更快。

或者，可以由放射科医生在镇静状态下进行肌瘤栓塞术。将栓塞剂颗粒注射到股动脉和子宫动脉，阻断纤维瘤的血液供应，使其萎缩。子宫的其余部分不受影响。

病例研究 20-2

Smith 女士今年 42 岁，是一位非洲裔加勒比女性，在上一段婚姻生育了两个孩子。她一直遭受疼痛和月经过多的折磨，并被诊断出子宫肌瘤。Smith 女士因为出血而贫血。她不希望做子宫切除术，因为她想生更多的孩子。

需要反思的问题

Smith 女士适合哪一种治疗方案？术前可以做什么来优化她的护理？"快速康复"的哪些方面对她的护理有利？

（一）子宫肌瘤切除术的原因

小肌瘤通常没有症状，不需要治疗。但是，如果对盆腔肿块的诊断有疑问、肌瘤大于 3cm 或有不适的症状或导致不孕，则建议手术（NICE，2018a）。

月经过多是一个常见的问题，由月经时脱落的子宫内膜面积较大引起。大肌瘤可能压迫肠道，导致便秘，或压迫膀胱，导致尿频或尿潴留。

子宫肌瘤切除术包括"剥去"肌瘤，更适合仍然想要孩子的女性。如果不想再怀孕，那么子宫切除术可能是首选。

在子宫肌瘤切除术中，子宫肌肉切口有出血的风险。如果出血无法控制，将有进行子宫切除术的风险。手术过程可能需要输血，因此对不接受血液制品的女性，这种手术并不总是可取的（尽管有时也可以使用细胞回输等替代方法）。

如果手术是通过开腹手术进行的，根据伤口的愈合情况，通常需要住院 3～5 天。如果手术是通过腹腔镜或宫腔镜进行的，则可作为日间手术进行。由于这是微创手术，女性可以在手术后 7～10 天恢复正常的生活，且瘢痕较小。还有一个优势在于，由于开腹手术后，任何缝合线都会削弱子宫壁，使其在随后的分娩中都需要剖宫产，而腔镜可以避免剖宫产。开腹手术后形成进一步粘连的风险也更高。

如果一名女性希望在子宫肌瘤切除术后怀孕，许多妇科医生建议她在手术后的前 3～6 个月，即肌瘤再次生长之前怀孕。

（二）腹腔镜子宫肌瘤切除术后的建议

这种手术通常是在日间手术，所以应该确保有家属可以带患者回家。应就邻近器官受损的风险以及如何治疗腹腔镜检查后可能出现的骨盆或肩峰疼痛提出建议。女性通常需要几天时间才从腹腔镜检查中完全恢复，当她感觉良好时，就可以恢复正常活动和工作。

九、子宫切除术

子宫切除术是最常见的妇科大手术。然而，随着腹腔镜手术的发展和左炔诺孕酮宫内节育器的使用，现在有几种治疗月经过多的替代方法，因此良性原因的子宫切除术率正在下降（Murkhopadhaya & Manyonda，2013）。

子宫切除术有多种类型（图 20-3），子宫切除术的类型取决于手术的原因（框 20-2）。

（一）经腹全子宫切除术

这种手术通过耻骨上方腹部的水平切口，即横切口或"比基尼线"切口，切除子宫和子宫颈。然而，有些女性可能需要在有较大腹部肿块、有瘢痕或怀疑有癌症的情况下进行垂直切口，因此需要对腹部进行全面检查以便分期。

（二）双侧输卵管、卵巢切除术

双侧输卵管卵巢切除术是指切除输卵管和卵巢，通常与全腹子宫切除术同时进行，特别是在有疾病证据的情况下，或者女性已绝经或接近绝经的情况下。

卵巢切除术可以预防卵巢癌的发生。对于绝经前女性来说，如果她们健康的话，可以保留卵巢，以避免雌激素突然减少导致严重的更年期症状。然而，研究表明，如果卵巢得到保护，绝经前女性的激素功能可能会下降，这可能是因为她们的血液供应在手术过程中受到损伤。

（三）子宫次全切除术

子宫被切除，但子宫颈留在原位。每年仍然需要宫颈涂片来筛查宫颈癌。有一些说法认为，对于良性手术，保留宫颈可能会降低未来脱垂的风险，但这背后的证据并不确凿（Lethaby et al，2012）。

（四）根治性子宫切除术

是一种扩大子宫切除术，将子宫、卵巢、输卵

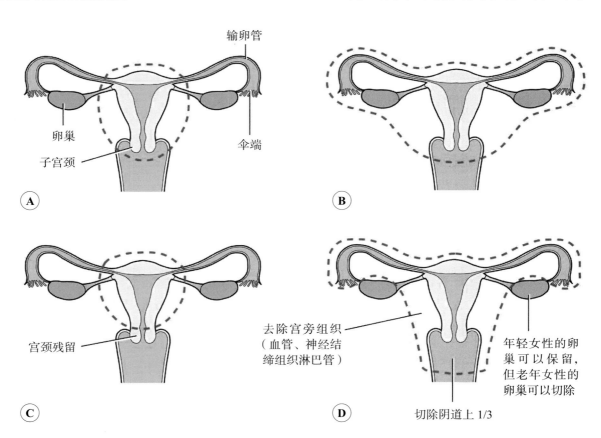

▲ 图 20-3 子宫切除术的类型
A. 经腹全子宫切除术；B. 经腹全子宫切除术和双侧输卵管、卵巢切除术；C. 子宫次全切除术；D. 根治性子宫切除术

管、邻近的盆腔组织、淋巴管和阴道的上 1/3 切除。对于晚期宫颈癌来说，这是必要的。更多细节将在本章后面介绍。

（五）阴式子宫切除术

这种是通过阴道切除子宫，不留明显瘢痕。阴式子宫切除术通常在子宫脱垂的地方进行。阴式子宫切除术的禁忌证包括大子宫（大于 14 周的子宫）和疑似或已知的恶性肿瘤。

（六）腹腔镜子宫切除术和腹腔镜辅助阴式子宫切除术

腹腔镜子宫切除术首次由 Reich 在 1989 年提出，并将其发展为一种替代开腹或阴道子宫切除术的微创方法（Maclaran et al，2016）。腹腔镜子宫切除术使用"锁孔手术"进行子宫切除术，然后可以通过阴道切除子宫或将子宫切割粉碎后，通过其中一个小切口取出。这项技术可用于良性或恶性肿瘤，如果考虑恶性肿瘤，标本不应被粉碎。

腹腔镜子宫切除术有多种类型，取决于腹腔镜手术与阴道手术的范围（Aarts et al，2015）。根据手术技术的不同，手术可以完全通过腹腔镜进行，仅通过阴道输送样本，或者可以采用"腹腔镜辅助"技术，其中一些手术在腹腔镜下进行，有些在阴道内进行（例如，骨盆底也需要修补）。

腹腔镜技术有许多优点，包括减少术后疼痛，减少手术部位感染，减少失血和缩短术后住院时间。可用于良性和恶性疾病，且已被证明对子宫内膜癌患者特别有益（NICE，2010；Asher et al，2018；Galaal et al，2018）。

（七）机器人辅助腹腔镜子宫切除术

腹腔镜技术的一个进步是机器人的使用。与腹腔镜技术一样，机器人手术是微创的。然而，与传统的腹腔镜手术不同，它是由外科医生坐在手术台上（而不是站在手术台上）进行的。控制台提供手术区域的高清晰度三维图像，手术使用比标准腹腔镜器械适应性更强、更精确的腕部器械进行。

机器人技术的倡导者声称，他们有许多优势，包括更精确的仪器、增强的外科三维视觉、改善的人体工程学和更短的患者住院时间。机器人越来越多地被用于更大范围的操作（Sinha et al，2015）。然而，它也是昂贵的，并且支持其用于良性疾病的证据是有限的（Liu et al，2014）。

（八）子宫切除术的心理学方面

所有的大手术都意味着身体形象的改变，但切除子宫会改变女性的自我形象和她感知到的女性特质，并对她的性感觉产生深远的影响。即使女方不愿意或不能生育，这也是人生中的一件大事。对许多女性来说，子宫切除的建议会引起她们的恐惧，因为围绕这一特殊手术存在误解。古希腊人认为子宫是所有情感的来源；因此，有"歇斯底里（hysteria）"和"子宫切除术（hysterectomy）"这两个词。

重要的是医务人员要发现患者的焦虑和恐惧，给予纠正，并给出明确、准确的建议。不幸的是，女性没有得到她需要的更详细信息，通常只得到关于"不提"的简短暗示，而例如何时恢复性行为等重要问题被忽略了。一些女性没有意识到她们在子宫切除术后将不再有月经，而其他患有经前综合征的女性可能错误地认为子宫切除术将治愈这个问题。但是，如果卵巢被保留，周期性症状将持续存在。

十、妇科大手术的护理

（一）术前护理

本章前面已经讨论了妇科小手术术前护理的重要性。然而，当进行一个更严重的手术时，患者和家属的准备也非常重要。这在第 4 章中有更详细的描述。

应该进行全面的入院评估。患者需要知道将会发生什么。每个患者都会有不同的反应，需要不同类型的支持。

也有必要让女性为手术做好身体上的准备。根据手术的不同，肠道准备可能是必要的，并且应该参考当地的指南。

腹部和盆腔大手术有发生深静脉血栓的风险（NICE，2018b），因此女性要测量和筛选抗栓塞长袜，并根据部门政策和个别患者评估给予预防性肝素。建议对某些患者进行个体化评估，因为需要在深静脉血栓形成风险和出血风险之间进行权衡。

接受大型妇科手术的患者在手术前需要空腹，以防止误吸。ASA（2017）指南建议禁食至少 6h，禁饮透明液体至少 2h。应建议所有患者在手术前至少戒烟 48h，最好更长时间。

在向所有女性充分解释了手术的好处以及严重和经常发生的风险后，将要求她们签署一份同意书。这些应该在她最初的门诊咨询和术前评估时向她充分说明，以确保获得她的同意是一个过程，而不仅仅是签署一份表格（Dimond，2011；RCOG，2015b）。

在教学医院，医学生可能会出现在患者护理路径的所有阶段。一些女性觉得在大众面前讨论她们的个人症状很吓人，护士必须充当女性的代言人（Nursing and Midwifery Council，2018）。所有女性都有权拒绝参与本科生的教学，如果她希望这样，应该充分尊重她的意愿。在一些医院，女性可以签署一份同意书，在手术室让医学生在全身麻醉状态下进行阴道检查。女性也可以要求女医生对她进行检查，在条件允许的情况下，这都应该得到支持。男医生应始终有其他人在场，现在建议所有临床医生，无论其性别，都应有其他人在场（RCOG，2015b）。

接受大型妇科手术患者的详细术前护理计划见表 20-1。

（二）术后护理

详细的术后护理计划见表 20-2。子宫切除术、子宫肌瘤切除术或阴道修补术等大型妇科手术可能需要 45min 至数小时，取决于具体的手术类型。全身麻醉后需要吸氧，特别是在使用患者自控镇痛的情况下，从监护室到病房都要持续吸氧。

患者将进行静脉输液，持续 24~48h，有时可

表 20-1 接受大型妇科手术患者的术前护理计划

常规的自理需要	问题	目标	患者活动	护理活动必备条件
促进常态化	与入院有关的焦虑	减轻与入院和陌生环境和人相关的焦虑	患者熟悉工作人员、其他患者和病房布局	欢迎患者到病房。向患者介绍并确认患者的责任护士
	不熟悉的环境和日常生活活动受到干扰	提供有关住院治疗和出院的充分信息	患者能够提出问题并表达焦虑和恐惧	• 解释病房布局和厕所、浴室和休息室以及有关活动的信息，例如，探视时间、用餐时间、病房电话号码等 • 对预期的治疗和手术进行适当的解释（如果合适，使用信息辅助工具）。回答患者提出的问题。如果无法回答，咨询多学科团队成员 • 对患者的焦虑和恐惧保持敏感，这些焦虑和恐惧可能会通过言语或非语言行为表达 • 讨论任何家庭 / 入院引起的社会问题

预防对生命、健康和功能的危害	毫无术前准备	安全准备	• 患者了解禁食的基本原理
			• 协助患者进行术前皮肤准备
			• 患者洗澡 / 淋浴
			• 协助患者肠道准备
			• 排空膀胱
			• 患者穿着手术衣和抗血栓丝袜
				• 完整的术前护理评估：测量体温、脉搏、呼吸和体重以及尿液分析
				• 如果需要，检查签署的同意书和术前用药
				• 附上身份识别
				• 记录术前检查结果
				  － 全血细胞计数
				  － 镰状细胞性状
				  － 尿素和电解质
				  － 心电图（如果需要）
				• 确保已进行任何所需的肠道准备
				• 为患者测量抗栓塞丝袜
				• 禁食 6h
				• 护送至手术室

经 Lisa Stewart 许可修订

表 20-2　妇科大手术后患者的术后护理计划

常规的自理需要	问题	目标	患者活动	护理活动要求
保持充足的氧气摄入	有呼吸不足/感染的危险	保持呼吸道通畅	• 了解术后 4h 积极进行呼吸练习的原因 • 理解充分缓解疼痛的原因，以便进行呼吸练习 • 进行呼吸功能锻炼	• 按照麻醉师的指示安全给氧 • 观察并记录呼吸频率、深度和患者肤色 • 加强呼吸练习 • 观察不良反应，如呼吸抑制 • 张口辅助呼吸
预防对生命健康和功能的危害	有术后并发症的风险	保持患者安全 • 出血 • 血容量减少	—	• 根据个人评估记录脉搏、血压、患者肤色、意识水平 • 观察并记录引流管的情况 • 将任何异常情况报告给高级护士和医务人员
		感染	—	• 记录温度 • 抗生素治疗 • 术后第 2 天取掉周围的敷料 • 根据评估和指导拆除缝线
		疼痛	了解和使用患者自控疼痛	• 评估疼痛程度 • 协助服用处方镇痛药 • 帮助患者找到合适的位置
		卫生	—	• 协助满足生理需求 • 维护患者尊严
保持足够的液体摄入	手术导致液体摄入受到影响	足够的水和电解质平衡	了解静脉输液的原因，直到肠鸣音恢复	• 按医嘱执行 • 解释静脉输液的作用
			如果可以，协助完成补液平衡图表	• 指导患者完成补液平衡图表 • 检查静脉通畅性和插管部位是否有感染迹象
			静脉输液停止后，能够自主饮水	• 语言关怀 • 监测患者液体平衡情况 • 提供呕吐碗和纸巾
保持足够的食物摄入量	强制禁食和暂时性厌食	均衡饮食 足够的热量	• 理解禁食的原因 • 理解肠鸣音恢复后缓慢重新摄入固体食物的原理 • 能够参与菜单选择	• 保持患者禁食，直到肠鸣音恢复 • 观察麻痹性肠梗阻的迹象 • 缓慢摄入液体 • 提供清淡的饮食，逐渐过渡到正常饮食
与排泄相关的护理	尿潴留或排尿不完全的风险	尿管拔除后是否正常排尿	理解拔管的原因	密切观察尿量和导尿管通畅情况
	风险		• 知晓如何护理和排空 　－导尿管 　－用于膀胱修复术或偶尔用于阴道修复术的耻骨上导管	• 尿量减少报告给医务人员 • 夹闭 6h • 移除导管后，确保患者正常排尿
			能够协助完成补液平衡图表	确保患者准确完成补液平衡图表
	有便秘的风险	正常排便	• 了解预防便秘的基本原理 　－增加纤维 　－充足的液体 　－使用缓泻剂 　－增强流动性	• 监控患者的排便 • 指导患者用表格记录液体摄入量 • 根据需要服用缓泻药 • 预防便秘的指导措施

（续表）

常规的自理需要	问 题	目 标	患者活动	护理活动要求

保持活动和休息之间的平衡	由于手术和手术后的过度疲劳而强制休息和限制活动	为了让患者意识到手术对活动造成暂时限制	• 理解暂时疲劳的原因
			• 了解通常涉及腹部肌肉的活动将会被改变
			  – 驾驶
			  – 工作
			  – 打扫卫生 / 上举动作
			  – 性交
				• 解释并强化对患者的限制
				• 确保患者在大手术后有宣教单或指导

		确定出院设施和家庭支持	患者在家中寻找亲人或朋友帮助康复	和患者一起探索出院后可用的家庭设备
			• 积极锻炼 • 患者要理解康复期独立的限制性并在出院后制订适当的帮助计划	• 鼓励在充分活动和充分休息之间保持平衡 • 鼓励患者参与术后锻炼
			如有需要，通知社区 / 社会服务部门实施出院计划	出院后确认家庭情况
保持独处和社交之间的平衡	日常的交流模式和隐私方面有所改变	保持患者的社交活动	患者更倾向于日常社交能力的改变	协助介绍病友
		向护理人员或朋友或家属表达感情	如果合适，让家属或朋友参与交流	给患者时间来表达她的想法（担忧、恐惧、担忧等）
		尊重患者的隐私和独处	患者理解限制探视的理由，以防止患者疲劳	鼓励探视患者，但数量保持在可管理的范围内
		鼓励社交活动，以避免无聊和独处	—	—
常态化促进	身体形象的潜在变化	患者对自我形象、性功能和精神状态感到"舒适"	患者理解性功能的暂时限制	提供表达关于性功能暂时受限的观点的机会
	失去身体的一部分可能会导致悲伤	—	—	• 如果合适，探索表达情感的其他方式 • 如果合适，让伴侣参与进来
	与愈合组织和阴道分泌物有关的暂时性生理限制对性功能的影响	—	—	—
	表达精神信仰的自由	—	—	尊重患者的精神需求

经 Lisa Stewart 许可修订

能需要输血，这取决于手术期间的失血量。通过导尿保持膀胱排空状态。通过在伤口处放置负压引流管排出手术部位多余的血液以防止形成血肿。然而，引流管有时会增加感染的风险（由于端口部位感染），一些外科医生不再常规放置，而是根据手术需要使用引流管。

除非有特别严重的伤口渗出，否则 48h 内，一个轻薄的干燥敷料就足以覆盖伤口。子宫肌瘤切除术后，血肿形成的风险增加。肠管和子宫缝合线之间可能会在之后发生粘连。

接受过阴式子宫切除和（或）阴道修复的女性可能会在阴道原位放置一个"阴道包"（一段浸泡在甘油中的丝带纱布），它像一个大棉条一样插入阴道。可以产生压力并阻止缝合点出血。24h 后就可以取出来，而且最舒服的方法就是在洗热水澡的时候取出。放置或取出阴道包都必须在病程中记录。

最初 24h 需要强镇痛药，硫酸吗啡通常通过肌内注射或患者自控镇痛给药，患者可以通过镇痛泵自行控制给药量。在一些医院，还有可以使用硬膜外或其他形式的区域麻醉，如"神经阻滞"。双氯芬酸钠栓剂可用于抗炎和镇痛。

妇科患者似乎更容易出现术后恶心和呕吐（Apfelbaum et al，2013），因此止吐药如氯丙嗪或甲氧氯普胺可能是有益的。此外，穴位按摩也会有所帮助，还可以在手腕内侧使用 Sea-Bands 防晕止吐手环。

在大手术后的第 2 天，可以鼓励女性下床坐一会儿，并鼓励她们进行腿部锻炼、骨盆摇摆（即左右移动臀部）和深呼吸。这些将有助于防止常见的术后问题，如深静脉血栓和肺部感染。从促进恢复的角度来看，早期活动也是有益的（McDonald，2015；Nelson et al，2016）。

当肠鸣音恢复时，女性可以开始饮水，并逐渐转向清淡饮食。她将拔除导尿管，并停止静脉输液。应该保持严格的液体平衡，直到女性恢复正常饮食。一些女性在子宫切除术后确实会出现尿路感染，将使用抗生素进行治疗。女性完全排空膀胱并挤出最后几滴非常重要，因为这可以防止尿液潴留在膀胱中。

手术后的第 2 天，女性通常可以走到浴室洗澡，而不会感到太多不适。口服镇痛药现在与抗炎药联合使用来控制疼痛。

女性可能会担心"缝线爆裂"，需要确保有好几层缝线。当咳嗽时，她们可能会发现用手捂住腹部（如果她们做了阴式子宫切除术，也可以用卫生巾捂住）。同样，阴道缝线也会溶解或偶尔脱落。有时，如果伤口感觉受到拉扯，可能需要切开紧绷的地方。在使用缝合钉的地方，水平伤口可以在第 4~5 天取出，垂直切口可以在第 7~10 天取出。

许多女性在腹部或腹腔镜手术后都会经历阵痛，这可能会导致相当大的不适。慢慢饮热薄荷水可能会有所帮助，一些医生会开肠溶薄荷油胶囊（Colpermin）。四处走走，洗个热水澡也会有所帮助。

便秘可能是一个问题，医生常规会开乳果糖糖浆或温和的泻药。如果几天没有通气或通便，可以使用甘油栓剂。

女性在手术后的第 3 天或第 4 天感到"抑郁"非常常见，许多女性发现自己无缘无故地流泪。尽管有些女性在出院时确实会再次经历类似的感觉，但她们可以放心，这是一种正常的反应。对于做过子宫切除术和（或）双侧输卵管卵巢切除术的女性和围绝经期女性，激素替代疗法会有所帮助，但这种抑郁感可能有更深层次的原因。

（三）大手术后的出院建议

手术后住院的时间长短很大程度上取决于患者个人和手术范围。

无论情况如何，患者、她的伴侣和她的家庭其他成员了解她居家康复期间可以做什么和不可以做什么非常重要。应有详细的书面指导，并保证她可以随时打电话给病房寻求建议。还应该向她提供当地所有相关支持网络的详细信息，例如，子宫切除术协会或英国国家子宫内膜异位症协会（参见参考资料部分）。

如果合适的话，应该与患者、她的伴侣和家人讨论以下问题。

1. 出血　阴道分泌物可能会持续 4 周，从红色逐渐变为浅棕色。如果颜色变得更深更鲜艳，或气味难闻，应该寻求医生的建议。缝线脱落时偶尔会出现红斑点。如果需要，应该使用卫生巾而不是卫生棉条，以防止感染。如果女性没有做子宫切除术，这可能要等到下一次月经后。

2. 休息　重要的是，该女性应在初始 2 周充分休息，当她感到疲劳时就上床休息。出院后几周感到疲劳是很常见的。如果血红蛋白水平较低，一些女性可能需要手术后服用铁剂。

3. 运动　锻炼很重要，在医院进行的任何锻炼都应该在家里继续进行，只要她们不会引起过度的疼痛。一些女性偶尔会有奇怪的感觉，感觉腹部"有弹性"，这是正常的。建议进行短距离步行，术后 6 周逐渐增加到 45min。如果阴道出血停止，大约 4 周后可以恢复游泳。自行车和其他轻度锻炼也可以在这个阶段恢复。

4. 家务劳动　女性在头 2 周内不应做任何家务，但在这之后，可以安全地做一些简单的家务。在最初的 4 周内，避免搬运任何重物是非常重要的，如购物、湿衣服、装满垃圾的袋子或蹒跚学步的孩子，至少 6 周内不应搬运。当举起任何东西时，需要提醒女人弯曲膝盖，保持背部挺直，并将物体靠近自己，因为这样可以避免腹部紧张。

5. 饮食 许多女性听说子宫切除术后她们会发胖或出现"中年发福"。这是一个谣言，任何体重增加都是由于热量摄入增加加上缺乏锻炼。建议多吃各种食物，包括新鲜水果和蔬菜，以避免便秘。一些人发现西梅汁是一种有效的泻药。其他预防措施，如每天至少喝 8 杯水和吃高纤维食物，也是推荐的。

6. 工作 一些女性觉得手术后 6～8 周可以重返工作岗位，而另一些女性可能需要更多的休息时间。显然，有些工作比其他工作更费力，当女性觉得自己准备好了的时候，他们应该自己做出判断。一些员工最初可能会允许女性兼职，这是重新适应工作需求的理想方式。

7. 驾驶 女性应避免开车，直到她觉得有能力进行紧急停车。猛踩刹车踏板会拉动腹部肌肉，女性应该完全掌握这个动作。此外，建议女性咨询保险公司，因为他们可能有自己的指导方针。

8. 性生活 所有在以性为中心问题的专科工作的护士都需要认识到患者确实有性方面的问题，护士可以为恢复的这一重要方面做出贡献。一些护士担心侵犯了患者在性方面的隐私，并担心他们无法帮助解决提出的问题。然而，在妇科病房工作的护士不必是性治疗师。他们可以通过提供信息来帮助他们的患者理解自我和身体，以及了解在诊断和手术前后对性的影响。

重要的是，每个女性都应被视为个体，不要对她的性行为做出假设。不要忽视老年女性的性行为。老年女性可能不太可能发起关于性问题的讨论，因此妇科护士必须充当敏感的推动者。老年人的性行为可能很难讨论。

保密问题对所有妇科患者都很重要，因为妇科与性密切相关。患者的性行为不应被记录在医疗或护理记录上，因为它的存在可能会使患者在未来受到其他工作人员的负面影响。

护士考虑她们所护理的女性之间的文化差异也很重要。某些种族发现子宫切除术特别难以接受，护士应该意识到这种手术对不同文化和社区的影响。西印度裔女性认为月经是一种清洁行为，可以清除体内的杂质，因此不愿意进行子宫切除术。有些人还担心，在男人眼中，她们会变得"不那么女人"，他们可能会忍不住去寻找另一个"完整的女人"。因此，她们可能不希望她们的伴侣或家人确切知道她

们正在做什么手术，所有员工都应该尊重她们的保密权。

一般来说，在重大妇科手术后，需要大约 6 周的时间才能在身体和心理上恢复性交，大多数妇科医生建议在进行性交前有这个时间间隔。重要的是要等到阴道出血停止，以防止感染的风险。女方的伴侣应该理解最初保持温柔的重要性，以避免对该区域造成不必要的伤害。此时组织强度足够，在完全愈合的情况下，感染的风险几乎不存在。

卵巢切除术的激素效应，即雌激素和睾酮减少，可能导致性欲丧失、阴道萎缩和阴道润滑减少。可以通过激素替代疗法或局部应用雌激素霜来克服。阴道干燥也可以通过使用润滑剂如 KY Jelly 或 Senselle 来帮助改善，有助于减少擦伤和不适，并增加敏感性。

子宫切除术通常包括切除子宫颈，这可以稍微缩短阴道的长度。位置的改变最初可能会更舒适，比如女性跨骑或双腿并拢。一些女性反映子宫切除术后性反应下降。这可能是因为阴道内手术部位的瘢痕组织没有触觉，在性兴奋和平台期不会像其他生殖器组织一样充血和伸展。通往阴道和会阴的感觉神经通路也可能已经中断。虽然阴道内部不包含触觉神经末梢，但它有压力敏感神经，可以促使性高潮。

术前，阴茎深部插入可能是令人愉快的，因为它对内阴道和宫颈施加了压力。阴茎抽插也可以通过性交过程中子宫颈的运动引起的腹部内脏器官的运动产生愉悦的感觉。如果这是女性享受和兴奋的一部分，她应该被鼓励专注于其他的感觉，这将有助于建立她的性反应。

做过子宫切除术的女性高潮的特征可能会改变。这是由于没有任何子宫收缩，但通常不会影响整体满意度。

十一、子宫内膜切除术

子宫内膜去除术宫腔镜手术是近年来发展起来的几种宫腔镜手术之一，越来越多地被用于门诊手术（Clark & Gupta，2005；NICE，2018a）。它可以破坏子宫内膜并阻止子宫内膜的周期性再生，而不是进行子宫切除，子宫切除术是一种范围更广的外科手术，增加了相关的风险和恢复期。通过宫腔镜在视频屏幕上观察手术过程时，子宫内膜被切除。

在实际操作中，并不是所有的子宫内膜都被切除了，所以仍然会发生一些出血，但这通常不再像手术前那样对女性造成影响。女性将在手术前接受宫腔镜检查，以确保她们适合此类手术。

有不同类型的切除技术，选择的方法取决于外科医生的偏好和患者的具体因素。例如，患有子宫肌瘤的患者可能除了切除内膜之外，还可以切除肌瘤，而对于其他没有肌瘤的女性来说，这可能不是必需的。

在子宫内膜切除术发展之前，治疗严重月经出血的传统方法是药物治疗、刮宫或选择子宫切除术形式的大手术。子宫内膜切除术通常作为日间病例，越来越多地在门诊进行。因此，对许多女性来说，相关的生理、社会和心理影响使其比子宫切除术更可取。不同的技术已经开发出来，但它们基于相同的原理，包括使用热量破坏子宫内膜。不同技术的列表可以在框 20-3 中找到。

与子宫切除术相比，子宫内膜切除术的优点和缺点在表 20-3 中列出，子宫内膜切除术的禁忌证在框 20-4 中列出。

球囊子宫内膜消融术　宫腔镜检查后，通过宫颈将一根特殊的导管插入子宫内膜腔。通过导管

框 20-3	第二代子宫内膜消融术设备

- 热气球
- 热盐水
- 电极（第一代，但仍在使用）
- 微波设备（不经常使用）

注水使气囊膨胀，与子宫内膜直接接触。然后将水加热到超高温，通过产生的热量有效地破坏了子宫内膜。

一种新技术（NovaSure）的过程与上述类似，但使用三角形网格装置，该装置被引入子宫腔并扩张贴合子宫内膜。然后通过电能破坏子宫内膜。手术的持续时间取决于子宫腔的大小，但通常手术持续时间不到 90s，这也是门诊经常使用这种方法的原因。

十二、左炔诺孕酮宫内系统

左炔诺孕酮宫内避孕系统 Mirena（曼月乐）是一种 T 形宫内避孕器，其杆部周围的套筒中含有黄体酮左炔诺孕酮。黄体酮从核心缓慢释放，可用于避孕和治疗月经过多。它是需要激素替代治疗但仍

表 20-3　子宫内膜切除术与子宫切除术的比较

程　序	优　点	劣　点
子宫内膜切除	<ul><li>可在镇静和局部麻醉下进行</li><li>大大减少对镇痛药的需求</li><li>快速恢复和康复</li><li>无明显瘢痕</li><li>对于许多女性来说，可以在门诊做手术</li><li>保留子宫（女性和生育的象征）</li><li>快速恢复性功能</li></ul>	<ul><li>子宫穿孔的潜在风险</li><li>不能保证完全停止月经或不育</li><li>可能仍需要子宫切除术治疗肌瘤、月经过多和卵巢问题</li><li>几个禁忌证（框 20-4）</li></ul>
子宫切除	<ul><li>不会进展</li><li>保证无菌</li><li>不再进行肌瘤等手术</li></ul>	<ul><li>出血风险</li><li>潜在伤口感染</li><li>麻醉时间增加</li><li>术后并发症 　– 肺部感染 　– 深静脉血栓 　– 便秘 　– 需要强力镇痛药</li><li>随着性功能改变而改变的身体形象</li><li>腹部瘢痕</li><li>需要长期康复</li></ul>

框 20-4　子宫内膜切除术的禁忌证

- 怀孕或计划在未来怀孕
- 任何阴道脱垂的女性
- 子宫内膜异位症或纤维瘤
- 如果怀疑有恶性肿瘤，则需要进行全腹子宫切除术，从骨盆的其他部位进行活检
- 活动性生殖道感染
- 既往子宫手术导致子宫肌层无力
- 有些治疗方法要求在手术过程中不能有液体从子宫腔漏出。因此，扩张的宫颈口可能会妨碍消融装置的工作

需要避孕的老年围绝经期女性的理想选择，对一些增生患者也有潜在的作用。

如果用于月经过多但不希望手术的女性，必须充分说明在植入后的前 3～4 个月可能会出现不稳定、不规则的出血。如果女性能够忍受这段时间的不确定性，出血就会明显减少。该装置可保留 5 年，才需要更换。

十三、阴道修补手术／阴道缝合

阴道修补手术（或阴道缝合）是一种用于治疗子宫或阴道壁脱垂的外科手术。脱垂是由于盆底肌肉或韧带对盆腔器官缺乏支持所致。可能是由怀孕和分娩引起的腹部压力增加、持续咳嗽或更常见的绝经后症状引起的。子宫可能会下降到阴道，甚至到达阴道口。在严重的情况下，子宫甚至延伸到阴道外，称为脱垂。脱垂通常是在女性抱怨"有东西掉下来"时首先发现的；患者还可能有骨盆疼痛、背痛、性交困难和尿失禁等泌尿症状。子宫脱垂有几种类型。

- 膀胱膨出：膀胱和阴道前壁的脱垂。
- 膀胱尿道膨出：尿道和膀胱一起下降，导致膀胱排空困难、反复尿路感染和压力性尿失禁等泌尿问题。当要求女性在膀胱充盈时咳嗽，可能会出现压力性尿失禁。当 Sim 的窥器分开阴道壁时，可以看到一小股尿液从尿道喷出。
- 直肠前突：直肠通过邻近的阴道后壁脱垂。该女性可能有背痛或盆底拖曳感，并伴有排便困难。
- 肠膨出：直肠阴道袋疝进入阴道上 1/3。它可能在没有子宫脱垂的情况下发生，偶尔在子宫切除术后发生，在子宫切除术后可能会出现穹窿脱垂。

还有几种分级系统用于区分脱垂的位置和程度（Persu et al，2011）。

（一）非手术治疗

许多轻微脱垂的女性不会感到不适，也不需要手术治疗，但盆底功能锻炼有助于脱垂的修复。引起不适的脱垂应该通过手术治疗，除非女性计划生育，或者患者年龄较大或太虚弱而不能接受手术。当处于这些情况时，可以将聚乙烯环阴道环插入阴道以支撑盆腔器官。环状底座需要每 6～12 个月更换一次，除非有任何出血或异常分泌物。

（二）手术类型

传统上，阴道子宫切除术和盆底修复是脱垂修复的标准方案。

1. 阴道前壁缝合术　这种手术是对阴道前壁的修复，用于治疗由于尿道括约肌功能不全引起的膀胱膨出或膀胱尿道膨出。将阴道前壁切开，并将阴道皮肤的三角形部分从外尿道开口下到子宫颈前部切除。在膀胱颈周围深埋一到两处缝线。伤口的边缘被缝合在一起，为膀胱和尿道提供额外的支撑。

2. 后阴道缝合　这种手术用于修复直肠前突或直肠前突和肠膨出。阴道后壁的三角形部分，其顶点在阴道中部，底部在阴道口，通过倒置的 T 形切口切除，露出肛提肌。这些肌肉通过一根或两根中断的缝线连接在一起，并以 Y 形闭合，以避免阴道入口变窄。手术还包括切除任何肠囊肿和修复会阴体（会阴缝合术）。

3. 使用网片进行阴道修补术　有几种类型的网片，它们是由生物或合成装置制造的，用于在阴道缝合过程中加固或支撑组织。然而，在 2018 年 7 月，英国国民医疗保健系统改善部和英国国民医疗保健系统实施了一段时间的"高度警惕限制"，这意味着对于绝大多数患者，不应进行补片手术。只有那补片手术被认为是唯一选择的患者才能使用，这是由于慢性疼痛等并发症的报告（RCOG，2018）。进一步的研究目前正在进行中。

十四、尿失禁手术

尿失禁在世界范围内非常普遍，尤其是随着年龄的增长。它可能与耻辱感和生活质量显著降低有关（Irwin et al，2011）。有几种不同的手术旨在改善自控能力，这些手术可以通过阴道、腹腔镜或腹部

或耻骨上入路进行。

控尿手术的目的是将膀胱颈和尿道从骨盆提升到腹部，腹内压力可以起到额外的闭合锥体的作用。手术还应对膀胱颈提供支撑。

重要的是，在手术之前，对该女性及其主诉进行彻底评估，以确保提供最佳治疗。

患有急迫性尿失禁的女性（尤其是有频率问题的女性）可以从注射肉毒杆菌毒素中受益，这有放松膀胱肌肉的效果。注射是在膀胱镜观察膀胱时进行的。手术可以在全身麻醉下进行，在某些情况下，也在局部麻醉下进行。然而，这种效果不是永久性的，需要根据患者的反应重复这一过程。

悬吊手术是为了抬高膀胱颈，部分是为了在膀胱颈下提供支撑。悬吊材料可以是有机的（腹直肌鞘筋膜）或无机的（Silastic 或 Mersilene），可以附着在直肌鞘或回肠结肠韧带上。吊带的张力大小将取决于它是用于阻塞流出还是仅用于支撑膀胱颈。

"无张力阴道吊带"（tension-free vaginal tape，TVT）已经发展成为一种微创的替代手术，比开放耻骨上手术恢复得更快。直到最近，它还被推荐为保守治疗失败的压力性尿失禁的一线治疗选择（NICE，2015）。在耻骨上做两个小切口，用针从阴道向上穿过，在膀胱两侧各取一段吊带，为膀胱和尿道提供支撑。这种手术通常是在局部麻醉下进行，以使外科医生能够通过要求女性在手术的某些点咳嗽来调整以应对腹部压力的增加。恢复时间比开放耻骨上悬吊术快得多。然而，应该指出的是，使用阴道网片相关的患者安全警示也适用于 TVT（RCOG，2018）。因此，在撰写本文时，TVT 的使用有一个持续的高度警惕期，这意味着它只能用于该手术是唯一可行的治疗选择的患者。

Burch 阴道悬吊术　这种手术适用于腹式子宫切除术，通过耻骨上切口进行。在膀胱颈和尿道的两侧插入缝线，抬高阴道旁筋膜，并将其缝合到髂耻骨韧带上。除了抬高尿道和膀胱颈，这一手术还抬高了阴道穹隆，因此任何现有的阴道前壁脱垂都可以同时修复。

这种耻骨上手术的效果优于传统的膀胱颈前路修补术，但术后住院时间和留置耻骨上导尿管的时间较长。女性可能会经历排尿困难，因此患者可能会携带耻骨上导管出院，直到排尿功能恢复。

十五、腹腔镜治疗脱垂

与其他腹腔镜手术一样，腹腔镜治疗脱垂为外科医生提供了极好的视野和看到手术细节的能力。腹腔镜技术治疗脱垂已被证明可以减少失血和过度肠道操作，使其成为进行盆底手术的最佳方法（Manodoro et al，2011）。腹腔镜手术的类型包括子宫固定术（其中子宫保持原位，并在子宫周围插入网片以提供支撑）或骶骨阴道固定术（宫颈使用网片提供支撑）。与用于阴道修复或 TVT 的网片不同，这种网片不受英国国民健康服务体系施加的限制。这些技术已被证明为患者提供了显著的长期改善（Rahmanou et al，2014）。

十六、需要阴道修补和尿失禁手术患者的护理

（一）术前护理

术前护理与任何大型妇科手术护理相似。对拟进行手术的女性都应进行全面解释，并诚实地讨论成功的机会和风险，以便女性在决定手术前做出明智的选择。出院计划应在术前评估时开始，因为这些患者通常是老年人。

入院时应送检中段尿样本，必要时开始使用抗生素。即使一个女人在护士看来"老了"，也应该确定她是否仍处于性活跃状态。如果是这样，妇科医生在缝合阴道口附近时应该注意这一点，以防止将来出现性交困难。

（二）术后护理

这些手术通常需要 45min 至 1h，与腹部子宫切除术护理相似。阴道修补后，阴道填塞物将在原位保留，如果女性做过膀胱手术，耻骨上导管可能在原位保留。这是一根精细的塑料管，插在耻骨上方，在皮肤上有一个塑料圆盘，上面有 4 个缝合线，以防止它脱落。

对于做过后部修复的女性来说，疼痛可能是一个特别的问题。阿片类药物将通过患者自控镇痛泵、持续输液或最初肌内注射进行注射，双氯芬酸栓在减轻炎症和疼痛方面非常有效。结合理疗师的建议，建议女性定期改变床上姿势或者俯卧可能会有所帮助。女性在修复手术后需要安慰，因为疼痛和不适最初可能会因为瘀伤而看起来病得更严重，而且她

们需要比手术后第二天活动更多。

在没有膀胱受累的情况下进行阴道修复后，导尿管将在最初几天内拔除。如果使用了耻骨上导管，将根据泌尿妇科医生的偏好，让其自由引流 3～5 天。此后，将开始"耻骨上夹闭疗法"，以测试膀胱功能是否恢复。在第一天，将导管夹紧一段固定的时间，如 3～4h，观察女性是否可以通过尿道排尿。过了这段时间后，松开夹子，测量流入袋子的尿液量。最初，残余量可能大于尿道排出的尿液量，但几天后残余量通常会减少，当残余量小于约 100ml 时，可以拔除导管。这是一种无痛手术，腹部小伤口愈合很快，不会像女性预期的那样漏尿。

不同医院使用的治疗方案有所不同，最初看起来可能很复杂。在向患者解释夹紧和测量残留物时，需要时间和耐心。通常指导女性如何夹住自己的导尿管，排空引流袋，并记录自己的液体平衡量。

女性通常需要大量的鼓励，尤其是当她们将自己与其他恢复更快的患者进行比较时。偶尔，女性无法通过尿道排尿，这些女性可能会带着耻骨上导管回家。她们可以让导管自由引流，也可以继续耻骨上夹持疗法，在这种情况下，熟悉的家庭环境通常会产生更好的效果。她们被指导如何正确地系好导管，如何在白天使用腿部袋，以及如何在必要时更换过夜袋。社区护士将监督夹紧方案。

在使用导尿管的地方，可以通过使用膀胱扫描仪来测量残余尿量，而无须进一步的导尿术及其感染的风险。护士接受使用小型便携式扫描仪的培训，这对于女性来说比插入导管要舒服得多。

在极少数情况下，女性在手术后至少一个月不能通过尿道排尿，将接受间歇性自我导尿。

1. 间歇自我导管插入术　这一过程包括将导尿管插入膀胱以排出任何残留的尿液。然后拔除导管，直到再次需要。在医院，这必须在无菌条件下进行，以防止交叉感染，但在家里可以在清洁环境下进行。

掌握这项技能需要女性的积极性、认知能力、良好的认知技能、身体能力和良好的视力等因素（Newman & Wilson，2011）。并非所有女性都接受这种手术，护士必须考虑到这一点。

渐渐地，女性可能会发现自己的膀胱可以完全排空了，自我导尿时残留的尿量可能会越来越少。她很可能只有在早上醒来时才需要使用导尿管。

许多女性发现喝蔓越莓汁有助于防止膀胱炎或尿路感染的发展，有证据表明它有助于降低尿路感染的发病率。然而，由于证据不足，蔓越莓汁目前不能被推荐用于预防尿路感染（Jepson et al，2012）。

2. 出院指导　接受修复手术的女性需要告知她们伤口有内部缝合线。因为看不到外部伤口，她们可能不明白为什么抬高等预防措施是必要的。

(1) 排便习惯：在任何阴道手术后，都需要注意避免便秘或大便紧张。一些女性可能喜欢使用卫生巾来支撑会阴，应该鼓励她们吃大量的新鲜水果和蔬菜，喝大量的液体，特别是水。一些镇痛药也会导致排便习惯的改变，咨询师通常会开一些温和的泻药来避免这一点。

(2) 盆底锻炼：所有接受阴道修复手术和控尿手术的女性必须学会如何进行盆底锻炼。这增加了盆底的肌肉体积。可以由护士或理疗师来教授。指导女性收紧肛门周围的肌肉，就像试图防止漏气一样，然后在阴道周围也这样做。让女人想象她在厕所里，并试图阻止尿液的流动，这可能有助于她想象自己应该是什么感觉。一旦她能做到这一点，就应该鼓励她保持这种收缩至少 5s，然后每天至少重复 5～10 次。应该鼓励女性定期做这些练习，柜门上的贴纸等视觉提醒可以起到提示作用。所有年龄段的女性都应该养成每天做盆底锻炼的习惯。长期锻炼才能有效。在分娩后也特别重要，可以提高性享受。

十七、腹腔镜治疗异位妊娠

这种情况被分在大型妇科手术中，因为异位妊娠对女性有潜在的生命威胁。

（一）什么是宫外孕

"异位"一词源于希腊语"ektopos"，意思是"错位的"，当受精卵在子宫外植入和发育时，就会发生异位妊娠。因此，异位妊娠的另一个名称是"不明部位妊娠"。

在英国，有几项研究表明其发病率正在上升。Elson 等（2016）报告指出，每 1000 例妊娠就有 11 例异位妊娠。它通常是输卵管炎（输卵管感染或炎症）后输卵管纤毛纤维化或损伤的结果。其他促成因素如框 20-5 所示。

框 20–5　导致异位妊娠的因素
• 输卵管手术，包括绝育
• 分娩后或流产后感染
• 盆腔炎
• 子宫内膜异位症（子宫内膜组织沉积在子宫外）
• 既往宫外孕

疑似异位妊娠的女性应始终作为妇科急症进行治疗。这是因为输卵管突然破裂的风险很高，可能导致大量腹腔内出血。尽管大多数异位妊娠发生在输卵管，但具体的症状因植入部位而异。如果植入发生在她最后一次月经的4～6周内，女性可能没有意识到她怀孕了。首发症状可能包括不规则阴道出血和由输卵管扩张引起的骨盆疼痛。一些女性到达医院时由于输卵管破裂，已处于昏迷状态，需要复苏、输血和立即通过腹腔镜或开腹手术进行手术。输卵管破裂的症状列于框 20–6。

框 20–6　输卵管破裂症状
• 突发剧烈疼痛
• 阴道出血
• 腹膜腔内的血液刺激横膈膜引起的肩峰疼痛
• 脸色苍白，有休克和失血的迹象
• 出血导致腹部膨胀

异位妊娠的诊断可以通过妊娠 2 周后准确的血清 β-hCG 妊娠试验和盆腔或阴道扫描（不能显示宫内妊娠）来确诊。如果诊断仍有疑问，将进行腹腔镜检查。要么切开输卵管，取出妊娠物，输卵管自然愈合，要么切除受损的输卵管（输卵管切除术）。女性应该明白，如果输卵管破裂，可能需要进行剖腹手术。

（二）特殊术前护理

通常没有时间让女性正常完成入院并做好手术准备，因为她可能会被紧急送往手术室。经常监测生命体征对于确保准确评估患者的病情至关重要。如果患者一开始来过病房，她需要像准备大手术一样做好准备，因为这总是有可能的。对她的心理关怀也至关重要。

当诊断出宫外孕时，女性可能会非常痛苦，因为她们正在经历多重损失，即婴儿的损失，可能还

有输卵管的损失，还有对未来生育能力的担忧。如果她们正在使用避孕措施，甚至没有意识到自己怀孕了，可能会非常震惊。另一方面，夫妇可能尝试怀孕多年，有过宫外孕或接受过体外受精（试管授精）治疗。

（三）术后护理

术后护理将取决于该女性是否接受过腹腔镜检查或开腹手术。女性通常需要在腹腔镜检查后住院24h，开腹手术后住院2～3天。重要的是，在回家之前，要确定她的状态。护士必须确保女性和她的伴侣得到适当的心理护理。这可能涉及谈论怀孕及其结局，或者提供以后与咨询师会面的机会。然而，护士必须意识到女性对这种痛苦的经历会有不同的反应，如果女性不想在这个时候讨论她的感受，就必须尊重她。

（四）具体出院建议

一旦出血停止，性交就可以恢复。对于夫妻来说，等到一两次正常月经后再尝试怀孕可能是明智之举，另外联系流产协会很有帮助（参见参考资料部分）。

十八、妇科癌症的治疗

近年来，癌症患者的护理一直是英国政府越来越重视的问题。快速转诊系统是作为国民保健服务系统癌症计划（NHS，2000）的一部分而启动的，根据该计划，任何疑似患有癌症的患者都必须在 14 天内接受检查。患有罕见癌症（如卵巢癌、输卵管癌和外阴癌）的女性被转诊到癌症中心，该中心可能离患者的家很远，在那里，多学科团队已经发展和保持了必要的技能和专门知识。

全子宫切除术和双侧输卵管卵巢切除术是子宫内膜癌患者的首选治疗方法。且越来越多地通过腹腔镜或机器人辅助的方法来实现。盆腔淋巴结也可以同时切除。术前对腹部和骨盆进行 MRI 扫描，以确保肿瘤局限于子宫内膜。对于ⅠC期疾病和更晚期的疾病，手术后可进行一个疗程的辅助放射治疗，可以通过外部或内部进行。表 20–4 说明了子宫内膜癌的分期。如果女性患有侵袭性子宫内膜癌，如浆液性乳头状瘤或透明细胞瘤，她也可以在术后放疗的同时进行化疗。如果疾病无法手术，则给予姑息性放疗以控制出血。

表 20-4 FIGO（国际妇产科联合会）子宫内膜癌和
子宫肉瘤分期

阶　段	描　述
子宫内膜癌	
Ⅰa	肿瘤局限于子宫，无或<1/2 的肌层浸润
Ⅰb	肿瘤局限于子宫，侵犯>1/2 的子宫肌层
Ⅱ	宫颈间质浸润，但无宫体外蔓延
Ⅲa	肿瘤侵犯浆膜或附件
Ⅲb	阴道或宫旁受累
Ⅲc₁	盆腔淋巴结受累
Ⅲc₂	主动脉旁受累
Ⅳa	肿瘤侵犯膀胱和（或）肠黏膜
Ⅳb	远处转移，包括腹部转移和（或）腹股沟淋巴结
子宫肉瘤（平滑肌肉瘤、子宫内膜间质肉瘤、腺肉瘤）	
Ⅰa	肿瘤局限性环形<5cm
Ⅰb	肿瘤局限性环形>5cm
Ⅱa	肿瘤扩展到盆腔、附件受累
Ⅱb	肿瘤扩展到其他子宫盆腔组织
Ⅲa	肿瘤侵犯腹部组织，一处
Ⅲb	不止一个结点
Ⅲc	转移到盆腔或主动脉旁淋巴结
Ⅳa	肿瘤侵犯膀胱和（或）直肠
Ⅳb	远处转移
腺肉瘤 I 期与其他子宫肉瘤不同	
Ⅰa	肿瘤局限于子宫内膜 / 子宫颈管
Ⅰb	侵入<1/2 的子宫肌层
Ⅰc	侵入>1/2 的子宫肌层

引自 BGCS Uterine Cancer Guidelines: Recommendations for Practice（2017）. Based on FIGO Classification by Pecorelli（2009）

根治性子宫切除术或 Wertheim 子宫切除术是一种扩大的子宫切除术，切除子宫、输卵管、邻近的宫旁组织、盆腔淋巴结和阴道的上 1/3。它通常

用于早期宫颈癌，直到ⅠB2 期。卵巢也可能被切除，这取决于女性的年龄。如果女性较年轻，并希望保留其生育能力，则会进行切除宫颈但保留子宫的手术。这一过程被称为气管切开术。同时插入宫颈环扎，以允许月经，但如果将来怀孕，将需要剖宫产。

表 20-5 说明了国际妇产科联合会（International Federation of Gynaecology and Obstetrics，FIGO）对宫颈癌分期的分类。对于更晚期的Ⅱ A～Ⅳ期宫颈癌，治疗方法可能是化疗结合外部放疗和内部放疗，取决于女性的肾功能和一般健康状况。

卵巢癌是英国妇科癌症死亡的主要原因。发现时患者通常处于晚期，与宫颈癌不同的是，没有筛查系统，症状的发作通常是隐匿的。卵巢癌的发病率正在上升，英格兰和威尔士的终生风险约为 2%（NICE，2011）。这有很强的遗传联系，大约 20% 的上皮性卵巢癌（最常见的类型）是遗传性的（RCOG，2015a）。

确诊为卵巢癌的女性的手术治疗将取决于疾病的程度。腹部和骨盆的 CT 扫描将确定这一点。如果需要手术，则进行开腹手术，包括全腹子宫切除术、双侧输卵管卵巢切除术、腹腔冲洗、盆腔淋巴结切除术和大网膜切除术，以达到完全的肉眼清除。

化疗与手术治疗可以同时进行。晚期疾病通常在术后进行一个疗程的化疗。如果疾病发展到无法手术治疗的程度，化疗可以作为新辅助治疗。然后在化疗的中途进行腹部和骨盆的 CT 扫描，以确定疾病是否已经减轻到足以进行介入去瘤手术。随后进行进一步的化疗。

对于患有早期疾病的年轻女性，目的是提供诊断，如果可能的话，保留剩余的卵巢、输卵管、子宫和子宫颈以备将来生育。不幸的是，这并不总是可能的，女性可能需要额外的支持和咨询，以适应诊断和治疗的影响。

卵巢癌被认为是一种慢性疾病，因为它易于复发。一个人在一个疗程和下一个疗程之间走的时间越长，情况就越好。如果疾病复发，可能需要进一步手术来消除复发，或者使用不同的化疗药物进行进一步的化疗。偶尔，如果女性骨盆内复发，她也可能接受放射治疗。由于这种疾病的发病率相对较高，肿瘤护理专家在为患者和家属提供支持方面至关重要。

表 20-5　FIGO（国际妇产科联合会）宫颈癌分类

阶　段	描　述
I	癌症严格限于子宫颈（延伸至子宫体不包括在内）
I A	只能通过显微镜诊断的浸润性癌，最大深度为入侵<5mm[a]
I A$_1$	间质浸润深度<3mm
I A$_2$	间质浸润≥3mm且深度<5mm
I B	浸润深度≥5mm（大于 I A 期）的浸润性癌。局限于子宫颈的病变[b]
I B$_1$	浸润性癌间质浸润深度≥5mm，最大直径<2cm
I B$_2$	浸润性癌浸润深度≥2cm，最大直径<4cm
I B$_3$	最大直径≥4cm的浸润性癌
II	癌侵犯子宫以外，但没有延伸到阴道的下 1/3 或骨盆壁
II A	累及仅限于阴道上 2/3，无宫旁牵连
II A$_1$	最大直径<4cm的浸润性癌
II A$_2$	最大直径≥4cm的浸润性癌
II B	涉及宫旁但不到骨盆壁
III	涉及阴道的下 1/3 和（或）延伸至骨盆壁和（或）引起肾积水或肾功能不全和（或）涉及骨盆和（或）主动脉旁淋巴结[c]
III A	累及阴道的下 1/3，没有延伸到盆腔壁
III B	延伸至骨盆壁和（或）肾积水或无功能肾（除非已知是由于另一个原因）
III C	累及盆腔和（或）主动脉旁淋巴结，不考虑肿瘤大小和范围（带有 r 和 p 符号）[c]
III C$_1$	仅盆腔淋巴结转移
III C$_2$	主动脉旁淋巴结转移
IV	癌症已经扩散到真正的骨盆之外，或者已经累及（活检证实）膀胱或直肠的黏膜（大疱性水肿本身不允许将病例分配到IV期）
IV A	扩散到邻近的盆腔器官
IV B	扩散到远处的器官

如有疑问，应分配为较低的分期。a. 影像学和病理学在所有阶段都可以用来补充关于肿瘤大小和范围的临床结果；b. 血管 / 淋巴间隙的侵犯不会改变分期。不再考虑病变的横向范围；c. 增加 r（影像）和 p（病理）符号，以指示用于将病例分配到Ⅲ C 阶段的发现。例：如果影像学提示盆腔淋巴结转移，则分期为 rⅢC$_1$ 期，如果经病理证实，则为 pⅢC$_1$ 期。所使用的成像方式或病理技术的类型应始终记录在案（引自 Bhatla et al，2018）

（一）外阴切除术

外阴癌约占所有妇科癌症的 3%（Lai et al，2014）。尽管由于 HPV 的影响，越来越多的年轻女性被发现患有外阴癌，但通常见于 70 岁以上的老年女性。可能导致外阴癌症的诱发因素是外阴上皮内瘤变（一种癌前疾病）、苔藓硬化、生殖器疣、吸烟和多性伴侣。最常见的组织学类型是鳞状细胞癌，占所有外阴癌的 90%。早期症状是瘙痒或刺激、疼痛、烧灼感、酸痛、出血、溃疡或肿块。受影响区域的颜色也可能发生变化。老年女性往往因尴尬不愿就医，因此，癌症在出现时可能处于晚期状态。

1. 广泛局部切除　外阴癌前异常，如苔藓硬化和外阴上皮内瘤变，以及外阴癌症的早期阶段，即深度小于 1mm 的肿瘤，可通过手术进行广泛的局部切除术。目的是去除异常组织以及至少 1cm 的健康组织边缘。进一步的手术取决于肿瘤的大小和深度，也可能需要切除一侧（单侧）或两侧（双侧）的腹股沟淋巴结。许多患有外阴上皮内瘤变的女性患有多灶性疾病，这意味着要反复进行手术来控制疾病。

2. 根治性外阴切除术　根治性外阴切除术适用于外阴浸润性癌。过去，外阴组织是整块切除的。然而，这种手术与显著的发病率相关，并可能对患者的生活质量产生显著影响（Lai et al，2014）。为了减少这种情况，20 世纪 80 年代引入了三切口技术。这包括外阴病变的切除，以及左、右腹股沟和股淋巴结的切除。在某些情况下，尿道的末端和阴蒂也被切除。手术的程度取决于原发病灶的位置和范围，外科医生将计划实施治疗，可以降低发病率和术后并发症。然而，如果需要切除大面积的皮肤，可能需要从大腿或腹部进行皮肤移植。外阴切开术伤口承受着巨大的压力，伤口破裂的风险很高。关于这一点的统计数据在不同的研究之间差异很大，但共识是外阴切开术伤口具有很高的伤口破裂或感染风险（BGCS & RCOG，2014；Iavazzo & Gkegkes，2017）。

3. 术前护理　术前护理与任何大型妇科手术相同，但至关重要的是，女性及其伴侣要对手术及其影响有一个全面的认识。入院时，病房护士和专科护士都必须参与女性的护理。应进行全面的性史评估。女性可能会发现很难接受手术产生的毁伤效应，并且在手术前需要花费相当多的时间与整个家庭进行讨论。绘制要移除的区域的图表也可能有所帮助。

如果可能的话，对于接受外阴切除术的女性来说，由于隐私和需要加强的护理，最初在单独病房护理是有好处的。然而，如果女性更愿意和其他患者在一起，这就应该安排。

应该测量和使用防栓塞袜，因为疼痛和笨重的绷带会损害活动能力。这些患者通常是老年人，应该在手术前接受深呼吸和腿部锻炼，以降低深静脉血栓形成的风险。对于所有接受大手术的患者，也将使用皮下肝素。

手术前可能需要备皮。然而，大多数证据表明，如果在手术前立即完成，这是最有益的。

4. 术后护理 术后需要阿片类镇痛药，可以通过自控镇痛、输液泵或注射，也可以硬膜外麻醉。需要静脉补液，因为在这个复杂的手术过程中，液体流失可能相当严重。在最初的困倦和恶心之后，饮水和进食可能会逐渐恢复。低纤维饮食是必要的，以避免便秘。

将插入尿管，并在愈合过程中原位保留。如果尿道末端被移除，女性可能会发现尿液不再以稳定的方式流出，所以需要教他们如何蹲下和稍微靠后坐，以避免弄湿他们的腿或地板。

如果腹股沟淋巴结已被切除，则插入两个引流管（每个腹股沟一个）以防止淋巴囊肿的形成。每天必须测量淋巴引流量，每天引流量少于 50ml 时，立即拔除引流管。伤口护理在不同的病房之间有所不同，似乎很少有已发表的最佳方法推荐研究。护理人员通常根据促进愈合和减少伤口破裂的基本原理，确定最合适的伤口护理，这在过去与这种手术有关。沐浴或淋浴后，可使用吹风机彻底吹干该区域。然而，如果存在任何感染，这种做法是不合适的，因为吹风机会将微生物吹到大气中。在一些医院，女性在拆线前回到手术室进行轻度麻醉，或者使用吸入性镇痛药，如 Entonox。手术切除淋巴组织会导致下肢淋巴水肿，淋巴无法正常排出而聚集在间质组织中。必须给出关于皮肤护理的建议，因为保持皮肤柔软和湿润是必要的。必须特别小心地护理腿，例如，在修剪脚趾甲时必须小心，以防止任何感染，并应避免刮腿。也可以转诊给淋巴水肿专科护士进行进一步治疗和试穿加压袜。

5. 改变身体形象 所有接受外阴手术的女性都可能经历身体形象的改变，并需要心理敏感的护理（Lai et al，2014）。女性可能会很难看到她们新改变的外表，建议她们在回家前尝试这样做。这个年龄段的很多女性都不习惯看下面，所以需要敏感的沟通。如果可能的话，这个女人应该在私下借助镜子来看，但是如果她愿意的话，可以有她的护士在场。最好等到缝钉或缝线被移除，因为它们会使瘢痕看起来更糟糕。许多女性很难想象瘢痕会是什么样子。由于外阴皮肤的脂肪和弹性，剩余的皮肤可以被拉伸以留下非常整齐的瘢痕。需要提醒女性，因为阴唇已经切除，阴道的开口会更明显。如果阴蒂被切除，这个区域现在将是平坦的皮肤，没有外阴褶皱。还有，如果淋巴结被切除，腹股沟开始可能会感到紧绷。许多女性觉得无法与家人和朋友讨论自己的诊断和治疗，可以通过咨询来减少术后对其生活方式、身体形象和自尊的影响。

6. 出院指导 术前评估时的出院计划至关重要。外阴切开术患者的一个特殊支持团体，外阴宣传运动组织（Vulva Awareness Campaign Organisation，VACO）可能会帮助女性认为她们不是唯一患有这种疾病的人。VACO 的详细联系信息在参考资料部分。一般而言，对于接受过大型妇科手术的患者，应给出类似的出院建议。

7. 性建议 重要的是，在出院前，应该讨论夫妻可能有的任何性问题。外阴切除术对性心理的影响至关重要，因为生殖器与女性的性行为、身体形象、性别认同和总体生活质量密切相关。

一些研究指出，阴蒂切除可能会大大降减少感觉，导致高潮的丧失。剩余阴道口的瘢痕组织对渗透不敏感，生殖器区域的敏感性丧失，还可能出现持续麻木和性欲丧失（Aerts et al，2014）。

接受外阴切除术的女性应该被告知，当她感觉准备好时，她可以恢复性交，可能在手术后 4～12 周。应建议夫妻通过探索其他性爱区域，如乳房、臀部、大腿，来弥补会阴感觉的丧失。必须记住，夫妇可能需要明确的建议和信息，而不是对性交的模糊概括，因为人们的性经历差异很大。虽然护士根据他们的个人专业知识和舒适度可能会也可能不会进行详细的讨论，如性爱的替代推荐姿势，但重要的是不要忽视患者改变性行为的问题。在这种情况下，肿瘤专科护士应该参与。

病例研究 20-3

Jones 夫人是一位 70 岁的已婚女性，在被诊断为外阴鳞状细胞癌后，她接受了外阴切除术。她目前处于术后第一天，但担心伤口的外观，并担心感染。

供思考的问题

医护人员如何对患者进行促进伤口愈合的健康指导？手术和术后护理会如何影响 Jones 夫人对自己和性的看法？

（二）全盆腔清除术

全盆腔清除术是宫颈癌复发或子宫内膜复发后的一种大手术。如果腹部和骨盆的 MRI 扫描和胸部的 CT 扫描排除了身体其他部位的任何转移性疾病的存在，则进行该检查，也可以使用 PET 扫描。手术包括切除直肠和远端乙状结肠、膀胱、所有生殖器官和整个盆底，并需要进行尿道造口术和乙状结肠造口术。阴道重建可以在手术时或以后进行。

患者需要做出巨大的牺牲。手术有多种潜在的并发症（Aerts et al, 2014）。潜在存活包括两个造口的形成和阴道的丧失，从而导致身体形象、自尊和性行为的改变。从手术计划开始，对这些女性的多学科护理方法至关重要，包括由心理咨询师或临床心理学家进行评估。

妇科、肿瘤学、泌尿学和结肠直肠外科的顾问与一名麻醉师顾问一起参与了手术。手术后，该女性在重症监护室/高度依赖病床上接受护理。专科护士在营养师、理疗师和职业治疗师的支持下，教女性护理造口。

护士的教学目标包括对患者进行解剖学教育，以及手术后会发生的变化。通过讨论手术的结果，护士还鼓励患者说出她对身体形象、排便和性功能即将发生的变化的感受。

十九、结论

由于女性健康的不断发展，不可能讨论每一项妇科手术。然而，希望这一章已经提供了妇科手术的简单概述和护理的心理方面的内容。矛盾可能发生在妇科病房，在那里，一些女性渴望怀孕，而另一些女性正在终止妊娠。

尽管许多这样的手术被医护人员认为是例行公事，但应该永远记住，对每个女性来说，对身体的亲密部位进行手术可能是一生中的一件大事。女性的性焦虑常常被遗忘，但应该成为关注的焦点。这将使女性完全康复。医疗保健专业人员有责任询问女性的具体焦虑，而不是等待她提出来作为讨论的主题，尊严和尊重必须始终得到维护。

要点总结

- 妇科手术是一个极其敏感的领域，在护理正在接受任何形式的妇科检查和（或）手术的患者及其伴侣时，应考虑到这一点。
- 医疗从业者需要意识到围绕妇科手术的心理影响和相关的性行为。
- 妇科手术后，女性对自己身体形象的概念、作为女性和母亲的角色、性行为以及与伴侣的关系的看法可能会改变。
- 在评估过程中，应获取一般的医疗、社会、产科和妇科病史。
- 医生应该提供一个可以让女性和她的伴侣能够讨论任何性问题的环境。
- 妇科护理的主要目标是帮助女性在手术后变得独立和自立。
- 医护人员必须始终保持敏感、客观的态度。

反思性学习要点

- 护士需要在术前与女性（如果合适的话，还有她的家人）解决哪些关键问题来帮助减轻术前焦虑？
- 你如何确保你提供给女性的关爱是非评判性的？
- 概述需要向患有妇科疾病或相关疾病的女性提供的生理、心理社会和文化方面的护理。

致　谢

本章是为了纪念 Sarah Moore（nee McAllister），她是一位患者，也是一位朋友，在 2018 年节礼日与宫颈癌抗争失败，年仅 37 岁。认识到每一种疾病背后的个体的重要性，从来没有比这更令人痛心的例子了。永远不要忘记，每个患者的背后都是一个独立的人。

第 21 章 乳房手术患者的护理

Patients requiring breast surgery

Barry T. Hill 著 李 璇 译

主要目标

- 描述乳腺的基本解剖和生理结构。
- 了解乳腺疾病筛查的基本知识。
- 了解需要做乳房手术的指征和原因。
- 运用护理模式评估乳房手术患者的需求。
- 结合当前的研究和可用证据，计划和实施术前术后护理。
- 计划出院。
- 向患者提供适当的建议、知识和指导。

需要思考的问题

- 如果一个人被诊断出患有乳腺疾病，会有哪方面的恐惧和焦虑？
- 推荐女性应该在什么年龄进行乳房筛查计划？
- 乳房护理专科护士的主要职能是什么？

一、概述

乳腺疾病在女性中很常见，但在男性、变性人及非二元性别中发生率较低；因此，在职业生涯的某个阶段，可能大多数护士都护理过乳腺疾病的患者。所以，有一个良好的知识基础和理解基础是很重要的。

对许多女性而言，乳腺癌的第一个症状是乳房肿块。但值得注意的是，90% 的乳房肿块是良性的，这意味着它们不是癌症（Cancer Research UK，2017a，b）。对于患者而言，发现乳房肿块会让她们感到恐惧。因此，细心的照顾和快速的诊断是非常有必要的。

本章介绍了良性和恶性乳腺疾病、不同类型的手术以及乳腺手术患者的护理。

二、解剖学和生理学

乳房，又称乳腺，是男性和女性的生殖辅助器官。乳房位于胸骨两侧的胸大肌上，在第二和第六肋之间。通过乳房悬韧带来固定，乳房悬韧带又称作库珀韧带，以阿斯特利·库珀爵士（Sir Astley Cooper）命名。

乳房呈半球形，尾部的组织向腋窝延伸。随着生长发育和年龄的变化，乳房大小会发生改变。乳房大小也因人而异，通常一侧的乳房大于另一侧。

（一）总体结构

乳房向上延伸至腋窝，称为腋尾，又称 Spence

腋尾。

乳晕是乳房中心色素沉着的圆形区域，直径约 2.5cm。颜色呈浅粉色到深棕色不等。怀孕后颜色变深。乳晕上大约有 20 个皮脂腺，称为蒙哥马利结节，起到润滑乳头的作用。

乳头位于乳晕的中心，约 6mm。由勃起组织组成，高度敏感。泌乳管开口于乳头。

（二）微观结构

乳房由纤维组织、腺体组织和脂肪组织组成，并被皮肤覆盖。脂肪结缔组织将乳腺分隔成 16～20 个乳腺小叶，每个小叶内都有一个输乳管。腺泡是分泌乳汁的细胞，它的开口与小乳管相连。许多小乳管汇集行成泌乳管。泌乳管在乳头处较狭窄，后膨大为壶腹，称为泌乳管窦，能储存乳汁，内衬上皮细胞。

乳房内的脂肪组织呈囊状包于乳腺周围。如果体重增加或减少，乳房的形状和大小也会发生变化。

（三）血液供应

乳房的血液供应主要来自腋动脉和胸廓内动脉，然后，沿相应的血管进入内乳静脉和腋静脉形成静脉回流。

（四）神经分布

乳房主要由躯体感觉神经和伴随血管的自主神经支配。乳头是乳房最敏感的区域，由躯体感觉神经支配，乳房组织的其余部分则主要由自主神经支配。

乳房的内侧由穿过胸大肌到达皮肤的肋间神经支配。外上象限由来自腋窝的肋间臂神经支配。

（五）淋巴系统

来自乳房外象限的淋巴液流入腋窝淋巴结最终流入颈部淋巴结。内象限的淋巴液通过乳腺下淋巴结流向胸骨。

乳房的淋巴回流以腋窝为主，腋窝淋巴结分为三级。

- Ⅰ级：淋巴结位于胸小肌外侧。
- Ⅱ级：淋巴结位于胸小肌水平。
- Ⅲ级：淋巴结位于胸小肌内侧。

（六）乳房生理学

乳房主要受两种激素调节：雌激素和孕激素，

一旦女孩进入青春期，雌激素就会刺激乳房生长，孕激素在腺体组织成熟过程中起次要作用。

由于催乳素水平的变化，乳房会随着月经周期发生周期性变化，催乳素控制雌激素和孕激素的分泌。这些激素会导致乳房组织和导管增大。通常在月经前 10～14 天，乳房的大小和密度会发生变化，出现压痛、肿胀和硬结。

进入更年期，卵巢停止活动，循环中的雌激素和孕激素水平下降，乳腺腺体组织开始退化和萎缩。最终，腺体组织被脂肪取代。

三、评估和检查

一名女性最初会因乳房症状向护士或全科医生求诊。全科医生将对她进行评估，并决定是否转诊给乳腺专家。

2019 年 3 月，英国国家卫生与临床技术优化研究所（NICE，2019）在其"早期和局部晚期乳腺癌概述"路径中指出，即使仅仅是怀疑患有早期或局部晚期乳腺癌的人，也应该被转诊到二级诊疗机构。如有需要，我们可以提供需要的信息、建议和支持。NICE（2018c）在其"疑似癌症识别和转诊"途径中建议，在兼顾保密需求的情况下，卫生专业人员必须与疑似癌症的患者（及其照顾者）讨论他们转诊和进一步治疗方案的风险和获益。患者将得到三项关键的指导，包括癌症患者生育力冷冻保存，乳腺癌患者停止服用全身激素替代疗法相关药物，乳腺癌治疗导致提前绝经及相关症状的咨询与指导。然后，根据患者的评估和分期，进行新辅助治疗，可以是新辅助化疗或新辅助内分泌治疗。之后患者将接受乳房手术和乳房重建手术或腋窝手术，最后，在多学科协作会议上讨论确定最佳的治疗方案，包括化疗、放疗或生物治疗。

一些英国国家根据患者乳房肿块的进展情况设定了转诊时限。在英国，紧急转诊意味着患者应该在 2 周内看专家。在北爱尔兰，疑似乳腺癌的患者需观察 2 周再转诊。而苏格兰和威尔士都没有 2 周的时间限制（Cancer Research UK，2019c）。

（一）评估方法

1.病史采集　在进行临床评估之前，应详细了解患者的病史（Bickley，2016）。这不仅有助于临床医生诊断和评估乳腺癌发病的风险因素，而且有助于患者放松心情。

详细的信息如下。

- 患者年龄。
- 既往病史。
- 乳腺癌家族史。
- 初潮年龄。
- 绝经年龄。
- 末次月经日期。
- 是否使用激素替代疗法。
- 是否联合使用避孕药。
- 怀孕次数。
- 首次怀孕年龄。
- 是否母乳喂养婴儿。

注意，女性的临床症状、持续时间，以及症状是否具有周期性也同样重要。

2. 临床检查 患者接受检查的环境非常重要。应让患者穿病号服，并锁上门。无论性别，必须考虑有监护人在场，以保护患者的隐私和尊严（NMC，2018）。

临床检查分为触诊和视诊两部分。在检查之前、期间和之后，护士需要协助并确保患者舒适，为其提供身体和心理支持。

(1) 触诊：首先让患者仰卧在沙发上，双臂高举过头顶。可以使乳房组织变平，更容易触诊（感觉）。检查人员在洗手和暖手后，用手指由轻到重触诊整个乳房组织。可以采用单手或双手来完成；检查者必须找到最适合他们的方法。用指尖评估病变部位的活动和固定情况。检查两侧乳房并进行对比非常重要。也可以在患者采取坐位时触诊乳房。

根据检查者的倾向，腋窝结节的检查可以采用平卧位或仰卧位。患者的手臂肌肉是放松状态。当腋窝脂肪较多时，淋巴结容易被遗漏（Bickley，2016）。

根据 Görkem（2012）的研究表明，通过侧斜位（mediolateral oblique，MLO）乳腺钼靶可以发现正常和异常腋窝淋巴结。正常腋窝淋巴结是小而椭圆形，中心透亮。异常淋巴结密度高，无脂肪，圆形，不规则，边界不清，伴或不伴有钙化。

让患者处于坐位，检查是否有肿大的锁骨上淋巴结。然后双手从胸部两侧朝乳房方向滑动，评估是否有肿大的乳房下淋巴结。

NMC（2018）建议，注册护士和助理护士必须

在他们的执业范围内工作，明确他们的局限性，通过广泛、跨专业的多学科团队合作，获得最佳结局。随着专业不断发展、高级实践和护士专科角色的发展，乳房触诊可能属于护士的职责范围，但如果不是，护士必须向相关临床专家咨询。

(2) 视诊：乳房触诊可采用三种体位。

- 双手放松置于两侧。
- 双手高举。
- 双手放在臀部。

体位的改变非常重要，有的变化只在特定体位才能被注意到。当双手放在臀部，胸大肌会收缩。乳房可能会出现凹陷，这是在双手放松姿势下所看不到的。

注意检查乳房的大小、形状，皮肤改变，如皮肤凹陷、血管增多和皮肤损伤。检查乳头是否有湿疹、分泌物、结痂和内陷。有些人是先天性的乳头内陷，这对她们来说是正常的。此外，在老年人中，乳头内陷可能是由于导管肥大引起的，这一点应该进行筛查，以排除恶性肿瘤。

（二）乳房认知和乳房筛查

护士在指导患者认识乳房方面起着重要作用，有以下 5 点原则。

- 知道什么是正常的。
- 知道如何观察和感觉。
- 外观和感觉。
- 及时向全科医生报告任何变化。
- 如果年龄在 50 岁或以上，则推荐进行常规乳房筛查。

目前，英国为 50—71 岁的女性提供乳腺癌筛查，且目前正在进行一项试验来验证增加 47—49 岁和 71—73 岁女性乳腺筛查的有效性。患者将在 50 岁以后进行为期 3 年的筛查，但某些地区筛查时间会适当延长，他们将从 47 岁开始参与筛查。如果患者患乳腺癌的风险非常高，她们可能会在 50 岁前进行乳房筛查（NHS，2019b）。

（三）检查

根据年龄的不同，妇女可接受下列一项或多项检查。

1. 乳腺钼靶 乳腺钼靶是利用低剂量的 X 线检查乳房。使用的剂量小于 1mGy。

在手术前，应该告知患者，乳腺钼靶检查需要

在曝光时将乳房压在两个底片之间，可能会感到不舒服。通常会获得两种乳房视图，斜视图是横向拍摄，头尾位视图是从上到下拍摄。

在 35 岁以下的女性中，乳房的辐射密度相对较高，所以这个年龄段的女性很少做乳腺钼靶检查。如果 35 岁以上的妇女有明显的肿块，可以进行乳腺钼靶检查。

2. 超声 超声波是一种使用高频声波的无痛检查技术。将耦合剂涂抹在乳房上，用探头扫描乳房，形成反射图像。如果 35 岁以下的女性有可触及的肿块，则推荐使用超声检查。也可以作为乳腺钼靶的辅助检查，因为它可以区分囊性和实性病变。

3. 其他放射成像 MRI 扫描和核素检查是除乳腺钼靶检查外的其他放射成像检查。这些不是常规筛查，通常由放射科医生评估并提供建议。

4. 细针穿刺 这项检查可以在门诊完成。如果有明显的肿块，临床医生可以进行细针穿刺（fine-needle aspiration，FNA）。在检查之前，向患者做好解释。消毒皮肤，将 21G 或 23G 的细针连接在 10ml 注射器上并刺入皮肤，通过负压抽取细胞。为了确保从肿块中取得良好的样本，需要在不同方向上对肿块进行多次穿刺。然后将样本薄薄地涂在玻片上，根据细胞学家的要求，晾干或用酒精固定。最后在显微镜下检查载玻片，就可以做出细胞学诊断（ACS，2014）。

通常使用数值评分（表 21-1）对结果进行分级。细针穿刺的优势是，如果被确诊为癌症，患者及其家属可以在术前就明确诊断，并可以在知情的情况下做出合理的选择。

5. 空芯针活检 如果细针穿刺的细胞学检查结果不确定，或者需要进行组织学诊断，可以进行空芯针活检。

这个手术可以在门诊完成。手术前向患者解释穿刺的目的。如果患者没有做好准备，使用活检枪发出的声音，可能会使患者受到惊吓。在局部麻醉下，用手术刀在肿块处做一个小切口，穿刺针从切开的穿刺点进入到达肿块边缘，取一个组织样本，用甲醛固定，送至病理科。

术后用弹力敷料加压包扎，防止出血。服用华法林的患者要注意术前需要检查他们的国际标准化比值（international normalized ratio，INR），手术后需要额外加压。

表 21-1 细胞学分级

细胞学分级	意 义
C1	样本检测不足
C2	正常乳腺细胞
C3	细胞异常，良性可能性大
C4	高度怀疑癌症
C5	存在癌细胞

1996 年，美国国家癌症研究所提出了乳腺细胞学诊断的 5 个类别，是诊断报告在一定程度上具有一致性（Arul 等，2016）

细针活检的准确性取决于乳腺专家从肿块中获取的样本，以及细胞学家在显微镜下对细胞进行准确的分级。如果结果呈阳性（即 C5 级），那么几乎可以肯定（99.5%）肿块是癌症。但是，阴性测试（即 C2 等级）并不能排除癌症的可能性，只是癌症的可能性较低。如果细针穿刺活检结果为 C1 分级，通常意味着样本不足以进行分析，应重新检测（Arul 等，2016）

引自 National Cancer Institute，2013

6. 分期检查 如果确诊为乳腺癌，则需要进行进一步的检查，评估是否有转移。这些检查通常是在门诊进行，可以有计划地选择。通常会进行以下血液检查。

- 全血计数。
- 红细胞沉降率 /CRP/ 血浆黏度。
- 尿素和电解质。
- 白蛋白。
- 胆红素。
- 丙氨酸转氨酶。
- 碱性磷酸酶。
- γ- 谷氨酰转移酶。
- 钙。
- 磷酸盐。

红细胞沉降率因其价格低廉且操作简单，在世界上一些国家仍在使用，但它的缺点是容易受多种因素影响，包括贫血和红细胞大小，对筛查不敏感。大多数西方国家倾向于使用 CRP，因为它是对炎症最敏感（在这方面与红细胞沉降率互补）。但由于其参考范围较广泛，需要连续观察并记录数值，且需进行批次处理价格较高，可能会导致个别结果的延迟。最后，可以使用血浆黏度，其优点是不受贫血或红细胞大小的影响；然而，这种测试价格昂贵，不能广泛使用，而且在技术上操作起来很麻烦。

如果上述任何一项检查出现异常，如有必要，可安排进行以下检查。

- 骨扫描：通过静脉注射一种无害的放射性同位素，大约 3h 后，对整个身体进行 X 线扫描。由放射科医师检查并评估是否有骨转移。
- 肝脏超声：它使用与乳腺超声相同的技术，但用于评估是否有肝脏转移。
- 胸部 X 线：评估是否有肺部疾病。
- 如果有任何提示脑转移的神经症状，也可以安排 CT。

四、乳房手术

乳房手术适用于良性和恶性乳房疾病。我们将分别讨论这两个部分。

（一）良性乳房疾病的手术

并不是所有良性乳腺疾病都需要手术，例如，囊肿可以在门诊部进行穿刺。每个乳腺外科有自己的标准，所以可能会有一些差异。

1. 门诊手术 在过去的 25 年里，门诊护理有了突飞猛进的发展。NHS（2011）改善计划指出，绝大多数乳腺癌手术（不包括乳房整形手术）可以作为日间手术安全地进行。NHS 改善计划一直在与英国各地的临床团队合作，以改变乳房手术的实施方式。这项工作得到了英国日间外科协会、乳房外科协会和患者的支持。所有的合作伙伴都认识到，这种转变对患者和 NHS 都有好处。患者不需要提前一天住院。同样，她们也希望能尽快恢复正常生活。这项工作最初预计是为 80% 的大型乳房手术（不包括重建）患者缩短至少 50% 的住院时间，并减少 25% 的不必要住院日。这一目标已经超额完成。整体平均住院时间由 2.35 天减至 1.35 天。住院时间超过 1 天的患者数量明显减少。总体而言，住院天数同比下降超过 40%。

2016 年 Pek 等在新加坡进行的研究，可以看到全球乳腺疾病护理的变化（Pek et al, 2016）。该项研究认为，门诊乳腺癌手术已被广泛接受，并已成为许多三级医院的护理标准。患者手术后不住院，而是在手术当天或术后 23h 内办理出院。提前出院不会对患者的预后产生负面影响，反而有助于调节患者的心理、降低经济成本以及更有效地利用医疗资源。出院后护理需求低，家属也不会感觉负担过重。非计划住院和再入院率较低。伤口并发症也很少见，

引流相关护理问题也未见报告。由于术后观察期短，监测力度不大，门诊手术仅适用于低风险手术，如乳腺癌手术和无严重合并症的患者，这些患者发生重大围术期事件的可能性较低。疼痛、恶心和呕吐的有效控制是确保快速康复和恢复正常功能的关键。区域阻滞麻醉如胸椎旁阻滞已被用于手术期间和术后即刻的疼痛控制。这种阻滞提供了极好的镇痛效果，减少了患者对阿片类药物的需求，因此也减少了恶心和呕吐的发生率。异丙酚全静脉麻醉的日益普及也有助于减少术后恶心呕吐的发生率。门诊手术可以在有规范工作流程的医疗中心安全地进行，以确保患者进行正确的选择、咨询和教育，并且如果出院后出现问题，患者和家属可以轻松获得医疗服务。

"Breast Cancer Now" 组织制作的宣传单可以满足患有良性乳腺疾病的女性的信息需求（Breast Cancer Care, 2019）[见参考资料部分和 Breast Cancer Care（2019）]。

以下手术程序适用于乳腺良性病变。

2. 乳房良性肿块切除术 纤维腺瘤是最常见的需要手术切除的乳房肿块，它是乳房组织的实性生长。是良性乳房肿块最常见的类型，好发于 16—24 岁。患者通常不会感到疼痛，手指触摸还可轻微移动（BUPA, 2019）。

(1) 概述：纤维腺瘤通常是可触及的肿块，但也有些是不可触及，只能在乳腺钼靶检查中发现。多为光滑、边界分明、质地坚硬和可活动的肿块。根据 Breast Cancer Care（2019）的研究表明，多发的纤维腺瘤并不少见，其好发于青春期的女性，但也可能发生在任何年龄段的女性身上。男性也可能得纤维腺瘤，但这种情况非常罕见。纤维腺瘤通常是无痛的，但有时患者也会感到疼痛，尤其是在月经前。大多数纤维腺瘤的大小为 1～3cm，被称为单纯性纤维腺瘤。当在显微镜下观察时，单纯性纤维腺瘤看起来是一样的，它们不会增加将来患乳腺癌的风险。有些纤维腺瘤被称为复合纤维腺瘤。当在显微镜下观察时，其中一些细胞具有不同的特征。复合性纤维腺瘤后期癌变风险较高。偶尔，纤维腺瘤可以长到 5cm 以上，被称为巨大纤维腺瘤。在年轻女性中发现的可称为青少年纤维腺瘤。

(2) 管理：不同科室的纤维腺瘤的切除方式可能有所不同。但一般都适用于以下原则。

- 观察：如果临床检查、超声和细针穿刺（称为三重评估）证实此肿块为良性纤维腺瘤，且女性年龄在35岁以下，则可将肿块保留，并通过临床检查重新评估，且需在6～8周内复查细针穿刺。如果可以选择，大多数女性会选择继续观察肿块的变化，而不是做手术留下瘢痕。

- 切除：如果女性年龄超过35岁、纤维腺瘤超过4cm且临床可疑，或者女性希望切除肿块，那么则建议切除。

建议35岁以上的女性切除纤维腺瘤的原因是，乳腺癌的风险会随着年龄的增长而增加。

(3) 外科治疗：如果女性符合日间手术的标准，大多数纤维腺瘤会通过日间手术切除。在可触及的肿块部位做一个小切口，剥离纤维腺瘤。通常使用可吸收缝线缝合，以尽可能获得好的美容效果。如果肿块在乳晕附近，可以做乳晕下切口，这样可以获得非常好的美容效果。

(4) 专科护理：一般护理与其他手术患者的护理相同。应该就伤口护理、疼痛控制、洗澡等方面进行指导。建议患者佩戴一个无钢圈胸罩，以支撑乳房，防止牵拉瘢痕。并向她提供符合其特定需求的信息，让她在遇到任何问题时可以通过电话寻求帮助。

根据科室要求，术后7～10天内到门诊复诊，检查伤口和组织学结果。如果组织学结果是良性的，就应该向女性明确说明这不是癌症，也不会增加患乳腺癌的风险。

上述管理和护理也适用于以下患者。

- 脂肪瘤（脂肪块）。
- 散发结节（乳房组织增厚）。

3. 脂肪坏死切除术 脂肪坏死通常是由于乳房受到创伤，导致脂肪细胞破裂引起。身体将这些异常的脂肪细胞识别为异物。形成严重的瘢痕，就像一个坚硬的不规则肿块。瘢痕组织随后收缩，牵拉库珀韧带，导致皮肤凹陷，类似于癌症的表现（Akkas & Vural，2013）。

(1) 管理：详细回顾病史，尤其是外伤史。并在门诊进行乳腺钼靶和细针穿刺检查。如果乳房仍有瘀伤，可能需要几个月后重新评估。若性质可疑，则建议切除。

(2) 外科治疗：手术方案同良性乳房肿块切除。

(3) 专科护理：专科护理同良性乳房肿块切除。

4. 显微乳管探查术 显微乳管探查术（乳管切除术）是为了切除导管内乳头状瘤。导管内乳头状瘤是导管内的疣状生长物。可以是单个，也可以是多个。目前没有支持证据表明存在任何恶性肿瘤的风险。显微乳管探查术也被用来检查血性分泌物和治疗慢性浆液性分泌物。

(1) 概述：最常见的症状是单个导管自发的浆液性或血性乳头溢液。

(2) 管理：如果女性年龄超过35岁，则应在门诊部进行乳腺钼靶检查，并将分泌物的玻片送去做细胞学检查。

(3) 手术治疗：显微手术通常在乳晕下作一小切口。分离并切除含有乳头状瘤的导管。然后用可吸收缝线或间断普理林缝线缝合伤口。如果符合日间手术标准，也可以作为日间手术。

(4) 专科护理：专科护理同乳房良性肿块切除。

5. 乳房脓肿切开引流术 乳房脓肿可能发生在非哺乳期或哺乳期。

(1) 非哺乳期脓肿：脓肿可发生在乳晕周围或外围。有以下几个原因。

- 导管扩张（导管内的一种良性疾病，通常与吸烟有关）。
- 糖尿病。
- 类固醇治疗。
- 创伤。
- 皮脂腺囊肿感染（Dixon & Khan，2011；Dixon，2013）。

(2) 哺乳期脓肿：由于母婴卫生状况改善、喂养方式改变以及抗生素早期治疗的介入，哺乳期乳腺炎和哺乳期乳腺脓肿的发病率近年来有所下降（Dixon & Khan，2011；Dixon，2013）。最常见的病原体是金黄色葡萄球菌或表皮葡萄球菌。感染通常通过皮肤破损（如乳头皲裂）开始，然后通过乳头进入。

- 概述：好发于分娩后的第一个月内，表现为乳房发红、肿胀、灼热和疼痛。在后期，可能会有波动感，患者会感到心动过速和发热不适。
- 管理：大多数乳房脓肿可以保守治疗，但有些仍需切开引流。
  - 保守治疗：如果及时使用抗生素，可以防止脓肿的形成。如果肿块有波动，可以进行细针吸取活检抽出一些脓液，送去显微镜检查、培养和敏感性检查，并继续进行抗生素治疗。鼓励继续母乳喂养，因为这有助于引流。

- 外科治疗：如果使用抗生素不能消除乳房脓肿，则需要切开和引流。可在轻度全身麻醉下进行。现在更普遍的做法是允许妇女继续母乳喂养，前提是切口远离婴儿的嘴。未感染的一侧可以正常哺乳（NICE，2018b）。由于乳汁淤积往往是哺乳期乳腺炎的始发因素，因此频繁而有效地排空乳汁非常重要。哺乳期乳腺炎妇女突然停止母乳喂养会增加脓肿形成的风险。此外，NICE 还建议婴儿可以继续从受影响的乳房进食，因为多项研究表明，即使存在金黄色葡萄球菌感染，这通常也是安全的（NICE，2018b）。

- 专科护理：术后，根据科室的流程，保持伤口开放，并每日换药，轻度填充空腔，以促进愈合。应该向患者提供建议和支持，提供适当的指导（NMC，2018），以及控制疼痛的镇痛处方和支撑胸罩的提供和使用。只有在必要时才应开抗生素治疗处方，并指导患者如何正确服用抗生素（NHS，2019a；NMC，2018）。应尽量控制疼痛，并佩戴支撑胸罩。

由于婴儿和母亲同室共处，因此需要使用单人间。这不仅降低了婴儿在医院感染的风险，也保护了母亲隐私，并减少了对其他患者的干扰。

因为这段时期非常艰难和敏感，心理支持是很有必要的。如果没有家属照顾，可能需要婴儿护理方面的指导，必要时可寻求保健员或社会工作者的帮助。

五、乳腺癌

乳腺癌是女性最常见的癌症（框 21-1）。

据癌症研究中心在 2015 年提供的最新统计数据显示，英国有 55 122 例新增的浸润性乳腺癌病例（Cancer Research UK，2019a）。在英国，仅 2016 年乳腺癌死亡人数就达 11 563 人（Cancer Research UK，2019a）。根据最新统计数据显示，2010—2011 年间，英格兰和威尔士有 78% 的乳腺癌患者存活了 10 年甚至更长时间（仅限女性）（Cancer Research UK，2019a）。根据 Cancer Research UK 2019 年的数

框 21-1 乳腺癌发病率

- 英国每年约有 7700 例新的乳腺原位癌病例，相当于每天 21 例（2013—2015）
- 在英国男性中，2015 年约有 30 例新的乳腺原位癌病例
- 在英国女性中，2015 年约有 7900 例新的乳腺原位癌病例
- 英国 65—69 岁人群中乳腺原位癌的发病率最高（2013—2015）
- 自 20 世纪 90 年代初以来，英国乳腺原位癌的发病率几乎增加了 2 倍（186%）。男性的发病率增加了 4/5（80%），女性的发病率增加了近 3 倍（187%）
- 在过去的 10 年里，英国的乳腺原位癌发病率增加了近一半（46%）。男性的发病率保持稳定，女性的发病率增加了近一半（47%）
- 大多数乳腺原位癌都是导管内癌
- 乳腺原位癌在白人女性中比在亚裔或黑人女性中更常见
- 据估计，截至 2010 年年底，英国有 63 800 名女性确诊为乳腺原位癌

引自 Cancer Research UK，2019a

据，23% 的乳腺癌是可以预防的（Cancer Research UK，2019a）。

乳腺癌影响女性和男性，也可能影响那些经历过变性手术或非双性的人。NICE 指南（NICE，2018a）通常使用"女性"一词来表示只与女性疾病相关的建议（如保乳手术），而在其他情况下则使用"人"。建议适用于所有早期或局部晚期乳腺癌患者，并没有任何没有歧视意图（NICE，2018a）。

（一）乳腺癌的类型

乳腺癌有以下几种类型。

- 浸润性导管癌。
- 浸润性小叶癌。
- 导管原位癌（ductal carcinoma in situ，DCIS）。
- 小叶原位癌（lobular carcinoma in situ，LCIS）。
- 乳头 Paget 病。
- 其他罕见形式（Macmillan Cancer Support，2019）。

1. 浸润性导管癌 是乳腺癌最常见的类型，通常表现为可触及的肿块。起源于乳腺导管内壁的上皮细胞，它们能突破乳管壁并侵入周围的乳腺组织。随着癌症的发展，它会使乳头内陷，导致皮肤凹陷，晚期还会出现橘皮征（皮肤看起来像橘皮），最终导致溃疡和真菌感染。有转移的风险。如果早期发现，预后会得到改善。

2. 浸润性小叶癌　浸润性小叶癌起源于乳腺小叶，表现与导管癌相同，但有双侧和多灶性的趋势。

3. 导管原位癌和小叶原位癌　这些癌症属于癌前病变。癌细胞局限于乳腺导管或小叶中，不会浸润周围的乳腺组织。不会发生转移。通常不以肿块的形式出现，但在乳腺钼靶检查中可以通过一簇微钙化而被发现。

4. 乳头 Paget 病　表现为乳头和乳晕复合体上的湿疹样皮疹，最终发展为溃疡。瘙痒、刺痛、灼热和出血是常见的伴随症状。如果临床可疑，应该做活检。组织学上，表皮内可见恶性 Paget 细胞。

5. 其他罕见的类型　结缔组织引起的癌症也可以在乳房中发现。称为肉瘤。虽然很罕见，乳房也可能继发转移，如恶性黑色素瘤。

（二）分期

众所周知，诊断时肿瘤越小、进展越慢，预后越好。有许多不同的乳腺癌分期标准，每个乳腺科将采用最适合他们的分期标准。最简单的方法是将乳腺癌分为四期（表 21-2）。

表 21-2　乳腺癌的分期

分　期	意　义
0	表示癌症在开始的地方（原位），没有扩散
I	癌症很小，没有扩散到其他地方
II	癌症已经生长，但没有扩散
III	癌症较大，可能已经扩散到周围组织和（或）淋巴结（淋巴系统的一部分）
IV	癌症已经从开始的地方扩散到至少一个其他身体器官；也被称为"继发性"或"转移性"癌症

不同类型的分期用于不同类型的癌症。这是一个常见的分期方法的例子（引自 NHS，2018）

（三）转移性扩散

乳腺癌细胞可以通过血液和淋巴系统扩散到身体的其他器官。乳腺癌转移最常见的部位是腋窝、锁骨上和乳房下淋巴结、肝脏、骨骼、肺和大脑。

（四）乳腺癌手术

治疗乳腺癌的手术有几种，我们将在下面讨论。关于腋窝手术，我们将作为一个单独的问题讨论。

手术的类型取决于以下因素。

- 患者选择。
- 肿瘤大小与乳房大小比较。
- 肿瘤位置。
- 患者年龄。

目前还没有高质量的证据支持乳腺癌手术时间与月经期的关系。

下面就不同类型的手术分别进行讨论。

1. 保乳手术（广泛的局部切除术），也称为乳房肿瘤切除术　保乳手术是一种在保留尽可能多的正常乳房的同时切除癌症的手术（ACS，2019）。周围的健康组织和淋巴结通常也会被切除。乳房切除多少取决于肿瘤的大小和位置以及其他因素。保乳手术有时被称为乳房肿瘤切除术、象限切除术、部分乳房切除术或乳房区段切除术。对于早期乳腺癌女性来说是一种很好选择，可以保留大部分乳房。如果肿瘤很大，可能必须进行象限切除术，包括切除乳房的整个象限。这可能导致乳腺组织的显著损失，使乳房形状发生改变。我们需要在伤口处放置一根引流管，防止渗液淤积。

2. 乳腺钼靶定位活检　这种手术是在乳腺钼靶发现异常时进行的，如无法感觉到的微钙化簇。为了确保外科医生切除正确的区域，必须在乳房的异常区域插入一根细金属丝。入院后，患者去放射科，在局部麻醉下，通过乳腺钼靶，将导丝插入异常部位。导丝的末端有一个小钩子用于固定。将金属丝固定在乳房上。外科医生沿手术切口，顺着金属丝一直到尖端，切除金属丝周围的一部分组织。然后，在麻醉作用消退之前对乳房进行钼靶检查，以确保乳腺钼靶中的异常被完全切除（Cancer Research UK，2019b）。

3. 乳房切除术　如果肿块太大无法保留乳房，病灶呈多灶性或者是同一乳房的复发性乳腺癌，通常会进行乳房切除。患者选择乳房切除，而不是保乳手术，有多种原因，如害怕局部复发。

乳房切除术有几种类型（表 21-3）。乳房切除术的类型通常取决于疾病的程度和癌症的位置。图 21-1 为乳房切除术后的瘢痕。

4. 乳房重建　乳房切除后，乳房重建可以在手术时进行，也可以在以后进行。乳房重建有以下几种类型。

- 硅胶植入物。
- 组织扩张器。

表 21-3　乳房切除术类型

类 型	意 义
全乳房切除术	切除乳房组织和部分覆盖的皮肤，包括乳头
皮下乳房切除术	切除乳房组织，保留乳头
根治性乳房切除术	切除乳房组织，包括胸肌和腋窝组织
乳腺癌改良根治	切除乳房组织，保留完整的胸大肌，但需要分开胸大肌，以便清除腋窝
姑息性乳房切除术	切除乳房组织以治疗晚期乳腺癌的溃疡或真菌性病变，目的是提高患者生活质量和减轻痛苦的症状

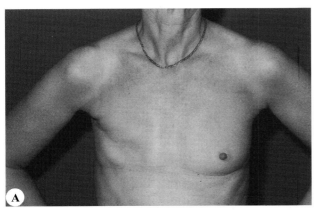

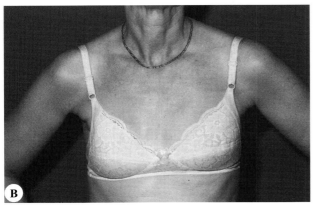

▲ 图 21-1　乳房切除术后
A. 乳房切除术瘢痕；B. 戴假体文胸义乳

- 肌皮瓣。
- 乳头再造。

重建的类型取决于患者的选择、患者的一般健康状况、乳房大小、乳房切除的类型、胸壁皮肤的状况、肌肉的状况以及是否需要放射治疗。

(1) 硅胶植入物：乳房切除时在胸肌下放入硅胶植入物的手术。这种方法只适用于小乳房的女性，如果已经进行了根治性乳房切除术或过去曾对乳房进行过放射治疗，则不适用。

在 20 世纪 90 年代，关于硅胶的安全性以及它可能对身体产生的长期有害影响有很多争论。1992 年，美国食品药品管理局暂停销售硅胶植入物，等待调查。卫生署成立了一个独立审查小组（IRG，1998），以检验硅胶的安全性，结果显示硅胶是安全的。在过去的 10 年里，法国 3 万多名女性，以及西班牙和英国等国的数千名女性，接受了这种可能存在缺陷的植入物的隆胸手术。这一丑闻在法国庞大的整形美容行业引起了恐慌（Chrisafis，2011）。总部位于法国南部的 PIP 公司是硅胶假体生产领域的世界领导者之一，直到最近才被发现使用工业硅胶替代医用填充物填充乳房假体，每年可节省约 8.4 亿英镑。填充物的外壳也有缺陷，容易破裂或泄漏。该公司已经关闭，已有 2000 多名女性提起法律诉讼。因该移植物导致癌症妇女死亡的过失杀人案也已进入司法审查阶段。

(2) 组织扩张器：这项手术包括在胸肌下插入硅胶囊。常用的组织扩张器是 Becker 组织扩张器。手术时，通过连接的端口将生理盐水注入囊内。术后，每周或每 2 周到门诊向扩张囊内注射生理盐水增加扩张器的容量，最终达到所需的大小。

扩张器有一个端口（金属或塑料塞、阀门或线圈），外科医生可以随着时间的推移（2～6 个月）注入越来越多的液体（盐水溶液），直到皮肤逐渐拉伸到足以容纳植入物（Breastcancer.org，2019a）。当达到所需的尺寸后，还会再注入更多的液体。这种过度扩张有两个目的，首先，当去除端口和瓣膜时，同时抽出一些生理盐水，以匹配乳房的大小，获得乳房的自然下垂。其次，组织的伸展可以减少包膜形成的发生率。现在有了利用空气膨胀乳房扩张器进行乳房重建的新技术（Green et al，2018）。端口和阀门可以在 1 天内拆除。

在皮肤质量好的情况下可以使用这种乳房重建方法。除非乳癌根治术后使用肌皮瓣，否则不宜采用该术式。也不建议放疗后这样做，因为放疗使皮肤和肌肉发生纤维化。

5. 肌皮瓣乳房再造术　此术式用于皮肤因放疗受损或乳房较大时重建乳房。从受术者身体的某一部位取一块皮肤和肌肉做成皮瓣，保留其血液供应，以重建乳房。如果需要，也可以在皮瓣下放植入物，但如果乳房很小，单靠皮瓣就足以形成乳房隆起。

应用于乳房再造的肌皮瓣有两种：背阔肌肌皮瓣（LD 皮瓣）和腹直肌肌皮瓣（TRAM 皮瓣）。

(1) 背阔肌肌皮瓣：这个过程包括从背部解剖背阔肌，保留自身血流供应，旋转它的蒂部，并在腋下挖掘隧道，以填补乳房切除部位的缺损。这是最常用的肌皮瓣，供体部位可以水平取，这样瘢痕就可以用胸罩带隐藏起来，也可以垂直取（BreastCancer.org，2019c）。

(2) 腹直肌肌皮瓣：这个过程包括解剖从耻骨到第五、第六和第七肋骨肋软骨的腹直肌。保留自身的血液供应，并在皮下挖隧道来填补组织不足。腹部的瘢痕是横向的，所以隐藏得很好，为了防止疝气，我们会插入一个网片。它还有一个额外的好处，就是可以同时做腹部整形手术。

虽然腹直肌肌皮瓣可以获取大面积的组织，且减少了额外植入的需要，但它不如背阔肌肌皮瓣受欢迎。因为其住院时间较长，且成功率较低。

根据 Breastcancer.org（2019b）的说法，TRAM 皮瓣是最流行的皮瓣重建方法，但并不是所有人都适合。对于下列人群，它不是一个很好的选择。

- 没有足够多余腹部组织的消瘦患者。
- 已经做过多次腹部手术的患者。
- 计划怀孕的患者。
- 担心下腹部无力的患者。
- 对微循环、伤口灌注和恢复有影响的心衰或血管疾病患者。

还需要注意的是，如果女性的腹部有妊娠纹，那么她重建的乳房上也会有妊娠纹。

6. 乳头重建术　有几种方法可以用来重建乳头。通常在初次重建后的几个月内进行。

最常见的方法是利用再造乳房的皮肤和脂肪形成乳头，然后从大腿内侧取皮移植形成乳晕。如果需要的话，可以将移植部位染成需要的颜色。

移植物有失败和坏死的潜在风险。应在术前向患者说明此风险。目前还开发将乳晕复合体移植到重建部位，重塑乳头芽的技术。但乳晕可能需要进一步处理才能重塑。

很多女性不会选择乳头再造，而是在穿紧身衣的时候使用有黏性硅胶乳头代替。

关于重建手术的具体护理见第 24 章。

7. 腋窝的处理　腋窝手术主要有两个原因。

- 用于分期和预后，以便安排辅助治疗，如果腺体呈阳性，则可能需要辅助化疗。
- 用于局部控制。

如果不进行腋窝手术，可以对腋窝进行放射治疗。

腋窝手术或放疗可能会引起各种并发症。可能的并发症包括积液（皮下积液）、手臂活动减少、神经损伤和淋巴水肿，最严重的并发症是淋巴水肿（Breast Cancer Care，2019b）。

多年来，腋窝淋巴结清扫是早期乳腺癌的常规治疗方法。然而，在过去的几年中，前哨淋巴结活检（sentinel lymph node biopsy，SLNB）技术得到了发展，这种方法侵袭性较小，可以降低腋窝清扫相关的并发症。

(1) 前哨淋巴结活检：前哨淋巴结是原发肿瘤转移经过的第一个淋巴结。是最有可能含有转移性肿瘤的淋巴结。如果前哨淋巴结没有转移，其余淋巴结也应该是阴性的。

在手术前几个小时注射蓝色染料或放射性同位素。一旦注射，染料和放射性物质将通过乳房进入淋巴结。它到达的第一个节点（即前哨节点），外观是蓝色的。外科医生切除这个淋巴结，并将冰冻切片送往病理科（对淋巴结进行显微镜分析）。如果这个结节是阳性的，外科医生将进行腋窝清扫；如果是阴性的，则无须进行进一步的腋窝手术。

(2) 腋窝淋巴结清扫术：在腋下单独切开去除淋巴结（LⅡ～Ⅲ），并放置一根负压吸引管防止积液。直到 24h 内引流液量低于 50ml（需要 5～6 天）才能拔除引流管。

（五）辅助治疗

根据组织学报告结果，决定是否需要辅助治疗，具体方案取决于以下因素。

- 患者选择。
- 肿瘤的大小和分级。
- 淋巴结状态。
- 年龄和绝经情况。
- 切除范围。
- 既往治疗。
- 雌激素受体（estrogen receptor，ER）状态。
- HER2 状态。

预防局部和远端疾病的辅助治疗可包括以下所

有或部分联合治疗。

1. 放疗 这是一种高剂量的 X 线治疗，可以破坏任何残留在乳腺组织或胸壁中的癌细胞。它属于局部治疗，有助于防止局部复发。最常见于保乳手术后，但偶尔也用于乳房切除术后的胸壁放疗。一旦伤口愈合，手臂完全活动，就可以开始放疗，通常是术后 4～6 周。

2. 化疗 简单地说就是"用药治疗"。这是一种全身治疗，因此，与放射治疗不同的是，它治疗的是全身。不同细胞毒性药物联合使用，可以杀死快速分裂的细胞。

3. 内分泌治疗

(1) 他莫昔芬：这是一种常见且使用多年的成功的内分泌药物。具有抗雌激素的功能，因为它与雌激素竞争雌激素受体，锁定位点，阻止生长刺激。对雌激素敏感的肿瘤患者受益最大。一般用于绝经前和绝经后的女性。NICE 建议将他莫昔芬作为男性和绝经前女性雌激素受体阳性浸润性乳腺癌的初始辅助内分泌治疗（NICE，2018a）。他们建议为绝经后雌激素受体阳性的浸润性乳腺癌女性提供芳香酶抑制药作为初始辅助内分泌治疗，这些女性具有中度或高度的疾病复发风险。如果芳香化酶抑制药不能耐受或禁忌，则向疾病复发风险较低的妇女提供他莫昔芬。

(2) 芳香化酶抑制药：一旦过了更年期，大部分自然循环的雌激素就消失了。然而，身体仍然可以在肾上腺的作用下依靠脂肪组织合成雌激素。芳香化酶将脂肪中的雄激素雄烯二酮转化为雌激素。常用的芳香化酶抑制药（aromatase inhibitor，AI）有 3 种，它们有不同的作用，只适用于绝经后的妇女。

- 阿那曲唑（Arimidex）：用作单独治疗或在服用他莫昔芬 2～3 年后使用。
- 依西美坦（Aromasin）：在服用他莫昔芬 2～3 年后使用。
- 来曲唑（Femara）：在服用他莫昔芬 5 年后，再延长治疗 3 年。

4. 单克隆抗体 曲妥珠单抗（赫赛汀）：曲妥珠单抗是一种刺激自身免疫系统杀死肿瘤细胞的单克隆抗体。某些乳腺癌细胞在被称为人表皮生长因子的蛋白质和 HER2 的蛋白质相互作用下生长和分裂。大约 20% 的乳腺癌过度表达 HER2。曲妥珠单抗是通过与 HER2 蛋白结合，阻止人类表皮生长因子附着

发挥作用，从而阻断癌症细胞分裂和生长。

适用于辅助化疗后 HER2 阳性的患者。每隔 3 周输液一次，为期 1 年（NICE，2018a）。

六、乳腺癌术后患者的护理

乳房手术患者基础护理与任何手术相同，如伤口护理，但护士在护理计划时需要注意一些特殊问题。有关接受乳房切除术的案例研究，请参见表 21-4。

（一）术前指导

理想情况下，女性在确诊后应由接受乳房专科护士的检查，但如果没有，为护理这名女性的护士应该能够提供专科方面的指导，还应提供书面资料。

应该让女性了解手术可能产生的形象改变。使用图片可以更直观地说明不同手术的结果，但需要强调的是，结果可能会因人而异。

如果计划进行腋窝手术，应该事先提醒患者，她可能会失去腋下和上臂下侧的知觉。这种感觉很不舒服。术后几个月可能会恢复知觉，但也可能永远无法完全恢复。还应告知该女性术后引流管的使用情况。通常，会放入两根引流管，一个在胸壁，一个在腋窝，以防止血肿或积液。直到 24h 内引流量少于 50ml，才可以拔除引流管。

腋窝引流管拔除后可能会出现积液。之前通过引流管引流出的液体可能会在腋下聚集，导致腋窝肿胀。这种感觉很不舒适，感觉像是胳膊下夹着一个橘子。可以用注射器将积液抽出。该操作由医生或乳房专科护士来完成，他们受过相应的训练。应告知患者，类似情况可能会再次发生，不必惊慌。

（二）淋巴水肿的潜在风险

淋巴水肿是一种慢性进行性疾病，由淋巴系统功能受损引起。在发达国家，上肢淋巴水肿主要是由乳腺癌手术导致，腋窝淋巴结清扫和放疗改变了上肢淋巴循环。英国癌症研究所的数据显示（Cancer Research UK，2017a，b），大约 20% 的人在接受乳腺癌治疗（包括切除淋巴结的手术和淋巴结放射治疗）后会出现手臂淋巴水肿。

淋巴水肿是组织间隙中聚积富含蛋白质的淋巴液。就像动静脉系统一样，淋巴系统也是循环系统的一部分，淋巴管功能受损中断了淋巴系统的回流。淋巴管将组织中多余的液体排出，并将剩余的淋巴液输送回循环系统。此外，免疫细胞的成熟也发生在

表 21-4 乳腺癌手术患者的护理计划，使用 Roper，Logan 和 Tierney 模型

评估 / 常规程序	患者的问题	目 标	护理措施	评 价
保持安全的环境				
皮肤是健康和完整的	手术后伤口感染的潜在风险	防止感染	在处理敷料和护理引流管时使用无菌技术，记录温度，每 4 小时换药一次，24h 后观察伤口是否有感染和肿胀的迹象	仍然没有痊愈，伤口愈合良好，没有感染的迹象
	皮下积液和水肿形成的潜在风险	尽量减少皮下积液和水肿的风险	检查引流管是否通畅，并在第一个小时内每 15min 记录一次引流量。如无异常，术后第一天每小时记录一次，此后每天记录两次	引流管保持通畅，引流量在正常范围内
			每天更换引流袋，每 24h 准确记录一次引流量	每天更换引流袋，并记录引流量
			按照外科医生的指示拔除引流管，通常 24h 内引流＜50ml 时可拔除引流管，拔除前可以口服镇痛药	术后 6 天拔除引流管
沟通交流				
Ann 在病房里安顿下来，和其他患者聊天，当谈到失去乳房时，她泪流满面	失去乳房的焦虑和恐惧	Ann 能够平静地谈论她的乳房缺失	乳房护理护士找个机会让 Ann 看到乳房切除术后瘢痕的照片，通过图片，解释术后会发生什么，并尝试让安表达她的看法	术后 Ann 不再伤心，也可以和其他患者谈论她的手术
Ann 对她的两个女儿是否也会患乳腺癌表示担忧	害怕她的女儿患上乳腺癌	能够正确看待她的恐惧，感受到有人在为她的女儿做些什么	就如何将她的女儿转诊到家族史诊所提供指导 提供有关乳房筛查的信息	Ann 的两个女儿都去看过全科医生并把他们两人都介绍给了家族史诊所。Ann 对她正在做的事情感到更加有信心
活动				
Ann 是一个非常积极的女性，她通常在没有家人帮助的情况下做所有的家务	腋窝术后有肩关节僵硬的潜在风险	预防肩关节僵硬	请理疗师进行手臂功能锻炼，鼓励使用患肢，鼓励家人帮助做家务	出院时，Ann 的手臂活动范围很好，医生鼓励她在家继续锻炼
	腋窝手术可能导致淋巴水肿	降低发生淋巴水肿的风险	提供关于手臂护理的书面指导（见表 21-2）	书面指导让 Ann 放心，也减轻了她的焦虑
	手术引起的疼痛	达到无痛或减轻疼痛，Ann 可以舒适地活动和锻炼	常规口服镇痛药，当躺在床上或坐在椅子上时，需要将患肢放在枕头上	Ann 术后活动良好，能够每天进行两次锻炼。通过常规的辅助锻炼，她的疼痛得到了很好的控制
工作和娱乐				
Ann 在一家会计事务所做全职秘书。公司正面临一些财务问题，已经开始裁员	Ann 担心她可能会因为病假而丢掉工作，正在考虑提前出院，以便尽快重返工作岗位	尽快返回工作岗位	鼓励 Ann 向社会工作者表达她的恐惧	外科医生帮忙给她的老板写了一封信，事实上老板非常支持她，并向 Ann 保证她不会被裁员
Ann 每周参加一次水中有氧运动课	Ann 担心其他女性会盯着她看	鼓励 Ann 回归课堂	向乳房护理护士咨询有关泳装和假体的建议	到目前为止，Ann 还没有回来上课，但已经买了一套新的游泳衣

（续表）

评估 / 常规程序	患者的问题	目 标	护理措施	评 价
性欲表达				
Ann 和她的丈夫已经结婚 24 年了。他们仍然享有和谐的性关系	Ann 担心 Paul 不想碰她	恢复正常的性关系	鼓励 Paul 参与 Ann 的护理中来，并给他们提供指导	在她 6 周的随访中，Ann 告诉乳房护理护士，Paul 一直很支持她，他们接吻和拥抱，但没有性交。Ann 觉得这迟早会实现的
	害怕显得与众不同，害怕人们注意到她的乳房缺失	对自己的身体形象有信心	当 Paul 在场时，鼓励 Ann 观察并触摸瘢痕，请乳房护理护士来安装临时假体。鼓励 Ann 穿她自己的衣服。建议 Ann 参加一些志愿组织，如 Breast Cancer Now。并讨论乳房重建的可能性	Ann 穿着入院时穿的衣服离开了病房，她感到很自信。已经预约了安装永久假体的时间
临终				
被诊断出患有乳腺癌让她沮丧，因为她感觉自己很正常	害怕死亡	Ann 要有一个现实的观点	• 允许 Ann 表达她的恐惧，但需要纠正任何过于悲观的观点 • 一旦组织学结果可用，将会有更多选择 • 讨论后续安排 • 鼓励安规划未来 • 如果合适，可以咨询律师	Ann 仍然害怕死亡，害怕离开家人。Ann 被介绍给一位顾问，他正和她一起进一步探索这种恐惧

淋巴系统；因此，它是整个身体最重要的防御机制之一。

毛细淋巴管位于真皮中，像蛛网一样，流向皮肤下的淋巴管，最终流向更深的系统和胸导管。

淋巴水肿可以是原发性的，也可以是继发性的。无论病因如何，其临床特征为慢性肿胀、局部疼痛、皮肤萎缩和继发性感染。

腋窝手术后，应向患者提供有关皮肤护理的指导，以防止淋巴水肿的发生。患肢的皮肤护理指导非常重要（框 21-2）。

框 21-2 术后患肢的皮肤护理指导

患者的患肢、手或乳房 / 胸部区域的感染可导致肿胀，并可能损害其淋巴系统，导致淋巴水肿

以下小贴士有助于皮肤护理，降低感染风险

• 每天涂抹保湿霜防止皮肤干燥和开裂（使用适合您皮肤类型的保湿面霜）

• 使用防晒系数高的防晒霜避免晒伤

• 烹饪时使用烤箱手套

• 涂抹驱虫剂以避免叮咬

• 在花园中戴上防护手套（尤其是在靠近玫瑰丛或荆棘时）

• 剪指甲时要小心

• 小心使用蜡或剃须刀去除腋下的毛发，它们可能会使皮肤破损。电动剃须刀对皮肤更温和

• 可以使用脱毛膏，但要先检查患者是否对脱毛膏过敏

• 使用消毒剂消毒伤口或擦伤部位，如果感染，请联系全科医生或乳房专科护士

• 没有强有力的证据表明注射、采血、测量血压或在患肢静脉输液会导致淋巴水肿（Breast Cancer Care，2019b）。然而，有趣的是，卫生专业人员倾向于在健侧手臂上进行操作，通过临床经验证实利大于弊

• 在卫生专业人员的指导下，锻炼手臂和肩膀，增强力量，预防淋巴水肿

• 以植物性饮食为主，强调谷物和豆类（豆类、扁豆和干豌豆）、蔬菜和水果。这些食物提供纤维、维生素和矿物质以及抗癌植物化学物质。大多数植物性食物的卡路里和脂肪含量也很低，这有助于控制体重

• 多吃植物性食物。选择加工最少的食品，每天至少要摄入一半的谷物。用豆类，扁豆和干豌豆代替肉类

• 患者可以像往常一样继续修指甲和洗澡，没有证据表明这些会增加淋巴水肿的风险

引自 Breast Cancer Care，2019

（三）患肢潜在制动风险

这名女性应该被转诊到理疗师那里，接受手臂锻炼，以防止肩膀僵硬，并帮助预防淋巴水肿。鼓励患者每天锻炼两次（图 21-2）。

（四）焦虑

当一名妇女确诊患有乳腺癌时，她的生活将彻底改变。她必须学会应对由此带来的恐惧和焦虑。

乳腺癌术后心理疾病的高发病率是有据可查的

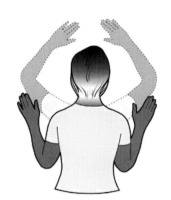

用健侧手臂作为支撑，患侧手臂自然下垂，打圈摆动

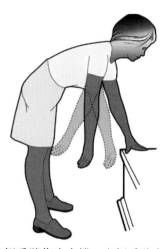

用健侧手臂作为支撑，患侧手臂自然下垂，打圈摆动，双脚分开，保持平衡，面朝墙靠近墙根站立，双手缓慢向上爬行，再向下滑动，重复上述步骤

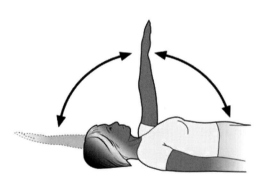

平躺，将患肢抬起至垂直位置，然后轻轻向后超过耳朵的位置

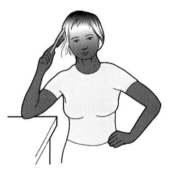

梳头：坐直并将患侧的胳膊肘放在桌子上，从一侧开始梳头，逐渐过渡到整个头部

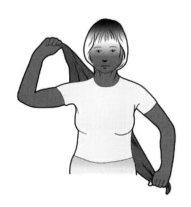

使用毛巾辅助，练习后背牵引拉伸

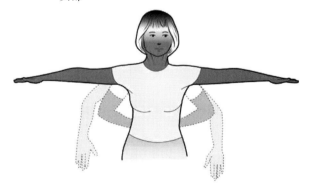

系胸扣：双臂伸直，双侧肘部慢慢向后屈曲至胸罩水平

▲ 图 21-2　乳房手术后的手臂锻炼

（Del Piccolo et al，2019；Kang et al，2017；Fallowfield et al，1986；Maguire et al，1978）。大多数乳腺外科都有一名特定的受过系统乳腺癌教育的乳房护理专科护士，可以提供实用的建议和支持。乳房护理专科护士角色的有效性已经得到了充分的验证和评估，并且已经被证明可以降低心理疾病的发生率（NICE，2018a）。

如果没有乳房护理专科护士的岗位，可以由"Breast Cancer Now"等志愿组织提供支持。NICE（2018a）晚期乳腺癌诊断和治疗指南指出，应该为晚期乳腺癌患者提供诊断、治疗、护理和支持。具体提到以社区为基础的治疗和支持性护理指导，包括关于心理社会评估和获得关键工作人员的建议。英国转移性乳腺癌的治疗指南（Coleman et al，2012）一致认为所有转移性乳腺癌患者都需要获得临床专科护士的护理。从欧洲护理实践的角度来看，第一个晚期乳腺癌国际共识指南（Cardosa et al，2012）建议每个转移性乳腺癌患者都应该找一位具备资质的临床护理专家。

（五）身体形象改变

纵观历史，乳房一直是女性的象征。它被视为性的象征，也是母性的象征。

在患者准备好之前，不应该强迫她面对伤口。当她觉得可以看的时候，她可能想要也可能不想要她的伴侣陪着她。观察伤口时应保持敏感和理解。完成此操作时，护士应在场。准备一个手镜，这样在看到全身之前可以先慢慢察看手术瘢痕。

如果已经做了乳房切除手术，希望在她出院前能定制一个柔软的临时假体，有时被称为"Comfie"（图 21-3）。永久性硅胶假体的固定应安排在术后 4～6 周即瘢痕愈合时进行。应该鼓励女性在病房里穿自己的衣服。

患者及其伴侣可能需要确保他们可以尽快恢复性关系。

（六）家庭支持

对于伴侣和家人来说，这也是一个非常痛苦的时刻。看到你关心的人伤心是很难过的。应鼓励伴侣和家人参与护理与咨询（如果合适）。Breast Cancer Now 现在为合作伙伴提供了帮助热线，可以提供此方面的信息（请参阅参考资料部分和 Breast Cancer Care，2019）。

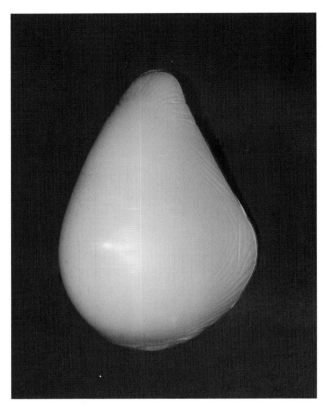

▲ 图 21-3　外部硅胶乳房假体

（七）护理计划示例

Ann 是一名 58 岁的已婚妇女，在她发现左乳房有肿块后，她的全科医生将她转诊到乳腺科。因为她的母亲在 60 岁时死于乳腺癌，所以她非常焦虑。不幸的是，乳腺钼靶和细针穿刺结果证实了这个肿块是乳腺癌。

Ann 和她的丈夫咨询了外科医生和乳房护理专科护士，并讨论了可能的治疗方案。她们有足够的时间去考虑。3 天后，她们回来复诊，查看分期检查的结果，结果正常。Ann 和她的丈夫认为，乳房切除术将是他们最好的选择，否则 Ann 她会不断担心癌症会在那个乳房复发。

护理计划（见表 21-4）适用于 Roper、Logan 和 Tierney 的模式（Roper et al，1996）。只关注乳房切除术患者的特殊护理。

（八）出院计划和指导

回家会让人感到快乐，但也会带来一丝恐惧，因为她可能会觉得孤独和脆弱。应该评估她的家庭状况，看看是否需要其他服务，如家务助理。

鼓励尽快恢复正常活动。如果该女性经常做家务，应该避免或至少在最初的 4~6 周内轻体力劳动，直到手臂运动完全恢复。如果她在工作，根据她的工作类型和工作内容，在得到专业医务人员的允许后，方可重返岗位。这取决于她的职务和职责，以及她所做的工作类型。建议长期限制患侧手臂拎取重物。一般在 4~6 周之后恢复驾驶，一旦该女性手臂活动完全恢复，并觉得可以在紧急情况下安全停车，就可以恢复正常驾驶。关于恢复体育活动的建议应该咨询她的外科医生。

有关志愿组织的信息，如"Breast Cancer Now"（参见参考资料部分），应该提供给该女性，以便在她需要交谈或想获得更多的书面信息时有可以联系的人。还应该有乳房护理专科护士的联系电话，就可以在护士上班时，打电话就相关问题进行咨询。然而，重要的是让女性拥有一定的自主权，这样她就可以建立自己的应对机制，而不会变得过于依赖乳房护理护士或志愿组织。

出院 1 周后安排随访，这样可以检查伤口，并将病理结果提供给这名女性。还可以讨论下一步的治疗方案。该女性需要保证她会定期随访。各地的随访要求有所不同，但通常是术后 1 年内每 3 个月 1 次，然后每 6 个月 1 次，直到患者出院 5 年为止。

七、结论

护理乳房手术的患者是非常有益且具有挑战性。它不仅提升了护士护理手术患者的能力，还涉及许多心理社会问题，增加了另一个维度。任何乳腺手术都可能引起担忧、焦虑和对身体形象改变的恐惧。如果护士能够以友善和理解的态度对待患者，将有助于减少整个经历所带来的创伤。

要点总结

- 乳腺癌是一个常见的疾病，在英国每 9 名女性中就有 1 名患有乳腺癌。
- 发现肿块的患者会害怕乳腺癌。
- 应在专门的乳腺科进行治疗。
- 考虑乳房手术患者的生理、社会和心理需求是很重要的。
- 所有患有乳腺癌的患者都应该有机会接触到乳房护理护士。
- 应鼓励所有患者，尤其是女性，提高乳房筛查的意识。

反思性学习要点

- 我如何转诊给乳房护理专科护士？
- 淋巴水肿患者在日常生活活动时担心的主要问题是什么？
- 诊断出患有乳腺疾病后，我可以给希望母乳喂养的女性提供什么建议？

第22章 血管手术患者的护理
Care of patients requiring vascular surgery

Bhuvaneswari Krishnamoorthy 著 周卓慧 译

主要目标

- 讨论循环的生理学。
- 概述与血管疾病相关的各种研究。
- 描述一些血管状况及其手术。
- 讨论血管手术对患者的影响。
- 概述那些将要接受或已经接受血管手术的患者所需的护理。

需要思考的问题

- 你对外周血管疾病有什么了解?
- 血管疾病和手术对个人生活活动有哪些影响?
- 探讨护士在护理血管手术患者时的角色和功能。

一、概述

本章旨在探讨外周血管疾病的发病、评估和治疗。此外,还将讨论诊断、术前和术后护理的国家和国际指南。这将包括对接受放射治疗、动脉重建和静脉手术(开放和血管内手术)的患者的管理。

血管疾病是由脂肪组织在血管内逐渐沉积引起的。这种沉积是逐渐发生,有时没有任何症状,直到血管发炎和减弱。它是导致死亡的主要原因之一,在编写本报告时已预测到2020年血管疾病成为世界各地死亡的主要原因(Valentijn & Stolker,2012)。死亡的主要原因之一是下肢静脉溃疡。根据 NHS 调查(SIGN,2010),在英国的某些地区,39% 的临床护理工作时间用于伤口管理,其中 20% 与下肢静脉溃疡有关。而整个地区大约 8% 的护理时间用于下肢静脉溃疡,每年就诊 210 万次(Ousey et al,2013;

NHS England,2018)。护士活力组织在审查诺丁汉郡医疗保健 NHS 基金会信托基金后得出的结论是,向工作人员提供电子学习工具,重新设计下肢溃疡评估和管理模板,以及实施下肢溃疡护理政策就可以带来更好的结果,预计每年每个信托基金可节省19 000 英镑(NHS England,2018)。

大多数动脉血管疾病是动脉粥样硬化过程的结果。最常见的血管疾病是外周动脉疾病(peripheral arterial disease,PAD),据报道,发达国家外周动脉疾病患病率为 15%,在老年人群中高达 30%(Conte & Vale,2018)。

外周动脉疾病是心肌梗死、卒中和死亡风险的强烈警告信号,它可以显著影响健康相关的生活质量(Muir,2009)。减少动脉血栓形成维持健康登记(Reduction of Atherothrombosis for Continued Health,REACH)表明,各种血管疾病在外周动脉疾病患者中是常见的，危险因素没有得到严格控制和治疗（Valentijn & Stolker，2012）。

对终末期外周动脉疾病患者的护理既困难又复杂。它涉及早期发现、持续监测以及诊断、放射、侵入性和非侵入性外科手术的新进展。护理的一个主要组成部分必须包含减少动脉粥样硬化进展的措施，这需要多学科的团队合作才能取得成功。

二、血液循环生理学

血液流动是人类生命的基本要素，血液通过心脏的泵血作用循环到身体的所有区域。血管系统包括动脉、静脉和毛细血管。动脉和静脉由三层组成。

- 外膜：由结缔组织构成，使血管支撑以保持其形状。
- 中膜：由肌肉和弹性组织组成的中间层，通过扩张和收缩来调节血管的直径。
- 内膜：由内皮细胞构成，为血液流动提供了一个通畅的通道。

（一）动脉系统

动脉系统负责将含氧血液和营养物质运送到身体组织。动脉有助于调节血压，通过每一次从心脏排出的血液扩张，然后恢复其原来的直径。

动脉由大动脉分支成较小的小动脉，并逐渐细分为毛细血管网络。毛细血管与大动脉不同，几乎完全由平滑肌组成管腔。血液必须经过乳头前括约肌才能进入毛细血管网络。这些括约肌与自主神经系统共同调节，以调节灌注毛细血管床。毛细血管形成一个网络，把最小的小动脉和最小的小静脉连接起来。

毛细血管是最简单的血管；毛细血管管壁由一层内皮细胞和基膜组成，具有通透性。毛细血管组成了体内微循环，它能够交换来自周围组织的营养物质和带走有害的代谢物质。当较小的动脉收缩时，外周血管阻力增加。血管半径和长度的改变增加了分子之间的摩擦力。血管半径越小，对血液流动的抵抗力就越大，从而改变血液流动方向。

在动脉扩张过程中，舒张压和外周血管阻力都有下降，因此血流量增加。

越来越多的证据表明内皮细胞内层的重要功能及其在血管疾病发展中的作用。内皮为循环系统中的所有血管提供细胞内衬，并充当血液和血管壁之间的界面。有证据表明血管内皮有助于维持心血管系统稳定。健康的内皮细胞表达抗血小板和抗凝血药，防止血小板聚集和纤维蛋白形成（Yau et al，2015）。

（二）静脉系统

静脉系统源于毛细血管床，形成小静脉，小静脉负责从毛细血管中清除废物。小静脉合并形成静脉，将脱氧的血液带回心脏。

1. 静脉　静脉壁较薄，肌肉和弹性组织较少，比动脉更靠近皮肤表面。静脉解剖结构也与其他血管不同，主要分布在四肢，特别是下肢，内部有瓣膜。这些瓣膜只允许血液流向心脏，防止反流。血液返回心脏取决于 3 个因素：静脉通畅、瓣膜能力和周围肌肉收缩（肌肉泵）。在运动过程中，下肢的静脉被收缩的下肢肌肉压缩，这起着"肌肉泵"的作用，因此允许血液返回心脏。血液通过肌肉的抽吸作用从下肢通过下腔静脉回流到心脏的右侧。小腿和足部肌肉的抽吸作用压缩了下肢的深层静脉，其中包含单向瓣膜，并将血液推回心脏，单向瓣膜可以防止回流。这些肌肉收缩使血液从浅表静脉通过交通血管排空到深层静脉。下肢静脉系统包括皮肤和皮下脂肪的浅表系统和筋膜下的深层系统。小腿浅静脉主要为长、短隐静脉，与其他穿支静脉形成静脉网络，通过筋膜连接深静脉。深静脉与动脉伴行，其名称、走行和分布范围与同名动脉一般相同。

2. 淋巴管　淋巴管是一种薄壁血管，源于毛细血管并分支进入自身循环。淋巴毛细血管像静脉一样逐渐增大，并在瓣膜和肌肉收缩的帮助下，通过胸腔内的胸导管将多余的间质液（淋巴液）输送到静脉系统。淋巴通过这些导管流入下腔静脉和锁骨下静脉，最后进入右心房，在那里循环进入中央循环。淋巴管具有高度的渗透性，有很大的孔隙，允许从肠道中去除蛋白质、细胞碎片和脂肪吸收。淋巴结位于淋巴系统，过滤细菌、病毒和淋巴液中的其他垃圾。

三、动脉闭塞性疾病

动脉闭塞性疾病可能因栓子或血栓而突然发生，也可如动脉粥样硬化那样隐匿发生。

（一）动脉粥样硬化

2013 年进行的全球疾病负担研究表明，超过 4

万人死亡的主要原因是外周动脉疾病，比 1990 年增加了 155%（GBD，2015）。动脉粥样硬化是一个逐渐在动脉壁上发生的系统过程，与冠状动脉疾病和脑血管病有很强的相关性。主要影响主动脉、下肢动脉，以及冠状动脉、颈动脉和肾动脉。常见部位包括主动脉－髂动脉、股动脉、腘动脉和胫骨动脉。

动脉壁内的变化分为 3 个阶段．

- 内膜内脂肪、脂质条纹形成阶段。
- 内膜下层纤维斑块形成阶段，沿动脉壁延伸，然后突出并使管腔变窄。
- 并发症的阶段，以内皮溃烂、钙化和激活血小板和白细胞为特征，导致血栓形成。

动脉粥样硬化的过程导致动脉壁增厚和硬化，失去弹性和血流减少。然而，在动脉粥样硬化发展的早期，脂肪条纹并不突出到动脉壁，也不会阻碍血液流动，而且在大多数 20 岁人当中已经可以看到这一过程（Delewi et al，2013）。其他危险因素，如内皮功能障碍、压力、糖尿病、高血压、高胆固醇血症和吸烟会加重这些过程，并可能导致血栓或栓塞形成以及缺血。

动脉粥样硬化可能引起动脉瘤形成，尽管真正的原因被认为是多因素的。动脉壁变得脆弱，引起动脉局部扩张，可含血栓。随着动脉瘤变大，血管壁变薄，动脉瘤可能破裂，导致严重出血或死亡。动脉瘤可以发生在整个动脉树；最常受累的血管是主动脉和髂动脉，其次是腘动脉。

动脉瘤分为真性动脉瘤和假性动脉瘤。真性动脉瘤发生时，动脉壁扩张和变薄，但保持完整（图 22-1A 至 C）。血栓可以聚集在动脉层之间，导致局部扩张。假性动脉瘤是由于三层动脉壁的创伤而发生的，使血液渗漏到血管外（图 22-1D）。形成凝块，凝块被动脉周围的结缔组织包围，然后血液沿着动脉管腔流进囊内（Greenhalgh，1990）。

（二）风险因素

导致外周动脉疾病的主要危险因素是年龄、性别、吸烟、高血压、高脂血症、糖尿病、肥胖、血管病家族史和重度慢性吸烟史。对 2000 名外周动脉疾病患者进行的全国健康和营养检查调查表明，95% 以上的患者至少有上述主要危险因素之一，超过 70% 的患者有 2 个以上的危险因素（Selvin & Erlinger，

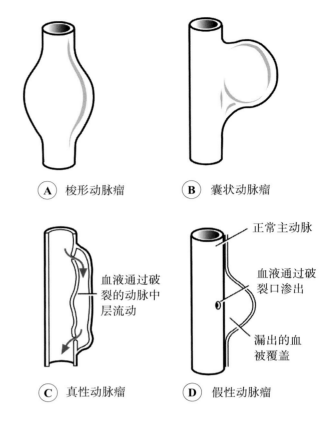

（A）梭形动脉瘤　　（B）囊状动脉瘤

（C）真性动脉瘤　　（D）假性动脉瘤

血液通过破裂的动脉中层流动

正常主动脉

血液通过破裂口渗出

漏出的血被覆盖

▲ 图 22-1　动脉瘤的类型

2004）。

1. 年龄和性别　外周动脉疾病是一种全球流行病，影响到全世界 2.02 亿人（Fowkes et al，2013）。在高收入国家，女性和男性的患病率相同，但在低收入国家，女性的患病率高于男性（Hiramoto et al，2014）。与男性相比，患有外周动脉疾病的女性在下肢血管重建手术后的功能下降更快，预后更差（McDermott et al，2011）。

2. 吸烟　吸烟与外周动脉疾病之间的关系最早在 1911 年被报道（Erb，1911）。

约 50% 的外周动脉疾病可能与吸烟有关（Willigendael et al，2004），吸烟者发病比非吸烟者早 10 年（Lassila & Lepantalo，1988）。大多数外周动脉疾病病例会导致全部或部分截肢（Dormandy，2000）。然而 NICE 2012 指南的结论是，支持截肢的证据极其有限。因此，必须考虑截肢的总体不良结果，在进行手术前与多学科团队讨论治疗方案将是有益的（NICE，2012）。吸烟被认为是外周动脉疾病最易改变的危险因素之一，因此，鼓励戒烟和增加体育锻炼至关重要，这两者都是预防外周动脉粥样

硬化可实现的目标（Berger et al，2013）。尼古丁和一氧化碳已被证明会产生内皮损伤、胰岛素抵抗和脂质异常，导致动脉粥样硬化斑块的发展（Sebelius，2010）。应停止吸烟，并告知患者尼古丁对其病情的有害影响。大多数患有外周动脉疾病的吸烟者是尼古丁成瘾者，需要提供咨询和行为支持治疗。此外，尼古丁替代疗法、安非他酮或酒石酸戊烯酸和电子烟可以帮助缓解欲望和戒断症状，以成功戒烟。

3. 高脂血症　发生外周动脉疾病最重要的独立危险因素之一是高脂血症。Framingham 心脏研究报告指出，胆固醇水平升高与间歇性跛行发生率增加有 2 倍以上关系（Kannel et al，1970；Cote et al，2003）。降低血清胆固醇的最初步骤应该是饮食，同时进行他汀类药物治疗和积极的体育锻炼。他汀类药物治疗可改善内皮功能障碍，降低与血脂异常相关的一氧化氮水平，进而改善微循环中的血液流动（Crismaru & Diaconu，015）。心脏保护研究表明，抗脂类药物治疗的外周动脉疾病患者主要血管事件的发生率降低了约 1/4，且与基线脂质水平无关，并且还降低了 16% 外周血管发生率（Heart Protection Study Collaborative Group，2007）。美国心脏病学会（American College of Cardiology，ACC）对具有高三酰甘油 / 低高密度脂蛋白胆固醇，但低密度脂蛋白胆固醇正常的外周动脉疾病患者推荐 2a 级使用纤维酸衍生物治疗（Rooke et al，2011）。

4. 糖尿病　糖尿病患者的外周动脉疾病死亡率和发病率比其他患者高 2.5 倍（Lu et al，2014）。糖尿病患者血糖控制不佳与动脉粥样硬化加速和心脏事件发生率增高有关，这可能导致糖尿病足溃疡并导致截肢（Weledji & Fokam，2014）。糖尿病患者由于氧化应激、内皮功能障碍、矿物质代谢改变、炎症细胞因子产生和释放、骨髓中的成骨细胞进入循环等驱动因素更容易发生动脉粥样硬化（Yahagi et al，2017）。神经病变疾病也很常见，它会导致感觉缺乏，使糖尿病患者更容易受到创伤，导致足部损伤、感染和无法愈合的溃疡。糖尿病性下肢溃疡通常位于足的骨突起上，造成坏死的伤口。良好的血糖控制能够降低肢体小血管疾病的风险。

NICE 指南 CG147 建议，糖尿病患者的外周动脉疾病可能是一个挑战，因为诊断测试是在各种医疗保健环境下进行的。因此，在临床实践中，使用具有可靠性的评估工具，如踝肱压力指数、运动后踝肱指数、趾肱指数和多普勒波形分析（NICE，2018a，b）是非常重要的。

足部护理建议应给予所有动脉闭塞性疾病患者，而不仅仅是糖尿病患者，以帮助减少损伤的发生率，并发放一份信息传单。信息传单可以是口头的或书面的，应该包括以下信息：对足部问题的明确解释，足部和下肢的护理，在紧急情况下的联系人，鞋类建议，伤口护理，以及重要的是关于糖尿病和血糖控制的信息（NICE，2015）。护士可以通过教导患者如何进行自我评估和足部护理来帮助患者（图 22-2）。包括指导患者每天如何检查他们的足部，如果患者自己不能完成这件事情，就需要教导亲属或者护理人员如何做到这一点。如果出现问题，应强调立即与他们的护士、医生或足部诊所 / 足科医生联系的重要性。

5. 高血压　高血压患者由于血压升高，引起动脉壁机械应力增加，导致内皮损伤。患有外周动脉疾病和高血压的人发生心肌梗死和卒中的风险会更高。这些患者的主要重点是需要降低全身心血管风险，而不仅仅是控制血压和减少外周动脉疾病症状。因此使用抗血小板药物、血管紧张素转换酶抑制药、他汀类药物治疗这些患者至关重要（Topfer & Spry，2018）。

NICE 指南建议 79 岁或以下高血压患者的目标临床血压应低于 140/90mmHg，80 岁或以上高血压患者的目标临床血压应低于 150/90mmHg（NICE，2014a，b）。如果血压高出目标临床血压 10～15mmHg，这可能表明读数较低的一侧有动脉狭窄。

6. 高同型半胱氨酸血症　同型半胱氨酸是一种含硫的氨基酸，是蛋氨酸和半胱氨酸正常生物合成的中间产物。高同型半胱氨酸血症可以加重高血压、吸烟、脂质和脂蛋白代谢等危险因素的不良影响，并促进炎症的发展（Baszczuk & Kopczynski，2014）。

升高的水平（15μmol/L 以上）可引起心血管内皮和平滑肌细胞的不良反应，从而导致亚临床动脉结构和功能的变化（Ganguly & Alam，2015）。应检查同型半胱氨酸的升高水平，特别在 60 岁以下的患者中。Li 等进行的一项 Meta 分析得出结论，补充叶酸可降低卒中风险 10% 和整体心血管疾病风险 4%（Li et al，2016）。

7. 饮酒　男性和女性都应该避免酗酒，这一指导方针是相同的。建议男性和女性每周饮酒不超过

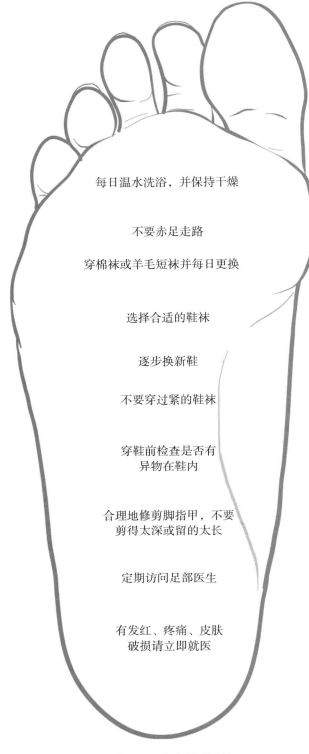

每日温水洗浴，并保持干燥

不要赤足走路

穿棉袜或羊毛短袜并每日更换

选择合适的鞋袜

逐步换新鞋

不要穿过紧的鞋袜

穿鞋前检查是否有
异物在鞋内

合理地修剪脚指甲，不要
剪得太深或留的太长

定期访问足部医生

有发红、疼痛、皮肤
破损请立即就医

▲ 图 22-2　足部护理建议

14 个单位。一项在 19 个国家开展并发表在《柳叶刀》上的高质量研究提供了进一步的证据来支持目前英国的指导方针，即建议人们每周饮酒不超过 14 单位（Wood et al，2018）。

8. 久坐不动的生活方式　缺乏运动是心血管疾病的主要危险因素。规律运动和减重可降低胆固醇和血压。

9. 代谢综合征　腹型肥胖合并高血压，血脂异常和葡萄糖不耐受会导致代谢综合征。这增加了 2 型糖尿病和血管疾病的风险（Alshehri，2010）。

10. 社会经济因素　社会剥夺也增加了罹患外周动脉疾病的危险因素，因为来自较低社会阶层的患者更有可能吃不健康的饮食、少运动和吸烟。低社会经济地位和高焦虑水平被发现会促进疾病的发展（Pande & Creager，2014）。

四、慢性缺血患者

（一）临床特征

慢性缺血患者在早期可有轻微症状，或可发展为肢体疼痛、溃疡或坏疽。动脉闭塞性疾病的临床特征是动脉部分或完全闭塞。外周动脉疾病的主要症状是间歇性跛行。"跛行"一词来源于拉丁语的"claudus"，意思是"跛的"，这源于罗马皇帝克劳迪亚斯一瘸一拐地走路。

1. 间歇性跛行　间歇性跛行（Intermittent claudication，IC）是一种仅由运动引起的疼痛，指在行走一定距离后，根据动脉闭塞的程度在足部、小腿、大腿或臀部出现的疼痛。疼痛是由于肌肉供血不足引起的，其严重程度和步行距离可能不相关。快步行走或在斜坡上行走可能会较早地出现症状。患者经常提及的症状为下肢肌肉疼痛、沉重或迟钝。间歇性跛行可能会影响一条或双下肢，在小腿更常见，通过休息可以缓解。

间歇性跛行患者的生活可能不会遇到重大障碍，或者他们的症状甚至可以通过定期的步行锻炼来得到缓解。在 5%～10% 的无症状外周动脉疾病患者中，间歇性跛行发展超过 5 年的患者中，有 75% 在没有任何干预的情况下症状稳定或改善（O'Donnell et al，2011）。

虽然一些跛行患者最初可能害怕肢体丧失，但在 100 名患者中只有 7 人（其中 6 人患有糖尿病）进行了截肢手术。如果病情变得更严重，可能会导致严重的缺血迹象，如静息痛、溃疡和坏疽。20 世纪 50 年代，Fortaine 将慢性下肢缺血的体征和症状分为 4 个阶段（框 22-1）。因此，间歇性跛行患者在早期阶段调整其危险因素是很重要的，这有助于减少患心脏病或卒中的风险。

框 22-1 Fontaine 缺血的分类

- 第一阶段：无症状
- 第二阶段：间歇性跛行
- 第三阶段：严重、持续的足部静息痛
- 第四阶段：溃疡和（或）坏疽

---

2. 静息痛 真正的静息痛通常影响患肢的足或足趾，而不是良性的夜间小腿抽筋（Peach et al，2012）。通过把四肢悬挂在床外或足向下，足踩在扶手椅上，可以暂时缓解疼痛。

随着疾病的发展，流向下肢的血流量减少，因此疼痛发生在休息时，而不是运动时。缺血性静息痛患者最初在夜间醒来，伴有足部和足趾疼痛。当患者不能活动时，疼痛持续发生并影响睡眠，导致患者精神迅速下降。

3. 溃疡和（或）坏疽 动脉疾病最终可能导致足趾、足或下肢的组织丧失。严重的下肢缺血是一种危及肢体远端的疾病，患者需要截肢的风险很高。严重下肢缺血的定义从欧洲工作组（1991 年）的第一版定义，到目前由外周学术研究联盟（European Working Group，1991）所编写的定义，经过了一段时间的演变（Patel et al，2015）。

- 典型的缺血性静息痛症状需要镇痛超过 2 周。
- 下肢溃疡或坏疽，踝关节收缩压 <50mmHg 和（或）足趾收缩压 <30mmHg。
- 组织缺损者为踝关节收缩压 <70mmHg 和（或）足趾收缩压 <50mmHg。
- 经皮氧（transcutaneous oxygen，$TcPO_2$）（<20mmHg 的缺血性静息痛患者和 <40mmHg 的组织缺损患者）。
- 皮肤灌注压力（分别 <40mmHg 或 <30mmHg）。

（二）检查

记录完整的病史，并进行临床检查，其中包括心电图以确定心功能。如果需要手术治疗，可以进行超声心动图检查。还需要进行全血细胞计数、凝血筛查、尿素和电解质、血糖、糖尿病患者的糖化血红蛋白和血脂筛查，以及常规尿检。在年轻（<60 岁）患者中也应进行血栓形成倾向筛查和同型半胱氨酸水平检测。在手术干预前进行胸部 X 线和肺功能测试，以发现潜在的呼吸问题。

观察四肢的温度、颜色、感觉、运动，以及任何溃疡或坏疽的变化（图 22-3A 至 D）。可出现苍白、暗红斑或发绀，周围脉冲缺失或减少。萎缩的皮肤薄而有光泽，指甲厚而脆和毛发脱落可能表明由于血液供应减少而导致组织营养不良。指甲中的毛细血管再灌注表明毛细血管床的灌注时间；正常再灌注应在 3s 内发生。皮肤容易破裂，尤其是创伤。组织丧失或坏疽也可能存在于高压区域，如跖骨头、足背，特别是足跟。

血管造影术、回声增强彩色血流多普勒和双功超声被广泛认为是外周动脉疾病的金标准检查。这些研究是非侵入性技术，它提供了关于外周动脉结构和动态异常的明确信息（Peach et al，2012）。

1. 外周脉搏 触诊肢体脉搏以评估股骨、腘窝、胫骨后和足背脉搏部位的血供充足性和血供量（图 22-4）。脉搏缺失或脉搏减弱可能决定是否存在动脉疾病，并需要多普勒超声和踝压肱力指数（Bailey et al，2014）。

中枢杂音（不正常的呼吸音或者杂音）可以用听诊器听到。在大动脉上听起来像汹涌的水流，特别是出现在动脉粥样硬化而狭窄的颈动脉血管上很明显。

2. 多普勒超声 多普勒超声是一种实用的非侵入性测试，利用手持式换能器探头产生的超声高频声音。它用于通过听动脉音来评估下肢动脉血供，并用于测量踝臂收缩压比，以协助诊断和检测动脉供血不足的程度。多普勒超声也可用于确定在血管成形术、溶栓术或重建搭桥手术后脉搏的存在。

臂动脉的最高收缩压与踝关节部足背动脉或胫后动脉最高收缩压进行比较，给出踝臂压力指数（ankle-brachial pressure index，ABPI）。

$$ABPI = \frac{踝关节最高收缩压（mmHg）}{肱动脉最高收缩压（mmHg）}$$

- 正常 ABPI>1.00。
- 跛行患者 ABPI=0.5～0.9。
- 静息痛和危重下肢缺血患者的 ABPI≤0.5。

根据美国糖尿病协会的共识声明，ABPI 的正常范围在 0.91～1.3。如果患者有轻度疾病，其范围在 0.7～0.9，而中度疾病范围在 0.41～0.69（American Diabetes Association，2003）。

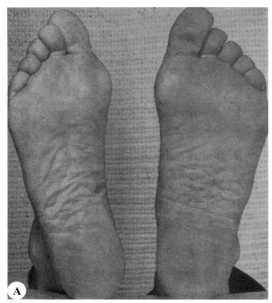

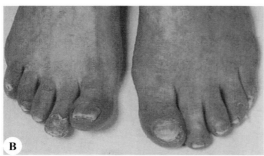

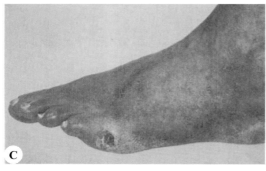

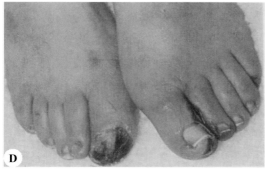

▲ 图 22-3　严重下肢缺血的特点

A. 足底缺血性苍白；B. 双足出现缺血性疾病的变化，如毛发脱落、皮肤粗糙和溃疡；C. 足趾周围皮肤变薄和透亮，压力点出现溃疡；D. 患者双足出现静息痛和足趾坏疽（经许可转载，引自 Walker，1988）

然而，在糖尿病、动脉粥样硬化和慢性肾脏疾病患者中，由于动脉钙化，可能会获得虚高读数，这意味着血压计袖带不能完全压缩硬化的动脉。ABPI 也被认为是一种预测血管患者生存的指标，并将 ABPI 添加到基于 Framingham 评分的风险计算中，提高了心血管风险预测的准确性（Bailey et al，2014）。

3. 足趾压力　通过使用光体积描记术（photoplethysmography，PPG），可以用来测量足趾压力来评估糖尿病患者的动脉血流。一个特殊的小袖带通常附着在第一个足趾上，PPG 传感器使用红外光的变化来检测血流。这种技术是可行的，因为糖尿病患者的远端血管相比踝关节血管更不易钙化和可压缩性较低。

4. 跑步机评估　跑步机有助于评估间歇性跛行患者的运动耐量。患者在跑步机上行走，直到发生跛行疼痛，并记录距离和时间。这项测试也可以结合运动前和运动后的多普勒评估 ABPI，以确认正常静息 ABPI 患者的诊断。跑步机测试后 ABPI 的显著下降可能表明动脉闭塞。

5. 彩色血流动力学成像　动脉双重超声扫描彩色血流动力学成像是一种无创技术，用于对主动脉到胫骨血管的狭窄或闭塞提供更准确的诊断。使用超声探头扫描显示动脉或静脉血流的方向，并以彩色显示。当出现狭窄时，流动速度和颜色变化会增加。通常可以检测病变是否适合球囊血管成形术，并且在大多数中心，双重扫描技术已经取代了更具侵入性的诊断血管造影术。

最近的三维超声主要用于测量斑块体积，具有良好的观察内外重现性。美国已用于发现并区分直径减小大于或小于 50% 的狭窄，敏感性为 77%～82%，特异性为 92%～98%（Hwang，2017）。

6. 计算机断层扫描　三维 CT 提供了关于动脉粥样硬化钙化和动脉狭窄或闭塞程度的详细信息。它的优点是检查时间短，可对髂动脉进行评估，操作者偏差较小（Hwang，2017）。CT 扫描使用旋转的 X 线源，可获得单个切片。也可使用螺旋 CT，当患者通过 X 线时，螺旋 CT 可以使患者连续旋转。CT 扫描有助于诊断主动脉瘤，但使用的对比剂会给肾功能受损患者带来问题。

7. 磁共振血管造影　磁共振血管造影（magnetic resonance angiography，MRA）是一种无创扫描。这项技术可以更准确地检测动脉粥样硬化病变的大小

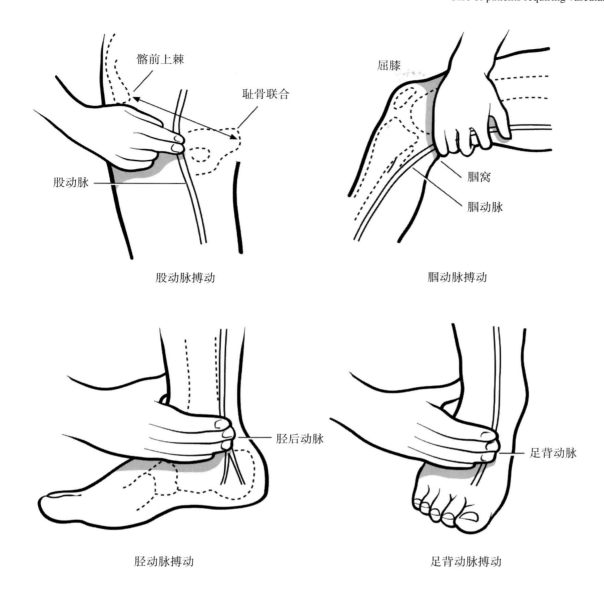

▲ 图 22-4　下肢动脉搏动触诊

和范围，以及患者可能面临侵入性血管造影部位。MRA 也有助于对主动脉瘤的筛查。

8. 血管造影　将不透射线的对比剂注射到适当的动脉中，然后对动脉进行一系列 X 线扫描，显示血管的充盈和任何狭窄。通常使用股动脉入路用于检查下肢动脉。

血管造影通常在局部麻醉下进行，根据患者的年龄、社会环境和临床状况可以在 1 天内进行。对于非常焦虑的患者，有时可能需要镇静或全身麻醉。数字减影血管造影（digital subtraction angiography，DSA）可以提高动脉的清晰度，但由于需要侵入动脉，它有一些局限性，包括相关并发症、电离辐射和对比剂（Garg et al，2018）。这是一种没有背景信

息（如骨骼和肠道）的计算机血管造影方法。

（1）造影前的具体准备。

- 应充分告知患者手术的时间长度，注射对比剂会引起发热和一些不适。
- 血管造影前不需要禁食。膀胱应事先排空，因为在血管造影期间患者需要平卧。
- 对于以前接受过搭桥手术或者支架植入的患者，术前预防性使用抗生素，以防止感染。
- 可能需要护士在手术前，手术中或手术后协助患者。

（2）造影后的护理。

- 患者有出血、血肿形成和动脉闭塞的危险。按照流程，导管移除时，穿刺部位需加压，以防

335

止出血。

- 患者术后应平卧，并根据所使用的导管大小指导术后 4～6h 保持患肢伸直。
- 使用英国国家生命体征预警评分（National Early Warning Score，NEWS2）系统对呼吸频率、血氧饱和度、意识水平、体温、脉搏和血压进行观察。
  - 每 15 分钟 1 次，持续 1h。
  - 每 30 分钟 1 次，持续 2h。
  - 每小时 1 次。
  - 夜间每 4 小时 1 次（非日间手术患者）。
- 此时还应观察足部脉搏、颜色、温度、肢体运动和感觉，并仔细监测穿刺部位是否有出血或血肿形成的迹象。如果穿刺部位发生出血，应指导患者立即呼叫护士。
- 应鼓励患者喝至少 2L 液体，以便从肾脏排出对比剂。
- 护士在任何时候都必须遵守当地的政策和程序。

五、外周血管疾病患者的护理评估

护理评估通常是血管疾病患者在入院前由接诊医生进行的一项计划程序。入院患者通常都会出现中度或重度症状，有可能还会影响其生活活动。在 Roper、Logan 和 Tierney 护理生活模式的框架内，证明了疾病不同阶段的对患者的不同影响（Roper et al，1981）。应对患者进行功能评估，以确定患者的自理能力和生活方式。护理过程应包括每项活动阶段的指导方针以及规划和实施护理。在计划和提供护理时，护士必须遵守 NMC（2018）守则，确保以患者为中心。

（一）维护安全的环境

入院后肢体血流有进一步恶化的潜在风险。晚期动脉功能不全的患者也有发生皮肤完整性的破损 / 溃疡的风险，特别是骶骨和足后跟（图 22-5）。这种风险在严重的缺血性静息痛的患者中显著增加，这些患者一直不能活动，也可能晚上睡在扶手椅上以试图减轻他们的疼痛。

初始肢体评估应记录在案（NMC，2018），并定期对严重缺血患者进行观察。

- 应比较双肢的颜色、温度、感觉和运动。

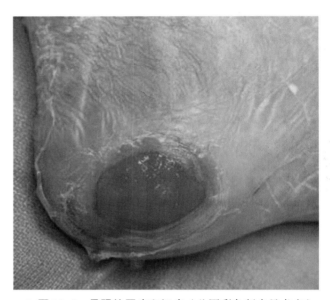

▲ 图 22-5　足跟的压疮和坏疽（此图彩色版本见书末）
引自 Bhatia, A.C. & Rohrer, T.E. (2005). *Surgery of the skin: procedural dermatology*. Elsevier Inc.

- 应使用多普勒检查足背和胫骨后脉搏，并与另一肢体的搏动进行比较。

患者皮肤的风险评估应在入院后 6h 内进行（NICE，2014a，b），关注下肢有助于及时识别高危溃疡。应观察皮肤有无干燥、感染、水肿、溃烂及坏疽性改变。任何破损或异常反应报告应记录在伤口评估图表上。皮肤溃疡更常见于晚期疾病患者的足趾、足踝和足跟。

压疮风险的评估应基于临床判断和（或）使用有效的量表，如 Braden 量表、Waterlow 量表或 Norton 风险评估量表（NICE，2014b）。工作人员可以使用合适的减压床垫、座椅和鞋跟保护垫。静息痛的患者很可能在入院时出现高风险评分，椅子应保持在最低限度，并定期重新评估疼痛缓解程度，使患者可以卧床睡觉。

所有出现下肢溃疡的患者必须进行全面的整体评估和多普勒评估，以帮助确定溃疡的潜在病因。

（二）交流

护理评估应考虑患者的心理社会需求，并考虑到他们的精神、文化和种族要求。应评估出院时对家庭支持的任何社会服务要求，或关于福利 / 流动津贴的建议，都应在入院前评估并告知多学科团队的成员。

患者可能对即将到来的手术有恐惧和焦虑。他们也可能经历不同程度的疼痛，这可能无法充分与护士沟通，严重缺血患者可能害怕会截肢。被社会隔离可能是严重疾病患者影响其生活质量的一个常见问题。护士应该意识到诸如行动能力差、疼痛、吸烟和饮酒习惯等因素，这些因素可能导致患者被孤立。

为公开讨论留出充足的时间和隐私保护，并就拟议的程序提供足够的资料 / 解释，将有助于减轻焦虑。它还将帮助患者考虑对他们的护理和替代治疗的方法做出选择。评估患者对其病情的理解，对于确保知情同意和促进积极参与护理和康复至关重要（NMC，2018）。在可能的情况下，应通过宣传单来加强口头信息，介绍关于血管状况和治疗的各个方面；还应提供其他替代宣传方式。

（三）呼吸

呼吸可能不会受到影响。然而有些患者往往是终身大量吸烟者，加上活动受限，将增加胸部感染的风险。应监测呼吸频率和（或）痰量，以及用力时的呼吸急促，记录基线呼吸频率和血氧饱和度水平。

（四）饮食

营养和水化状况是优先评估的。应记录基线入院体重和体重指数。严重的静息痛和随之而来的行动能力下降的衰弱效应，可能导致患者在家依赖方便的零食。大量吸烟者也可能有食欲抑制，应该评估酒精摄入量。

糖尿病患者可能需要检查他们的饮食摄入，因为控制不良的糖尿病会使足部并发症发生恶化，并延迟术后伤口愈合。血胆固醇升高的患者也可能需要对他们的饮食重新进行评估。

如果怀疑营养不良，营养师将需要进行全面的营养评估，因为电解质失衡、伤口愈合延迟和脓毒症等问题会影响血管患者的发病率和死亡率。

（五）排泄

由于严重的缺血引起的行动不便可能会妨碍患者正常如厕。应进行常规尿检以检查葡萄糖，酮和蛋白质。应监测尿量，因为有血管疾病的人经常有肾脏损害。常规使用镇痛药的缺血性疼痛患者可能会出现便秘，特别是使用吗啡患者；因此，应该对患者进行评估并使用通便剂。

（六）穿衣和清洗

同样，活动受限和疼痛可能影响了患者独立洗漱和穿衣的能力。

（七）控制体温

患有严重的肢体缺血的独居老年患者可能有低体温，因此入院时应检查体温。发热可能是胸部、伤口或移植物感染的指征，也可能是由于肢体溃疡或蜂窝织炎。

（八）运动

疼痛是影响患者行动能力的主要因素，这或多或少的受到动脉闭塞程度的影响。

行走时出现跛行疼痛的患者可能对他们的正常行动和生活方式影响很小，而那些由于严重的动脉阻塞和（或）溃疡而发生静息痛的患者可能完全无法承受患肢的重量。

评估期间需要获得以下信息。

- 疼痛是否与运动有关，休息是否缓解？
- 疼痛是否发生在步行时的足、小腿、大腿或臀部，患者在经历疼痛之前能走多远？
- 疼痛是否发生在休息时，并防止患者夜间睡觉？
- 疼痛是如何处理的，服用什么镇痛药？
- 患者是否有行走问题，是否需要助行器？

视觉疼痛模拟评估工具对于帮助确定疼痛的严重程度和类型、对患者的影响以及处方镇痛药的有效性至关重要。

由于神经病变风险的增加，确保鞋子的舒适性，才不会造成过度的压力，对糖尿病患者尤其重要，特殊的外科手术鞋可以帮助适应伤口敷料的足。

（九）工作和休息

根据症状的严重程度，间歇性跛行患者的职业或爱好将不可避免地受到影响，甚至连阅读或看电视都可能成为静息痛患者的一种压力。

（十）性

跛行的男性患者可能由于髂内动脉闭塞而出现勃起功能障碍，这也可能是腹主动脉瘤手术修复后的并发症。

（十一）睡眠

严重的肢体疼痛常常会干扰患者睡眠模式，患者可能会突然惊醒，或者难以入睡。将患肢悬挂在床外或足朝下睡在扶手椅上，可能会暂时减轻疼痛，但会增加下肢水肿。

（十二）死亡

因为疾病和手术程序的复杂性，护理晚期血管疾病的濒死患者是具有挑战性的；这可能与高发病率和死亡率有关（Wilson et al，2017）。一些患者可能会对提议的大手术表达焦虑，这可能是拯救严重缺血性肢体或预防卒中或主动脉瘤破裂所必需的。Wilson 等（2017）进行的一项研究得出结论：在姑息治疗中早期接受姑息治疗咨询的晚期血管患者接受机械通气的可能性较小。这可能是由于手术团队和家庭选择安宁疗护，在生命的最后阶段给予患者安慰。

六、间歇性跛行患者的管理

间歇性跛行患者需要适应他们的生活方式，以符合前面讨论的危险因素调整。管理需要采取个性化和整体的方法，重点是健康教育以及身体和心理社会需求。

（一）锻炼

运动是治疗跛行患者的主要方法，它有助于侧支循环的发展，有助于预防患肢缺血。

Cochrane 对来自 22 项研究的 1200 名患者进行了回顾，研究表明，每周至少 2 次的运动方案可以使跛行血管患者的步行距离提高 50%～200%（Watson et al，2008）。Cochrane 的一项 Meta 分析得出结论，结构化的运动锻炼计划可以对这些患者产生巨大的好处，特别是在有监督的计划下，3 个月后步行距离提高了 30%～35%。因此，NICE 建议所有伴有间歇性跛行的血管疾病患者在康复期间应提供监督锻炼计划（NICE，2012）。尽管有证据和建议，受监督的方案在初级或二级卫生机构并不容易获得，一些患者可能不愿意通过运动改善症状，或者没有机会获得适当的方案。

（二）间歇性跛行的生活方式及危险因素管理

众所周知社会经济地位低下、种族、环境和生活方式因素是间歇性跛行（可导致截肢）发展独立于其他因素的重要危险因素（Arya et al，2018）。协调和控制可能取决于患者的社会和文化状况，这将影响他们的健康行为（Ewles & Simnett，2017）。

护士在提供整体护理方面的作用很重要，因为

促进健康的生活方式将使患者能够做出生活方式的选择，以努力改善自己的健康和生活质量。影响患者的健康观念、吸烟、饮食和运动习惯给护士带来了挑战。无论护士是新护士、护理助理还是有经验的护理专家，都需要让患者积极参与决策和行动，以延缓疾病恶化。影响坚持和理解患者自我激励的因素是影响改变行为的关键。这种慢性疾病的控制和并发症的预防将取决于前面讨论的危险因素的仔细评估，以及管理这些因素的策略，特别是吸烟。

（三）药品

用药一致性非常重要，应该告知患者定期服用药物的重要性，如抗高血压药物、糖尿病药物、他汀类药物和抗血小板治疗。后一种药物，如阿司匹林联合氯吡格雷、低分子肝素，可以降低外周动脉血栓事件的发生率，并通过降低血液黏度来降低跛行患者的整体心血管死亡率（Robertson et al，2012），这些抗血小板药物和血管扩张药在降低心血管风险方面有好处，但没有证据表明，这些药物在治疗心血管疾病症状方面有好处（Peach et al，2012）。

NICE 2012 指南强烈建议，对于通过结构化运动计划未能改善的外周动脉疾病患者和不希望转诊接受血管成形术或手术的患者，使用萘呋胺。可以在初级保健处方中开具这些药物，但应在 3～6 个月后进行复查，但如果患者的症状没有得到改善，则停止使用（NICE，2012）。

（四）压力管理

压力管理也很重要，因为身体对生活压力和焦虑的反应是释放肾上腺（肾上腺素），这会增加心率、血糖和胆固醇水平。因此，身体变得紧张，血压升高，并促进动脉粥样硬化的发展。提供患者压力管理策略，如放松技术、定期锻炼和避免过度饮酒或过度饮食，同样重要。

（五）疼痛管理

外周动脉疾病被诊断为持续疼痛，疼痛加剧与疾病进展有关。了解驱动血管疾病患者疼痛的复杂机制的病理生理过程至关重要。由于动脉粥样硬化造成血管内血流狭窄，肌肉缺血、炎症过程加剧，随后肌肉死亡，局部神经末梢重塑导致急性或慢性疼痛（Seretny & Colvin，2016）。疼痛机制——伤害性、炎症和神经病理性，可能导致疼痛，但在为

患者选择最合适的镇痛药时需要谨慎（Smith et al，2007）。

伤害性疼痛发生在外周痛觉感受器受到热、化学或机械刺激之后。在血管疾病患者中，伤害性疼痛是间歇性跛行的重要因素，发生在重复的肌肉动作或积极运动后（Seretny & Colvin，2016）。炎性疼痛是由于体感神经系统对组织损伤和炎症的反应引起的。神经病理性疼痛是由体感神经系统的病变或疾病引起的。患有严重边缘缺血的血管疾病患者具有持续性慢性神经性疼痛（Grone et al，2014）。

血管疾病患者的慢性疼痛治疗总是复杂的，多学科的疼痛管理方法是至关重要的。患者的疼痛应该得到最大限度的缓解，通过定期的锻炼计划和活动用来提高他们的生活质量，这需要被视为治疗方案的一部分（Seretny & Colvin，2016）。

（六）血管介入前的患者安全查检表

大多数医疗差错发生在医院内部，可以通过严格的患者安全检查措施来预防。2007年WHO制订并评估了一份三阶段手术查检表，证明使用该查检表降低了手术感染率、医疗差错和死亡率（Livingston，2010）。

该查检表的主要目的之一是防止由于缺乏沟通而导致错误的患者、错误的部位或外科手术/介入（Nagpal et al，2010）。这些错误在周转快情况下更为常见，如日间手术、门诊介入等。手术查检表包括五项内容：团队简报（患者进入手术室前）、签到（麻醉诱导前）、暂停（皮肤切口前）、签到（患者离开手术室前）和最后的团队小结，以避免任何错误。相对于团队之间沟通不畅，错误的手术部位是一个罕见事件，文献证据表明，沟通失败每7～8min就会发生一次，在手术室互动中发生率多达30%。

因此，团队在执行手术查检表时必须遵守医院政策，以减少可能的错误，促进团队合作，并允许团队成员在有任何问题时提出疑问。

（七）血管内介入

微创血管内介入治疗用于打开阻塞的动脉。目前的方法有经皮腔内血管成形术和支架置入术、动脉内膜切除术、碎石术（Shockwave Medical）和Pantheris腔内血管粥样硬化切除术。

1. 经皮腔内血管成形术 经皮腔内血管成形术（percutaneous transluminal angioplasty，PTA）已成为治疗中重度跛行、危及肢体的缺血性静息痛疾病的一种公认的治疗方法，并有助于促进缺血性溃疡的愈合。血管成形术是在局部麻醉下进行的，因此比外科手术的总体风险更大。

髂、股、腘动脉短段狭窄或闭塞，可采用血管成形术有效治疗。该手术包括在局部麻醉下插入球囊导管，球囊导管通常通过股动脉进入血管腔。导管先进到动脉粥样斑块部位，球囊膨胀，扩张狭窄，从而改善血管管腔的通畅（图22-6A）。

其他技术，如动脉切除术和支架置入术可以与血管成形术结合使用。切除术（图22-6B）使用高速旋转切割器切割和清除阻塞的血栓，在血管成形术部位置入带或不带药物涂层的可扩张的金属支架，以防止血管成形术部位的再狭窄（图22-6C）。

2. 经皮腔内血管成形术前患者的准备

- 护理和准备类似于血管造影前的护理和准备，但患者应在手术前禁食2～3h，以防出现并发症，如发生血栓/栓塞或血管壁破裂，将需要手术干预。
- 在血管成形术中，患者需要长时间躺着不动，因此，如果他们有严重的危及肢体的疾病，就需要减压辅助设备来预防骶骨和足跟的皮肤破裂。当躺在X线台上的时候，即使是短时间的压迫足后跟上，也会导致压疮和坏死。

3. 术后护理

- 术后护理也类似于血管造影后的护理。护士必须认识到有出血、血肿或血栓形成的风险增加，就必须立即向外科小组报告任何此类事件。应该使用多普勒超声探头定位动脉搏动。
- 应密切观察患者的神经和血管，例如，评估肢体的颜色、温度、感觉、运动和疼痛。
- 评估腹痛、腹股沟疼痛和背痛，包括心脏情况（心动过速、低血压等），以排除腹膜后出血。
- 在高危患者卧床期间，需要持续缓解骶骨和足跟的压力。
- 确保所有的文书，如常规观察和连续监测表，麻醉后观察表和护理评估表，在患者康复转科或出院之前都应有记录。
- 在患者出院之前，应加强健康教育建议，必要时应建议自我转介到戒烟诊所。应鼓励步行运动发展侧支循环。

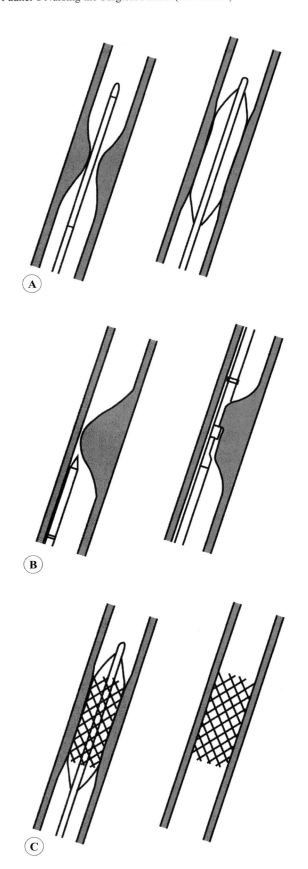

▲ 图 22-6　血管内介入治疗
A. 经皮腔内血管成形术；B. 旋切术；C. 支架植入术

（八）重建旁路手术

患有缺血性静息痛、溃疡或坏疽性病变的患者若无法进行微创治疗，则需要手术干预，因为若不加以治疗，大多数危重缺血患者最终将面临截肢。跛行最常见的原因是髂主动脉病变，小于 5cm 的髂动脉血管闭塞，可采用血管内治疗，使患者获得长期通畅（≥90% 超过 5 年）并且并发症风险低（Indes et al，2013）。对于较长的闭塞（大于 5cm），大多数医院进行混合手术，其中包括动脉内膜切除术和股动脉搭桥术，并结合髂动脉血管内治疗。主动脉 - 双股动脉搭桥手术是指闭塞如果从主动脉延伸到肾动脉，只适用于严重跛行患者（Anderson et al，2014）。如果没有其他选择，对于广泛的病变，可以考虑采用解剖旁路术，如腋窝至股动脉旁路术，但这并不是没有围术期风险和长期闭塞可能（Aboyans et al，2018）。

另一种最常见的闭塞是股 - 腘动脉病变。如果股深动脉有正常的循环，就不需要任何干预，只要运动疗法就足够了。如果闭塞是小于 25cm，血管内治疗应作为首选，但为了保证血管的长期通畅，大隐静脉旁路手术也应考虑作为一种选择。目前还没有比较血管内治疗和手术的直接试验（Aboyans et al，2018）。

血管重建方法取决于狭窄 / 闭塞的位置和程度（图 22-7）。恢复血流需要使用人工合成移植材料或患者自己的大隐静脉绕过狭窄或闭塞的动脉，用于下肢较窄的远端动脉的假体移植的通畅率较低。手术过程包括将移植物从病变血管的上方区域与下方区域进行吻合。如果下肢静脉不合适，从手臂上采集的静脉也可以使用。由于瓣膜的存在，静脉要么在插入前逆转，以使血流方向正确；要么破坏瓣膜，静脉留在原位。现在常用由聚四氟乙烯（polytetrafluoroethylene，PTFE）制成的合成移植物（图 22-8）。

Zilver PTX 试验表明，常规支架和药物洗脱支架 5 年通畅率分别为 43% 和 66%（Dake et al，2016）。膝上股腘动脉旁路术后 5 年通畅率，大隐静脉大于 80%，人工导管大于 67%（Klinkert et al，2004）。

1. 动脉内膜切除术　这是使用插入动脉腔内的环形剥离器从动脉栓塞中取芯，它现在更常用于股总动脉或颈总动脉狭窄。

2. 主动脉 - 股动脉旁路　这种旁路从远端主动脉延伸到股总动脉，用于主动脉或髂动脉的狭窄或

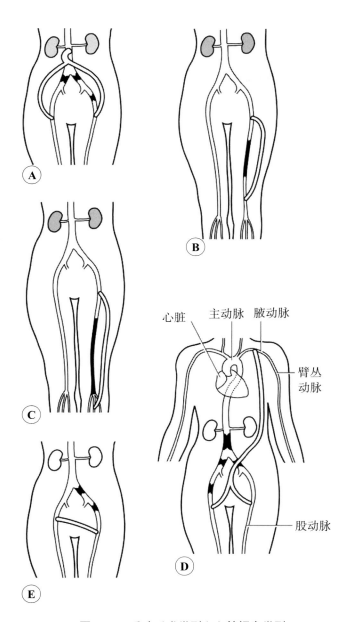

▲ 图 22-7　重建手术类型和血管闭塞类型

A. 主动脉－股动脉移植术；B. 股腘动脉人工血管旁路术；C. 股骨远端旁路术；D. 腋窝－股骨移植术；E. 股动脉－股动脉交叉移植术

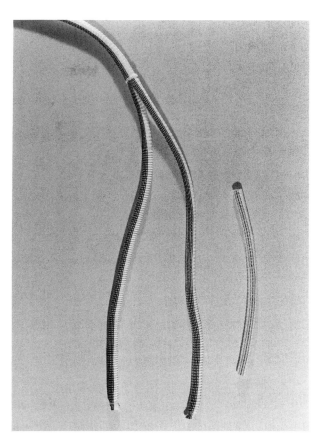

▲ 图 22-8　腋窝－股骨移植术中 PTFE 的直型和分叉型支架

闭塞，使用合成移植物材料。主动脉－髂动脉疾病患者常表现为双侧臀部跛行和勃起功能障碍。

3. 股腘旁路术　这种旁路用于股浅动脉闭塞。

4. 股骨远端动脉旁路移植术　这种旁路适用于伴有足部坏疽性病变的严重缺血患者的远端血管闭塞。移植物从股动脉延伸到下肢或足的腓动脉或胫骨动脉。远端旁路手术可能是一个漫长的且临床要求很高的过程，也可能需要在动脉重建结束时对坏疽性足病进行外科清创。

5. 体外解剖旁路移植术　对于那些非常不适合做大型腹部手术，并且有可能因严重的缺血而截肢的患者，可以考虑进行解剖外移植。这些合成移植物在腹膜外通过皮下组织绕过病变血管。腋窝和股动脉靠近皮肤表面，这使手术比侵入性旁路手术更快更直接。虽然这种类型的旁路对患者的创伤较小，但对于某些有合并症的患病，如高龄、糖尿病、高血压和缺血性心脏病的患者，其通畅率远低于主动脉－髂动脉重建（Appleton et al，2010）。

6. 腋窝股骨移植术　该移植物用于主动脉髂动脉闭塞。

7. 股动脉－股动脉搭桥术　该移植物用于髂动脉闭塞。

8. 旁路手术术前准备　肢体严重缺血的患者下肢或足部发生不可逆性缺血损伤的风险很高，因此在做出治疗决定之前，由血管多学科团队对这些患者进行评估是至关重要的（NICE，2012），也必须考虑患者的意愿。下肢缺血手术关键目标应该是患者无疼痛且肢体功能正常。如果出现严重的组织坏死，

341

导致无法承受的足部负重，肢体固定屈曲畸形或身体非常虚弱，无法承受长时间的麻醉等严重疾病的患者，则可能需要截肢。获得知情同意需要与患者及其亲属进行长时间的讨论（如果适当的话），并同时考虑到所有这些因素。

患者应充分了解旁路技术，护士将需要解释所有的术前和术后护理要求。由于旁路手术的复杂性，使用图表作为讲解辅助可能有助于解释预期移植的位置。

- 采用超声技术进行静脉造影，以确定患者大隐静脉作为旁路材料的适用性。

- 对患者及其亲属的心理支持是必不可少的（详见第 4 章）。危重肢体缺血患者经常在休息时经历剧烈疼痛，活动能力受损，失去独立和控制。患者可能对疾病的进展感到担忧，并可能担心截肢的风险。重要的是讨论管理计划，如康复和假肢修复（Aboyans et al，2018）。

- 需要用足够的镇痛药来缓解缺血性静息痛。对于等待血管重建以恢复血流流动的患者，疼痛控制和康复应该是优先于护理的内容（Aboyans et al，2018）。疼痛的影响因人而异，因为疼痛对个人来说可能是非常主观的。缺血性疼痛通常被描述为一种难以忍受、深深的灼痛，它会影响生活质量。需要运用适当的疼痛管理，例如，根据疼痛的严重程度使用弱或强阿片类药物。护士需要观察患者的肠道情况，使用药物如泻药和抗吐药可用于治疗强阿片类药物的不良反应（NICE，2012）。

- 术前应进行营养状况评估，因为严重缺血患者可能由于缺乏行动能力、过度吸烟、严重疼痛和糖尿病控制不良而处于营养不良状态。应该定期提供高蛋白口服剂，必要时进行营养师推荐。糖尿病患者术前应优化血糖水平。

- 应定期对皮肤重新评估，特别是足跟和骶骨，并提供适当的减压床垫（NICE，2014a，b）。任何溃疡性病变的大小、位置和情况均应清楚地记录下来。

- 使用床架时，保持床单重量远离四肢，并避免意外的创伤对缺血性肢体造成的伤害。与静脉性下肢溃疡不同，动脉性下肢溃疡患者不应使用压力绷带，因为这将进一步损害血液供应（Langer，2014）。

- 术前必须控制感染。应从溃疡性病变中获得培养拭子，并在必要时给予适当的抗生素治疗，以尽量减少术后移植物感染的风险，因为这可能给患者带来灾难性的风险。许多血管患者在手术前住院时间延长，这将增加他们手术部位感染的风险。

- 医院获得性感染仍然是英国国民保健系统的一个重大挑战，每年有 30 万患者受到影响。人力成本巨大，国民保健制度的财务成本是每年 100 万～200 万英镑。这些感染中有许多是可以预防的，因此应该对患者进行常规的微生物筛查，如 MRSA 和甲氧西林敏感的金黄色葡萄球菌（methicillin-sensitive Staphylococcus aureus，MSSA）（Thomas，2018）。

- 临床团队应遵循当地抗生素指南，符合微生物学和药学规程，以获得正确的三种预防剂量。预防性静脉注射抗生素在手术前立即给予，以防止移植物受到感染。建议术前使用消毒淋浴 / 浴缸以帮助减少皮肤微生物。不再建议对术前区域进行备皮。为了消毒患者的皮肤，可以使用一次性酒精氯己定或聚维酮碘来防止手术部位感染（NICE，2016）。

- 深静脉血栓预防通常以低分子肝素的形式进行，并在晚上给予用药，以避免硬膜外麻醉形成硬膜血肿的风险。使用抗血栓袜在外周动脉闭塞性疾病患者中是禁忌证。

- 护理包应用于改善患者的手术结果，方法是在手术途径中整合基于证据的元素，如抗生素预防（与当地医院指南一致），不备皮、常温和手术室环境中的良好院感要求（限制工作人员人数、最小的门移动、良好的手术室通风）（Thomas，2018）。

9. 麻醉评估 在 2014—2015 年，NHS 实施了 990 万例手术（Thomas，2018），接受血管手术的患者由于糖尿病和吸烟的危险因素，术后心血管不良并发症的风险增加（Smeili & Lotufo，2015）。麻醉师需要对患者的心肺和肾功能进行全面的术前评估。术后第一晚高危患者可能需要在监护病房密切监测。

10. 术后安置

- 护士在旁路移植术后对患者的主要责任是早期识别并发症。患者应使用 NEWS2 生命体征系统进行监测。

- 血压和脉搏在前 6h 必须每半小时监测一次，

而后 12h 内每小时监测一次，因为高血压可能导致吻合口破裂，低血压可能会降低旁路移植物的通畅。

- 严密监测尿量。留置尿管并记录每小时尿量，肾脏在有血管疾病的患者中很有可能出现损伤，特别是手术中肾动脉被夹住的主动脉 - 髂动脉旁路术后。根据患者的情况，在连续 2h 内尿量小于 30ml 的应该按照 EWS 协议进行上报。NEWS2 新评分系统中没有考虑尿量输出应该是新评分系统的一部分，因为它需要针对特定的临床领域定制（Royal College of Physicians，2017）。一旦患者排尿正常没有问题，经过仔细的临床检查后，就会在术后第 2 天或第 3 天拔出导尿管。

- 通常通过中心静脉给予静脉补液，以保持水化，直到患者能够充分饮水。接受主动脉旁路手术的患者需要在监护病房进行中心静脉压测量。

- 血糖需要每小时检查一次，除非小于 5mmol/L 或者浮动停止。在这种情况下，应每 30min 检查一次葡萄糖水平。对注射胰岛素或口服降血糖药物的糖尿病患者，需要每小时进行 2 次血糖检查，直到血糖水平稳定，恢复到正常的糖尿病治疗方案。可能需要更长的浮动方案来优化伤口愈合。

- 按规定使用氧气，并进行脉搏血氧测定以测量血氧饱和度。

- 应经常检查四肢，以发现早期缺血迹象。应观察和记录颜色、温度和肢体运动。足部应保暖，并灌注良好。颜色、温度、运动或感觉的突然变化应立即报告。患者的足最初应该暴露在床具上，以帮助观察，足跟保护免受皮肤破裂使用减压辅助工具。应注意确保患者的四肢不会撞到床架上。应每小时在足背或胫骨后使用多普勒探头定位周围搏动。护士一旦确认，应标记搏动的位置。任何搏动停止，或疼痛突然加重，应立即报告，以便尽早干预。如果已经发生移植物闭塞，需要切除移植物血栓或进一步重建。应定期检查小腿肌肉，因为再灌注偶尔会导致室间综合征，这将需要筋膜切开术来减轻微循环的压力。发现小腿疼痛、压痛、小腿肌肉紧张和皮肤发亮，并伴有麻木或感

觉 / 足部运动减弱，应立即向外科医生报告。通常会在小腿肌肉皮肤上开两个切口，将覆盖前、外侧和后隔室的筋膜分开。

- 伤口敷料应定期检查是否有出血，如果敷料是湿的，应检查伤口是否出血或血肿形成。还必须注意引流管血量突然增加，这将表明移植物吻合口破裂，应立即采取行动。

- 任何移植物阻塞或移植物吻合口破裂的迹象都应急诊手术。迅速把患者送回手术室，疼痛和不适感增加会加重患者的焦虑。护士应确保向患者及家属平静而仔细地解释返回手术室的必要性以减轻焦虑。

- 一旦血流动力学稳定，患者可以直立坐着，鼓励患者深呼吸以帮助肺扩张，并进行适当的足部训练以帮助防止深静脉血栓。

- 应评估疼痛，并定期给予处方镇痛药，使患者能配合理疗。建议硬膜外或患者自控镇痛有效缓解疼痛 24～48h，或直到患者能够定期口服镇痛药。

- 预防性静脉注射抗生素，以防止移植物的感染。

- 主动脉移植患者可能存在麻痹性肠梗阻，因此应通过鼻胃管抽吸保持胃排空。患者只能小口喝水。随着肠鸣音的恢复，肠道和饮食将逐渐恢复。

- 一旦患者能够饮食，应鼓励食用营养饮食以帮助伤口愈合。大多数患者都需要服用高蛋白饮食，特别是接受主动脉旁路手术的患者，可能会暂时食欲减退。

- 术后 24～48h，根据患者的一般情况鼓励患者行走，并逐渐增加步行距离，定期评估疼痛缓解情况对早期活动是必要的。患者术后 24h 可下床活动，或将下肢抬高到脚凳上，以防止膝关节后移植物阻塞。坐位时足抬高也有助于减轻肿胀，因为重建手术后的轻微再灌注水肿比较常见。避免长时间坐位，防止压疮的发生。继续使用低分子肝素预防深静脉血栓形成。除非外科医生在严格的监督下指导，否则不应将抗栓塞袜应用于肢体重建手术后的患者：对于 ABPI 小于 0.7 的患者，也不推荐使用。

- 伤口引流管通常在术后 24～48h 被拔除。

- 在手术室使用的非黏性透明伤口敷料可保留

48h。如果敷料有严重的血迹或污迹，应及时更换，并检查伤口是否有炎症迹象，避免不必要的换药或污染伤口。否则，干净的伤口敷料不需要更换。腹股沟伤口非常容易感染，体重指数高的患者移植物感染风险更高，注意腹股沟褶皱皮肤的卫生将有助于减少这种风险。12～14 天后拆除缝线。患者下肢的伤口或溃疡不应使用压力敷料和压力绷带。

- 尽管血管旁路手术成功，但延迟的伤口愈合会给患者带来挑战，并增加血管护士的工作量。必要时可能需要对溃疡性病变进行外科清创或对坏死足趾或组织病变进行轻微截肢。如本文所讨论的第 5 章所述，经常评估伤口 / 溃疡和使用适当的伤口护理产品，有助于优化伤口愈合。

- 使用负压伤口治疗被证明可减少伤口水肿，它改善组织灌注并刺激截肢伤口表面的细胞生长，鼓励患者进行体育锻炼，不必担心损伤伤口（Wise et al，2017）。

- 穿着合适的鞋，以容纳伤口包扎后的足部，特别是对糖尿病患者进行持续的足部疾病治疗和足部护理。持续的营养支持和血糖控制对于糖尿病患者术后伤口愈合是有帮助的。

- 框 22-2 展示了一例患者接受股骨至远端腘窝旁路术的病例研究。

11. 出院计划 入院前评估可能已经发现了问题，特别是老年患者，他们的行动能力可能在接受了重大的旁路手术后暂时受到限制。

20 多年来无论是否有英国国家指导方针，延迟出院回家的主要原因一直保持不变（Shepperd et al，2013）。大多数延迟出院可以通过良好的规划和有效的多学科团队介入来预防（Wariyapola et al，2016）。

多学科团队应与患者和患者的亲属或照顾者联络，商定临时出院日期，并通知社区服务部门。职业治疗师和社工可能需要在出院前进行居家评估。

12. 健康促进和出院建议

- 危险因素的改变和生活方式的改变之前已经讨论过。然而这些因素，尤其是与戒烟和足部护理有关的因素，必须在出院前再次向患者和亲属强调，必须解释为什么每个危险因素

框 22-2　1 例股骨 – 远端腘窝旁路移植患者的病例研究

　　Margaret，86 岁，独自一人住在一楼公寓里。她因为右下肢缺血被她的医生转介到血管门诊。2 个月来，患者的右足晚上一直疼，她不得不把下肢挂在床下。她白天休息时也有疼痛，在过去的 2 周里，患者的右足第二足趾和第三足趾出现了小的溃疡性病变。2 年前，患者的右小腿有间歇性跛行，在过去的 3 个月里，她的步行距离减少到 50m。

　　患者的女儿住在离她只有 1 英里远的地方，在她入院之前，女儿为她购物，她可以在女儿的帮助下自己做饭。在入院前，患者由于足痛行动起来非常困难，并越来越严重。她除了用硝苯地平治疗高血压 20 年，以及 12 年前的全髋关节置换术病史外，没有其他的既往史。她有 30 年的吸烟史，但 50 多岁时戒烟了。

　　在入院时，患者被认为经历了相当大的疼痛，最初需要双氢可待因 30mg/4h，对乙氨基苯酚 1g/6h。由于疼痛加剧，患者晚上无法入睡，不得不下床睡在椅子上。在她住院的第二天晚上，医生为她开了每 2～3 小时口服吗啡 10mg 来缓解疼痛的医嘱。患者当时每天需要 2～3 次，现在需要搀扶才能走到卫生间，因为她越来越困，走路也越来越不稳。她的右股脉搏以下没有明显的脉搏，她的右下肢 ABPI 是 0.25，左下肢为 0.70。

　　双相扫描显示右股浅动脉 50%～75% 狭窄，腘动脉闭塞，似乎适合血管成形术。腘动脉血管成形术是通过股动脉入路进行的，但试图在腘动脉闭塞后重新进入动脉失败，该手术被放弃。在尝试血管成形术后，患者的疼痛变得更严重，除了常规双氢可待因和对乙氨基苯酚外还需要增加吗啡到每日四剂。她的足变得越来越青紫，坏疽发展到第二个足趾，表明现在需要紧急干预。

　　患者的案例在 MDT 会议上进行了讨论，会上认为重建旁路手术是防止截肢的唯一选择。在图表的帮助下，患者和她的女儿详细讨论了这个提议的手术。她们都迫切地认为需要在第二天进行手术来恢复血流，以减轻患者的疼痛并防止截肢。她们被告知，尽管进行了旁路手术，也不可能保住她的第二个足趾。采用双静脉显影来评估患者的大隐静脉的适宜性，这将是旁路移植材料所必需的。

　　第 2 天，玛格丽特接受了 5h 的手术，右股骨到远端腘窝旁路使用原位大隐静脉作为移植物材料。将两个真空引流管分别置入到股骨和腘窝伤口。由于麻醉时间长，玛格丽特在监护病房接受了一整晚的监测。玛格丽特的疼痛控制改为患者自控镇痛，她的生命体征在夜间保持稳定。她没有明显的脉搏波动，但在足背部的多普勒探头可以听到单相信号。第二天早上，玛格丽特被送回病房，她的疼痛得到了有效的控制，她能够重新开始使用常规的非阿片类镇痛药，48h 后患者自控镇痛停止。

　　患者术后取得了很好的进展。第 2 天，引流管被拆除，她的足变得温暖且灌注良好。她的疼痛现在得到了很好的控制，晚上也睡得很好。在手术后的第 4 天，患者能够用手杖独立活动，并进行了职业治疗评估，出院日期定为术后 10 天。出院前安排双相超声扫描，证实旁路通畅。她的第三个足趾上的溃疡病变已经显示出愈合的迹象，坏疽的第二个足趾干燥麻木。她的伤口钉在出院前被移除。患者和她的女儿被告知，这个坏疽的足趾预计会在出院后自动愈合。社区护士会被安排在出院后的隔天为她的足趾换药，并进行了为期 6 周的后续门诊预约。在她的门诊预约之前，坏疽的足趾已经自动愈合，在底部留下健康的瘢痕组织，第三个足趾已经完全愈合。手术后 3 个月安排复查双重超声。

都是危险的，以及戒烟有助于增加移植物通畅性（Aboyans et al，2018）。出院后应鼓励步行锻炼，这也有助于保持移植物通畅和改善侧支循环。

- 阿司匹林或其他抗血小板治疗通常是为了防止血小板聚集，改善移植物通畅，降低心脏发作或卒中的风险。继续服用这些药，以及其他药物，如降压药和他汀类药物，应予以解释。

- 应建议患者告知牙医或医生他们已经建立人工移植物旁路，因为在任何侵入性手术之前可能需要预防性使用性抗生素。

- 建议提供教育资料，以保持患者教育和出院后的一致性，还应提供其他格式，如盲文或大字印刷。医疗保健专业紧急待命小组的联系电话应包括在内，并指导患者在任何突然发凉、麻木或肢体疼痛增加时进行联系，这可能表明移植物阻塞。

- 建议在出院后使用双扫描进行移植物监测，前2年每3~4个月一次，然后每年2次，ABI或足趾压力可用于早期检测静脉移植患者的移植物衰竭（McCallum et al，2017）。这一程序的重要性需要在术前准备期间向患者解释。

（九）碎石术（冲击波医学）

这项技术结合了球囊血管成形术导管和声波，用于清除肾结石。研究表明，钙化结石更难破碎，药物涂层的球囊和支架的效果较差（Brodmann et al，2017）。而声波是由嵌入在成形术导管内的发射器产生的，这有助于在充气血管成形术球囊之前打破浅表和更深的钙化。利用声波破坏钙化可以减少对扩张的压力球囊损伤，对动脉壁的损伤最小（Topfer & Spry，2018）。

（十）腔内血管内膜切除术系统（Avinger，Inc）

该系统使用光学相干断层扫描（optical coherence tomography，OCT），这是一种成像技术，在内膜切除术过程中使用光提供三维视觉指导（Schwindt等，2017）。使用该系统可以使操作者在去除钙化的同时减少套管对动脉壁的损伤。与传统的荧光成像指导相比，该系统使用的对比度较小，减少了对辐射的暴露。制造商建议，与透视技术相比，这一程序对肾脏疾病患者是安全的。导管长135cm，OCT采用

光纤组件，导管的鼻锥收集所有切除的钙化和动脉组织（Topfer & Spry，2018）。

七、急性下肢缺血

急性下肢缺血在老年人中很常见，需要紧急诊断和治疗，以恢复患肢的血流，防止截肢。可能是由于血栓或栓塞事件或创伤性动脉闭塞导致。急性下肢缺血的误诊是非常常见的。医疗防御联盟（Medical Defence Union，MDU）和医疗保护协会（Medical Protection Society，MPS）已经发现了在10年内近224例导致截肢的病例（Shearman & Shearman，2012）。大多数时候，误诊是由于临床诊断和评估不一致而发生的，并不是外科急诊（Brearley，2013）。动脉粥样斑块血栓形成是急性下肢缺血的一个更常见的原因。

（一）体征和症状

与急性缺血的突然发作经常相关的经典特征是"6P"：Pain（疼痛：总是存在，持续）、Pallor（苍白：发绀或斑驳）、Pulselessness（无搏动：总是存在，你能数清吗？）、Paraesthesia（感觉异常：感觉迟钝或麻木）、Paralysis（麻痹：力量减弱）和Perishing（降温）。然而，这些症状可能是微妙的，所以比较左下肢和右下肢至关重要（Brearley，2013）。急性下肢缺血的威胁肢体症状是肌肉力量降低和肢体感觉减少（Brearley，2013）。

（二）诊断

用袖珍多普勒机和血压袖带测量踝关节血压，可以非常快速、简单、可靠地诊断急性下肢缺血（NICE，2012）。缺乏多普勒信号表明肢体有危险，需要紧急血管转诊，这是强制性的（Brearley，2013）。

病史和仔细的评估可能有助于引出急性缺血的明显原因，尽管并不总是很容易确定急性缺血是栓塞还是血栓形成。如果怀疑有栓子，可能需要心电图和紧急腹部超声。紧急的血管造影或双相超声、MSA、CTA或动脉内血管造影可作为治疗计划的基础（NICE，2012）。

（三）血栓形成

血栓形成是急性缺血最常见的原因。有跛行病史的患者动脉粥样硬化性狭窄或先前存在旁路移植

术可发生原位血栓形成。血栓形成 / 血栓栓塞的其他原因包括凝血功能障碍（如恶性肿瘤）、药物诱导血栓形成（如避孕药）（Ramot et al，2013）或放射治疗后（Guy et al，2017）。由于侧支血管可能已经建立，由此产生的症状往往比栓塞来源引起的症状轻。

（四）栓塞

栓塞是从左心房、左心室或动脉粥样硬化的腹主动脉脱落出来的血栓。栓子在血液中传播，并最终停留在重要的动脉处，如常见的股动脉或腘动脉。栓子可以滞留在任何血管中，但下肢更常见。

（五）急性下肢缺血患者的治疗

急性下肢缺血必须尽快由血管外科医生讨论和采取措施。即使几个小时的延迟也会导致死亡、截肢和显著的肢体功能康复差异，并会影响术后结果（Norlyk et al，2013；Adams & Lakra，2018）。

根据缺血的严重程度，患者一般分为两组（Earnshaw et al，2001；Callum & Bradbury，2000）。

- 急性危重性缺血（缺血＜14 天）

踝关节无多普勒信号伴神经感觉障碍。这些患者在入院当天需要急诊治疗，例如，手术取塞或紧急血管检查和血管造影。

- 急性亚临界缺血（症状和体征恶化＜14 天）

患者有缺血性静息痛，踝关节可闻及多普勒信号，无神经感觉缺损。这些患者需要及时干预，但有更多的时间进行检查，可当晚肝素抗凝治疗，次日血管检查 / 血管造影。

- 慢性危重缺血（缺血稳定＞14 天）

栓塞切除术　栓塞切除术是为了消除危及肢体的闭塞，可以在局部麻醉下进行，以降低心脏发病率。该手术需要在动脉暴露于阻塞水平后插入气囊导管。未充气的气囊在动脉的近端和远端缓慢通过并充气。然后将球囊部分放气并穿过动脉，通过动脉切开术取出栓子和任何活动性的血栓。应进行动脉造影，以确认血管内没有残留的栓子。筋膜切开术经常与切除术同时进行，以防止骨筋膜室综合征。

(1) 患者的准备工作如下。

- 患者需要准备紧急手术，应该冷静和仔细地向患者和亲属解释，以减轻焦虑。
- 静脉注射肝素将进一步降低血栓栓塞发作的风险，并可在手术前立即暂停，以防止出血。
- 需要常规使用镇痛药来减轻术前的疼痛。

(2) 术后护理：术后观察和护理与旁路移植术患者相似。

- 轻微的下肢肿胀并不罕见。然而在没有筋膜切开术的患者中，严重的肿胀、麻醉旁感、脉搏搏动减弱 / 丧失和皮肤发红、发亮，则提示骨筋膜室综合征。如果压力没有得到缓解，就会发生坏死和坏疽。护士必须仔细观察，如有任何情况立即报告。筋膜室综合征的其他体征和症状包括疼痛加剧，当伸展下肢肌肉时，肌肉突出，肌无力，足背背屈和足下垂（Kiel & Kaiser，2019）。
- 小腿筋膜切开术伤口可以用海藻酸盐和二次敷料包扎，直到愈合。然而较大的伤口需要局部负压敷料或植皮来加速愈合。
- 术后可立即使用 Roylan 足支撑夹板，以帮助防止或纠正足下垂，并鼓励定期的屈伸运动。
- 重新开始静脉注射肝素，然后过渡到口服抗凝血药（华法林）。定期监测活化部分凝血活酶时间（activated partial thromboplastin time，APTT）水平，以防止用药过量导致出血或抗凝血药不足导致进一步栓塞。维持 APTT 在 1.5～3.5，如果 APTT＞7，则立即通知医务人员停止肝素给药。
- 栓子的来源将需要通过超声心动图进行检查，并请心脏病学科会诊。长期华法林治疗需 3 个月后再次复查。
- 真空伤口引流保留到术后 24～48h 后取出，术后 10～12 天拆线。

八、需要进行截肢患者的管理

截肢是世界上最古老的外科手术之一。创伤截肢和使用假肢是在公元前 3500—公元前 1800 年的梵文文献中发现的。仅在英国每年就有近 5500 例下肢截肢（National Confidential Enquiry into Patient Outcomes and Death，2014）。

截肢具有破坏性，但当患者出现严重的肢体缺血时是必要的选择。重要的是，截肢被视为提高患者生活质量的一种积极方式，而且通常是减轻他们可能经历了数月的疼痛和痛苦的最有效手段。据估计，2003—2009 年期间，英格兰各地约有 25 312 例截肢手术和 136 215 例血管重建手术。其中约 90% 是由于周围血管疾病导致的，并伴有糖尿病（44%）、高血压（39%）和冠心病（23%）等危险因素（Ahmad et al，2014）。

　　每个患者都需要单独评估，决定是搭桥手术还是截肢更合适。截肢的决定基于许多因素，只有在患者的生活质量无法通过挽救他们的下肢而得到改善的情况下才会采取截肢的手段，如严重无法控制的疼痛、无法愈合、感染、坏疽性溃疡和无法活动等。周围血管疾病的患者可能已经因为旁路手术的失败而住院，或可能一直在家接受保守治疗，直到不得不截肢。无论哪种方式，患者和亲属都可能熟悉参与他们护理的卫生专业人员，并建立了融洽的关系。然而，一些患者会因为出现急性下肢缺血，需要立即截肢，在截肢之前他们没有时间考虑自己的实际情况。截肢病例应与多个医疗提供者进行讨论，包括外科医生和患者。同意截肢是需要勇气的，在这个阶段帮助患者做出知情的选择非常重要。一些正在经历严重疼痛的患者会很容易地接受手术，而另一些患者则需要更多的时间来做出决定。在一部分患者中，手术的决定通常会在与家庭成员讨论之后进行，因为患者可能由于坏疽引起的相关脓毒症或强效镇痛药导致的意识不清无法做出合理的决定。在这种情况下，外科医生有责任与患者的家属和参与患者护理的多学科团队的其他成员共同做出最终决定。有时，患者可能会拒绝或推迟决定进行截肢手术。如果患者被充分告知延迟手术可能带来的风险，医生应该尊重这些意愿，或给患者提供建议，以确保患者有能力做出这一决定（NICE，2018a）。

（一）截肢的水平选择

　　截肢的程度将与患者讨论，并由缺血程度、可能发生愈合的程度以及患者的活动能力和总体健康决定（图22-9）。截肢的主要目的是去除病变、感染和坏疽组织，使残端愈合，同时保留足够的假肢长度。严重缺血引起的截肢主要包括两种方式：膝盖以上（经股骨）和膝盖以下（经胫骨）。英国每年进行5000次重大截肢手术，90%以上的主要原因是糖尿病（Ahmad et al，2016）；而美国每年进行3500次下肢截肢（Adams & Lakra，2018）。理疗师应该在功能评估之后，积极参与康复计划。为经胫骨截肢的老年血管障碍患者引入多学科修复方案治疗，可以缩短整体康复时间，包括伤口愈合的时间、初始修复假肢制造时间和独立走时间（Hordacre et al，2012）。

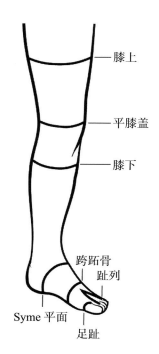

▲ 图22-9　下肢截肢部位的水平线

　　在开始膝盖以下截肢之前，与所有保健学科之间保持密切的沟通十分重要。初步的检查需要在急诊科或当地诊所进行，以确认它是急诊还是择期外科手术。对患者进行全面的临床生命体征评估、全面检查、全血试验、酸碱平衡评估、血液培养和X线成像。手术团队应包括骨科、普通外科或血管外科医生与麻醉外科团队。关于假肢装置和术后疼痛，应从残端收缩器、肢体保护器和膝关节固定器开始明确的讨论（Adams & Lakra，2018）。

　　1. 足趾、跨跖骨和跖骨　足趾、跨跖骨或跖骨（射线）截肢可以用于局部足趾或足部坏疽。需要这种手术的患者也可能需要动脉旁路来增加血流量帮助伤口愈合。通常由于皮瓣愈合不良或感染而不会缝合这些伤口。伤口使用海藻酸盐充填敷料和二次敷料，或用局部负压加速愈合，使伤口颗粒化和上皮化。

　　2. Syme平面　这种截肢在缺血性疾病患者中不常见。它涉及通过胫骨下端的踝关节关节分离。

　　3. 膝下　这种截肢的优点是保持膝关节，这有助于活动和肢体弯曲。

　　4. 平膝盖　当无法进行膝下截肢时，这种截肢是一种比膝上截肢创伤小的手术，因为在手术过程中不需要分割骨结构。因为可能出现假肢装配困难，所以这种类型的截肢很少进行。

5. 膝上 这种截肢可以用于膝盖以下的伤口有残端愈合问题的患者。

6. 后臀部（髋关节脱位） 严重的主动脉－髂动脉缺血的适应证是髋关节脱位、后臀截肢，但一般此操作只作为抢救生命的急救手术时进行。

（二）截肢患者的准备

患者及其家人或护理人员的术前和术后护理需要使用团队方法设定短期和长期目标。团队包括护士、外科医生、理疗师、职业治疗师、社工、营养师、康复师和心理咨询师

1. 心理社会准备 截肢对患者来说是一个压力很大的事件，涉及重大的生活改变（见第 7 章）。个体反应取决于患者的性格、文化和生活经验，以及肢体丧失的意义。一个患者可能已经遭受几个星期甚至几个月肢体无法活动的痛苦，能够接受通过截肢缓解痛苦。护士的主要职责是帮助患者制订应对策略。肢体的丧失剥夺了患者的自由，他们感到行动受限、独立性丧失。提供支持性护理并强调提高对失去肢体的心理和生存后果的认识尤为重要（Norlyk et al，2013）。应特别注意术后患者的精神状况，其中应包括潜在的精神评估和护理需求（Adams & Lakra，2018）。

评估结果显示，一些有家庭支持的患者态度非常积极，而另一些没有家庭支持的患者，对未来感到非常孤立和消极。术前到当地的假肢中心就诊或者和其他截肢患者的交流也可以提供一些积极的支持。

患者必须充分了解手术后的情况以及康复的情况，包括身体和心理上的。允许患者做出明智的选择对于帮助他们接受截肢非常重要。如果时间允许，建议由职业治疗师到患者的家中进行术前环境访问，以帮助早期制订出院计划。

2. 生理准备

(1) 疼痛控制：手术截肢患者的疼痛管理往往是非常复杂的，因为存在多种严重的并发症，包括缺血性心脏病和肾损害。这些患者仍然是一个高危人群，急诊手术 30 天死亡率有 22%（Neil，2016）。如果不能控制急性疼痛，可能会刺激患者出现应激反应，并容易导致慢性残肢痛和幻肢痛（Neil，2016）。

通常通过口服、硬膜外或镇痛泵给予阿片类镇痛药。术前应与患者讨论幻肢疼痛和感觉，告知患者这是截肢后的正常现象。这些感觉可能从刺痛的感觉到更不愉快的感觉，类似于截肢前的肢体疼痛。如果没有局部麻醉，残端疼痛应由强阿片类药物作为基线疼痛管理。由于阿片类药物的镇静不良反应，有时使用辅助镇痛药，如静脉注射氯胺酮来控制疼痛（Neil，2016）。通常急性残端疼痛会在截肢后的头几周内解决，然而大约 10% 的患者经历持续的残端疼痛，需要通过多学科团队的方法来治疗疼痛（Neil，2016）。

(2) 营养状况及压疮风险：由于患者的活动能力和疼痛减少，应重新评估营养状况和压疮风险，应鼓励高蛋白饮食，并应对糖尿病患者的血糖检测。

（三）截肢后的护理

- 从手术室返回时必须定期监测血压、脉搏和呼吸频率，以便及早发现出血或呼吸道并发症。
- 夜间持续氧疗，并监测血氧饱和度水平。
- 静脉输液是为了防止脱水，直到患者能够充分饮水。虚弱、老年患者如果不能输液，可能需要更长的时间，在最初的几天口服适量的液体以保持水分。
- 对尿量进行监测，以确保患者有足够的水分。直到患者能够使用床上便盆或马桶，就会拔出留置尿管。
- 需要营养师查看患者，因为营养不良会造成伤口延迟愈合和压力性溃疡的发生。
- 糖尿病患者的血糖控制对于帮助残端愈合至关重要。
- 鼓励患者每小时进行深呼吸练习，以防止肺部感染，并给予低分子肝素预防血栓，以防止深静脉血栓形成或肺栓塞。
- 适当使用的镇痛药并重新评估术后疼痛。硬膜外或患者自控镇痛应继续进行，直到常规口服吗啡耐受为止。
- 80% 的截肢者感到幻肢疼痛，至少 75% 的患者在截肢后的第 1 周内出现幻肢疼痛（Neil，2016）。受控制的幻肢疼痛或感觉会给患者带来痛苦，它通常在缺失肢体的远端感觉到，患者通常将其描述为抽筋、烧灼痛甚至射击痛。这些肢体仍然存在的感觉往往是如此真实，患者甚至可能试图使用缺失的肢体行走。需要一

些时间向患者解释这些是正常的感觉，这些感觉会慢慢减轻或消失（Neil，2016）。

- 非镇痛药物也可与常规镇痛药如吗啡一起使用，帮助减少幻肢疼痛和感觉。用于治疗幻肢疼痛的最常见药物有三环抗抑郁药、加巴喷丁、鲑鱼降钙素、可乐定和 NMDA 抑制药（氯胺酮、美金刚），但这些患者疼痛管理的方法应该是多学科 / 多模式的（Neil，2016）。

（四）残肢护理

- 从手术室返回时，应观察残端敷料的出血迹象，理想情况下敷料应至少保留 3 天。严重的疼痛或发热可能需要更早的伤口感染检查或残端缺血的迹象。
- 缝合线或缝合带或它们的组合用于伤口闭合，术后 14～21 天取出。
- 为了方便假体的塑形，理想的残端形状应该是圆锥形的。缺乏经验的护士进行不正确的残端包扎将导致残端形状不良和肢体愈合延迟。不能使用弹力绷带，因为血管疾病患者更容易出现患残端缺血的风险，而残端绷带包扎不当将加剧这一点。因此在手术室应用轻型管状支撑绷带，如 Tubitast，在无菌伤口敷料上使用两层以代替包扎，可减轻水肿、促进愈合。
- 床架有助于防止被褥直接压在残肢伤口上。
- 术后 24～48h 拔除真空引流管。
- 给予预防性抗生素预防伤口感染。
- 当残端愈合后，患者可以在术后 2～3 周使用 Juzo 残端袜给予支持，并减少水肿。
- 长期的残肢护理包括每天清洗残肢和涂抹保湿霜。残肢袜应每天更换，如发生溃疡，患者不应佩戴假体，并应尽快与联系肢体中心。

（五）活动和康复

术后第 1 天开始康复，使患者在早期阶段感到更独立和自信，如果患者一般情况允许的话，鼓励患者提供尽可能多的自我护理，以保持他们在日常生活活动中的独立性。帮助患者上厕所，保护患者的隐私，直到他们可以独立移动。还应鼓励患者在手术后尽快穿舒适的衣服，帮助他们重拾自尊。

物理治疗师将教授动态残肢练习。应该鼓励做过膝盖以下截肢手术的患者进行锻炼。并在术后第 1 天完全伸直膝盖，以防止屈曲挛缩的发生。也应教

导和鼓励全髋关节伸展运动防止髋关节挛缩，因为术后长时间躺或坐使患者肌肉挛缩的风险增加。

术后第 1 天或第 2 天应为患者提供轮椅以协助独立。教患者如何安全地上下轮椅，可能需要一个滑板或其他移动设备。理疗师和职业治疗师为患者评估坐姿和站立平衡，并教授上肢 / 下肢的强化练习和轮椅移动。

手术后尽快带患者去健身房是很重要的，以帮助他们重拾信心。每天进行双杠步行训练，以恢复平衡。对于新截肢者，不推荐使用拐杖，因为这对患者来说既不安全又累。这种做法也可以导致残端水肿，也可能导致步态异常。应用假肢来活动需要力量、自由的关节运动和有效的心肺系统，因此理疗师和职业治疗师必须在早期阶段确定患者是否能够安全地应用假肢。确定患者对康复的期望及假肢贴合是否现实的选择后，才可做出这一决定。在一些患有关节炎、视力问题或心肺功能不全的血管患者中，轮椅独立往往是比较现实的康复选择。

使用早期步行辅助装置（图 22-10）（或类似的助行器），应在 7 天后开始，并在 3~4 周内安装临时假肢。

职业治疗师将评估和教导患者如何恢复独立的日常活动，例如，洗衣服、练习、洗澡、厨房活动、

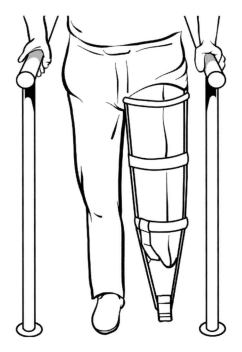

▲ 图 22-10　充气式截肢后助行器

爱好和工作技能。

（六）假肢推荐

如有需要，将与当地假肢中心预约假肢。当残端愈合、缝线拆除、肿胀减少，以及患者早期能够使用步行辅助设备时，将进行初步评估。在过去的几年里，假肢的设计、建造和修补技术已经变得非常复杂。假体的选择是为了满足个人的要求，可以按照截肢者的鞋、袜子或长袜的品味穿戴，以便看起来更美观。如果截肢者不适合使用步行假体，也可以推荐使用美容假体。

患者通常会在假体开始时感到不适，需要定期到假肢中心进行检查，直到肢体完全吻合。如果他们能够在家里坐轮椅，可以安排患者在门诊继续步行训练，直到他们可以使用假肢实现独立。

（七）心理支持

截肢者及其家属在截肢后需要持续数月的社会心理支助。患者可能会继续对失去下肢表示悲伤，并会改变他们的身体形象。所有患者都必须得到充分的咨询，这对接受紧急截肢的患者尤其重要。护士应发挥重要作用，通过坦诚的交流以鼓励患者，亲属和卫生专业人员帮助患者适应这种损失。一些患者可能会对护士、理疗师和亲属表示否认和愤怒。术后，患者最初可能希望将残端隐藏在被单下，直到他们能够看和触摸他们的残肢为止。护士应允许截肢者有机会表达他们的感受和关切。赞扬患者所取得的积极成就也将帮助他们对未来感到更积极，同时完全充分接受这种对其身体形象的重大改变需要时间。

（八）出院计划

理想的情况是在手术前就开始进行出院计划。社工和职业治疗师将进行家庭环境评估。当患者不依赖轮椅或安全使用假肢时，可以制订出院计划。一些患者可能需要进行家庭改造、安置，甚至考虑住院或护理。出院前，周末休假或在家休息一天，可帮助患者及其家属适应离开医院保护性环境的现实。

一些患者可能希望返回工作，如果适当的话，将需要与他们的全科医生和老板讨论这一点。所有患者，特别是糖尿病患者，应该得到关于其残肢护理的建议，并可能需要足病或专科足科门诊随访。

应建议戒烟和药物支持，以减少进一步并发症的危险因素。如果患者想继续开车，他们的医生会告诉他们什么时候能这样做。他们还需要将他们的残疾情况通知司机和车辆牌照局，后者将建议他们如何使汽车达到令人满意的标准。

九、腹主动脉瘤患者的治疗

动脉瘤是动脉的异常扩张。真正的动脉瘤可能是囊状或梭形的，其受累的主动脉的整个周长是扩张的（见图 22-1）。动脉瘤可能影响任何大中型血管，常见于主动脉，在肾动脉起源（肾下）下方，并经常延伸到髂总血管。动脉瘤也可常见于胸主动脉、股动脉和腘动脉。腹主动脉瘤（abdominal aortic aneurysm，AAA）一般出现在肾动脉以下的腹主动脉，通常扩张到 3cm 或以上。

主动脉壁变弱会导致进行性扩张，在某些情况下会导致破裂；主动脉破裂危及生命，并导致英国 2% 男性死亡（PHE，2015）。如果不立即对这些患者进行抢救，大约 80% 的患者将死于突然的心血管衰竭（Smith-Burgess，2017）。在英国，腹主动脉瘤破裂每年造成 6000 人死亡（PHE，2015）。男性腹主动脉瘤的发生率是女性的 4～6 倍，多种危险因素在腹主动脉瘤的发展中起着重要作用，包括年龄大于 65 岁、吸烟、高血压、脑血管疾病和家族史（Smith-Burgess，2017）。

（一）病因学

除了可改变的遗传危险因素外，腹主动脉瘤的发病机制还包括动脉壁炎症、平滑肌细胞凋亡、结缔组织细胞外基质降解和氧化应激（Kuivaniemi et al，2015）。

主动脉壁上的慢性炎症过程已被确定，但病因尚不清楚。其他危险因素包括囊性内侧壁坏死、血管壁解剖、梅毒、艾滋、马方综合征和 Ehlers-Danlos 综合征。主动脉壁的恒定压力遵循拉普拉斯定律（壁应力与动脉瘤半径成正比），高血压会增加腹主动脉瘤的风险（Shaw et al，2019）。

腹主动脉瘤的发生通常是由于主动脉结构蛋白的破坏。而这些蛋白质失效的原因仍然未知，它会导致主动脉壁逐渐减弱。主动脉壁的主要成分是胶原片层单位，在腹主动脉瘤中胶原蛋白和弹性蛋白有很大的下降，这导致动脉瘤的发生率更高（Shaw et al，2019）。

老年白人男性患腹主动脉瘤的风险最高，而在亚洲、非裔美国人和西班牙裔人中是罕见的（Zommorodi et al，2018）。

（二）筛查

英国公共卫生协会（Public Health England，PHE）启动了 NHS 腹主动脉瘤筛查方案（NHS Abdominal Aortic Aneurysm Screening Programme，NAAASP），通过早期发现、适当监测和治疗降低动脉瘤相关死亡率。该项计划邀请男性在 65 岁时进行超声波检查，而 65 岁以上的男性以前没有接受过超声波检查可以自行转诊（PHE，2016）。对于 70 岁及以上的女性，如果在腹部成像尚未排除腹主动脉瘤并伴有任何并发症，医疗保健人员应考虑进行主动脉超声检查（NICE，2018b）。

无症状的直径≥5.5cm 的腹主动脉瘤患者应在诊断确诊后 2 周内或转到专科单位就诊。腹主动脉直径为 3～5.5cm 的患者应在 12 周内就诊，有症状的腹主动脉瘤患者应立即去所在地血管服务中就诊（NICE，2018b）。

（三）临床特征

由于大多数腹主动脉瘤患者没有症状，当医生或其家庭医生发现搏动性肿块，或在进行常规检查时偶然发现并诊断。患者可能主诉有腹部和（或）腰部疼痛，这在炎症性动脉瘤患者中更常见。

（四）诊断

腹部触诊不足以常规诊断动脉瘤。它通常通过超声来确证，超声可以给出动脉瘤的准确大小和位置。通过 CT 扫描或 MRA 可以更准确地确认其与肾动脉的位置关系。

（五）腹主动脉瘤破裂的急诊手术

动脉瘤破裂的患者通常在急诊科就会出现临床休克，并伴有严重的腹部和下背部疼痛。破裂也有可能发生在已经入院正在等待手术的患者身上。如果未行急诊手术，患者的死亡率可达到 100%。一旦确诊，患者将立即接受手术。护士需要为患者及其家属提供安慰和情感支持，同时让其认识到这种情况是一个可怕的紧急情况。因为患者对待重大外科手术可能非常害怕，所以可能只有最简单的术前准备，这应该是冷静而熟练地进行。患者可能存在

低血容量，也可能处于意识模糊状态。护理的首要目标是维持患者的气道、呼吸和循环，保证足够的氧气输送和组织灌注。在将患者转移到手术室期间，如果没有可用的血液，将使用压力输液器进行液体复苏。

（六）适应证和治疗方案

对于动脉瘤较小的患者，通常可以通过减少危险因素，定期进行超声扫描来检测动脉瘤的大小是否有变化。腹主动脉瘤未破裂的患者，不论是有症状的患者，还是瘤体≥5.5cm 的无症状患者；或瘤体大于 4cm 且 1 年内生长超过 1cm 的无症状患者，除非患者有麻醉或医疗禁忌证，否则应进行手术修复（NICE，2018b）。破裂的动脉瘤应该通过血管内修复或开放手术修复来治疗。

传统的动脉瘤修复需要一个大的开放手术程序，是用假体移植物来替代动脉瘤，而血管内修复是一种侵入性更小的治疗选择，现在普遍用于有合适解剖结构的患者。

择期手术的选择取决于动脉瘤破裂的风险与手术发病率和死亡率的风险之间的权衡。接受动脉瘤修复的患者术前需要接受日间护理，以便进行更详细的调查和评估。如果不接受手术，也会告知患者及其亲属治疗方案和破裂风险增加。

（七）腹主动脉瘤血管内修复

这种治疗的目的是将动脉瘤与循环隔离开来，防止进一步的扩张，而不是取代它。假体支架移植物通常通过双侧腹股沟切口进入股总动脉，并在 X 线引导下定位到主动脉和髂动脉，将动脉瘤从循环中排除在外，以防止破裂（图 22-11）。

血管内腹主动脉瘤修复（endovascular abdominal aortic aneurysm repair，EVAR）改善了外科手术治疗效果，特别是对 70 岁以上女性和男性（NICE，2018b）。对于肾下腹主动脉瘤未破裂的患者，不应提供 EVAR。该技术是微创手术，术后住院仅需要 2～3 天，且不适感最小，比传统手术有优势。目前，一些大型医院血管病房也对腹主动脉瘤破裂患者进行血管内修复。

根据患者的一般情况，手术可以在局部麻醉或全身麻醉下进行。术后可能需要入监护病房，这取决于患者的健康状况，或者患者可以在专业的血管外科病房由有经验的护士进行密切监测。

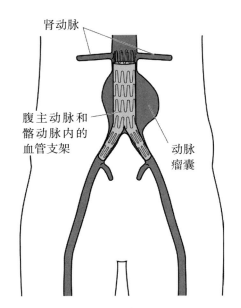

肾动脉

腹主动脉和
髂动脉内的
血管支架

动脉
瘤囊

▲ 图 22-11 血管内动脉瘤修复与分叉支架移植

夜间使用 NEWS2 对血压、脉搏、尿量和氧饱和度进行密切监测。术后第 2 天就可以停止静脉输液，因为不用限制口服摄入。尿管和任何伤口引流管也在第 2 天拔除，并鼓励患者尽早活动。患者通常在术后 2～3 天出院，并按要求在 10 天后拆除缝线。通常在出院前进行超声检查，以判断是否有内渗，术后 4 周安排 CT 扫描，6 周后安排门诊复查。

目前的研究表明，在美国、英国和世界其他地区，血管内修复患者的预后优于开放修复手术的患者（Mayer et al，2012；Mani et al，2009；Karthikesalingam et al，2014）。

（八）腹主动脉瘤的常规"开放"修复术

外科手术包括用直式合成（聚四氟乙烯）管移植物代替腹腔动脉瘤，如果动脉瘤延伸到髂总动脉，则用主动脉 - 双股动脉移植物代替。护理要求明显比血管内修复复杂，因为这是一个大型的外科手术。

1. 择期动脉瘤修复手术的患者准备

- 术前，患者将在入院前诊所进行身体和心理评估。这使患者及其家属能够有充分的时间了解计划手术、住院时间、相关的手术风险和所涉及的护理。它还允许有时间与麻醉师讨论任何可能需要的特殊术前调查的问题。
- 对接受手术的患者来说，既往存在的心脏疾病是一个重要危险因素；因此，需要进行全面的

心肺和肾脏评估。在麻醉师评估之前，需要讨论本章前面进行的评估调查。

- 患者在手术前一天入院，以熟悉病房环境和多学科团队的成员。
- 感染预防是至关重要的，以最大限度减少假体移植物的感染风险，这可能会给患者带来灾难性的风险。MRSA 和 MSSA 的常规筛查应在入院前诊所进行，患者应安排靠边的房间。建议在入手术室前进行消毒淋浴，以帮助减少皮肤微生物，并将根据当地抗菌政策在手术开始前预防性使用抗生素（NICE，2016）。
- 在与血管外科医生就手术的风险和益处进行多次事前讨论后，需要从患者那里获得书面同意。
- 如果使用硬膜外麻醉，晚上需使用低分子肝素预防深静脉血栓，以避免硬脑膜血肿的风险，
- 应告知患者及其家属手术后进入重症监护病房进行密切监测的必要性。
- 只有在没有下肢动脉供血不足的证据的情况下，才可以穿防栓塞袜。

2. 术后护理

- 在长期麻醉后，将在重症监护病房提供特级护理以进行持续性监测。大多数患者手术后拔管需要进行 24～48h 的重症监护护理。需要更长时间插管或通气的患者将持续接受重症监护护理。
- 当患者的心脏、呼吸和肾功能稳定时，患者将被转回普通病房，并由血管方面经验丰富的护士管理患者。
- 可摇床有助于保持患者坐直，以帮助肺扩张。在活动能力增加之前，需要一个减压床垫和足跟保护，如果患者对脆弱部位没有感觉不适，硬膜外镇痛药将增加压疮的风险。
- NEWS2 评分应在患者从病房返回开始时，如果分数增加，应由危重护理外展小组给予支持。
- 应密切监测生命体征和氧合，最初是每 15min，然后是每 30min 到 1h。湿化氧气可以通过面罩给予，直到达到目标血氧饱和度（大多数患者 94%～98%）。
- 呼吸频率和血氧饱和度应每小时监测一次，这是胸部并发症发生的明显指标。应鼓励深呼吸

练习，以确保肺扩张，并定期进行物理治疗。

- 应监测血压，并保持正常血压，因为高血压可引起移植物吻合口出血，低血压可导致多器官衰竭。

- 每小时尿量和中心静脉压观察可以评估水化作用。

- 控制疼痛是必要的，以保证足够的胸部扩张，这将减少胸部感染的风险。硬膜外镇痛建议2～3天，直到患者能够口服镇痛药。

- 最初应每隔 1～2h 进行一次肢体观察，以评估体温、颜色、感觉和运动，并使用多普勒评估脉搏。主动脉手术后可能发生在远端栓塞（"垃圾足"）。因此，如果抗血栓袜长时间在原处，就需要谨慎，可能阻碍对肢体的全面检查，肢体缺血的发作可能会没有被注意到，或由于血栓袜而加重。这是截瘫后罕见的并发症，因此评估肢体运动是很重要的。手术类型可能不包括急性不适患者或硬膜外镇痛患者。

- 定期评估营养状况，因为手术中处理肠道可能需要几天时间来建立正常肠道蠕动。术后置入鼻胃管并定期抽吸。允许患者术后少量饮水，随着肠鸣音恢复、鼻胃抽吸物的减少，逐渐增加饮水量。当鼻胃管抽吸减少，并拔出鼻胃管时，应补充高热量 / 高蛋白补充剂。当可耐受液体时，可恢复饮食，并继续高蛋白饮食，直到食欲恢复。如果发生长时间的麻痹性肠梗阻，则需要考虑全肠外营养。

- 在早期阶段应鼓励活动，患者短时间下床活动，并逐渐增加步行距离。

- 患者在主动脉瘤修复后经常出现腹泻，应该进行粪便标本检查，来排除艰难梭菌。如果持续存在腹泻，患者的腹部肿胀、有压痛，将需要进一步的检查，这可能是手术过程中肠系膜动脉长时间夹闭导致肠坏死。

3. 出院指导

- 腹主动脉瘤术后往往会出现暂时性食欲不振和过度疲劳。应该提醒患者注意这一点，并建议患者在早期定时食用有营养的食物，并按时休息。完全康复至少需要 3～6 个月。

- 建议患者在前 4 周不要举起任何重物，应鼓励他们积极生活，逐渐提高他们的活动能力，并每天散步。在出院前应与物理治疗师一起进行爬楼梯练习。

- 适量的运动不会造成破裂。运动应作为患者康复计划的一部分。

- 患者在门诊复查之前，不能驾驶。

- 患者应被告知在饮食和定期运动方面保持健康生活方式的最佳方法。以前吸烟的患者需要戒烟，并需要持续的专家支持。

- 出院药物可能包括阿司匹林、抗血小板和他汀类药物治疗，应该告知服用这类药物以及任何其他处方药物的重要性。还应指导患者定期进行血压监测，并继续服用所需的降压药物。

- 患者也应该通知牙医或其他家庭医生，在他们的主动脉里有人工移植物，因为他们可能需要在某些程序前预防性使用抗生素。

- 患者出院后 4 周需要预约随访。如出院后有任何问题，应向患者提供一份附有联系电话的资料单。

十、颈动脉内膜切除术患者的管理

卒中会给患者留下严重的身体和心理残疾，使他们高度依赖家庭和社会。PHE 2016 年的数据显示，有 57 000 人首次卒中。据估计，大约 30% 的卒中患者将继续经历再次卒中。英国每年约有 32 000 人死于卒中。过去的 15 年里，由于饮食预防、早期治疗和更先进的医疗手段，使与卒中有关的死亡人数下降了 49%。因为一次卒中就会造成大脑在每分钟内丢失 190 万个神经细胞，所以意识恢复是至关重要的。如果不加以治疗，就会导致言语障碍和瘫痪（PHE，2018）。

大多数卒中（80%）是缺血性卒中，10% 的卒中继发于颅外颈动脉粥样硬化。在颈动脉疾病中，动脉粥样斑块发生在颈内动脉的起点。颈动脉疾病的典型症状是局灶性脑功能突然丧失，如言语困难或丧失，对侧或双侧肢体无力 / 麻木或短暂的同侧失明。短暂单眼失明（amaurosis fugax）被描述为"一个被蒙上或遮盖一只眼睛的盲人"。颈动脉疾病的症状很少是全身性的，如头晕、步态不稳或昏迷。

突发性脑功能丧失持续时间小于 24h，称为短暂性脑缺血发作（transient ischaemic attack，TIA）。持续超过 24h 的症状称为卒中。所有疑似患者应在转诊后 24h 内，无论是来自社区、急诊科还是门诊，都要到急性脑卒中单元专科接受治疗和入院（NICE，2019）。

现行指南建议，应根据卒中风险对患者进行分类，应根据 ABCD（年龄、血压、临床表现、持续时间和有无症状）评分（Lovett et al，2003；Amarenco et al，2016）。这些分数从 0～7，分数越高表明卒中的风险越大。先前的卒中研究表明，轻微卒中 / 短暂性脑缺血发作后卒中的风险为 12%～20%。然而，短暂性脑缺血发作注册登记项目的结论是，他们观察到短暂性脑缺血发作 / 轻微卒中后卒中发生率（5.1%）或心血管事件（6.2%）的发生率较低，这是由于二级卒中预防措施（例如，立即启动抗血小板药物、心房颤动时口服抗凝、颈动脉狭窄时紧急血管重建治疗和降压或他汀药物的使用）实施得更快了（Amarenco et al，2016）。

有趣的是，NICE（2019）建议卫生专业人员应使用经过验证的工具，如院外使用 FAST（面部、手臂、言语测试）和 ROSIER（急诊室卒中的识别），而不是使用 ABCD2 评分系统来评估继发卒中的风险，怀疑或确认短暂性脑缺血发作的患者应告知转诊的紧急性，他们应该尽快接受治疗。

因此，是否进行颈动脉内膜切除术取决于如果不进行手术发生卒中的风险与围术期或术后发生卒中的风险之间的平衡。这些风险和益处将需要在多学科神经血管会议上进行仔细讨论，并与患者及其家属讨论，以便他们对拟议的手术做出知情的决定。

（一）无症状颈动脉狭窄患者的处理

这些患者的一线治疗应该是药物治疗，除非他们被确定具有高风险的中风，并应进行手术干预（Paraskevas et al，2016）。强化药物治疗应包括改变生活方式、戒烟、地中海饮食法、抗血小板药物、降脂药物、血压控制和 B 族维生素以降低同型半胱氨酸。这些无症状患者的主要治疗目的应该是治疗动脉狭窄，而不是治疗危险因素（Spence et al，2016）。

（二）检查

所有短暂性脑缺血发作或卒中的患者都应该进行紧急的超声扫描检查，以识别疾病并准确测量狭窄程度，也可能需要 MRA 来证实狭窄的程度。彩超现在已经成为检查金标准，并在手术前重查（NICE，

2019）。应根据狭窄的严重程度，应考虑在评估当天进行计算机断层血管造影、颈动脉成像和 MRI 扫描。急性非致残性卒中或有稳定的神经症状的短暂性脑缺血发作患者中有 50%～99% 的有症状性颈动脉狭窄，根据北美症状性颈动脉内膜切除术（North American Symptomatic Carotid Endarterectomy Trial，NASCET）的标准，应按照国家标准和最佳医疗方法进行转诊（NICE，2019）。

颈动脉内膜切除术是一种常见的外科干预措施，在无症状颈动脉狭窄患者中以预防卒中。NASCET 试验和无症状颈动脉粥样硬化研究发现，与药物预防相比，手术治疗在预防卒中方面有更好的疗效（Garzon-Muvdi et al，2016）。此外，与手术相关的并发症和死亡率非常低，这使得手术治疗成为严重狭窄患者的一种安全干预措施（Babu et al，2013）。

（三）健康促进和危险因素管理

即使不需要手术，也需要对危险因素和"最佳医疗治疗"进行评估。包括戒烟支持、良好的控制血压和胆固醇、体重和糖尿病控制，以防止疾病进展。建议所有狭窄患者进行抗血小板治疗，包括阿司匹林、氯吡格雷或阿司匹林和双嘧达莫联合治疗，除非另有说明（Garzon-Muvdi et al，2016）。

导致术后再狭窄的因素很多，其中一个主要因素是家族史。密切的临床监测和血管成像检查是非常重要的，多学科的处理办法也是有价值的，以确保纠正可改变的因素，以防止术后再狭窄（Garzon-Muvdi et al，2016）。

（四）颈动脉内膜剥脱术患者术前准备

- 根据手术的紧迫性，患者将在手术前 1 周在入院前诊所进行评估。这使患者和他们的亲属有时间讨论任何进一步的焦虑，并重新确认手术的指征。门诊护士应认真向患者及家属讲解护理路径要求及建议出院日，以帮助缓解焦虑。

- 将进行常规血液检查和 MRSA 筛查，并进行全面的心肺和肾脏评估。检查将包括胸部 X 线、心电图，可能还有超声心动图。对于有心脏症状的患者，也可能需要心脏病学的意见。

- 在此阶段应与血管外科医生或神经科医生对抗血小板治疗进行沟通，使用阿司匹林和氯吡格雷联合治疗的患者可能需要在手术前几天停止氯吡格雷，有研究证明氯吡格雷会造成手术过

程中出血过多。

- 患者通常在手术前下午入院,并安排在低污染风险的病房。

- 由于术中和术后形成血肿的风险和并发症增加,使用低分子肝素预防深静脉血栓在许多中心都是可行的,除非该患者存在禁忌证,则只提供抗血栓袜。与严重出血的风险相比,颈动脉内膜切除术患者可以早期使用,使深静脉血栓形成的风险降低。

- 神经科医生通常会进行全面的神经系统检查,以识别和记录任何预先存在的缺陷。局部麻醉对患者也是一种选择,因此麻醉师将检查患者并讨论所需的麻醉类型。

- 手术期间或手术后发生卒中的风险将由外科医生再次向患者和亲属解释,并获得书面知情同意。其他手术风险,例如,心脏病发作、轻微出血、面部 / 颈部暂时麻木、舌头和嘴巴无力,这些都会不可避免地增加焦虑。患者需要被告知术中可能使用静脉补片,这将从患者的颈部或下肢静脉获得或者使用假体补片。该补片与颈动脉吻合,以扩大血管,防止切口部位狭窄。

- 建议在手术前立即进行消毒淋浴,以帮助减少皮肤微生物。

- 治疗危险因素的药物需要在手术当天早上提供,这些药物包括阿司匹林和抗高血压药物。由于手术前也有发生卒中的风险,不应停止抗血小板治疗,包括氯吡格雷,除非上级外科医生给出了具体的书面指示。

- 在手术过程中,可以向处于"清醒"状态的局部麻醉患者提出简单的问题,来测试他们对侧手的握力,以监测大脑功能。经颅多普勒监测现在更常用于局部和全身麻醉,以评估脑血流。

(五)术后护理

- 如果患者被认为是高危患者,那么在返回血管外科病房接受有经验护士的监测之前,患者将需要延长康复期或短暂入住监护病房。

- 应在患者返回病房时开始早期预警评分。

- 需要密切监测生命体征、氧合、意识、语言、面部无力和肢体功能的恢复,以早期发现任何神经功能缺损。

- 应严密监测血压。稳定血压的参数和必要的治疗必须在患者离开康复病房之前,由麻醉师或外科医生在医疗记录或护理路径中清楚地记录。

- 按规定给予氧气长达 24 小时,每 1~2 小时记录血氧饱和度,并保持在 95% 以上。

- 进行血压、脉搏和呼吸观察:第 1 小时每 15 分钟测量;后 6 小时每 30 分钟测量;再后面 12 小时内每小时测量,如果稳定的话每 4 小时测量一次。

- 观察到患者有喘息或其他呼吸窘迫迹象,应立即报告外科医生。

- 仔细监测尿量并记录在护理表单上。静脉输液大约 24 小时,当患者能够充分通过口服饮用时,停止输液。

- 需要对糖尿病患者进行血糖监测,治疗应根据当地糖尿病管理政策进行。对随机对照试验进行系统文献回顾和荟萃分析,以评估常规胰岛素滑动量表(Regular Insulin Sliding Scale,RISS)的有效性,得出结论,单独使用 RISS,甚至与抗糖尿病药物联合使用,在血糖控制方面没有任何益处。所以,应在医院停止使用滑动尺度胰岛素(Lee et al,2015)。当患者是清醒时,可以恢复正常饮食。

- 应观察位于下颌角后方的敷料是否有出血或血肿形成。手术后 5 天取出吻合器。

- 通常在术后第 1 天插入和拔除真空引流管。

- 鼓励深呼吸和下肢锻炼。

- 患者通常在术后会有轻微的不适,因此镇痛是必要的。

- 患者第 2 天早上测量血压正常,可在术后第 1 天或第 2 天出院。

(六)出院指导

- 由于手术期间的神经创伤,轻微的面部麻木或舌头无力在手术后并不罕见。需要告知患者这是非常正常的,可能需要几个星期才能消失。

- 必须再次向患者和亲属强调危险因素,特别是在吸烟、血压和饮食方面。

- 需要提醒患者服用规定的抗血小板治疗和其他药物的重要性,并应继续定期监测血压。

- 正常出院后 6 周安排随访门诊预约。

十一、静脉曲张患者的管理

静脉曲张和慢性静脉功能不全是一种非常常见的情况，影响近 1/3 成年人，对医疗费用和患者健康生活有很大的负面影响（Molnar et al，2019）。据估计，10%～15% 的男性受试者和 20%～25% 的女性受试者在不同的位置上受到静脉曲张的影响（Molnar et al，2019）。连接深静脉和浅静脉中的瓣膜称为穿孔器。出现故障引起压力增加，导致浅表静脉曲张和扩张。

大多数静脉曲张是原发性的，确切原因尚不清楚，但可能是一种先天性缺陷，导致瓣膜功能不全和静脉壁虚弱。只有少数患者继发于深静脉血栓、妊娠或盆腔肿瘤。瓣膜由于压力的增加而损坏，导致从深静脉回流到浅静脉。

静脉壁的结构变化有助于病理性减弱和由此产生的扩张。在静脉曲张的组织学研究中，已经观察到 I 型胶原生产过度，III 型胶原合成减少，平滑肌细胞和弹性蛋白纤维排列破坏。TGF-β_1 和成纤维细胞生长因子 β 水平的增加也出现在静脉曲张的壁上，并可能导致血管壁的结构退化（Piazza，2014）。

浅静脉曲张有 3 种类型。

- 真静脉或躯干静脉曲张是加宽，弯曲和膨胀。
- 网状静脉是正常的，但在视觉上更突出的浅静脉，通常不会变宽。
- 蜘蛛状或线状静脉（毛细血管扩张症）。

（一）风险因素

静脉曲张的危险因素可分为激素、生活方式、后天和遗传（Piazza，2014）。

1. 激素

- 女性由于高雌激素状态。
- 因长期站立或静坐静脉性血压。

2. 生活方式

- 由于吸烟而损伤静脉内皮，但这是可改变的危险因素。
- 肥胖引起的静脉高压。
- 由于妊娠引起的高雌激素和静脉高压。

3. 后天

- 静脉瓣膜功能不全导致深静脉血栓形成。
- 年龄所致静脉瓣膜功能不全。

- 有静脉瓣膜功能不全的家族史。

4. 遗传

- 身高偏高而静脉性高压。
- 因瓣膜功能不全、高血压和深静脉血栓形成所致的先天性综合征。

（二）症状

常见的症状是疲倦、肿胀、疼痛、瘙痒、搏动、血栓后综合征和不停抖腿。长时间站立和炎热的天气使这些情况变得更糟，走路可以缓解这种情况。许多患者没有症状，但会出现静脉曲张，因为他们担心形象外观，扩张、弯曲、块状的静脉会造成相当大的缺陷，并引起形象关注。

（三）静脉曲张的并发症

并发症包括浅表炎症（静脉炎）和浅表血栓形成（血栓性静脉炎）。创伤可导致静脉破裂出血，也可能是自发性破裂，特别是在皮肤薄覆较薄的老年人中。一些严重病例会出现皮炎、皮肤硬化、萎缩、小腿瘙痒、充血、刺激、局部发热、皮肤色素过高/过低、下肢水肿或肿胀伴浆液渗出（Molnar et al，2019）。

（四）检查

1. 双重超声扫描 该检查是一种非侵入性扫描，以准确评估深部和浅表静脉系统瓣膜功能不全的部位，被认为是检查的金标准（NICE，2013）。

2. 特伦德伦堡试验 本试验可证实静脉功能不全的来源。抬腿后在大腿上部周围放置止血带。当患者站立时，静脉缓慢充盈，但在释放止血带时迅速充盈，以判断大隐静脉瓣膜关闭不全。该试验可将止血带放置在膝盖以下，用于评估小隐静脉。

3. 多普勒超声 多普勒超声可用于判断膝后静脉是否存在静脉回流。

（五）治疗

静脉曲张的症状可以通过穿弹力袜来治疗。如果弹力袜不能缓解症状，可以考虑手术治疗。这是最常见的手术形式之一。这些静脉曲张可以使用几种不同的关闭技术，如静脉剥离、静脉切除、射频消融、血管内激光消融和透光动力静脉切除术。这不会干扰下肢的正常血液供应，因为血液会重新进入其他健康的静脉。手术常见的不良反应是疼痛、出血、肿胀、瘢痕和皮肤变色。罕见的并发症是感染、血栓形成和神经损伤。

1. 弹力袜 支撑袜将有助于缓解症状，帮助静脉回流，并将隐藏静脉曲张。它们需要正确的匹配才能取得和结果的一致性。在应用弹力袜之前，应排除明显的动脉疾病。还应建议患者充分保湿皮肤，避免干燥。其他措施，如保持运动，减轻体重，以及在休息时提高下肢，也可以帮助减少症状。

2. 硬化治疗 超声引导泡沫硬化治疗包括注射化学剂（硬化剂）来诱导血管瘢痕和血管关闭。它是空气和化学剂的混合物，产生泡沫后，填充静脉，导致静脉痉挛并留下瘢痕。在注射 3 年后，80%～90%的静脉仍然保持闭合，成功率很高（Weiss et al,2014；Mwipatayi et al,2016）。它有一个良好的网状静脉和线静脉，因为美容的原因，所以经常采用这种方法治疗。最初使用压力绷带，并在硬化治疗2～3周后穿戴弹力袜。

另一种硬化剂（3% 十四烷基／硫酸盐钠）被注射到突出静脉的管腔中。这种药物通过产生管腔壁的炎症来消除静脉曲张，当管腔局部施加压力时腔壁就会粘连。因在美容注射治疗之前，告知患者有发生挫伤、皮肤色素沉着以及神经损伤、皮肤和软组织坏死等一些罕见并发症的风险。在 100 人中，近 10 人在接受硬化治疗后发生静脉炎（Mwipatayi et al,2016）。

3. 静脉切除术 小的皮肤切口（几毫米）沿静脉解剖区域的表面。通过这些皮肤切口插入一个小钩子，把静脉尽可能从原来的地方拉出，然后把它分割成几个小段移除。这种技术只用于从主静脉分出来的小静脉，它会产生小瘢痕，而不是巨大的瘢痕。

4. 放射治疗消融 这项技术利用电磁波产生的热量，通过一个小的皮肤切口将射频消融探针插入静脉，从而关闭静脉。这个探针导管加热静脉，直到两端关闭为止。

5. 透光动力静脉切除术 这个过程涉及将一个微小的旋转刀片插入静脉切割，然后采用抽吸的方式移除被切割的静脉组织。外科医生通过光线将静脉通过皮肤可视化，这种方法只适用于大隐静脉曲张。

6. 血管内激光治疗 血管内激光治疗（endovascular laser therapy，EVLT）是一种用来剥离大隐静脉的微创手术替代方案，可以在合适的门诊或配备激光使用的日间手术单元采用局部麻醉进行。在超声引导下，将导管置入大隐静脉。然后引入激光光纤，当光纤被缓慢地撤回时，采用激光沿整个静脉重复施加短脉冲以破坏它。

(1) 静脉曲张的结扎和剥离：在手术过程中，用钢丝剥离器将长或短的隐静脉剥离。如果不能通过一个切口切除整个静脉，可以做几个小切口。血管将在隐股交界处与穿孔器汇合的地方缝合。

(2) 术前准备。

- 外科医生将在需要被剥离的静脉上进行皮肤标记，护士应确保这些标记在手术前不被擦除。
- 许多患者关心手术后的外观，可能想法会有些不切实际。因此，外科医生必须解释，手术时做的小切口会留下小瘢痕。
- 服用联合口服避孕药的妇女应在手术前 4 周停止服用，并使用替代方法。

(3) 术后护理。

- 应观察伤口敷料出血情况。弹力绷带将从足趾包扎到大腿。日间手术通常只需要卧床 2～3h或可能更长，这取决于手术的程度。
- 患者有深静脉血栓的风险，在没有进一步出血风险时应鼓励进行活动。如果需要过夜，通常会为患者制定深静脉血栓预防措施，因为如果他们年纪更大或做过双侧手术，他们的行动能力可能会受到限制。

(4) 出院医嘱。

- 建议患者 48h 后取出拆除绷带。手术后应穿戴10 天中等强度（Ⅱ级）的弹力袜或抗血栓袜，可在夜间拆除。
- 建议患者尽量保持伤口干燥。可吸收性缝合通常用于腹股沟切口，在多处伤口处可使用胶带，并在 48h 后拆除。
- 下肢发软和不适较常见。当术前征得患者同意时，应该预先警告患者这一点，以及神经损伤引起麻木，但这种可能性很小。
- 手术后应鼓励患者进行步行运动，坐时应抬高双下肢，以防止肿胀。为了避免静脉曲张复发，患者应该避免长时间站立，因为重力会导致下肢血液聚集。体重增加也应该避免，因为多余的脂肪组织对静脉系统的支持不足。

要点总结

- 外周血管疾病患者可能需要住院治疗，无论是通过放射或外科干预。
- 对原发性和急性发作的外周血管疾病患者的护理具有挑战性，需要早期发现、降低危险因素和警惕监测，以防止危及肢体的疾病的发生。
- 腹主动脉瘤的社区筛查对于防止因破裂死亡至关重要。
- 在急诊护理环境中照顾血管患者需要广泛的技能和专门知识，包括危重护理、伤口和组织活力、营养、疼痛和糖尿病管理以及姑息护理。

- 护士必须意识到正确评估，诊断和治疗静脉和动脉下肢溃疡的重要性。
- 积极控制危险因素和教育是护理的关键组成部分，需要一个团队管理血管患者控制和改善自己的健康。

反思性学习要点

- 描述护士在患者教育和戒烟中的作用。
- 具体来说，护士需要在术前与患者（如果适当的话，他们的家人）解决下肢截肢的关键点是什么？
- 讨论在周围血管疾病手术前帮助减轻术前焦虑所需的策略。

第 23 章　骨科手术患者的护理
Patients requiring orthopaedic surgery

Giles Farrington　著　　李晓娟　译

主要目标

- 描述肌肉骨骼系统的结构和功能。
- 根据骨骼结构对骨骼进行分类。
- 根据关节的结构和运动程度对关节进行分类。
- 讨论特殊骨科检查项目和常见骨科疾病。
- 讨论术前评估和教育在骨科患者术前准备中的重要性。
- 展示需要对髋、膝、足、肩、前臂、手和脊柱进行手术的患者的护理知识。
- 讨论骨愈合过程。
- 讨论骨折类型以及如何处理。
- 讨论神经血管观察在检测危害方面的相关性，以及如果监测到危害将采取的措施。
- 讨论患者出院计划中的具体问题以及健康教育在患者康复中的重要性。

需要思考的问题

- 骨头怎么愈合？
- 比较护士和理疗师的角色和作用。
- 你对多学科团队了解多少？

一、概述

　　"骨科"这个术语适用于所有影响肌肉骨骼系统的情况。骨科护理的范围包括通过保守或外科的方法来治疗和对骨骼疾病的患者进行康复、管理。一个功能齐全的肌肉骨骼系统对人类的最佳健康状态至关重要，涉及该系统的疾病或损伤会显著影响个人的生活质量。

　　骨科手术有创伤（急诊）和择期手术两种类型。创伤手术是对需要紧急手术的患者进行的，如事故发生后。择期手术适用于等待计划手术的骨科患者，如进行性骨关节炎的关节置换。

　　骨科医疗和护理领域已经变得极其多样化，并且正在以前所未有的速度发生变化。外科技术的进步，以及护理和医疗保健的发展，都有助于骨科专业的进步。

　　影响骨科护理的一个变化是，患者住院天数减少了。现在有许多患者接受日间手术，并不留在医院过夜或住院。术前评估诊所和早期出院计划等方式的创新，即患者在家接受护理，也显著减少了患者的住院时间。

　　在变革的背景下，骨科护士必须继续促进学科融合，最大限度地提高慎独能力，最终促进患者最佳康复。

本章将描述由疾病和创伤引起的肌肉骨骼系统的一些常见疾病，并将解释骨科手术程序和相关的护理程序。

二、肌肉骨骼系统

身体大部分结构是由肌肉骨骼系统组成的，包括骨骼、关节、韧带、肌肉和软骨。肌肉骨骼系统执行和实现以下几个基本功能（Bulstrode，2017；Tortora & Derrickson，2017）。

- 维持身体形状。
- 支持和保护软组织结构，如内脏。
- 运动。
- 呼吸。
- 制造骨髓中红细胞、白细胞和血小板。
- 储存和供应骨骼中磷酸盐和钙。

（一）骨头

骨头按形状分类，分为五类。

- 长骨：长度大于宽度。在收缩的肌肉的牵引下，它们充当身体运动的杠杆。长骨包括股骨、胫骨、腓骨、桡骨、尺骨和肱骨。
- 短骨：骨头的长度和宽度大致相同，形状不规则。它们位于只需要有限运动的地方，如腕骨和跗骨。
- 扁骨：通常是弯曲的或薄的。它们具有保护功能，促进肌肉收缩。扁平骨包括肋骨、胸骨、肩胛骨和头盖骨。
- 籽骨：这些小骨头是位于肌腱穿过长骨关节的地方。它们主要起保护作用，如膝关节的髌骨。
- 不规则骨：这些骨骼形状不规则，不属于其他任何类别。如面部骨骼和脊椎。

1. 长骨的解剖　典型的长骨由以下部分组成。

- 骨干：骨的轴或长部分。
- 骨骺：近端和远端骨骺是位于骨的相反端。
- 干骺端：在骨的任何一端将骨干与骨骺分离，由海绵骨相邻小梁组成。
- 髓腔：含有脂肪黄色骨髓，可在骨干内找到。
- 骨内膜连接骨内腔的膜。
- 关节软骨：透明软骨层，覆盖骨骺，并允许关节更有效地发挥作用，减少摩擦。

- 骨膜：覆盖骨外表面的纤维膜，尚未被关节软骨覆盖。它含有神经、毛细血管和淋巴管，是骨骼营养、生长和修复所必需的。

2. 骨组织　骨组织包括嵌入基质、胶原纤维和无机盐基质中的细胞。盐类使骨骼变硬，而基质和胶原纤维提供了柔韧性和强度。

两种主要的骨组织是松质骨和密质骨。

(1) 松质骨

- 松质骨由称为小梁的骨组织的薄片组成，由于其类似月牙形的外观，也被称为海绵骨。
- 骨小梁之间有不规则的间隙，内含骨髓。小梁内有骨陷窝，骨陷窝内储存骨细胞，骨细胞通过血液循环通过骨髓腔得到滋养。
- 松质骨储存一些红、黄髓，其主要功能是支持作用。

(2) 密质骨

- 密质骨是坚硬的，含有钙化骨柱，称为骨柱或哈弗系统。这些系统被称为板层的钙化细胞间环所包围。
- 哈弗系统的中心是哈弗管，它包含神经、血管和淋巴管。哈弗管是一种纵向通道，通常分支成穿孔管，称为沃克曼管。沃克曼管将血管和神经向内延伸至骨内膜，向外延伸至骨膜。
- 在骨板之间可以找到一种称为骨陷窝的空间，这种空间储存骨细胞，从骨陷窝放射出来的是微小的小管，它将废物和营养物质输送到哈弗管的血管中或从血管中运出。
- 密质骨位于松质骨之上，其主要功能是支撑和保护。

3. 骨细胞　骨组织包含 4 种类型的细胞。

- 骨原细胞：见于骨膜、骨内膜、哈弗管和沃克曼管。它们可以在愈合过程中或在压力下转化为成骨细胞或破骨细胞，如创伤后。
- 成骨细胞：存在于骨骼和骨膜的生长部位。它们分泌一些参与骨形成的有机成分和矿物盐，其主要功能是造骨。
- 骨细胞：骨组织的主要细胞。它们来自于在自身周围沉积骨组织的成骨细胞。骨细胞通过协助钙释放到血液中来保持基质的健康和帮助维持体内平衡。
- 破骨细胞：在骨表面周围发现的巨大多核细胞，它们与成骨细胞正好相反。它们的主要功能是吸收（溶解和同化），这是骨骼发育、生长、维持和修复所必需的。

4. 骨化　骨的发育过程称为骨化（成骨），这个过程开始于胚胎生命的第六周。

骨化有两种类型。

- 膜内骨化，骨充当间质组织（胚胎结缔组织细胞形成时）。
- 软骨内骨化，骨通过取代软骨模型发展时。

长骨的主要骨化中心在骨干。由于软骨退变，空洞合并，形成骨髓腔，成骨细胞使骨向下生长。骨化则发生在骨骺，而不是骨骺板。

5. 稳态　骨骼通过储存和释放血液和组织中所需的矿物质和钙来维持体内平衡（一种内部平衡和稳定的状态）。正常的骨骼生长依赖于钙和磷，足够的维生素 A、C 和 D 水平是骨骼生长和维持所必需的。

6. 激素对骨骼的影响　骨骼对激素分泌有影响，而一些激素也影响着骨骼。甲状旁腺激素有助于破骨细胞的产生，增加骨重塑。而降钙素（一种由甲状腺释放的激素）降低血液中的钙水平，减少骨吸收。其他激素，如甲状腺素、生长激素、性腺的性激素和维生素 A、C 和 D，都显著参与骨成熟，甲状腺素和生长激素刺激软骨内骨化。

7. 衰老对骨骼的影响　衰老过程影响骨骼的两个关键方式。

- 女性骨骼钙在 30 岁左右开始流失，40 岁时随着雌激素水平下降，钙流失增加。到 70 岁时，骨中多达 30% 的钙流失；然而，在男性中，钙流失通常直到 60 岁以上才开始（Tortora & Derrickson，2017）。
- 蛋白质形成减少，从而导致骨基质有机部分的生成能力下降。这导致老年人骨质疏松性骨骼和骨折风险增加（Cheung et al，2016）。

（二）软骨

软骨是一种坚硬、无血管、灵活的结缔组织，有助于身体的支撑系统。软骨有 3 种类型。

- 透明软骨坚固光滑，见于滑膜关节面。
- 纤维软骨坚韧、柔韧、抗张力，见于椎间盘之间。
- 弹性软骨在拉伸时保持其强度，因为它有更多的弹性纤维，并存在于会厌和外耳。

（三）关节

关节是两根或两根以上骨头结合的部位。关节是身体运动的保障。根据连接骨骼的组织结构或类型，关节分为三大类：纤维、软骨和滑膜。

1. 有纤维的关节　骨头由纤维结缔组织连接，有轻微活动度，如颅骨之间的缝合。

2. 软骨关节　骨头由透明软骨（原发性软骨）或纤维软骨（继发性软骨）组成，有轻微活动度，如耻骨联合或椎体之间。

3. 滑膜关节　滑膜关节包括滑膜（关节）腔、关节囊、滑膜和滑膜液。

滑膜（关节）腔是两个关节骨之间的空间。关节软骨覆盖在关节骨的表面，但不能将骨头固定在一起。滑膜关节周围有一个关节囊，囊内层称为滑膜。滑膜分泌滑膜液润滑关节，为关节软骨提供营养。

根据关节的结构和活动范围，分成几种不同类型的滑膜关节、髋关节和肩关节的球窝关节以及膝关节。

三、常见的骨科疾病

（一）类风湿关节炎

类风湿关节炎是关节最常见的慢性炎症性疾病，影响 3% 的女性和 1% 的男性（Bulstrode，2017）。原因尚不清楚，但炎症是细胞和体液免疫异常的结果，其中涉及环境和遗传因素（Elias-Jones et al，2018；Bulstrode，2017）。与骨关节炎不同，它是一种全身性疾病，会影响全身的结构。

病理生理学　这种疾病主要累及滑膜。在疾病早期，滑膜受到影响，关节会有发热、肿胀和压痛，活动范围减少。这种疾病一般出现在小的周围关节，通常手、脚、手腕、膝盖和肘部容易受影响。与骨关节炎不同，它几乎同时影响多个关节（Bulstrode，2017）。受影响的滑膜含有浆细胞和淋巴细胞，反映了这种疾病的自身免疫性质，如果不加以治疗，炎症反应会影响邻近的结构。随着疾病的进展，随着关节软骨、包膜和韧带被破坏，导致关节不稳定，半脱位和畸形（Solomon et al，2014）。

虽然类风湿关节炎主要由风湿科医生治疗，当无法进行保守治疗时，它需要骨科医生进行治疗。当关节和韧带需要稳定或重建时，骨科医生会介入。

（二）骨关节炎

骨关节炎是一种退行性的"磨损"过程，发生在由先天性缺陷、血管功能不全或因既往疾病或损伤而受损的关节。这是迄今为止最常见的关节炎种类（Bulstrode，2017），高达 85% 的人会在某个时期受到影响（Elias-Jones et al，2018）。

骨关节炎分为原发性和继发性。

- 原发性骨关节炎没有明显的原因（Solomon et al，2014），最常见于 50—60 岁的白人女性，会影响多个关节（Bulstrode，2017）。
- 继发性骨关节炎有许多原因，并伴有明显的异常，其中最常见的是肥胖、畸形骨折、关节不稳定、遗传或发育异常、代谢或内分泌疾病、炎症性疾病、骨坏死和神经疾病（Bulstrode，2017；White et al，2015）。

疼痛、活动受限和功能下降是主要的临床特征。X 线或影像学检查可以确诊骨关节炎（Jester，2014；Bulstrode，2017）。

病理生理学　在骨关节炎中，关节软骨被慢慢磨损，导致下面的骨骼暴露。软骨下骨变得坚硬而有光泽，关节边缘的骨形成突出的嵴和马刺，称为骨赘。这些骨赘易被折断，进一步造成运动限制和额外的疼痛。由于疼痛、僵硬和经常畸形迫使患者寻求治疗。

（三）类风湿关节炎和骨关节炎的治疗

治疗分为保守治疗和手术治疗。在考虑所有保守措施之前，不应推荐骨科手术。

1. 保守治疗

- 体重减轻：如果患者超重，应鼓励患者减轻体重，以减轻关节受到的压迫。患者需要被告知体重过重会引起的问题，并知晓减轻体重将有助于缓解他们的疼痛水平。由于疾病的性质，这对患者来说可能很困难。因此重要的是制订可实现的小目标，并在他们达到令人满意的减肥效果时给予赞扬和鼓励。
- 理疗：被动和主动的运动可以维持关节活动度，防止挛缩，提高协调性或平衡性，采用热疗法可以减轻患者疼痛。
- 水疗：水的温暖和浮力使患者能够进行积极、无痛的运动，缓解肌肉痉挛。
- 拐杖的使用：鼓励患者正确使用拐杖，在患者受伤的臀部 / 膝盖的另一侧手使用拐杖。
- 辅助设备和用具：这些可以帮助患者进行日常生活活动，例如，辅助手捡起掉落的物品或帮助穿上鞋子和袜子。
- 提鞋：对较短的肢体上进行提鞋运动可以纠正明显的肢体缩短，减轻腰椎和对侧髋关节的压力。
- 药物治疗：简单的镇痛药，如对乙氨基苯酚或双氢可待因能有效地减轻骨摩擦导致的疼痛；然而，它们对减少骨关节炎和鼻窦炎没有帮助。NSAID 能减轻炎症反应，大多数人在运动前或夜间使用。类风湿关节炎患者可使用治疗疾病的抗风湿药物、皮质类固醇和免疫抑制药物。
- 关节内治疗：局部注射氢化可的松有助于恢复关节的舒适性和活动性。

2. 手术治疗

所有患者在决定接受手术前都需要仔细评估，因为根据他们的生理、心理和社会环境，有些患者会比其他患者从手术中获益更多。只有当保守治疗失败时才应考虑手术治疗。

以下标准通常用于决定是否需要手术。

- 疼痛。
- 放射性改变。
- 关节稳定性。
- 功能丧失。
- 关节强直。

骨关节炎和类风湿关节炎患者最常见的手术方法是滑膜切除术、截骨术、关节融合术和关节成形术。

- 滑膜切除术包括切除病变的滑膜，在类风湿关节炎患者中更为常见。
- 截骨术包括通过外科手术对骨头进行切割，用于矫正骨骼畸形或减轻关节疼痛。
- 关节融合术是通过外科手术使关节融合。用于稳定关节或缓解严重损伤或病变引起的关节疼痛。
- 关节成形术是用人工关节置换术，是骨科手术中最成功的手术之一（Jester，2014；Bulstrode，2017）。

四、骨科患者的护理评估

在评估骨科患者时，首先确定他们的正常功能，倾听他们的主诉很重要。通过主诉判断这些功能是如何降低的。全面的护理评估是必要的，以便从患者那里获得关于影响其生活活动的生理、心理、社会文化、环境和政治经济因素，以及他们如何应对这些问题的基本信息。一旦确定了患者的问题，护士就可以设定目标，采取护理行动，并评估后续护理。Roper、Logan 和 Tierney 的护理模式（Roper et al, 1996）是骨科患者护理管理中使用的一个例子，如表 23-1 所示。

每个患者都是一个独立的个体，护理评估应针

表 23-1 全髋关节置换术后患者的术后护理计划，采用 Roper、Logan 和 Tierney 护理模式

评估 / 常规	患者的问题	目　标	护理行动	评　价
维护环境安全				
非合金结构的髋关节假体在前路手术后的正确位置	人工髋关节脱位的潜在风险	防止髋关节脱位	• 确保 Louise 有一份关于如何避免髋部脱臼的注意事项 • 定期强化信息 • 确保 Louise 不会将髋部弯曲到 90° 或更大的角度 • 确保 Louise 在病房和家里使用高马桶座圈 3 个月	Louise 的髋关节假体没有脱臼
皮肤健康完整	• 术前和术后皮肤检查，以确定是否有现存或新增的皮肤溃疡 / 压疮 • 手术后潜在的伤口感染或血肿	防止伤口感染和血肿	• 按规定服用预防性抗生素 • 观察伤口有无出血、肿胀和过度引流 • 使用无菌技术处理敷料和管道 • 记录温度（1/2）：最初每小时 1 次，然后在 24h 内每小时 2~4 次	Louise 安然无恙，伤口愈合，无感染的迹象
	活动能力降低，潜在的压力性溃疡风险	使用 Waterlow 评分评估压疮风险，如果需要，使用合适的床垫	第 1 天鼓励活动	Louise 的受压区完好无损，穿上 TED 长袜以减少栓塞形成，在患者完全活动之前保持制动
Louise 入院时体温正常，为 37.1℃	回到病房后，Louise 的体温是 35℃	帮助体温恢复正常	• 在 Louise 的身旁放一个抱枕，再铺上床单 • 定期记录 Louise 的体温，直到体温正常为止 • 恢复到正常范围	不到 2h 时，Louise 的体温就上升到 36.2℃，她的温度保持在 36.2~37.5℃
动员活动				
在手术前，Louise 的活动距离和行走距离大约为 300m	手术后，Louise 缺乏信心，但她的疼痛已得到控制	Louise 重拾信心	• 在活动前和活动时做出解释和说明 • 观察有无脱臼迹象 • 第一天，在理疗师的帮助下开始移动 Louise，从床到椅子的转移开始，学习如何正确地坐在椅子上，然后学习如何安全地使用拐杖以避免脱臼 • Louise 需要在做手术腿上活动部分负重 6 周	Louise 能安全并且自信地从床到椅子，从床移动到厕所
工作和生活				
• Louise 在当地一家小公司做兼职秘书 • 这家公司有财务问题，而且有裁员	• Louise 被警告可能因为病假而失业 • 她喜欢外出，不想退休	尽快返回工作	• 鼓励 Louise 表达她的担忧 • 提供社工援助	外科医生给她的雇主写了一封支持信，雇主非常同情和支持她

对这些个体需求进行调整。骨科护理评估中经常讨论和评估以下几点（Roper et al，1996）。

- 活动性
  - 活动是否受到限制，如受限、活动的受限程度？
  - 活动范围是否有限？
  - 主动运动范围是否小于被动运动范围？
  - 全天的活动能力是否有所提高？
  - 患者的肌肉骨骼系统状况如何？
  - 患肢的神经系统状况如何？
  - 患者是否需要辅助工具来辅助活动？
- 疼痛
  - 疼痛感最强烈的部位在哪里？
  - 是否是放射性疼痛？
  - 白天的疼痛会改变吗？
  - 如何描述疼痛？
  - 是否有肿胀或畸形？
- 睡眠
  - 疼痛是否影响睡眠？
- 性欲
  - 跛行、肢体缩短或畸形是否改变了患者的身体形象？
  - 手术后是否影响患者的性行为或性关系？
- 心理健康
  - 患者是否有焦虑或是抑郁？
  - 患者是否有痴呆或注意力不集中的表现？
- 卫生
  - 患者能否独立完成个人卫生清洁和穿衣？
  - 患者是否需要特殊辅助设备 / 器具协助完成如厕活动？
- 呼吸
  - 患者抽烟吗？
  - 患者有心血管疾病病史吗？
  - 患者脊柱是否有任何弯曲，是否影响呼吸系统？
- 工作和娱乐
  - 这个问题是否影响了患者的工作和（或）社会活动？
  - 患者的家庭活动是否需要援助？

计划中的骨科护理评估和后续护理的主要目的是帮助患者尽可能独立。

五、骨科检查

（一）标准 X 线

标准 X 线有助于诊断和确认损伤或疾病，例如，骨关节炎骨折和关节间隙丧失。通常不需要特殊的准备。

（二）计算机轴向断层扫描

计算机轴向断层扫描（CAT 或 CT）是将 X 线与计算机技术结合起来，显示内部身体结构的横截面视图（层析图）。患者静脉注射低水平放射性显影剂，躺在一张检查床上，慢慢地穿过扫描仪中的一个圆形隧道，在通道中，低强度的 X 线光束会穿过身体进行旋转。X 线光束对面的探测器记录了 X 线被各种身体组织吸收的程度，并将修改后的光束转换为输入计算机的电子信号。通过计算机分析 X 线光束的变化，并在监视器上显示高分辨率图像。这些图像被保存在胶片上，每次检查一段。这项检查对脊柱和颅骨疾病的诊断特别有用。

（三）磁共振成像

MRI 是对身体深层结构的非侵入性研究。患者需要躺在非磁性床上，然后进入扫描仪，身体暴露在强磁场中。这种磁场使物体的质子在平行于磁场的直线上直立。然后患者的身体暴露在射频波中，这会导致质子掉线。当射频波停止时，质子返回到先前的位置。这一运动的图像被拍摄和视觉上移位。MRI 特别有助于显示创伤后骨血管的变化，以及韧带和椎间盘的退行性变化（Bulstrode，2017）。

许多接受 MRI 扫描的患者都会感到焦虑或恐慌，因此护士应该通过和患者语音沟通来帮助其减轻压力。

（四）放射性同位素骨扫描

患者静脉注射放射性同位素物质，这种物质在骨头中被吸收。摄取量反映了骨转换，在早期发现肿瘤侵袭、骨坏死和骨修复中具有价值。

（五）双能 X 线吸收仪或骨密度仪

双能 X 线吸收仪（dual-energy X-ray absorptiometry，DXA）或骨密度仪是为了测量代谢性骨病患者的骨密度，可能需要对患者全身或一个确定的区域进行测量。这种测量有助于临床医生对最合适患者的治疗提出有效的建议。

（六）关节镜检查

关节镜是一种侵入性手术，在全身麻醉下将一种称为关节镜的仪器引入关节。关节镜可以检查关节的内部是否有关节运动，并允许用探针或钩子操纵单个结构。它也可用于吸入液体和清洗关节。

（七）神经传导检查

神经传导检查（nerve conduction studies，NCS）通过神经的速度测量电脉冲。NCS 可以识别神经损伤，并可用于各种情况的治疗计划，NCS 是腕管综合征的金标准试验，通常同时进行肌电图（electromyography，EMG）检查。肌电图是测量对神经刺激肌肉的电活动，用于帮助检测神经肌肉异常。在测试过程中，小针通过皮肤插入肌肉，测量电活动，肌肉放松和收缩。这两个测试都在门诊进行，整个测试需要 60～90min。

六、下肢骨科手术

（一）臀部

1. 全髋关节置换术（关节置换术）　全髋关节置换术（关节置换术）是最常见的髋关节骨关节炎手术（Bulstrode，2017）。在全髋关节置换术中，取出磨损的髋臼和股骨头，并用人工假体代替，人工假体可以是合金结构，也可以是非合金结构。

- 合金结构：这涉及使用高密度（通常为聚乙烯）和金属或金属合金股骨假体。这些部位都由甲基丙烯酸甲酯化合物固定，这种化合物具有类似骨骼的特性。它的缺点是，如果假体松动，可能会造成骨破坏。
- 非合金结构：在放置假体的地方，保留了更多的皮质骨。这使得年轻患者可以接受全髋关节置换术，并在未来增加了更新的手术选择。

2. 微创髋关节置换术　微创髋关节（minimally invasive hip，MIH）手术包括通过一个或两个切口植入假体，每个切口小于 10cm，而传统切口为 20～30cm（Eskelinen，2017）。虽然微创髋关节对患者有吸引力，但微创髋关节与传统切口全髋关节置换术相比，仍缺乏成功、可靠的大规模临床试验（Eskelinen，2017）。

3. 术前评估及护理　建议接受全髋关节置换术的患者在手术前 2～3 周进行术前评估和健康教育。

术前评估使多学科小组能够确保患者身体尽可能健康，以便他们在入院时不会因为出现健康问题而取消手术。这样可以有效地利用资源，如手术时间和病床，同时避免患者因手术取消而感到失望（Flynn & Lucas，2014）。

根据是否有术前教育课程，术前评估诊所可以由一名执业护士单独管理，也可以由多学科小组的成员管理。术前评估包括以下内容。

- 血常规、尿素和电解质、分组、保存和交叉配血的常规血液检测，以及任何其他指示性检查，如葡萄糖、镰状细胞筛查。
- 生命体征监测，包括体温、血压、脉搏、呼吸和血氧饱和度。
- 神经血管评估，为术后监测提供基线。
- 无论有无指征，都需要进行心电图检查。
- 如有需要进行臀部和胸部 X 线检查。
- 全面的健康史和体格检查。

术前教育：目前当患者去评估诊所问诊时，可以接受由多学科团队组织的术前健康教育。如果没有教育课程，多学科小组将在预评估诊所提供信息，患者会得到详细的信息，包括手术的内容和术后的预期。

- 患者往往对他们可能经历的术后疼痛感到焦虑。医生对镇痛、脊髓和局部麻醉的使用作了解释，以及诸如深呼吸和引导想象等分散注意力的技术来控制他们的疼痛（Flynn & Lucas，2014）。
- 告知患者，将使用预防性抗生素以预防感染，并预防深静脉血栓形成，如抗栓塞袜、梯度压缩装置和抗凝治疗。
- 告知患者手术的风险，如髋关节脱位，并被教导如何防止这种情况。给患者一份手术后的"注意事项"清单（图 23-1）。
- 理疗师将评估患者的步态和运动范围，指导患者术后锻炼嘱咐患者在术前多练习。
- 职业治疗师将进行日常生活能力评估，评估患者活动困难情况。指导患者如何保持力量和适应日常生活的要求。为择期手术的患者提供必要的辅助设备，例如，升高的马桶座圈，以及可能帮助患者进行日常活动的辅助设备，例如，袜子辅助设备、长柄海绵和辅助手。
- 出院协调员或护士长将与多学科团队的成员合作，以确保患者出院时有一个安全的家庭环境。

全髋关节置换术的注意事项	
可以做的事	不可以做的事
如果可能的话，坚持每天两次练习所学的锻炼	髋关节置换术后，周围的肌肉和其他组织需要时间来愈合和加强。在此期间，新髋关节有脱臼的风险，为了减少这种风险，您必须采取以下措施至少 6 周
在出院后几周之内平躺一段时间（每天两次，半个小时）	不要跷二郎腿
一定要使用拐杖，尤其是户外，建议使用拐杖 6 周	不要坐在矮椅或马桶上
严格要求自己的坐姿，站姿和走路姿势	2 个月内不要睡向做完手术的一侧
如果想侧向做完手术侧髋部睡觉，可以在两腿之间放置一个枕头以保证舒适	不要蹲着或弯腰捡起地上的东西
在穿袜子、长袜或鞋子时，可以借助设备和外人帮助	不要将你的患腿弯曲至胸部
如果对任何活动有疑问，应寻求建议	术后 6 周内不要盆浴
	术后 6 周内不要开车

▲ 图 23-1　全髋关节置换术后的注意事项

信息以书面文件的形式得到加强，患者可以带走这些文件。

4. 术后护理　为防止神经血管损伤，最初每隔 30min 对足趾和足部进行神经血管观察并记录，间隔 4 小时一次，观察时间 24h（图 23-2）。检查患肢每一个足趾的温度、颜色、感觉和活动能力。触诊患者的足背动脉，并与未受影响的足部脉搏进行比较，发现任何异常立即报告，同时记录疼痛评分。

患者最初将带着压力性敷料返回病房，压力敷料通常在 24h 后取下，使原敷料暴露在外。推荐一种透明的透气性薄膜作为一种主要敷料，这样就可以在不去除敷料的情况下检查伤口，从而降低感染的风险。用缝线或钉线缝合伤口，术后 7～10 天取出。

术后护理计划：表 23-1 中给出的护理计划说明了 Louise 的护理，她是一名 62 岁的妇女，需要进行全髋关节置换。

5. 潜在的术后并发症

(1) 深静脉血栓形成：患者在手术后有发生深静脉血栓的风险。为了防止这种情况，采取各种预防措施，包括使用低分子肝素注射、口服抗凝血药、抗栓塞丝袜和间歇性压力装置，教他们做足背和足底弯曲和深呼吸。

(2) 感染：患者的骨头和伤口都有细菌感染的风险。静脉预防性注射抗生素，严格进行伤口无菌处理。髋关节置换术后假体深部细菌感染是髋关节手术中最严重的并发症之一，患者在接受细菌培养和药物敏感性试验后，首先接受靶向抗生素治疗（Bulstrode，2017），以及通过手术清除感染部位。感染可能导致假体拆除和插入临时间隔物，导致关节不稳定，预后需要进行复位。

(3) 髋关节脱位：全髋关节置换术后脱位是一种不幸的并发症，与患者或技术相关（Bulstrode，2017）。通过口头或书面的方式告知患者如何预防脱位。

（二）膝盖

1. 全膝关节置换术（关节置换术）　全膝关节置换术（关节置换术）通常是为了减轻患者的疼痛，并改善因骨关节炎等因疾病而受损的灵活性和稳定性。目前 80% 以上的患者获得了良好和持久的结果，只有 3.37% 的患者需要在 10 年后进行修复手术（Sugand & Gupte，2018）。

膝关节置换术可以是单髁（部分）或全髁（图 23-3）。单髁膝关节置换术仅适用于早期疾病或单侧腿部疾病。全膝关节置换术更为常见。

全膝关节置换术涉及将磨损的股骨和胫骨表面分别移除，并替换为金属和聚乙烯部件，提供滑动关节表面。

(1) 术前护理：全膝关节置换术后患者的术前护理与全髋关节置换术患者的术前护理基本相同，但少数例外。在术前评估时，理疗师指导患者进行特

名字＿＿＿＿　　　　病房＿＿＿＿＿　　　　程序＿＿＿＿＿												
顾问＿＿＿＿　　　　数字＿＿＿＿＿　　　　观察区域＿＿＿＿												
入院日期＿＿＿＿　　　　　　　　　　　　　观察频率＿＿＿＿												
日期												
时间												
疼痛评分（0～5）												
血管	颜色	标准											
		苍白											
		青紫											
		杂乱											
	温度	发热											
		温和											
		发凉											
		冰凉											
	膨胀	无											
		不明显											
		显著											
	毛血管再填充＜2s												
	脉搏	强烈的											
		无力的											
		无明显变化											
移动	足踝背部弯曲	没有发现主动收缩											
		主动运动没有痛苦											
		主动运动疼痛											
		被动运动没有疼痛											
	足踝足底弯曲	没有发现主动收缩											
		主动运动没有痛苦											
		主动运动疼痛											
		被动运动没有疼痛											
	足趾延长	没有发现主动收缩											
		主动运动没有疼痛											
		主动运动疼痛											
		被动运动没有疼痛											

▲ 图 23-2　神经血管记录表

移动	足趾弯曲	没有发现主动收缩									
		主动运动没有疼痛									
		主动运动疼痛									
		被动运动没有疼痛									
感觉	背蹼第一足趾和第二足趾	没有感觉									
		麻木 / 刺痛									
		全部感觉									
	背蹼第三足趾和第四足趾	没有感觉									
		麻木 / 刺痛									
		全部感觉									
	足底足趾	没有感觉									
		麻木 / 刺痛									
		全部感觉									
	中间的拱门足	没有感觉									
		麻木 / 刺痛									
		全部感觉									
	和未受影响的肢体比较 如果两个肢体受到影响，请为每个肢体使用单独的图表 如果出现异常，立即向主管护士或医疗小组报告 记录所有采取的行动										

▲ 图 23-2（续） 神经血管观察记录表

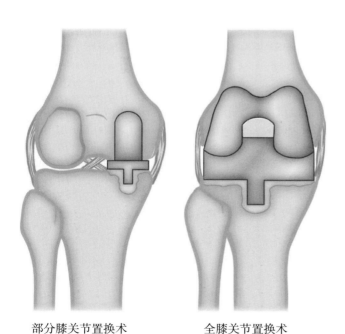

部分膝关节置换术　　　　全膝关节置换术

▲ 图 23-3　膝关节置换术

定的腿部练习，如静态股四头肌、直腿抬起和膝盖弯曲，以帮助加强股四头肌。患者被告知术后腿部可能会疼痛、肿胀和瘀伤。

- 静态股四头肌训练：指导患者将手放在受累膝盖后面，将膝盖压在手上，然后放松。有些患者很难做到这一点，如手部类风湿关节炎患者，但可以设法将膝盖向下压到床上。
- 直腿抬高练习：嘱患者收紧患侧大腿肌肉，然后尽量抬高腿。

术前指导和实施物理治疗练习对患者术后的功能恢复有直接的益处（Flynn & Lucas，2014）。

(2) 术后护理：全膝关节置换术后，如果患者还没有口服液体，则返回病房进行静脉输液。将脱脂棉纱的压力敷料从脚踝覆盖到大腿。为防止神经血管损伤，将按照髋关节置换术后的要求观察脚趾和足部的神经血管（Clarke & SantyTomlinson，2014）。伤口用缝线或缝合针缝合，术后 7～10 天取出。

潜在并发症与全髋关节置换术相似，如深静脉血栓形成和感染。重要的是，接受全膝关节置换术的患者需继续弯曲和伸展膝关节，以实现和维持一定的活动范围，并且不发生关节挛缩。由于这个原因，枕头不能放在膝盖下面，特别是晚上，让膝盖处于固定的屈曲位置。

表 23-2 中的护理计划说明了 Daljit 的护理情况，他是一名 74 岁的男子，需要进行全膝关节置换。

(3) 全膝关节置换术后出院计划：多学科团队成员须确认患者已达到规定的功能重要阶段。

- 在适当的帮助下独立移动。
- 能够爬楼梯（如果合适）。
- 充分了解练习和预防的措施。
- 独立转圈。
- 主动屈膝 70°～90°。
- 伤口愈合。
- 身体健康。

患者出院后 4～6 周在门诊复查。

2. 膝盖受伤　半月板撕裂：半月板撕裂是一种常见的运动损伤，常见于从事跪和蹲位工作的人群，如电工和矿工或有膝关节反复损伤史的职业足球运动员（White et al，2015）。

半月板撕裂分为三类（图 23-4）。

桶柄撕裂：造成这种撕裂是最常见的，完全撕裂几乎将弯月面一分为二，内部翻转就像桶柄的动作一样。

后角或前角撕裂：仅影响后角或前角。

鹦鹉嘴撕裂：这是一种水平卵裂撕裂，在髁突之间产生一个瓣，类似鹦鹉的嘴。

这些患者往往是年轻男性，腿上有重度扭伤屈膝的病史。他们感到痛苦，感觉有东西在撕裂。膝盖可能会锁紧，使腿无法伸直；然而，对膝盖的操作会使它解锁。半月板可能有肿胀、压痛和完全伸展功能丧失。然而，由于半月板是无血管的，内部 2/3 没有神经供应，可能没有疼痛或肿胀（Bulstrode，2017；Sugand & Gupte，2018）。

表 23-2　术后护理计划的患者在全膝关节置换术后，使用 Roper、Logan 和 Tierney 模型的护理

评估 / 常规	患者的问题	目　标	护理行动	评　价
排泄				
Daljit 有时排尿困难。他担心卧床休息时可能无法排尿	尿潴留的潜在风险	避免尿潴留	• 安抚 Daljit，减轻焦虑 • 在 24h 内鼓励喝至少 2L 液体 • 让 Daljit 舒适地站在床上 • 坐在马桶上，鼓励 Daljit 尽快去厕所 • 如果需要，可以拔管	• 所有护理措施均失败 • Daljit 有尿潴留 • 导尿，并引流出 400ml 尿液 • 拔除导尿管后，Daljit 没有进一步的排尿问题
Daljit 每天排便	卧床休息时有便秘的危险	避免便秘	• 鼓励饮水，摄入水果和高纤维食物 • 每天监测肠道活动并记录	Daljit 在术后第 2 天便开始排便
活动				
Daljit 膝盖僵硬疼痛，肌肉无力	功能受限的新型僵硬膝关节假体的潜在风险	• 以达到膝关节置换的最大效果 • 目标是出院前屈曲 70°～90°	• 评估 Daljit 的疼痛并服用处方镇痛药 • 安抚 Daljit • 鼓励股四头肌和直腿抬高练习 • 目标为 70°～90° 屈曲后出院，Daljit 实现 90° 屈曲后出院	他在第 2 天出院，用两根拐杖完全负重
保持安全的环境				
Daljit 担心他出院后可能无法购物或做繁重的家务	Daljit 担心，他将无法自己购物或做繁重的家务长达 3 个月	确保 Daljit 在出院时协助购物和家务	出院时，请向 Daljit 社区服务部寻求购物和家务方面的帮助	Daljit 出院后 2 周都是坐在轮椅吃饭，每周有一次家庭帮手帮他购物和做家务，直到他能自理为止

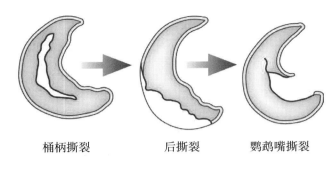

桶柄撕裂　　后撕裂　　鹦鹉嘴撕裂

▲ 图 23-4　半月板撕裂

膝盖通常最初用压力包扎治疗，例如，将脱脂棉纱的压力敷料从脚踝覆盖到大腿，逐渐减轻症状。

当已确诊，应去除松动的半月板碎片，并尽可能多地保留健康的半月板组织。因为它需要更精确的诊断和仔细的手术切除，这个过程通常是在关节镜下作日间手术。

在关节镜手术后，给患者开镇痛药，并在条件允许的情况下用拐杖活动负重，由物理治疗师给出运动计划，并建议在手术后 1 周从事轻体力活动，在手术后 2 周从事重体力活动。

3. 韧带损伤　膝关节在很大程度上依赖于前、后交叉韧带的稳定性。交叉韧带断裂常见于青少年接触性运动时（Bulstrode，2017；Sugand & Gupte，2018）。

（1）前交叉韧带断裂：患者感觉并听到"砰"的一声，无法继续进行活动。膝盖肿胀，出现关节积血（关节间隙有血）。关节血肿的存在通常表明关节受到严重损伤，并会引起患者剧烈的疼痛（Sugand & Gupte，2018）。在急性期，由于韧带肿胀，很难进行韧带稳定性的检查，因此首先要进行血肿抽吸。

最初是给患者提供镇痛药，并通过抽吸关节以减轻关节囊内的压力。许多外科医生进行紧急关节镜检查以清除血肿。当血液被清除后，就开始理疗以增强肌肉。治疗取决于年龄；较年轻的积极运动和经常接触运动的患者将从手术修复中获益更多，而较年长的久坐患者可能只受益于物理治疗和活动调整（Sugand & Gupte，2018；Bulstrode，2017）。

- 手术治疗：重建包括将前交叉韧带替换为自然组织，如髌腱的内侧 1/3 或腘绳肌。这种复杂的手术需要 3～6 个月的物理治疗和 6～12 个月的远离运动。大多数患者都取得了满意的结果，但只有 50% 的患者的稳定性达到了正常，只有 60%～70% 的患者恢复到术前的运动水平（Bulstrode，2017）。

（2）后交叉韧带断裂：这种韧带的损伤率低于前交叉韧带，大多数患者在没有治疗的情况下恢复得很好（Sugand & Gupte，2018）。保守治疗包括关节抽吸或关节镜检查，然后进行股四头肌练习。只有在持续不稳定和无法愈合的情况下才进行手术（Sugand & Gupte，2018）。

（三）足

1. 跗趾外翻　跗趾外翻时，第一跖骨向内侧偏，跗趾向外侧偏。在第一个跖骨头的外生骨疣上形成了跗趾囊炎，可能会发炎和感染（White et al，2015）。

在女性中更为常见，这种情况可能始于儿童晚期或成人早期。

保守治疗，如手足畸形，填充跗趾以减轻压力，类固醇注射和特殊的鞋子有助于使患者更舒适，但它不能纠正畸形。疼痛和畸形是手术治疗的主要原因。

- 手术治疗

有几种手术技术已被引入矫正跗趾外翻，从软组织手术到一些截骨术（White et al，2015）。大部分足部矫正手术是在全身麻醉下进行的。最常见的手术方法如下。

- 包囊切除术：切除外生畸形并去除跗趾囊炎。
- 远端跖骨截骨术：在第一个跖骨头部的颈部进行切口，头部向内移位并保持连接，如 Mitchell 截骨术或 V 形截骨术。
- 关节成形术：最常见的关节成形术是 Keller 关节成形术。这包括切除跗趾第一指骨的近半部分，形成连枷关节。第二个脚趾的位置经常受到影响，这可以用克氏针纠正。
- 跗趾关节融合术：关节融合，轻度外翻，跗趾继续负重。

2. 跗趾僵硬　第一跗趾关节的骨关节炎常被称为跗趾僵硬（White et al，2015）。行走时关节疼痛、僵硬、足趾僵硬（White et al，2015）。

保守治疗包括使用 NSAID 和矫形器，其目的是减少运动时产生疼痛（Kunnasegaran & Thevendran，2015）。

外科治疗是通过关节融合术，因为这是最可靠的方法来持久地减轻疼痛，尽管这限制了女性鞋跟的高度。

3. 槌趾　槌趾是远端指间关节的先天性畸形，通常是遗传性的。鞋子与脚趾摩擦，可能会起水疱。保守治疗，如穿更合适的鞋，用衬垫填充脚趾尖，有利于防止鞋子的摩擦。外科治疗是通过关节融合术，或截肢末节指骨，当趾尖承受过度压力时可选择手术。

4. 锤状趾　锤状趾包括近端指间关节的固定屈曲和远端指间关节的过度伸展。这种畸形通常累及第二个足趾，在近节指骨突出的头部出现疼痛的鸡眼。

保守治疗是通过填充物来缓解压力，或者通过绑住脚趾并进行温和的拉伸，然而这仅在轻症中有效。外科治疗是通过延长关节位置的关节融合术。

5. 足部手术患者的护理　大多数的足部手术都是在全身麻醉下进行的日间手术，局部麻醉用于术后疼痛。

(1) 术前护理：对患者的足部状况进行评估，以确定是否有任何循环障碍、感染或鸡眼，如果有任何损伤或切口，应通知外科医生。应记录足背动脉搏动，为术后监测提供基线，并应注意任何皮肤颜色、温度变化。应向患者详细解释手术和术后要穿的鞋的类型。

(2) 术后护理：手术结束后，患者的足部将处于膝下石膏或加压敷料中；两者都应该密切观察有无渗出或出血。应记录神经血管的观察结果，并抬高床端，以防止足部肿胀和帮助静脉回流，尤其是在凯勒关节置换术后，金属克氏针穿过敷料，并用针保护器覆盖。患者在早期会经历剧烈疼痛，开始活动时需要定期使用镇痛药。教导患者在助行器（如框架或拐杖）的支撑下用脚后跟行走。

(3) 出院计划：当患者能够安全地活动时，他们就可以出院，如果他们不用石膏固定，通常会穿一双特殊的凉鞋有助于行走，患者也会带镇痛药回家。预约 4～6 周后在门诊取下克氏针。

七、上肢骨科手术

（一）肩膀

1. 全肩关节置换（关节置换术）　随着髋关节和膝关节置换术的成功，也可进行肩关节置换术，尽管它不是那么常见。当关节受到创伤或类风湿关节炎等疾病过程的严重破坏时，可以进行全肩关节置

换术（Bulstrode，2017）。

全肩关节置换术是用金属假体代替肱骨头，并重新修复盂腔（Bulstrode，2017）。

全肩关节置换是在全身麻醉下进行的，作为住院手术，需要住院 2～3 天。

(1) 术前护理：对接受全肩关节置换术的患者进行的术前检查类似于对髋关节或膝关节置换术进行的检查和调查。

如果优势臂做了手术，鼓励患者开始使用他们没有受影响的手臂和手。

应记录两臂的神经血管状态，并在术后期间作为基线观察。

应向患者充分说明有关手术、术后护理和恢复期的问题。

应该指导患者进行深呼吸练习，并让他们意识到这些练习可能会受到限制，因为他们的手臂将处于固定器中，这可能会轻微限制胸部运动（图 23-5）。

(2) 术后护理：患者的体温、脉搏、呼吸和血压应每半小时记录一次，直到稳定后，每 4h 观察一次，持续 24h。

观察患肢神经血管情况并进行记录。

需要进行静脉输液和使用真空引流管时，需要监控并记录引流量。

当患者耐受足够的口服液体并水化时，停止静

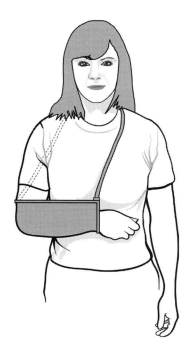

▲ 图 23-5　肩部固定器

脉输液并开始正常饮食。患者需要帮助来切碎食物。

患者的疼痛通过患者自我镇痛泵或区域麻醉来控制，并评估其疗效。

预防性使用抗生素预防感染发生。

通常在术后 7～10 天拆线，除非它们是可吸收的。

物理治疗师将鼓励患者在术后早期做手指、手腕和手精细动作和三角肌的静态练习。

在第 2 天进行 X 线检查植入位置后，鼓励患者使用受影响的肩部，并由未受影响的肩部协助手臂练习，如将手指向上移动到墙上，并将手臂向外和向内循环（称为钟摆练习）。

作为康复的一种模式，患者将需要卫生护理和着装方面的帮助，但应鼓励他们积极参与。

(3) 出院计划：在肩关节置换术后，患者可能需要 6 个月才能充分感觉到手术的益处。因此，许多患者需要一些社会服务援助，例如，帮助清洁和购物。

需要告知患者如何避免关节置换术脱位，并充分了解他们的个人锻炼方案及其重要性。运动方案是根据个人需要量身定做的，但通常包括使用未受影响的肩部的运动，如手臂、手指爬墙，抓住体操球和摆操。患者出院后 2～3 周在门诊复查。

2. 肩关节反复脱位　肩关节脱位是一种常见的损伤，在老年人中通常是由于摔伤手或手臂所致，在年轻人中则是由于运动损伤所致。多发生前脱位。患者的肩膀静止不动，呈扁平状，外表松弛，导致肩部线条下降。如果再次发生这种损伤，则可以考虑手术。全身麻醉下关节镜修复是最常见的外科治疗方法（Bulstrode，2017）。

(1) 术后护理。

- 手臂位于肩部固定器中。由外科医生决定患者肩膀开始活动的时间及速度。肩部固定器在衣服下保持原位 3 周。
- 理疗开始于温和的辅助练习，并在进行为期 3 周的随后逐渐发展为更积极的锻炼。

(2) 出院：患者出院时使用单独的运动方案和镇痛药，并充分意识到在最大限度地使用肩部之前将需要几个月。患者在门诊随访 3～6 周。

（二）肘部

全肘关节置换术（关节置换术）　肘关节置换术比髋关节或膝关节置换术少见。然而，它是一种成熟的外科手术。它越来越多地被用于缓解由类风湿关节炎引起的肘关节严重疼痛和关节破坏引起的疼痛，并恢复肘关节的稳定性和改善活动度。

(1) 术前护理：术前护理类似于接受肩关节置换术的患者，在全身麻醉下进行手术，住院时间为 2～3 天。

(2) 具体的术后护理：在最初的几天，可以在敷料上使用石膏背板来固定肘关节。

用吊带吊起手臂。静脉输液在原位进行，并根据外科医生的选择，将使用真空引流管，通常在 24h 内移除。

护士应仔细监测并记录患病手臂的神经血管情况，寻找因肘部水肿而导致尺神经受压体征，例如，小指和无名指麻木，出现任何变化时，及时报告。

大多数活动练习都集中在日常生活中，例如，屈肘梳理头发或吃饭。

(3) 出院：康复可能需要几个月的时间，患者可能需要几个星期的生活和社会服务支持活动的援助。

（三）手

1. 杜普伊特伦挛缩（Dupuytren's contracture）　这种情况发生是由于掌筋膜增厚，具体原因尚不清楚。但与家族史、肝病、酒精中毒和癫痫有关（BSSH，2016a）。杜普伊特伦挛缩在男性中比在女性中更常见，往往是双手受到影响（BSSH，2016a）。有一个或多个手指缓慢的屈曲挛缩，被拉入手掌。增厚的掌筋膜倾向于皱缩周围皮肤（图 23-6）。

手术是唯一有效的治疗方法，包括切除增厚的筋膜。手术是在局部或区域麻醉下进行的日常外科手术。

(1) 术后护理：用 Bradford 吊带抬高手以防止水肿。

需要监测和记录神经血管的观察结果，因为由于手掌的血管性质，出血和肿胀的风险很高。

因为血肿并不少见，所以需要仔细观察伤口。

一些外科医生使用休息的手夹板，而另一些医生则倾向于不使用手。

温和的瘢痕按摩有助于减少肿胀，帮助刺激血液循环，改善愈合。

(2) 出院：这只手可能需要几个月才能完全恢复使用。患者回家后，要有循序渐进的运动方案、镇痛药、精油，在某些情况下，还要用硅胶做手浴。

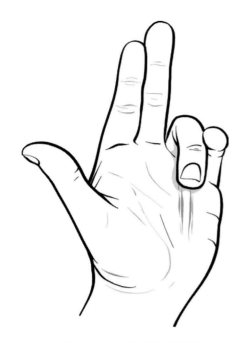

▲ 图 23-6 杜普伊特伦挛缩

2. 腕管综合征 在这种情况下，正中神经在腕管屈肌支持带下通过时受到压迫。一半的无名指、中指、示指和拇指可有改变。这往往会影响患者的睡眠，在中青年和孕妇中尤为常见（BSSH，2016b；Sugand & Gupte，2018）。类风湿关节炎或 Colles 骨折等导致滑膜增厚的疾病也可引起腕管综合征（BSSH，2016b；Sugand & Gupte，2018）。

最初通常尝试保守治疗，但大多数患者需要长期手术。保守治疗包括休息，使用手腕处于中立位置的夜间夹板以减少隧道内的压力，向腕管注射氢化可的松以减轻疼痛，以及使用抗炎药物减轻炎症。

手术是唯一有效的治疗方法，涉及屈肌支持带的分割和正中神经减压。这种手术通常为日间手术，并在局部麻醉下进行。

(1) 术后护理。

• 手臂用 Bradford 吊带吊起来。必须至少每 4h 进行一次练习。这涉及手腕、手指、肘部和肩膀，确保全方位的运动。

• 神经血管观察需要仔细监测、记录并及时报告。

• 需要观察伤口有无出血，并且敷料是术后 24h 减少，并在 7～10 天拆除缝线。

• 建议患者在休息时保持手抬高。

(2) 出院：建议患者不要弄湿双手，并指导患者在淋浴时使用塑料袋以防止这种情况发生。在休息时和继续锻炼时保持手抬高，并建议患者数周内避免举重物。

八、脊柱骨科手术

背痛是一种常见的不适。多达 84% 的成年人在他们的生活中有过背痛。在初级保健中治疗的大多数患者有非特异性的背痛，这种疼痛在 4 周内就会消失，少数患者的慢性背痛持续时间超过 12 周（Oliveira et al，2018）。背压通常是不正确抬举造成的，护士在工作场所有很多机会建议患者及其家属如何避免背扭伤。

背痛本身不是骨科问题，最好选择保守治疗（Oliveira et al，2018）。大多数背痛患者是保守地使用镇痛药来减轻疼痛和抗炎药物来减轻炎症，通过理疗以改善运动和姿势的范围。锻炼以提高灵活性，这将有助于减轻疼痛，并通过建立核心肌肉来稳定。此外还可以使用背带，它们可以减轻疼痛，减少进一步受伤的机会。

注意体重，尽可能避免重举，并指导背部护理，例如，背部锻炼和睡眠姿势，都是有帮助的。只有当保守的方法不成功时，才会考虑手术，并且可以在骨科或神经科中进行。

用于确定手术的标准涉及 CT/MRI 的发现和以下情况有关。

当保守治疗未能减轻疼痛时。

当由于坐骨神经疼痛引起的睡眠紊乱而导致身体状况恶化时。

当有神经紊乱时，如肠和膀胱控制的中断。

有多种手术选择，都是在全身麻醉下作为住院患者进行的；住院时间由手术程序和患者恢复情况决定。

显微外科：使用显微镜和微型器械进行手术。

椎间盘切除术：切除突出的椎间盘。

椎板切除术：手术切除突出的椎间盘和一个或多个椎板。

脊柱融合：脊柱融合以稳定脊柱。

（一）脊柱手术后患者的具体术后护理

患者平躺在有一个枕头的固定床上。

温度、脉搏、呼吸、血压和神经血管观察最初每半小时监测一次，并逐渐到每 4h 监测一次。

护理患者受压部位和观察伤口。

可能会在原位放置 24h 引流管，应对此进行监测并记录引流量。

在第 7～10 天将缝线 / 缝合钉移除。

如果患者疼痛，应给予镇痛。

当患者摄入足够数量的饮水量时，可以移除静脉输液。

因为患者由于其在床上的位置而有尿潴留的风险，应监测和记录尿量。

当患者耐受口服液体时，可以开始饮食，高纤维饮食将有助于预防便秘，这是许多背部手术患者所经历的并发症。

鼓励深呼吸练习、足部练习和背部加强练习。

在椎间盘切除和椎板切除术后，如果疼痛可以耐受，在外科医生和物理治疗师的指导下，患者可以在术后 24h 内活动。脊柱融合术后，患者卧床时间延长，一旦疼痛可以耐受，就会鼓励患者活动。

有些外科医生更倾向于让患者在指定时间段内穿紧身胸衣。

指导患者安全坐姿，弯曲和站立，并根据他们的个人需求量定制书面信息。

（二）出院

物理治疗练习是非常重要的，避免举重和良好的姿势的建议是加强和支持的书面信息，如果为患者提供了紧身胸衣，需要指导他们如何使用它。患者出院后 2 周在门诊复查。恢复工作取决于脊柱手术的类型和患者的恢复情况，椎间盘切除术或椎板切除术可能是术后几周到脊柱融合术后数月之内的任何时间。

九、骨折

骨折可以定义为骨连续性的丧失或断裂（Clarke & Santy-Tomlinson，2014）。裂缝按裂缝的类型、复杂程度和部位进行分类（表 23-3）。骨愈合的阶段如图所示（图 23-7）。

（一）骨折治疗

早期管理旨在将任何受污染的伤口转化为干净的伤口。骨折治疗的主要目的是：

- 复位：恢复骨的正常排列。
- 固定：骨折断端维持在复合后的位置直至骨折愈合。

表 23-3　骨折的分类

类 型	定 义
完全骨折	骨完全骨折成两块或两块以上
不完全骨折（不完整）	骨不完全骨折
开放性骨折（复合性骨折）	骨断裂，突破皮肤
闭合性骨折（简单性骨折）	骨头骨折但未突破皮肤
青枝骨折	骨头一侧骨折，另一侧弯曲。这是很常见的儿童骨折
粉碎性骨折	骨碎裂，粉碎成较小的碎片
斜行骨折	骨与长骨轴成 45° 角断裂
螺旋形骨折	骨折线呈螺旋状
横行骨折	骨与长骨轴成直角断裂
嵌顿骨折	骨头的一部分被强行嵌入另一部分的骨折
病理性骨折	因骨质疏松或骨质疏松等疾病引起的骨质弱化而导致的骨折

- 康复：恢复正常功能或协助患者应对残疾。

1. 复位　复位可以通过封闭操作或开放减少来实现。

闭合包括将移位的骨碎片拉到正常的解剖位置，恢复排列。

开放是通过手术切口实现的。当闭合复位不成功或需要避免局部外夹板时，如老年股骨颈骨折患者需要早期固定时，可采用该术式。

2. 固定　固定可以通过外部或内部夹板来实现。外部夹板可以通过保守或手术实现，包括非刚性的支撑方法，例如，吊带、石膏固定、皮肤或骨骼牵引以及外部固定架。

(1) 石膏固定。

- 熟石膏最常用于刚刚受伤的患者，因为它会膨胀（Szostakowski et al，2017）。它比合成石膏便宜，但缺点是它很重，需要 48h 才能完全干燥。

- 合成铸型允许早期负重，因为它们在 20min 内干燥，对于需要早期活动的老年患者是理想的。但是，它们比熟石膏更昂贵，并且不能膨胀。因此，不应将它们用于刚刚受伤的患者。

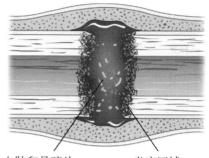

血肿和骨碎片　　　　炎症区域

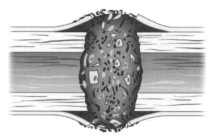

凝块和骨碎片的吞噬作用
肉芽组织增长

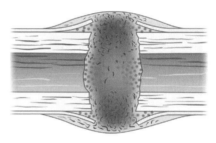

成骨细胞开始形成新骨

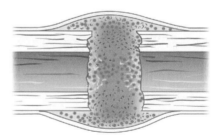

新骨逐渐扩散以弥合间隙

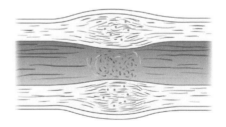

骨愈合
成骨细胞重塑和引导骨骼

▲ 图 23-7　骨骼愈合阶段
引自 Wilson，2018

- 铸支架可用于上肢或下肢骨折。它们与肢体的形状紧密相连，用铰链固定，以允许关节运动。

  在石膏中对患者的特殊护理如下。

- 应抬高石膏中包裹的肢体，以防止水肿和帮助静脉回流。

- 石膏不应该放置在坚硬或尖锐的表面上，必须使用手掌进行处理，以避免变性，因为这可能会对潜在的皮肤造成压力。压疮形成的迹象包括灼烧疼痛、难闻性气味和石膏变色。可以在石膏中切割一个窗口，以便进行治疗，但必须经常更换，以避免进一步肿胀。

- 应检查所有手指的颜色、感觉、温度和移动性，以确保循环和神经传导不受损害。此外，应进行疼痛评估，并检查石膏在近端和远端区域是否紧密、手指发冷，变白或发绀，疼痛且水肿，血液循环不良（Jester et al，2011）。

- 如果出现明显神经血管损伤的体征和症状，应立即告知医生剪开固定的石膏，石膏过紧会导致肌腔缺血，造成不可逆转的伤害（Szostakowski et al，2017）。

许多患者回家时都戴着石膏，给他们明确的口头指示和关于如何护理特定石膏的书面信息是非常重要的。NMC（2018）在《守则》中明确规定，护士必须向患者提供有助于改善他们健康状况的信息，这在向患者提供信息时也同样重要。骨科设置必须以患者能够理解的方式提供信息；可能需要以各种形式提供信息，如大号字体或盲文。

(2) 牵引力：牵引力是对身体部分施加拉力，并向相反方向施加反牵引力。牵引分为两大类。

- 固定牵引：托马斯夹板是固定牵引的最佳例子，反力作用于坐骨结节。托马斯夹板现在很少使用，除了儿科和转移期间。

- 平衡牵引或滑动牵引：平衡牵引涉及在肢体上使用重物，当床脚抬高时实现反牵引。

牵引可以通过将皮肤牵引以捆绑的形式施加到患者的患肢（图 23-8）。

这种捆扎可以是黏合的，也可以是非黏合的；然而，由于皮肤受损的风险增加，建议使用非黏合捆扎。第二种应用牵引的方法是骨骼牵引，包括通过骨头插入金属销，允许施加较重的重量（Sugand & Gupte，2018；Jester et al，2011）（图 23-9）。

牵引中患者的具体护理

- 每次交接时应检查牵引设备，确保牵引和反牵引保持正常。
- 牵引绳在任何时候都应绷紧，只有在施加牵引或反牵引时才应解开。如手动牵引时。
- 可以使用床架来防止被褥干扰牵引与牵引力。
- 皮肤牵引应至少每日去除一次，以进行肢体清洗和皮肤检查。
- 骨骼牵引的患者应注意不要接触钉或针的部位，应使用钉盖来覆盖尖锐的钉防止患者受伤。

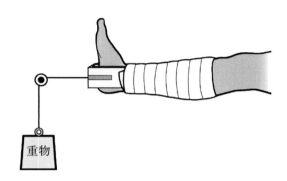

▲ 图 23-8　皮肤牵引

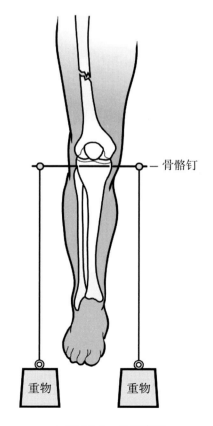

▲ 图 23-9　骨骼牵引

- 骨针部位应定期检查是否有感染的迹象，如发红、发热或渗液，并应每周清洗一次，尽量减少干扰。
- 应观察和记录四肢的颜色、感觉、温度和运动，以及疼痛或肿胀的迹象。
- 2h 压疮护理至关重要。脚跟应该停在伦纳德的垫子上，并且在使用吊索的情况下，观察吊索的边缘是否有受压的迹象。
- 滑轮应自由运行，牵引线应在直线上运行。砝码应自由悬挂，不得放在地板或椅子上，并且应该是正确的重量。应检查线是否有磨损。

患者还将需要一般的护理和理疗，以防止深静脉血栓形成、胸部感染、肌肉萎缩或足下垂（Jester et al，2011）。

(3) 外部固定：不能用石膏或牵引固定的骨折需要外部或内部固定。外固定往往用于严重的骨丢失或广泛的软组织损伤的骨折中（Jester et al，2011）。这包括用固定在外部框架上的金属钉固定骨头和骨碎片（图 23-10）。

有外固定器的患者的特殊护理

- 观察神经血管状态的改变，如前所述。
- 在管理外部固定器时给予患者充分的解释和支持，确保他们意识到早期辅助活动的好处。

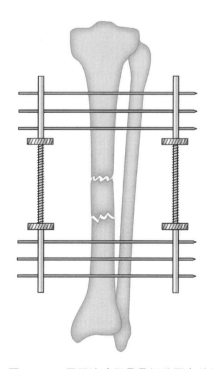

▲ 图 23-10　用于治疗胫骨骨折外固定装置

- 在使用外部固定器时，协调治疗是必不可少的。患者将需要大量的安慰和支持，帮助他们接受难看的外部固定架，这可能大大改变他们的身体形象。
- 有外固定器的患者，针孔感染的风险很高。这可能是浅表感染，可以用简单的抗生素治疗；但是，如果不治疗，感染可以沿着针道进展到骨头，这可能会产生严重的影响。
- 每周应进行针位护理，且最少对结壳和结痂形成的干扰。在可能的情况下，应鼓励患者在可能的情况下自己进行，以帮助患者接受固定器。

(4) 内固定：内固定装置有多种类型，如髓内钉、压缩钉、钢板和螺钉（图 23-11）。内固定用于以下情况。

- 允许早期肢体或关节运动或避免长时间卧床固定，例如，老年股骨颈骨折患者（Solomon et al，2014）。
- 当外部固定不能维持足够的复位时，例如，涉及关节表面的骨折。
- 在多处骨折中，其中一个或多个骨折的内固定可能有助于使其他损伤的治疗更加简单。
- 在某些病理性骨折中，患者的预期寿命可能很短，例如，恶性肿瘤或者愈合不确定。

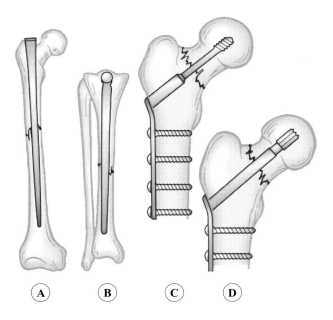

▲ 图 23-11　内固定类型

A 和 B. 髓内钉；C. 固定股骨颈的加压钉；D. 滑钉固定股骨颈

（二）骨折并发症

骨折患者存在并发症的风险，包括即时、早期或晚期并发症（表 23-4）。护士应密切观察这些并发症，并采取预防措施。

表 23-4　骨折并发症

即　刻	早　期	晚　期
• 软组织损伤 • 神经损伤 • 出血	• 感染 • 神经血管损伤 • 脂肪栓塞 • 肺栓塞 • 深静脉血栓形成 • 压疮 • 胸部感染 • 全身疾病的恶化	• 畸形愈合 • 延迟愈合 • 不愈合 • 骨关节炎 • 缺血性坏死

骨筋膜隔室综合征　骨折或整形外科手术后，引起骨科护士关注的特殊并发症是骨筋膜隔室综合征。在密闭的空间（肌肉腔）中压力逐渐增加，从而影响血液循环，氧气供应减少，从而损害该空间内组织的功能。

症状的发作可能不同，应作为医疗紧急情况处理。如果隔室内的压力不能缓解，不可逆转的神经和组织损伤将导致挛缩、瘫痪和感觉丧失，在某些情况下还会导致截肢。如果压力没有在足够的时间内缓解，将进行筋膜切开术，其中肌肉隔间被切割以减轻压力。筋膜切开术的伤口保持开放状态，患者被送入手术室清除缺血肌肉，在某些情况下，还需要伤口皮肤移植（Bulstrode，2017）。

骨科护士通过评估肢体的"5 个 P"——疼痛、面色苍白、无脉动、麻痹和瘫痪，在监测骨筋膜室综合征方面发挥着至关重要的作用（Schinco & Hassid，2018）。应评估并记录在神经血管观察图上（见图 23-2），有任何变化时及时报告。

十、出院计划及建议

骨科择期就诊的患者应该在入院前或创伤患者入院的第 1 天开始制订出院计划。许多患者实施早期出院计划，在家中接受护理。

每个患者都需要系统并且个性化的记录，由于骨科患者病情和年龄差异很大，因此制订了个性化出院计划。

患者应该积极参与他们的出院计划中，并且多学科团队的成员都必须全面的评估患者的情况，以确保患者顺利出院。

在许多情况下，患者需要辅助用具，工具或对家进行改建。如楼梯栏杆，以协助他们的生活活动，或由社区护士提供社会服务支持和援助。有些患者可能需要交通工具带他们回家并进行随访。

应向患者提供小册子或以小册子形式提供书面信息，如果患者在家里需要进一步的建议、支持或信息，应列出联系电话。

大多数患者将需要与骨科医生进行随访预约，从出院到预约的时间长短取决于患者的病情。

十一、结论

本章概述了创伤和择期骨科患者护理的一些基本原则，讨论了一些更常见的骨科条件和外科手术。骨科正以前所未有的速度变化，本章介绍了一些骨科技术的发展和骨科护理的特点。

要点总结

- 骨科手术是为疾病或肌肉骨骼系统损伤的患者进行的。择期手术是为患有肌肉骨骼系统疾病的患者计划的手术，如骨关节炎。创伤手术是作为紧急情况进行的，如骨折后。

- 最重要的是，骨科医生需要考虑所有择期和创伤骨科患者的身体、心理、社会和文化的需求。

- 在可能的情况下，应在入院前向所有骨科患者提供有关其病情的建议、支持、口头语和书面信息。如果是紧急入院，应在入院后尽快解决，并持续到出院。

- 骨科患者的护理旨在促进愈合，防止进一步的损伤或并发症，最大限度地提高独立性，促进最佳康复。

反思性学习要点

- 骨科的择期手术和急诊手术患者的术前准备有何不同？

- 对于接受骨科手术的患者，护士必须考虑哪些相关的法律、身体和心理问题？

- 护士应该采取哪种正确护理方式来确保那些经历骨科手术的患者顺利出院？

第24章　整形手术患者的护理
Patients requiring plastic surgery

Jane Holden　著　李　欢　译

主要目标
- 掌握主要的整形手术与外科专业的相关性。
- 了解什么是皮肤移植，以及掌握管理皮肤移植及其供体部位所需的护理技能。
- 了解什么是皮瓣并区分各种类型的皮瓣重建。
- 确定微血管皮瓣患者护理的护理原则以及如何评估皮瓣供血状况。
- 确定护士在帮助患者适应整形手术后变化中的角色。

需要思考的问题
- 描述一下整形手术和整容手术的区别。
- 情绪对认知自己的长相有很大的影响；当情绪对患者的健康和幸福产生负面影响时，护士如何向患者提供支持？

一、概述

整形手术，源自希腊单词"plastikos"，意为铸形或塑造（Mazzola & Mazzola，2018；Thorne，2014），是一种涉及"塑造"人体任何部分的外科手术。该专业侧重于外科手术，而不是解剖部位（Thorne，2014），与人的一生密切相关。尽管整形外科在"拯救生命、改变和增强手术"方面有所发展（Asbery，2017），但公众仍然认为整形外科主要是美容手术。虽然这些都很重要，但它们只是涉及先天性、性别相关、创伤性和癌症相关的外科领域的一个方面。

与该专业相关的基本技术包括皮肤移植和皮瓣重建。虽然以前这些手术主要是由整形外科医生进行的，但这些技术并不局限于一个部位，这一事实导致许多外科医生在众多外科手术中应用这些技术（Thorne，2014）。因此，护理人员在专科病房进行整

形手术护理（Thorne，2014）正迅速成为过去。相反，在病房或社区护理的任何外科专业的患者都可能经历过这些手术。这突出了所有外科护士发展知识和技能以更好护理这些患者的重要性。本章的重点是整形外科中最常见的两种技术，即皮肤移植和皮瓣。它旨在提供实用技巧，将理论与实践联系起来，实现最佳结果。作为一个基本的介绍，作者希望鼓励读者大量阅读与他们的实践领域相关主题的文章和书籍。作者假设读者掌握了本书在患者住院的不同点上管理进行整形手术的患者的相关章。

二、整形外科的手术过程

临床上外科医生一般会基于重建阶梯原则来做出伤口缝合处理的合理决策。重建阶梯原则是指将伤口缝合技术按复杂性进行排列，从底部梯级的较简单方法到高梯级的更具技术挑战性的方法的一种

指导原则（Black & Black，2012；Hsieh，2015）。新的伤口缝合的技术也在不断地出现、改进与发展（图 24-1），现在患者更愿意听从外科医生的建议，选择最佳的伤口缝合建议，而不是直接用最简单的技术处理，然后针对可能出现的问题逐步升级处理（Janis et al，2011）。因此，更复杂的程序可能更适合所讨论的问题，并相应地进行选择，以确保在功能和美学方面的最佳结果。

三、皮肤移植

皮肤移植是指将一段真皮和表皮，从其自身的供血部位（供体部位）中以薄片的形式移除，然后放置在身体的另一个区域上以覆盖缺陷部位（受体部位）皮肤的过程（McGregor & McGregor，2000）。皮肤移植物分为中厚式和全厚式，移植厚度由移植皮肤中真皮的厚度决定。全层皮肤移植物（full-thickness skin graft，FTSG）包含所有的表皮和真皮，并且仅作为一层使用。相比之下，中厚皮移植物（split-thickness skin graft，STSG/SSG）包含所有表皮和不同程度的真皮层，因此真皮层被分裂。它可以整体使用，没有孔（称为薄片），插入孔以允许渗出物通过（称为有孔的），或者通过电气设备插入大得多的孔（称为网状）。网状 STSG 允许移植物伸展，以覆盖更大的表面积并促进渗出物排出（Beldon，2007）。最初，网状移植物类似于"线背心"的外观，中间有裸露的区域。网格越大，孔越大。这些区域随着上皮再生而愈合。最终的瘢痕将保留网状外观，因此不利于面部或头部等需暴露的部位（McGregor & McGregor，2000）。表 24-1 概述了 STSG 和 FTSG 之间的差异。

皮肤移植的适应证是重建血管表面，包括以下内容。

- 皮肤病损切除。
- 游离皮瓣移植。
- 替换因创伤撕脱或外科清创术造成的皮肤损失。
- 筋膜切开部位的封闭。
- 慢性伤口的封闭，比如腿部静脉溃疡。
- 保护性临时重建，为更复杂的重建争取机会。
- 畸形地矫正，如瘢痕挛缩和蹼状手指的松解，也称为并指畸形。

皮肤移植的成功与否是以"摄取"的程度来评估

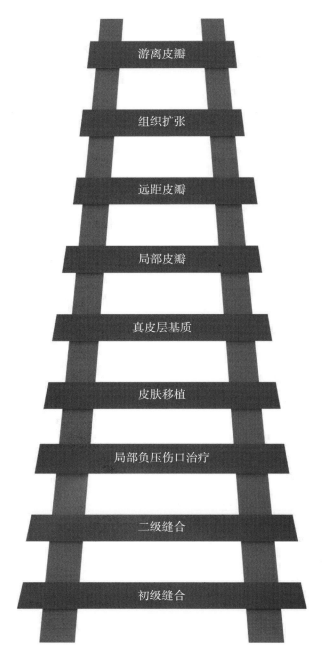

游离皮瓣

组织扩张

远距皮瓣

局部皮瓣

真皮层基质

皮肤移植

局部负压伤口治疗

二级缝合

初级缝合

▲ 图 24-1　重建阶段原则

和表达，是指移植皮肤对受体床的黏附性，并从该区域吸收新的血液供应。"摄取"的过程分为 3 个阶段，称为血清吸收期、血运重建期和成熟期（Scherer-Pietramaggiori et al，2018）。

第一阶段：血清吸收期。发生在皮肤移植的最初几天，移植皮肤通过皮肤受体和供体间的血浆弥散来吸收氧气和营养物质，纤维蛋白原转化为纤维蛋白将移植皮肤固定在受体部位。

第二阶段：血运重建期。对于皮肤移植的长期

表 24-1　FTSG 和 STSG 区别

	FTSG 全层皮肤移植物	STSG 中厚皮移植物
层级	包含表皮层和真皮层，不包含皮下组织	所有的表皮和不同层次的真皮，但不是所有的真皮
获取方式	手术刀	滚轴取皮刀
大小	大小受限于直接封闭供体部位的需要，因此面积相对较小	可以广泛。网格允许皮肤表面积增加 2～3 倍
应用	完好无损，移植物上没有洞	作为一个整体；有小孔的或者有大孔的
血供	两者都与自身的血液供应分离，一旦应用，就完全依赖于受体部位来开发新的血液供应	—
收缩	成熟时收缩较少	移植物越薄，成熟时收缩越大
感觉	更多的感觉神经支配是由于神经的转移，但最终结果是可变的	伤口床上的神经恢复了部分感觉，但比 FTSG 少，也不稳定
美观	收缩小，美观效果好。供体部位离受体部位越近，皮肤颜色越匹配	片状移植物比穿孔或网状移植物更具有美学效果。穿孔越多，网眼越大，越不美观。移植部位的肤色不匹配
弹性	更强壮，但仍易受创伤	更容易受到创伤
供体区域	取皮后没有表皮元素留下，因此需要直接闭合，通过主要愈合。取自松弛适应直接闭合的部位，如耳前 / 耳后、肘前窝、锁骨上区、腹股沟	残余的表皮器官，如腺体和毛囊仍然存在，因此发生再上皮化，通过刺激愈合。常见的部位是大腿和臀部，但也可以是任何地方，这取决于修复缺损所需的皮肤量

引自 McGregor & McGregor, 2000；Beldon, 2007

存活至关重要。它涉及吻合、新生血管形成和内皮细胞生长。

- 吻合包括将受体部位的现有血管重新连接到移植皮肤的血管末端。
- 新生血管形成涉及受体部位和移植皮肤之间的新血管的向内生长。
- 内皮细胞生长涉及受体部位内皮细胞的增殖。

第三阶段：成熟期。移植皮肤完全整合到受体部位。所有的组织开始重塑和收缩，反映了伤口愈合的最后阶段。

成功的"移植"依赖于受体部位无感染，有良好的血液供应，以及移植皮肤和受体部位之间的持续密切接触，直到新的血液供应建立。研究表明，这一过程的时间有所不同。根据植皮的厚度，这一过程在几小时内开始，持续几天（Scherer-Pietramaggiori et al，2018）。公认的时间范围是 STSG 5～7 天，FTSG 7～10 天（McGregor & McGregor，2000）。植皮之前，事先计划确保受体部位有足够的血液供应来支持植皮，并且没有感染是至关重要的。受体部位的血管问题存在以下几点。

- 受体部位准备不充分，没有活性组织且清创不

充分。

- 受体部位自身血管条件不佳，比如骨骼无骨膜覆盖，肌腱无副腱、软骨和脂肪。虽然，皮肤移植物也可以通过所谓的"桥接"现象"接管"裸露的骨骼和肌腱，当移植区域的皮肤周围的血液供应成功建立，可以提供充足的活力以供移植皮肤的存活与生长。但是这也仅仅适用于较小范围移植（McGregor & McGregor，2000）。一般而言，不论多小范围的皮肤移植物，无血供或血供欠佳均可能会失败。
- 受体部位血供受到潜在疾病的影响，比如血管疾病、放射治疗部位等。

确保移植部位无皮肤感染是至关重要的。特定的生物体会影响到移植皮肤的成功摄取，如化脓性链球菌、铜绿假单胞菌。建议在手术前确认皮肤无相应细菌的感染（McGregor & McGregor，2000）。

皮肤移植可以通过局部或全身麻醉进行，受移植部位和患者评估的影响。将 FTSG 切割成缺口的精确形状，然后固定到位（图 24-2），与 STSG 相比，FTSG 通常用于边缘有一些重叠的缺口（图 24-3）。

外科医生使用各种固定方法，如胶水、可溶解

和不可溶解的缝线或缝钉。一旦应用，皮肤移植物必须与受体床保持密切的持续接触。未能达到这一目标可能是由于夹板不足或固定不恰当所致，导致皮肤移植物和受体部位之间的摩擦或剪切。移植物下的血清块或血肿也将阻止吸收和吻合的过程，但可能有时直到术后第一次更换手术部位敷料时才会发现。通过初次的敷料固定和必要的二次固定施加压力，确保皮肤移植物与受体床保持密闭、持续接触。其具体方法取决于移植的部位和面积。常见的主要固定方法见表 24-2。

具体的术前建议是必不可少的，并且取决于移植的区域。目的是在保持患者活动的同时不损害皮肤移植物。作者的经验强调了明确建议活动的必要性。护士不应理所当然地认为患者会在术后初期意

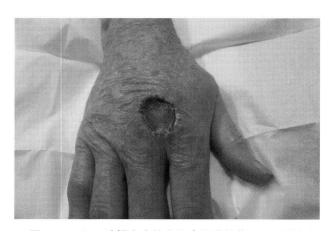

▲ 图 24-2　切至缺损大小的全层皮肤移植物（此图彩色版本见书末）

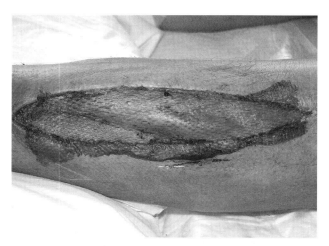

▲ 图 24-3　中厚皮移植物（网状），皮肤重叠（此图彩色版本见书末）

识活动的重要性，要在后续慢慢调整。可以在随后的后续敷料更换中提供持续的建议。

（一）植皮初次敷料更换

皮肤移植术后第一次检查可以在任何临床机构完成（Holden，2015），回访时间越早，皮肤移植物越脆弱。皮肤移植物越脆弱，它与新形成的脉管系统分离的风险就越大。根据"摄取"的生理过程，如果敷料能够充分固定皮肤移植物，并且没有早期检查的临床指征，那么将初始皮肤移植物敷料放置至少 5 天是可以的。早期检查的临床指征包括皮肤移植物下的感染或出血迹象，如果不尽快加以解决，这两者都将导致皮肤移植失败。植皮越厚，血运重建过程越长。总而言之，皮肤移植物在术后 5～10 天内要经常检查。

植皮初次敷料更换的建议　阅读手术记录将指导护士找到植皮的位置和相关的供皮区；皮肤移植物的固定类型、敷料类型和任何后续护理指导，如拆线、持续使用夹板或活动受限。让患者为移植物外观和手术的成功程度做好准备至关重要（Holden，2015）。预防性的镇痛对不同于周围皮肤的混合颜色和不同轮廓的融合至关重要（表 24-2）。捆绑带或负压敷料可能表明伤口预期的大小，但这仍然不能确保患者能接受自己的伤口。确定患者此时是否想要看到或听到伤口的进展，这将有助于护士进行这方面的护理。

第一次检查的目的是确保取出植皮敷料时不会牵拉植皮，该操作强调采取轻柔方法取出敷料的重要性。通过一层一层地去除，用生理盐水浸泡黏附的敷料，并在敷料下使用戴手套的手指来支撑植皮，保证去除时不会拉扯皮肤或损伤植皮。

一旦取下敷料，护士就要完成系统的伤口评估。TIMES（Wounds UK，2016）等评估模型提供了一种方法，如表 24-3 所示。针对植皮，要评估皮肤移植"摄取"的比例和黏附的稳定性。虽然主观，但这一术语在植皮评估中被广泛采用（Holden，2015）。要做这个评估，护士需要考虑伤口植皮比例，然后，戴上无菌手套，轻轻触诊移植物，以判断移植物粘连和稳定的比例。

在第一次检查的过程中，需要考虑患者对植皮的第一印象，以及他们对身体形象改变的适应能力。检查前再多的解释也不能代表患者第一眼看到植皮

表 24-2 植皮基础固定敷料

躯体部位	常用的固定敷料	建 议
头部、面部、耳朵	• 泡沫敷料；纱布或棉垫缝合或皮钉在移植皮肤和周围皮肤上 • 或者将泡沫敷料缝合到移植皮肤上，然后在敷料上用缝线缠绕固定，进行"组合"固定	• 敷料缝合固定良好的情况下，则不需要额外的加固 • 在面部、手指等尴尬部位应用效果显著 • 移除可能会出现的问题 ①出血和敷料粘连，需要浸泡软化后在移除 ②缝合和皮钉太紧，不易拆除，可能需要在缝合口处进行切开，除去敷料后，暴露缝线以便于拆除 ③组合敷料结合部位的缝线颜色难以辨别，建议在较好的照明情况下进行
躯干	凡士林纱布、纱布、胶带	容易产生皮肤粘连，移除前需要用生理盐水浸泡，移除时需要用戴手套的手指固定皮肤
	局部负压伤口治疗	局部负压提供了一种有效的夹板固定；困难在于 ①如果设备不能转移到社区环境，会延迟出院计划 ②如果负压封闭失效，则需要立即拆除，不再需要维持密切关注
肢体	• 除像躯干固定措施外，还需要绷带进行二次固定 • 也可以使用石膏或热塑性夹板进行制动	• 绷带固定应该是跨关节的，以提供良好的肢体支撑，不宜过紧以免引起远端肢体肿胀不适。在腿部，绷带固定建议从脚趾开始，以免引起绷带相关的脚趾水肿 • 肢体制动，抬高以减少水肿 • 术前需要建议患者不要开车
手、手指；足趾	• 泡沫敷料应用如上 • 凡士林纱布、纱布、胶带 • 石膏或热塑性夹板进行制动	• 平衡点在于保持关节活动和长时间制动来保证植皮生长 • 敷料可以进行缝合，那足够的浸泡和缓慢移除是必需的 • 长时间制动后需要进行足够的康复锻炼直至恢复正常功能状态

表 24-3 植皮初次敷料更换的 TIMES 评估框架

类 别	措 施
• 组织类别及管理方法 • 移植皮肤最常见的是上皮组织	评估 ① 植皮外观和附着皮肤占比 ② 附着皮肤稳定度占比 ③ 在可疑脂肪、筋膜或骨组织上生长的皮肤占比 ④ 其他组织占比 ⑤ 植皮下积液，如血清瘤或血肿
感染或炎症	• 评估红斑或炎症是否有其他来源，如缝合过紧、渗出物或敷料摩擦 • 如怀疑感染，应立即检查并记录采取的措施
体液失衡	• 记录存在气味或持续渗液，提示可能存在感染；孔或网格越大，分泌物会越多 • 评估是否存在水肿，并考虑干预，如下肢可能需要进行压迫的评估
边缘上皮推进	• 记录植皮边缘伤口和未愈合区域占比 • 记录重叠皮肤（表 24-3）和采取的措施
周围皮肤	• 评估炎症状况 • 评估皮肤的干燥程度和脆性，必要时采取措施进行管理

的真实感受，但可以肯定的是这种情况会随着时间的推移而改变，并应充分地答疑解惑，消除患者的担忧，可以带来更积极的体验。

理论上，在第一次敷料更换时，任何已达到固定植皮目的的缝合线或钉，均应将其移除（Beldon，2007）。对于稳定的移植物来说，这是一个很好的做法，在 5 天之后，还要修剪在移植物边缘覆盖完整皮肤上的多余皮肤。然而，如果移植物不稳定，就会担心其脆弱性，或者担心患者第一次更换敷料的经历难以忍受，那么可以推迟更换敷料。不稳定的移植物可能不会起作用，但可以保留下来作为生物敷料，尽管理论上讲所有的缝合线、钉和不能存活的皮肤应在 7~10 天内移除（Holden，2015）。

主要敷料的选择基于对移植物"摄取"和移植物未"摄取"的组织类型的评估。在不遭受机械压力的区域，如果有 100% 的"摄取"和稳定，则可以保持暴露，并开始保湿和按摩（Holden，2015）。然而，作者的经验是，这样的情况是罕见的，仅见于患者鼻子和眼睛周围非常小的区域，他们觉得能够立即适应新的外观。在大多数情况下，需要根据系统评估、护理目标、产品对皮肤移植物的影响、当地政策和相关的敷料配方来选择合适的敷料。表 24-4 列出了某些类型的敷料对新植皮的影响。

（二）辅助敷料包扎和固定选择，以确保新的皮肤移植

辅助敷料的目的是增加吸收或进一步将第一层敷料固定在皮肤移植物上。在有凹陷和裂缝的皮肤移植物中，所选择的主要敷料需要沿着轮廓模制，然后纱布可以被打开并揉成球后定位在裂缝中，将主要敷料牢固地保持在皮肤移植物上。如果嫁接区域很深，选择与嫁接区域大小一致的泡沫，可以在顶部再涂上一层泡沫来进一步支撑。建议小心放置纱布以支撑主要敷料，不要随意使用。

敷料固定需要保证安全，需根据躯体的轴线妥善调整。在需要使用胶布的地方，固定胶布如 Hypafix（Smith & Nephew）或 Mefix（Mölnlycke Health Care）等可以使用，但不应该在皮肤周围脆弱的地方使用。

在四肢的所有新皮肤移植中，建议用衬垫进行关节到关节的固定，然后用羊毛绷带来塑形和保护四肢，然后用绉纱型支撑绷带。如果没有血管禁忌证，还可以使用弹性管状绷带（如 Tubigrip）提供进一步的支撑。作者建议评估下肢移植术后肢体水肿或静脉高压症的患者术前是否适合压迫。另外，在第一次检查后，应该考虑在适当的地方使用压迫，以促进愈合。

（三）植皮的持续护理管理

随着时间的推移，后续的敷料更换可以看到移植皮肤的生长，而且在最初没有进行移植的地方，随着愈合的继续，将会发生上皮再生。因此，只有在第一次敷料更换时，才会提到植皮的"摄取"。后续的评估应说明伤口愈合的程度，并采用伤口评估和管理的原则（Lucas & King，2010）。新的移植皮肤是新形成的上皮组织，缺乏自保湿腺体，突出了对患者进行教育和建议的重要性，如按摩、保湿和保护免受创伤和紫外线照射（Holden，2015）。

表 24-4　常用敷料对新植皮的潜在影响（5~10 天）

分　类	优　点	劣　点
凡士林纱布	如果超过 90%，该区域将继续再上皮化，因此这在大面积区域或困难区域非常有用	在 24~48h 后干燥，需要频繁敷料更换
含碘、银离子产品	如果需要，可以减少生物负荷	没有生物负荷或感染风险情况下，不作为常规使用敷料
有机硅	黏附性低，可以保持几天不变	容易造成敷料下积液，导致浸渍或干燥结痂
泡沫	有用，如果切割成他们施加压力夹板和支持锯齿状移植物的大小	贴合不好，不适宜关节和身体曲线，植皮不稳情况下容易产生摩擦
水胶体	有助于在头皮、面部和耳朵等困难区域保护和滋润稳定的皮肤移植物	容易移动移植体，不适用于脆弱的移植体
藻酸盐和水纤维	如果大部分皮肤移植失败，伤口潮湿，这些可以帮助处理渗出物	该产品是凝胶形成的，有可能导致新黏附的皮肤浸渍
水凝胶	仅用于完全植皮失败的区域	这些产品会导致新黏附的皮肤变软，应在初次换药时避免使用
局部负压	第一次使用时，非常适合固定植皮，但除非植皮失败，否则不应再次使用	由于潜在的浸渍作用，初次包扎后不应再次使用

（四）皮肤移植供体部位

FTSG 皮肤移植供体部位在取完时直接一级缝合封闭，其处理方式与任何缝合线相同。STSG 采用二级缝合，最初的护理重点是疼痛和渗出物管理（Beldon，2003）。与实际的皮肤移植物相比，这种伤口对患者来说可能更成问题，因为疼痛程度在最初几天最严重，随后随着供体部位的愈合而发痒。需要提醒患者注意这一点，并建议患者采取适当的疼痛控制措施。如果有合理的镇痛和良好的固定，但疼痛在 3～5 天后没有缓解，应该检查供体部位以防感染。

在 STSG 的最初几天，供体部位会产生大量的渗出液。供体部位越大，渗出液越多。随后是伤口干燥的后期，敷料可能会黏附到新形成的上皮上。尽管 STSG 供体部位的愈合时间反映了伤口的深度以及影响愈合的患者因素，但平均愈合时间应为 7～21 天（McGregor & McGregor，2000；Beldon，2003）。

受体部位敷料应用管理的相关研究显示，没有最理想的敷料，只有合适的敷料，系统综述强调了对该主题进行质量研究的必要性（Voineskos et al，2009）。促进伤口湿性愈合的应用较多，由于褐藻酸盐、水蛭素和泡沫敷料在早期具有处理渗出物的能力，所以目前仍然很受欢迎（Voineskos et al，2009）。或者使用胶带，如 Hypafix（Smith & Nephew）或 Mefix（Mölnlycke Health Care），直接对伤口进行治疗得到了一些学者的支持，他们证明了积极的效果，包括能够在整个愈合过程中淋浴的好处（Hormbrey et al，2003）。作者对这种做法的经验有利有弊，并建议外科医生采用这种做法应该是有选择性的。护士可能会遇到的术后敷料应用见表 24-5。

在某些情况下，如老年人或皮肤取皮超过应用量时，供体部位被过度移植，皮肤被重新应用于供体部位（Keilani et al，2017）。作者建议将伤口作为供体部位进行治疗，因为主要问题仍然是需要处理渗出物的开放性伤口。不考虑敷料的选择，要集中

表 24-5　供体部位敷料

敷　料	术　后	持续敷料管理
海藻酸钠 / 水纤维，加纱布和 Hypafix 或 Mefix 作为辅助敷料	• 允许一些蒸汽渗透和渗出物的初始"穿透"，当到达敷料的顶层时可以重新填充 • 评估敷料的湿度，如需重新填充不止一次，应加以更换 • 在大腿、臀部等地方绷带不易固定的地方需家用胶带进行固定以防滑脱	• 如果 24h 内渗出液渗透到敷料的最外层，重新填充是可行的，但每一个湿敷料都需要去除，以评估是否需要完全矫正。小心地将表层渗出液移到最潮湿的那一层，防止笨重的敷料覆盖在伤口上；如果褐藻酸盐敷料是潮湿的，就达到了它最大的吸收容量，将不再能吸收渗出液。潮湿的敷料会损伤周围皮肤，而且会滋生细菌增加感染的风险（Wounds UK，2013b） • 一旦褐藻酸盐或水纤维敷料干燥，会形成一层半透膜辅助敷料，将初级敷料从新形成的上皮组织中分离出来
海藻酸钠 / 水纤维，加聚酯膜作为辅助敷料	只有在很小的 STSG 供体区使用；如果渗出液太多，可以选择更换敷料	一旦褐藻酸盐干燥则渗出液会移到此区域，更易于管理
泡沫	出现渗出物时更换（Terrill et al，2007）	泡沫敷料可以吸收渗液和限制粘连（Beldon，2003）
胶带	单张胶带应用，纱布覆盖，然后更多胶带覆盖；当渗出液渗出到外层时需更换。一旦干燥，敷料可以保持在适当的位置，患者可以淋浴（Hormbrey et al，2003）	• 在胶带潮湿的情况下需要更换纱布 • 边缘凸起时要注意修整 • 胶带下积液或有感染的迹象，需要移除胶带并进行评估干预
半渗透膜	不宜作为术后初期敷料使用，渗出量太多	当渗出液不多时，可以结合褐藻酸盐或纤维敷料作为第二选择使用
水胶体	不宜作为术后初期敷料使用，渗出量太多	用于治疗浅表的 SSTSG 供区伤口
凡士林纱布	凡士林纱布干燥后粘连在供体部位，在移除时容易造成二次损伤（McGregor & McGregor，2000；Beldon，2003），需要避免	只能作为药物载体使用，如局部使用类固醇治疗过度肉芽肿

优化伤口局部环境的护理以促进愈合，包括安全固定以减少新愈合伤口和敷料之间的摩擦来减少疼痛和不适。大腿不适合包扎，最好用安全胶带固定，避免包扎。敷料移动导致的渗出物和创伤处理失败可能导致供体部位感染和愈合延迟。铜绿假单胞菌可以在供体部位形成，表现为带有气味的亮绿色渗出物。对此的管理可能倾向于更经常地更换敷料或者局部抗生素治疗（Wounds UK，2013a）。感染和创伤增加导致的长期炎症可能导致肉芽增生，这需要及时局部使用类固醇进行管理（Holden，2015）。供体部位不愈合或反复破裂可能表明微生物超标，需要管理。作者建议供体部位愈合延迟的患者需进一步寻求专家建议。

新愈合的供体部位比较脆弱，需要较长时间的保护。建议避免选用增加摩擦和损害皮肤的敷料。对于一些患者来说，可能需要延长保护敷料的使用时间。护士需要在评估中考虑到这一点。患者教育中关于供体部位伤口的管理适用于任何成熟伤口，需要保湿、按摩和避免创伤、阳光。

四、皮瓣

皮瓣是从供体部位转移到受体部位的具有血液供应的组织块（Levine，2014）。因此，虽然皮瓣和皮肤移植物是涉及组织转移的过程，但内在的区别是，皮瓣带来了血液供应，而皮肤移植物没有（Del Rosario & Barkley，2017）。本质上，皮瓣可以描述为包含其自身独立循环的各种类型的组织。这种循环可能是由于在组织转移过程中血管供应保持完整，或者是由于完全分离，然后通过在受体部位通过手术连接血管而重新连接的结果。虽然皮瓣重建的原理和解剖学的相似性是存在的，但没有两个皮瓣将是相同的，对患者和外科医生而言，他们是独一无二的。本质上，皮瓣包括供体部位和受体部位。唯一的例外是在创伤性截肢后重新种植一个手指。皮瓣手术在所有手术专业重建中被广泛应用，包括如下。

- 对于身体任何部位的肿瘤切除后的主要缺陷，或创伤引起的需要血管化组织的缺损。
- 对于血管重建不足以支持皮肤移植的缺陷，如暴露的骨或接受放疗的区域（Levine，2014）。
- 在磨损区域，如修复压力性溃疡引起的缺陷（Black & Black，2012）。

- 在需要其他组织的区域，如口腔内修复（Wax，2013）或神经支配。
- 因创伤性截肢而分离的解剖部分的再植（Spiers，2018）。

目前，存在各种皮瓣分类系统（Levine，2014），但使用的术语可能会混淆，因为皮瓣的元素可以重叠并适应不同的类别。为了理解外科手术和皮瓣护理的含义，作者建议护士根据转移组织的类型、供体和受体部位之间的接近程度、转移范围和血液供应来考虑皮瓣，如表 24-6 所示。

如果护士不熟悉所使用的术语，访问互联网和搜索引擎有助于快速获得说明。对手术的理解将使护士能够理解所涉及的结构以及与护理的相关性，特别是在需要时对皮瓣进行初步监测。此外，如果需要额外的手术，如静脉移植以稳定循环，需要向患者解释清楚会有额外的伤口产生。

皮瓣的选择将由外科医生进行规划，他将考虑要重建的缺损和皮瓣来源（表 24-7）。皮瓣技术的成功将取决于手术前的周密计划（Salgado et al，2010）。

通过术前成像方法可帮助确认供体部位血管的供血状况，为选择合适的供体部位提供依据和建议（Thimmappa et al，2019）。延迟皮瓣是指在移植时采用手术来增加有效血供的情况。它可能包括抬高皮瓣，但不同时转移，或在转移前使用组织扩张等技术（Levine，2014）。其他影响因素包括是急诊还是择期手术、患者的病情和其他相关疾病，如吸烟、糖尿病和营养不良等因素需要加以管理，以尽可能优化患者的状况（Salgado et al，2010；Hsieh，2015）。

术前与患者的讨论对于确保知情同意至关重要，内容如下。

- 供体部位或潜在供体部位，因为切除或碎片清除的程度可能未知，要根据术中具体情况进行灵活调整（Butler & Adelman，2014）。
- 手术后部分或全部皮瓣衰竭的可能性和相关的监测机制，包括重症监护期的护理计划。
- 术后护理包括静脉输液、伤口引流、留置导尿、活动受限和可能使用水蛭疗法。
- 与常见手术相关的潜在并发症，包括出血、血肿、感染和疼痛。
- 估计恢复期和对日常活动的影响。
- 预期的后续手术程序，如切除用于监测或分割

表 24-6　皮瓣类型

分　类	皮瓣的分类	护理重点
组织类型	• 皮肤：皮肤和浅筋膜 • 筋膜皮肤：皮肤和深筋膜（图 24-4） • 肌皮肤：皮肤和肌肉 • 骨肌皮肤：皮肤、肌肉和骨骼 • 肌肉：背阔肌、三角肌、腓肠肌 • 肌肉和其他组织，如腹直肌肌皮：表示取下的肌肉和覆盖在皮肤组织上的肌肉	• 任何带皮肤组织的皮瓣的生存能力均可以通过毛细血管再充盈来评估，并且同样适用于供区 • 超过一种组织类型提供的面积或需要多种组织类型才能达到预期结果的情况下，是可以选择组织的组合来填补大的缺损（Levine，2014）
是否毗邻	• 局部皮瓣是供体位置毗邻受体位置 • 远距皮瓣是供体位置离受体位置有一定的距离	位置会受到皮瓣的位置和供体位置的影响
转移范围	• 旋转：组织在轴或枢轴上局部旋转，通常为半旋转 • 转位：组织在邻近处移动，并趋向于形成正方形或长方形 • 岛状：皮肤在转移时其血供始终保留 • 前移：不是在一个支点上移动，而是直接向前移动 • 游离皮瓣：组织完全脱离动脉和静脉循环，血管一旦嵌入受体部位就重新吻合 • 蒂：组织通过蒂与其血液供应相连接，并受旋转弧的限制（Levine，2014）	• 避免皮瓣根部扭结和压迫 • 了解吻合口的位置，密切观察并注意避免对吻合口产生压迫
血供	• 随机模式：无特定的循环支持，皮瓣的大小是生存的关键 • 轴型模式：基于皮瓣解剖学血液供应定位纵向的皮瓣 • 穿支皮瓣：以皮瓣赖以生存的血管命名，如上腹部深下穿支、胃浅下动脉、胸背动脉穿支、臀上或下动脉穿支	• 根据缺损的大小限制来选择皮瓣 • 掌握皮瓣吻合和血供相关知识，以便提供安全护理

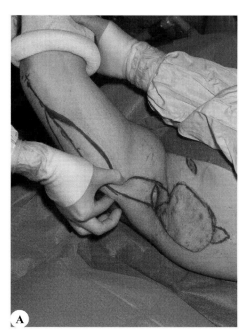

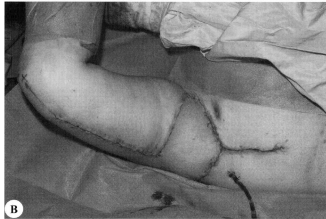

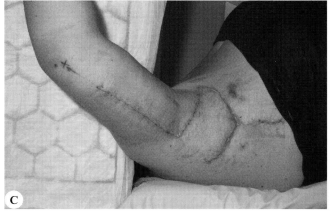

▲ 图 24-4　筋膜皮肤局部皮瓣（此图彩色版本见书末）

A. 后臂皮瓣的设计；B. 操作时插入；C. 1 周后

表 24-7　皮瓣计划

缺陷重建（受体部位）	供体部位
• 区域和部位 • 周围组织的质量 • 手术主要目的，包括预期和结果 • 将供体和缺陷结合一起的方法	• 组织匹配 • 封闭缺陷所需组织的大小，包括体积和厚度 • 供区的血供是否满足缺损的需求 • 与供区相关的疾病（Hsieh，2015）

椎弓根的皮片，如前额皮瓣。

• 预计在重建和供体部位会出现特定的瘢痕（图 24-5）。

（一）护理

小的局部皮瓣可作为日间病例进行管理，由护理团队提供相关意见，直到术后第一次临床复查。然而，在需要监测的情况下，熟练和经验丰富的护士对于早期发现临床问题至关重要（McGregor & McGregor，2000；Nahabedian & Nahabedian，2016；Del Rosario & Barkley，2017；Wax，2013）。更复杂的皮瓣需要详细地观察，包括局部皮瓣，例如，乳房缩小术中的带蒂乳头或腿部的筋膜皮瓣，以及远处的带蒂皮瓣，例如，前额皮瓣或可涉及身体任何部分的复杂微血管游离皮瓣。理想情况下，复杂的

微血管皮瓣手术的管理应该在专业单位进行，其有丰富经验和知识的护士（Broyles et al，2016），因为准确评估所需的复杂性和技能不应被低估（Khan et al，2010）。护理必须基于系统的患者评估，识别实际和潜在的问题。护士可根据自身经验和临床实践采用多种护理模式。作者根据日常活动（activities of living，AL）列出了潜在的问题（Roper et al，2000）（框 24-1）。然而，术后即刻处理的重点是促进安全恢复和维持可持续循环，以确保皮瓣成功。

1. 保持环境安全（AL 1）　这包括手术后患者的安全恢复，如第 2 章所述。皮瓣手术的重点是要维持吻合口充足血流，这取决于良好的液体平衡、预防和管理血压异常以及保持温暖的环境以防止体温过低导致循环系统关闭（Chao & Lamp，2014）。第

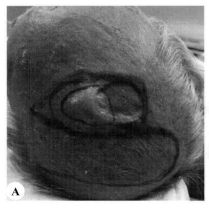
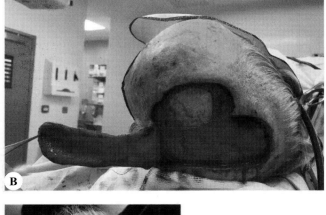
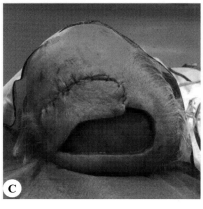
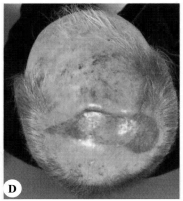

▲ 图 24-5　瘢痕——皮瓣、皮瓣供区使用的中厚度移植物（此图彩色版本见书末）

A. 缺陷进行重建；B. 抬高皮瓣覆盖骨骼；C. 皮瓣嵌入和皮瓣供区需要一个分厚度的皮肤移植；D.愈合皮瓣和皮瓣供区

框 24-1　日常活动

- 保持环境安全
- 沟通
- 呼吸
- 饮食
- 排泄
- 洗漱与更衣
- 控制温度
- 躯体移动
- 活动
- 睡眠

引自 Roper 等，2000

4 章中讨论的良好的疼痛控制是防止交感神经系统活动的基础，交感神经系统活动有可能减少皮瓣的血流量（Del Rosario & Barkley，2017）。舒适的体位也可以减少疼痛，但需要与皮瓣血管供应和引流所需的位置相平衡。外科医生的定位说明对于吻合口或蒂的影响是重要的，因为某些皮瓣，如在头部和颈部，已经表明在最初的术后时期很大程度上取决于定位（Wax，2013）。

定期对皮瓣进行检查意味着可以迅速报告和处理任何提示受损的微血管变化（Nahabedian & Nahabedian，2016）。这将受损中的皮瓣修复率提高到 75%（Hsieh，2015）。密集监测的时间取决于皮瓣的位置和外科医生的具体要求，但通常在最初的 24h 内至少每小时一次（Salgado et al，2010；Chao & Lamp，2014）。这种对强化护理干预的需求，加上复杂重建延长手术时间，说明一些患者术后可能需要重症监护病房护理 24～48h。

安全恢复取决于对手术注意事项的理解以及对吻合术和皮瓣蒂（如果存在）位置的细节说明。充分的耐心和交接于澄清任何不清楚的细节至关重要。所要求的监测参数有助于指导护理人员何时要求进行医疗检查（Salgado et al，2010）。此外，对血管蒂或微血管吻合部位的术中问题的了解，可以提醒护士术后循环问题增加的可能性（Wax，2013）。

严重的皮瓣血液供应障碍问题可能需要回到手术室纠正（Del Rosario & Barkley，2017）。因此为安全返回做准备可能是术后护理的一部分。准确的护理文书是术后护理的一个基本要素（NMC，2018），运用现存的表格和程序条款可以指导护理人员进行皮瓣护理（Khan et al，2010）。图 24-6 举例说明了

目前在伦敦教学医院使用的带描述性说明的表格。它建议在最初的 24～72h 内，每个接管皮瓣观察职责的护士与之前监测过皮瓣的医生一起进行第一次检查（Chao & Lamp，2014）。这将提供基线并促进准确报告的一致性。

(1) 血管并发症：监测血流包括使用设备检测通过皮瓣的血流，并评估皮瓣的颜色、毛细血管再充盈、温度和质地。如果皮瓣埋入后没有任何可见部分，则不能进行监测，但需要了解血液供应情况，以防止血管蒂或吻合处不适当的定位或压力（Salgado et al，2010）。在可能的情况下，比如在保留皮肤的乳房切除术中，在腹直肌肌皮瓣（transverse rectus abdominis myocutaneous，TRAM）或腹壁下深穿支（deep inferior epigastric perforator，DIEP）中，如果皮瓣被掩埋，可露出皮瓣皮肤部分的一小块，以便于监测。对于具有可见部分的可触及皮瓣或再植手指，通常使用手持外部多普勒仪评估血流，在皮肤或肌肉上插入缝合线，在此处应检测穿支信号（Salgado et al，2010；Butler & Adelman，2014；Wax，2013）。标记评估地点对于避免从邻近血管获取信号出现混乱非常重要（Salgado et al，2010）。技术的发展已经引入了植入式方法和激光多普勒血流仪（Del Rosario & Barkley，2017）。术中出现血管问题的皮瓣有更高的风险出现头颈部血管问题。因此，建议在术中使用可植入的术中多普勒来检测血管问题，还有一个额外的优点是可以在术后的最初几天持续监测血流状况（Wax，2013）。然而，不管使用何种术后监测技术，它都需要与皮瓣的临床检查同时进行，后者仍然是评估皮瓣存活性的金标准（Butler & Adelman，2014；Chao & Lamp，2014；Hsieh，2015）。

皮瓣静脉引流的新生血管在几天内逐渐形成，可能不如动脉吻合容易完成（Spear，2016）。两者都可能受到血栓的影响，需要抗血栓治疗。预防血栓或积极治疗是有争议的（Salgado et al，2010；Hsieh，2015），缺乏可靠的证据导致由外科医生的经验和患者的具体问题所指导的各种制度（Del Rosario & Barkley，2017）。即使没有血栓形成，有效的静脉循环也是渐进的。因此，静脉损害是更常见的循环问题，其流出量与动脉流入量不匹配，导致静脉充血（Wax，2013）。导致充血的因素包括皮瓣蒂扭结；皮瓣转移到身体部位的定位；限制敷料或紧身服装，比如乳房再造后胸罩；坚硬的绷带或夹板；缝合过

手术名称 _____	附加标签 _____ 姓名 _____		出生日期 _____ 住院号 _____										
医疗团队及联系方式 _____													
操作说明 _____													
使用光源 _____													
日期													
时间													
首席顾问													
颜色：红色（RF）；粉色（P）；淡黄色（C）；白色（W）；蓝色（B）；淡紫色（M）；黑色（Bla）													
温度	冰												
	凉												
	暖												
	热												
毛细血管再充盈（不适用皮肤皮瓣）	不发白												
	>3s												
	3s												
	<3s												
	没有充盈												
皮肤质地	柔软												
	海绵状												
	坚固												
	坚硬												
超声	可见												
	模糊												
	不可见												
建议													
观察解释	第一次观察记录由外科医生和护士一起执行												
手术名称	确保了解组织类型、血液供应和移植范围； 确保了解吻合口和血管蒂的位置												
手术团队和联系方式	确保你了解手术团队及其联系方式，以便发现皮瓣问题及时联系，增加皮瓣抢救和存活的机会 在图表上记录联系人姓名和电话												
术后指导	阅读所有的说明 请注意 ①特殊体位可能会影响皮瓣血液供应 ②要注意避免危及吻合口和血管蒂的位置												

▲ 图 24-6　皮瓣 / 手指监测表

术后指导	③ 由外科医生专门指导观察结果，4h 内半小时观察一次，48h 内每小时观察一次；根据外科医生的指导意见和皮瓣的状况可适当减少观察频率 ④ 用统一的光源观察皮瓣 ⑤ 护士交接班传递观察结果时要保持基线 ⑥ 皮瓣损伤的发生通常是在一段时间内发生，所以要报告细微变化
颜色	① 通过皮瓣颜色来观察灌注；颜色发生变化要立即记录上报，这对早期诊断皮瓣失败至关重要 ② 健康的薄分割厚度的肌肉皮瓣颜色应该是新鲜肉或红肉色的 ③ 带皮肤覆盖物的皮瓣可能有不同的颜色，但应始终与供区的皮肤颜色进行比较 ④ 与正常口腔黏膜相比，口腔内皮瓣会显得比较苍白 ⑤ 来自外科医生的基线颜色会对颜色变化提供观察指导 ⑥ 苍白皮瓣提示动脉供血不足，白色皮瓣提示动脉闭塞，深浅不一的蓝色或淡紫色皮瓣提示静脉闭塞。这些是皮瓣失败最常见的原因。黑色皮瓣表示组织坏死
温度	① 保持患者温暖，以促进血管扩张和最佳的血流通过皮瓣 ② 避免皮瓣周围的气流和过度的暴露；使用温水清洗 ③ 皮瓣的温度应与周围正常组织的温度相近。将一个戴手套的手指放在皮瓣上，一个放在周围组织上 ④ 冷皮瓣表示血液供应失败，可能是动脉和（或）静脉供血障碍 ⑤ 冷皮瓣提示皮瓣的血管性恶化，应及时采取行动 ⑥ 温暖皮瓣是提示皮瓣灌注良好
毛细血管再充盈	① 表明灌注，只能评估皮瓣与皮肤的组织部分 ② 3～5s 再充盈提示正常 ③ 少于 3s 提示可能存在静脉充血 ④ 大于 3s 提示可能存在动脉血流缓慢 ⑤ 不再充盈提示动脉闭塞
质地	① 正常皮瓣应该触觉柔软 ② 海绵状皮瓣的组织肿胀减少提示可能存在动脉供血不足 ③ 坚固的皮瓣提示静脉瘀血，可能是皮瓣内水肿或吻合口活血管蒂部扭结引起 ④ 坚硬的皮瓣是一个危险迹象，提示皮瓣的失败，需要立即干预
超声	① 除非另有说明，常规情况下应进行多普勒探头监测评估皮瓣 ② 吻合口位置可用缝线或记号笔标记 ③ 如果听不到动脉信号，则需立即通知手术团队干预

▲ 图 24-6（续）　皮瓣 / 手指监测表

紧或无引流空间。因此，首先就应该对这些潜在原因进行评估，并消除障碍（Chao & Lamp，2014）。需要定期检查和减压可能会导致皮瓣不包扎和暴露，从而挑战护士在皮瓣周围有渗出控制感染和防止过度暴露导致皮瓣冷却的技能。此外，需要评估和解决与改变身体形象和暴露皮瓣外观对患者影响有关的问题。

- 皮瓣颜色：颜色应该与供体部位相当。因此，任何带有皮肤成分的皮瓣都应该与其来源的皮肤区域相匹配（Hsieh，2015）。这种颜色的变化取决于潜在的血管问题。与供区相比，苍白瓣显示动脉血流减少（Wax，2013）。静脉流出引起的颜色变化因充血程度而异，可能包括粉红色到不同深浅的紫色 / 蓝色（Hsieh，2015）。深色皮肤可能更难评估。Salgado et al（2010）建议对皮瓣进行拍照，以此作为未来评估的对比。肌瓣应该表现为红色血管组织。颜色的变化可能非常微妙，对血管问题的类型不太敏感，但深红色到淡紫色表明皮瓣失败（Storch & Rice，2005）。一个 STSG 可能是网状的，用于覆盖肌肉皮瓣。在没有感染的情况下，STSG 移植失败可能表明肌肉瓣的血液供应正在衰竭（Hsieh，2015）。

- 温度：热皮瓣被灌注的理论支持了评估温度的

理由（Hsieh，2015）。用戴手套的手指评估的皮瓣冰冷提示动脉血供有问题（Wax，2013）。然而，这种评估方法的主观性需要得到进一步的认可。此外，口腔内皮瓣可能很难评估，因为它们的温度也受到皮瓣周围任何分泌物的冷却效果的影响（Wax，2013）。在监测温度的情况下，必须与周围组织的温度进行比较，并且必须考虑皮瓣长期暴露的影响，因为这可能是导致皮瓣冷却而不是循环衰竭的原因。

（3）毛细血管再充盈：带有皮肤部分的皮瓣可以通过戴手套的手指施加压力引起皮肤发白来评估，并评估压力去除后颜色恢复的速度。正常的毛细管再充盈时间可能会有所不同，目前引用的时间范围为 2～5s（Hsieh，2015；Wax，2013）。观察的挑战可能发生在皮瓣的位置和照明的变化上。毛细血管再充盈开始延长或持续时间较长可能表明动脉流入减少，而没有再充盈则表明存在明确的动脉问题。或者，更快的再灌注时间意味着静脉充血。Wax（2013）建议外科医生进行"针刺"，以评估在毛细血管再充盈时间值得关注的皮瓣中发生的出血的速率和类型。这可以用针刺皮瓣来评估，如果针刺足够充分，迅速出血将表明动脉血流良好，无出血表明动脉闭塞（Hsieh，2015），深红色表明静脉流出受阻（Hsieh，2015）。

- 质地或肿胀：用戴手套的手指轻轻触摸皮瓣将提示评估者皮瓣肿胀（僵硬）。皮瓣越厚越多，里面的液体越多，这可能意味着静脉流出的问题。然而，这一发现不能脱离其他观察结果（Wax，2013），因为其他原因可能是皮瓣定位和引流不畅的问题。海绵状或视觉塌陷皮瓣的皮肤硬度或皱纹减少可能表明动脉流入减少（Chao & Lamp，2014；Spiers，2018）。

对于护士密切评估和报告的问题时，外科医生需要重视，必要时可能需要重返手术室探查皮瓣。Butler 和 Adelman（2014）建议外科医生对于出现临床的皮瓣，应该为其设定一个较低的阈值。如果认为抢救可行，动脉衰竭的皮瓣首选手术探查。然而，在皮瓣或再植手指开始出现静脉充血迹象的情况下，可以选择使用水蛭来帮助缓解充血，直到新形成的静脉引流变得更加强健、有效。

（2）水蛭在外科重建手术中的应用：药用水蛭（hirudo medicinalis），是带皮肤成分的静脉淤血皮瓣和断指再植治疗的必要辅助手段（Spear，2016；Spiers，2018）。该疗法为皮瓣中淤血找到了出口，直到建立起合格的静脉循环（Welshhans & Hom，2016；Spear，2016；Biopharm，2019）。动脉受损的皮瓣是严格禁止使用水蛭疗法的（Del Rosario & Barkley，2017），但是如果由于静脉充血引起的则可以考虑，充血的缓解可以降低动脉吻合口的压力。水蛭会在咬伤处释放局部麻醉药，患者可以放心，是无痛的。水蛭一旦接触到伤口，水蛭会释放强力抗凝血药，包括水蛭素，使血液从该部位流出（Welshhans & Hom，2016）。据估计，水蛭有可能直接清除 5～20ml 淤血，但该部位的持续出血将持续数小时（图 24-7）。这是水蛭最重要的治疗价值（Spear，2016）。

何时开始或停止治疗的决定在很大程度上是经验性的，主要基于对皮瓣的物理评估（Spear，2016）。虽然它们的使用已被证明是挽救静脉充血皮瓣的基础，但是增加了水蛭肠道中嗜水汽单胞菌感染的风险（Biopharm，2019）。这就需要在使用之前和使用过程中开始抗生素治疗。在整个治疗期间，需要监测失血量和评估血红蛋白（Sig et al，2017）。除此之外，水蛭疗法给患者和工作人员也带来心理上的挑战（Spiers，2018；Welshhans & Hom，2016）。清晰地解释获益，如何管理它们，以及专业的方法是必不可少的。征得同意后，应用是具有挑战性的（Spear，2016），因此需要由熟悉该流程的人进行。护士是实施这种疗法的重要环节，但在使用水蛭后，可能在观察、处理和销毁水蛭方面有困难（Reynolds & OBoyle，2016）。作者认可面临的困难，但鼓励

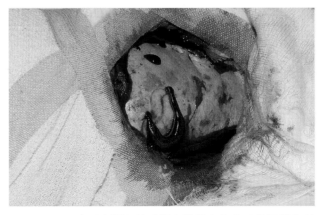

▲ 图 24-7 吮吸水蛭和静脉淤血持续出血点（此图彩色版本见书末）

护士克服这种视觉上的不适，积极面对已经承受心理压力的患者。应用说明可通过生物制药网站（Biopharm，2019）获得，护士应咨询使用这种疗法的地区的当地标准操作程序。

(3) 不可挽救的皮瓣：无法挽救或仅发生部分损失的皮瓣，其处理方法可能会有所不同。建议立即移除不可挽救的皮瓣（Butler & Adelman，2014），但在这种情况下的处理将因患者和外科医生而异。因此，伤口护理原则和清创方法将被采用。伤口愈合的动态特性意味着，一旦循环成功，观察重点将从监测皮瓣转移到所有相关组织的完全愈合。

2. 沟通（AL 2）　充分的沟通适用于患者的术前准备、手术笔记的阅读和理解、适应改变的身体图像的术后支持，以及整个过程中的患者持续教育。心理支持和关于改变身体形象的讨论至关重要。头部和颈部的皮瓣重建可能会进一步挑战这一点，因为在头部和颈部，言语交流可能会减少或缺失。是否重建的决策将会受到密集和反复监测的挑战。患者讨论和教育的时间取决于手术的原因和时间。然而，关于重建手术的患者教育需要尽早引入，并在整个康复期加强（Lucas & King，2010；Del Rosario & Barkley，2017）。参与护理能增强患者的能力，并有助于协调。随着护理目标的改变，向患者解释这些对于避免康复过程中的挫折至关重要（Lucas & King，2010）。

在第 7 章中更详细地讨论了适应身体形象的变化，外部支持机构也可以提供帮助，如下。

- 让我们面对现实——一个为面部癌症和毁容患者及家庭提供国际支持网络的慈善机构：www.lets-face-it.org.uk。
- 改变面孔——一个为儿童、年轻人和成人提供建议、支持和心理社会服务的慈善机构：www.changingfaces.org.uk。
- 拯救面孔——面部手术研究基金会慈善机构，专门致力于在全球范围内减少面部损伤和疾病：www.savingfaces.co.uk。
- 英国皮肤伪装协会（British Association of Skin Camouflage，BSAC）——一个独立的协会，使用专门的伪装产品来减少因形象改变而产生的心理、身体和社会影响：www.skin-camouflage.net。想要隐藏瘢痕或皮肤瑕疵的人使用产品已被证明对自尊有好处（Kornhaber

et al，2018），但也有缺点，因为这可能很耗时，有时会很明显（Pasterfield et al，2019），因此需要考虑患者的选择和转诊。

3. 呼吸（AL 3）　早期活动能力的降低可能会增加肺部感染的风险。在进行头颈部重建的患者中进行气管造口术并不罕见（Salgado et al，2010），仔细定位系带对于防止皮瓣收缩很重要。烟草对心血管系统、血管生成和皮肤毛细血管灌注有负面影响（Rau et al，2017），因此需要鼓励患者终生戒烟。

4. 饮食（AL 4）　如第 6 章所述，良好的营养摄入对躯体恢复和伤口愈合至关重要。然而，如果预计在术后 24h 内可能重返手术室，则需要延迟正常的液体和饮食摄入。静脉输液将持续进行，直到口服安全和充足。头颈皮瓣可能需要鼻饲或肠内营养。先前建议避免含咖啡因的食物和饮料，随后受到挑战，其对皮瓣灌注的影响需要进一步循证（Zelken & Berli，2015）。

5. 排泄（AL 5）　由于手术时间的延长和手术后液体平衡的需要，使得留置尿管成为监测出量的必要措施。尿量监测可以发现潜在的液体平衡问题，设置可接受的参数可以指导护士进行观察和预警液体不足。可以通过增加液体输入来解决，以保持良好的全身灌注，从而保持皮瓣循环（Chao & Lamp，2014）。一旦不再需要密切监测，就可以移除尿管，尽管在泌尿生殖系统重建中，导管可能需要保留更长的时间。阿片类药物和活动度降低对肠功能的影响需要评估和管理（Chao & Lamp，2014）。在肛周重建的患者中，排泄问题会受到进一步的挑战，需要避免皮瓣上的压力会使患者无法坐在便盆或马桶上排便。

6. 洗漱和更衣（AL 6）　在满足一般卫生需求时，需要考虑来自引流管、静脉输液管、导尿管、强制不动和特定定位的限制等。

7. 控制温度（AL 7）　维持温暖的环境是术后最初几天维持外周血管扩张、灌注和皮瓣循环的常见做法（Chao & Lamp，2014）。这可以通过使用对流温度管理系统（Madrid et al，2016）来实现，如加热毯、3M 拜尔护圈。这通常只在最初的 24~48h 内需要，对患者来说可能非常不舒服。其他措施包括防止气流吹向皮瓣，减少皮瓣暴露时间。

8. 躯体移动（AL 8）　活动和定位的限制将针对皮瓣以及任何其他情况，如有损伤，预计将有 24h 的强制卧床休息（Salgado et al, 2010）。不考虑皮瓣，需要确保适当减压是防止动脉闭塞的关键要求（Chao & Lamp, 2014）。此外，在计划护理时，还需要考虑皮瓣供区的移动和位置的影响。

- 在下肢创伤中，患者必须每天 24h 保持患肢抬高，直到皮瓣稳定到足以开始"悬空"。在肢体悬空的过程中观察重力变化对肢体循环的影响。随着血管循环变得更加牢固，悬空的时间也可以延长。这将由手术团队指导，并且是针对患者的。首先，这个过程将只持续 5min，重要的是要观察皮瓣颜色的影响以及皮瓣血管受损的任何变化。活动能力还需要考虑任何骨骼损伤以及骨科团队提供的关于承重状态和夹板固定的指导。

- 头部和颈部皮瓣需要患者直立以减少肿胀，密切的气道监测至关重要。虽然对弯腰和头部运动的限制可能需要加强，但可能只需要短时间的卧床休息。

- 在乳房中，在最初的卧床休息后，一旦皮瓣稳定，将鼓励活动。然而，如果皮瓣供区是腹部，需要注意避免过度拉伸，对伤口产生牵拉。缓解这种情况的方法是躺在床上，双腿屈曲，用枕头支撑，然后滚到一边，起床时缓慢地坐起来。

- 骶骨区域的重建需要完全减压，选择侧卧位或俯卧位。恢复到坐位会对该区域产生一个持续的压力，影响区域的重建。这种进展因患者而异，在某些情况下，可能会持续数周。

- 手部重建，包括手指再植，需要抬高，但在外科医生的指导范围内。虽然抬高可以减少水肿，但如果抬高过高，可能会影响动脉血流，这一事实强调了遵循手术指导或在不清楚的情况下逐个询问的重要性。

9. 工作和活动（AL 9） 恢复正常活动将取决于患者的恢复情况、伤口进展情况、其他损伤的承重限制（Chao & Lamp, 2014），工作的性质以及人们将如何去做。例如，一个带蒂前额皮瓣的患者在家里用电脑工作，他可能会比不得不去上班的人更快地回到工作岗位。一般来说，根据手术的性质，活动将至少改变 3 个月，逐步恢复。下肢皮瓣重建容易长期肿胀，可能需要长期减压至皮瓣稳定为止。

10. 睡眠（AL 10） 术后 24h 的恢复至关重要，但对皮瓣监测的反复干扰可导致睡眠剥夺（Storch & Rice, 2005）。这也会影响患者休息和手术后的恢复。因此，在可能的情况下，应计划集体进行护理干预。

（二）皮瓣供体区域

供体部位的性质和护理问题将取决于已取出皮瓣的类型。它可以直接闭合，如背阔肌或腓肠肌皮瓣。然而，在不可能直接闭合的情况下，该区域可能需要应用 STSG 移植物，如腿部局部带蒂筋膜皮瓣（图 24-8）。

皮瓣中所用组织的类型和来源可能会产生功能性后果，如从腹部取出肌肉，使用网片提供腹部支撑并防止腹壁疝的发生。此外，并发症可能与供体部位的性质和位置或其承受的张力大小有关。肌肉切除可能会导致力量的改变和对活动的影响。例如，背阔肌的使用会降低背部的肌肉力量，并影响依赖于肌肉功能的活动。潜在的问题包括出血、浆膜瘤形成、愈合延迟和进一步形成瘢痕。

出血是术后监测的一部分，具体包括观察供体部位可能出现血肿形成的肿胀，并检查伤口引流管中的引流情况。浆膜瘤的形成是无效腔中浆液的聚集，无效腔是用于皮瓣重建的组织运动的结果。由于缺乏支持一种方法优于另一种方法的证据，文献中推荐的管理方法各不相同（Massey et al, 2018）。小浆膜的处理选择包括使用弹力裤等支撑服装对该区域施加压力，至新瘢痕组织形成并伤口内密闭

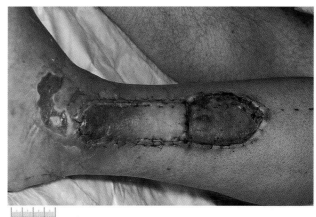

▲ 图 24-8 带血管蒂的局部筋膜皮瓣旋转和皮瓣移植供区（此图彩色版本见书末）

腔隙自发消退。然而，大的浆膜可能需要连续抽吸，并可能注射硬化剂以防止再积聚（Daoud et al，2018）。在某些情况下，慢性浆膜炎可能需要外科手术来解决（Sadeghi & Malata，2013）。当由于感染或由于移除皮瓣组织，导致在伤口边缘产生来自浆膜形成的压力时，会发生伤口愈合延迟。这些伤口应按照第5章中概述的伤口管理原则进行管理。额外的瘢痕可能会导致感觉改变，并进一步影响接受手术的患者面临的身体形象挑战。

五、结论

整形外科是基于修复和重建身体任何部分的技术，越来越多的外科医生在外科手术中使用这种技术。在皮肤移植和皮瓣手术中，至少会有两个伤口，一个受体和一个供体部位。重建的复杂性差异很大，护理取决于护士对手术的理解，遵循手术说明，并对患者的具体情况进行管理。应该通过理解与伤口相关的生理学并应用伤口评估和处理的原则来处理伤口。所有的重建都会导致伤口和随后的瘢痕，因此帮助患者改变身体形象并处理好伤口和瘢痕是整形外科专业的基础。转介到支持机构可以有助于这一点，尽管在暴露于改变的身体形象的早期，护士

管理这些患者的重要性不容低估。

要点总结

- 在最初的5～10天内，皮肤移植物处于最脆弱的状态，检查需要谨慎进行。
- 分离厚度的皮肤移植供体部位需要对渗出物和疼痛进行管理，延长愈合时间应咨询专家意见。
- 护士在处理皮瓣时需要理解术语和相关的手术。
- 复杂的皮瓣需要严密的监控，肉眼观察仍然是金标准。
- 接受任何整形手术时，手术对身体形象的影响仍然是贯穿手术过程中护理的重点。

反思性学习要点

- 整形手术对烧伤有什么作用？
- 描述护士在对接受头部和颈部重建手术的患者进行手术后护理方面的角色和职能。
- 列出并讨论通过重建手术治疗的四种先天性疾病。

附录 术语概览
List of Contributors

外展：肢体离开身体中线的运动。

吸收：排出物质进入周围组织的过程。

自动调焦：晶状体的屈光度通过睫状肌的收缩而增加的过程，使晶状体的厚度和曲率增加，使近的物体能聚焦在视网膜上。

胃酸缺乏：胃里缺乏盐酸的一种不正常状态。

内收：肢体向身体中线移动。

粘连：在炎症过程后，两个通常不连在一起的组织表面结合在一起。

佐药：可用于增强镇痛药作用的物质或治疗方法。

失认症：由于感觉通路受损而无法识别物体。

校准：被安排在正确的解剖位置的状态。

弱视：因为在生命的最初几年里缺乏视网膜刺激导致的与斜视有关的视力低下。

闭经：月经不来。

麻醉：用药物和（或）气体和（或）挥发性物质来消除感觉的一种疗法。

吻合术：两个中空结构的连接，通常在外科手术中通过缝合在一起，例如，结肠的两个部分，胃到小肠或血管的两个部分。

动脉瘤：血管（通常是动脉）的局部扩张，由缺陷、疾病或损伤引起的血管壁的缺陷，产生搏动性肿胀，在其上可听到杂音。

心绞痛：由于心肌供血不足，由心脏发出的疼痛放射到胸部、下颚和左臂。

血管再生术：新生血管形成的过程。

血管造影术：在血管内注入不透明的对比剂，可在 X 线下显示血管影像。

踝肱压力指数（ABPI）：使用手持的多普勒超声探头测量踝关节 – 肱动脉收缩压比来评估下肢动脉血液供应的一种无创检查。

厌食症：食欲不振或完全丧失食欲，可能导致营养不良和（或）饥饿。

抗酸剂：一种缓冲、中和或吸收胃内容物中盐酸作用的物质。

防腐剂：抑制病原体增殖的溶液。

缓泻剂：轻度泻药，刺激肠道活动。

无晶状体：白内障手术或外伤后眼球内缺乏晶状体。

并置：把两个对立的结构结合在一起。

心律失常：一种异常的心律，可以是规则的或不规则的。

动脉闭塞性疾病：栓子、血栓或动脉粥样硬化引起的动脉阻塞。

动脉硬化 / 动脉粥样硬化：动脉的变性，动脉壁增厚和失去弹性。

动脉切开术：切开或者打开动脉。

关节固定术：在一个关节上产生骨性融合的手术。

关节成型术：关节的外科重建。

关节镜检查：用关节镜检查关节。

无菌操作：操作时仅使用无菌仪器和溶液防止伤口污染。

散光：由于眼角膜形状不规则或水晶体异常所造成的视力障碍。

不对称：中线两边不一样。

经皮腔内斑块旋切术：使用高速切割器切除梗阻性动脉粥样硬化。

动脉粥样化：动脉内膜层脂质硬黄色斑块的沉积。

手足徐动症：无意识、缓慢的扭动动作。

细胞退化：细胞退化导致身体任何部分的损耗。

菌血症：血液中细菌的存在。

活检刀导管：一种血管内导管装置，带有一个小的开闭囊口，可以从心脏中提取微小的组织样本。

双颞侧偏盲：视野变窄。

眼睑：眼睑相关的疾病。

Blom-Singer 阀：一种喉切除术患者的人工语音系统，它允许空气进入食管而振动，连同口腔关节，使患者能够说话。

身体理想：我们头脑中关于我们希望自己身体的样子和表现的画面。

身体形象：心理体验专注于有意识和无意识的态度和感觉。它依赖于身体理想，身体现实和身体呈现。

身体呈现：呈现在世人面前的身体。

身体现实：肉体的存在。

扩张器：一种可弯曲的工具，用来扩张管状器官，如食管。

支撑物：在矫形外科中用来使身体某些部位保持正确位置的支撑物。

心动过缓：心律失常或不规则，心率低于每分钟 60 次，可能引起低血压和低灌注。

支气管镜检：主支气管的内窥镜检查。

蹈外翻：跖骨头部与蹈趾交界处的突出部位。

水眼：先天性青光眼，也被称为"牛眼"。

毛细血管再充盈：毛细血管重新充盈所需的时间——通常是用手指按压（堵塞毛细血管），然后释放压力来测试。

手足痉挛：由于血液中缺乏离子钙导致手脚抽筋。

白内障：晶状体浑浊。

睑板腺囊肿（霰粒肿/麦粒肿）：睑板腺增大和堵塞。

球结膜水肿：结膜水肿。

化疗：全身细胞毒性药物治疗。

潮式呼吸模式：呼吸的一种呼吸方式，包括间歇性的呼吸暂停。

舞蹈病：不自主的突然运动，包括屈肌和伸肌。

Chvostek 症：叩击面神经引起的面肌痉挛。

包皮环割术：手术切除包皮。

急腹症：由肌肉收缩引起的严重的痉挛性疼痛发作。

筋膜室综合征：由于出血或水肿而引起的肢体肌肉间室的肿胀，导致肌肉坏死和神经损伤。

结膜炎：结膜的炎症，通常由细菌或病毒感染引起。

收缩：把伤口边缘拉到一起。

对侧的：与对侧有关的。

皮质盲：由于枕叶受损而引起的眼盲。

反牵引力：用于对抗牵引力的力量。

青紫病：由于毛细血管内氧饱和度相对下降而引起的皮肤变为青紫。

睫状肌麻痹：睫状肌麻痹。

膀胱切除术：切除膀胱的手术。

膀胱突出症：膀胱通过阴道前壁的突出和下降。

膀胱镜检查：对尿道和膀胱进行内镜观察。

细胞学：用于诊断癌症的细胞研究。

泪囊鼻腔造瘘术：在泪囊和鼻腔之间形成一个开口。

去皮质术：去除胸膜腔内脓胸形成的厚皮质的手术。

裂开：闭合的手术伤口破裂。

去除神经支配：缺乏神经末梢支配。

去极化：使肌肉收缩的带电粒子的激增。

皮区：神经根与特定神经根相对应的身体部位。

数字减影血管造影（DSA）：一种没有背景信息（如骨骼、肠）的计算机血管造影术。

刮宫术：为诊断目的，轻柔地扩张宫颈并刮除子宫内膜。

复视：复视。

脱臼：骨头从其解剖位置移位。

解剖：撕裂或裂开，如冠状动脉壁的内层。

膨胀：腹部肿大，肠子里的气体或液体聚集。

供区：植皮或取皮的区域。

背屈：踝关节向上弯曲。

导管扩张：影响乳房的良性疾病。

导管原位癌：浸润前导管的乳腺癌。

双扫描：无创超声扫描提供动脉狭窄/闭塞或深静脉血栓的准确诊断。

构音障碍：发音困难。

计算障碍：计算困难。

书写困难：由脑损伤引起的书写困难。

阅读障碍：在阅读和抽象思维方面有困难。

痛经：经期疼痛。

性交困难：性交疼痛。

消化不良：与消化不良、恶心、呕吐、腹部不适和胀气有关的症状。

吞咽困难：吞咽困难。

语言障碍：在处理语言方面的困难。它可以是（a）

接受性的，个体在理解语言方面有困难；或者（b）表达性的，个体在用语言表达自己方面有困难。

呼吸困难：呼吸困难。

运动困难：在执行某种动作模式上的困难，如定位和拿起杯子。

排尿困难：排尿痛苦。

宫外孕：在子宫外发生的妊娠，最常见的是在输卵管内。

睑外翻：眼睑边缘翻出，通常是下眼睑。

电外科学：用热使血管凝固以防止过度出血和切断组织的外科手术。

栓子切除术：栓塞的手术切除。

栓塞：由于实体（如血栓、脂肪或肿瘤细胞）的阻塞而造成的血管阻塞。

积脓症：胸膜腔内聚集脓性液体。

动脉内膜切除术：切除动脉粥样硬化的手术。

子宫内膜异位症：子宫内膜生长在子宫外的其他部位的一种情况。

肠内营养：口服或通过放置在胃肠道的导管进食食物或液体。

眼睑内翻：边缘向内翻，通常是下眼睑。

眼球摘除术：眼睛的摘除术。

泪溢：由于泪道系统有缺陷而使眼泪溢到脸颊上。

甲状腺功能正常的：甲状腺功能正常的甲状腺。

取出：摘除眼睛的内部结构。

擦伤：皮肤表面的破损，通常围绕在伤口周围，由伤口渗出物引起。

去脏术：器官的摘除。

外生：从骨骼表面长出的骨质。

渗出液：在伤口中产生的液体，包括血清、白细胞和伤口碎片。

筋膜切开术：将筋膜切开，以减轻肌室的破坏性张力或防止动脉或神经受压。

脂肪坏死：脂肪组织的死亡，形成一种坚硬而凹凸不平的肿块，常与癌症相似，通常发生在创伤后。

纤维腺瘤：纤维或腺体组织的良性肿瘤。

子宫肌瘤：子宫或子宫颈肌肉中发现的良性纤维肿瘤。

瘘：一种异常的路径，它可以将一个上皮表面连接到另一个上皮表面，将一个器官连接到另一个器官，或将一个器官连接到上皮表面。

皮瓣：从身体的一个部位移动到另一个部位，并带走自己的血液供应。

胃胀气：胃或肠内气体的存在。

荧光镜：不需要拍摄 X 线片就能直接观察图像的 X 线设备。

异物：在体内发现的通常不属于身体的物质，例如，假体材料、缝合线和订书钉。

胃切除术：切除部分或全部胃的手术。

胃造口术：切开胃，在切口内放置一根管子，常用于喂食。

青光眼：眼压升高。

葡萄糖耐受不良：应激反应中由于大量皮质醇的存在而导致葡萄糖不能有效代谢。

甲状腺肿大：甲状腺肿大，表现为颈部明显肿胀。

移植床：将在其上进行皮肤移植的伤口部位。

生长因子：作为细胞信使的蛋白质，对细胞增殖至关重要。

滴：眼药水。

血肿：组织内局部聚积的血液。

血尿：尿液中有血。

止血术：止血的过程。

血胸：胸膜腔内不正常的血液存在。

口臭：难闻的或恶臭的口气，通常是由全身疾病引起的。

溶血：红细胞的破裂或破坏。

海姆利克阀：一种用于从气胸排出空气的小型、便携式、单向阀装置，但不适用于同时排出液体的情况。

单侧抽搐：肢体不自主的剧烈运动。

同向偏盲：右视野或左视野的视力丧失。

葡萄胎：妊娠期间绒毛膜绒毛退化成一簇簇囊肿的一种情况。

鞘膜积液：鞘膜腔内积聚的液体。

脑积水：脑脊液在脑室或大脑周围的过度积聚。

亲水的：能吸水的物质。

高胆固醇血症：血液中胆固醇含量过高。

高脂血症：血液中脂肪过多。

甲状腺功能亢进：甲状腺激素分泌过多。

增生性瘢痕：由于现有细胞增大而产生的组织体积的增加。

前房积血：眼睛前房有红细胞。

低钙血症：血钙减少。

甲状旁腺功能减退：甲状旁腺功能减退。

眼前房积脓：眼球前房有白细胞。

甲状腺功能减退：甲状腺激素分泌不足。

低氧血症：血液中的低氧水平，组织和身体器官缺氧。

子宫输卵管造影：注射不透明造影剂后对子宫和输卵管进行的诊断性 X 线检查。

子宫腔镜检查：通过内镜检查子宫腔的诊断过程。

吸入麻醉：通过使用麻醉药使人失去知觉的过程。

感染：引起宿主反应的大量微生物的存在。

不育：不能妊娠。

间歇性跛行：小腿、大腿或臀部肌肉突然剧烈疼痛，行走一定距离后发生，由肌肉供血不足引起的。

腹腔内压力：腹腔内压力增加。

导管内乳头状瘤：乳腺导管中的疣状生长物。

髓内的：在长骨的髓腔内。

术中阶段：从患者被转移到手术台上开始，到患者被转移到恢复室结束。

鞘内抗生素：抗生素通过脊髓管的囊内被注入脑脊液内。

浸润性导管癌：由乳腺导管引起的浸润性癌。

浸润性小叶癌：起源于乳腺小叶的浸润性癌。

同侧：在同一边。

缺血：身体某一部分供血不足。

黄疸：由于血液中的胆红素，黏膜和巩膜变黄。

空肠造口术：在空肠和腹壁之间通过外科手术造出的瘘管。在瘘管内放置一根细管，通常用于喂食。

瘢痕：是由于在伤口周围形成大量瘢痕组织而形成的一种瘢痕。

角膜炎：角膜的炎症。

圆锥角膜：角膜的一种异常，导致角膜根尖变薄和突起。

角膜移植术：角膜移植。

酮症：血液和尿液中由于碳水化合物代谢效率低下而产生的酮量异常。

克氏针：一种可以穿过骨头的细针。

流泪：产生眼泪。

椎板切除术：切除椎体后弓。

腹腔镜检查：使用微创技术（锁孔手术）对腹部进行内部检查。

剖腹手术：切开腹壁进行探查或手术。

喉罩导气管：单次使用的声门上导气管装置。

喉镜检查：用喉镜检查喉部。

喉部痉挛：喉部的痉挛。

背阔肌瓣：从背部背阔肌上取下的一块肌肉和皮肤瓣，用于乳房或头颈部的整形手术。

脂肪瘤：脂肪肿块。

肺叶切除术：切除一个或多个肺叶的外科手术。

淋巴结炎：淋巴结的炎症。

淋巴水肿：由于淋巴管阻塞而引起的水肿。

营养不良：当身体的营养耗尽时出现的一种情况。

乳房 X 线片：对乳房的放射检查。

乳房切除术：切除乳房。

乳腺炎：乳腺的感染。

尿道口切开术：切开尿道口的手术。

尿道口成形术：尿道口的外科重建。

纵隔镜检查：对纵隔淋巴进行观察和活检的一种侵入性手术。

纵隔切开术：打开纵隔，插入内镜。

黑粪：因出血而使大便呈黑色，这是由于下消化系统出血所致。

脑膜炎：脑膜的炎症。

绝经期：月经的正常停止，通常发生在 50 岁左右。

月经过多：严重的月经出血。

间皮瘤：一种胸膜肿瘤，常与石棉接触有关。

转移癌：从原发肿瘤通过血液和淋巴系统转移到其他组织／器官。

微钙化：乳腺中微小的白垩质沉积物。

显微切开术：一种切断乳房内导管的手术。

缩瞳剂：缩小瞳孔的药剂。

碎的：碎成小块的。

能动性：自发运动的行为。

多模式镇痛：使用不同类型的镇痛药以增强镇痛效果，同时减少不良反应。

瞳孔放大剂：一种扩大瞳孔的药剂。

脊髓造影：脊髓和蛛网膜下腔的放射学检查。通过腰椎穿刺引入对比剂，以确定脊柱病理。

子宫肌瘤切除术：通过剖腹或腹腔镜手术切除子宫

肌瘤。

黏液水肿：由甲状腺功能减退引起的一种综合征。

坏死组织：具有革质质地的局部死亡组织，颜色为黑色/棕色。

新膀胱：用肠重建膀胱。

肾切除术：肾脏切除手术。

肾造瘘管：引流肾盂的临时方法。

伤害感受：对伤害性或潜在伤害性刺激的感受。

食管造口术：从身体表面进入食管的外科手术。

食管切除术：切除全部或部分食管的外科手术。

眼膏：眼药膏。

粪便潜血试验（FOBT）：用于检查粪便样本中是否有潜血的实验室检查。

嗅觉：嗅觉。

肿瘤学：对肿瘤的研究和治疗。

卵巢切除术：切除一个或两个卵巢的手术。

睾丸切除术：切除睾丸的手术。

视轴矫正法：专为发展双目视觉而进行的眼部训练。

骨化：骨骼发育的过程。

截骨术：切割骨头的手术。

耳毒性：对耳朵产生危害的物质。

氧饱和度（SaO_2）：测定与血红蛋白结合的氧的百分比；正常范围为 95%～99%。

手掌的：与手掌有关的；也称为足底的。

麻痹性肠梗阻：部分肠蠕动减少，导致回肠阻塞。

轻度包茎：由于不能翻露龟头上的包皮而引起的一种疾病。

感觉：看待或理解某事物的方式。

经皮穿刺：一种通过皮肤的侵入性方法。

经皮腔内血管成形术（PTA）：通常在局部麻醉的情况下，将球囊导管通过狭窄处的动脉管腔，然后球囊膨胀，达到扩张狭窄的目的。

心包穿刺术：用针吸法从心包腔内抽出多余的液体。

围术期：包括术前、术中和后 3 个阶段的手术全程。

周围血管疾病：四肢循环受损引起的相关疾病。

蠕动：沿管状结构壁的运动。

恶性贫血：由于缺乏对维生素 B_{12} 的吸收而引起的贫血。

佩罗尼氏病：病因不明的纤维化过程，导致勃起畸形。

超声乳化白内障摘除术：一种白内障摘除术，利用高频声波乳化晶状体物质，使晶状体更容易被吸出。

吞噬作用：异物被吞噬，如巨噬细胞吞噬的过程。

分阶段进行：分阶段定期和规律地测量眼压。

包皮过长：指不能缩回龟头上的包皮。

静脉炎：静脉的炎症，常与血栓形成有关（血栓性静脉炎）。

恐光症：对光敏感。

闪光幻觉：总感觉到有灯光或闪光的出现。

胸腔积液：胸腔内液体的聚集。

胸膜切除术：治疗气胸时，将胸膜壁层切除的手术。

胸膜融合术：将刺激性物质引入胸膜腔以引起炎症反应使胸膜表面粘在一起。

全肺切除术：切除肺的手术。

气胸：胸膜腔内不正常的空气存在，导致肺萎陷。

性交后出血：性交后出血。

手术后：这个阶段开始于患者从手术室转移到恢复室。

效价：药物产生最大反应 50% 所需的剂量。

手术前：当患者决定进行手术，术前评估时开始，或者从患者到达手术室的那一刻开始。这一阶段在患者被转移到手术台上时结束。

老年性耳聋：随年龄增长而发生的渐进性耳聋。

阴茎异常勃起：持续处于痛苦的勃起。

初级敷料：直接敷在伤口表面的敷料。

脱垂：子宫完全脱垂，使其从阴道挤出。

增殖：细胞的繁殖。

本体感受：解释空间位置和肌肉活动的感觉功能。

眼球突出症：眼睛的异常突出。

假体：附在身体上的一种人工装置，用来代替身体缺失的或无功能的部分。

假体管：一种装在食管内的人工管，使食管通畅，并使半流食进入体内。

上眼睑下垂：上眼睑下垂，无力抬举。

肺水肿：肺组织内液体的积累，导致氧输送时间延长。

脉搏血氧计：一种利用动脉搏动来检测血红蛋白饱和氧水平的仪器。

脓性：产生脓。

脓：含有渗出物、细菌和吞噬细胞的液体。通常见于感染的伤口。

肾盂成形术：减轻肾盂输尿管交界处梗阻的手术。

象限切除术：切除乳房的一个象限。

放射疗法：用穿透性放射治疗疾病的方法。

颅内压升高：颅骨内的压力，由占位性病变引起。

直肠突出：指通过阴道后壁的直肠疝和脱垂。

复位：将骨折或脱位置于正确的位置。

折射：光线的汇聚，所以它们聚焦在黄斑上。

反流：血液逆流，即血液通过心脏瓣膜反流而不是向前流动。

切除术：通过手术切除身体的一部分。

寄生菌群：寄生在皮肤上的微生物，与宿主和谐共存。

静息痛：休息时发生的腿部或脚部的剧烈疼痛，会使患者无法入睡。

输卵管切除术：切除输卵管的手术。

输卵管炎：输卵管的炎症和感染。

输卵管 – 卵巢切除术：切除 1 个或 2 个输卵管和卵巢的手术。

硬化疗法：治疗静脉曲张的方法。在这种方法中，受影响的静脉被注射一种溶液，这种溶液会导致静脉内壁发炎，所含血液凝结，以及静脉粘连和闭合。

辅助敷料：使主要敷料固定在适当位置的敷料。

肺段切除术：肺叶解剖部分的外科切除。

自我概念：个体对自己的看法、概念和评价，包括他们觉得别人对自己的印象以及他们想成为的人。

自尊：自我评价与自我价值，即对自己有利的思考；对某人自我价值的评价。

感觉缺失：当刺激同时作用于四肢时，感觉不到触摸或疼痛，这是由顶叶损伤引起的。

前哨淋巴结：肿瘤发生淋巴结转移所经过的第一批淋巴结。

菌血症：血液中存在细菌，伴有感染和疾病的症状。

败血症：由于机体对感染的反应而引起的一种潜在的危及生命的疾病。

血清肿：血清肿块。

浆液性的：由血清和血液组成。

窦：一种伤口，其一端向皮肤开放，有一条通向盲腔的轨迹。

皮肤移植：一块与血液供应完全分离的皮肤，用于另一部位。

植皮术：植皮的附着和愈合。

疏松组织：含有一些渗出物的失去活力的组织，呈黄色、白色或灰色。

窥镜：一种金属仪器，用来扩大体内的孔或管，以便进行检查。

转移：检查以发现转移性疾病。

狭窄：血管口或开口的不正常狭窄。

支架：一种小的管状网状结构，防止动脉或其他中空结构坍塌。

造口：将肠管的一端引出体表形成一个开口。

斜视：斜视。

应激：对困难情况或不寻常反应的一系列情况的反应。

压力性尿失禁：由于腹部压力增加而引起的尿失禁，如咳嗽。

蛛网膜下腔出血：一种由 Willis 环血管进入蛛网膜下腔的出血。

皮下的：在皮下组织内的。

半脱位：部分脱位。

外科肺气肿：胸腔手术和气胸引起的皮下组织中充满空气。

交感神经切除术：一种外科手术，切除部分交感神经系统对某一区域的供应，以限制血管收缩从而增加血流量。

交感性眼炎：一只眼外伤后发生了严重葡萄膜炎，累及另一只眼的葡萄膜。

滑膜切除术：切除病变的滑膜。

心动过速：心率异常，心率可能是规则的或不规则的，每分钟超过 100 次，如室性心动过速，可导致低血压和低灌注。

呼吸急促：呼吸频率快，每分钟超过 20 次。

心脏压塞：心包腔内异常存在的血液或液体，可使心脏充血不足，并可导致休克和死亡。

里急后重：一种痛苦的状态，即尽管用力排泄，粪便仍不能从直肠排出。

张力性气胸：和气胸一样，但组织瓣允许空气进入而不能从胸腔排出，导致胸内压力增加，有潜在的致命危险。

小脑幕突出：当颅内压高于小脑幕时，位于脑干和小脑幕之间的颞叶钩状突起。

三级医院：提供高级护理的医院，包括高度专业化的治疗，如神经外科、移植、烧伤和整形。

手足搐搦症：由于血钙水平下降而导致手和脚痉挛的一种症状。

蒂尔施移植：裂皮移植的名称。

胸腔穿刺术：从胸膜腔抽出液体。

胸腔镜：胸膜表面的内镜检查。

开胸手术：将胸部切开。

血栓切除术：将血管内的血栓切除的手术。

血栓：在血管内形成的血凝块。

胸腺切除术：切除胸腺的手术。

甲状腺切除术：切除甲状腺的手术。

甲状腺功能亢进症：由甲状腺功能过度活跃引起的症状。

绑扎包：一种用于伍尔夫移植物的压力敷料。

耳鸣：耳朵里有噪音，耳鸣、喧哗或嗡嗡声。

组织扩张器：一种可充气的装置，插入皮肤下，慢慢扩张，以提供足够的皮肤覆盖邻近的缺损，而不需要使用额外的供体皮肤。

腹式全子宫切除术：通过腹部切口将子宫和子宫颈切除的手术。

全肠外营养：通过非口腔或直肠的途径（静脉或皮下）提供全面的营养支持。

气管切开术：通过颈部进入气管的开口，并插入一根留置管。

牵引：拉或拉的力量。

换能器：一种把物理变量（如压力）转换成电子波形（如血压）的装置，血压、波形和压力显示在监视器上。

短暂菌群：通过接触他人或物体而转移到皮肤上的微生物。

腔内的：通过血管的空间／腔。

经阴道的：通过或穿过阴道的。

腹直肌肌皮瓣：从腹肌上取下的肌肉和皮肤的皮瓣，用来重建乳房。

特鲁索征：当压迫大动脉或神经时发生的肌肉痉挛。

切开活检：取一小块组织作组织学诊断。

T 形管：在探查或手术后置入胆总管内的一根管，以保持胆总管畅通，让胆汁自由通过，直到水肿消退。

超声波：利用声波进行的放射学检查。

尿道成形术：尿道重建的开放性手术。

尿道切开术：尿道狭窄的内镜切割术。

尿急：一有尿意迫不及待想解小便。

尿流率：排尿的速度和量（毫升）。

尿频：排尿频繁，如每天多达 10～12 次。

尿失禁：无法自主控制尿的排出。

真空辅助闭合术：应用局部负压在伤口上，辅助伤口愈合和植皮后的闭合。

外翻：向外位移。

精索静脉曲张：精索的静脉曲张状态。

内翻足：向内位移。

输精管结扎术：男性绝育的手术。

血管收缩：血管的收缩。

血管扩张：血管的扩张。

输精管吻合术：输精管切除术的逆转手术。

静脉造影术：注射不透明对比剂对静脉系统的 X 线检查。

心室壁瘤：心肌梗死引起的部分心室壁膨出、变薄、增大。

眩晕：运动幻觉；头晕。

内脏：体腔的内部器官。

外阴切除术：外阴的全部或部分切除。

楔形切除：不参考解剖部分而切除部分肺的手术。

局部广泛切除：切除肿块加上周围的健康组织。

Wolfe 移植：全层皮肤移植的名称。

创伤：造成组织损伤并可能导致皮肤或组织连续性损伤的一种状态。

异种移植：将一个物种的组织移植到另一个物种体内。

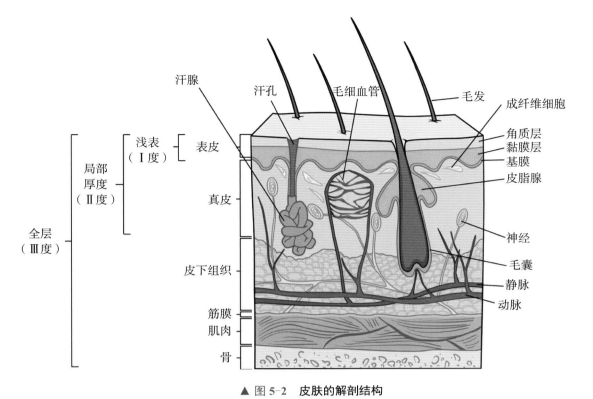

▲ 图 5-2　皮肤的解剖结构

引自 Klas K.S.A., (2013), Chapter 20, Burns. In Sole, M.L., Klen, D.G., & Mosely. M.J; Introduction to critical care nursing (6th edn.). Elsevier Inc.

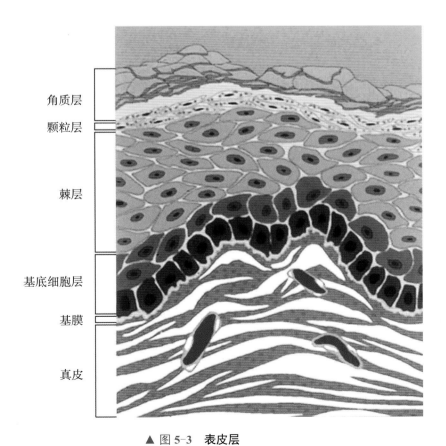

▲ 图 5-3　表皮层

引自 Bennon, S.D (2011). Epidermal layers and papillary dermis, In; Fitzpatrick, J.E., & Morelli, J.G., Dermatological Secrets Plus (4th edn.). Elsevier Inc.

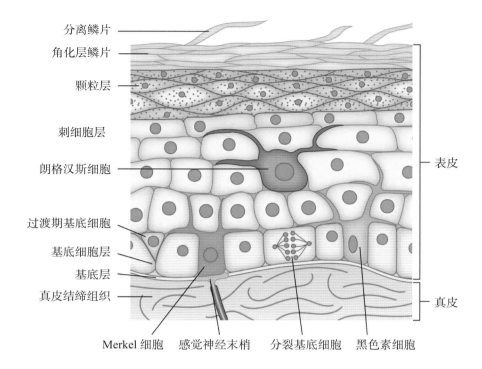

分离鳞片

角化层鳞片

颗粒层

刺细胞层

朗格汉斯细胞

过渡期基底细胞

基底细胞层

基底层

真皮结缔组织

Merkel 细胞　感觉神经末梢　分裂基底细胞　黑色素细胞

表皮

真皮

▲ 图 5-4　表皮层内的特殊细胞

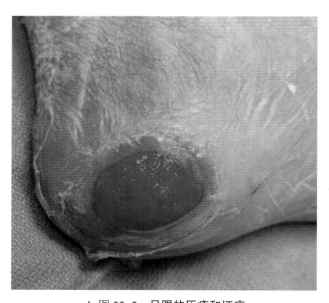

▲ 图 22-5　足跟的压疮和坏疽

引自 Bhatia, A.C. & Rohrer, T.E. (2005). *Surgery of the skin: procedural dermatology*. Elsevier Inc.

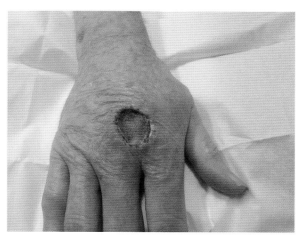

▲ 图 24-2　切至缺损大小的全层皮肤移植物

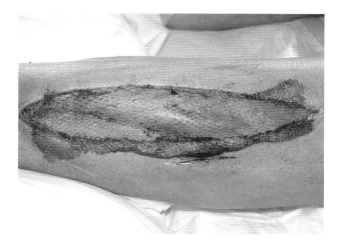

▲ 图 24-3　中厚皮移植物（网状），皮肤重叠

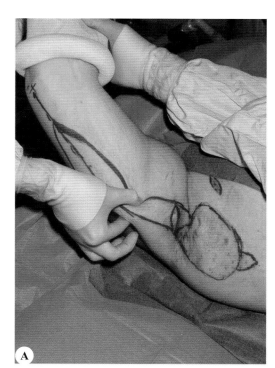

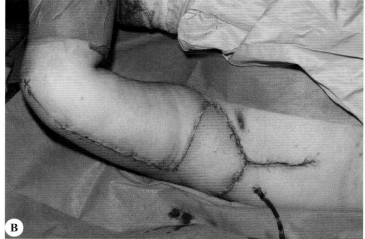

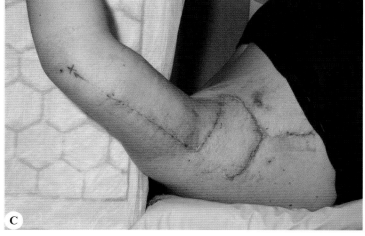

▲ 图 24-4　筋膜皮肤局部皮瓣

A. 后臂皮瓣的设计；B. 操作时插入；
C. 1 周后

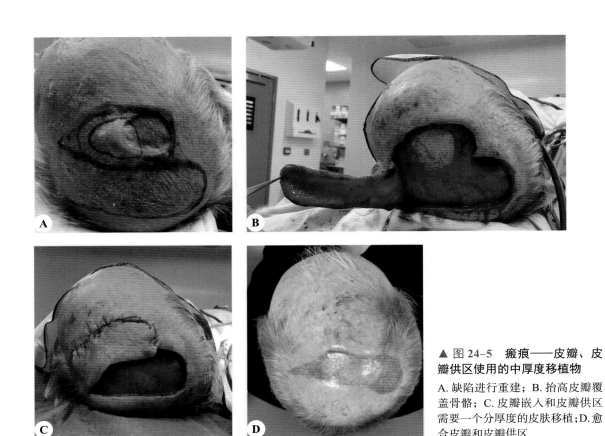

▲ 图 24-5　瘢痕——皮瓣、皮瓣供区使用的中厚度移植物

A. 缺陷进行重建；B. 抬高皮瓣覆盖骨骼；C. 皮瓣嵌入和皮瓣供区需要一个分厚度的皮肤移植；D. 愈合皮瓣和皮瓣供区

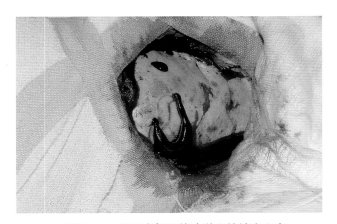

▲ 图 24-7　吮吸水蛭和静脉淤血持续出血点

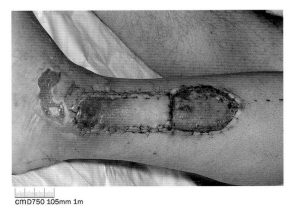

▲ 图 24-8　带血管蒂的局部筋膜皮瓣旋转和皮瓣移植供区

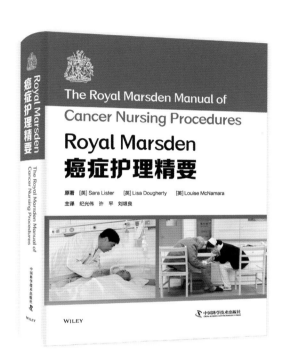

Royal Marsden 癌症护理精要

原著　[英] Sara Lister

　　　[英] Lisa Dougherty

　　　[英] Louise McNamara

主译　纪光伟　许　平　刘垠良

定价　298.00 元

本书引进自世界知名的 WILEY 出版社，由来自英国 Royal Marsden 医院（The Royal Marsden NHS Foundation Trust）的 Sara Lister、Lisa Dougherty、Louise McNamara 教授联合编写，是一部系统介绍癌症护理相关内容的实用指南。本书内容全面丰富，着重介绍了癌症患者在诊断和治疗过程中的各种护理要点和操作步骤，分析了为提高癌症患者的生存质量所需提供的护理措施、人文关怀和社会支持，讨论了对癌症患者的生命末期关怀和安宁缓和医疗的相关问题。书中所述兼具深度和广度，不仅适用于中高年资的临床护理人员阅读参考，还可作为肿瘤专业技术人员和安宁缓和医疗从业人员的案头工具书。

相 关 图 书 推 荐

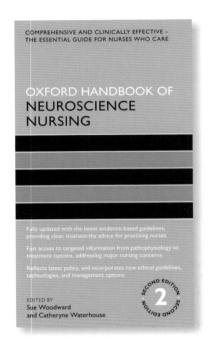

牛津神经科学护理指南

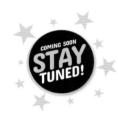

原著　[英] Catheryne Waterhouse
　　　[英] Sue Woodward
　　　[英] Bernard E. Bulwer
主译　韩斌如

本书引进自牛津大学出版社，由英国谢菲尔德大学 Catheryne Waterhouse 和伦敦国王学院 Sue Woodward 护理专家联合编写，为全新第 2 版，是一部细致全面、专注、系统的神经专科护理学实用参考书。著者结合神经专科护理中的最新进展与最佳循证实践，进行了多角度的系统阐述。全书共 14 章，不仅介绍了神经系统的基本结构、生理功能、评估与检查项目、诊断技术，神经系统疾病的常用药物和治疗方法，神经系统急性状态的表现及护理方法，神经科常见问题、症状、疾病的诊疗和护理，神经外科疾病的诊疗和护理，神经重症、神经康复的护理，并对神经科学护理实践的相关政策、神经疾病诊疗和护理中的法律及伦理问题进行了探讨，还特别介绍了神经科疾病的补充和替代疗法、小儿神经科学护理等内容。本书阐释简洁，内容实用，是一部不可多得的神经科学护理案头工具书，可供国内神经专科护理专家、护士及护理专业学生在临床实践中借鉴参考，也可为其他专科护士在护理神经系统问题患者时提供有针对性的指导。

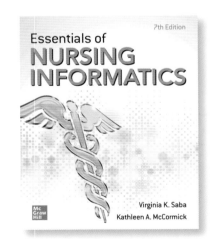

护理信息学（原书第 7 版）

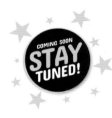

原著　[美] Virginia K. Saba
　　　[美] Kathleen A. McCormick
主译　骆金铠　李春燕
主审　李小妹

本书引进自 McGraw-Hill 出版社，由来自世界各地的专家学者共同编写，是一部助力护理人员学习如何应用科学技术使护理经验尽可能获得回报和成功的绝佳资源，也是一部可以为读者提供如何通过处理和管理数据来提高医疗护理质量及临床结局所需信息和见解的经典著作。全书共九篇 50 章，介绍了在护理管理、实践、教育和研究中如何使用计算机、计算机系统和信息论、电子病历、连续护理信息技术系统和个人健康记录、编码，以及政府、临床和私营部门系统要求等内容，可为读者提供管理和处理数据所需的信息和见解，以提高医疗保健质量和结果。本书为全新第 7 版，对护理信息技术、护理实践应用、系统标准、第四次护理 IT 革命的高级应用、系统生命周期、教育应用、信息学理论标准、研究应用、医疗保健政策和质量措施等方面进行了全面细致的修订，涵盖了技术、管理、政策及其对美国医疗保健信息学的影响的最新变化。相信本书可以帮助读者借由护理信息学家的视角，掌握国际护理信息学的发展脉络，并在提升价值和科学驱动的医疗保健方面发挥核心作用。